spitta

GOZ-Begründungskatalog

Sofort einsetzbare Begründungen zur Faktorsteigerung in der Privatliquidation

Stand August 2026

Grundwerk einschließlich Aktualisierungslieferung
August 2026

Bibliografische Information der Deutschen Nationalbibliothek
Die Deutsche Nationalbibliothek verzeichnet diese Publikation in der Deutschen Nationalbibliografie; detaillierte bibliografische Daten sind im Internet über <http://dnb.ddb.de> abrufbar.

Projektmanagement: Dipl.-Biol. Katharina Colagrossi, Birgit Öchsner, ZMV
Titelbild: Maria Reichenauer, Schwabmünchen
Sonstige Bildquellen: „Dental icons“ © martinobison, fotolia.com,
„Euro Invoice vector icon“ © ahasoft, fotolia.com,
„Set: 3 menschliche Gesichter im Profil“ © snyGGG, fotolia.com
Satz und Covergestaltung: MSR Medienservice Armin Rohrer, Rodgau
Printed in Germany 2026
ISBN: 978-3-943996-79-1

Ihre Zufriedenheit ist uns sehr wichtig!

Liebe Kundin, lieber Kunde,

Ihre Zufriedenheit und Ihr Vertrauen sind uns sehr wichtig. Ihre Fragen, Anregungen, Wünsche und Ideen helfen uns, unsere Produkte und Lösungen nach Ihren Vorstellungen und Zielen zu optimieren.

Unser Kundencenter freut sich auf Ihren Anruf! Sie erreichen Ihren persönlichen Ansprechpartner direkt über folgende Kontaktdaten:

Rufen Sie uns an

Unser Kundencenter ist in der Zeit von **Montag bis Donnerstag von 8.00–17.00 Uhr** und **Freitag von 8–12 Uhr** gerne für Sie da.

+49 (0) 7433 / 952-0

Schnell per Fax

Senden Sie uns Ihr Anliegen fix per Fax!

+49 (0) 7433 / 952-347

Schnell per E-Mail

Treten Sie schnell und bequem per E-Mail mit uns in Kontakt unter

beratungsservice@spitta.de

Schreiben Sie uns

Einfach rückseitiges Kontaktformular ausfüllen und per Post oder Fax senden an:

Spitta GmbH, 72336 Balingen, Ammonitenstr. 1

Wir freuen uns auf Sie!

Ihr Spitta Produktmanagement-Team

Spitta GmbH
Produktmanagement
Ammonitenstraße 1
72336 Balingen

spitta

Fragen, Anregungen, Wünsche und Ideen

Der Titel meines Werkes:

GOZ-Begründungskatalog

Absender/Stempel

Kundennummer (falls bekannt): ____________________

Wegweiser

Gesamtinhalt

12 Fallbeispiele

13 GOÄ-Leistungen

Vorwort

Liebe Leserin, lieber Leser,

mit die häufigsten Rückfragen von Versicherungen und Beihilfestellen beziehen sich auf nicht vollständige oder unzureichende Begründungen für Leistungen, die über dem 2,3-fachen Gebührensatz berechnet wurden. Manche Beihilfestellen gehen sogar soweit, dass sie pauschal alle Leistungen, die über dem 2,3-fachen Satz berechnet wurden, nicht vollständig erstatten.

Die Kommunikation und Argumentation mit den Erstattungs- und Beihilfestellen ist sowohl für Sie als Zahnärztin und Zahnarzt als auch für alle Abrechnungsdienstleister zeitintensiv und arbeitsaufwendig.

Um mühevolle Briefwechsel mit Kostenerstattern und Patienten sowie ständiges Nachbegründen zu vermeiden, sollten Sie Ihre „Begründungspraxis" von Anfang an auf ein gutes Fundament stellen:

Mit dem GOZ-Begründungskatalog geben wir Ihnen ein Hilfsmittel an die Hand, mit dem Sie sich Ihren praxiseigenen Begründungskatalog erstellen und ergänzen können. Ein Team aus Abrechnungsexperten hat hierfür in jahrelanger Arbeit plausible und aussagekräftige Begründungen für alle GOZ-Positionen zusammengestellt, die in der Regel von den Versicherungen und Beihilfestellen akzeptiert werden.

Ich freue mich, dass ich diesen Erfahrungshorizont nun mit Ihnen teilen kann und bin sicher, dass Sie mit diesem Werk Ihren Faktor und Ihre Begründungsqualität steigern können!

Ich wünsche spannende Lektüre und weiterhin viel Erfolg bei Ihrer täglichen Arbeit!

Anja Kotsch
Potsdam, im Oktober 2016

Autorenverzeichnis

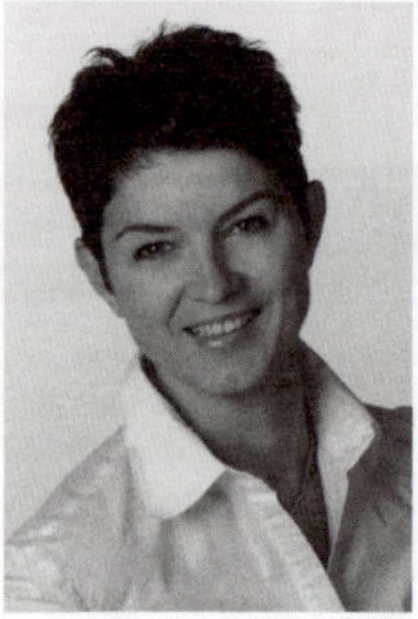

Anja Kotsch
Jahrgang 1964
Betriebswirtin, Praxismanagerin

ab 1983	Ausbildung zur ZFA und Praxismanagerin
1989– 2008	Praxismanagerin in verschiedenen Praxen in Hamburg, Nürnberg und Berlin mit Personal- und Etatverantwortung
2008	Umzug von Hamburg nach Potsdam und Gründung von dentisratio als Einzelunternehmerin
2009–2012	Studium der Betriebswirtschaftslehre in Potsdam mit dem Abschluss als Betriebswirtin
2011	Gründung der dentisratio GmbH als bundesweit arbeitendes Dienstleistungsunternehmen für Zahnärzte mit Sitz in Potsdam
seit 2013	ehrenamtliche Richterin beim Handelsgericht in Potsdam

Referentin und Autorin für Abrechnungsthemen bei Spitta, Henry Schein, Komet-Dental und dem Philipp-Pfaff-Institut Berlin

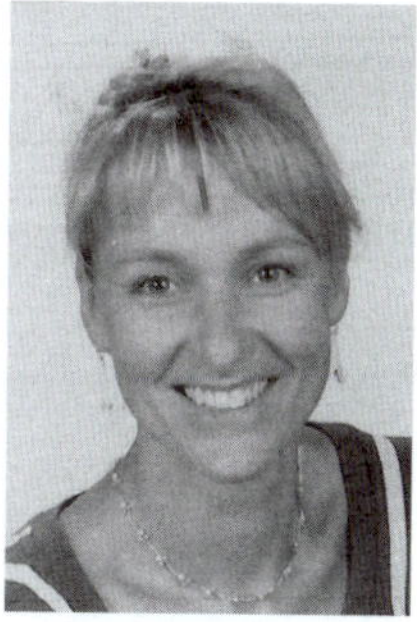

Dörte Meier, ZMV

1992–1995	Ausbildung zur Zahnarzthelferin, seither tätig in der Zahnarztpraxis in allen Bereichen
seit 2001	vorwiegend tätig in der Verwaltung, Abrechnung und Organisation
2006–2007	im Rahmen eines Fernstudiums (bei dent.kom in Berlin) Aufstiegsfortbildung zur Zahnmedizinischen Verwaltungsassistentin
seit 2015	nebenberufliche Autorentätigkeit bei Spitta

Benutzerhinweise

3 | B Prophylaktische Leistungen | Seite 5

1020

GOZ-Position 1020

Leistungsbeschreibung	Faktor	
Lokale Fluoridierung zur Verbesserung der Zahnhartsubstanz, zur Kariesvorbeugung und -behandlung, mit Lack oder Gel, je Sitzung	1,0-fach:	2,81 €
	2,3-fach:	6,47 €
	2,8-fach:	7,87 €
	3,1-fach:	8,72 €
	3,5-fach:	9,84 €

Abrechnungsbestimmung

Die Leistung nach der Nummer 1020 ist innerhalb eines Jahres höchstens viermal berechnungsfähig.

Anmerkung

Verbrauchsmaterial ist inklusive.

Begründungen

Überdurchschnittlicher Zeitaufwand aufgrund … | Überdurchschnittliche Schwierigkeiten aufgrund … | Besondere Umstände aufgrund …

- besonders schwieriger Trockenlegung aufgrund vermehrter Salivation
- besonders schwieriger Kommunikation (Sprachprobleme)
- größerer Anzahl der zu fluoridierenden Zähne im Erwachsenengebiss
- laufender kieferorthopädischer Behandlung mit festsitzenden Apparaturen
- geringer Mundöffnung und erhöhten Muskeltonus der Wangenmuskulatur
- extremen Würgereizes
- ausgeprägter Abwehrhaltung des Kindes
- sehr aufwendiger Fluoridierungsmaßnahmen bei extremem Zahnengstand
- Fluoridierungsmaßnahmen bei sehr weiten Interdentalräumen im Rahmen der Parodontalbehandlung
- extrem umfangreicher Fluoridierungsmaßnahmen, gesondert appliziert an allen Zahnflächen aller Zähne im Ober- und Unterkiefer.
- erhöhten Muskeltonus der Wangen-/Zungenmuskulatur und dadurch erschwerte Freistellung des Behandlungsfeldes

Zur Übersicht sind hier zusätzlich zu den Faktoren 1,0, 2,3 und 3,5 die Faktoren 2,8 und 3,1 dargestellt.

Hier sehen Sie die offizielle Abrechnungsbestimmung aus der GOZ 2012.

Hier gibt die Autorin besonders beachtenswerte Hinweise.

Teil 1 der Begründung zur Auswahl

Teil 2 der Begründung zur Auswahl

Frage-Antwort-Service

Abrechnungsfrage?

Als Abonnent eines Spitta-Abrechnungswerks können Sie gratis zwei Abrechnungsfragen pro Monat an die Fachleute der Spitta GmbH stellen. Die fachkundige Antwort erhalten Sie umgehend. Notieren Sie einfach kurz Ihre Frage und senden sie an

- die Faxnummer des Abrechnungsteams: 07433 952 347

  oder

- die E-Mail-Adresse: abrechnung@spitta.de

Dieser kostenlose Service gilt für maximal zwei Abrechnungsfragen pro Monat; weitere Anfragen im selben Monat werden je nach Umfang in Rechnung gestellt.

Inhaltliche Wünsche?

Außerdem können Sie als Abonnent der Spitta GmbH den Inhalt Ihres Abrechnungswerks mitbestimmen:

Wenn Sie Wünsche oder Anregungen für nützliche Inhalte haben, dann informieren Sie kurz unser Kundencenter unter:

- der Telefonnummer: 07433 952 0
- der Faxnummer: 07433 952 111

  oder

- der E-Mail-Adresse: kundencenter@spitta.de

Spitta GmbH
Produktmanagement Abrechnung
Ammonitenstr. 1
72336 Balingen

Fax-Nummer: 0 74 33 / 9 52-347

Abrechnungsfrage:

Anregungen und Wünsche:

Der Titel meines Loseblattwerkes: „GOZ-Begründungskatalog“

Absender (Stempel):

Kundennummer (falls bekannt): ______________________

Glossar

A

Abrasion

Übermäßiger Abrieb (mit Bildung von Schliff-Facetten) der Kauflächen, Füllungsoberflächen bzw. Zwischenräume (Kontaktpunkte) der Zähne; geht mit einer Senkung des Bisses bzw. einer Vorwärtswanderung der Zähne einher. Neben einem natürlichen Abarbeiten der Zähne (=physiologisch) entstehen Abrasionen durch Parafunktionen (Knirschen, Pressen). Die durch die Abrasionen verursachte Senkung des Bisses kann - speziell bei sog. Parafunktionen - zu Beschwerden im Kiefergelenk führen und muss spätestens dann zahnärztlich behandelt werden.

Abfraktion

Keilförmiger Defekt an der Übergangszone zwischen Zahnschmelz und Dentin infolge mechanischer Belastung.

Access flap/Kirklandflap

Operationstechnik zur Rezessionsdeckung Schnittführung innerhalb des ***Sulkus*** (kragenförmig). Verschiebung der Schleimhaut nach ***apical***

Adaptation

Anpassung

Adhäsion

Haftkraft zwischen zwei unterschiedlichen Materialien, z. B. zwischen einer Krone und dem Zahnstumpf.

Adipositas

Ernährungs-und Stoffwechselkrankheit mit starken Übergewicht.

Adjustierung

Anpassung der Okklusion

Agenesie

Nichtanlage

akinetisch

Bewegungsarmut bis hin zur Bewegungsunfähigkeit

Aligner

Transparente, herausnehmbare Kunststoffschienen, die zur Korrektur leichter bis mittelschwerer Zahnfehlstellungen verwendet werden. Beispiele: *Invisalign®*, *ClearCorrect®*.

A-Linie

Anatomische Grenze zwischen hartem und weichem Gaumen; klinisch wichtig bei der Prothesenherstellung.

alloplastisches Knochenersatzmaterial

synthetisch hergestelltes Knochenersatzmaterial mit ***osteokonduktiven*** Eigenschaften

Alveole

Das Zahnfach – eine knöcherne Vertiefung im Kieferknochen, in der die Zahnwurzel verankert ist.

Alveolitis sicca

Entzündung der leeren **Alveole** (Zahnfach) nach Zahnextraktion, häufig als *„trockene Alveole"* bezeichnet.

Ameloblastom

lokal langsam wachsender Tumor, der sich von den zahnschmelzbildenden Zellen, den ***Ameloblasten***, ableitet

Amelogenesis imperfecta

eine genetisch bedingte Erkrankung, bei der es zu einer Störung der Zahnschmelzbildung kommt

Ameloplastik

Gezielte Reduktion von Zahnschmelz in den ***approximalen*** Bereichen zur Korrektur enger Zahnkontakte.

Analyse

ist die systematische Untersuchung eines Objekts oder Lebewesens durch verschiedene Betrachtungsdimensionen mit dem Ziel der Aufklärung quantitativer Verhältnisse oder funktioneller Zusammenhänge

Analgesie

Schmerzlosigkeit; Abschaltung der Schmerzempfindung zum einen durch eine defekte Schmerzleitung oder den künstlich herbeigeführten Fall mit Hilfe einer Narkose. Früher Lachgasanalgesie, heute wird eine Lokalanästhesie vorgenommen.

Anastomose

Querverbindung zwischen benachbarten Blutgefäßen oder Nerven; von Bedeutung z.B. bei der örtlichen Betäubung im Schneidezahngebiet, weil dort Nerven der anderen Kieferseite übergreifen.

Angulation

Winkelstellung oder -bildung einer anatomischen Struktur, z. B. eines Zahns.

ankylotisch

Verwachsen, versteift

Anomalie

Abweichung von der anatomischen Norm, z. B. Fehlbildungen oder Missverhältnisse in der Zahn- oder Kieferstruktur.

Antagonisten

Gegenspieler; Ober- und Unterkieferzähne

Antikoagulanzien

Medikament nennt man ***Antikoagulans***, umgangssprachlich Gerinnungshemmer, Blutverdünner

Antikoagulation-Gabe

Einnahme von Medikamenten zur Hemmung der Blutgerinnung.

Aplasie

ausbleibende Anlage eines Gewebes

Applikation/applizieren

Verabreichung oder Anwendung von Arzneimitteln

Apposition

bezeichnet man die Auflagerung von neuen Schichten aus Zellmaterialien oder Zellen an bereits gebildete Schichten

Approximal

Lagebezeichnung: zur Nachbarzahnfläche hin orientiert, also die Flächen zwischen zwei benachbarten Zähnen.

Arthritis

Gelenkentzündung/Kiefergelenkentzündung

Arthropathie

Gelenkerkrankung ist der Oberbegriff für degenerativ, entzündlich, metabolisch, rheumatisch oder infektiös verursachte Erkrankung der Gelenke

Artikulation

Unterkieferbewegung bei Zahnkontakt bzw. öffnen und schließen sowie die Vorwärtsbewegung und Seitwärtsbewegung, besonders beim Kauen oder beim Sprechen. Artikulation beschreibt man das Verschieben der Zahnreihen gegeneinander unter Zahnkontakt durch Gleitbewegungen vom Unterkiefer

Aspiration

das Eindringen von Material aus dem ***Gastrointestinaltrakt*** in die Atemwege (Luftröhre und Lunge) während des Einatmens

Asymmetrie

Seitenverschiedenheit

asymptomatisch

ohne, erkennbare, Krankheitszeichen

Attachment

funktionelles Verankerungssystem des Zahnes/Zahnhalteapparat

Attrition

ist eine Form der ***Abrasion***, bei der ein Verlust von Zahnhartsubstanz durch Kontakt mit anderen Zähnen erfolgt z.B. durch Knirschen und Pressen

Atypie

Abweichung von der Norm.

Atrophie

Rückbildung oder Verkümmerung eines Organs; dieses Phänomen kann sowohl eine Verringerung der Zellgröße als auch der Zellzahl als Ursache haben. In zunehmendem Alter ist es normal, dass Organe sich bis zu einem bestimmten Grad zurückbilden (physiologische Atrophie). Ansonsten sind Organschrumpfungen Folge einer Krankheit oder eine Anpassung an wechselnde Belastungen.

Attrition

Schmelzverlust meist an der Kaufläche; Im Unterschied zur ***Abrasion*** und der ***Demastikation*** kommt hier der Schmelzverlust durch den direkten Kontakt der Antagonisten zustande. Schreitet die Attrition weiter fort, kann das Dentin freigelegt werden.

Augmentation

Wiederherstellung verloren gegangener Knochensubstanz

autologes Knochenmaterial

autogenes Material, d.h., es kommt vom selben Individuum. Transplantierter autogener Knochen heilt als wachsender Knochen aufgrund von allen drei Vorgängen der Knochenbildung ***(Osteogenese, Osteoinduktion, Osteokonduktion)*** ein

axiale Zahnkronenbelastung

gesunde Belastungsrichtung der Kauflächen in Richtung Zahnachse bzw. eine vertikale Belastung zur Zahnwurzelspitze

B

Barrierenmembran

Biologisch abbaubare oder nicht resorbierbare Membran, die bei der gesteuerten Geweberegeneration (**GTR/GBR**) verwendet wird, um das Einwachsen von Weichgewebe in den Defektbereich zu verhindern.

Basal

Bezieht sich auf die Basis des Zahnsystems, einschließlich Zähne und Zahnhalteapparat.

Belonophobie

Angst vor Nadeln oder davor, von einer Nadel gestochen zu werden.

Bifurkation

Bifurkation ist die Gabelung der Zahnwurzeln und ***Trifurkation*** bzw. ***Trifurkationen*** bezeichnet die Dreiteilung bzw. Gabelung oder die Teilungsstelle mehrwurzeliger Zähne.

Biopsie

Entnahme und Untersuchung von Gewebe aus einem lebenden Organismus, zur Abklärung von Gut- oder Bösartigkeit eines Tumors; ebenso zur Bestimmung des Bösartigkeits- (=Malignitäts-)grades.

Bisphosphonate

Medikamente bei Knochen-und Calciumstoffwechselerkrankungen.

Bisslage

Die räumliche Beziehung der Ober- und Unterkiefer zueinander beim Kieferschluss. Sie beeinflusst Kaubewegung, Sprache und Kiefergelenkfunktion.

Bissnivellierung

Wiederherstellung einer ausgeglichenen ***Bisslage*** durch Anhebung oder Absenkung des Bisses.

Blutkoagel

Geronnenes Blut, das sich nach einer Zahnextraktion im Zahnfach bildet. Es schützt den Knochen und fördert die Wundheilung. Fehlt das **Koagel**, kann eine schmerzhafte *„trockene Alveole"* entstehen.

Bolton-Diskrepanz

Zahngrößenmissverhältnis zwischen den Frontzähnen des Ober- und Unterkiefers.

Bone-Spreading-Technik, Bone Splitting

Bei der ***Bone-Spreading-Technik*** wird der Kieferknochen auseinander geteilt und das Aufbaumaterial zwischen die Knochenteile eingebracht.

Bei starkem Knochenverlust durch den Kieferknochenschwund im Oberkiefer und Unterkiefer besteht die Möglichkeit, mit Hilfe vom ***Bone-Splitting*** den Aufbau vom Knochen mit der Zahnimplantation gleichzeitig durchzuführen.

Brodie Syndrom

Bei diesem Syndrom fehlen auf beiden Kieferseiten die ***Antagonistenkontakte (Nonokklusion)***. Die Fehlstellung entsteht durch ein ausgeprägtes Missverhältnis zwischen Ober- und Unterkieferbreite.

Bruxismus

Bruxismus ist ein langes, ***unphysiologisches*** Belasten der Zähne und dem Zahnhalteapparat. Der Bruxismus kann dabei entweder zu mehr vertikalen (= Pressen) oder horizontalen (= Knirschen) Fehlbelastungen der Zähne führen. Meist ist Stress die Ursache vom nächtlichen Zähneknirschen und Zähne-Pressen, was nicht nur den Kauapparat in Mitleidenschaft zieht, sondern sogar zu Tinnitus führen kann. Schäden an der Zahnhartsubstanz (Zahnschmelz) und am ***Parodont*** (Knochenabbau) sowie ***Myoarthropathien*** können die Folge sein.

Burning Mouth Syndrome

Ist ein Symptom von Zungenbrennen und Mundbrennen, das im Besonderen bei Frauen zwischen 45 und 50 Jahren auftritt. Missempfindungen äußern sich als brennendes, wundes Gefühl und sind vielfach auch verbunden mit Jucken und Kribbeln auf der Zunge und im Mundraum.

C

CAD/CAM-System

Steht für: ***computer aided design/computer aided manufacturing;*** dieses System unterstützt per Computer die Planung und Modellierung v.a. von ***Keramikinlays*** nach dem ***Cerecsystem***. Bei diesem Verfahren wird zunächst die präparierte Kavität abgetastet und am Bildschirm angezeigt. Danach kann die Präparationsgrenze korrigiert werden und die dreiachsige Fräsmaschine kann, anhand der elektronischen Daten, das Inlay herstellen.

Carisolvverfahren

Chemische Kariesentfernung durch ein Gel bestehend aus Natriumhypochlorit und verschiedenen Aminosäuren zur "Bohrer freien" Kariesentfernung. Mit dieser Methode wird die Karies aus dem Zahn gelöst und mit einem Spatel aus dem Zahn ausgekratzt. Eine Behandlung komplett ohne Bohrer-Einsatz ist nicht möglich, da der Zahnschmelz mit dem Gel nicht gelöst werden kann, ist der Zugang zur Karies im Zahninneren nur mit dem Bohrer möglich. Bei Kindern ist diese Methode dennoch geeignet, um ihnen die Ängste vor einer Zahnbehandlung zu nehmen.

Cavum dentis

Cavum dentis ist eine wenig gebrauchte Bezeichnung für die Pulpahöhle bzw. Zahnmarkhöhle oder auch Nervenhöhle. Die ***Cavum dentis*** ist die Nervenhöhle von wo aus die Zahnnerven, die sich im Kronenteil befindet, in die Wurzelkanäle übergehen.

Cavum oris

Die Mundhöhle (lateinisch: *cavum oris*) ist der Raum, der nach vorne durch die Lippen, nach oben durch den harten und weichen Gaumen, der sie von der Nasenhöhle trennt, seitlich durch die Wangen und nach unten durch den Mundboden begrenzt ist.

Cephalosta

Der digitale ***Cephalostat*** tastet den Kopf des Patienten horizontal mit einem schmalen Röntgenstrahl ab.

Circular criss cross Flossing

Spezielle Zahnseidentechnik zur Entfernung von Zementresten, z. B. nach dem Einsetzen von Brackets.

Clementschitsch-Aufnahme

Röntgenaufnahme des Kiefergelenks bei maximal geöffnetem Mund.

CMD Syndrom (Craniomandibuläre Dysfunktion)

Die ***craniomandibuläre*** Dysfunktion äußert sich in der Regel durch Missverhältnisse zwischen dem Schädel und dem Unterkiefer. Dabei steht die Bezeichnung ***Cranium*** für den Schädel, ***Mandibula*** für den Unterkiefer und mit einer Dysfunktion wird eine Fehlfunktion bezeichnet. Aber nicht nur Fehlbiss-Lagen können eine CMD hervorrufen, auch Probleme in der Statik des ganzen Körpers können zu dem Syndrom führen. Dazu gehören vor allem Blockierungen bei der Wirbelsäule und ***Dysbalancen***, die häufig durch andauernde Fehlhaltungen ausgelöst werden. Die ***craniomandibuläre*** Dysfunktion äußert sich bei den meisten Patienten in Form von anhaltenden Schmerzen, vor allem im Gesicht, Kopf und Nacken.

Complaint(s)

Bedeutet Beschwerden, Leiden, Krankheit aber auch Beanstandung oder Reklamation

Compliance

Compliance bedeutet, Bereitschaft des Zahn-Patienten zur Mitarbeit bei therapeutischen Maßnahmen, insbesondere zur Einhaltung der Behandlungsvorschriften und Prophylaxe. Therapietreue des Patienten

Condylus

Gelenkkopf des Unterkiefers; Teil des Kiefergelenks.

Coronoplastik

Selektive Reduktion okklusaler Kontaktbereiche zur Beeinflussung mechanischer und sensorischer Funktionen.

Corticalis

Als ***Corticalis*** wird die Knochenschicht bezeichnet, die das schwammähnliche Innengewebe (Spongiosa) des Knochens umgibt. Das Gewebe ist besonders hart, sodass es den Knochen vor äußeren Einwirkungen schützen kann. Zudem findet man zahlreiche kleine Öffnungen für die Blutgefäße, die den Knochen ernähren. Außen wird die ***Corticalis***, die auch Rindenschicht oder ***Substantia compacta*** genannt wird, von der Knochenhaut (Periost) umhüllt.

D

Deep Scaling

Tiefenreinigung unterhalb des Zahnfleischrandes zur Entfernung subgingivaler Beläge (**Kürettage**).

Dehiszenz

Pathologisches Auseinanderweichen benachbarter Gewebestrukturen, z. B. nach chirurgischen Eingriffen.

Dekortikation

Operativer Eingriff, um die Durchblutung im angegriffenen Kieferknochen zu stimulieren und damit den Heilungsprozess zu unterstützen. Durch die Freilegung der Spongiosa und den damit verbundenen Gefäßanschluss aus den Wangenweichteilen, erhofft man sich eine bessere Heilung.

Dekubitus

Dekubitus ***(Dekubiti, Dekubitalulzera)*** ist ein Druckgeschwür und wird auch als ***Dekubitalgeschwür*** oder Wundliegen, Druckbrand bezeichnet.

Demineralisation, Demineralisierung, Entmineralisierung

Unter Demineralisation versteht man eine pathologische Verarmung an anorganischen Anteilen, besonders der mengenmäßig häufigsten Mineralanteile Calcium und Phosphat.

Dentalfluorose

Mineralisationsstörung des Zahnschmelzes durch übermäßige Fluoridaufnahme während der Zahnentwicklung.

Dentikel

Auch als Pulpasteine und ***Dentinkörnchen*** genannt, sind zahnbeinähnliches Gebilde innerhalb der Zahnmarkhöhle eines Zahnes und sind hin und wieder für ***neuralgiforme*** Beschwerden verantwortlich. Bei größerer Ausdehnung können sie im Röntgenbild als ***Opazitäten*** erkennbar werden. ***Dentikel*** kann zu Erschwernissen und erheblich Behinderungen bei der Wurzelkanalbehandlung führen. Aufgrund ihrer Herkunft werden ***Dentikel*** in echte und unecht unterschieden. Gemeinsam ist diese Hartsubstanzbildungen die makroskopisch kugelige bis knotige Form und die Lokalisation, denn beide entstehen zuerst frei im ***Pulpencavum*** und können mit der Zeit mit der ***Dentinwand*** verwachsen (adhärente ***Dentikel***) bzw. dem Dentin aufsitzende ***Dentikel*** oder von ihr eingeschlossen werden (interstitielle ***Dentikel***) bzw. innerhalb des normalen Dentins sich befinden.

Dentinogenesis imperfecta

Unter einer ***Dentinogenesis imperfecta*** versteht man eine vererbbare Erkrankung. Führt zu einer Fehlbildung des Dentins, was zur Folge hat, dass sich der Zahnschmelz löst und das Dentin freigegeben wird

Dentintubuli

Feine Kanälchen im Dentin, die zur Schmerzweiterleitung beitragen können.

Dentitio difficilis

Als ***Dentitio difficilis*** wird eine Zahndurchbruchsstörung beim Durchbruch der Zähne bezeichnet, die erhebliche Komplikationen verursachen kann wie Schmerzen, Schwellung, Abszess-Bildung und Kieferklemme etc. Durchbruchsstörung beim Zahndurchbruch treten am häufigsten bei Milchzähnen und Weisheitszähnen auf.

Dentitio praecox

Vorzeitiger Zahndurchbruch

Dentitio tarda

Verzögerter Zahndurchbruch

Dentophobie

Die ***Dentophobie*** wird auch Zahnbehandlungsphobie, Dentalphobie oder ***Odontophobie*** genannt und ist eine spezifische Phobie. Bei ***Dentophobie*** kann alleine schon die Vorstellung an eine Zahnarztbehandlung Symptome wie Zittern, Schweißausbrüche, Übelkeit, Herzrasen und im schlimmsten Fall auch einen Kreislaufzusammenbruch hervorrufen.

Desensitizer

Mittel zur sofortigen Schmerzlinderung bei empfindlichen Zähnen, z. B. nach Präparation.

Desmodont (Desmodontalgewebe)

Das Bindegewebe des Zahnhalteapparats, das zwischen Zahnwurzel und Alveole liegt. Es enthält Nerven, Gefäße und ***Sharpey***-Fasern und wirkt als Stoßdämpfer.

Desmodontalgewebe

Bindegewebe des Zahnhalteapparats (***Desmodont***).

destruierend, Destruktion

Zerstörung (zerstörerisch) z.B. von Gewebe

Diathese

Anfälligkeit bzw. Neigung zu bestimmten Erkrankungen oder Symptomen.

Differentialdiagnose

bei der Differentialdiagnose wird in zwei oder mehreren Richtungen untersucht

Diminutivform

Verkleinerung

Discusprolaps

Bandscheibenvorfall

Disklusion

bedeutet Verlust von Okklusion

Diskrepanz

Nichtübereinstimmung oder Abweichung zwischen zwei Sachverhalten.

Dislokation

Dislokation ist der Fachbegriff zur Bezeichnung einer Lageänderung, die nicht der Norm entspricht. Am gebräuchlichsten ist der Begriff zur Beschreibung von Knochenbrüchen (Frakturen) und Gelenkausrenkungen (Luxationen).

Distalisierung

Orthodontische Technik zur Verschiebung von Zähnen in Richtung des Rachens.

Distalbiss

Rückbisslage, bei der der Unterkiefer im Schlussbiss zu weit hinten liegt.

Distobasale Diskrepanz

Missverhältnis zwischen Unter- und Oberkiefer in horizontaler und vertikaler Lagebeziehung.

Distraktion

Als Distraktion bezeichnet man die kontrollierte Spreizung und dauerhafte Anlagerung von Knochen in der Spreizzone. Distraktion (lat. Zerstreuung) ist in der Zahnmedizin die Ausdehnung oder Auseinanderziehung vom Kieferknochen bzw. ein chirurgischer Kunst-Akt der beim Zahnarzt auch als ***Kallusdistraktion*** bezeichnet wird.

divergens, divergent

Bedeutet: auseinanderweichend; z.B. im Zusammenhang mit den Pfeilerzähnen, die eine unterschiedliche Achsausrichtung haben.

Duktil

Gut dehnbar, verformbar

dynamische Okklusion

Zahnkontakte, die durch Bewegung des Unterkiefers stattfinden

Dysgnathie

Gebissfehlstellung, Fehlentwicklungen der Zähne, Kiefer- und des Kausystems; Die abweichenden Gebisszustände können die Kieferform, die Lage der Kiefer zueinander, den Einbau der Kiefer in den Schädel, die Zahnstellung oder die Verzahnung (Okklusion) betreffen.

Dyskinesie

Eine Störung des physiologischen Bewegungsablaufs.

Dyskoordination

Die Patienten sind nicht mehr in der Lage ihre Muskulatur gezielt einzusetzen und anzusteuern. Es bietet sich dann das Bild einer "ruckartig" oder "zittrig" arbeitenden Kiefermuskulatur! Betroffen sind sowohl die "*Kieferschließer-Muskeln*", als auch die "*Kieferöffner-Muskulatur*".

Dysplasie

Dysplasie ist die Fehlbildung, Fehlgestaltung bzw. Unterentwicklung von einem Organ oder Gewebe mit unzureichender Differenzierung. Zahndysplasien sind Missbildungen der Zähne denn die Dysplasie der Zähne entsteht durch Schädigung der Zahnkeime, Erbanlagen (Vererbung) oder Wachstumsstörungen (missgebildete Zähne).

E

Eckzahnführung

Die Eckzahnführung (engl. *canine guidance*) ist eine dynamische Okklusion zwischen Eckzähnen im Oberkiefer und Unterkiefer.

Ektopie

Ektopie *(Ekstrophie, Exstrophie)* ist die angeborene Verlagerung von Gewebe oder Organen.

Elongation

Elongiert bedeutet verlängert d.h. ***elongierte*** Zähne sind verlängerte Zähne wegen des fehlenden Kontaktes vom Gegenzahn. In der Folge verliert der Zahn im Gebiss den Knochenkontakt im Knochenfach (Alveole).

Emphysem

Emphysem bedeutet Aufblähung, in der Zahnmedizin Luftansammlung unter der Schleimhaut als Folge einer unsachgemäßen Injektion.

Empyem

Durch Entzündungsprozess entstandene Eiteransammlung in natürlichen Körperhöhlen wie z. B. der Kieferhöhle (Kieferhöhlenempyem), in Gelenken, Lunge, Gallenblase und Ähnlichem.

En-face-Fotografie

Bei dieser Leistung handelt es sich um eine Fotografie des Kopfes in der Frontal-, Halbseiten- oder Seitenansicht, egal in welcher Aufnahmetechnik.

Enamelom

Enamelom ist eine gutartige, geschwulstartige "Schmelzperle" meist am Zahnhals oder an der Bifurkation bei zweiwurzligen Zähnen als Zahnwurzelteilungsstelle

Enamelum

Zahnschmelz, die äußerste, härteste Substanz des Zahns.

Endodontisch

Die Wurzelbehandlung betreffend; umfasst Diagnose und Therapie von Erkrankungen des Zahninneren (Pulpa) und des periapikalen Gewebes.

Enossal

Innerhalb des Knochens liegend, z. B. bei Implantaten.

Envelope-Technik

Operationstechnik zur Rezessionsdeckung. Präparation einer supraperiostalen Gewebetasche (zwischen ***Mukosa*** und Periost) zur Deckung einzelner multipler ***gingivaler*** Rezessionen

Equipment

Ausrüstung, Ausstattung, Gerät, Material

Erosion

Es kommt zu Erosionen, wenn dem Zahnschmelz Kalzium entzogen wird, durch vermehrte Säureangriffe. Man kann den Zähnen zusätzlich Kalzium zuführen: entweder über spezielle Zahnpasten vom Zahnarzt oder aber durch regelmäßigen Verzehr von Milchprodukten, dann kommt es zu einer ***Remineralisation***.

Eugnathie

Normale, ausgeglichene Zahn- und Kieferstellung **(regelgerechte Verzahnung).**

Exostosen

Unter ***Exostose*** versteht man eine Knochenwucherung von kompakter Knochensubstanz *(Compacta)* die über die normale Knochenoberfläche hinausragt.

Exsikkation, Exsikkose

Austrocknung. Die Exsikkose ist die Austrocknung eines lebenden Organismus, die durch eine negative Flüssigkeitsbilanz entsteht

Exsudat

Exsudat entsteht durch Entzündungen bei Gewebsverletzungen und Infektionen. Exsudate können dünnflüssig oder zähflüssig sein

Extrusion

Extrusion bedeutet, die Zähne wachsen auf unübliche Art und Weise aus dem Kiefer/verlagerte Zähne oder das Überstehen eines Zahnes über die Bissebene

F

Fazial

Zum Gesicht hin gelegen; in der Zahnmedizin: zur sichtbaren Seite der Frontzähne gerichtet.

Fehlinklination

Abweichung des Zahnneigungswinkels zur normalen Achse bzw. Kieferebene.

feuchtigkeitsphobes Material

Feuchtigkeit abweisendes Material

fibröse Dysplasie

Fehlbildung des Knochengewebes.

Foetor ex ore

wissenschaftliche Bezeichnung für Mundgeruch, die aus der Mundhöhle stammt

Hauptursachen sind mangelnde Mundhygiene, zerstörte Zähne, entzündetes Zahnfleisch und schlecht heilende Zahnwunden, bakterielle Zersetzung von Speiseresten usw.

fragile Mukosa

Brüchige Schleimhaut

fraktionierte Injektion

Bei einer fraktionierte (aufgeteilte) Injektionstechnik wird, zuerst ein kleines Depot des Anästhetikums gesetzt. Das Einspritzen ins Gewebe erfolgt kurz danach, wenn das erste Depot den Injektionsbereich bereits anästhesiert hat.

Furkation

Im Normalfall ist die ***Furkation*** unter dem Zahnfleisch gelegen und vom Knochen bedeckt. Die ***Furkation*** ist die Stelle an der sich bei Zähnen mit zwei Wurzeln die Wurzel gabelt bzw. die eine in die andere übergeht.

G

Ganglion

anatomischer Begriff bezeichnet das Ganglion (Mehrzahl: Ganglien) einen Nervenknoten

GBR (Guided Bone Regeneration)

Gesteuerte Knochenneubildung mittels ***Barrierenmembran*** in der Implantologie.

Gemination

Gemination ist die Doppelzahnbildung, Zahnkeimpaarung, Zahnverschmelzung

Gesichtsasymmetrie

Seitenverschiedenheit

Gingiva propria

Zahnfleisch zugehörig, eigen

Gingivahyperplasie

Auch als ***Fibromatosis gingivae*** bezeichnet; es handelt sich um eine fibröse Verdickung des Zahnfleisches, die entweder nur an einzelnen Zahngruppen oder am gesamten Zahnhalteapparat zu finden ist. Zunächst ist diese Verdickung entzündungsfrei, es kann aber zu einer sekundären Entzündung kommen durch die Bildung von Pseudotaschen und einer erschwerten Mundhygiene. Auch durch bestimmte Medikamente kann es zu einer Zahnfleischhyperplasie kommen, bei der ggf. die Zahnkronen völlig überwuchert werden. Meistens sind allerdings die Frontzähne von einer Hyperplasie betroffen. Ursache können ebenfalls tumorbedingte und entzündliche hormonelle Faktoren sein.

Gingivahypertrophie

ist eine überschießende, abnorme Zahnfleischwucherung (Zahnfleischhypertrophie)

Gingivarezession

Rückgang des Zahnfleischs ohne Entzündung; führt zu freiliegenden Zahnhälsen.

Gingivasulkus

Auch als Zahnfleischfurche bezeichnet; es handelt sich um eine Vertiefung, die um den Zahn verläuft und sich zwischen Zahnfleischsaum und Zahnoberfläche befindet. Die Tiefe der Einsenkung beträgt im Normalfall 0,1-2 mm. Ist dieser Bereich tiefer, dann handelt es sich um eine Zahnfleischtasche, die als pathologischer Befund gilt.

Glossitis

ist eine Entzündung der Zunge bzw. auch eine Entzündung der Zungenschleimhaut

Glossodynie

ist ein Brennschmerz (brennender Schmerz) im Bereich der Zunge und anderer Schleimhautpartien

Grünholzfraktur

ist ein unvollständiger Knochenbruch, bei dem die umhüllende elastische Knochenhaut (Periost) erhalten bleibt oder lediglich an der Konvexseite einreißt. Es handelt sich dabei um einen Biegungsbruch

GTR (Guided Tissue Regeneration)

Gesteuerte Geweberegeneration zur Wiederherstellung parodontaler Strukturen.

H

Habits

Sind blöde Angewohnheiten, welche vielfach unbewusst ablaufen und bestimmte Kieferabschnitte besonders belasten und zu Verformungen vom Kiefer und zu Schäden an den Zähnen führen kann. Sind Parafunktion wie Daumenlutschen, Lippensaugen, Zungenpressen, Zungenbeißen und Lippenbeißen zu Fehlfunktionen der Zunge und zu Stellungsanomalien der Zähne

habituell

gewohnheitsmäßig, regelmäßig

Hämophilie

ist eine Bluterkrankheit. Hämophilie ist ein erblich bedingtes Fehlen der Gerinnungsfähigkeit des Blutes

hämorrhagisch

bedeutet: Blutungen betreffend, blutend

Hämorrhagische Diathese

Gesteigerte, krankhafte Blutungsneigung.

Hemignathie

ist das Fehlen oder die Unterentwicklung einer Kieferhälfte aufgrund einer Keimschädigung

Halitosis

Mundgeruch, häufig verursacht durch bakterielle Zersetzung organischer Substanzen im Mundraum.

Hemisektion

ist eine Teilextraktion von einem mehrwurzeligen Zahn die zum Erhalt einer geschlossenen Zahnreihe oder zum Erhalt einer bestehenden prothetischen Zahnversorgung (Zahn-Prothetik) dient

Hereditär

bedeutet erblich oder vererbt

Hybrid

bedeutet, aus zwei Bestandteilen zusammengesetzt

z. B. Hybridbrücke ist eine Zahnbrücke, die über einem natürlichen Zahn und einem Zahnimplantat eingesetzt wird

Hypästhesie

eine herabgesetzte Empfindung von Berührungsreizen, was zu den Sensibilitätsstörungen gehört

Hyperämisch

bedeutet, vermehrt durchblutet

Hyperästhesie

ist eine gesteigerte Empfindlichkeit für Sinnesreize, Überempfindlichkeit sensibler Nerven

Hyperdontie

ist eine Überzahl bzw. Vermehrung von Zähnen oder zahnähnlichen Gebilde
= ***Hyperdontie*** oder ***Hyperodontie***

Hypermobilität

erhöhte Beweglichkeit- Überbeweglichkeit- einer oder mehrerer Gelenk

Hyperplasien

Vergrößerung eines Gewebes oder Organs durch Zunahme der Zellanzahl, aufgrund vermehrter Zellteilung, z.B. Wucherung des Zahnfleischs infolge von Medikamentengabe.

Hypersekretion, Hypersalivation

ist eine stark erhöhte Produktion von Körpersäften wie z.B. der Speichel (Salivation) im Mund

Hypersensibilität

ist beim Zahn eine schmerzhafte Überempfindlichkeit von freiliegendem Dentin auf Reize, die durch Kälte oder Berührung ausgelöst wird

Hypertrophie

ist die unnatürliche Vergrößerung von Geweben und Organen, kann durch eine hormonelle Stimulation oder erhöhter Muskelarbeit hervorgerufen werden, z. B. vergrößerter Kaumuskel durch Parafunktionen

Hypodontie

ist eine Bezeichnung für eine angeborene Unterzahl von Zähnen

Hypoplasie

ist eine Angeborene oder anlagebedingte Unterentwicklung von einem Organ oder Gewebe bei der Zahnentwicklung

Hyposalivation

ist die mangelnde Sekretion von Speichel

I

Inaktivitätsatrophie

Rückbildung von Gewebe wie dem Knochengewebe beim Kieferknochen bei Nichtbenutzung

Indifferent

Unentschieden, nicht eindeutig zuzuordnen, unbestimmt

Inkorporation

bedeutet Einverleibung: Im medizinischen Sinne ist Inkorporation die willentliche oder unbeabsichtigte Aufnahme von Stoffen, Gegenständen oder Mikroorganismen in den Körper auch Einsetzen eines Fremdkörpers, z.B. ein Zahnimplantat

Insertion

Ansatzstelle eines Muskels oder einer Sehne am Knochen.

Interkuspidation (IKP)

Maximale Vielpunkt-Kontaktstellung der Zähne bei geschlossenem Kiefer.

intermittierend

bezieht sich in der Medizin in erster Linie auf Krankheitsverläufe und bedeutet hier "wiederkehrend" oder "mit Unterbrechungen erfolgend bzw. auftretend"

Interradikulär

Zwischen den Zahnwurzeln gelegen.

intraossärer Zugang

Ist eine Applikationsform, bei der Medikamente z. B. in den Knochen, in den Wurzelkanal hinein oder innerhalb vom Knochen abgegeben werden

Intrusion

ist durch die zentrale Luxation die Versenkung oder Eintreiben von Zähnen in ihre Alveole durch Gewalteinwirkung z.B. durch einen Unfall, in das Knochenfach gedrückt

Invisalign

Kieferorthopädisches Schienensystem zur Korrektur leichter Zahnfehlstellungen (Aligner-Therapie).

J

Juvara-Slot

ist ein anatomischer Spalt im Bereich des Kiefergelenks, der medial vom Ligamentum ***sphenomandibulare*** und lateral von der Innenfläche des ***Ramus mandibulae*** begrenzt wird

Juvenilität, juvenil

jugendlicher, Kindheits- und Jugendstadien des Entwicklungsstadiums

K

Kalzifikation, kalzifiziert

Unter einer Kalzifikation versteht man die Einlagerung von Kalziumsalzen (z.B. Kalziumphosphat, Kalziumcarbonat) in ein Gewebe

Kanalstenosen

Verengungen im Wurzelkanal, häufig bei endodontischer Behandlung relevant.

Kaverne, kavernös

bedeutet höhlenreich bzw. von vielen Hohlräumen durchzogen

Keliod

Überschießendes Wachstum von Fibroblasten, Hautniveau überragender gutartiger Tumor.

Keliodose

angeborene Neigung des Narbengewebes der Haut zur Bildung von Keloiden

Keratose, keratiniert

sind Verhornungsstörungen der Schleimhaut, Verdickung der Hornschicht

Klaustrophobie

wird die Angst vor dem Aufenthalt in subjektiv als zu beengt wahrgenommenen räumlichen Verhältnissen bezeichnet

Knochenfrass Ostitis, Knochennekrose

Knochenkaries wird auch als ***Knochenfrass, Knocheneschuerung*** oder Knochen-Nekrose bezeichnet und ist eine entzündliche(eitrige) Erkrankung der Knochen mit Zerstörung vom harten Knochengewebe, so im Besonderen bei Knochentuberkulose. Osteomyelitis ist die korrekte Übersetzung für Knochenmarkentzündung.

Knochenkondensation

Verdichtung und seitliche Verdrängung des Knochens

Knochenspongiosa

Schwammknochen

Knochenkompakta/Kortikalis

Teil des Knochens aus besonders dichten Knochenlamellen

Koagel

Ein Blutgerinnsel, das bei Verletzungen oder nach chirurgischen Eingriffen entsteht. In der Zahnmedizin besonders relevant nach Zahnextraktionen, wo das Koagel das Zahnfach schützt und die Wundheilung unterstützt.

Konditionierung

ist die Vorbereitung des Zahnschmelzes z.B. für das Ätzen oder ***Silanisieren*** etc.

Konfluenz, konfluierend

ist das Ineinander übergehen ("Zusammenfließen") von anatomischen und besonders pathologischen Strukturen, Zusammenwachsen von Effloreszenzen der Haut

kongruent

deckungsgleich, übereinstimmend, passend

Konkav

bedeutet: nach innen gewölbt

Konstitution

Körperliche Verfassung

Konvergenz

Übereinstimmung, sich annähern, zusammenlaufen

koronal, coronal

ist eine Lagebezeichnung und Richtungsbezeichnungen an den Zähnen oder Implantaten und bedeutet zur Zahnkrone hin, im Bereich der Zahnkrone z.B. Wurzelzement

koronal Verschraubung = von der Krone her verschraubtes Implantat

Kürettage

Mechanische Reinigung der Zahnwurzeloberfläche unterhalb des Zahnfleischs mittels Kürette. Ziel ist es, bakteriellen Biofilm und entzündetes Gewebe zu entfernen.

L

Labidodontie

Der ***Kopfbiss (Labidodontie)*** ist eine Bissanomalie, bei der die Schneidekanten der Frontzähne senkrecht aufeinanderbeißen.

Läsion

besagt eine Verletzung oder Störung einer Organfunktion so auch die Läsion durch ein Zahntrauma. Als eine Läsion (lat. *laesio*: Verletzung) wird eine Schädigung, Verletzung oder Störung einer anatomischen Struktur bezeichnet.

Lappenextention

Ausweitung, Streckung, Ausdehnung des Schleimhautlappens

Laterognathie

Kieferfehlstellung - Abweichungen des Unterkiefers zu einer Seite

Laterookklusion

Seitliche Abweichung des Unterkiefers in der Schlussbissstellung, z. B. durch Okklusionsstörungen.

Laterotrusion

ist die Seitwärtsbewegung des Unterkiefers

Leukoplakie

ist eine weißliche, lokal begrenzte Veränderung der Mundschleimhaut mit der Möglichkeit einer Entartung zu einem Karzinom

Linea mylohyoidea

Knochenleiste an der Innenseite des Unterkiefers; Ansatzstelle für Muskeln.

Lispeln (Sigmatismus)

Artikulationsstörung, bei der Zischlaute (z. B. „s") falsch gebildet werden, meist durch unkontrollierte Zungenlage zwischen oder an den Zähnen.

LKG-Spalten

Lippen-Kiefer-Gaumenspalten, angeborene Fehlbildung des Mittelgesichts.

Logorrhoe

Zwanghafter Drang vom Patienten sich übermäßig verbal zu vermitteln (Redefluss, Redesucht)

Luxation

bedeutet Verrenkung, verrenken, ausrenken oder auskugeln und ist ein vollständiger oder unvollständiger (Subluxation) Kontaktverlust gelenkbildender Knochenenden

M

Makroglossie

Teilweise oder vollständige Vergrößerung der Zunge.

Melanodontie

wird auch *„black stain"* genannt und sind die schwarzgrünen Beläge auf den Zähnen

Mikrodontie

Anomalie, bei der einzelne oder alle Zähne im Verhältnis zum Kiefer ungewöhnlich klein sind.

Mikrognathie

bezeichnet man eine Unterentwicklung des Oberkiefers

minimalinvasiv

minimalinvasiven Behandlung – so schonend wie möglich

Minimalinvasive Technik

Chirurgisches Vorgehen mit möglichst kleinem Zugang und Erhalt gesunder Zahnsubstanz.

Modified Papilla Preservation

Papillenerhaltungslappen

Molaren-Inzisiven-Hypomineralisation (MIH)

ist eine Zahnentwicklungsstörung mit Schmelzdefekten, welche vor allem die 1. Molaren und die Schneidezähne betrifft. Der Zahnschmelz der betroffenen Zähne ist nicht ausreichend mineralisiert und hat eine deutlich erhöhte Kariesanfälligkeit.

Morphologie, morphologisch

ist die Lehre von der äußeren, natürlichen und funktionellen Formgestaltung der Zähne

Mukodynamische Abformung

bezeichnet man die Abformung des zahnlosen Ober- oder Unterkiefers unter dem Einfluss gleichzeitiger Mund- bzw. Schleimhautbewegungen

Mukoperiostlappen

Gehört zur Hautlappenplastik, ist ein Volllappen, der Mundschleimhautlappen aus ***Mukosa*** und Periost, die Inzision muss bis auf den Knochen geführt werden und das Periost wird durchtrennt

Mundwinkelrhagade

Schmerzhafte Einrisse in den Mundwinkeln, oft entzündlich und chronisch verlaufend.

Muskeltonus

Spannungszustand der Muskulatur.

Myoarthropathien

Oberbegriff für eine Vielzahl von komplexen (meist schmerzhaften) Krankheitsbildern (Syndromen) mit besonderem Bezug zu Muskeln und Gelenken.

Myogelose

eine umschriebene Verhärtung der Muskulatur, als "fixierter" Zustand der Muskulatur angesehen, der durch Überanstrengungen und Fehlbelastungen entsteht

N

Nachjustierung

anhand von Messpunkten, Anpassung der Okklusion, exakte Einstellung

Nahtdehiszenz

Auseinanderklaffen von Wundrändern nach vorangegangener chirurgischer Naht.

Nekrosen

bedeutet abgestorbenes Gewebe bzw. lokaler Gewebsuntergang im lebenden Organismus, bedingt durch Sauerstoffmangel, Bakteriengifte, Trauma, usw.

Neoplasie

bezeichnet man die Neubildung von Körpergeweben z. B. von Epithelgewebe

Nonokklusion

beschreibt Anomalien die unzureichende oder fehlende Kontaktbeziehung der Zahnreihen, in der Zahnbogenform wie beim lutschoffenen Biss, Falschstand einzelner Zähne oder zu hohen Zahnfüllungen

Nutrition

Nahrung, Versorgung mit Gesamtheit der Stoffe

O

Obliteration

Ist die Verstopfung (Verwachsung) von Hohlräumen als Fachausdruck gemeint. In der Zahnheilkunde wird der Ausdruck "Obliteration" für den Verschluss der Wurzelkanäle durch Verkalkung

Odontopathie

ist die Bezeichnung für Erkrankungen und Missbildungen der Zähne

Odontoplastik

bilden, formen, gestalten

die Umformung von Zähnen aus ästhetischen Gründen

Ödem

Gewebewassersucht; meist örtlich begrenzte oder auch allgemeine ausgebreitete Ansammlung in den Lymphspalten von aus den Blutkapillaren ausgetretener Plasmaflüssigkeit (seröse Flüssigkeit) mit entsprechender Vermehrung der Zwischenzellflüssigkeit.

Okklusion

bedeutet Kontakt zwischen den Zähnen beider Kiefer

Okklusopathie

direkte Störung der Kauflächen

Okklusopathien

Störungen der Zahnkontakte beim Kieferschluss und während der Kaubewegung.

Oligodontie

ist die angeborene oder erworbene stark verminderte Zahl der Zähne, mehr als fünf Zähne im Gebiss fehlen

Oligosialie

ist ein Ausdruck für den verminderten Speichelfluss

Orthodontie

Fachgebiet der Zahnmedizin, das sich mit der Vorbeugung, Erkennung und Behandlung von Zahn- und Kieferfehlstellungen beschäftigt. Ziel ist die Wiederherstellung funktioneller und ästhetischer Verhältnisse.

Orthodontisch

Bezieht sich auf die Kieferorthopädie (**Orthodontie**); umfasst Maßnahmen zur Korrektur von Zahn- und Kieferfehlstellungen.

ossal

den Knochen betreffend

Osseointegration

ist die reizlose Einheilung vom Zahnimplantat in den Kieferknochen

Osteomyelitis

Kieferknochenentzündung

Osteoplastik

Modellieren und Begradigen des Knochens, bei der Osteoplastik wird der Knochen um den Zahn modellierend abgetragen

Osteoporose, osteoporotisch

ist eine Störung im Knochenstoffwechsel und eine häufige Alterserkrankung des Knochens, die ihn dünner und poröser und somit anfällig für Brüche (Frakturen) macht

oszillierend

schwingende Bewegung, auf- und abgehende, gradlinig horizontale oder vertikale Bewegung

Overbite

vertikale Überbiss bzw. die Lagebeziehung der Frontzähne in der Vertikalen als Abstand von Schneidekante zu Schneidekante gemessen

Overjet

ist der horizontale Überbiss bzw. die Lagebeziehung der Frontzähne in der Horizontalen

P

Palatum

ist der Gaumen gemeint der das Dach der Mundhöhle bildet

Palpation

medizinische Untersuchungsmethode durch manuelles Abtasten und Fühlen bestimmter Körperregionen

Parafunktion

ist eine Überbeanspruchung der Zähne und der umliegenden Muskulatur

Paralgesie

bezeichnet ein gestörtes Schmerzempfinden

Parodontalbehandlung

Therapie von Erkrankungen des Zahnhalteapparats (***Parodontitis***), z. B. durch *Scaling*, Wurzelglättung, regenerative Maßnahmen und Nachsorge.

Parodontitis

Chronisch-entzündliche Erkrankung des Zahnhalteapparats, verursacht durch bakterielle Plaque. Sie führt zu Knochenabbau, Zahnlockerung und – unbehandelt – zum Zahnverlust.

Parulis

ist besser bekannt unter „dicke Backe" und ist eine Schwellung im Kieferbereich oder Wangenbereich

Perforation

ein ungewollter Gewebsdurchbruch und bedeutet Durchbohrung oder Durchlöcherung, z.B. ungewollter Durchbruch bei einer Wurzelkanalbehandlung

Phonetik

als Lautbildung ist das Sprechwerkzeug des Menschen, an der Gaumen, Zunge, Lippen und auch die Zähne beteiligt sind

Piezochirurgie

auch als Ultraschallchirurgie bezeichnet, ist eine die Knochensubstanz und das Weichgewebe schonende Alternative zu den in der Zahnmedizin eingesetzten rotierenden und oszillierenden Instrumenten

Perikymatien

Feine horizontale Rillen auf der Zahnoberfläche, entstehen durch schubweise Schmelzbildung.

Placement

Einbringen bzw. Platzieren eines Implantats oder Materials in die vorgesehene anatomische Struktur.

postoperativ

nach einem chirurgischen Eingriff

präoperativ

vor einem chirurgischen Eingriff

Profund

Bezeichnet eine tieferliegende Lage im Körperinneren, z. B. tief im Kieferknochen.

Progenie

Kieferfehlstellung mit ***Vorbiss*** des Unterkiefers; untere Frontzähne stehen vor den oberen.

Prognathie

für einen vorstehenden Oberkiefer als auch Unterkiefer

prothetischer Zahnäquator

ist der größte Umfang der Zahnkrone, bezogen auf die Einschubrichtung einer Teilprothese. Der prothetische Zahnäquator kann bei gekippten Zähnen erheblich vom anatomischen abweichen.

Protrudieren

bezeichnet die Vorverlagerung bzw. das Hervortreten einer anatomischen Struktur, vor allem des Unterkiefers

Protrusion

Als ***Protrusion*** bezeichnet man die Art der Biss- und/oder Kieferfehlstellung, bei der der Oberkiefer zu weit nach vorn steht (engl. *protruding, protrusive* – nach vorn stehend). Man unterscheidet die ***koronale Protrusion*** (die Kronen der Frontzähne sind *lippenwärts*, also nach vorn, gekippt), von der alveolären und ***maxillären Protrusion***. Bei der alveolären Variante ist der Alveolarfortsatz (der knöcherne Zahnbogen, in dem die Zähne „stecken") auf gedehnt und Zähne stehen nach vorn. bei der ***maxillären*** Ausprägung ist der gesamte Oberkiefer ist nach vorn und hinten zu groß. Die Ursache für den in jedem Fall überdurchschnittlich lang geformten Oberkiefer kann genetisch sein, meistens ist jedoch das Lutschen verantwortlich *(Lutschprotrusion).*

psychogen

Bedeutet: psychisch bedingt bzw. von der Psyche ausgehend

psychosoziale Blockade

hindern Menschen ihr volles Potential auszuschöpfen. Sie bleiben weit hinter ihren Möglichkeiten

Pulpa

Das Zahnmark – ein weiches Gewebe im Inneren des Zahns, bestehend aus Blutgefäßen, Nerven und Bindegewebe. Sie ist verantwortlich für die Ernährung und Vitalität des Zahns.

R

Radikulär

Zur Zahnwurzel gehörend bzw. von der Zahnwurzel ausgehend.

Radix relicta

ist ein Wurzelrest im Kiefer nach Zahnentfernung

Ramifikation

ist die Verästelung des Zahnnervs im unteren Drittel der Zahn-Wurzel

Rarefizierung

versteht man die diffuse Substanzverminderung eines Gewebes (z. B. Knochen) oder einen Schwund bestimmter Strukturen

Redressement

ist ein gewaltsames Richten bei schiefstehenden Zähnen mit der Zange und nachfolgender Schienung beim Zahnarzt, z. B. nach einem Zahnunfall

reflektorisch

durch einen Reflex bedingt

Regelgerechte Verzahnung (Eugnathie)

Bezeichnung für ein ideal ausgebildetes Gebiss mit harmonischer Zahn- und Kieferstellung sowie funktioneller Okklusion.

Rekonturierung

beinhaltet das Korrigieren der vorhandenen Größe, Form oder Konturen der Zähne

Reposition

bezeichnet man das Zurücklegen bzw. Zurückbringen eines Organs oder einer anatomischen Struktur in ihre ursprüngliche, physiologische Lage, annähernde Normalstellung

Resilienz

Ist die Nachgiebigkeit der Mundschleimhaut bei Belastung

Resorption

der Abbau oder Auflösung von einem Gewebe

Resorptionslakune (Howship-Lakune)

sind flächige Ausbuchtungen in der Knochenmatrix, an denen der Umbau von Knochen stattfindet.

Retardiert

Verzögert oder zurückgeblieben in der Entwicklung, z. B. Zahndurchbruch.

Retension

Spannung, Nachspannen, Spannungsausgleich

Retention

bezeichnet in der Medizin allgemein die Rückhaltung bestimmter Stoffe oder Flüssigkeiten

retentiver Areale

Zurückhalten von Fläche/Gebiet/Substanz

Retrognathie

wird für beide Kiefer verwendet, „*maxilläre Retrognathie*“ ist der Rückverlagerung des Oberkiefers, „mandibuläre *Retrognathie*“ die Rückverlagerung des Unterkiefers

Retroinklination

Auch Steilstand oder Deckbiss genannt. Bei diesem Befund sind die Frontzähne des Ober- und Unterkiefers weiter hinten gelegen und mehr nach innen geneigt als im normalen Gebiss. Diese Anomalie kann genetisch bedingt, aber auch durch Parafunktionen entstanden sein.

Retromolar

ist die Lagebezeichnung hinter den Backenzähnen als zusätzlicher Zahn z. B. Achter oder der 9. Zahn

Retrusion

ist die Rückverlagerung eines Zahnes gegenüber der normalen Stellung

Rezession

ist der bakterienfreie Rückgang vom Zahnfleisch ohne Entzündungssymptome

rezidiv

ist ein Rückfall einer Krankheit nach subjektiver Abheilung

Rhagaden

tiefer Hauteinriss (Lippen, Mundwinkel)

Rotation

bezeichnet man in der Anatomie die Drehbewegung einer Extremität oder eines Extremitäten-Abschnitts um ihre bzw. seine Längsachse

S

Saliva

Speichel; enthält unter anderem Mineralien, Enzyme, Eiweiße und ***Glykoproteine***. Der Speichel, mit seinem neutralen pH-Wert, dient der ***Remineralisation*** des Zahnschmelzes, sowie der Neutralisation vorhandener Säuren und der Mundspülung.

Salivation

versteht man die Speichelproduktion und -freisetzung

Sapiens

ist ein Begriff für Weisheitszähne und werden auch Stockzähne genannt

Scaling

Teil der professionellen Zahnreinigung bzw. ***Parodontalbehandlung***. Dabei werden harte und weiche Beläge ober- und unterhalb des Zahnfleischrands mit Handinstrumenten oder Ultraschall entfernt.

Scaling und Root Planing (SRP)

Parodontalbehandlung zur Entfernung subgingivaler Beläge und Glättung der Wurzeloberfläche.

Schleimhautduplikatur

beide Lippen sind durch jeweils eine Schleimhautduplikatur, die so genannten Lippenbändchen *(Frenulum labii superioris* bzw. *inferioris)* mit dem Zahnfleisch *(Gingiva)* verbunden

Schleimhautirritation

ist gereizte, sensibilisierte Schleimhaut

Schleimhautlazeration

eine Lazeration ist eine Zertrümmerung bzw. Zerreißung von Geweben/Schleimhaut

Schmelzmorphologie

ist die Lehre von der Form, Gestalt und Struktur des Zahnschmelzes

Schmerzsensation

meist starke, pochende und kontinuierliche Schmerzen, ausgehend von Zähnen, Zahnfleisch oder Zahnhalteapparat

Schneider'sche Membran

das respiratorische Epithel der Kieferhöhle

Sedoanalgesie

ist die Kombination von Lokalanästhesie und Sedierungsmitteln

Segment

bezeichnet man den Abschnitt eines gleichartig aufgebauten Organs

sensorische Übererregbarkeit

Sind Kognitive Symptome wie Gedankenrasen, Ablenkbarkeit, Verwirrtheit, Ideenflucht, Desorganisation, Aufmerksamkeitsdefizit, Fehlende Krankheitseinsicht aber auch gesteigerte Nerv-Muskel-Erregbarkeit, z.B. bei Myotonie, Spasmophilie, Tetanie, Neurasthenie

sensorisch bezieht sich auf die Wahrnehmung von Reizen der Sinnesorgane

septiert

bedeutet von Scheidewänden (Septen) durchzogen bzw. ***gekammert***

Sharpey-Fasern

Kollagene Fasern des Zahnhalteapparates, die Zahnwurzel und Knochen funktionell verbinden.

Sigmatismus

Sprechstörung mit fehlerhafter Artikulation von S-Lauten (z. B. **Lispeln**).

Sklerodermie

Als Sklerodermie werden zwei Erkrankungen bezeichnet, deren Gemeinsamkeit die Bildung von Fibrosen und Sklerosen des Hautbindegewebes ist

Slothöhe

Höhe des Slots bei Brackets in der Kieferorthopädie; beeinflusst Kraftübertragung.

Socket Preservation

wird eine Versorgung des intakten Zahnfachs direkt nach der Zahnextraktion bezeichnet, mit der das Knochenvolumen und die natürliche Zahnfleischstruktur erhalten werden sollen

Split-Flap-Lappen

Spaltlappen – ein Teil der Lappenbasis bleibt im ursprünglichen, mit Gefäßen versorgten Gewebe, ein anderer Teil wird in die gewünschte Position verlagert

stomatognathes System

bezeichnet man das Zahnsystem, Mundsystem und Kiefersystem

Stomatologie

wird in der Wissenschaft der Heilkunde für Krankheiten der Mundhöhle, also der Zahnkrankheiten, Mundkrankheiten und Kieferkrankheiten bezeichnet

Subluxation

Eine unvollständige Ausrenkung des Gelenks.

Sulkus

bedeutet in der Zahnmedizin Furche oder Rinne, die zirkulär um den Zahn verlaufende Vertiefung zwischen dem Zahnfleisch und der Oberfläche vom Zahn

Symmetrieebene

Ist die Medianebene ist die Fläche, die sagittal *(pfeilwärts)* durch die Körpermitte läuft und sich zwischen der Longitudinalachse und Sagittalachse aufspannt. Die Medianebene ist also die Sagittalebene, die genau durch die Körpermitte läuft. Sie teilt den Körper in zwei spiegelsymmetrische Hälften= Symmetrieebene

T

Torque-Bewegung

Therapeutische Zahnbewegung zur Korrektur der Wurzelstellung durch Drehung um eine horizontale Achse.

Torquestufen

unterschiedlicher Druck, Drehmoment für die Bewegung der Zahnwurzel, bei der der Drehpunkt im Bracket eines Bandes liegt

Torsion

bedeutet Drehung, Umdrehung z.B. die Drehung eines Zahnes

Torus

ist eine Bezeichnung für einen knöchernen Vorsprung bzw. Wulst, meist symmetrisch auftretender Überschuss von Knochengewebe

Torusfraktur

auch Wulstbruch genannt, ist ein unvollständiger Knochenbruch, bei dem das Periost meist stabil und unverletzt bleibt

Toxikologie

ist die Lehre von den Giften und ihren Wirkungen auf den Organismus

Toxizität, Toxizitätsschwelle

ist die Giftigkeit einer Substanz

Dosis variiert aufgrund der unterschiedlichen Ansprechbarkeit

Transversalebene

bezeichnet in der Medizin eine quer liegende Ebene rechtwinklig zur Längsachse, somit bei senkrechter Körperachse auch eine Horizontalebene.

Traumatologie

ist ein Teilbereich der Medizin, der sich mit der Prävention, Entstehung, Diagnose und Therapie von Verletzungen und Wunden beschäftigt

Trockene Alveole (Alveolitis sicca)

Schmerzhafte Komplikation nach Zahnextraktion, bei der sich kein oder nur unzureichend Blut im Zahnfach bildet. Es fehlt die schützende ***Blutkoagel***-Schicht, wodurch der Knochen freiliegt.

Trypanophobie

Ausgeprägte Angst vor Spritzen oder Injektionen.

Tuber

ist eine über die Hautoberfläche ragende, jedoch in oberflächlichen Gewebsschichten liegender Knoten, der mehr als ***kirschkerngroß*** ist

U

Überextension

bedeutet übermäßige Ausdehnung einer Prothesenbasis

Ulcus

ist ein für Geschwür, eine herdförmige Entzündung der Haut oder Schleimhaut

Ulektomie

ist die chirurgische Entfernung von Zahnfleischgewebe

unterminierende Karies

bedeutet, Karies (Caries), die an der Zahnoberfläche nicht zu sehen ist, sich aber unterhalb der Oberfläche bereits recht weit ausgedehnt hat

V

viskös

dickflüssig, zähflüssig, leimartig

Vorbiss (Progenie)

Kieferfehlstellung, bei der der Unterkiefer zu weit vorne liegt und die unteren Frontzähne die oberen überlappen.

W

Weichgewebsmanagement

ist eine chirurgische Technik für eine funktionelle und ästhetische Ausformung vom Weichgewebe

White Spot

Kreideweißer Fleck auf dem Zahnschmelz, meist durch initiale Karies oder Demineralisation verursacht.

Wunddehiszenz

ist ein Auseinanderweichen der Ränder einer durch Naht verschlossenen Wunde

X

Xanthom

ist ein gutartiges, warzenförmiges, flach und ***gestieltes*** Geschwulst, das überwiegend in der Mundhöhle an Wange oder Gaumen auftreten

Xerostomie

bezeichnet man die Mundtrockenheit beziehungsweise die mangelhafte Benetzung der Mundschleimhaut (orale *Mukosa*) durch Speichel im Rahmen einer Hyposalivation

Z

Zahnäquator

Zahnäquator ist der Umfang vom Zahn bzw. der anatomischen Zahnkrone rechtwinklig zur Zahnachse

Zahnaplasie

ist das völlige Fehlen von einem Zahn oder mehreren Zähnen

Zahndysplasien

sind eine Fehlentwicklung von Zähnen infolge von Wachstumsstörungen oder durch Vererbung

Zahnerosionen

entstehen durch mechanische Abnutzung nach vorausgegangener Aufweichung der Zahnhartsubstanz durch Säure

Zahnfleischpolyp

ist eine entzündliche Zahnfleischwucherung infolge chronischer Reizung durch scharfe Kanten

Zahnfluorose

ist die Verkalkungsstörung des Zahnschmelzes während der Zahnentwicklung durch längere, zu hohe Zufuhr von Fluoriden (über 2 mg pro Tag)

Zahngranulom

ist ein Wurzelgranulom, sind kleine Knötchen im Kieferknochen im Bereich der Zähne, die aus Entzündungszellen bestehen und meist entstehen, wenn das Gewebe chronisch gereizt wird

Zapfenzahn

Dabei handelt es sich um eine Missbildung der ***Zahnform***, wobei es sich um einen gentechnischen Defekt handelt.

Zischlaute

Sprachlaute, bei denen Luft durch eine enge Öffnung zwischen Zunge und Zähnen strömt und ein zischendes Geräusch erzeugt (z. B. *„s"*, *„z"*, *„sch"*). Sie sind bei Artikulationsstörungen wie dem Lispeln betroffen.

zytotoxisch

bedeutet zellschädigend oder zellvergiftend

CD-ROM

CD-ROM

Inhalt CD-ROM

Benutzerhinweise

Inhalt der CD-ROM sind die Kapitel 2 bis 13, GOZ-Abschnitte A bis K sowie die GOÄ-Leisdtungen (1–5377), im PDF-Format.

Die Ansicht ist mit einer übersichtlichen Navigation ausgestattet, in der Sie bequem die einzelnen GOZ/Ä-Abschnitte sowie GOZ/Ä-Nummern auswählen können. Daneben ermöglicht Ihnen die Suchfunktion eine schnelle und gezielte Suche nach Schlagwörtern, GOZ/Ä-Nummern etc.

Die Begründungen können Sie nun ganz einfach mit dem Begründungsgenerator in Ihr Abrechnungsprogramm oder Ihre Korrespondenz übernehmen:

1. Wählen Sie zuerst unter Punkt „1." ein Bemessungskriterium aus.
2. Anschließend bestimmen Sie unter Punkt „2." die zutreffende „Begründung" (eine Mehrfach-Auswahl ist möglich).
3. Dann können Sie unter Punkt „3." mit der Funktion „Text kopieren" den Begründungstext mittels rechtem Mausklick und Befehl „Einfügen" oder per Tastenkombination „Strg + V" in Ihr Dokument einsetzen.

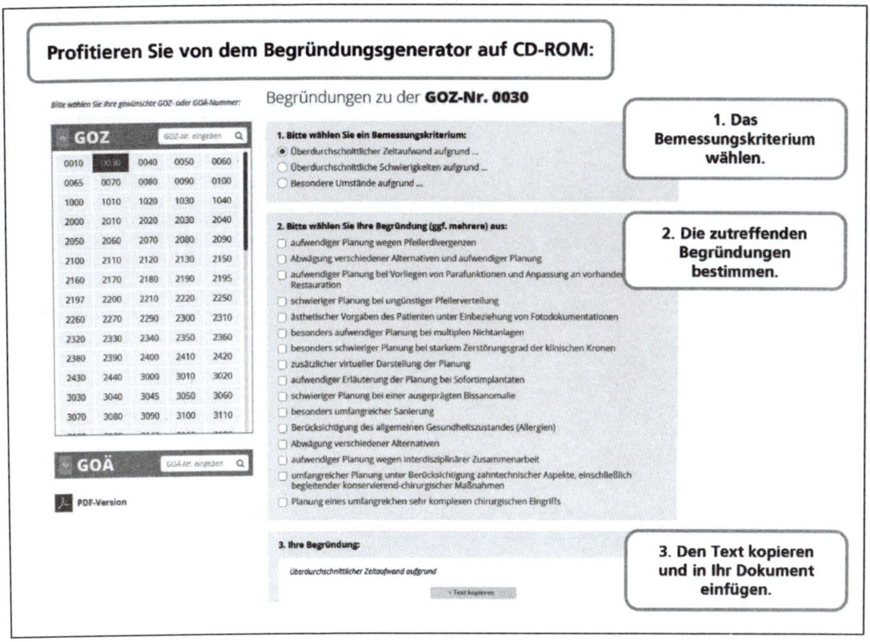

Systemvoraussetzungen

Hardware

CD-Laufwerk: ja

Prozessor: 1 GHz

RAM-Speicher: 256 MB

freie Festplattenkapazität: 60 MB

Auflösung Monitor: 1024 x 768 Pixel

Betriebssystem

Windows XP, Windows Vista, Windows 7, 8, 10

Software

Acrobat Reader ab Version 7.0

1

1

1
Einführung

1.1 Rechtliche Grundlagen zur Bemessung der Gebühren

Aus der Gebührenordnung für Zahnärzte (GOZ) vom 01.01.2012:

> ***§ 5 Bemessung der Gebühren für Leistungen des Gebührenverzeichnisses***
>
> *„(1) Die **Höhe der einzelnen Gebühr** bemisst sich nach dem **Einfachen bis Dreieinhalbfachen des Gebührensatzes.** Gebührensatz ist der Betrag, der sich ergibt, wenn die Punktzahl der einzelnen Leistung des Gebührenverzeichnisses mit dem Punktwert vervielfacht wird. Der Punktwert beträgt 5,62421 Cent. Bei der Bemessung von Gebühren sind sich ergebende Bruchteile eines Cents unter 0,5 abzurunden und Bruchteile von 0,5 und mehr aufzurunden; die Rundung ist erst nach der Multiplikation mit dem Steigerungsfaktor nach Satz 1 vorzunehmen.*
>
> *(2) **Innerhalb des Gebührenrahmens** sind die Gebühren **unter Berücksichtigung der Schwierigkeit und des Zeitaufwandes der einzelnen Leistung sowie der Umstände** bei der Ausführung **nach billigem Ermessen** zu bestimmen. Die **Schwierigkeit der einzelnen Leistung** kann auch durch die **Schwierigkeit des Krankheitsfalles** begründet sein. **Bemessungskriterien, die bereits in der Leistungsbeschreibung berücksichtigt worden sind, haben hierbei außer Betracht zu bleiben.** Der **2,3fache Gebührensatz** bildet die nach Schwierigkeit und Zeitaufwand **durchschnittliche Leistung** ab; ein **Überschreiten dieses Gebührensatzes ist nur zulässig,** wenn Besonderheiten der in Satz 1 genannten Bemessungskriterien dies rechtfertigen; Leistungen mit **unterdurchschnittlichem Schwierigkeitsgrad oder Zeitaufwand** sind mit einem **niedrigeren Gebührensatz** zu berechnen."*
>
> *(Hervorhebungen durch den Autor)*

Grundlage für die Berechnung zahnärztlicher Leistungen ist die Gebührenordnung für Zahnärzte (GOZ), in der derzeit gültigen Fassung vom 05.12.2011, in Kraft getreten am 01.01.2012.

Im **§ 1 der GOZ** ist der Anwendungsbereich beschrieben, hiernach sind die beruflichen Leistungen der Zahnärzte nach dieser Verordnung zu berechnen, soweit das Bundesgesetz nichts anderes bestimmt hat. Eine andere Bestimmung wäre z. B. im Rahmen der gesetzlich Versicherten der einheitliche Bewertungsmaßstab für zahnärztliche Leistungen (BEMA).

Der **§ 5 der GOZ**, Bemessung der Gebühren für Leistungen des Gebührenverzeichnisses, regelt nun die Bewertung der einzelnen Leistungen. Der Gebührenrahmen bemisst sich nach dem einfachen bis dreieinhalbfachen Satz (Faktor). Zur Errechnung des einfachen Faktors wird die Punktzahl der Leistung mit dem Punktwert (**5,62421** Cent) multipliziert. Dabei wird kaufmännisch gerundet.

! Anmerkung

Der Punktwert wurde im Rahmen der Novellierung der GOZ im Jahr 2011 nicht angehoben. Dieser ist unverändert und identisch zur GOZ 88.

Innerhalb des Gebührenrahmens (1,0–3,5) muss unter Berücksichtigung des Zeitaufwandes, der Schwierigkeit sowie der besonderen Umstände bei der Ausführung, die Gebühr jeder einzelnen Leistung nach billigem Ermessen durch den Zahnarzt bestimmt werden. Die Schwierigkeit einer Maßnahme kann auch durch die im Krankheitsfall bedingte Schwierigkeit begründet sein.

Die Bemessungskriterien

Was bedeuten diese Kriterien in der praktischen Umsetzung?

Schwierigkeit der einzelnen Leistung

Die Schwierigkeit der Leistung kann ausschließlich vom behandelnden Zahnarzt unter fachlichen Gesichtspunkten beurteilt werden. Aspekte die bereits in der Leistungsbeschreibung des Gebührenverzeichnisses berücksichtigt worden sind, haben keinen Einfluss auf die Gebührenhöhe.

So kann z. B. die Tatsache, dass eine Wurzelkanalfüllung von retrograd erfolgt, nicht als Begründung für eine besondere Schwierigkeit im Sinne von § 5 Abs. 2 herangezogen werden, da dieser Aspekt bereits in der Leistungsbeschreibung der GOZ-Nr. 2440 berücksichtigt worden ist.

Zeitaufwand bei der einzelnen Leistung

Hierzu ist zunächst der durchschnittliche Zeitaufwand, den der Zahnarzt für eine bestimmte Leistung benötigt, festzulegen. Um diesen Zeitaufwand ermitteln zu können, ist es zwingend erforderlich, Behandlungszeiten zu dokumentieren.

Nur so kann exakt ermittelt werden, wie viel Zeit die einzelne Leistung in Anspruch nimmt. Dieses Kriterium wird immer sehr individuell zu beurteilen sein.

Die entsprechende Dokumentation sollte unmittelbar bei bzw. nach der Behandlung erfolgen. Ein klassisches Beispiel hierfür sind Beratungsleistungen nach Ä1 und Ä3 bzw. Untersuchungsleistungen (Ä5, Ä6, GOZ-Nr. 0010).

Die Dokumentation des Zeitaufwandes dieser Leistungen sowie z. B. das Thema der Beratung sollte zwingend sowohl beim PKV- als auch beim GKV-Patienten dokumentiert werden.

Umstände bei der Ausführung

Gemäß § 5 Abs. 2 Satz 1 GOZ sind die Umstände bei der Ausführung der Leistung zu berücksichtigen.

Hierunter sind z. B. zu verstehen:

- ✓ Verständigungsschwierigkeiten mit dem Patienten (fremde Sprache)
- ✓ Behandlungen unter erschwerten räumlichen Bedingungen (z. B. am Bett eines Patienten)
- ✓ vom Durchschnitt abweichende Ausführungsarten der Behandlung
- ✓ besondere Behandlungsumstände, die in der Person des Patienten bzw. seinem aktuellen Zustand begründet sind

Dies bedeutet, dass eine Anpassung des Steigerungsfaktors erfolgen kann, wenn dem Behandler beim Ausführen der Leistung im Einzelfall erschwerte Bedingungen entstehen.

Schwierigkeit des Krankheitsfalles

Gemäß § 5 Abs. 2 Satz 2 kann die Schwierigkeit der einzelnen Leistung auch durch die Schwierigkeit des Krankheitsfalles begründet sein. Unter diesem Kriterium sind alle Besonderheiten zu berücksichtigen, die der Patient selbst als zusätzliche Belastung mitbringt.

So kann z. B. die Behandlung eines Patienten, der mit Antikoagulanzien behandelt wird, durch die erhöhte Blutungsneigung deutlich erschwert sein.

Ein weiteres Beispiel ist ein Patient, der bedingt durch eine Wirbelsäulenerkrankung z. B. nur in einer aufrechten Sitzhaltung behandelt werden kann. Wird in diesem Fall eine Behandlung eines Molaren im Oberkiefer durchgeführt, ist die Behandlung eindeutig schwieriger, als wenn der Patient in die klassische liegende Position gebracht wird.

In diesem Zusammenhang ist es wichtig, dass diese besonderen Umstände umgehend in der Karteikarte dokumentiert werden. Häufig macht auch ein zusätzlicher Blick auf den Anamnesebogen Sinn. Bestimmte Grunderkrankungen, die zu Erschwernissen führen können, sind hier eindeutig dokumentiert.

Die Steigerungsfaktoren

Der **2,3-fache Faktor** bildet den **Durchschnitt** ab. Wird somit eine erbrachte Maßnahme mit dem Faktor 2,3 berechnet, entspricht dies dem durchschnittlichen Zeitaufwand, der durchschnittlichen Schwierigkeit oder dem Umstand im Vergleich zu anderen Patienten beim Erbringen dieser Einzelleistung durch den Behandler.

Ist eine Maßnahme z. B. bedingt durch den Krankheitsfall schwieriger und/oder zeitaufwendiger als im Durchschnitt, erfolgt die Berechnung der Leistung mit einem Faktor **zwischen 2,4 und 3,5** oder auch darüber (Vereinbarung nach § 2 Abs.1 GOZ). Die GOZ hat dazu im § 5 Abs. 2 die Möglichkeit hinterlegt, wenn Schwierigkeit, Zeitaufwand oder ein besonderer Umstand beim Erbringen der Maßnahme dies rechtfertigen, über dem Schwellenwert (2,3) zu berechnen, erfolgt dieses unter **Angabe einer Begründung**. Die erbrachte Leistung wäre in dem Fall „überdurchschnittlich".

Anzumerken ist, dass der § 5 Abs. 2 GOZ im letzten Satz beschreibt, dass Leistungen welche einen **unterdurchschnittlichen Schwierigkeitsgrad** oder Zeitaufwand aufweisen mit einem niedrigeren Gebührensatz **(1,0 – 2,2)** zu berechnen sind.

Als Beispiel hierzu ist ein Heil- und Kostenplan für eine Prophylaxesitzung oder eine Füllung (Privatpatient) zu nennen. Im Vergleich zum Zahnersatz, bei welchem ein Heil- und Kostenplan üblich ist, ist der Planungsaufwand bei einem Heil- und Kostenplan für eine Prophylaxesitzung für den Behandler als unterdurchschnittlich zu sehen.

Die abweichende Vereinbarung

Außer Betracht bleiben sollte nicht, dass der Gebührenrahmen (1,0–3,5) auch verlassen werden kann.

Dies ermöglicht der § 2 Abs. 1 und 2 GOZ. Eine von der Verordnung abweichende Gebührenhöhe kann nach „persönlicher" Absprache zwischen dem Zahnarzt und dem Zahlungspflichtigen vor Beginn der Behandlung getroffen werden. Dies muss schriftlich erfolgen. Die Vereinbarung sollte die Feststellung enthalten, dass eine Erstattung der Vergütung durch Erstattungsstellen möglicherweise nicht in vollem Umfang gewährleistet ist. Weitere Erklärungen darf diese Vereinbarung nicht enthalten.

Eine gesonderte Vereinbarung muss sowohl für den Ansatz von Gebühren mit dem **Faktor über 3,5** als auch **unter dem Faktor 1,0** getroffen werden. Eine normale Berechnung unter dem Faktor 1,0 ist nicht gestattet.

Dem „Zahlungspflichtigen" ist eine Kopie auszuhändigen.

Der § 10 Abs. 3 GOZ fordert bei einer abweichenden Vereinbarung **(Berechnung über 3,5)** dann eine Begründung, wäre die überdurchschnittliche Schwierigkeit, der überdurchschnittliche Zeitaufwand bzw. besondere Umstände bei einer Berechnung zwischen Faktor 2,4 und 3,5 gerechtfertigt gewesen.

1.2 Schritt-für-Schritt-Anleitung zur perfekten Begründung

Schritt 1: Faktorlegung nach billigem Ermessen

Jede einzelne Leistung muss nach billigem Ermessen im Faktor bestimmt werden, eine schematische Faktorlegung für den gesamten Behandlungsfall (Rechnung) ist unzulässig, die Rechnung damit angreifbar, dies ist auch der Fall, wenn alle Leistungen durchgehend mit dem sogenannten Schwellenwert (2,3) berechnet werden.

! Anmerkung

Bereits bei der Behandlungsplanung, welche meist über einen Heil- und Kostenplan erfolgt, sollten voraussichtliche Schwierigkeiten bzw. ein erhöhter Zeitaufwand oder besondere Umstände in der Faktorlegung berücksichtigt werden. Eine Begründung ist bei der Planerstellung nicht erforderlich bzw. nicht möglich, da diese aus der Behandlung resultiert.

Bemessungskriterien, welche bereits in der Leistungsbeschreibung berücksichtigt sind, haben bei der Begründung außer Betracht zu bleiben, lt. § 5 Abs. 2. Somit ist z. B. die Mehrschichttechnik als alleiniges Merkmal bei den Restaurationen in Adhäsivtechnik (GOZ-Nrn. 2060, 2080, 2100, 2120) kein alleiniges Bemessungskriterium bei der Faktorsteigerung, sondern bereits Leistungsinhalt, da die Mehrschichttechnik in der Leistungsbeschreibung genannt ist. Ebenso sollte an dem Punkt der § 4 Abs. 3 GOZ beachtet werden.

Dieser lautet wie folgt:

> *„Mit den Gebühren sind Praxiskosten einschließlich der Kosten für Füllungsmaterial, für den Sprechstundenbedarf, für die Anwendung von Instrumenten und Apparaten sowie für die Lagerhaltung abgegolten, soweit nicht im Gebührenverzeichnis etwas anderes bestimmt ist."*

Damit ist klargestellt, dass der Materialverbrauch wie auch die Anwendung von Instrumenten und Apparaten keine alleinigen Bemessungskriterien zur Faktorsteigerung darstellen, sondern bereits mit der Gebühr abgegolten sind.

Schritt 2: Bemessungskriterium wählen

Es empfiehlt sich, einer Begründung in Verbindung mit dem/den erforderlichen Kriterium/en (Schwierigkeit, Zeitaufwand, Umstand) das Wort „überdurchschnittlich" beizufügen.

Beispiele:

- ✓ Überdurchschnittlicher Zeitaufwand aufgrund…
- ✓ Überdurchschnittliche Schwierigkeiten aufgrund…
- ✓ Überdurchschnittliche Schwierigkeiten und Zeitaufwand aufgrund…
- ✓ Besondere Umstände aufgrund…
- ✓ Besondere Umstände und dadurch überdurchschnittlicher Zeitaufwand aufgrund…

Schritt 3: Argumentieren

Nach diesem ersten Teil einer Begründung folgt die „eigentliche" **Argumentation** zur Faktorsteigerung der einzelnen Leistung. Diese kann **leistungs-** wie **patientenbezogen** sein.

> **! Anmerkung**
>
> Einige Erstatter haben in ihren Tarifen hinterlegt, dass lediglich patientenbezogene Begründungen für eine Erstattung über dem 2,3-fachen Faktor akzeptiert werden. In der GOZ ist eine solche Grundlage nicht zu finden.

Beispiele:

Patientenbezogene Begründungen

- ✓ besonders starker Würgereiz
- ✓ erhöhte Blutungsneigung wegen Einnahme von Antikoagulanzien
- ✓ Diabetes
- ✓ extrem erschwerte Nasenatmung
- ✓ Unruhe des Patienten

Leistungsbezogene Begründungen

- ✓ Operationsfeld in Kieferhöhlennähe
- ✓ Nervnähe
- ✓ schwer zu erreichende Kieferregion
- ✓ stark gekrümmte Wurzel
- ✓ Gefahr einer Kieferfraktur

Schritt 4: Nachvollziehbar kommunizieren

Grundsätzlich fordert der § 10 im Absatz 3 GOZ, dass ein Überschreiten des 2,3-fachen Gebührensatzes, bezogen auf die einzelne Leistung, somit nicht schematisch auf den Krankheitsfall, für den Zahlungspflichtigen verständlich und nachvollziehbar zu begründen ist.

Begründungen sind wiederum für den „Zahlungspflichtigen" nicht für den „Erstatter" auf Verlangen näher zu erläutern.

! Anmerkung

Zu beachten ist, dass bei der Rechnungsstellung unterschieden wird zwischen

- einer **Erläuterung** zur Gebührenposition z. B. zur Darstellung für den Zahlungspflichtigen, warum es sich beispielsweise um inhaltlich getrennte Maßnahmen handelt, die nicht dem Zielleistungsprinzip zuzuordnen sind, oder
- einer **Erläuterung**, weshalb z. B. eine zweite Injektion am selben Zahn erforderlich war und
- der **Begründung** für eine Berechnung über dem Schwellenwert.

Erläuterungen bzw. Hinweise auf der Rechnung, welche zur mehrmaligen Berechnung einer Gebührenposition im Krankheitsfall bzw. Nebeneinanderberechnung erforderlich sind, unterliegen nicht der Bewertung nach billigem Ermessen, sondern ergeben sich aus der anatomischen bzw. behandlungsbedingten Erfordernis bei der Ausführung einer Maßnahme und den Bestimmungen der Gebührenpositionen bzw. den allgemeinen Bestimmungen der jeweiligen Teile (A–K) der GOZ.

1.3 10 goldene Regeln der Begründung

1. Die bei der Leistung entstehenden Schwierigkeiten sollten umgehend bei der Behandlung seitens der Behandlungsassistenz oder des Behandlers notiert werden (Stichworte sind ausreichend. Die Ausformulierung der Begründung kann im Anschluss erfolgen).
2. Die entstehenden Schwierigkeiten sollten direkt bei der Behandlung angesprochen werden. Entsteht z. B. beim Legen einer Füllung eine Papillenblutung, macht es Sinn, dies dem Patienten mitzuteilen und ihm zu erläutern, dass, – bedingt durch die Blutung – die Trockenlegung etwas länger dauert.

   Hieraus ergibt sich der Vorteil, dass der PKV-Patient bei der Rechnungsstellung den erhöhten Steigerungsfaktor und die entsprechende Begründung besser nachvollziehen kann.
3. Der Zeitaufwand der durchschnittlichen Leistung sollte ermittelt werden.
4. Die Behandlungszeiten sollten dokumentiert werden.
5. Der betriebswirtschaftliche Stundensatz sollte ermittelt werden.
6. Aus dem Begründungstext muss ersichtlich sein, auf welche der nach § 5 Abs. 2 GOZ erforderlichen Bemessungskriterien (Schwierigkeit/Zeitaufwand/Umstände bei der Ausführung/Schwierigkeit des Krankheitsfalles) sich die angegebene Begründung stützt. Zusätzlich sollten Worte wie z. B. „extrem", „erheblich", „überdurchschnittlich", „außergewöhnlich" eingesetzt werden, die die Besonderheit und Schwierigkeit hervorheben.
7. Es ist von Vorteil, wenn die Begründung in einem vollständigen Satz ausformuliert wird.
8. Sind personenbezogene und anatomische Besonderheiten vorhanden, sollten diese zu Beginn der Begründung genannt werden.
9. Nutzen Sie die vorformulierten Begründungen aus den Praxissoftware-Programmen nur als Hilfsmittel. „Schematische" Formulierungen führen häufig dazu, dass die Begründung seitens der privaten Kostenträger nicht anerkannt wird.
10. Fordert der Patient eine Erläuterung der Begründung, kann diese nicht verweigert werden, da ihm eine solche gemäß § 10 GOZ zusteht.

1.4 Grundsätze der Rechnungslegung nach der GOZ 2012

Mit seiner Zustimmung zu einer konkreten Behandlung kommt ein Behandlungsvertrag zwischen dem Zahnarzt und dem Patienten zustande. Laut BGB § 611 ff. ist der Behandlungsvertrag ein Dienstvertrag, der zusätzlich den Regelungen durch die Sozialgesetzgebung (Zahnheilkundegesetz, Gebührenordnung für Zahnärzte GOZ) unterliegt. Erbringt der Zahnarzt die vereinbarte private Leistung, wird eine Rechnung nach der jeweils gültigen Fassung der GOZ fällig – allerdings mit der Einschränkung, dass die Vergütung erst fällig wird, wenn der Patient bzw. der „Zahlungspflichtige" eine Rechnung nach den entsprechenden Vorschriften der GOZ erhalten hat.

Eine Vergütung für zahnmedizinisch nicht notwendige Leistungen muss vor Behandlungsbeginn zwischen dem Zahnarzt und dem Patienten nach § 2 Abs. 3 GOZ vereinbart und auf der Rechnung extra ausgewiesen werden. Ansonsten können diese Leistungen nicht berechnet werden.

Um zu einer den entsprechenden Vorschriften der GOZ stimmigen Rechnung zu gelangen, ist es unabdingbar, dass der Zahnarzt den Patienten umfassend über alle gängigen Behandlungsmethoden aufklärt. Eine unterlassene Aufklärung oder eine Behandlung ohne Zustimmung des Patienten erfüllt den Straftatbestand der Körperverletzung.

Mit seiner Unterschrift willigt der Patient in die Behandlung ein. Im Streitfall ist der Patient in der Beweispflicht und der Zahnarzt muss eine vollständige Dokumentation und Aufklärung sowie die Einwilligung des Patienten nachweisen können.

Im Einzelnen werden die Fälligkeit und die Abrechnung der Vergütung im § 10 der GOZ geregelt:

> *„(1) Die Vergütung wird fällig, wenn dem Zahlungspflichtigen eine dieser Verordnung entsprechende Rechnung nach der Anlage 2 erteilt worden ist. (…)*
>
> *(2) Die Rechnung muss insbesondere enthalten:*
>
> 1. *das Datum der Erbringung der Leistung*
> 2. *bei Gebühren die Nummer und die Bezeichnung der einzelnen berechneten Leistung einschließlich einer verständlichen Bezeichnung des behandelten Zahnes und einer in der Leistungsbeschreibung oder einer Abrechnungsbestimmung gegebenenfalls genannten Mindestdauer sowie den jeweiligen Betrag und den Steigerungssatz*
> 3. *bei Gebühren für vollstationäre, teilstationäre sowie vor- und nachstationäre privatzahnärztliche Leistungen zusätzlich den Minderungsbetrag nach § 7*

4. *bei Entschädigungen nach § 8 den Betrag, die Art der Entschädigung und die Berechnung*

5. *bei Ersatz von Auslagen nach § 9 Art, Umfang und Ausführung der einzelnen Leistungen und deren Preise sowie die direkt zurechenbaren Materialien und deren Preise, insbesondere Bezeichnung, Gewicht und Tagespreis der verwendeten Legierungen*

6. *bei nach dem Gebührenverzeichnis gesondert berechnungsfähigen Kosten Art, Menge und Preis verwendeter Materialien; die Auslagen sind dem Zahlungspflichtigen auf Verlangen näher zu erläutern.*

(3) Überschreitet die berechnete Gebühr nach Absatz 2 Nr. 2 das 2,3fache des Gebührensatzes, ist dies auf die einzelne Leistung bezogen für den Zahlungspflichtigen verständlich und nachvollziehbar schriftlich zu begründen. Auf Verlangen ist die Begründung näher zu erläutern. Soweit im Falle einer abweichenden Vereinbarung nach § 2 auch ohne die getroffene Vereinbarung ein Überschreiten der in Satz 1 genannten Steigerungssätze gerechtfertigt gewesen wäre, ist das Überschreiten auf Verlangen des Zahlungspflichtigen schriftlich zu begründen; die Sätze 1 und 2 gelten entsprechend. Die Bezeichnung der Leistung nach Absatz 2 Nr. 2 kann entfallen, wenn der Rechnung eine Zusammenstellung beigefügt ist, der die Bezeichnung für die abgerechnete Leistungsnummer entnommen werden kann. Bei Auslagen nach Absatz 2 Nr. 5 ist der Beleg oder ein sonstiger Nachweis beizufügen. Wurden zahntechnische Leistungen in Auftrag gegeben, ist eine den Erfordernissen des Absatzes 2 Nr. 5 entsprechende Rechnung des Dentallabors beizufügen; insoweit genügt es, in der Rechnung des Zahnarztes den Gesamtbetrag für diese Leistungen anzugeben. Leistungen, die auf Verlangen erbracht worden sind (§ 1 Abs. 2 Satz 2 und § 2 Abs. 3) sind als solche zu bezeichnen.

(4) Wird eine Leistung nach § 6 Abs. 1 berechnet, ist die entsprechend bewertete Leistung für den Zahlungspflichtigen verständlich zu beschreiben und mit dem Hinweis „entsprechend" sowie der Nummer und der Bezeichnung der als gleichwertig erachteten Leistung zu versehen.

(5) Durch Vereinbarung mit öffentlich-rechtlichen Kostenträgern kann eine von den Vorschriften der Absätze 1 bis 4 abweichende Regelung getroffen werden.

(6) Die Übermittlung von Daten an einen Dritten zum Zwecke der Abrechnung ist nur zulässig, wenn der Betroffene gegenüber dem Zahnarzt in die Übermittlung der für die Abrechnung erforderlichen Daten schriftlich eingewilligt und den Zahnarzt insoweit schriftlich von seiner Schweigepflicht entbunden hat."

Die häufigsten Rückfragen von Versicherungen beziehen sich auf nicht vollständige oder unzureichende Begründungen und die fehlerhafte Abrechnung der erbrachten Leistungen.

Um eine unvollständige und fehlerhafte Abrechnung zu vermeiden, ist es sinnvoll, die Leistungen in der chronologischen Reihenfolge, wie sie erbracht wurden, abzurechnen. So kann man auf einen Blick erkennen, ob alle Positionen vollständig aufgeführt wurden.

Hierfür ist eine gute Dokumentation in der Patientenkartei wichtig. Zu dieser ist die Praxis nicht nur verpflichtet, sie stellt auch die Grundlage der Abrechnung dar und wird im Falle eines Rechtsstreites zugrunde gelegt. Nicht dokumentierte Leistungen sind nicht zur Abrechnung fähig und gelten als nicht erbracht.

Für die Erhöhung des Steigerungsfaktors benötigen Sie eine „gute" Begründung. Außerdem sollten die Steigerungsfaktoren richtig gewählt werden. In der Regel wird für die Hauptleistung (z. B. eine Krone) der Faktor 3,5 ausgewählt. Begleitleistungen, die aber auch sehr zeitaufwendig und schwierig sein können, werden oftmals mit dem Faktor 2,3 abgerechnet, weil die entsprechenden Dokumentationen fehlen. Die GOZ sieht Steigerungsfaktoren zwischen dem 2,3- und 3,5-fachen Faktor vor. Leider wird diese Spanne sehr wenig genutzt. Sehr oft wird dahingehend argumentiert, dass es viele Nachfragen von Seiten der Versicherungen gibt und diese Bearbeitung sehr viel Zeit in Anspruch nähme. Eine Zeit, die sich meiner Ansicht nach lohnt.

Nicht immer wissen wir, ob die erstellte Rechnung auch erstattet wurde, da nicht alle Patienten auf die Praxis zugehen, wenn sie für die Erstattung zusätzliche Begründungen benötigen oder die Erstattungsstelle Leistungen als nicht erstattungsfähig gestrichen hat.

Es kommt immer wieder vor, dass Beihilfestellen pauschal alle Leistungen, die über dem 2,3-fachen Faktor berechnet wurden, nicht vollständig erstatten. Es werden zusätzliche Begründungen angefordert, obgleich die bereits angeführten Begründungen ausreichend waren und die Erstattung hätte erfolgen sollen. Eine solche Vorgehensweise ist nicht gestattet. Das wurde mit dem Urteil vom BGH unter dem Aktenzeichen III ZR 231/10 vom Oktober 2011 bestätigt.

! Anmerkung

Bei unserer täglichen Arbeit ist es notwendig und wichtig, aktuelle Urteile zu kennen und damit umgehen zu können. Das Urteil eines Amtsgerichts stellt keine rechtliche Grundlage dar, sondern ist eine Einzelfallentscheidung, die von einem anderen Amtsgericht gegensätzlich entschieden werden kann. Es ist somit keine Argumentationshilfe für Sie.

2

2

A Allgemeine zahnärztliche Leistungen

GOZ 0010–0100

GOZ-Position 0010

Leistungsbeschreibung	Faktor
Eingehende Untersuchung zur Feststellung von Zahn-, Mund- und Kiefererkrankungen einschließlich Erhebung des Parodontalbefundes sowie Aufzeichnung des Befundes	1,0-fach: 5,62 € 2,3-fach: 12,94 € 2,8-fach: 15,75 € 3,1-fach: 17,44 € 3,5-fach: 19,68 €

Abrechnungsbestimmung

--

! Anmerkung

- berechnungsfähig:
  - je eingehende Untersuchung/Erstuntersuchung/regelmäßige Kontrolluntersuchung
  - je Sitzung
  - auch neben Besuchen nach den GOÄ-Nrn. Ä48, Ä50 ff.
  - keine Fristen zur nächsten Untersuchung (= berechenbar, wenn medizinisch notwendig)
  - auch bei unbezahnten Kiefern
  - ohne Beschränkung auf den Krankheitsfall
  - neben Beratungsleistungen nach den GOÄ-Nrn. Ä1, Ä3 oder Ä34
  - neben einer Erhebung der Fremdanamnese und Unterweisung und Führung der Bezugsperson(en) eines Kranken (GOÄ-Nr. Ä4)
  - ggf. neben Prophylaxe Leistungen nach den GOZ Nrn. 1020 ff.
  - ggf. neben den GOZ-Nrn. 1000 und 1010 (auf der Rechnung vermerken das Beratungsinhalt anderen Zweck dient [separate Behandlungseinheit Prophylaxehelferin])
  - ggf. neben Erstellung eines Parodontalstatus (GOZ-Nr. 4000)
  - ggf. neben Erhebung Gingivalindex und/oder Parodontalindex (GOZ-Nr. 4005)
  - auch neben klinische Funktionsanalyse nach den GOZ-Nrn. 8000 ff.
  - ggf. zzgl. PAR-Diagnostik, Staging/Grading (§ 6 Abs.1 GOZ)
- nicht berechnungsfähig:
  - neben der GOÄ-Nr. Ä6 (Vollständige Untersuchung des stomatognathen Systems)
  - neben der GOÄ-Nr. Ä5 (Symptombezogene Untersuchung)
  - neben der GOÄ-Nr. Ä2 (Wiederholungs-Rezept, Übermittlung von Befunden)
  - neben der GOZ-Nr. 6190 (Beratendes, belehrendes Gespräch zur Beseitigung von schädlichen Gewohnheiten und Dysfunktionen)

0010

Anmerkung

- neben GOÄ Zuschlag K1 (Zuschlag zu Untersuchungen bei Kindern bis zum vollendeten 4. Lebensjahr)
- anfallende Materialkosten
- neben GOÄ Nr. Ä52 (Aufsuchen eines Patienten durch nichtärztliches Personal)

Begründungen

Überdurchschnittlicher Zeitaufwand aufgrund …	Überdurchschnittliche Schwierigkeiten aufgrund …	Besondere Umstände aufgrund …

BZÄK-Kommentar zu der GOZ-Nr. 0010 (Stand November 2024)

Die "Eingehende Untersuchung" ist die intra- und extraorale Untersuchung zur Feststellung von Erkrankungen des Zahn-, Mund- und Kieferbereichs und ggf. verbunden mit einer kurzen Anamnese.

Es handelt sich um einen orientierenden diagnostischen Überblick im Sinne eines Screenings zur Feststellung der Behandlungsbedürftigkeit – z. B. an welchen Zähnen Karies vorhanden ist, ob pathologische Parodontalbefunde vorliegen, ob eine prothetische Versorgung indiziert ist oder ob Kiefergelenkbefunde oder andere Befunde bestehen. Die Untersuchung dient auch zur Feststellung, ob weitergehende Untersuchungen erforderlich sind. Diese sind ggf. gesondert berechnungsfähig (siehe unten) oder müssen mittels Anwendung der §§ 5 bzw. 2 eine Honorierung finden.

Die "Eingehende Untersuchung" ist auch die erneute Befundung bei Kontrolluntersuchungen, die aus präventiven Gründen vorgenommen werden. Ein zeitlicher Mindestabstand zwischen zwei "Eingehenden Untersuchungen" besteht nicht. Verlaufskontrollen während der Therapie einer Erkrankung erfüllen den Leistungsinhalt der "Eingehenden Untersuchung" nicht.

Der Befund muss dokumentiert werden, Form und Umfang der Dokumentation bestimmt der Zahnarzt. Die Erhebung von Indizes, wie Gingival-Indizes bzw. Parodontal-Indizes (z. B. PSI, API) oder eines PAR-Status sind nicht Bestandteil dieser Leistung. Beratungsleistungen im Zusammenhang mit der "Eingehenden Untersuchung" können zusätzlich berechnet werden. Neben der Leistung nach der Nummer 6190 ist die Leistung nach der Nummer 0010 in derselben Sitzung nicht berechnungsfähig. Die Leistung nach der Nummer 8000 (Klinische Funktionsanalyse) kann gegebenenfalls in derselben Sitzung berechnet werden wie auch andere weitergehende Untersuchungen, Analysen und Diagnostiken.

Begründungen

Überdurchschnittlicher Zeitaufwand aufgrund …	Überdurchschnittliche Schwierigkeiten aufgrund …	Besondere Umstände aufgrund …

- sehr aufwendiger Untersuchung/Anamnese durch fehlender Compliance des Kindes/des Patienten
- schwieriger Untersuchung durch die von der Norm abweichenden Anatomie/ungünstige Zahnbogenform/ungünstige Kieferform/Lippen-Kiefer-Gaumenspalte
- häufiger Unterbrechung und lange Dauer der Untersuchung bedingt durch häufiges Nachfragen/Logorrhoe des Patienten
- besonders vorsichtigen Vorgehens wegen mangelnder Behandlungsbereitschaft eines Angstpatienten
- erschwerter Untersuchung bei übermäßig starker Plaqueablagerung und Sichtbehinderung durch vermehrte Blutungen
- schwieriger Situation bei der Untersuchung wegen eingeschränkter Sicht bei starker präoperativer Schwellung des Weichgewebes/Verletzung an der Lippe und/oder des Mundwinkels
- schwieriger Untersuchung im entzündlich veränderten Gebiet und dadurch erhöhte Sensibilität
- zusätzlichem CMD-Screenings und Kurzbefundung zur Abklärung einer craniomandibulären Dysfunktion (wenn keine 8000 hierfür berechnet wird)
- erhöhter Toxizitätsschwelle (z. B. Alkoholiker, Hepatitis Patient, Drogensüchtiger, HIV, etc.)
- erhöhten Aufwands bei der Ausführung der Untersuchung wegen akuter allergischer Reaktion
- extrem schwieriger Befunderhebung wegen der Schwere des komplexen Krankheitsfalles mit schwieriger und zeitintensiver Diagnostik
- umfangreicher eingehender Befundung und Untersuchung wegen starker Lockerungsgrade der Zähne und aufwendiger Sondierung der Taschen
- umfangreicher und aufwendiger Erstuntersuchung (Neupatient)
- aufwendiger Untersuchung bei Hypersalivation oder Xerostomie
- schwieriger Kommunikation wegen einer geistiger/physischer Behinderung des Patienten
- zusätzlicher kieferorthopädischer Anamnese und Untersuchung
- umfassender und aufwendiger eingehender Untersuchung eines Kindes/des Patienten und Kariesdiagnostik bei zusätzlicher Anwendung spezieller instrumenteller Untersuchungsmethoden z.B. Kaltlichtdiagnosesonde
- besonders aufwendiger Befunderhebung bei Verdacht auf eine parodontale Erkrankung; Erörterung alternativer Befundmöglichkeiten
- der Berücksichtigung und Beurteilung von umfangreichen Befundunterlagen/Fremdbefunden in Diagnostik und Therapie

0010

Begründungen

Überdurchschnittlicher Zeitaufwand aufgrund …	Überdurchschnittliche Schwierigkeiten aufgrund …	Besondere Umstände aufgrund …

- schwieriger Untersuchung bei eingeschränkter Mundöffnung bedingt durch Myoathropathie/Mobilitätseinschränkung des Kiefergelenkes/hochgradigen akuten Kiefergelenksbeschwerden etc.
- eingeschränkter Mundöffnung (Schneidekantendistanz = xx mm) und/oder erschwerter Mundzugang wegen Mundsperre/Kieferklemme/Herpes/Rhagaden/Adipositas etc.
- aufwendiger Diagnostik durch Differenzialdiagnose im Rahmen der Befundung
- aufwendiger Untersuchung bei generalisiert umfangreichen Restaurationen/ Zahnersatz
- aufwendiger Untersuchung bei vorhandenen keilförmigen Defekten/Rezessionen/Abrasionen/Erosionen/Attritionen/extremer Furkation
- zusätzlicher Indicies z. B. Kariesrisikobestimmung
- Einschränkung des Sichtbereiches, verursacht durch eingeschränkte Lagerfähigkeit bei Klaustrophobie
- schwieriger Differenzialdiagnostik nach umfangreicher Anamneseerhebung/Untersuchung z.B. wegen Bisphosphonattherapie
- häufiger Behandlungsunterbrechungen wegen des reduzierten Allgemeinzustandes und verminderter Belastbarkeit (z.B. Down-Syndrom, kardiale Symptomatik, Morbus Parkinson usw.)
- erhöhtem Muskeltonus/Wangentonus/Zungentonus, dadurch erschwerte Untersuchung
- motorischer Instabilität der Zunge/Makroglossie, dadurch erschwerte Untersuchung
- Einschränkung des Sichtbereiches, verursacht durch eingeschränkte Lagerfähigkeit des Patienten bei Wirbelsäulenerkrankung/Muskelerkrankung/Herz-Kreislauferkrankung/Schwangerschaft
- motorischer Unruhe des Patienten, verbunden mit mehrfach notwendigen Behandlungspausen
- erschwerter Erreichbarkeit/Freistellung des Behandlungsfeldes durch eine extrem eingeschränkte Mundöffnung (Schneidekantendistanz = xx mm)
- erschwerter Befunderhebung wegen extremer Hypermobilität, psychosoziale Blockade/psychogene Beteiligung
- starken Wangendrucks und/oder aktiver Zungenmuskulatur und dadurch aufwendiger Freistellung des Untersuchungsbereiches Behandlungsfeldes sowie notwendiger häufiger Behandlungspausen zur Entlastung/Entspannung der Muskulatur

0010

Begründungen

Überdurchschnittlicher Zeitaufwand aufgrund …	Überdurchschnittliche Schwierigkeiten aufgrund …	Besondere Umstände aufgrund …

- reflektorischer Übererregbarkeit, z. B. starkem Husten-, Schluck-, oder/und Brechreizneigung mit häufigem Abbruch der Befundung und nach Behandlungspausen Neueinstellung des Untersuchungsbereiches
- besonderen Aufwands bei der Untersuchung wegen extremen Zahnengstands und/oder vorhandene Restaurationen/Apparaturen und/oder sehr engen Approximalräume und/oder elongierten/gelockerten/protrudierten Zähnen
- umfangreicher Untersuchung bei multipler Karies
- außergewöhnlicher pathologischer Schleimhautveränderungen dessen genaue Ausprägung trotz Kausalität nicht präzise prognostiziert werden kann
- erschwerter Zugänglichkeit, Erfassung und Auswertung bei diffiziler Kombination von Dysplasie und dysfunktionell bedingten anatomischen Abweichungen
- erhöhten Aufwands durch mehrjährigen Versorgungsdefizit verbunden mit Hygieneerschwernissen und manifesten destruktiven Folgeerscheinungen
- mehrmaliger notwendiger Untersuchung verschiedener Kieferbereiche im diagnostischen bzw. differentialdiagnostischen Vergleich mit besonderer Erschwernis der Therapieabwägung
- eines komplexen Behandlungsfalls mit partiell wiedersprechenden Einzelsymptomen und besonderer Erschwernis der Diagnosestellung und Therapieabwägung

Ä1

GOÄ-Position Ä1

Leistungsbeschreibung	Faktor
Beratung – auch mittels Fernsprecher	1,0-fach: 4,66 € 2,3-fach: 10,72 € 2,8-fach: 13,05 € 3,1-fach: 14,45 € 3,5-fach: 16,31 €

Abrechnungsbestimmung

--

Anmerkung

- berechnungsfähig:
- als alleinige Leistung, auch mehrfach je Behandlungsfall
- einmal je Behandlungsfall (= Zeitraum eines Monats) < ein neuer Behandlungsfall beginnt nach einen Monat und einen Tag derselben Erkrankung
- je Beratung des Patienten durch den Zahnarzt
- erneut innerhalb eines Monats bei neuer Erkrankung (mit Hinweis auf der Rechnung)
- auch für die Beratung einer Bezugsperson(en)/Erziehungsberechtigten des Patienten
- auch für Beratung durch den Zahnarzt am Telefon oder anderes elektronisches Kommunikationsmittel
- für das Ausstellen einer Überweisung oder Rezeptes mit vorangegangener Beratung vom Zahnarzt
- bei wiederholter Berechnung an einem Tag muss auf der Rechnung die Uhrzeit angegeben werden, bei Verlangen muss die wiederholte Berechnung begründet werden
- neben eingehende Untersuchung (GOZ Nr. 0010)
- ggf. neben GOZ Nr. 1000 und 1010 (auf der Rechnung vermerken das Beratungsinhalt anderen Zweck dient [separate Behandlungseinheit/getrennten Handlungsabschnitten vom Zahnarzt und Prophylaxehelferin])
- auch für eine Beratung mittels Videosprechstunde
- für eine Befundmitteilung oder einen einfachen Befundbericht mit Therapiebesprechung
- ggf. Zuschläge:
  - A (außerhalb der Sprechstunde)
  - B (zwischen 20-22 Uhr oder 6-8 Uhr)
  - C (zwischen 22-6 Uhr)
  - D (an Samstagen, Sonn- und Feiertagen)
  - B/C neben D möglich

! Anmerkung

- **Hinweis bei Rechnungsstellung bei erneuter Berechnung in einer Folgesitzung:**
  - neuer Krankheitsfall
  - neuer klinischer Befund
- nicht berechnungsfähig:
  - für eine Beratung per Chat-Dienst, E-Mail oder SMS
  - nicht für Terminabsprachen
  - für eine Beratung durch eine/einen Praxismitarbeiter
  - neben (zeitgleich) oder anstelle von Visiten, Besuchen (GOÄ-Nr. Ä45, Ä46 oder Ä48, Ä50, Ä51)
  - neben Erörterung der Auswirkungen einer Krankheit auf die Lebensgestaltung in unmittelbarem Zusammenhang mit der Feststellung oder erheblichen Verschlimmerung einer nachhaltig lebensverändernden oder lebensbedrohenden Erkrankung (GOÄ Nr. Ä34)
  - neben und für die Ausstellung eines Rezeptes oder einer Überweisung ohne Beratung durch den Zahnarzt (GOÄ-Nr. Ä2)
  - neben Ausstellung von Wiederholungsrezepten und/oder Überweisungen (GOÄ-Nr. Ä2)
  - neben Homöopathische Anamnese (GOÄ-Nrn. Ä30, Ä31)
  - für eine eingehende, das gewöhnliche Maß übersteigende Beratung (Mindestdauer 10 Minuten) (GOÄ-Nr. Ä3
  - für eine Unterweisung und Führung der Bezugsperson(en) eines Kranken (GOÄ-Nr. Ä4)
  - im Zusammenhang mit den GOZ-Nrn. 1000/1010 (wenn die Beratung denselben Zwecken dient)
  - für eine ausführliche schriftliche Beratung/schriftliches Gutachten auf Verlangen des Patienten (GOÄ-Nr. Ä80)

BZÄK-Kommentar zu der GOÄ-Nr. Ä1 (Stand September 2023)

Die GOÄ Nr. 0001 kann je Behandlungsfall neben den Leistungen nach Abschnitt C. bis O. für die Behandlung derselben Erkrankung im Zeitraum eines Monats nach der jeweils ersten Inanspruchnahme des Arztes berechnet werden. Die GOÄ-Nr. 0001 ist neben Leistungen der Abschnitte C. bis O.GOÄ oder einer Leistung des Gebührenverzeichnisses für Zahnärzte in einer Sitzung anlässlich derselben Erkrankung erneut berechnungsfähig, wenn sich Tages- und Monatszahl um jeweils 1 erhöht haben (§ 187 Abs. 1, § 188 Abs. 2BGB). Als alleinige Leistung oder neben der GOÄ-Nr. 0005 in einer Sitzung ist die GOÄ-Nr. 0001 im Behandlungsfall mehrfach berechnungsfähig.

Die Leistung kann an demselben Tag nur dann mehr als einmal berechnet werden, wenn dies durch die Beschaffenheit des Krankheitsfalls geboten war. Bei mehrmaliger Berechnung ist die jeweilige Uhrzeit der Leistungserbringung in der Rechnung

Ä1

Anmerkung

anzugeben. Eine Berechnung ist auch dann möglich, wenn sie gegenüber einer Bezugsperson des Kranken erfolgt, sofern nicht der Leistungsinhalt der GOÄ-Nr. 0004 erbracht wird.
Wenn aufgrund der Ausschlussbestimmungen zur GOÄ Nr. 0003 (nur berechnungsfähig als einzige Leistung oder im Zusammenhang mit einer Untersuchung nach den Nummern 0005, 0006, ...) selbst bei einer Überschreitung der 10 Minuten nur die GOÄ Nr. 0001 berechenbar ist, so kann nur nach § 5 Abs. 2 GOÄ der Steigerungssatz z. B. mit entsprechender Angabe der Beratungszeit gesteigert werden.
Gemäß den Bestimmungen zur GOÄ Nr. 0045 und 0046 ist die 0001 neben oder anstelle dieser Leistungen nicht berechnungsfähig. Werden zu einem anderen Zeitpunkt an demselben Tag andere Leistungen des Abschnitts B erbracht, so können diese mit Angabe der Uhrzeit für die Visite und die anderen Leistungen aus Abschnitt B berechnet werden. Die Leistung nach GOÄ-Nr. 0001 kann auch per Fernsprecher erbracht werden. Der Originaltext umfasst nicht die Beschlüsse des Beratungsforums zur Telemedizin.
Sofern es sich bei der Beratung von Patient und Bezugsperson um identische Beratungsinhalte handelt, ist die GOÄ-Nr. 0001 neben der GOÄ-Nr. 0004 nicht berechnungsfähig. Unterscheiden sich die Beratungsinhalte jedoch z.B. dahingehend, dass der Bezugsperson Kenntnisse vermittelt werden, zu deren Anwendung und Umsetzung der Patient ohne Unterstützung und Instruktion durch die Bezugsperson nicht befähigt ist, sind die Nummern nebeneinander berechnungsfähig. Eine ausführliche schriftliche Beratung auf Wunsch des Patienten kann ggf. den Leistungsinhalt der GOÄ-Nr. 0080 erfüllen.

Begründungen

Überdurchschnittlicher Zeitaufwand aufgrund … | Überdurchschnittliche Schwierigkeiten aufgrund … | Besondere Umstände aufgrund …

- schwieriger Kommunikation wegen einer geistiger/physischer Behinderung des Patienten
- sehr zeitaufwendiger Erläuterung der Behandlungsplanung (Dauer …. Minuten)
- umfangreicher und aufwendiger Erstberatung über verschiedene konventionellen und neuen Therapiemethoden
- umfangreichem Beratungsaufwands, wegen einer zusätzlich erforderlichen kieferorthopädischen Anamnese
- zusätzlicher Ernährungsberatung mit besonderem Hinweis auf kariogene Nahrung und/oder säureerosive Getränke
- der Beschaffenheit des Krankheitsfalles: Schmerzen/Verhaltensmaßregeln

Begründungen

Überdurchschnittlicher Zeitaufwand aufgrund …	Überdurchschnittliche Schwierigkeiten aufgrund …	Besondere Umstände aufgrund …

- besonders umfangreicher Anamneseerhebung, besonders umfangreicher Befunderhebung bei Verdacht auf Parodontitis sowie Diskussion alternativer Befundmöglichkeiten
- besonders eingehender Aufklärung zu alternativen Füllungstherapien
- ausführlicher Beratung vielschichtiger Behandlungsalternativen (konservativ, chirurgisch, parodontal)
- ausgedehnter Erörterung nach vorhergehender Röntgendiagnostik/Fotos der nachfolgenden Behandlungsalternativen
- aufwändiger Patientenberatung unter zusätzlicher Diskussion von möglicher Therapieoptionen (… Minuten)
- ausführlicher Beratung unter Einsatz visueller Medien zur Erläuterung der nachfolgenden Therapie
- individueller Beratung über verschiedene Behandlungsalternativen bei Angstzuständen oder einer Zahnarztphobie
- individueller Beratung zu Leistungen außerhalb der GOZ/GOÄ sowie zu Verlangensleistungen und deren Erstattung
- ausführlicher Beratung bei komplexem Behandlungsfall mit fachübergreifender Therapie und Erläuterung alternativer Vorgehensweisen
- umfangreicher Beratung/Aufklärung über alternative Zahnersatz Versorgungsmöglichkeiten
- umfangreicher Beratung des Kindes wie des Erziehungsberechtigen über oralen Zustand nach ausführlicher Anamnesebesprechung
- langer Dauer durch die Schwere des Krankheitsfalles, bei komplizierter Diagnose und damit einhergehender Schwierigkeit der Differentialtherapie
- besonders umfangreicher/zeitaufwendiger Beratung/Aufklärung eines diffizilen chirurgischen Eingriffs
- umfangreicher Erläuterung der vielschichtigen parodontal-chirurgischen Operation/Behandlung
- besonders eingehender Beratung durch reduzierte Aufnahmefähigkeit des Patienten wegen seines Alters/Allgemeinerkrankungen
- häufiger Unterbrechung und langer Dauer der Beratung bedingt durch häufiges Nachfragen/Logorrhoe des Patienten
- sehr zeitaufwendiger Beratung durch erschwerte Compliance des Patienten
- umfangreicher Erstberatung des Patienten über oralen Zustand mit ausführlicher Anamnesebesprechung, bei dringend indizierter Behandlungsnotwendigkeit
- umsichtiger und besonders einfühlsamer Beratung wegen z.B. Abwehrhaltung des Kindes/Depressionen/Anfallsleiden/ausgeprägte Überängstlichkeit

Ä1

Begründungen

Überdurchschnittlicher Zeitaufwand aufgrund …	Überdurchschnittliche Schwierigkeiten aufgrund …	Besondere Umstände aufgrund …

- besonders aufwendiger Beratung wegen ausgeprägter Behandlungsresistenz des Patienten
- ausführlicher Beratung und Therapieabsprachen wegen besonderer Schutzmaßnahmen durch die akute Erkrankung des Patienten
- umfangreicher Beratung mit zusätzlicher Aufklärung über Wechselwirkung Drogen-, Nikotin-, Alkoholkonsum bei der geplanten Therapie

GOÄ-Position Ä3

Leistungsbeschreibung	Faktor
Eingehende, das gewöhnliche Maß übersteigende Beratung – auch mittels Fernsprecher	1,0-fach: 8,74 € 2,3-fach: 20,10 € 2,8-fach: 24,47 € 3,1-fach: 27,09 € 3,5-fach: 30,59 €

Abrechnungsbestimmung

Die Leistung nach Nummer 3 (Dauer mindestens 10 Minuten) ist nur berechnungsfähig als einzige Leistung oder im Zusammenhang mit einer Untersuchung nach den Nummern 5, 6, 7, 8, 800 oder 801. Eine mehr als einmalige Berechnung im Behandlungsfall bedarf einer besonderen Begründung.

Anmerkung

- berechnungsfähig:
  - je eingehende, das gewöhnliche Maß übersteigende auch telefonische Beratung, mindestens 10 Minuten oder länger dauernd (Dauer auf der Rechnung angeben)
  - auch für die Beratung einer Bezugsperson(en)/Erziehungsberechtigten des Patienten
  - auch für die Beratung durch den Zahnarzt am Telefon oder anderes elektronisches Kommunikationsmittel
  - als einzige Leistung ohne "besondere Begründung" je Behandlungsfall (binnen Monatsfrist)
  - erneut innerhalb eines Monats bei neuer Erkrankung als einzige Leistung (mit medizinischer Begründung auf der Rechnung)
  - als einzige Leistung neben Untersuchungen nach den GOÄ-Nrn. Ä5, Ä6 oder der GOZ-Nr. 0010 ohne „besondere Begründung"
  - einmal im Behandlungsfall (binnen Monatsfrist)
  - bei wiederholter Berechnung an einem Tag muss auf der Rechnung die Uhrzeit und Begründung angegeben werden
  - auch für das kindgerechte Heranführen an die Behandlung (Tell-Show-Do)
  - auch für ein Beratungsgespräch zum Angstabbau einer Zahnarztphobie
  - ggf. Berechnung der GOÄ-Nr. Ä3 bei getrennten Handlungsabschnitten durch Zahnarzt und zahnmedizinische Fachangestellte (AG Aurich [Az. 12 C 711/15], 20.10.2016)
  - ggf. zzgl. Zuschläge:
    - A (außerhalb der Sprechstunde)
    - B (zwischen 20-22 Uhr oder 6-8 Uhr)
    - C (zwischen 22-6 Uhr)
    - D (an Samstagen, Sonn- und Feiertagen)
    - B/C neben D möglich

Ä3

Anmerkung

- nicht berechnungsfähig:
  - für eine Beratung mit einer Dauer unter 10 Minuten (GOÄ-Nr. Ä1)
  - für eine Beratung neben anderen, weiteren Leistungen ohne getrennte Handlungsabschnitte (GOÄ-Nr. Ä1)
  - für und neben einer Unterweisung und Führung der Bezugsperson(en) eines Kranken (GOÄ-Nr. Ä4)
  - neben anderen GOÄ- oder GOZ-Leistungen außer der GOÄ-Nr. Ä5, Ä6 oder GOZ-Nr. 0010 GOÄ-Nr. Ä1
  - für alleinige Terminvereinbarung
  - für eine Beratung durch Praxismitarbeiter
  - neben (zeitgleich) oder anstelle von Visiten, Besuchen (GOÄ-Nr. Ä45, Ä46 oder Ä48, Ä50, Ä51)
  - für eine Beratung per Chat oder SMS
  - für eine Beratung per Mail oder Videofallkonferenz (§ 6 Abs.1 GOZ)

BZÄK-Kommentar zu der GOÄ-Nr. Ä3 (Stand September 2023)
Die Beratung muss mindestens 10 Minuten dauern. Die Dokumentation der Zeitdauer ist empfehlenswert, jedoch auch unter Berücksichtigung des genauen Wortlauts von § 12 Abs. 2 Nr. 2 in der Liquidation nicht zwingend erforderlich.
Die mehrmalige Berechnung der GOÄ-Nr. 0003 im Behandlungsfall und/oder am selben Tag ist in der Rechnung zu begründen. Bei Berechnung am selben Behandlungstag sind die jeweiligen Uhrzeiten anzugeben.
Nebeneinanderberechnung
Die GOÄ Nr. 0003 ist neben den GOÄ Nrn. 0005 und 0006 berechnungsfähig. Ggf. können die entsprechenden Zuschläge A, B, C, D sowie ggf. K1 berechnet werden.
Berechnungseinschränkungen für Zahnärzte gemäß den allgemeinen Bestimmungen zum Abschnitt A. der GOZ:
Eine Beratungsgebühr nach der GOÄ-Nummer 0003 des Gebührenverzeichnisses für ärztliche Leistungen ist für Zahnärzte nur berechnungsfähig als einzige Leistung oder im Zusammenhang mit einer Untersuchung nach der Nummer 0010 der GOZ oder einer Untersuchung nach den Nummern 0005 oder 0006 des Gebührenverzeichnisses für ärztliche Leistungen. Andere weitere Leistungen dürfen neben der Leistung nach der Nummer 0003 nicht berechnet werden.

Beschluss des Beratungsforums Nr. 38, 58

Begründungen

Überdurchschnittlicher Zeitaufwand aufgrund …	Überdurchschnittliche Schwierigkeiten aufgrund …	Besondere Umstände aufgrund …

- schwieriger Kommunikation wegen geistiger/physischer Behinderung des Patienten
- sehr zeitaufwendiger Erläuterung der Behandlungsplanung (Dauer ….Minuten)
- der Beschaffenheit des Krankheitsfalles: Schmerzen/Verhaltensmaßregeln
- ausgedehnter Erörterung nach vorhergehender Röntgendiagnostik, Fotos, der nachfolgenden Behandlungsalternativen
- eingehender ausführlicher Erläuterung des vorliegenden Befundes und nachfolgender Therapiemaßnahmen und vielschichtiger Behandlungsalternativen
- intensiver Beratung über den komplexen Behandlungsfall mit ineinandergreifenden, verschiedenen Fachgebieten sowie Diskussion alternativer Behandlungsmöglichkeiten
- aufwendiger Beratung und umfangreicher Darstellung der Behandlungsalternativen in Verbindung mit visuellen Medien (z.B. Röntgen/Fotos/Präsentationen etc.)
- besonders eingehender Beratung durch reduzierte Aufnahmefähigkeit des Patienten wegen seines Alters/Allgemeinerkrankungen
- häufiger Unterbrechung und langer Dauer der Beratung bedingt durch häufiges Nachfragen/Logorrhoe des Patienten
- sehr zeitaufwendiger Beratung durch erschwerte Compliance des Patienten
- umfassender Erläuterung der vorliegenden Befunde
- umfangreicher und aufwendiger Erstberatung über verschiedene konventionelle und neue Therapiemethoden
- individueller und ausführlicher Beratung über verschiedene Behandlungsalternativen/methoden bei Angstzuständen oder einer Zahnarztphobie
- individueller und ausführlicher Beratung über Leistungen die nicht in der GOZ/GOÄ enthalten sind/über Verlangensleistungen und deren Erstattung
- erhöhten Beratungsaufwands, wegen erforderlicher zusätzlicher kieferorthopädischer Anamnese
- zusätzlicher Ernährungsberatung mit besonderem Hinweis auf kariogene Nahrung und/oder säureerosive Getränke
- besonders eingehender Aufklärung/Beratung zu alternativen Füllungstherapien
- besonders zeitaufwendiger Beratung/Aufklärung des umfangreichen und diffizilen chirurgischen Eingriffs
- umfangreicher Erläuterung der vielschichtigen parodontalen- chirurgischen Operation/Behandlung
- Beratung über vielschichtiger Behandlungsalternativen (konservativ, chirurgisch, parodontal)

Ä3

Begründungen

Überdurchschnittlicher Zeitaufwand aufgrund …	Überdurchschnittliche Schwierigkeiten aufgrund …	Besondere Umstände aufgrund …

- umfangreicher Beratung/Aufklärung über alternative Zahnersatz- Versorgungsmöglichkeiten
- umfangreicher Beratung des Patienten über oralen Zustand mit ausführlicher Anamnesebesprechung, bei dringend indizierter Behandlungsnotwendigkeit
- langer Dauer der Besprechung durch die Schwere des Krankheitsfalles, bei komplizierter Diagnose und damit einhergehender Schwierigkeit der Differentialtherapie
- besonders umfangreicher Befunderläuterung bei Verdacht auf eine parodontale Erkrankung, Erörterung alternativer Befund- und Therapiemöglichkeiten
- aufwendiger Auswertung und Bezugnahme von Fremdbefunden/-aufnahmen im Rahmen der Diagnostik und Therapie
- aufwändiger Beratung des Patienten unter Einbeziehung und zusätzlicher Diskussion von möglichen Behandlungsalternativen (… Minuten)
- ausführlicher Beratung mittels visueller Medien, zur Erläuterung der nachfolgenden Therapie
- ausführlicher Beratung über den komplexen Behandlungsfall mit fachübergreifender Problematik und Darstellung alternativer Therapiewege
- umsichtiger und besonders einfühlsamer Beratung wegen z.B. Abwehrhaltung des Kindes/Depressionen/Anfallsleiden/ausgeprägte Überängstlichkeit
- besonders aufwendiger Beratung wegen ausgeprägter Behandlungsresistenz des Patienten
- ausführlicher Beratung und Therapieabstimmung wegen besonderer Schutzmaßnahmen infolge akuter Erkrankung
- umfassender Aufklärung über Wechselwirkung Drogen-, Nikotin-, Alkoholkonsum im Rahmen der geplanten Behandlung

GOÄ-Position Ä5

Leistungsbeschreibung	Faktor	
Symptombezogene Untersuchung	1,0-fach:	4,66 €
	2,3-fach:	10,72 €
	2,8-fach:	13,05 €
	3,1-fach:	14,45 €
	3,5-fach:	16,31 €

Abrechnungsbestimmung

Die Leistung nach Nummer 5 ist neben Leistungen nach den Nummern 6 bis 8 nicht berechnungsfähig.

Anmerkung

- berechnungsfähig:
  - je symptombezogener Untersuchung einer Region (z. B. Zahn, Parodontium)
  - auch wenn der Patient ohne von ihm selbst wahrgenommene erkennbare Symptome in die Praxis kommt
  - je Behandlungsfall (= Zeitraum eines Monats – 30 Tage)
  - bei unterschiedlichen Erkrankungen (Behandlungsfällen) innerhalb eines Monats ggf. wiederholt berechenbar – auf der Rechnung Dokumentation mit aufführen
  - bei Verlaufskontrollen - wenn keine zusätzlichen Leistungen aus den Abschnitten C bis O der GOÄ erbracht werden
  - als alleinige Leistung
  - bei wiederholter Berechnung an einem Tag muss auf der Rechnung die Uhrzeit angegeben werden, bei Verlangen muss die wiederholte Berechnung begründet werden
  - auch neben GOZ-Nrn. 1000 und 1010 (auf der Rechnung vermerken der Untersuchungsinhalt anderen Zweck dient [separate Behandlungseinheit Prophylaxehelferin])
  - auch ggf. neben Beratungsleistungen nach GOÄ-Nrn. Ä1, Ä3 oder Ä34
  - ggf. neben Erhebung der Fremdanamnese und Unterweisung und Führung der Bezugsperson(en) eines Kranken (GOÄ-Nr. Ä4)
  - ggf. Zuschläge:
    - A (außerhalb der Sprechstunde)
    - B (zwischen 20-22 Uhr oder 6-8 Uhr)
    - C (zwischen 22-6 Uhr)
    - D (an Samstagen, Sonn- und Feiertagen)
    - B/C neben D möglich
    - K1 für Untersuchungen nach den Nummern 5, 6 bei Kindern bis zum vollendeten 4. Lebensjahr

Ä5

Anmerkung

- **Empfehlung:**
  Hinweis auf der Rechnung bzgl. der Krankheit
  Verlaufskontrolle etc.
- nicht berechnungsfähig:
  - neben der GOÄ-Nr. Ä6 (Vollständige Untersuchung des stomatognathen Systems)
  - neben der GOÄ-Nr. Ä2 (Wiederholungs-Rezept, Übermittlung von Befunden)
  - neben der GOZ-Nr. 0010 (eingehenden Untersuchung)
  - neben (zeitgleich) oder anstelle von Visiten, Besuchen (GOÄ-Nrn. Ä45, Ä46 oder Ä50, Ä51)
  - für eine Verlaufskontrolle im demselben Operationsgebiet neben den GOZ-Nrn. 3290/3300/3310/4150
  - für eine Verlaufskontrolle im Zusammenhang einer KFO-Behandlung neben GOZ Nrn. 6030/6060/6090/6200/6210
  - für eine Verlaufskontrolle im Zusammenhang einer Schienentherapie neben den GOZ Nrn. 7040/7050/7060

BZÄK-Kommentar zu der GOÄ-Nr. Ä5 (Stand September 2023)

Die Leistung nach der GOÄ-Nr. Ä5 ist neben Leistungen nach den Abschnitten C. bis O. der GOÄ im Behandlungsfall nur einmal berechnungsfähig. Als Behandlungsfall gilt für die Behandlung derselben Erkrankung der Zeitraum eines Monats nach der jeweils ersten Inanspruchnahme des Arztes. Eine neue, andere Erkrankung oder eine wesentliche Veränderung der ursprünglichen Erkrankung begründet einen neuen Behandlungsfall und berechtigt zur erneuten Berechnung der GOÄ-Nr. Ä5 neben Leistungen der Abschnitte C. bis O. der GOÄ. Eine entsprechende Dokumentation ist erforderlich und eine Nennung der Diagnose und Angabe „neuer Behandlungsfall" in der Liquidation zur Vermeidung von Rückfragen sinnvoll. Eine derartige Beschränkung zur Berechnung der GOÄ-Nr. Ä5 neben Leistungen der GOZ existiert im Unterschied zur Beschränkung bei der Anwendung der GOÄ-Nr. Ä3 nicht. Daher ist eine mehrfache Berechnung auch innerhalb desselben Behandlungsfalles dann möglich, wenn keine zusätzlichen Leistungen aus den Abschnitten C. bis O. der GOÄ erbracht werden, z. B. bei einer Verlaufskontrolle. Zu beachten ist allerdings, dass die GOÄ-Nr. Ä5 aufgrund § 4 Abs. 2 GOZ/§ 4 Abs. 2a GOÄ nicht den Leistungsinhalt oder einen Leistungsbestandteil einer sitzungsgleich berechneten Gebührennummer der GOZ abbilden darf. Eine entsprechende Dokumentation des Gegenstands und der Art der symptombezogenen Untersuchung ist dringend zu empfehlen.

! Anmerkung

Nebeneinanderberechnung

Die Leistung ist neben den Geb.-Nrn. Ä1, Ä3 berechenbar.

Wenn die Leistung bei einem Kind bis zum vollendeten 4. Lebensjahr erbracht wird, ist der Zuschlag K1 berechenbar.

Begründungen

Überdurchschnittlicher Zeitaufwand aufgrund …	Überdurchschnittliche Schwierigkeiten aufgrund …	Besondere Umstände aufgrund …

- sehr aufwendiger Untersuchung/Anamnese durch fehlender Compliance des Kindes/des Patienten
- schwieriger Untersuchung durch die von der Norm abweichenden Anatomie/ungünstige Zahnbogenform/ungünstige Kieferform/Lippen-Kiefer-Gaumenspalte
- häufiger Unterbrechungen und langer Dauer der Untersuchung bedingt durch häufiges Nachfragen/Logorrhoe des Patienten
- besonders vorsichtigen Vorgehens wegen mangelnder Behandlungsbereitschaft eines Angstpatienten
- erschwerter Untersuchung bei übermäßig starker Plaqueablagerung und Sichtbehinderung durch vermehrte Blutungen
- schwieriger Situation bei der Untersuchung wegen eingeschränkter Sicht bei starker präoperativer Schwellung des Weichgewebes
- erschwerter Untersuchung durch eingeschränkte Mundöffnung wegen einer Verletzung an der Lippe und/oder des Mundwinkels
- schwieriger Untersuchung im entzündlich veränderten Gebiet und dadurch erhöhte Sensibilität
- zusätzlichem CMD - Screenings und Kurzbefundung zur Abklärung einer craniomandibulären Dysfunktion (wenn keine 8000 hierfür berechnet wird)
- erhöhter Toxizitätsschwelle (z. B. Alkoholiker, Hepatitis Patient, Drogensüchtiger, HIV etc.)
- der Berücksichtigung und Beurteilung von Fremdbefunden in Diagnostik und Therapie
- akuter allergischer Reaktion und dadurch besondere Vorsicht bei der Ausführung der Untersuchung
- extrem schwieriger Befunderhebung wegen der Schwere des komplexen Krankheitsfalles mit schwieriger und zeitintensiver Diagnostik
- umfangreicher symptombezogender Befundung und Untersuchung wegen starken Lockerungsgrad der Zähne und aufwendiger Sondierung der Taschen/ Vorliegen extremer Furkationen
- aufwendiger Untersuchung bei Hypersalivation oder Xerostomie

Ä5

Begründungen

Überdurchschnittlicher Zeitaufwand aufgrund … | Überdurchschnittliche Schwierigkeiten aufgrund … | Besondere Umstände aufgrund …

- umfassender und aufwendiger Untersuchung eines Kindes/des Patienten und Kariesdiagnostik bei zusätzlicher Anwendung spezieller instrumenteller Untersuchungsmethoden z.B. Kaltlichtdiagnosesonde
- schwieriger Untersuchung bei eingeschränkter Mundöffnung bedingt durch Myoathropathie/Mobilitätseinschränkung des Kiefergelenkes/hochgradigen akuten Kiefergelenksbeschwerden etc.
- eingeschränkter Mundöffnung (Schneidekantendistanz = xx mm) und/oder erschwerter Mundzugang wegen Mundsperre/Kieferklemme/Herpes/Rhagaden/Adipositas etc.
- aufwendiger Diagnostik durch Differenzialdiagnose im Rahmen der Befundung
- aufwendiger Untersuchung bei generalisiert umfangreichen Restaurationen/Zahnersatz
- aufwendiger Untersuchung bei vorhandenen keilförmigen Defekten/Rezessionen/Abrasionen/Erosionen/Attritionen/extremer Furkation
- zusätzlicher Erhebung spezieller Indicies z. B. Kariesrisikobestimmung
- Einschränkung des Sichtbereiches, verursacht durch eingeschränkte Lagerfähigkeit bei Klaustrophobie
- schwieriger Differenzialdiagnostik nach umfangreicher Anamneseerhebung/Untersuchung z.B. wegen Bisphosphonattherapie
- häufiger Behandlungsunterbrechungen wegen des reduzierten Allgemeinzustandes und verminderter Belastbarkeit z.B. Down-Syndrom, kardiale Symptomatik, Morbus Parkinson usw.
- erhöhtem Muskeltonus/Wangentonus/Zungentonus, dadurch erschwerte Untersuchung
- motorischer Instabilität der Zunge/Makroglossie, dadurch erschwerte Untersuchung
- Einschränkung des Sichtbereiches, verursacht durch eingeschränkte Lagerfähigkeit des Patienten bei Wirbelsäulenerkrankung/Muskelerkrankung/Herz-Kreislauferkrankung/Schwangerschaft mit schwierigen Bedingungen für den Behandler und Assistenz
- motorischer Unruhe des Patienten, verbunden mit mehrfach notwendigen Behandlungspausen
- erschwerter Erreichbarkeit/Freistellung des Behandlungsfeldes durch eine extrem eingeschränkte Mundöffnung (Schneidekantendistanz = xx mm)
- erschwerter Befunderhebung wegen extremer Hypermobilität, psychosoziale Blockade/psychogene Beteiligung

Begründungen

Überdurchschnittlicher Zeitaufwand aufgrund …	Überdurchschnittliche Schwierigkeiten aufgrund …	Besondere Umstände aufgrund …

- erhöhtem Wangendruck und/oder aktiver Zungenmuskulatur und dadurch aufwendiger Freistellung des Untersuchungsbereiches Behandlungsfeldes sowie notwendiger häufiger Behandlungspausen zur Entlastung/Entspannung der Muskulatur
- reflektorischer Übererregbarkeit z. B. starkem Husten-, Schluck-, oder/und Brechreizneigung mit häufigem Abbruch der Befundung und nach Behandlungspausen Neueinstellung des Untersuchungsbereiches
- erhöhten Aufwands bei der Untersuchung wegen extremen Zahnengstands und/oder vorhandene Restaurationen/Apparaturen und/oder sehr engen Approximalräume und/oder elongierten/gelockerten/protrudierten Zähnen
- aufwendiger Befunderhebung bei Verdacht auf eine parodontale Erkrankung; Erörterung alternativer Befundmöglichkeiten
- erschwerter Untersuchung bei stark parodontal vorgeschädigten Gebiss mit besonders vorsichtigem Vorgehen durch Hypersensibilität

Ä6

GOÄ-Position Ä6

Leistungsbeschreibung	Faktor
Vollständige körperliche Untersuchung mindestens eines der folgenden Organsysteme: alle Augenabschnitte, der gesamte HNO-Bereich, **das stomatognathe System**, die Nieren und ableitenden Harnwege (bei Männern auch gegebenenfalls einschließlich der männlichen Geschlechtsorgane) oder Untersuchung zur Erhebung eines vollständigen Gefäßstatus - gegebenenfalls einschließlich Dokumentation	1,0-fach: 5,83 € 2,3-fach: 13,41 € 2,8-fach: 16,32 € 3,1-fach: 18,07 € 3,5-fach: 20,41 €

Abrechnungsbestimmung

Die vollständige körperliche Untersuchung eines Organsystems nach der Leistung nach Nummer 6 beinhaltet insbesondere:

- bei den Augen: beidseitige Inspektion des äußeren Auges, beidseitige Untersuchung der vorderen und mittleren Augenabschnitte sowie des Augenhintergrunds;
- bei dem HNO-Bereich: Inspektion der Nase, des Naseninnern, des Rachens, beider Ohren, beider äußerer Gehörgänge und beider Trommelfelle, Spiegelung des Kehlkopfs;
- **bei dem stomatognathen System: Inspektion der Mundhöhle, Inspektion und Palpation der Zunge und beider Kiefergelenke sowie vollständiger Zahnstatus;**
- bei den Nieren und ableitenden Harnwegen: Palpation der Nierenlager und des Unterbauchs, Inspektion der äußeren Genitale sowie Digitaluntersuchung des Enddarms, bei Männern zusätzlich Digitaluntersuchung der Prostata, Prüfung der Bauchpforten sowie Inspektion und Palpation der Hoden und Nebenhoden;
- bei den Gefäßstatus: Palpation und gegebenenfalls Auskultation der Arterien an beiden Handgelenken, Ellenbogen, Achseln, Fußrücken, Sprunggelenken, Kniekehlen, Leisten sowie der tastbaren Arterien an Hals und Kopf, Inspektion und gegebenenfalls Palpation der oberflächlichen Bein- und Halsvenen.

Die Leistung nach Nummer 6 ist neben den Leistungen nach den Nummern 5, 7 und/oder 8 nicht berechnungsfähig.

Anmerkung

- berechnungsfähig:
  - je Untersuchung eines Organsystems
  - für die Untersuchung bei dem stomatognathen System:
    - Inspektion der Mundhöhle
    - Inspektion und Palpation der Zunge
    - Inspektion und Palpation beider Kiefergelenke
    - vollständiger Zahnstatus
    - Systematische Schleimhautuntersuchung
    - Inspektion der Lippen (z. B. zum Ausschluss eines Karzinoms)
  - bei wiederholter Berechnung an einem Tag muss auf der Rechnung die Uhrzeit angegeben werden, bei Verlangen muss die wiederholte Berechnung begründet werden
  - neben Beratung (GOÄ-Nr. Ä1)
  - auch neben den GOZ-Nrn. 1000 oder 1010, wenn der Beratungsinhalt anderen Zwecken dient (auf der Rechnung vermerken! [Behandlungseinheit Prophylaxehelferin])
  - je Untersuchungssitzung berechenbar, wenn medizinisch notwendig, keine zeitliche Einschränkung Berechnungsfähigkeit/Fristen
  - auch neben Beratendes, belehrendes Gespräch zur Beseitigung von schädlichen Gewohnheiten und Dysfunktionen (GOZ-Nr. 6190)
  - ggf. neben Besuchen (GOÄ-Nr. Ä48/Ä50/Ä51)
  - ggf. neben Homöopathische Anamnese (GOÄ-Nrn. Ä30, Ä31)
  - ggf. neben Erörterung der Auswirkungen einer Krankheit auf die Lebensgestaltung in unmittelbarem Zusammenhang mit der Feststellung oder erheblichen Verschlimmerung einer nachhaltig lebensverändernden oder lebensbedrohenden Erkrankung (GOÄ Nr. Ä34)
  - ggf. neben Bericht/Bescheinigung (GOÄ Nr. Ä70/Ä75)
  - ggf. zzgl. Zuschläge:
    - A (außerhalb der Sprechstunde)
    - B (zwischen 20-22 Uhr oder 6-8 Uhr)
    - C (zwischen 22-6 Uhr)
    - D (an Samstagen, Sonn- und Feiertagen)
    - B/C neben D möglich)
    - K1 für Untersuchungen nach den Nummern 5, 6 bei Kindern bis zum vollendeten 4. Lebensjahr
- **Empfehlung**:
  Hinweis auf der Rechnung bzgl. der Untersuchung mit Kontrolle der Kiefergelenke, Weichgewebe, Zunge etc.

Ä6

! Anmerkung

- nicht berechnungsfähig:
  - neben der GOÄ-Nr. Ä5 (Symptombezogene Untersuchung)
  - neben der GOÄ-Nr. Ä2 (Wiederholungs-Rezept, Übermittlung von Befunden)
  - neben der GOZ-Nr. 0010 (Eingehende Untersuchung)
  - neben der GOZ-Nr. 8000 (Klinische Funktionsanalyse) – gleicher Leistungsinhalt
  - neben (zeitgleich) oder anstelle von Visiten nach den GOÄ-Nrn. Ä45, Ä46

BZÄK-Kommentar zu der GOÄ-Nr. Ä6 (Stand September 2023)

Die Geb.-Nr. Ä6 hat einen anderen Leistungsinhalt als die Geb.-Nr. 0010 GOZ. Die Leistung ist jedoch für Zahnärzte geöffnet. Je nach Schwerpunkt und Umfang der Untersuchung kann die Geb.-Nr. Ä6 auch durch einen Zahnarzt berechnet werden.

Nebeneinanderberechnung

Die Leistung ist neben den Geb.-Nrn. Ä1, Ä3 berechenbar.

Wenn die Leistung bei einem Kind bis zum vollendeten 4. Lebensjahr erbracht wird, ist der Zuschlag K1 berechenbar.

Begründungen

Überdurchschnittlicher Zeitaufwand aufgrund …	Überdurchschnittliche Schwierigkeiten aufgrund …	Besondere Umstände aufgrund …

- sehr aufwendiger Untersuchung durch fehlender Compliance des Kindes/des Patienten
- schwieriger Untersuchung durch die von der Norm abweichenden Anatomie/ungünstige Zahnbogenform/ungünstige Kieferform/Lippen-Kiefer-Gaumenspalte
- häufiger Unterbrechung und lange Dauer der Untersuchung bedingt durch häufiges Nachfragen/Logorrhoe des Patienten
- besonders vorsichtigen Vorgehens infolge mangelnder Behandlungsbereitschaft eines Angstpatienten
- erschwerter Untersuchung bei übermäßig starker Plaqueablagerung und Sichtbehinderung durch vermehrte Blutungen
- schwieriger Situation bei der Untersuchung wegen eingeschränkter Sicht bei einer Verletzung an der Lippe und/oder des Mundwinkels
- schwieriger Situation bei der Untersuchung wegen eingeschränkter Sicht bei starker präoperativer Schwellung des Weichgewebes
- schwieriger Untersuchung im entzündlich veränderten Gebiet und dadurch erhöhte Sensibilität
- erhöhter Toxizitätsschwelle (z. B. Alkoholiker, Hepatitis Patient, Drogensüchtiger, HIV, etc.)

Ä6

Begründungen

Überdurchschnittlicher Zeitaufwand aufgrund ... | Überdurchschnittliche Schwierigkeiten aufgrund ... | Besondere Umstände aufgrund ...

- zusätzlicher Berücksichtigung und Beurteilung von Fremdbefunden in Diagnostik und Therapie
- erhöhten Aufwands bei der Ausführung der Untersuchung wegen akuter allergischer Reaktion
- extrem schwieriger Befunderhebung wegen der Schwere des komplexen Krankheitsfalles mit schwieriger und zeitintensiver Diagnostik
- umfangreicher/umfassender Befundung und Untersuchung bei starkem Lockerungsgrad der Zähne und aufwendiger Sondierung der Taschen
- umfangreicher und aufwendiger Untersuchung des stomatognathen Systems bei Hypersalivation oder Xerostomie
- zusätzlicher kieferorthopädischer Anamnese und Untersuchung
- aufwendiger Untersuchung des stomatognathen Systems eines Kindes/des Patienten und Kariesdiagnostik bei zusätzlicher Anwendung spezieller instrumenteller Untersuchungsmethoden z.B. Kaltlichtdiagnosesonde
- besonders aufwendiger Befunderhebung bei Verdacht auf eine parodontale Erkrankung; Erörterung alternativer Befundmöglichkeiten
- der Berücksichtigung und Beurteilung von umfangreichen Befundunterlagen/Fremdbefunden in Diagnostik und Therapie
- schwieriger Untersuchung bei eingeschränkter Mundöffnung bedingt durch Myoathropathie/Mobilitätseinschränkung des Kiefergelenkes/hochgradigen akuten Kiefergelenksbeschwerden etc.
- eingeschränkter Mundöffnung (Schneidekantendistanz = xx mm) und/oder erschwerter Mundzugang wegen Mundsperre/Kieferklemme/Herpes/Rhagaden/Adipositas etc.
- aufwendiger Diagnostik durch Differenzialdiagnose im Rahmen der Befundung
- aufwendiger Untersuchung bei generalisiert umfangreichen Restaurationen/Zahnersatz
- aufwendiger Untersuchung bei vorhandenen keilförmigen Defekten/Rezessionen/Abrasionen/Erosionen/Attritionen/extremer Furkation
- zusätzlicher Indicies z. B. Kariesrisikobestimmung
- Einschränkung des Sichtbereiches, verursacht durch eingeschränkte Lagerfähigkeit bei Klaustrophobie
- schwieriger Differenzialdiagnostik nach umfangreicher Anamneseerhebung/Untersuchung z.B. wegen Bisphosphonattherapie
- häufiger Behandlungsunterbrechungen wegen des reduzierten Allgemeinzustandes und verminderter Belastbarkeit z.B. Down-Syndrom, kardiale Symptomatik, Morbus Parkinson usw.

Ä6

Begründungen

Überdurchschnittlicher Zeitaufwand aufgrund …	Überdurchschnittliche Schwierigkeiten aufgrund …	Besondere Umstände aufgrund …

- erhöhtem Muskeltonus/Wangentonus/Zungentonus, dadurch erschwerter Untersuchung des stomatologischen Systems
- motorischer Instabilität der Zunge/Makroglossie, dadurch erschwerte Untersuchung
- Einschränkung des Sichtbereiches, verursacht durch eingeschränkte Lagerfähigkeit des Patienten bei Wirbelsäulenerkrankung/Muskelerkrankung/Herz-Kreislauferkrankung/Schwangerschaft mit schwierigen Bedingungen für den Behandler und Assistenz
- motorischer Unruhe des Patienten, verbunden mit mehrfach notwendigen Behandlungspausen
- erschwerter Erreichbarkeit/Freistellung des Untersuchungsfeldes durch eine extrem eingeschränkte Mundöffnung (Schneidekantendistanz = xx mm)
- erschwerter Befunderhebung wegen extremer Hypermobilität, psychosoziale Blockade/psychogene Beteiligung
- starkem Wangendruck und/oder aktiver Zungenmuskulatur und dadurch aufwendiger Freistellung des Untersuchungsbereiches sowie notwendiger häufiger Behandlungspausen zur Entlastung/Entspannung der Muskulatur
- reflektorischer Übererregbarkeit z. B. starkem Husten-, Schluck-, oder/und Brechreizneigung mit häufigem Abbruch der Untersuchung/Befundung und nach Behandlungspausen Neueinstellung des Untersuchungsbereiches
- besonderen Aufwands bei der Untersuchung wegen extremen Zahnengstands und/oder vorhandene Restaurationen/Apparaturen und/oder sehr engen Approximalräume und/oder elongierten/gelockerten/protrudierten Zähnen
- erschwerter Untersuchung bei stark parodontal vorgeschädigten Gebiss mit besonders vorsichtigem Vorgehen durch Hypersensibilität

GOZ-Position 0030

Leistungsbeschreibung	Faktor
Aufstellung eines schriftlichen Heil- und Kostenplans nach Befundaufnahme und gegebenenfalls Auswertung von Modellen	1,0-fach: 11,25 € 2,3-fach: 25,87 € 2,8-fach: 31,50 € 3,1-fach: 34,87 € 3,5-fach: 39,37 €

Abrechnungsbestimmung

Die Leistungen nach den Nummern 0030 und 0040 sind nicht nebeneinander berechnungsfähig.

! Anmerkung

Beim Erstellen von Heil- und Kostenplänen in Verbindung mit zahntechnischen Leistungen, ist nach § 9 GOZ ist laut Abs. 2, folgendes zu beachten:
"Der Zahnarzt hat dem Zahlungspflichtigen vor der Behandlung einen Kostenvoranschlag des gewerblichen oder des praxiseigenen Labors über die voraussichtlich entstehenden Kosten für zahntechnische Leistungen anzubieten und auf dessen Verlangen in Textform vorzulegen, sofern die Kosten insgesamt voraussichtlich einen Betrag von 1.000 Euro überschreiten."

- berechnungsfähig:
  - für die schriftliche Niederlegung eines Heil- und Kostenplanes nach vorausgegangener Befundaufnahme inklusive der Gesamtkosten für zahntechnische Leistungen und Material
  - auch ohne Aushändigung an den Patienten (bei schriftlicher Niederlegung)
  - auch ohne Anforderung des Patienten
  - für die Aufstellung eines HKP nach den GOZ Abschnitten A (allg.za Leistungen), B (proph. Leistungen), C (kons. Leistungen), D (chirg. Leistungen), E (PAR Leistungen), F (proth. Leistungen), H (Schienen) und K (impl. Leistungen) und Leistungen aus der GOÄ
  - auch mehrfach, wenn bei einer Befundsituation mehrere Alternativen schriftlich aufgestellt werden (unterschiedliche Therapieansätze)
  - auch mehrfach, wenn Therapien zeitlich getrennt sind, z. B. erst PAR und dann ZE
  - auch für Leistungen nach § 6 Abs.1 GOZ (Analogleistungen)
  - für zeitlich getrennte Behandlungsabschnitte ist die GOZ-Nr. 0030 je Plan berechnungsfähig
  - auch für die Aufstellung einer Privatvereinbarung von Verlangensleistungen (medizinisch nicht notwendige Leistungen) nach § 2 Abs. 3 der GOZ

0030

! Anmerkung

- auch für die Aufstellung einer Privatvereinbarung gemäß § 8 Abs. 7 BMV-Z bei gesetzlich Versicherten (Privat-HKP)
- ggf. auch neben Eingehender Untersuchung (GOZ Nr.0010)

- nicht berechnungsfähig:
  - für dieselbe Planung neben GOZ-Nr. 0040 (Aufstellung eines schriftlichen Heil- und Kostenplans bei KFO oder FAL/FTL)
  - für die Aufstellung eines Heil- und Kostenplans aus den GOZ Abschnitten G (KFO) und J (FAL/FTL) (GOZ-Nr. 0040)
  - für die Aufstellung einer Vergütungsvereinbarung gemäß § 2 Abs. 1 und 2 GOZ (Abweichende Vereinbarung über die Höhe der Vergütung/des Steigerungssatzes)
  - für die Aufstellung einer Vereinbarung gemäß § 28 Abs. 2 SGB V bei Versicherten der GKV (Mehrkosten bei Füllungen)
  - für die Aufstellung eines Heil- und Kostenplans für Zahnersatz und Zahnkronen bei Versicherten der GKV (HKP Teil 1 und Teil 2)
  - für Schreibgebühren (GOÄ-Nrn. Ä95, Ä96) oder Materialien

BZÄK-Kommentar zu der GOZ-Nr. 0030 (Stand November 2024)
Die Leistung erfolgt nach einer Befundung. Die vorherige Aufnahme des Befundes ist obligatorisch und separat berechnungsfähig.

Die Aufstellung eines "Schriftlichen Heil- und Kostenplans" ist unabhängig von einer Anforderung seitens des Patienten oder eines Kostenträgers berechnungsfähig. Sofern Planungsmodelle des/der Kiefer erstellt wurden, ist deren Auswertung einzubeziehen. Der Heil- und Kostenplan muss schriftlich niedergelegt werden. Der Patient bzw. Versicherte hat einen Anspruch auf Aushändigung einer Ausfertigung.

Die Aufstellung des Heil- und Kostenplans ist nicht auf die prothetische Planung begrenzt. Sie kann auch für andere Teilgebiete der zahnmedizinischen Versorgung berechnet werden, sofern diese Leistung nicht Nummer 0040 (KFO und/oder FAL/FTL) unterfällt. Die Nummer 0030 ist auch dann anzusetzen, wenn Leistungen der Abschnitte G oder J der GOZ im Wege der Analogie bewertet werden, es sich bei den analog bewerteten Leistungen jedoch nicht um kieferorthopädische Leistungen oder FAL/FTL handelt. Entscheidend ist die fachliche Zuordnung, nicht die Zugehörigkeit zu einem bestimmten Abschnitt der GOZ oder GOÄ. Die Nummer 0030 oder 0040 sind gemäß nachgelagerter Abrechnungsbestimmung nicht nebeneinander berechnungsfähig. Enthält eine geplante Behandlung also sowohl FAL/FTL oder KFO-Leistungen und andere Behandlungsmaßnahmen der GOZ und/oder GOÄ, so kann die Nummer 0030 dennoch nicht neben der GOZ-Nr. 0040 berechnet werden.

Ein derartiger Sachverhalt ist vielmehr gemäß § 5 Abs. 2 GOZ bei der Bemessung des Steigerungssatzes berücksichtigungsfähig. Werden jedoch zeitgleich z. B. zwei unterschiedliche prothetische Versorgungen geplant, wobei bei einer Versorgungsform zusätzlich kieferorthopädische Behandlungsmaßnahmen beabsichtigt sind, liegt eine

! Anmerkung

Nebeneinanderberechnung im Sinne der nachgelagerten Abrechnungsbestimmung nicht vor. Sinngemäß gilt dies auch bei der zeitgleich möglichen Mehrfachberechnung der Nummer 0030 oder der Nummer 0040 bei sich unterscheidenden Planungsinhalten.

Zur Leistung gehören die Aufstellung der geplanten Maßnahmen, die Honorarkalkulation nach dem voraussichtlichen Aufwand und ggf. zahntechnische oder andere Fremdleistungen. Unterschiedliche Versorgungsalternativen oder zeitlich getrennte Behandlungsabschnitte sind in einzelnen Heil- und Kostenplänen separat berechnungsfähig.

Der Heil- und Kostenplan für medizinisch nicht notwendige Leistungen (nach § 2 Abs. 3) kann ebenfalls nach Nummer 0030 berechnet werden.

Schreibgebühren sind nicht gesondert berechnungsfähig.

Begründungen

Überdurchschnittlicher Zeitaufwand aufgrund … | Überdurchschnittliche Schwierigkeiten aufgrund … | Besondere Umstände aufgrund …

- aufwendiger Planung wegen massiver Pfeilerdivergenzen, dadurch Planung eines erhöhten Präparationsaufwandes (Präparationskäppchen)
- aufwendiger Planung bei notwendiger Beachtung von orthopädischen/psychischen/internistischen Co-Faktoren
- der Abwägung verschiedener Alternativen und aufwendiger Planung
- aufwendiger Planung bei Vorliegen von Parafunktionen und Anpassung an vorhandene Restauration
- schwieriger Planung bei ungünstiger/asymmetrischer Pfeilerverteilung und zusätzlicher virtueller Darstellung der Planung
- zusätzlicher Einbeziehung dreidimensionaler Bildgebungsverfahren bei atypischen anatomischen Gegebenheiten
- ästhetischer Vorgaben des Patienten unter Einbeziehung von Fotodokumentationen
- besonders aufwendiger Planung bei multiplen Nichtanlagen
- schwieriger Planung bei verzögertem Zahnwechsel und Durchbruchsstörungen oder Entwicklungsstörungen
- besonders schwieriger Planung bei starkem Zerstörungsgrad der klinischen Kronen
- zusätzlicher An- oder Verwendung von virtuellen Planungsverfahren
- aufwendiger Planung durch prätherapeutisches, computerunterstützendes visualisieren des Behandlungsergebnisses und nachfolgender ausführlichen Erläuterung

0030

Begründungen

Überdurchschnittlicher Zeitaufwand aufgrund …	Überdurchschnittliche Schwierigkeiten aufgrund …	Besondere Umstände aufgrund …

- aufwendiger Darlegung/Darstellung der Behandlungsalternativen unter Einbeziehung technischer Hilfsmittel z.B. Wax-Up/Mock-Up
- zusätzlicher Platzanalyse am Modell mit Planung und Darstellung additiver Maßnahmen z.B. Wax-Up/Bisslageveränderungen/Radierungen
- aufwendiger Erläuterung der Planung bei Sofortimplantaten
- schwieriger Planung bei einer ausgeprägten Bißanomalie
- besonders umfangreicher Sanierung/besonderen Umfangs der geplanten Maßnahmen
- Berücksichtigung und Beurteilung von Fremdbefunden in Diagnostik und Therapie
- zusätzlicher Berücksichtigung des allgemeinen Gesundheitszustandes (Allergien)
- aufwendiger Planung wegen erforderlicher interdisziplinärer Zusammenarbeit (orthopädische Fehlhaltungen und -funktionen)
- umfangreicher Planung unter Berücksichtigung zahntechnischer Aspekte, einschließlich begleitender konservierend-chirurgischer Maßnahmen
- Planung eines umfangreichen sehr komplexen chirurgischen Eingriffs und/oder komplexen Zahnersatzversorgung
- schwieriger Zahnersatz-/Implantatplanung durch starken Schwund (Atrophie) des Alveolarkammes
- schwieriger Planung wegen asymmetrischer Zahnstellung und dadurch ungünstige Pfeilerverteilung
- schwieriger Planung wegen des Vorliegens einer Lippen-, Kiefer-, Gaumenspalte oder syndrombedingten Abweichungen/Vorliegen von Habits/Laterognathie/Verschiebung der Mittellinie/bei Deckbiss/tiefem Biss/offenem Biss und/oder bei Dysgnathie
- schwieriger Planung wegen Berücksichtigung einer ausgeprägten Laterognathie mit seitenungleicher Bisslage und mandibulärer Mittellinienverschiebung
- aufwendiger Planung wegen des Vorliegens von Parafunktionen/bei Dyskinesien/bei vorhandenem Abrasionsgebiss und/oder parodontal vorgeschädigtes Gebiss
- des erheblichen Planungsumfangs, bei einem komplexen chirurgischen Eingriff
- äußerst extensiver Versorgungsnotwendigkeit mit schwieriger Planung der Sanierungsschritte und deren labortechnischer Durchführung
- komplexer, zeitgleicher Planung aus verschiedenen Bereichen der notwendigen konservierenden/parodontaltherapeutischen/chirurgischen und/oder final prothetischen Behandlung
- erneuter und wiederholter Befundaufnahme angesichts mehrfach kurzfristiger Änderungsnotwendigkeit in der Wertigkeitseinschätzung strategischer Pfeilerzähne

0030

Begründungen

Überdurchschnittlicher Zeitaufwand aufgrund …	Überdurchschnittliche Schwierigkeiten aufgrund …	Besondere Umstände aufgrund …

- weitgehender Neukonzeption der Planung nach definitiver Abheilung verbunden mit veränderter Werteinschätzung der Zähne
- kongruenter Planung der parodontaltherapeutischer Behandlung mit notwendiger Einplanung der umfangreichen Vor- und Begleitbehandlung sowie spezieller Nachsorge
- notwendiger Umplanung und Neuaufstellung vom Heil- und Kostenplan nach unerwartetem Verlust des eingeplanten Pfeilerzahnes
- inkludierter schwieriger prothetischer Behandlungsplanung mit zusätzlicher adjuvanter Therapie

0040

GOZ-Position 0040

Leistungsbeschreibung	Faktor
Aufstellung eines schriftlichen Heil- und Kostenplans bei kieferorthopädischer Behandlung oder bei funktionsanalytischen und funktionstherapeutischen Maßnahmen nach Befundaufnahme und Ausarbeitung einer Behandlungsplanung	1,0-fach: 14,06 € 2,3-fach: 32,34 € 2,8-fach: 39,37 € 3,1-fach: 43,59 € 3,5-fach: 49,21 €

Abrechnungsbestimmung

Die Leistungen nach den Nummern 0030 und 0040 sind nicht nebeneinander berechnungsfähig.

! Anmerkung

Beim Erstellen von Heil- und Kostenplänen in Verbindung mit zahntechnischen Leistungen, ist nach § 9 GOZ ist laut Abs. 2, folgendes zu beachten:
"Der Zahnarzt hat dem Zahlungspflichtigen vor der Behandlung einen Kostenvoranschlag des gewerblichen oder des praxiseigenen Labors über die voraussichtlich entstehenden Kosten für zahntechnische Leistungen anzubieten und auf dessen Verlangen in Textform vorzulegen, sofern die Kosten insgesamt voraussichtlich einen Betrag von 1.000 Euro überschreiten."

- berechnungsfähig:
  - für die schriftliche Aufstellung eines Heil- und Kostenplanes nach vorausgegangener Befundaufnahme inkl. Gesamtkosten für zahntechnische Leistungen und Material
  - auch ohne Aushändigung an den Patienten (bei schriftlicher Niederlegung)
  - auch ohne Anforderung des Patienten
  - für die Niederlegung eines HKP nach den GOZ Abschnitt J (FAL/FTL)
  - für die Aufstellung eines HKP nach dem GOZ Abschnitt G (KFO) – für Erstbehandlung, Frühbehandlung, Frühe Behandlung, Verlängerungs- und Nachanträge, Therapieänderungen und Ergänzungen zum Behandlungsplan, Retentionsplanung
  - auch mehrfach, wenn bei einer Befundsituation mehrere Alternativen schriftlich aufgestellt werden (unterschiedliche Therapieansätze)
  - zweimal berechenbar, wenn zeitgleich über FAL/FTL und über KFO-Behandlungsmaßnahmen Heil- und Kostenpläne erstellt werden
  - auch für Leistungen nach § 6 Abs.1 GOZ (Analogleistungen)
  - für zeitlich getrennte Behandlungsabschnitte ist die GOZ-Nr. 0040 je Plan berechnungsfähig
  - für die Niederlegung eines HKPs für den Behandlungsfall mit Leistungen aus FAL und Zahnersatz

! Anmerkung

- auch für die Aufstellung einer Privatvereinbarung von Verlangensleistungen (medizinisch nicht notwendige Leistungen) nach § 2 Abs. 3 der GOZ
- auch für die Aufstellung einer Privatvereinbarung gemäß § 8 Abs. 7 BMV-Z bei Versicherten der GKV (Privat-HKP)

- nicht berechnungsfähig:
  - für die Aufstellung eines HKP nach den GOZ Abschnitten A (allg.za Leistungen), B (proph. Leistungen), C (kons. Leistungen), D (chirg. Leistungen), E (PAR Leistungen), F (proth. Leistungen), H (Schienen) und K (impl. Leistungen) und Leistungen aus der GOÄ – GOZ Nr. 0030
  - neben GOZ-Nr. 0030 (Aufstellung eines schriftlichen Heil- und Kostenplans)
  - für die Aufstellung einer Vergütungsvereinbarung gemäß § 2 Abs. 1 und 2 GOZ (Abweichende Vereinbarung über die Höhe der Vergütung/des Steigerungssatzes)
  - für die Aufstellung einer Vereinbarung gemäß § 28 Abs. 2 SGB V bei Versicherten der GKV (Mehrkosten bei Füllungen)
  - für die Aufstellung eines Heil- und Kostenplans für Zahnersatz und Zahnkronen bei Versicherten der GKV (HKP Teil 1 und Teil 2)
  - für Schreibgebühren (GOÄ-Nrn. Ä95, Ä96) oder Materialien

BZÄK-Kommentar zu der GOZ-Nr. 0040 (Stand November 2024)

Die Leistung erfolgt nach einer Befundung. Die vorherige Aufnahme des Befundes ist obligatorisch und separat berechnungsfähig.

Sofern Planungsmodelle des/der Kiefer erstellt wurden, ist deren Auswertung einzubeziehen. Die Aufstellung eines "Schriftlichen Heil- und Kostenplans" ist unabhängig von einer Anforderung seitens des Patienten oder eines Kostenträgers berechnungsfähig. Der Heil- und Kostenplan muss schriftlich niedergelegt werden. Der Patient bzw. Versicherte hat einen Anspruch auf Aushändigung einer Ausfertigung.

Die GOZ-Nr. 0040 ist dann berechnungsfähig, wenn Bestandteil der Behandlungsplanung FAL/FTL oder KFO-Behandlungsmaßnahmen sind. Die Nummer 0040 ist auch dann anzusetzen, wenn analog bewertete Leistungen, die fachlich den vorstehend bezeichneten Leistungsbereichen zuzuordnen sind, anderen als den Abschnitten G oder J der GOZ oder den gemäß § 6 Abs. 2 GOZ dem zahnärztlichen Zugriff eröffneten Abschnitten der GOÄ entstammen.

Entscheidend ist die fachliche Zuordnung, nicht die Zugehörigkeit zu einem bestimmten Abschnitt der GOZ oder GOÄ.

Werden zeitgleich über FAL/FTL und über KFO-Behandlungsmaßnahmen Heil- und Kostenpläne erstellt, ist die Nummer 0040 zweimal ansatzfähig.

Die Nummern 0030 und 0040 sind gemäß nachgelagerter Abrechnungsbestimmung nicht nebeneinander berechnungsfähig.

Enthält eine geplante Behandlung also sowohl FAL/FTL oder KFO-Leistungen und andere Behandlungsmaßnahmen der GOZ und/oder GOÄ, so kann die Nummer 0030

0040

Anmerkung

Enthält eine geplante Behandlung also sowohl FAL/FTL oder KFO-Leistungen und andere Behandlungsmaßnahmen der GOZ und/oder GOÄ, so kann die Nummer 0030 dennoch nicht neben der Nummer 0040 berechnet werden.
Ein derartiger Sachverhalt ist vielmehr gemäß § 5 Abs. 2 GOZ bei der Bemessung des Steigerungssatzes berücksichtigungsfähig.
Werden jedoch zeitgleich z. B. zwei unterschiedliche prothetische Versorgungen geplant, wobei bei einer Versorgungsform zusätzlich kieferorthopädische Behandlungsmaßnahmen beabsichtigt sind, liegt eine Nebeneinanderberechnung im Sinne der nachgelagerten Abrechnungsbestimmung nicht vor.
Sinngemäß gilt dies auch bei der zeitgleich möglichen Mehrfachberechnung der Nummer 0030 oder der Nummer 0040 bei sich unterscheidenden Planungsinhalten.
Zur Leistung gehören die Aufstellung der geplanten Maßnahmen, die Honorarkalkulation nach dem voraussichtlichen Aufwand und ggf. zahntechnische und/oder andere Fremdleistungen.
Der Heil- und Kostenplan für medizinisch nicht notwendige Leistungen (nach § 2 Abs. 3) kann ebenfalls nach Nummer 0040 berechnet werden.
Schreibgebühren sind nicht gesondert berechnungsfähig.

Begründungen

Überdurchschnittlicher Zeitaufwand aufgrund …	Überdurchschnittliche Schwierigkeiten aufgrund …	Besondere Umstände aufgrund …

- aufwendiger Planung kombinierter kieferorthopädisch-chirurgischer Maßnahmen
- besonders umfangreicher funktionsanalytischer Therapie und Planung mit zusätzlich prothetisch zu versorgenden Zähnen
- umfangreicher und zeitgleicher Planung von funktionsanalytischer und kieferorthopädischer Behandlungsmaßnahmen
- besonders schwieriger Planung durch Stellungsanomalien und/oder verzögerten Zahnwechsel/Zahndurchbruchsstörungen
- der Planung eines umfangreichen sehr komplexen kieferorthopädischer Behandlungsfalls und/oder funktionsanalytischen und funktionstherapeutischen Behandlung
- der Abwägung/Diskussion verschiedener Alternativen und aufwendiger Planung
- schwieriger Planung bei ungünstiger Pfeilerverteilung bei der funktionsanalytischen Therapie und zusätzlicher virtueller Darstellung der Planung
- umfangreicher Planung unter Einbeziehung der ästhetischen Vorgaben des Patienten
- aufwendiger Planung bei notwendiger Beachtung von interdisziplinären Co-Faktoren

Begründungen

Überdurchschnittlicher Zeitaufwand aufgrund …	Überdurchschnittliche Schwierigkeiten aufgrund …	Besondere Umstände aufgrund …

- zusätzlicher Einbeziehung dreidimensionaler Bildgebungsverfahren bei atypischen anatomischen Gegebenheiten
- besonders aufwendiger Planung bei multiplen Nichtanlagen
- schwieriger Planung bei verzögertem Zahnwechsel und Durchbruchsstörungen oder Entwicklungsstörungen
- zusätzlicher An- oder Verwendung von virtuellen Planungsverfahren
- aufwendiger Planung durch prätherapeutisches, computerunterstützendes visualisieren des Behandlungsergebnisses und nachfolgender ausführlichen Erläuterung
- schwieriger Planung bei einer ausgeprägten Bissanomalie und/oder Stellungsanomalien
- Berücksichtigung und Beurteilung von Fremdbefunden in Diagnostik und Therapie
- zusätzlicher Berücksichtigung des allgemeinen Gesundheitszustandes (z.B. Allergien)
- aufwendiger Planung wegen erforderlicher interdisziplinärer Zusammenarbeit (orthopädische Fehlhaltungen und -funktionen)
- umfangreicher funktionsanalytischer Planung unter Berücksichtigung zahntechnischer Aspekte, einschließlich begleitender konservierend-chirurgischer Maßnahmen
- der Planung eines umfangreichen sehr komplexen kieferorthopädischen Behandlungsfall
- schwieriger Planung wegen asymmetrischer Zahnstellung
- schwieriger Planung wegen des Vorliegens einer Lippen-, Kiefer-, Gaumenspalte oder syndrombedingten Abweichungen/Laterognathie/Verschiebung der Mittellinie/bei Deckbiss/tiefem Biss/offenem Biss und/oder bei Dysgnathie
- schwieriger Planung wegen Berücksichtigung einer ausgeprägten Laterognathie mit seitenungleicher Bisslage und mandibulärer Mittellinienverschiebung
- aufwendiger Planung wegen bei Dyskinesien/bei vorhandenem Abrasionsgebiss und/oder parodontal vorgeschädigtes Gebiss
- schwieriger Planung wegen vorliegenden Parafunktionen und/oder Habits
- notwendiger Einkalkulierung mehrfacher Behandlungsmittelwechsel u. a. infolge von Wachstumsschüben/Wachstumsrichtung und eingetretener, sich selber arretierender Fehlverzahnungen
- der Planung unter Einbeziehung von transversalen Abweichungen (Kreuzbiss, bukkale Nonokklusion etc.)
- extrem umfangreicher anamnestischer Daten mit erheblichem Einfluss auf die konkrete Therapieplanung zur Beseitigung der Fehlfunktionen und zu einer dauerhaften Stabilisierung der Gelenklage

0040

Begründungen

Überdurchschnittlicher Zeitaufwand aufgrund …	Überdurchschnittliche Schwierigkeiten aufgrund …	Besondere Umstände aufgrund …

- teilweise vorgegebener Wahl der Behandlungsmittel (z. B. FKO), die eine besondere, alternative Planung erfordern und die zusätzlich notwendige Einplanung von Behandlungsumstellungen ducrh die schwere der Anomalie
- komplexer Befundungsstruktur mit mehrfacher Verifikation der Behandlungsergebnisse und mehreren möglichen Umsetzungsvarianten unterschiedlicher Optionalität
- inkonsistenter Daten zur Wachstumsprognose und ambivalenter Wachstumstendenz bei erheblicher Abweichung vom Regelgebiss
- objektiv hohem apparativen Behandlungsbedarf bei eingeschränkten Möglichkeiten wegen fehlender Complaince/eingeschränkten koordinativen Fähigkeiten des Patienten

GOZ-Position 0050

Leistungsbeschreibung	Faktor
Abformung oder Teilabformung eines Kiefers für ein Situationsmodell einschließlich Auswertung zur Diagnose oder Planung	1,0-fach: 6,75 € 2,3-fach: 15,52 € 2,8-fach: 18,90 € 3,1-fach: 20,92 € 3,5-fach: 23,62 €

Abrechnungsbestimmung

Die Nebeneinanderberechnung der Leistungen nach den Nummern 0050 und 0060 ist in der Rechnung zu begründen.

Anmerkung

- berechnungsfähig:
  - je konventionelle Abformung oder Teilabformung
  - je Kiefer
  - Anfertigung eines Situationsmodells einschließlich Auswertung zur Diagnose oder Planung
  - erneut berechenbar bei veränderter klinischer Situation
  - zzgl. Abformmaterial (Allgemeine Bestimmungen Teil A)
  - zzgl. zahntechnische Leistungen nach § 9 GOZ z.B. Abdruckdesinfektion, Modelle, etc.
  - auch mehrmals- mit entsprechenden Hinweis auf der Rechnung
  - ggf. neben Abformung mit individuellem Löffel (GOZ-Nr. 5170)
  - ggf. neben Abformung mit individuellem Löffel für nicht in der Leistungsbeschreibung der GOZ-Nr. 5170 genannte Indikationen (§ 6 Abs. 1 GOZ)
  - ggf. zzgl. intraorale Oberflächenanästhesie (z. B. bei Würgereiz) (GOZ-Nr. 0080)
  - ggf. neben optisch-elektronische Abformung (GOZ-Nr. 0065), wenn ein physisches Modell aus den Scandaten hergestellt wird
- nicht berechnungsfähig:
  - für ausschließlich zahntechnische Arbeitsmodelle
  - für digitale Situationsmodelle nach optisch-elektronischen Abformung (GOZ-Nr. 0065)
  - für digitale Situationsmodelle nach konventioneller Abformung (§ 9 GOZ)
  - für Situationsmodelle beider Kiefer mit Bißfixierung (GOZ-Nr. 0060)
  - für computergestützte Auswertung des digitalen Modells zur Diagnose und Planung (§ 6 Abs.1 GOZ)
  - für Abdrucknahme ohne Situationsmodellherstellung und Auswertung

0050

! Anmerkung

Aufbewahrungsfristen beachten – 10 Jahre gemäß Patientenrechtegesetz
Werden die Nrn. GOZ 0050 (Abformung oder Teilabformung eines Kiefers) und 0060 (Abformung beider Kiefer) nebeneinander (d. h. in der gleichen Sitzung) berechnet, muss dies in der Rechnung begründet werden. Dies kann bei veränderter klinischer Situation der Fall sein, z. B Dokumentation der Situation vor Behandlungsbeginn und Situationsmodelle während der Behandlung (auch mehrfach) zur Planung des weiteren Vorgehens.

Begründung/Hinweise für Nebeneinanderberechnung für die Rechnungsstellung:

- Situationsmodell mit und ohne Prothese erforderlich
- neue klinische Situation nach Einschleifmaßnahmen
- Gegenkiefermodell – Diagnose der Okklusionsverhältnisse
- etc.

BZÄK-Kommentar zu der GOZ-Nr. 0050 (Stand November 2024)

Die Leistung umfasst die Abformung zur Herstellung eines Situationsmodells. Die Abformung erfolgt mit konfektioniertem/ggf. auch individuellem Abdrucklöffel. Auch eine Teilabformung erfüllt den Leistungsinhalt.
Die Leistung ist für die Herstellung eines Kiefermodells zur Auswertung berechnungsfähig. Erfolgt die Leistung zu Dokumentationszwecken, ist sie berechnungsfähig, sofern die Dokumentation der weiteren Planung und Diagnose dient. Die diagnostische bzw. die planerische Leistung ist in der Position enthalten, soweit sie sich auf die Auswertung des Modells bezieht.
Für zahntechnische Arbeitsmodelle kann die Nummer 0050 nicht berechnet werden.
Bei Änderungen der Kiefersituation kann die Leistung erneut erforderlich werden. Situationsmodelle zur Diagnose und Planung unterliegen der Aufbewahrungspflicht.
Die anfallenden Material- und Laborkosten sind zusätzlich berechnungsfähig.
Die Abdruckdesinfektion ist als zahntechnische Leistung nach § 9 berechnungsfähig.

0050

Begründungen

Überdurchschnittlicher Zeitaufwand aufgrund …	Überdurchschnittliche Schwierigkeiten aufgrund …	Besondere Umstände aufgrund …

- besonders schwieriger Abstützung bei der Abformung
- aufwendiger Individualisierungsmaßnahmen am Abdrucklöffel vor der Abformung (wenn die GOZ-Nr. 5170 bzw. keine Leistung nach §9 GOZ berechnet wird)
- aufwendiger Anpassung des Abdrucklöffels bei ungünstiger Zahnbogenmorphologie (wenn die GOZ-Nr. 5170 bzw. keine Leistung nach § 9 GOZ berechnet wird)
- erschwerter Abformung, z.B. wegen Stellungsanomalie, inserierende Bänder, Würgereiz, fibromatöse Veränderungen, Exostosen
- erschwerter Abformung bei dem vorhandenen festsitzenden Zahnersatz mit zusätzlichen Ausblockmaßnahmen bei Unterschnitten/Interdentalräume etc.
- motorischer Instabilität der Zunge/Makroglossie, dadurch erschwerter Freistellung des Behandlungsfeldes/Applikation des Abdrucklöffels
- erschwerter Abformung bei unter sich gehenden Kieferabschnitten
- häufiger Behandlungsunterbrechungen und erhöhten Zeitaufwands durch Mehrfachabformung wegen des reduzierten Allgemeinzustandes
- erhöhter Aufwand an Material und Zeit durch notwendiger mehrfacher Abformung wegen schwieriger Detaildarstellung zur Erhaltung von optimaler Präzision
- Einschränkung des Sichtbereiches, verursacht durch eingeschränkte Lagerfähigkeit des Patienten wegen Wirbelsäulenerkrankung/Muskelerkrankung/Herz-Kreislauferkrankung/Schwangerschaft
- eingeschränkter Mundöffnung/erschwerter Mundzugang wegen Mundsperre/Kieferklemme/Adipositas/Herpes/Rhagaden etc.
- besonderen Aufwands wegen vorhandener Restaurationen/Apparaturen und/oder elongierten/protrudierten Zähnen und/oder Zahnfehlstellungen (nach buccal/palatinal/lingual gekippte, asymmetrischer Zahnrotationen usw.) und dadurch erschwerte Applikation des Abdrucklöffels
- reflektorischer Übererregbarkeit z.B. starkem Husten-, Schluck-, oder/und Brechreizneigung mit häufigen Behandlungspausen und notwendiger wiederholt erforderlicher Trockenlegung bei Mehrfachabformung
- starken Wangendrucks und/oder aktiver Zungenmuskulatur und dadurch aufwendige Fixierung der verwendeten Hilfsmittel
- erschwertem Mundzugangs und erschwerter Freistellung des Behandlungsfeldes bei erhöhtem Muskeltonus
- erhöhtem Muskeltonus/Wangentonus/Zungentonus, dadurch erschwerter Freistellung des Behandlungsfeldes

0050

Begründungen

Überdurchschnittlicher Zeitaufwand aufgrund …	Überdurchschnittliche Schwierigkeiten aufgrund …	Besondere Umstände aufgrund …

- schwieriger Abformung wegen parodontal vorgeschädigter/gelockerter Zähne, elongierte Zähne, Kippung von Pfeilerzahn/-zähnen oder sehr lange Zähne
- erschwerter Abformung wegen erschwerter Isolation und Trockenlegung bei vermehrter Salivation/Hypersalivation
- unzureichender Fixationsmöglichkeit wegen des stark atrophierten Kiefers/Kieferkamms
- ausgeprägter Mundatmung und dadurch extrem schwierige Abformung
- erschwerter Erreichbarkeit/Freistellung des Behandlungsfeldes wegen einer extrem eingeschränkten Mundöffnung bedingt durch eine Verletzung im Bereich des Mundwinkels (Rhagade)/Verletzung an der Lippe
- stark eingeschränkter Sicht durch andauernde Sulkusblutung in Verbindung mit starker Zungenmotorik/mit eingeschränkter Mundöffnung/mit starker Aktivität des M. masseter
- erschwerter Erreichbarkeit/Freistellung des Behandlungsfeldes wegen einer stark eingeschränkten Mundöffnung durch eine extrem geringe Schneidekantendifferenz von … mm
- erschwerter Abformung durch abnorme Kieferformen; extrem flachem Gaumendach; flachen/hohen Palatum; extrem flachem/hohem Kiefer; hochansetzender Muskulatur
- erschwertem Vorgehens bei Mundtrockenheit, Sklerodermie usw.
- erheblich erschwerter Abformung wegen hochansetzende/inserierende Bänder
- zusätzlicher posteriorer Abdämmung bei besonderen anatomischen Verhältnissen
- erschwerter Abdrucknahme nach vorhergegangenem chirurgischem Eingriff mit erhöhter operativer Sensibilität/starker Schmerzempfindlichkeit
- der schwierigen Abformung bei extrem eingeschränkter Mundöffnung, bedingt durch Kieferklemme/Beweglichkeitseinschränkung des Kiefergelenkes/Kiefergelenksymptomatik/massive Kiefergelenkschmerzen/akuter Kiefergelenksbeschwerden/craniomandibulärer Dysfunktionen
- mehrdeutiger/indifferenter Aspekte mit erforderlicher diagnostischer Modellumarbeitung (Trennung, Radierungen, Aufwachsen) und spezieller Vermessung
- schmerzhafter Schleimhautverletzungen im Mundraum (Aphthe, Trauma von Weichgewebe, frischer Verletzungen, Abschürfungen bzw. Wunden)
- erheblichen Aufwands bei schwer lösbarer Abformung mit Gefahr der Schädigung des Kauorgans bzw. von Zähnen
- mehrmaliger Abformungshemmnisse in Form von Divergenz, Abwehrhaltung und psychischer Belastung des Patienten

0050

Begründungen

Überdurchschnittlicher Zeitaufwand aufgrund …	Überdurchschnittliche Schwierigkeiten aufgrund …	Besondere Umstände aufgrund …

- des Mehraufwands bei der Abformung mit hohem Vorbereitungsbedarf zur Vermeidung von Lufteinschlüsse
- ambivalenter Auswertung bei konträren Auswertungsmöglichkeiten mit resultierender schwieriger Diagnostik mit interpretationsfähigen Komponenten
- umfangreicher Planungsvorbereitungen und wiederholter Auswertung der weiterbearbeiteten Planungsmodelle mit differierenden Ergebnissen
- erheblichen Aufwands bei der Planung mehrerer Alternativen komplexer Zahnersatzversorgungen, die auf natürlichen Zähnen und Implantaten verankert wird

0060

GOZ-Position 0060

Leistungsbeschreibung	Faktor
Abformung beider Kiefer für Situationsmodelle und einfache Bissfixierung einschließlich Auswertung zur Diagnose oder Planung	1,0-fach: 14,62 € 2,3-fach: 33,63 € 2,8-fach: 40,94 € 3,1-fach: 45,33 € 3,5-fach: 51,18 €

Abrechnungsbestimmung

Die Nebeneinanderberechnung der Leistungen nach den Nummern 0050 und 0060 ist in der Rechnung zu begründen.

! Anmerkung

- berechnungsfähig:
  - je konventioneller Abformung beider Kiefer mit einfacher Bissfixierung
  - für die Anfertigung eines Situationsmodells einschließlich Auswertung zur Diagnose oder Planung
  - erneut berechenbar bei veränderter klinischer Situation
  - zzgl. Abformmaterial (Allgemeine Bestimmungen Teil A)
  - zzgl. zahntechnische Leistungen nach § 9 GOZ z.B. Abdruckdesinfektion, Modelle, etc.
  - auch mehrmals, mit entsprechenden Hinweis auf der Rechnung
  - ggf. neben Abformung mit individuellem Löffel (GOZ-Nr. 5170)
  - ggf. neben Abformung mit individuellem Löffel für nicht in der Leistungsbeschreibung der GOZ-Nr. 5170 genannte Indikationen (§ 6 Abs. 1 GOZ)
  - ggf. zzgl. intraorale Oberflächenanästhesie (z. B. bei Würgereiz) (GOZ-Nr. 0080)
  - ggf. zzgl. Registrieren der gelenkbezüglichen Zentrallage des Unterkiefers (GOZ-Nr. 8010)
  - ggf. neben optisch-elektronische Abformung (GOZ-Nr. 0065), wenn ein physisches Modell aus den Scandaten hergestellt wird
  - ggf. zzgl. implantatbezogene Analyse und Vermessung (GOZ-Nr. 9000)
  - ggf. zzgl. Anwendung von Methoden zur Analyse von Kiefermodellen (GOZ-Nr. 6010)
  - ggf. zzgl. Virtuelle Modellanalyse (KFO) (§ 6Abs.1 GOZ)
- nicht berechnungsfähig:
  - für ausschließlich zahntechnische Arbeitsmodelle
  - für digitale Situationsmodelle nach optisch-elektronischen Abformung (GOZ-Nr. 0065)
  - für digitale Situationsmodelle nach konventioneller Abformung (§ 9 GOZ)
  - für Abdrucknahme ohne Situationsmodellherstellung und Auswertung

Anmerkung

- für ein Situationsmodell eines Kiefers (GOZ-Nr. 0050)
- für computergestützte Auswertung der digitalen Modelle zur Diagnose und Planung (§ 6 Abs.1 GOZ)
- für Situations-/Planungsmodelle ohne Bissfixierung (GOZ-Nr. 0050)

Aufbewahrungsfristen beachten – 10 Jahre gemäß Patientenrechtegesetz
Werden die GOZ-Nrn. 0050 (Abformung oder Teilabformung eines Kiefers) und 0060 (Abformung beider Kiefer) nebeneinander (d. h. in der gleichen Sitzung) berechnet, muss dies in der Rechnung begründet werden. Dies kann bei veränderter klinischer Situation der Fall sein, z. B Dokumentation der Situation vor Behandlungsbeginn und Situationsmodelle während der Behandlung (auch mehrfach) zur Planung des weiteren Vorgehens.

Begründung/Hinweise für Nebeneinanderberechnung für die Rechnungsstellung:

- Situationsmodell mit und ohne Prothese erforderlich
- neue klinische Situation nach Einschleifmaßnahmen
- Gegenkiefermodell – Diagnose der Okklusionsverhältnisse
- etc.

BZÄK-Kommentar zu der GOZ-Nr. 0060 (Stand November 2024)
Die Leistung umfasst die Abformungen von Ober- und Unterkiefer zur Herstellung von Situationsmodellen und ggf. auch die erforderlichen Maßnahmen zur Fixierung der Modelle in habitueller Position. Die Abformung(en) erfolgen mit konfektioniertem oder individuellem Abformlöffel. Die Leistung ist für die Herstellung von Kiefermodellen berechnungsfähig, die zur Auswertung und Planung beider Kiefer und ihrer Lagebeziehung zueinander dienen.
Erfolgt die Leistung zu Dokumentationszwecken, ist sie – ggf. auch mehrfach – berechnungsfähig, sofern die Dokumentation der weiteren Planung und Diagnose dient. Die diagnostische bzw. die planerische Leistung ist in der Position enthalten, soweit sie sich auf die Auswertung der Modelle bezieht.
Für zahntechnische Arbeitsmodelle kann die Nummer 0060 nicht berechnet werden.
Das Berechnen der Leistungen nach den Nummern 0050 und 0060 in derselben Sitzung ist nicht grundsätzlich ausgeschlossen, muss aber in der Rechnung gesondert begründet werden.
Bei Änderungen der Kiefersituation kann die Leistung erneut erforderlich werden. Situationsmodelle zur Diagnose und Planung unterliegen der Aufbewahrungspflicht.
Die anfallenden Material- und Laborkosten sind zusätzlich berechnungsfähig.
Die Anwendung von bestimmten Methoden zur Analyse von Kiefermodellen (Nummer 6010) bleibt unabhängig von der Leistung nach Nummer 0060.
Die Abdruckdesinfektion ist als zahntechnische Leistung nach § 9 berechnungsfähig.

0060

Begründungen

Überdurchschnittlicher Zeitaufwand aufgrund …	Überdurchschnittliche Schwierigkeiten aufgrund …	Besondere Umstände aufgrund …

- besonders schwieriger Abstützung bei den Abformungen
- aufwendiger Individualisierungsmaßnahmen an den/die Abdrucklöffel vor der Abformung (wenn die Geb. Nr. 5170 bzw. keine Leistung nach §9 GOZ berechnet wird)
- aufwendiger Anpassung des/der Abdrucklöffels bei ungünstiger Zahnbogenmorphologie (wenn die Geb. Nr. 5170 bzw. keine Leistung nach §9 GOZ berechnet wird)
- erschwerter Abformung, z.B. wegen Stellungsanomalie, inserierende Bänder, Würgereiz, fibromatöse Veränderungen, Exostosen
- erschwerter Abformungen bei dem vorhandenen festsitzenden Zahnersatz mit zusätzlichen Ausblockmaßnahmen bei Unterschnitten/Interdentalräume etc.
- motorischer Instabilität der Zunge/Makroglossie, dadurch erschwerter Freistellung des Behandlungsfeldes/Applikation des Abdrucklöffels
- erschwerter Abformung bei unter sich gehenden Kieferabschnitten
- häufiger Behandlungsunterbrechungen und erhöhten Zeitaufwands durch Mehrfachabformung wegen des reduzierten Allgemeinzustandes
- erhöhter Aufwand an Material und Zeit durch notwendiger mehrfacher Abformung wegen schwieriger Detaildarstellung zur Erhaltung von optimaler Präzision
- Einschränkung des Sichtbereiches, verursacht durch eingeschränkte Lagerfähigkeit des Patienten wegen Wirbelsäulenerkrankung/Muskelerkrankung/Herz-Kreislauferkrankung/Schwangerschaft
- eingeschränkter Mundöffnung/erschwerter Mundzugang wegen Mundsperre/Kieferklemme/Adipositas/Herpes/Rhagaden etc.
- besonderen Aufwands wegen vorhandener Restaurationen/Apparaturen und/oder elongierten/protrudierten Zähnen und/oder Zahnfehlstellungen (nach buccal/palatinal/lingual gekippte, asymmetrischer Zahnrotationen usw.) und dadurch erschwerte Applikation des Abdrucklöffels
- reflektorischer Übererregbarkeit z.B. starkem Husten-, Schluck-, oder/und Brechreizneigung mit häufigen Behandlungspausen und notwendiger wiederholt erforderlicher Trockenlegung bei Mehrfachabformung
- starken Wangendrucks und/oder aktiver Zungenmuskulatur und dadurch aufwendige Fixierung der verwendeten Hilfsmittel
- erschwerten Mundzugangs und erschwerter Freistellung des Behandlungsfeldes bei erhöhtem Muskeltonus
- erhöhten Muskeltonus/Wangentonus/Zungentonus, dadurch erschwerter Freistellung des Behandlungsfeldes
- schwieriger Abformung wegen parodontal vorgeschädigter/gelockerter Zähne, elongierte Zähne, Kippung von Pfeilerzahn/-zähnen oder sehr lange Zähne

0060

Begründungen

Überdurchschnittlicher Zeitaufwand aufgrund …	Überdurchschnittliche Schwierigkeiten aufgrund …	Besondere Umstände aufgrund …

- erschwerter Abformungen wegen erschwerter Isolation und Trockenlegung bei vermehrter Salivation/Hypersalivation
- unzureichender Fixationsmöglichkeit wegen des stark atrophierten Kiefers/Kieferkamms
- ausgeprägter Mundatmung und dadurch extrem schwierige Abformungen
- erschwerter Erreichbarkeit/Freistellung des Behandlungsfeldes wegen einer extrem eingeschränkten Mundöffnung bedingt durch eine Verletzung im Bereich des Mundwinkels (Rhagade)/Verletzung an der Lippe
- erschwerter Erreichbarkeit/Freistellung des Behandlungsfeldes wegen einer stark eingeschränkten Mundöffnung durch eine extrem geringe Schneidekantendifferenz von … mm
- stark eingeschränkter Sicht durch andauernde Sulkusblutung in Verbindung mit starker Zungenmotorik/mit eingeschränkter Mundöffnung/mit starker Aktivität des M. masseter
- erschwerter Abformung durch abnorme Kieferformen; extrem flachem Gaumendach; flachen/hohen Palatum; extrem flachem/hohem Kiefer; hochansetzender Muskulatur
- erschwertem Vorgehens bei Mundtrockenheit, Sklerodermie usw.
- erheblich erschwerter Abformung wegen hochansetzende/inserierende Bänder
- erschwerter Zuordnung der Kiefermodelle zur Bisslageeinstellung
- zusätzlicher posteriorer Abdämmung bei besonderen anatomischen Verhältnissen
- erschwerter Abdrucknahme nach vorhergegangenem chirurgischem Eingriff mit erhöhter operativer Sensibilität/starker Schmerzempfindlichkeit
- der schwierigen Abformungen bei extrem eingeschränkter Mundöffnung, bedingt durch Kieferklemme/Beweglichkeitseinschränkung des Kiefergelenkes/Kiefergelenksymptomatik/massive Kiefergelenkschmerzen/akuter Kiefergelenksbeschwerden/craniomandibulärer Dysfunktionen
- mehrdeutiger/indifferenter Zeichen mit erforderlicher diagnostischer Modellumarbeitung (Trennung, Radierungen, Aufwachsen) und spezieller Vermessung
- schmerzhafter Schleimhautverletzungen im Mundraum (Aphthe, Trauma von Weichgewebe, frischer Verletzungen, Abschürfungen bzw. Wunden)
- erheblichen Aufwands bei schwer lösbarer Abformung mit Gefahr der Schädigung des Kauorgans bzw. von Zähnen
- mehrmaliger Abformungserschwernisse in Form von Divergenz, Abwehrhaltung und psychischer Belastung des Patienten
- des Mehraufwands bei der Abformung mit hohem Vorbereitungsbedarf zur Vermeidung von Lufteinschlüsse

0060

Begründungen

Überdurchschnittlicher Zeitaufwand aufgrund …	Überdurchschnittliche Schwierigkeiten aufgrund …	Besondere Umstände aufgrund …

- ambivalenter Auswertung bei konträren Auswertungsmöglichkeiten mit resultierender schwieriger Diagnostik mit interpretationsfähigen Komponenten
- umfangreicher Planungsvorbereitungen und wiederholter Auswertung der weiterbearbeiteten Planungsmodelle mit differierenden Ergebnissen
- erheblichen Aufwands bei der Planung mehrerer Alternativen komplexer Zahnersatzversorgungen, die auf natürlichen Zähnen und Implantaten verankert wird
- schwer zu reponierender Lagebeziehung der Kiefer bei extrem reduzierten Stützzonen und Abrasionen der Restbezahnung

GOZ-Position 0065

Leistungsbeschreibung	Faktor
Optisch-elektronische Abformung einschließlich vorbereitender Maßnahmen, einfache digitale Bissregistrierung und Archivierung, je Kieferhälfte oder Frontzahnbereich	1,0-fach: 4,50 € 2,3-fach: 10,35 € 2,8-fach: 12,60 € 3,1-fach: 13,95 € 3,5-fach: 15,75 €

Abrechnungsbestimmung

Neben der Leistung nach der Nummer 0065 sind konventionelle Abformungen nach diesem Gebührenverzeichnis für dieselbe Kieferhälfte oder denselben Frontzahnbereich nicht berechnungsfähig.

! Anmerkung

- berechnungsfähig:
  - je optisch-elektronischer Abformung
  - je Kieferhälfte oder Frontzahnbereich
  - zur Herstellung von Rekonstruktionen im CAD/CAM-Verfahren
  - für die optisch-elektronische Abformung eines Gegenkiefers
  - Ausschlaggebend ist für die Berechnung ist die Ausdehnung des Scans, nicht das Behandlungsgebiet
  - ggf. auch mehrfach je Sitzung (bei neuer klinischer Situation)
  - neben einer Leistung, die neben anderen Leistungsbestandteilen auch Abformungen beinhalten
  - zzgl. Materialkosten z.B. Kontrastmittel, Haftvermittler
  - zzgl. zahntechnische Leistungen gemäß § 9 GOZ z.B. Modellsegmentierung, Ausarbeitung der Präparationsgrenze
  - ggf. zzgl. Computergestützte Auswertung zur Diagnose und Planung (§ 6 Abs.1 GOZ)
  - ggf. neben Situationsmodellen (GOZ-Nr. 0050/0060) berechenbar, wenn physische Modelle angefertigt werden
- nicht berechnungsfähig:
  - für das Scannen von Modellen (beb-97-Nr. 0902)
  - neben konventionellen Abformungen (für dasselbe Gebiet in derselben Sitzung) z. B. anatomische Abformung mit individuellem Löffel (GOZ-Nr. 5170), funktionelle Abformung des Oberkiefers (GOZ-Nr. 5180), funktionelle Abformung des Unterkiefers (GOZ-Nr. 5190)

0065

Anmerkung

Hinweise bei mehrfach Berechnung je Sitzung und Kieferhälfte oder Frontzahnbereich:

- neue klinische Situation
- Situationsmodelle vor Präparation
- Präparationsmodelle

BZÄK-Kommentar zu der GOZ-Nr. 0065 (Stand November 2024)
Die Leistung beschreibt die dreidimensionale Datenerfassung intraoraler Strukturen mittels optisch-elektronischer Apparaturen als Arbeits-, Planungs- oder Situationsmodell.

Die einfache Registrierung der Bissverhältnisse auf digitalem Weg ist nicht gesondert berechnungsfähig. Darüber hinausgehende Bissregistrierungen sind nicht inbegriffen.
Die Leistung wird je Kieferhälfte oder Frontzahnbereich berechnet und kann ggf. bis zu viermal je Sitzung anfallen. Bei unterschiedlicher Indikation kann die Leistung auch mehrfach berechnet werden. Vorbereitende Maßnahmen wie z. B. die optische Aufbereitung der abzuformenden Zähne oder Modelle sowie die Archivierung der Daten sind eingeschlossen. Die Geb.-Nr. 0065 darf neben einer Leistung, die neben anderen Leistungsbestandteilen auch Abformungen beinhaltet, zusätzlich berechnet werden. Das gilt für die Berechnung der Nummern 0050 und 0060 dann, wenn die Auswertung zur Diagnose oder Planung anhand von körperlichen Modellen erfolgt, die z. B. mittels 3D-Drucker hergestellt wurden.
Konventionelle Abformungen im Sinne der nach gelagerten Abrechnungsbestimmungen sind ausschließlich die Abformungen nach den Geb.-Nrn. 5170, 5180, 5190 GOZ. Die Nebeneinanderberechnung dieser Leistungen und der Geb.-Nr. 0065 für denselben Kiefer ist nicht statthaft. Die PC-gestützte Auswertung zur Diagnose und Planung ist bei dieser Gebührennummer nicht enthalten und muss daher analog berechnet werden.

0065

Begründungen

Überdurchschnittlicher Zeitaufwand aufgrund …	Überdurchschnittliche Schwierigkeiten aufgrund …	Besondere Umstände aufgrund …

- erschwertem Scanvorgangs bei engen Approximalkontakten
- besonders schwieriger Scanvorgang im Kontaktbereich zum Nachbarzahn/ Zahnengstand
- schwieriger Scans bei erschwerter Darstellung der Präparationsgrenze/n bei tief subgingivaler Kavität
- erforderlicher wiederholter Blutstillung beim Scan nach vorhergegangenem chirurgischem Eingriff
- erschwertem Scanvorgangs wegen z.B. Stellungsanomalie,Würgereiz, fibromatöse Veränderungen, Exostosen
- motorischer Instabilität der Zunge/Makroglossie, dadurch erschwerter Freistellung des Behandlungsfeldes/Applikation des Scanners
- häufiger Behandlungsunterbrechungen und erhöhten Zeitaufwands durch Mehrfachscans wegen des reduzierten Allgemeinzustandes
- erhöhter Aufwand an Zeit durch notwendigen mehrfachen Scanvorgangs wegen schwieriger Detaildarstellung zur Erhaltung von optimaler Präzision
- Einschränkung des Sichtbereiches, verursacht durch eingeschränkte Lagerfähigkeit des Patienten wegen Wirbelsäulenerkrankung/Muskelerkrankung/Herz-Kreislauferkrankung/Schwangerschaft
- eingeschränkter Mundöffnung/erschwerter Mundzugang wegen Mundsperre/Kieferklemme Adipositas/Herpes/Rhagaden etc.
- besonderen Aufwands wegen vorhandener Restaurationen/Apparaturen und/oder elongierten/protrudierten Zähnen und/oder Zahnfehlstellungen (nach buccal/palatinal/lingual gekippte, asymmetrischer Zahnrotationen usw.) und dadurch erschwerter Scanvorgangs und Applikation des Scanners
- besonderem Aufwands bei der Scannung durch extreme Zahnkippung/Zahnengstand
- reflektorischer Übererregbarkeit z.B. starkem Husten-, Schluck-, oder/und Brechreizneigung mit häufigen Behandlungspausen und notwendiger wiederholt erforderlicher Trockenlegung bei Mehrfachscannung
- starken Wangendrucks und/oder aktiver Zungenmuskulatur und dadurch aufwendige Fixierung der verwendeten Hilfsmittel
- erschwertem Mundzugangs und erschwerter Freistellung des Behandlungsfeldes bei erhöhtem Muskeltonus
- erhöhten Muskeltonus/Wangentonus/Zungentonus, dadurch erschwerter Freistellung des Behandlungsfeldes
- schwierigem Scanvorgangs wegen parodontal vorgeschädigter/gelockerter Zähne, elongierte Zähne, Kippung von Pfeilerzahn/-zähnen oder sehr lange Zähne

0065

Begründungen

Überdurchschnittlicher Zeitaufwand aufgrund …	Überdurchschnittliche Schwierigkeiten aufgrund …	Besondere Umstände aufgrund …

- erschwertem Scanvorgangs wegen erschwerter Isolation und Trockenlegung bei vermehrter Salivation/Hypersalivation
- erschwerter Erreichbarkeit/Freistellung des Scanbereiches wegen einer extrem eingeschränkten Mundöffnung bedingt durch eine Verletzung im Bereich des Mundwinkels (Rhagade)/Verletzung an der Lippe
- stark eingeschränkter Sicht durch andauernde Sulkusblutung in Verbindung mit starker Zungenmotorik/mit eingeschränkter Mundöffnung/mit starker Aktivität des M. masseter
- erschwerter Erreichbarkeit/Freistellung des Scanbereiches wegen einer stark eingeschränkten Mundöffnung durch eine extrem geringe Schneidekantendifferenz von … mm und Platzmangel für den Aufnahmekopf
- erschwertem Scanvorgangs wegen extrem eingeschränkter Mundöffnung, bedingt durch Kieferklemme/Beweglichkeitseinschränkung des Kiefergelenkes/Kiefergelenksymptomatik/massive Kiefergelenkschmerzen/akuter Kiefergelenksbeschwerden/craniomandibulärer Dysfunktionen
- erschwerter Zuordnung der Kiefermodelle zur Bisslageneinstellung
- hoher Anzahl der abzuformenden Zähne und hoher Aufwand bei der Bearbeitung des erhobenen Datensatzes
- ungünstig gelegener, schwierig zu erreichender Zahnregion/Position der abzuformenden Zähne
- aufwendige und stark erschwerte Bearbeitung des erhobenen Datensatzes durch anatomische Besonderheiten in Form von retrudierter Front, Stellungsanomalien, einer kurzen/extrem langen klinischen Krone usw.
- schwierigem Scanvorgangs und Bißlageneinstellung wegen besonders schwieriger Verzahnung und wegen ungünstiger antagonistischer Beziehungen
- stark eingeschränkter Sicht durch andauernde Sulkusblutung in Verbindung mit wiederholten Scanvorgangs wegen notwendiger wiederholter Blutstillung und Trockenlegung
- erschwertem Scanvorgangs durch abnorme Kieferformen; extrem flachem Gaumendach; flachen/hohen Palatum; extrem flachem/hohem Kiefer; hochansetzender Muskulatur
- mehrmaliger Erschwernisse beim Scannen in Form von Divergenz, Abwehrhaltung und psychischer Belastung des Patienten
- hoher Anzahl nötiger Überlagerungsaufnahmen wegen Anforderungskomplexitäten und Überprüfung der Resultate
- humiden Milieus mit erschwerter Trockenlegung und mehrmaligen Scanvorgangs

GOZ-Position 0070

Leistungsbeschreibung	Faktor	
Vitalitätsprüfung eines Zahnes oder mehrerer Zähne einschließlich Vergleichstest, je Sitzung	1,0-fach:	2,81 €
	2,3-fach:	6,47 €
	2,8-fach:	7,87 €
	3,1-fach:	8,72 €
	3,5-fach:	9,84 €

Abrechnungsbestimmung

--

! Anmerkung

- berechnungsfähig:
  - einmal je Sitzung, unabhängig von der Anzahl der getesteten Zähne
  - für elektrischen Pulpentest/für Kältetest/für Wärmetest
  - für Sensibilitätsprüfung eines oder mehrerer Zähne
  - auch bei Probetrepanation
  - für die Plausibilität der Exstirpation der vitalen Pulpa (GOZ-Nr 2360) möglich
  - erneut im weiteren Behandlungsverlauf/Folgesitzungen
  - ggf. neben Maßnahmen zur Erhaltung der vitalen Pulpa bei Caries profunda (indirekte Überkappung nach der GOZ-Nr. 2330)
  - ggf. neben Maßnahmen zur Erhaltung der freiliegenden vitalen Pulpa (direkte Überkappung nach der GOZ-Nr. 2340)
  - auch vor der Präparation, der zu überkronenden Zähne
- nicht berechnungsfähig:
  - für eine Sensibilitätsprüfung
  - für einen alleinigen Perkussionstest (Begleitleistung von GOZ-Nr. 0010 bzw. GOÄ-Nr. Ä5, Ä6)
  - angefallene Materialkosten

BZÄK-Kommentar zu der GOZ-Nr. 0070 (Stand November 2024)

Die Überprüfung der Sensibilität eines Zahnes bzw. der Vitalität der Pulpa kann mittels verschiedener Methoden erfolgen. Die Prüfung kann an einem, mehreren oder allen Zähnen durchgeführt werden. Der Reaktionsvergleich mit anderen Zähnen in derselben Sitzung ist abgegolten.

Auch bei der Anwendung unterschiedlicher Methoden ist die Testung nur einmal berechenbar. Die Vitalitätsprobe kann im Verlauf einer Behandlung an unterschiedlichen Behandlungstagen erneut erforderlich werden.

0070

Begründungen

Überdurchschnittlicher Zeitaufwand aufgrund …	Überdurchschnittliche Schwierigkeiten aufgrund …	Besondere Umstände aufgrund …

- höherer Anzahl der zu prüfende Zähne
- aufwendiger Mehrfach- und/oder Vergleichstestungen, wegen verzögerter Reaktion
- verzögerter Retraktion der Pulpa eines traumatisierten Zahnes
- erschwerter Testung bei vorhandenem Zahnersatz durch Überkronung des Zahnes/der Zähne verzögerte Reaktionen
- unterschiedlicher Testmethoden
- zusätzlicher Benutzung diverser aufwendiger Testmethoden
- aufwendiger Prüfung durch verschiedene Vergleichstests und Verfahren, bei unklarer Reaktion
- aufwendiger Testung da Verdacht bei ggf. vorhandener Nervdegeneration
- besonders vorsichtigen Vorgehens bei hoch akuter Schmerzsymptomatik
- schwierige differenzialdiagnostische Prüfung
- Angstzustand und Abwehrhaltung des Patienten bei akuter Schmerzsituation
- enormer Angst des Patienten, bedingt durch den provozierten Schmerz
- erhöhter Zeitaufwand (z. B. bei retrahierter Pulpa, bei traumatisiertem Zahn)
- zeitlich getrennte Vitalitätstests erst bei Probetrepanation Befundung möglich
- erschwerter Befunderhebung wegen extremer Hypermobilität, psychosoziale Blockade/psychogene Beteiligung
- erschwerter Isolation und aufwendiger/wiederholt erforderlicher Trockenlegung des Testgebietes zur Befundung bei vermehrter Salivation/Hypersalivation
- motorischer Instabilität der Zunge/Makroglossie, dadurch erschwerter Freistellung des zu befundenden Zahnes
- eingeschränkter Mundöffnung/erschwerter Mundzugang wegen Mundsperre/Kieferklemme/Adipositas/Herpes/Rhagaden etc.
- mehrerer extrem schmerzempfindlichen Zähne mit stark verzögerter Abklingreaktion auf die Reizsetzung
- extrem verzögerten Durchdringungszeiten des Testes wegen massiver Sekundärdentinbildung mit hoher Isolationswirkung
- der herabgesetzten Wahrnehmung unter Einsatz von Medikamenten bei nicht zu lokalisierender Schmerzausbreitung
- ambiger Patientenangaben zu Testperzeption bei tendenzieller Hypersensibilität wegen funktioneller Fehlbelastung
- der hohen Wandstärke der vorhandenen Rekonstruktionen unpräzise Fazit der Testung

GOZ-Position 0080

Leistungsbeschreibung	Faktor	
Intraorale Oberflächenanästhesie, je Kieferhälfte oder Frontzahnbereich	1,0-fach:	1,69 €
	2,3-fach:	3,88 €
	2,8-fach:	4,72 €
	3,1-fach:	5,23 €
	3,5-fach:	5,91 €

Abrechnungsbestimmung

--

! Anmerkung

- berechnungsfähig:
  - für Oberflächenanästhesie in Form von Spray, Lösungen, Gelen o. Ä.
  - als selbstständige Leistung (z. B. zum Ausschalten des Würgereflexes- bei Abformungen/Röntgenaufnahmen)
  - als vorbereitende Maßnahme bei anderen Anästhesien (Infiltrations- oder Leitungsanästhesie)
  - für verschiedene Verfahren – spezielle elektrische Verfahren mittels Schwachstrom (TENS), thermische Verfahren (Kältespray) oder mechanische Verfahren zur Durchführung einer Anästhesie der Schleimhautoberfläche können eingesetzt werden
  - je Kieferhälfte oder Frontzahnbereich
  - ggf. zweimal je Kieferhälfte oder Frontzahnbereich, wenn unterschiedliche Behandlungsabschnitte (erst Röntgen – späterer Zeitpunkt Abformung) nach/bei Wirkungsverlust
  - ggf. Materialkosten, nur bei Oraqix® (siehe Beschluss Beratungsforum)
- nicht berechnungsfähig:
  - für eine extraorale Oberflächenbetäubung (§ 6 Abs. 1 GOZ)
  - verwendete Medikamente nicht separat berechnungsfähig

Beschlüsse des Beratungsforums für Gebührenordnungsfragen

„Themenbereich Materialkosten
11. Mit den Gebühren der GOZ sind grundsätzlich gemäß § 4 Abs. 3 alle Auslagen abgegolten, soweit im Gebührenverzeichnis nichts anderes bestimmt ist. Darüber hinaus sind – bezugnehmend auf das BGH-Urteil vom 27. Mai 2004 (Az.: III ZR 264/03) – folgende Materialien zusätzlich berechnungsfähig:
- Oraquix® im Zusammenhang mit der Geb.-Nr. 0080 […]" (Quelle: BZÄK 2016)

0080

Anmerkung

BZÄK-Kommentar zu der GOZ-Nr. 0080 (Stand November 2024)

Das Aufbringen von Medikamenten in Form von Spray, Lösungen, Gelen o. Ä. zur „Intraoralen Oberflächenanästhesie" ist als selbstständige Leistung (z. B. zum Ausschalten des Würgereflexes) oder als vorbereitende Maßnahme bei anderen Anästhesien (Infiltrations- oder Leitungsanästhesie) berechenbar.

Auch spezielle elektrische Verfahren mittels Schwachstrom (TENS), thermische Verfahren (Kältespray) oder mechanische Verfahren zur Durchführung einer Anästhesie der Schleimhautoberfläche können eingesetzt werden.

Die Gebühr ist je Kieferhälfte oder Frontzahnbereich anzusetzen. Die Wiederholung einer Oberflächenanästhesie nach Wirkungsverlust löst erneut den Ansatz der Nummer 0080 aus.

Nicht berechenbar ist die Leistung für eine extraorale Oberflächenbetäubung.

Das verwendete Medikament kann nicht separat berechnet werden.

Begründungen

Überdurchschnittlicher Zeitaufwand aufgrund …	Überdurchschnittliche Schwierigkeiten aufgrund …	Besondere Umstände aufgrund …

- notwendiger Oberflächenanästhesie an mehreren Stellen innerhalb eines Frontzahnbereiches bzw. Kieferhälfte
- mehrfach erforderlicher Anwendung je Kieferhälfte/Frontzahngebiet - teilweise mehrfach je Zahn
- aufwendigen Applizierens im subgingivalen Bereich
- stufenweiser bzw. arealweiser und zeitintensiver Applikation wegen problematischer Kreislaufverhältnisse
- erhöhten Zeitaufwandes durch verzögerten Wirkungseintritt bei Anästhesie
- erschwerter Isolation und aufwendiger/wiederholt erforderlicher Trockenlegung des Behandlungsgebietes zur Oberflächenanästhesie bei vermehrter Salivation/Hypersalivation
- motorischer Instabilität der Zunge/Makroglossie, dadurch erschwerter Freistellung des Behandlungsfeldes/Applikation der Oberflächenanästhesie
- erschwerter Oberflächenanästhesie wegen extrem eingeschränkter Mundöffnung, bedingt durch Kieferklemme/Beweglichkeitseinschränkung des Kiefergelenkes/Kiefergelenksymptomatik/massive Kiefergelenkschmerzen/akuter Kiefergelenksbeschwerden/craniomandibulärer Dysfunktionen
- erschwerter Erreichbarkeit/Freistellung und Applikation im Behandlungsbereich wegen sehr enger und kleiner Mundöffnung durch eine extrem geringe Schneidekantendifferenz von … mm
- sehr zeitaufwendiger Oberflächenanästhesie durch fehlender Compliance des Kindes/des Patienten

0080

Begründungen

Überdurchschnittlicher Zeitaufwand aufgrund …	Überdurchschnittliche Schwierigkeiten aufgrund …	Besondere Umstände aufgrund …

- schwieriger Kommunikation wegen einer geistiger/physischer Behinderung des Patienten
- besonders eingehende Erläuterung/Aufklärung/Demonstration des Ablaufes bei Abwehrhaltung vom Kind wegen seines Alters/Allgemeinerkrankungen
- häufiger Unterbrechung und langer Dauer der zu applizierenden Oberflächenanästhesie/der Aufklärung/Führung bedingt durch häufiges Nachfragen/Logorrhoe des Patienten/Bezugsperson
- starkem Würgereiz beim Anästhesieren
- reflektorischer Übererregbarkeit z.B. starkem Husten-, Schluck-, oder/und Brechreizneigung mit häufigen Behandlungspausen und notwendiger wiederholt erforderlicher Trockenlegung bei mehrfacher Oberflächenanästhesie
- motorischer Unruhe des Patienten, verbunden mit mehrfach notwendigen Behandlungspausen und erneuter Oberflächenanästhesie
- erhöhtem Muskeltonus/Wangentonus/Zungentonus, dadurch erschwerter Freistellung des Behandlungsfeldes
- motorischer Instabilität der Zunge/Makroglossie, dadurch erschwerter Freistellung des Behandlungsfeldes
- stark eingeschränkter Mundöffnung und erschwerte Applikation wegen Schwellung des Weichgewebes/Mundsperre/Kieferklemme/Adipositas/Herpes/Rhagaden etc.
- verzögertem Wirkungseintritt wegen Prädisposition
- hoher Dosierung der Anästhesie und prolongierte Einwirkung durch vorhandene Verletzung der Schleimhaut/Schleimhautläsionen
- häufiger Anästhesieauffrischung der Oberflächenanästhesie wegen Vermeidung zusätzlicher Infiltrationsanästhesie

0090

GOZ-Position 0090

Leistungsbeschreibung	Faktor
Intraorale Infiltrationsanästhesie	1,0-fach: 3,37 € 2,3-fach: 7,76 € 2,8-fach: 9,45 € 3,1-fach: 10,46 € 3,5-fach: 11,81 €

Abrechnungsbestimmung

Wird die Leistung nach der Nummer 0090 je Zahn mehr als einmal berechnet, ist dies in der Rechnung zu begründen. Bei den Leistungen nach den Nummern 0090 und 0100 sind die Kosten der verwendeten Anästhetika gesondert berechnungsfähig.

! Anmerkung

- berechnungsfähig:
  - je Zahn oder Gebiet eines Zahnes – je Sitzung
  - für die intraligamentäre, intrapulpäre, intrakanaläre, intraossäre, nadelfreie und computergesteuerte Anästhesie
  - zur Ausschaltung von Anastomosen
  - mehrfach je Zahn oder Gebiet eines Zahnes mit Begründung auf der Rechnung
  - für Anästhesie bei mortalen (z. B. wurzelbehandelten, pulpatoten) Zahn mit Begründung (z. B. stark perkusionsempfindlich, Überinstrumentalisierung bei der Aufbereitung)
  - für eine Nachinjektion während der Behandlung zur Verringerung der Blutungsneigung bei Risikopatienten (Antikoagulantientherapie)
  - für eine Nachinjektion bei lang dauernden Behandlungen/Eingriffen bei nachlassender Anästhesiewirkung
  - auch für die Anästhesie im Gebiet der Nachbarzähne, wegen Schnittführung
  - in Sonderfällen für die akute Schmerzbehandlung oder für diagnostische Maßnahmen zur Schmerzdiagnostik eine Heilinjektion mittels Anästhesie (Neuraltherapie)
  - zzgl. Materialkosten gemäß § 4 Abs. 3 GOZ tatsächliche Menge des Anästhetikums berechenbar (**Wichtig**: Dokumentation: Anzahl der Ampullen, bzw. verwendete Menge)
  - ggf. neben Intraorale Oberflächenanästhesie (GOZ-Nr. 0080) zur Ausschaltung des Injektionsschmerzes
- nicht berechnungsfähig:
  - für eine intraorale Leitungsanästhesie (GOZ-Nr. 0100)
  - für eine Heilinjektion (GOÄ-Nrn. Ä267 bzw. Ä268)

! Anmerkung

- mehrfach je Zahn zum Erreichen einer ausreichenden Anästhesietiefe
- je Einstichstelle
- eine Nachinjektion allein zur Minderung der Blutungsneigung (GOÄ-Nr. Ä252)

BZÄK-Kommentar zu der GOZ-Nr. 0090 (Stand November 2024)

Die lokale Schmerzausschaltung (Infiltrationsanästhesie) wird je Zahn einmal berechnet. Sofern ein Einstich zur vollständigen Schmerzausschaltung am behandelten Zahn nicht ausreichend ist, kann auch mehrfach bzw. an unterschiedlichen Stellen anästhesiert werden und ist dann auch mehrfach berechnungsfähig. Bei der mehrfachen Anästhesieberechnung pro Zahn ist dies in der Rechnung mit einem kurzen nachvollziehbaren Begründungshinweis zu versehen. Auch bei lang dauernden Eingriffen mit Nachinjektion ist die Leistung mehrfach pro Zahn berechnungsfähig.

Zur lokalen Schmerzausschaltung nach Nummer 0090 zählen auch die intraligamentäre, intrakanaläre, intrapulpäre und intraossäre Anästhesie. Bei einer Kombination, z. B. einer intraligamentären mit der Infiltrationsanästhesie kann die Berechnung mit entsprechendem Begründungshinweis auch mehrfach pro Zahn und Sitzung berechnet werden. Infiltrationsanästhesien zur Ausschaltung von Anastomosen können ohne Begründungshinweis zusätzlich berechnet werden, weil sie ein anderes (Zahn-) Gebiet als den behandelten Zahn betreffen.

In zahnlosen Kieferabschnitten kann die Infiltrationsanästhesie entsprechend dem zahnmedizinischen Erfordernis mehrfach berechnet werden.

Die Infiltrationsanästhesie kann in derselben Sitzung auch neben einer intraoralen Leitungsanästhesie berechnet werden. Hinsichtlich der Nebeneinanderberechnung von Infiltrations- und Leitungsanästhesie entscheidet der Zahnarzt nach individueller Behandlungssituation.

Das Anästhesiemittel ist gesondert berechnungsfähig. Die zur Injektion verwendeten Einmalmaterialien (z. B. Kanüle) können nicht gesondert berechnet werden.

Injektionen bzw. Anästhesien zu Heilzwecken können nach Nummer 267 (GOÄ) berechnet werden.

Hinweise bei Rechnungsstellung bei erforderlicher mehrfach notwendiger Injektion an einem Zahn:

- zum Erreichen einer ausreichenden Analgesie
- unterschiedliche Nervgebiete
- lange Dauer der Behandlung/Operation/Präparation
- zusätzlich erforderlich intraligamentäre Anästhesie
- Anastomosen
- etc.

0090

Begründungen

Überdurchschnittlicher Zeitaufwand aufgrund …	Überdurchschnittliche Schwierigkeiten aufgrund …	Besondere Umstände aufgrund …

- erschwerten Zugangs im hinteren Drittel der Mundhöhle
- schwieriger und zeitintensiver Applikation wegen reduzierten, ungünstigen Allgemeinzustand (problematische Kreislaufverhältnisse/schwierige Stoffwechselsituation)
- verzögerten Wirkungseintritts bei Anästhesie
- langsamen, druckkontrollierten indizieren wegen erhöhter Sensibilität im entzündlich veränderten Gebiet
- fraktionierter Anästhesie und druckkontrollierter Abgabe der Injektionslösung zur Gewebeschonung (z. B. Frontzahngebiet)
- intraligamentärer Anästhesie bei fraktionierter Abgabe des Anästhetikums
- einer Injektion im hyperämischen Gebiet
- besonders eingehende Erläuterung/Aufklärung/Demonstration des Ablaufes bei Abwehrhaltung vom Kind wegen seines Alters/Allgemeinerkrankungen
- besonders eingehender Erläuterung/Aufklärung des Ablaufes bei einem ängstlichen Patienten wegen reduzierter Aufnahmefähigkeit
- mehrfacher zirkulärer Nachanästhesierens bei hypersensiblem Zahn (z. B. Schmelzreifungsstörung [MIH])
- stark entzündlich veränderten Gebiets/kompakten Knochens Nachinjektionen notwendig, um ausreichende Anästhesiewirkung zu erreichen
- erhöhter Toxizitätsschwelle (z. B. Alkoholiker, Drogenabhängiger, Tablettensüchtiger) mehrfache Anästhesien notwendig, um die nötige Anästhesietiefe zu erreichen
- besonders vorsichtigen, äußerst langsamen Injizierens (z. B. zur Schmerzreduktion, Kreislaufproblematik etc.)
- erschwerten Zugangs, bei stark eingeschränkter/wegen sehr enger und kleiner Mundöffnung durch eine extrem geringe Schneidekantendifferenz von … mm
- starkem Würgereizes und Brechreizneigung beim Anästhesieren
- motorischer Unruhe des Patienten, verbunden mit mehrfach notwendigen Behandlungspausen
- erhöhten Muskeltonus/Wangentonus/Zungentonus, dadurch erschwerter Freistellung des Behandlungsfeldes
- motorischer Instabilität der Zunge/Makroglossie , dadurch erschwerter Freistellung des Behandlungsfeldes
- eingeschränkter Mundöffnung wegen Schwellung des Weichgewebes/Mundsperre/Kieferklemme/Adipositas/Herpes/Rhagaden etc.
- atypischen Nervverlaufs, zirkuläre Nachinjektion erforderlich um ausreichende Anästhesiewirkung zu erreichen
- erschwerten Zugangs bei hochgradigen Kiefergelenksbeschwerden

Begründungen

Überdurchschnittlicher Zeitaufwand aufgrund …	Überdurchschnittliche Schwierigkeiten aufgrund …	Besondere Umstände aufgrund …

- eingeschränkter Mundöffnung/Sicht wegen starker präoperativer Schwellung des Weichgewebes und schwieriger Situation bei der Anästhesie
- häufiger Anästhesieunterbrechungen wegen des reduzierten Allgemeinzustandes und verminderter Belastbarkeit
- Einschränkung des Sichtbereiches, verursacht durch eingeschränkte Lagerfähigkeit des Patienten wegen Wirbelsäulenerkrankung/Muskelerkrankung/Herz-Kreislauferkrankung
- reflektorischer Übererregbarkeit z. B. starkem Husten-, Schluckreizneigung mit häufigen Unterbrechungen der Anästhesie
- schwieriger Kommunikation, wegen einer geistigen Einschränkung/Behinderung des Patienten
- häufiger Unterbrechung und langer Dauer der Anästhesie bedingt durch Logorrhoe/reflektorischer Übererregbarkeit (Redezwang) des Patienten
- sehr zeitaufwendiger Beratung/Aufklärung durch erschwerte Compliance des Patienten
- schwieriger Kommunikation wegen geistiger/physischer Behinderung des Patienten
- hohen zeitlichen Aufwands bei nadelfreie (z.B. Injex®System) und computergesteuerte Anästhesie (z. B. The Wand®)
- erschwerter und mehrfach notwendiger intrapulpäre, intrakanaläre Anästhesie bei akuter Pulpitis/infizierter Pulpanekrose
- ausgedehnter Entzündung im Verlauf der Nervenbahn mit Nervenreizung in Form einer lokalen Neuritis und hohen Anästhesiebedarf, um die nötige Anästhesietiefe zu erreichen
- extrem vorsichtiger Bolusinjektion, gezielt möglichst rein intramukös, neben/im entzündlichen Infiltrat/Abszess
- erhöhten Aufwands bei subperiostal und möglichst enossal indizierter Injektion bei extremer Anästhesieresistenz
- besonderer Injektionstechnik mit submukösem Vorschub der Nadel und Schwenkung zur Umspritzung/Quaddelung
- wiederholten Kontakts mit einem Blutgefäß und demzufolge zeitaufwendigen Nadelaustausches und Neupositionierung und anschließend schwieriger Depotsetzung

0100

GOZ-Position 0100

Leistungsbeschreibung	Faktor
Intraorale Leitungsanästhesie	1,0-fach: 3,94 € 2,3-fach: 9,05 € 2,8-fach: 11,02 € 3,1-fach: 12,20 € 3,5-fach: 13,78 €

Abrechnungsbestimmung

Bei den Leistungen nach den Nummern 0090 und 0100 sind die Kosten der verwendeten Anästhetika gesondert berechnungsfähig.

Anmerkung

- berechnungsfähig:
  - je Leitungsanästhesie, intraoral – je zu anästhesierenden Nervs
  - je Nachinjektion bei lang dauernden Behandlungen/Eingriffen bei nachlassender Anästhesiewirkung
  - für nadelfreie und computergesteuerte Anästhesie
  - zzgl. Materialkosten gemäß § 4 Abs. 3 GOZ tatsächliche Menge des Anästhetikums berechenbar (**Wichtig**: Dokumentation: Anzahl der Ampullen, bzw. verwendete Menge)
  - ggf. neben einer intraoraler Oberflächenanästhesie (GOZ-Nr. 0080) zur Ausschaltung des Injektionsschmerzes
  - für Anästhesie bei mortalen (z. B. wurzelbehandelten, pulpatoten) Zahn mit Begründung (z. B. stark perkusionsempfindlich, Überinstrumentalisierung bei der Aufbereitung)
  - auch neben Infiltrationsanästhesie (GOZ-Nr. 0090)
- nicht berechnungsfähig:
  - für Anästhesien zu Heilzwecken (GOÄ-Nr. Ä267)
  - für eine extraorale Leitungsanästhesie § 6 Abs. 1 GOZ
  - mehrfach zum Erreichen einer ausreichenden Anästhesietiefe
  - für eine intraorale Infiltrationsanästhesie (GOZ-Nr. 0090)

! Anmerkung

Hinweise bei Rechnungsstellung bei erforderlicher mehrfach notwendiger Injektion oder für die Nebeneinanderberechnung der Nummern 0100 und 0090:

- zum Erreichen einer ausreichenden Analgesie
- unterschiedliche Nervgebiete
- lange Dauer der Behandlung/Operation/Präparation (Wirkdauer laut Packungsbeilage beachten)
- zusätzlich erforderlich intraligamentäre Anästhesie
- Anastomosen
- etc.

BZÄK-Kommentar zu der GOZ-Nr. 0100 (Stand November 2024)

Bei der Leitungsanästhesie wird das gesamte Versorgungsgebiet des jeweiligen Nervs betäubt. Im Unterkiefer sind dies z. B. der Nervus mandibularis oder der Nervus mentalis, im Oberkiefer z. B. die Tuberanästhesie, der Nervus palatinus majus, der Nervus infraorbitalis.

Die Leitungsanästhesie ist entsprechend der Anzahl der zu anästhesierenden Nerven und/oder bei lang dauernden Eingriffen auch mehrfach berechnungsfähig. Eine Begründung für den mehrfachen Ansatz der Leistung nach Nummer 0100 oder für die Nebeneinanderberechnung der Nummern 0100 und 0090 ist empfehlenswert.

Eine Leitungsanästhesie kann auch am Nervus mentalis erfolgen.

Die intraorale Leitungsanästhesie kann in derselben Sitzung auch mit einer Infiltrationsanästhesie zusammen berechnet werden, z. B. zur Ausschaltung von Anastomosen der Gegenseite.

Das Anästhesiemittel ist gesondert berechnungsfähig. Die zur Injektion verwendeten Einmalmaterialien (z. B. Kanüle) können nicht gesondert berechnet werden.

Injektionen bzw. Anästhesien zu Heilzwecken können nach Nummer 267 (GOÄ) berechnet werden.

Die extraorale Leitungsanästhesie ist in der GOZ nicht mehr enthalten. Sie kann analog berechnet werden.

0100

Begründungen

Überdurchschnittlicher Zeitaufwand aufgrund … | Überdurchschnittliche Schwierigkeiten aufgrund … | Besondere Umstände aufgrund …

- erschwerten Zugangs im hinteren Drittel der Mundhöhle
- schwieriger und zeitintensiver Applikation wegen reduzierten, ungünstigen Allgemeinzustand (problematische Kreislaufverhältnisse/schwierige Stoffwechselsituation)
- verzögerten Wirkungseintritts bei Anästhesie
- langsamen, druckkontrollierten Indizierens wegen erhöhter Sensibilität im entzündlich veränderten Gebiet
- fraktionierter Anästhesie und druckkontrollierter Abgabe der Injektionslösung zur Gewebeschonung (z. B. Frontzahngebiet) und Depotsetzung
- einer Leitungsanästhesie im hyperämischen Gebiet
- besonders eingehender Erläuterung/Aufklärung des Ablaufes bei Abwehrhaltung vom Kind wegen seines Alters/Allgemeinerkrankungen
- besonders eingehende Erläuterung/Aufklärung des Ablaufes bei einem ängstlichen Patienten wegen reduzierter Aufnahmefähigkeit
- mehrfachen Nachanästhesierens bei hypersensiblem Zahn (z. B. Schmelzreifungsstörung [MIH])
- stark entzündlich veränderten Gebiets/kompakter Knochen Nachinjektionen notwendig, um ausreichende Anästhesiewirkung zu erreichen
- erhöhter Toxizitätsschwelle (z. B. Alkoholiker, Drogenabhängiger, Tablettensüchtiger) mehrfache Anästhesien notwendig, um die nötige Anästhesietiefe zu erreichen
- besonders vorsichtigen, äußerst langsamen Injizierens (z. B. zur Schmerzreduktion, Kreislaufproblematik etc.)
- erschwerten Zugangs, bei stark eingeschränkter/wegen sehr enger und kleiner Mundöffnung durch eine extrem geringe Schneidekantendifferenz von … mm
- starken Würgereizes und Brechreizneigung beim Anästhesieren
- motorischer Unruhe des Patienten, verbunden mit mehrfach notwendigen Behandlungspausen
- erhöhten Muskeltonus/Wangentonus/Zungentonus, dadurch erschwerter Freistellung des Behandlungsfeldes
- motorischer Instabilität der Zunge/Makroglossie, dadurch erschwerter Freistellung des Behandlungsfeldes
- eingeschränkter Mundöffnung wegen Schwellung des Weichgewebes/Mundsperre/Kieferklemme/Adipositas/Herpes/Rhagaden etc.
- atypischen Nervverlaufs, Nachanästhesieren erforderlich um ausreichende Anästhesiewirkung zu erreichen
- erschwerten Zugangs bei hochgradigen Kiefergelenksbeschwerden
- eingeschränkter Mundöffnung/Sicht wegen starker präoperativer Schwellung des Weichgewebes und schwieriger Situation bei der Anästhesie

Begründungen

Überdurchschnittlicher Zeitaufwand aufgrund …	Überdurchschnittliche Schwierigkeiten aufgrund …	Besondere Umstände aufgrund …

- häufiger Anästhesieunterbrechungen wegen des reduzierten Allgemeinzustandes und verminderter Belastbarkeit
- Einschränkung des Sichtbereiches, verursacht durch eingeschränkte Lagerfähigkeit des Patienten wegen Wirbelsäulenerkrankung/Muskelerkrankung/Herz-Kreislauferkrankung
- reflektorischer Übererregbarkeit z. B. starkem Husten-, Schluckreizneigung mit häufigen Unterbrechungen der Anästhesie
- schwieriger Kommunikation, wegen einer geistigen Einschränkung/Behinderung des Patienten
- häufiger Unterbrechung und langer Dauer der Anästhesie bedingt durch Logorrhoe/reflektorischer Übererregbarkeit (Redezwang) des Patienten
- sehr zeitaufwendiger Beratung/Aufklärung durch erschwerte Compliance des Patienten
- schwieriger Kommunikation wegen einer geistiger/physischer Behinderung des Patienten
- hohen zeitlichen Aufwands bei nadelfreie (z.B. Injex®System) und computergesteuerte Anästhesie (z. B. The Wand®)
- ausgedehnter Entzündung und Reizung des Nervens in Form einer lokalen Neuritis und hoher Anästhesienotwendigkeit
- im speziellen Fall dieses Patienten indizierter besonderer Injektionstechnik mit submukösem Vorschub der Nadel und Schwenkung zur Regionumspritzung
- hochakuter Pulpitis mit Übergang zur lokalen Ostitis/Periostitis (Periodontitis) mit mehrfach indizierter Quaddelbildung

3

3

3

B Prophylaktische Leistungen

GOZ 1000–1040

GOZ-Position 1000

Leistungsbeschreibung	Faktor
Erstellung eines Mundhygienestatus und eingehende Unterweisung zur Vorbeugung gegen Karies und parodontale Erkrankungen, Dauer mindestens 25 Minuten	1,0-fach: 11,25 € 2,3-fach: 25,87 € 2,8-fach: 31,50 € 3,1-fach: 34,87 € 3,5-fach: 39,37 €

Abrechnungsbestimmung

Die Leistung nach der Nummer 1000 ist innerhalb eines Jahres einmal berechnungsfähig. Die Leistung umfasst die Erhebung von Mundhygiene-Indizes, das Anfärben der Zähne, die praktische Unterweisung mit individuellen Übungen und die Motivierung des Patienten.
Im Zusammenhang mit der Leistung nach der Nummer 1000 sind Leistungen nach den Nummern 0010, 4000 und 8000 sowie Beratungen und Untersuchungen nach der Gebührenordnung für Ärzte (GOÄ-Nr. Ä1, Ä5 und Ä6) nur dann berechnungsfähig, wenn diese Leistungen anderen Zwecken dienen und dies in der Rechnung begründet wird.

Anmerkung

- berechnungsfähig:
  - für die Erhebung von Mundhygiene-Indizes
  - ggf. für das Einfärben der Zähne
  - für die praktische Unterweisung mit individuellen Übungen und die Motivierung des Patienten
  - für die Erläuterung der Ursachen von Karies und Parodontopathien usw.
  - neben einem parodontalen Screening Index (PSI) (GOZ-Nr. 4005)
  - bei einer PAR-Behandlung im Rahmen einer PAR-Vorbehandlung
  - für Einzelunterweisung (Individualprophylaxe)
  - bei einer Dauer von mindestens 25 Minuten (ggf. teilbar in mehrere Sitzungen auf zusammen mind. 25 Min.)
  - innerhalb eines Jahres (365 Tage) einmal
  - ggf. neben einer eingehenden Untersuchung (GOZ-Nr. 0010) oder vollständigen Untersuchung des stomatognathen Systems (GOÄ-Nr. Ä6) – [auf der Rechnung vermerken, dass die Untersuchung anderen Zweck dient z. B. Untersuchung zur Feststellung von Zahn-, Mund- und Kieferkrankheiten, separate Behandlungseinheit Zahnarzt/Prophylaxehelferin oder vollständige Untersuchung des stomatognathen Systems aufgrund Kiefergelenksbeschwerden]

1000

! Anmerkung

- ggf. neben einer symptombezogenen Untersuchung (GOÄ-Nr. Ä5) – [auf der Rechnung vermerken, dass die Untersuchung anderen Zweck dient z. B. symptombezogene Untersuchung aufgrund akuten Schmerzsyndrom oder akuter Gingivitis]
- ggf. neben dem Erstellen/Dokumentieren des Parodontalstatus (GOZ-Nr. 4000) – [auf der Rechnung vermerken, dass die Leistung anderen Zweck dient z. B. PA-Status notwendig aufgrund parodontaler Erkrankungen]
- ggf. neben der klinischen Funktionsanalyse (GOZ-Nr. 8000) – [auf der Rechnung vermerken, dass die notwendige Funktionsanalyse anderen Zweck dient z. B. notwendig aufgrund CMD]
- ggf. neben der Beratung (GOÄ-Nr. Ä1) – [auf der Rechnung vermerken, dass die Beratung einen anderen Zweck dient, z.B. Beratung über geplante Kronenversorgung/minimalinvasive Kariesbehandlung usw.]
- ggf. neben der Kontrolle des Übungserfolges (GOZ-Nr. 1010) in einer Sitzung, wenn der Patient selbständig die Umsetzung des Erlernten übt und anschließend eine Kontrolle nach der GOZ-Nr. 1010 erfolgt [Zeitvorgaben einhalten und auf der Rechnung dokumentieren]
- ggf. zzgl. Speichelentnahme zur Ermittlung der Pufferkapazität/Speichelsekretionsrate/des pH-Werts – § 6 Abs. 1 GOZ
- ggf. neben weitere Prophylaxe-Maßnahmen, z.B. Professionelle Zahnreinigung (GOZ Nr. 1040)/Entfernung harter und weicher Zahnbeläge (GOZ-Nrn. 4050,4055)
- ggf. zzgl. Bestimmung des subgingivalen Keimspektrums – § 6 Abs.1 GOZ
- ggf. zzgl. Bioaktive Zahnschmelzverdichtung und/oder Biomimetische Mineralisierung von Schmelzdefekten und/oder Cu-dotierte Tiefenfluoridierung – §6 Abs. 1 GOZ
- ggf. zzgl. Aufbau des Zahnes und Schutz vor Mikrorissen (z. B. ApaCare Repair) – § 6Abs.1 GOZ

• nicht berechnungsfähig:
  - bei Gruppenunterweisung (Gruppenprophylaxe)
  - mehr als einmal innerhalb eines Jahres - dann analog Abrechnung – § 6 Abs. 1 GOZ)
  - für einen Gingivalindex (z. B. "BOB") – GOZ-Nr. 4005
  - für die Kontrolle des Übungserfolges einschließlich weiterer Unterweisung – GOZ-Nr. 1010

Das Absenken des Faktors berechtigt nicht zur Abrechnung der Leistungen, wenn die vorgegebene Mindestzeit von 25 Minuten nicht eingehalten wurde. Möglich wäre es zum Beispiel, die Position 1000 in zwei Sitzungen zu erbringen. Die Abrechnung der Leistung erfolgt nach vollständig erbrachter Leistung dann in der zweiten Sitzung. Die in der Leistungsbeschreibung genannte Mindestdauer von 25 Minuten muss auf der Rechnung angegeben werden.

! Anmerkung

BZÄK-Kommentar zu der GOZ-Nr. 1000 (Stand November 2024)

Der "Mundhygienestatus" ist die diagnostische Leistung des Zahnarztes hinsichtlich des Standes der Mundhygiene bzw. des Zustandes der Gingiva. Die Erhebung entsprechender Indizes und die Unterweisungen sind auch an fortgebildete Praxismitarbeiter delegierbar. Die Leistung beinhaltet die Aufklärung über die Vermeidung von Karies und Zahnbetterkrankungen. Die Gesamtdauer der Leistung ist mit einer Mindestzeit belegt, die ggf. auf mehr als eine Sitzung verteilt werden kann.

Die Wahl des Mundhygiene-Index ist dem Zahnarzt freigestellt. Die Erstellung eines Mundhygiene-Index kann ausreichend sein. Die Erstellung mehrerer Indizes ist nicht vorgeschrieben, vielmehr ist die Auswahl eines von mehreren möglichen Indizes freigegeben. Der Hinweis auf mehrere Indizes und die Wahl des Plurals in den Abrechnungsbestimmungen bedeuten, dass sich die Berechenbarkeit auf zwei Nummern (1000, 1010) bezieht.

Die Erhebung des Mundhygienestatus muss in geeigneter Form dokumentiert sein. Die Verwendung eines Formblatts ist nicht vorgeschrieben. Die Feststellung und Beurteilung von Plaque-Retentionsstellen oder von Pflegedefiziten mittels Anfärben der Zähne gehören ebenfalls zur Leistung. Auswahl und Umfang von praktischen Übungen richten sich am individuellen Profil des Patienten aus. Die Motivation ist den individuellen Gegebenheiten des Patienten angemessen vorzunehmen.

Die Leistung ist nur einmal innerhalb eines Jahres berechnungsfähig. Sie ist daher erneut berechnungsfähig an dem Tag des Jahres, der zahlmäßig identisch ist mit dem Tag des Vorjahres, an dem die Leistung nach der Nummer 1000 erbracht wurde. Wird die Leistung nicht an diesem Tag, sondern zu einem späteren Zeitpunkt erbracht, so beginnt der Jahreszeitraum erst am Tag der Leistungserbringung. Wird die Leistung an einem 29. Februar erbracht, so ist sie im Folgejahr am 1. März erneut berechnungsfähig. Die hiermit limitierte Abrechnungsfähigkeit der Leistung entspricht nicht immer dem medizinischen Erfordernis. Sofern die Leistung in einem kürzeren Abstand wiederholt werden soll, kann die Leistung nach § 6 Abs. 1 GOZ analog berechnet werden. Im Übrigen steht für weitere Kontrollen und Unterweisungen die Nummer 1010 zur Berechnung zur Verfügung.

Der Leistungsinhalt der Nummer 1000 umfasst nicht die Beratung, die Unterweisung und die Untersuchung des Patienten hinsichtlich der Diagnostik und ggf. Besprechung von Therapien bei Zahn-, Mund- und Kiefererkrankungen. Diese Leistung(en) können zwar in derselben Sitzung, aber nicht innerhalb des durch die Nummer 1000 vorgegebenen Zeitrahmens von 25 Minuten erbracht werden und müssen unterschiedlichen Zwecken dienen. Sollen also Untersuchungen und Beratungen in derselben Sitzung erfolgen, dürfen diese nur dann berechnet werden, wenn sie nicht Prophylaxezwecken, sondern anderen Zwecken dienen. Dies muss in der Rechnung begründet werden, und zwar mit der Angabe, dass die an demselben Tag berechnete Untersuchungs- oder Beratungsleistung (z. B.) der Feststellung von Zahn-, Mund- und Kieferkrankheiten gedient habe.

1000

! Anmerkung

Gleiches gilt auch, sofern in derselben Sitzung neben dem Mundhygienestatus zusätzlich eine Leistung nach Nummer 4000 (Parodontalstatus) oder nach Nummer 8000 (Klinische Funktionsanalyse) erbracht wird.
Die Gebührennummern 1000 und 1010 sind an einem Behandlungstag berechnungsfähig, wenn der Patient im Anschluss an die Leistungserbringung nach der Nummer 1000 selbständig die Umsetzung des Erlernten übt und anschließend eine Kontrolle nach der Nummer 1010 erfolgt. Ein derartiger Ablauf ist nicht als eine, ggf. einen Ausschluss der Nebeneinanderberechnung begründende Sitzung aufzufassen. Die Zeitvorgaben sind einzuhalten.

Begründungen

Überdurchschnittlicher Zeitaufwand aufgrund …	Überdurchschnittliche Schwierigkeiten aufgrund …	Besondere Umstände aufgrund …

- besonders schwieriger Instruktion und Einübung von Putztechniken bei Kleinkindern zzgl. der Einbeziehung von Bezugspersonen
- besonders schwieriger Instruktion und Einübung von Putztechniken und erschwertes Erlernen der Anwendung von Hilfsmitteln bei älteren Menschen mit eingeschränkten koordinativen Fähigkeiten
- schwieriger Motivation wegen ungünstiger Indexwerte
- besonders schwieriger Motivation wegen einer mentalen Einschränkung
- Einbeziehung und zusätzliche Instruktion der Bezugspersonen in die Prophylaxeunterweisung
- vermehrter Plaque-Retentionsstellen z. B. bei prothetischen Konstruktionen, keilförmigen Defekten etc.
- Erstellung und Besprechung mehrerer verschiedener Indizes
- schwierigen Erstellens mehrerer Indizes im parodontal erkrankten Gebiss
- laufender kieferorthopädischer Behandlung mit festsitzenden Apparaturen und eingehende Instruktion/Motivation bei der schwierigen Reinigung
- ausgeprägter Behandlungsresistenz des Patienten
- besonders ausführlicher Motivation und Instruktion für die häusliche Zahnpflege in der Wechselgebissphase
- zusätzlicher Bestimmung des Kariesrisikos (z. B. dmf-t/DMF-T)
- langer Dauer …. Minuten, wegen umfangreicher Befunde und zusätzlicher Anweisungen zur häuslichen Pflege mit zusätzlicher Verwendung von audiovisuellen Hilfsmitteln und/oder Anschauungsmaterial
- aufwendigen Mundhygienestatus wegen eines sehr schlechten Mundhygienezustandes
- umfangreicher praktischer Übungen der anzuwendenden Technik der individuellen Interdentalpflege an sehr eng und verschachtelt stehenden Zähnen

Begründungen

Überdurchschnittlicher Zeitaufwand aufgrund …	Überdurchschnittliche Schwierigkeiten aufgrund …	Besondere Umstände aufgrund …

- umfangreicher Instruktion und ausführlichen praktischen Übungen der anzuwendenden Technik bei vorhandener komplexer prothetischer Konstruktion
- besonderen Aufwands bei der Erstellung des Mundhygienestatus wegen vorhandener Restaurationen/Apparaturen und/oder elongierten/protrudierten Zähnen und/oder Zahnfehlstellungen (nach buccal/palatinal/lingual gekippte, asymmetrischer Zahnrotationen usw.) und erschwertes Erlernen der optimalen Putztechnik und Anwendung von Hilfsmitteln bei der häuslichen Pflege
- langer Dauer wegen von Unruhe des Patienten und mehreren Wiederholungen der Erläuterungen und Übungen der häuslichen Mundhygiene
- besonders eingehender Aufklärung zu alternativen häuslichen/praxisunterstützenden Prophylaxeprogramme
- eingeschränkter Mundöffnung/erschwerter Mundzugang wegen Mundsperre/Kieferklemme/Adipositas/Herpes/Rhagaden etc.
- der schwierigen Kommunikation wegen geistiger Einschränkung/physischer Behinderung/eingeschränkter Hörfähigkeit/sprachlicher Verständigungsschwierigkeiten mit dem Patienten
- besonders eingehender Unterweisung durch reduzierte Aufnahmefähigkeit des Patienten wegen seines Alters/Allgemeinerkrankungen
- häufiger Unterbrechung und lange Dauer der Motivation/Unterweisung bedingt durch Logorrhoe/reflektorischer Übererregbarkeit (Redezwang) des Patienten
- sehr zeitaufwendiger Unterweisung durch erschwerte Compliance des Patienten
- intensiven praktischen Übungen der unterschiedlichen Techniken/Anwendungen der Hilfsmittel bei verschiedenen Prädilektionsstellen
- zusätzlicher Ernährungsberatung mit besonderem Hinweis auf kariogene Nahrung und/oder säureerosive Getränke
- motorischer Schwierigkeiten bei erforderlicher Umstellung der bisherigen Putzgewohnheiten
- unterschiedlicher Unterweisungsinstruktionen bedingt durch verschiedene Symptome
- motorischer Instabilität der Zunge/Makroglossie, dadurch erschwerter Freistellung des Behandlungsfeldes und Erstellung des Mundhygienstatus
- aufwendiger Erörterung und Schulung eines individuellen Mundhygieneprogramms während der Bracket-Versorgung
- Überschreitung der geforderten Mindestzeit (25 min) wegen detailierte Beratung im Rahmen der Mundhygieneinstruktion xy Zeitangabe
- bei der Erhebung des Mundhygienestatus wegen der vorliegenden ungünstigen Mundhygieneverhältnisse durch Dysgnathien

1010

GOZ-Position 1010

Leistungsbeschreibung	Faktor	
Kontrolle des Übungserfolges einschließlich weiterer Unterweisung, Dauer mindestens 15 Minuten	1,0-fach:	5,62 €
	2,3-fach:	12,94 €
	2,8-fach:	15,75 €
	3,1-fach:	17,44 €
	3,5-fach:	19,68 €

Abrechnungsbestimmung

Die Leistung nach der Nummer 1010 ist innerhalb eines Jahres dreimal berechnungsfähig.
Im Zusammenhang mit der Leistung nach der Nummer 1010 sind Leistungen nach den Nummern 0010, 4000 und 8000 sowie Beratungen und Untersuchungen nach der Gebührenordnung für Ärzte (GOÄ-Nr. Ä1, Ä5 und Ä6) nur dann berechnungsfähig, wenn diese Leistungen anderen Zwecken dienen und dies in der Rechnung begründet wird.

Anmerkung

- berechnungsfähig:
  - für die Kontrolle des Übungserfolges nach einer Instruktion nach der GOZ-Nr. 1000
  - ggf. für das Einfärben der Zähne
  - für die weitere Unterweisung mit individuellen Übungen und die Motivierung/Remotivierung des Patienten
  - neben einem parodontalen Screening Index (PSI) (GOZ-Nr. 4005)
  - bei einer PAR-Behandlung im Rahmen einer PAR-Vorbehandlung
  - für Einzelunterweisung (Individualprophylaxe)
  - bei einer Dauer von mindestens 15 Minuten (ggf. teilbar in mehrere Sitzungen auf zusammen mind. 15 Min.)
  - dreimal innerhalb eines Jahres (365 Tage)
  - ggf. neben der eingehenden Untersuchung (GOZ-Nr. 0010) oder vollständigen Untersuchung des stomatognathen Systems (GOÄ-Nr. Ä6) – [auf der Rechnung vermerken, dass die Untersuchung anderen Zweck dient z. B. Untersuchung zur Feststellung von Zahn-, Mund- und Kieferkrankheiten, separate Behandlungseinheit Zahnarzt/Prophylaxehelferin oder vollständige Untersuchung des stomatognathen Systems aufgrund Kiefergelenksbeschwerden]
  - ggf. neben der symptombezogenen Untersuchung (GOÄ-Nr. Ä5) – [auf der Rechnung vermerken, dass die Untersuchung anderen Zweck dient z.B. symptombezogene Untersuchung aufgrund akuten Schmerzsyndrom oder akuter Gingivitis]

! Anmerkung

- ggf. neben dem Erstellen/Dokumentieren des Parodontalstatus (GOZ-Nr. 4000) – [auf der Rechnung vermerken, dass die Leistung anderen Zweck dient z.B. PA-Status notwendig aufgrund parodontaler Erkrankungen]
- ggf. neben der klinischen Funktionsanalyse (GOZ-Nr. 8000) – [auf der Rechnung vermerken, dass die notwendige Funktionsanalyse anderen Zweck dient z. B. notwendig aufgrund CMD]
- ggf. neben Beratung (GOÄ-Nr. Ä1) – [auf der Rechnung vermerken, dass die Beratung einen anderen Zweck dient, z.B. Beratung über geplante Kronenversorgung/minimalinvasive Kariesbehandlung usw.]
- ggf. zzgl. Speichelentnahme zur Ermittlung der Pufferkapazität/Speichelsekretionsrate/des pH-Werts – § 6 Abs. 1 GOZ
- ggf. zzgl. Bestimmung des subgingivalen Keimspektrums § 6 Abs. 1 GOZ
- ggf. zzgl. Bioaktive Zahnschmelzverdichtung und/oder Biomimetische Mineralisierung von Schmelzdefekten und/oder Cu-dotierte Tiefenfluoridierung – § 6 Abs. 1 GOZ
- ggf. neben weitere Prophylaxe-Maßnahmen z.B. Professionelle Zahnreinigung (GOZ Nr. 1040)/Entfernung harter und weicher Zahnbeläge (GOZ Nrn. 4050, 4055)
- ggf. zzgl. Aufbau des Zahnes und Schutz vor Mikrorissen (z. B. ApaCare Repair) – § 6 Abs.1 GOZ

- nicht berechnungsfähig:
  - bei Gruppenunterweisung (Gruppenprophylaxe)
  - mehr als dreimal innerhalb eines Jahres → dann analog Abrechnung nach § 6 Abs. 1 GOZ

Das Absenken des Faktors berechtigt nicht zur Abrechnung der Leistungen, wenn die vorgegebenen Zeiten nicht eingehalten wurden. Möglich wäre es zum Beispiel, die Position 1010 in zwei Sitzungen zu erbringen. Die Abrechnung der Leistung erfolgt nach vollständig erbrachter Leistung in der zweiten Sitzung. Die in der Leistungsbeschreibung genannte Mindestdauer von 15 Minuten muss auf der Rechnung angegeben werden.

BZÄK-Kommentar zu der GOZ-Nr. 1010 (Stand November 2024)

Die Leistung stellt eine Ergänzungsleistung zu Nummer 1000 dar und folgt dieser ggf. in einer separaten Sitzung nach. Die Gesamtdauer der Leistung ist mit einer Mindestzeit belegt, die ggf. auf mehr als eine Sitzung verteilt werden kann. Die Leistung schließt sich inhaltlich an die Leistung nach Nummer 1000 an und wird den individuellen Erfordernissen angepasst. Die Leistung ist an fortgebildete Mitarbeiter delegierbar.

1010

! Anmerkung

Die Leistung ist innerhalb eines Jahres höchstens dreimal berechnungsfähig. Der Jahreszeitraum, in dem die Leistung nach der Nummer 1010 erneut dreimal berechnungsfähig ist, beginnt an dem Tag des Jahres, der zahlmäßig identisch ist mit dem Tag des Vorjahres, an dem die Leistung erstmalig erbracht wurde. Maßgeblich für den tatsächlichen Beginn des neuen Jahreszeitraums, in dem die Nummer 1010 erneut höchstens dreimal berechnungsfähig ist, ist jedoch der Tag, an dem die Leistung erneut erstmalig erbracht wird. Wird die Leistung erstmalig an einem 29. Februar erbracht, so beginnt im Folgejahr der Jahreszeitraum am 1. März. Die hiermit limitierte Abrechnungsfähigkeit der Leistung entspricht nicht immer dem medizinischen Erfordernis. Sofern die Leistung mehr als dreimal innerhalb des Zeitraums medizinisch notwendig ist, ist die Leistung § 6 Abs. 1 analog zu berechnen.

Im Übrigen stehen für andere Kontrollen und Unterweisungen durch den Zahnarzt die Beratungsleistung nach Nummer 1 oder 3 (GOÄ) ggf. als alleinige Leistung zur Berechnung zur Verfügung.

Der Leistungsinhalt der Nummer 1010 umfasst nicht die Beratung, die Unterweisung und die Untersuchung des Patienten hinsichtlich Diagnostik und ggf. Besprechung von Therapien bei Zahn-, Mund- und Kiefererkrankungen. Diese Leistung(en) können zwar in derselben Sitzung, aber nicht im Zusammenhang mit der Leistung nach Nummer 1010 erbracht werden. Sollen also Untersuchungen und Beratungen in derselben Sitzung erfolgen, dürfen diese nur dann berechnet werden, wenn sie nicht Prophylaxezwecken, sondern anderen Zwecken dienen. Dies muss in der Rechnung begründet werden, z. B dargestalt dass eine Angabe erfolgt, die an demselben Tag berechnete Untersuchungsleistung habe der Feststellung von Zahn-, Mund- und Kieferkrankheiten und nicht Prophylaxezwecken (Unterweisung/Kontrolle Übungserfolg) gedient.

Gleiches gilt auch, sofern in derselben Sitzung neben dem Mundhygienestatus noch eine Leistung nach Nummer 4000 (Parodontalstatus) oder nach Nummer 8000 (Klinische Funktionsanalyse) erbracht wird.

Die Gebührennummern 1000 und 1010 sind an einem Behandlungstag berechnungsfähig, wenn der Patient im Anschluss an die Leistungserbringung nach der Nummer 1000 selbständig die Umsetzung des Erlernten übt und anschließend eine Kontrolle nach der Nummer 1010 erfolgt. Ein derartiger Ablauf ist nicht als eine, ggf. einen Ausschluss der Nebeneinanderberechnung begründende Sitzung aufzufassen. Die Zeitvorgaben sind einzuhalten.

Begründungen

Überdurchschnittlicher Zeitaufwand aufgrund … | Überdurchschnittliche Schwierigkeiten aufgrund … | Besondere Umstände aufgrund …

- besonders schwieriger Instruktion und Einübung von Putztechniken bei Kleinkindern zzgl. der Einbeziehung von Bezugspersonen
- besonders schwieriger Instruktion und Einübung von Putztechniken und/oder erschwertes Erlernen der Anwendung von Hilfsmitteln bei älteren Menschen mit eingeschränkten koordinativen Fähigkeiten
- aufwendigen Übens der speziellen Putztechnik und Technik der Interdentalraumpflege bei vorliegenden enormen motorischen Einschränkungen
- schwieriger Motivation wegen ungünstiger Indexwerte
- besonders schwieriger Motivation wegen einer mentalen Einschränkung
- Einbeziehung und zusätzliche Instruktion der Bezugspersonen in die Prophylaxeunterweisung
- vermehrter Plaque-Retentionsstellen z. B. bei prothetischen Konstruktionen, keilförmigen Defekten etc.
- Erstellung und Besprechung mehrerer verschiedener Indizes
- schwierigen Erstellens mehrerer Indizes im parodontal erkrankten Gebiss
- laufender kieferorthopädischer Behandlung mit festsitzenden Apparaturen und eingehende Instruktion/Motivation bei der schwierigen Reinigung
- erhöhter Aufwand durch ausgeprägter Behandlungsresistenz des Patienten und noch nicht umgesetzten Übungen und fehlender Aufnahme in das häusliche Mundhygieneprogrammes
- besonders ausführlicher Motivation und Instruktion für die häusliche Zahnpflege in der Wechselgebissphase
- zusätzlicher Bestimmung des Kariesrisikos (z. B. dmf-t/DMF-T)
- langer Dauer …. Minuten, wegen umfangreicher Befunde und zusätzlicher Anweisungen zur häuslichen Pflege mit zusätzlicher Verwendung von audiovisuellen Hilfsmitteln und/oder Anschauungsmaterial
- aufwendiger Mundhygienestatuskontrolle wegen eines sehr schlechten Mundhygienezustandes und zusätzlicher Verwendung darstellender Hilfsmittel
- umfangreichen praktischen Übungen der anzuwendenden Technik der individuellen Interdentalpflege an sehr eng und verschachtelt stehenden Zähnen
- umfangreicher Instruktion und ausführlichen praktischen Übungen der anzuwendenden Technik bei vorhandener komplexer prothetischer Konstruktion
- besonderen Aufwands bei der Erstellung des Mundhygienestatus wegen vorhandener Restaurationen/Apparaturen und/oder elongierten/protrudierten Zähnen und/oder Zahnfehlstellungen (nach buccal/palatinal/lingual gekippte, asymmetrischer Zahnrotationen usw.) und erschwertes Erlernen der optimalen Putztechnik und Anwendung von Hilfsmitteln bei der häuslichen Pflege

1010

Begründungen

Überdurchschnittlicher Zeitaufwand aufgrund …	Überdurchschnittliche Schwierigkeiten aufgrund …	Besondere Umstände aufgrund …

- langer Dauer wegen der Unruhe des Patienten und mehreren Wiederholungen der Erläuterungen und Übungen der häuslichen Mundhygiene
- besonders eingehender Aufklärung zu alternativen häuslichen/praxisunterstützenden Prophylaxeprogramme
- erschwerter Indizeserhebung bei eingeschränkter Mundöffnung/erschwerter Mundzugang wegen Mundsperre/Kieferklemme/Adipositas/Herpes/Rhagaden etc.
- der schwierigen Kommunikation wegen geistiger Einschränkung/physischer Behinderung/eingeschränkter Hörfähigkeit/sprachlicher Verständigungsschwierigkeiten mit dem Patienten
- besonders eingehender Unterweisung durch reduzierte Aufnahmefähigkeit des Patienten wegen seines Alters/Allgemeinerkrankungen
- häufiger Unterbrechung und lange Dauer der Motivation/Unterweisung bedingt durch Logorrhoe/reflektorischer Übererregbarkeit (Redezwang) des Patienten
- sehr zeitaufwendiger Unterweisung durch erschwerte Compliance oder reduzierter Kooperationsbereitschaft des Patienten
- intensiven praktischen Übungen der unterschiedlichen Techniken/Anwendungen der Hilfsmittel bei verschiedenen Prädilektionsstellen
- zusätzlicher Ernährungsberatung mit besonderem Hinweis auf kariogene Nahrung und/oder säureerosive Getränke
- motorischer Schwierigkeiten bei erforderlicher Umstellung der bisherigen Putzgewohnheiten
- unterschiedlicher Unterweisungsinstruktionen bedingt durch verschiedene Symptome
- motorischer Instabilität der Zunge/Makroglossie, dadurch erschwerter Freistellung des Behandlungsfeldes und Erstellung des Mundhygienestatus
- aufwendiger Schulung eines individuellen Mundhygieneprogramms während der Bracket-Versorgung
- der Überschreitung der geforderten Mindestzeit (15 min) wegen praktischer Unterweisung mit individuellen Übungen der Mundhygieneinstruktion/speziellen Techniken zur Interdentalraumpflege xy Zeitangabe
- der Überschreitung der geforderten Mindestzeit (15 min) wegen erneuten Anfärbens der Beläge xy Zeitangabe
- aufwendigen Übens verschiedener Zahnputztechniken wegen der vorliegenden ungünstigen Mundhygieneverhältnisse z.B. Dysgnathien
- hoher Intensität der Remotivation und Instruktion nach insuffizientem Ergebnis der erneuten Anfärbung und der Indizesvergleiche
- besonderer Intensität der Unterrichtung bei außergewöhnlicher Kariesanfälligkeit des Gebisses mit extrem vielen Entkalkungszonen

GOZ-Position 1020

Leistungsbeschreibung	Faktor	
Lokale Fluoridierung zur Verbesserung der Zahnhartsubstanz, zur Kariesvorbeugung und -behandlung, mit Lack oder Gel, je Sitzung	1,0-fach:	2,81 €
	2,3-fach:	6,47 €
	2,8-fach:	7,87 €
	3,1-fach:	8,72 €
	3,5-fach:	9,84 €

Abrechnungsbestimmung

Die Leistung nach der Nummer 1020 ist innerhalb eines Jahres höchstens viermal berechnungsfähig.

! Anmerkung

- berechnungsfähig:
  - für die lokale Fluoridierung mit Lack oder Gel zur Kariesprophylaxe und/oder -behandlung
  - bei bleibenden Zähnen und Milchzähnen als individualprophylaktische Maßnahme
  - für die Behandlung von Initialkaries mittels Touchierung
  - auch für die Refluoridierung von angeätzten Schmelzpartien nach Kavitätenpräparation, Versiegelung von Fissuren usw.
  - für Refluoridierung bei Schmelzentkalkungen von Klammerzähnen oder von herausnehmbaren Schienen oder bei kieferorthodontischer Behandlung
  - zur Remineralisierung von partiell entkalkten Schmelzpartien/Demineralisationen
  - neben der Zahnstein-Entfernung und Politur (GOZ-Nrn. 4050/4055/4060)
  - neben der Entfernung eines Klebebrackets (GOZ-Nr. 6110) oder der Entfernung eines Bandes (GOZ-Nr. 6130)
  - auch für die Fluoridierung mit Hilfe eines konfektionierten Löffels oder Maske
  - je Sitzung, unabhängig von der Anzahl der fluoridierten Zähne (ggf. Steigerungsfaktor anpassen)
  - höchstens viermal innerhalb eines Jahres (365 Tage; **nicht** Kalenderjahr)
  - auch neben der Behandlung überempfindlicher Zahnflächen (GOZ-Nr. 2010), wenn ein zusätzliches Medikament z.B. am Zahnhals aufgetragen wird
  - auch nach der Fissuren-/Glattflächenversiegelung (GOZ-Nr. 2000)
- nicht berechnungsfähig:
  - für den Versiegelungsschutz bei freiliegendem Dentin (z. B. Seal&Protect) – § 6 Abs.1 GOZ
  - für die Fluoridierung mit einer individuell gefertigten Schiene (GOZ-Nr. 1030)
  - für die Glattflächenversiegelung (GOZ-Nr. 2000)

1020

! Anmerkung

- für eine Mundspüllösungen mit Fluoridzusatz
- für die Behandlung überempfindlicher Zahnflächen oder Zähnen (GOZ-Nr. 2010
- für den Aufbau eines Zahnes und den Schutz vor Mikrorissen (z. B. ApaCare Repair) – § 6 Abs. 1 GOZ
- neben der professionellen Zahnreinigung (GOZ-Nr. 1040)
- mehr als viermal innerhalb eines Jahres - dann § 6 Abs. 1 GOZ
- Materialkosten/Medikamente zur Fluoridierung

BZÄK-Kommentar zu der GOZ-Nr. 1020 (Stand November 2024)

Die Applikation von fluoridhaltigen Medikamenten in Form von Lacken oder Gelen auf die Zahnoberfläche(n) dient zur Schmelzhärtung und/oder zur Vorbeugung gegen Karies.

Die Behandlung von Initialkaries mittels Touchierung mit Lack oder Gel ist Leistungsinhalt, nicht jedoch darüber hinausgehende Maßnahmen zur Behandlung kariöser Defekte.

Die Leistung ist an fortgebildete Mitarbeiter delegierbar. Die Mundspülung mit fluoridhaltigen Lösungen erfüllt nicht die Voraussetzungen dieser Leistung. Die Maßnahme ist unabhängig von der Anzahl der behandelten Zähne nur einmal je Sitzung berechnungsfähig.

Das Fluoridierungsmedikament (Lack oder Gel) ist nicht gesondert berechnungsfähig.

Die Leistung ist nicht berechnungsfähig für die Behandlung überempfindlicher Zähne (siehe Nummer 2010).

Die Glattflächenversiegelung ist nicht unter dieser Nummer zu berechnen, sondern unter der Nummer 2000.

Die Leistung ist innerhalb eines Jahres höchstens viermal berechnungsfähig. Der Jahreszeitraum, in dem die Leistung nach der Nummer 1020 erneut viermal berechnungsfähig ist, beginnt an dem Tag des Jahres, der zahlmäßig identisch ist mit dem Tag des Vorjahres, an dem die Leistung erstmalig erbracht wurde. Maßgeblich für den tatsächlichen Beginn des neuen Jahreszeitraums, in dem die Nummer 1020 erneut höchstens viermal berechnungsfähig ist, ist jedoch der Tag, an dem die Leistung erneut erstmalig erbracht wird. Wird die Leistung erstmalig an einem 29. Februar erbracht, so beginnt im Folgejahr der Jahreszeitraum am 1. März.
Jede lokale Fluoridierung, die mehr als die vierte Leistung dieser Art innerhalb eines Jahres (365 Tage) darstellt, ist – bei medizinischer Notwendigkeit – nach § 6 Abs. 1 analog zu berechnen.

Begründungen

Überdurchschnittlicher Zeitaufwand aufgrund …	Überdurchschnittliche Schwierigkeiten aufgrund …	Besondere Umstände aufgrund …

- erschwerter Isolation und aufwendiger Trockenlegung des Behandlungsgebietes bei vermehrter Salivation/Hypersalivation
- besonders vorsichtigen Vorgehens wegen Hypersensibilität
- größerer/überdurchschnittlich hohe Anzahl der zu fluoridierenden Zähne im Erwachsenengebiss
- laufender kieferorthopädischer Behandlung mit festsitzenden Apparaturen sehr aufwendiges und intensives applizieren des Fluoridierungsmittels
- geringer Mundöffnung (Schneidekantendifferenz = xx mm) und erhöhtem Muskeltonus der Wangenmuskulatur
- ausgeprägten Würgereizes erschwerter Zugang/erschwerter Freistellung des Behandlungsfeldes und erschwerte Trockenlegung zur Applikation
- zusätzlicher Verwendung von Hilfsmitteln (z. B. Einmallöffel) zur Applikation
- einer ausgeprägten, massiven Abwehrhaltung Kindes
- erhöhter Motivationsschwelle des jungen Patienten bei der Mitwirkung und Einbeziehung der Bezugspersonen in die Fluoridierungsmaßnahmen
- sehr aufwendiger Fluoridierungsmaßnahmen bei extremem Zahnengstand
- Fluoridierungsmaßnahmen bei sehr weiten Interdentalräumen im Rahmen der Parodontalbehandlung
- extrem umfangreicher Fluoridierungsmaßnahmen, gesondert appliziert an allen Zahnflächen aller Zähne im Ober- und Unterkiefer.
- erschwerter Freistellung des Behandlungsfeldes und erschwerte Applikation bei erhöhtem Muskeltonus (Wange, Zunge)
- motorischer Unruhe des Patienten, verbunden mit wiederholt erforderlicher Trockenlegung und mehrfach notwendigen Behandlungspausen
- motorischer Instabilität der Zunge/Makroglossie, dadurch erschwerter Freistellung des Behandlungsfeldes und Appilkation des Fluoridierungsmittel
- häufiger Behandlungsunterbrechungen wegen des reduzierten Allgemeinzustandes und verminderter Belastbarkeit
- Einschränkung des Sichtbereiches, verursacht durch eingeschränkte Lagerfähigkeit des Patienten wegen Wirbelsäulenerkrankung/Muskelerkrankung/Herz-Kreislauferkrankung oder Schwangerschaft
- eingeschränkter Mundöffnung/erschwerter Mundzugang wegen Mundsperre/Kieferklemme/Adipositas/Herpes/Rhagaden etc.
- besonderen Aufwands wegen vorhandener Restaurationen/Apparaturen und/oder elongierten/protrudierten Zähnen und/oder Zahnfehlstellungen und dadurch erschwertes Applizieren des Fluoridierungsmittel
- reflektorischer Übererregbarkeit z.B. starkem Husten-, Schluck-, oder/und Brechreizneigung mit häufigen Behandlungspausen und notwendiger Neupositionierung der Hilfsmittel zur Trockenlegung für die Applikation

1020

Begründungen

Überdurchschnittlicher Zeitaufwand aufgrund …	Überdurchschnittliche Schwierigkeiten aufgrund …	Besondere Umstände aufgrund …

- starken Wangendrucks und/oder aktiver Zungenmuskulatur oder erhöhtem Muskeltonus/Wangentonus/Zungentonus und dadurch aufwendiger Freistellung des Behandlungsfeldes sowie notwendiger häufiger Behandlungspausen zur Entlastung/Entspannung der Muskulatur
- anhaltender und schwer zu stillender Sulkusblutung/verstärkter Papillenblutung bei starker Schwellung der Gingiva durch die Schwangerschaft mit erhöhter Brechreizneigung
- der schwierigen Kommunikation wegen geistiger Einschränkung/physischer Behinderung/eingeschränkter Hörfähigkeit/sprachlicher Verständigungsschwierigkeiten mit dem Patienten
- dysplastischer Schmelzfehlbildung mit abnormen Strukturen und hohen Anforderungen an Vorreinigung, Trockenlegung, Applikation und Einwirkung
- des Benetzens der multiplen white-spots mit zwei verschiedenen Medikamenten und stark verlängerter Einwirkungszeit
- der Verwendung eines Langzeithaftlackes mit verdreifachter Trochnungszeit und erschwerter Handhabung bei der Applikation

GOZ-Position 1030

Leistungsbeschreibung	Faktor
Lokale Anwendung von Medikamenten zur Kariesvorbeugung oder initialen Kariesbehandlung mit einer individuell gefertigten Schiene als Medikamententräger, je Kiefer	1,0-fach: 5,06 € 2,3-fach: 11,64 € 2,8-fach: 14,17 € 3,1-fach: 15,69 € 3,5-fach: 17,72 €

Abrechnungsbestimmung

Die Herstellung einer individuell angefertigten Schiene als Medikamententräger (z. B. Tiefziehschiene) ist gesondert berechnungsfähig. Mit der Gebühr sind die Kosten für das verwendete Medikament abgegolten. Die Anwendung eines konfektionierten Löffels als Medikamententräger erfüllt nicht den Inhalt der Leistung nach der Nummer 1030. Bei Anwendung einer individuell gefertigten Schiene als Medikamententräger für Fluoridierungsmittel ist die mehr als viermalige Berechnung der Leistung nach der Nummer 1030 innerhalb eines Jahres in der Rechnung zu begründen.

! Anmerkung

- berechnungsfähig:
  - für lokale Anwendung von Medikamenten zur Kariesvorbeugung mit einer individuell gefertigten Schiene als Medikamententräger
  - nur im Zusammenhang mit Maßnahmen zur Kariesprophylaxe
  - im Milchzahngebiss und bei bleibenden Zähnen
  - zur initialen Kariesbehandlung mit einer individuell gefertigten Schiene als Medikamententräger
  - Behandlung von Initialkaries mittels Touchierung mit individueller Medikamententrägerschiene
  - für die Refluoridierung von angeätzten Schmelzpartien nach Kavitätenpräparation, Versiegelung von Fissuren usw.
  - für Refluoridierung bei Schmelzentkalkungen von Klammerzähnen oder von herausnehmbaren Schienen oder bei kieferorthodontischer Behandlung
  - zur Remineralisierung von partiell entkalkten Schmelzpartien/Demineralisationen
  - neben Entfernung harter und weicher Zahnbeläge und Politur (GOZ-Nr. 4050/4055)
  - neben Professioneller Zahnreinigung (GOZ-Nr. 1040) wenn die Fluoridierungsmaßnahmen mit Hilfe eines individuellen Medikamententrägers durchgeführt werden

1030

! Anmerkung

- je Kiefer, unabhängig von der Anzahl der fluoridierenden Zähne
- maximal viermal im Laufe eines Jahres mit fluoridhaltigem Medikament ohne Begründung/mehr als viermal – mit Begründung
- ohne Einschränkung der Anzahl bei Verwendung anderer als fluoridhaltiger Medikamente (z. B. Chlorhexidin)
- zzgl. Materialkosten (z. B. Abformmaterial)
- zzgl. Laborkosten § 9 GOZ (z. B. Desinfektion, Medikamententrägerschiene [BEB-Nr. 7606] usw.) im Rahmen der Herstellung der individuellen Medikamententrägerschiene
- zzgl. zahnärztliche Leistung im Zusammenhang mit der Herstellung und Eingliederung des individuellen Medikamententrägers (§ 6 Abs. 1 GOZ)

• nicht berechnungsfähig:
  - bei der Verwendung eines konfektionierten Löffels als Medikamententräger (GOZ-Nr.1020)
  - neben oder für die lokale Fluoridierung (GOZ-Nr.1020)
  - für eine Schiene als Medikamententräger für andere Zwecke – wie z. B. zur Parodontalprophylaxe (§ 6 Abs. 1)
  - für eine Schiene als Medikamententräger zur Behandlung von Xerostomie (§ 6 Abs.1 GOZ)

BZÄK-Kommentar zu der GOZ-Nr. 1030 (Stand November 2024)

Zur Vorbeugung von Karies oder zur Behandlung beginnender oberflächlicher Karies werden Medikamente eingesetzt, die mit bestimmter Einwirkzeit in individuell indizierter Frequenz in der Praxis am Patienten und/oder vom Patienten häuslich angewendet werden. Zur effektiven und intensiven Behandlung sind dazu individuell gefertigte Schienen als Medikamententräger erforderlich. Die Leistung kann nur bei Anwendung in der Zahnarztpraxis berechnet werden. Sie ist nur berechnungsfähig, wenn eine individuell gefertigte Schiene und keine konfektionierte Schiene als Medikamententräger benutzt wird.

Die zahnärztliche Leistung im Zusammenhang mit der Herstellung und Eingliederung des Medikamententrägers ist im Leistungstext nicht beschrieben und kann daher nach § 6 Abs. 1 GOZ analog berechnet werden.

Die Leistung ist nur im Zusammenhang mit Maßnahmen zur Kariesprophylaxe berechnungsfähig. Eine Schiene als Medikamententräger für andere Zwecke – wie z. B. zur Parodontalprophylaxe – wird analog nach § 6 Abs. 1 berechnet.

Die Leistung kann je Kiefer berechnet werden. Bei der Verwendung von Konfektionslöffeln als Medikamententräger kann diese Leistung nicht nach dieser Nummer berechnet werden.

Die Kosten für das benutzte und verbrauchte Medikament sind nicht gesondert berechnungsfähig. Ggf. kann das Medikament rezeptiert werden.

1030

! Anmerkung

Die Leistung ist innerhalb eines Jahres ohne Begründung höchstens viermal berechnungsfähig. Der Jahreszeitraum, in dem die Leistung nach der Nummer 1030 erneut viermal ohne Begründung berechnungsfähig ist, beginnt an dem Tag des Jahres, der zahlmäßig identisch ist mit dem Tag des Vorjahres, an dem die Leistung erstmalig erbracht wurde. Maßgeblich für den tatsächlichen Beginn des neuen Jahreszeitraums ist jedoch der Tag, an dem die Leistung erneut erstmalig erbracht wird. Wird die Leistung erstmalig an einem 29. Februar erbracht, so beginnt im Folgejahr der Jahreszeitraum am 1. März. Wird die Leistung nach der Nummer 1030 mehr als viermal innerhalb eines Jahres berechnet, so ist dies in der Rechnung zu begründen. Die vorstehende anzahlmäßige Einschränkung gilt nur bei Anwendung fluoridhaltiger Medikamente.
Die Verwendung anderer als fluoridhaltiger Medikamente ist in der Anzahl nicht begründungspflichtig.

Begründungen

Überdurchschnittlicher Zeitaufwand aufgrund … | Überdurchschnittliche Schwierigkeiten aufgrund … | Besondere Umstände aufgrund …

- erschwerter Isolation und aufwendiger Trockenlegung des Behandlungsgebietes bei vermehrter Salivation/Hypersalivation
- besonders vorsichtigen Vorgehens wegen Hypersensibilität
- schwieriger Adaptation und Applikation mittels Fluoridierungsschiene bei eingeschränkter Mundöffnung bedingt durch Kieferklemme/Myoathropathie/Mobilitätseinschränkung des Kiefergelenkes etc.
- reflektorischer Übererregbarkeit z. B. starkem Husten-, Schluck-, oder/und Brechreizneigung mit häufigen Behandlungspausen und notwendiger Neupositionierung der Medikamententrägerschiene und erneute Trockenlegung für die Applikation
- ausgeprägten Würgereizes erschwerter Zugang/erschwerter Freistellung des Behandlungsfeldes und erschwerte Trockenlegung zur Applikation
- erhöhter Motivationsschwelle des jungen Patienten bei der Mitwirkung und Einbeziehung der Bezugspersonen in die Fluoridierungsmaßnahmen
- sehr aufwendiger Fluoridierungsmaßnahmen bei extremem Zahnengstand durch zusätzliches intensives lokales applizieren des Fluoridierungsmittels
- besonders schwieriger Behandlung wegen einer mentalen Einschränkung
- Einbeziehung der Bezugsperson in die lokale Anwendung von Medikamenten
- vermehrter Plaque-Retentionsstellen bei prothetischen Konstruktionen mit zusätzliches intensives lokales applizieren des Fluoridierungsmittels
- laufender kieferorthopädischer Behandlung mit festsitzenden Apparaturen sehr aufwendiges Anpassen der Schiene und zusätzliches intensives lokales applizieren des Fluoridierungsmittels

1030

Begründungen

Überdurchschnittlicher Zeitaufwand aufgrund …	Überdurchschnittliche Schwierigkeiten aufgrund …	Besondere Umstände aufgrund …

- geringer Mundöffnung (Schneidekantendifferenz = xx mm) und erhöhtem Muskeltonus der Wangen-Zungenmuskulatur
- ausgeprägter, massiver Abwehrhaltung eines Kindes
- besonders ausführliche Besprechung der Indikation und lokalen Anwendung von Medikamenten mit Einbeziehung der Bezugsperson
- besonders schwieriger Kommunikation sprachliche Verständigungsschwierigkeiten
- eingeschränkter Mundöffnung/erschwerter Mundzugang wegen Mundsperre/Kieferklemme/Adipositas/Herpes/Rhagaden etc.
- besonderen Aufwands wegen vorhandener Restaurationen/Apparaturen und dadurch erschwertes Anpassen der Schiene und Applizieren des Fluoridierungsmittel
- besonderen Aufwands wegen elongierten/protrudierten Zähnen und/oder Zahnfehlstellungen, asymmetrischer Zahnrotationen usw. Protrusion/Dysgnathie und dadurch erschwerte Adaptation der Schiene und Applizieren des Fluoridierungsmittel
- motorischer Unruhe des Patienten, verbunden mit mehrfach notwendigen Behandlungspausen und wiederholter erforderlicher Trockenlegung
- motorischer Instabilität der Zunge/Makroglossie, dadurch erschwerter Freistellung des Behandlungsfeldes und Appilkation der individuellen Fluoridierungsschiene
- häufiger Behandlungsunterbrechungen wegen des reduzierten Allgemeinzustandes und verminderter Belastbarkeit
- Einschränkung des Sichtbereiches, verursacht durch eingeschränkte Lagerfähigkeit des Patienten wegen Wirbelsäulenerkrankung/Muskelerkrankung/Herz-Kreislauferkrankung
- erschwerter Applikation der Medikamententrägerschiene wegen Zahnstellungsanomalien, Zahnersatz, unter sich gehenden Stellen etc.
- erschwerter Adaptation der Medikamententrägerschiene wegen zahnfreier Kieferabschnitten
- der schwierigen Kommunikation wegen geistiger Einschränkung/physischer Behinderung/eingeschränkter Hörfähigkeit/sprachlicher Verständigungsschwierigkeiten mit dem Patienten
- aufwendiger Anpassung der verzogenen Altschiene nach mehrfachem Gebrauch mit schwieriger Fixation
- notwendig verlängerter Einwirkungszeit durch erheblichen Kariesvorschäden
- reflektorischer Übererregbarkeit z. B. starkem Husten-, Schluck-, oder/und Brechreizneigung mit häufigen Behandlungspausen bei der Abformung und/oder Fluoridierung

GOZ-Position 1040

Leistungsbeschreibung	Faktor	
Professionelle Zahnreinigung	1,0-fach:	1,57 €
	2,3-fach:	3,62 €
	2,8-fach:	4,41 €
	3,1-fach:	4,88 €
	3,5-fach:	5,51 €

Abrechnungsbestimmung

Die Leistung umfasst das Entfernen der supragingivalen/gingivalen Beläge auf Zahn- und Wurzeloberflächen einschließlich Reinigung der Zahnzwischenräume, das Entfernen des Biofilms, die Oberflächenpolitur und geeignete Fluoridierungsmaßnahmen, je Zahn oder Implantat oder Brückenglied.
Die Leistung nach der Nummer 1040 ist neben den Leistungen nach den Nummern 1020, 4050, 4055, 4060, 4070, 4075, 4090 und 4100 nicht berechnungsfähig.

Anmerkung

- berechnungsfähig:
  - für die Entfernung der supragingivalen/gingivalen Beläge und des Biofilms auf Zahn- und Wurzeloberflächen und die Reinigung der Zahnzwischenräume sowie die Oberflächenpolitur und geeignete Fluoridierungsmaßnahmen
  - je Zahn oder Implantat, Krone oder Brückenglied
  - auch an bedingt abnehmbarem Zahnersatz
  - ohne Altersbegrenzung (Erwachsene, Jugendliche und auch Kinder)
  - keine zeitlichen Fristen
  - ggf. neben der subgingivalen medikamentösen antibakteriellen Lokalapplikation (GOZ-Nr. 4025)
  - neben dem Gingival-/Parodontalindex (GOZ-Nr.4005)
  - neben dem Erstellen und Dokumentieren eines Parodontalstatus (GOZ-Nr. 4000)
  - neben der Behandlung von Mundschleimhauterkrankungen/Taschenspülung (GOZ-Nr. 4020)
  - ggf. zzgl. antimikrobielle photodynamische Therapie (aPDT/PACT) – § 6 Abs. 1 GOZ
  - ggf. zzgl. bioaktive Zahnschmelzverdichtung (z. B. Dentcoat-SIO2-Complex) – § 6 Abs.1 GOZ
  - ggf. zzgl. biomimetische Mineralisierung von Schmelzdefekten (z. B. mittels Corodont RepairTM) – § 6 Abs.1 GOZ

1040

! Anmerkung

- ggf. zzgl. Cu-dotierte Tiefenfluoridierung (z. B. mittels Tiefenfluorid®) – § 6 Abs.1 GOZ
- ggf. zzgl. Entnahme von Speichel zur Ermittlung der Pufferkapazität, der Speichelsekretionsrate oder des pH-Werts – § 6 Abs.1 GOZ
- ggf. zzgl. Facing (Versiegelung mittels Adhäsiv) bei Schmelzerosionen oder Schmelzfehlbildungen – § 6 Abs.1 GOZ
- ggf. zzgl. Full-mouth-therapy (FMT) – § 6 Abs.1 GOZ
- ggf. zzgl. Aufbau des Zahnes und Schutz vor Mikrorissen (z. B. ApaCare Repair) – § 6 Abs.1 GOZ
- Fluoridierungsmaßnahmen können nur dann zusätzlich berechnet werden, wenn sie mit Hilfe eines individuellen Medikamententrägers nach GOZ-Nr. 1030 durchgeführt werden

• nicht berechnungsfähig:
- für die Reinigung von herausnehmbaren Zahnersatz (z. B. Prothesenreinigung – GOZ § 9)
- für die Kontrolle und Nachreinigung nach professioneller Zahnreinigung (GOZ-Nr. 4060)
- an Verbindungselementen wie Stegen, Geschieben usw. (§ 6 Abs. 1 GOZ)
- neben den GOZ-Nrn. 1020,4050,4055,4060,4070,4075,4090 und 4100

BZÄK-Kommentar zu der GOZ-Nr. 1040 (Stand November 2024)

Die "Professionelle Zahnreinigung" (PZR) ist ein Maßnahmenpaket zur systematischen Entfernung aller Arten von Belägen auf den Zahnoberflächen und den freiliegenden Wurzeloberflächen im supragingivalen und gingivalen Bereich der Zähne. Die PZR umfasst – abhängig von der individuellen Notwendigkeit – die Reinigung der Zahnzwischenräume, die Entfernung des Biofilms, die Politur aller zugänglichen Oberflächen und ggf. die Fluoridierung der gereinigten Oberflächen. Die Leistung kann mit Handinstrumenten oder mit mechanischer bzw. instrumenteller Unterstützung erbracht werden.

Die PZR wird je Zahn, Krone, Brückenglied oder Implantat, auch an bedingt abnehmbarem Zahnersatz berechnet. Sie ist nicht berechnungsfähig für die Reinigung von abnehmbarem Prothesen.

Die Behandlung überempfindlicher Zahnflächen im Sinne der Nummer 2010 dient der Reduktion/Beseitigung von Hypersensibilitäten. Die Nummer 2010 ist neben der Nummer 1040 berechnungsfähig.

Neben der PZR kann eine Fluoridierung (Nummer 1020) nicht separat berechnet werden. An Zähnen, die nicht mittels PZR behandelt wurden, gilt dieser Ausschluss nicht.

Die Zahnsteinentfernung (Nummern 4050 und 4055) ist neben der PZR ebenfalls nicht berechnungsfähig, da ihr Leistungsinhalt von dieser Nummer umfasst ist. Auch die Kontrolle nach Zahnsteinentfernung oder nach PZR (Nummer 4060) ist neben dieser Nummer nicht berechnungsfähig. Parodontalchirurgische Maßnahmen (Nummern

! Anmerkung

4070, 4075, 4090 und 4100) betreffen den subgingivalen Bereich und dürfen an demselben Zahn neben der PZR ebenfalls nicht berechnet werden.
Die PZR stellt ggf. eine Vorbehandlung für weitergehende Maßnahmen am Parodontium dar. Die subgingivale Belagentfernung im Sinne einer PZR, z. B. im Rahmen einer paradontalen Nachsorge, ist von dieser Nummer nicht umfasst und muss daher analog berechnet werden.
Die PZR an Verbindungselementen wie Stegen, Geschieben usw. ist nicht beschrieben und wird daher analog berechnet.
Kontrollmaßnahmen bzw. Nachreinigungen in einer Folgesitzung können unter der Nummer 4060 berechnet werden.

Begründungen

Überdurchschnittlicher Zeitaufwand aufgrund …	Überdurchschnittliche Schwierigkeiten aufgrund …	Besondere Umstände aufgrund …

- vermehrter Plaque-Retentionsstellen bei prothetischen Konstruktionen
- laufender kieferorthopädischer Behandlung mit festsitzenden Apparaturen, schwierige Zahnreinigung wegen vorhandener Brackets und Bänder/Multiband-Apparatur
- erhöhten Aufwands wegen zusätzlicher Abnahme und Wiedereingliederung der Gummikette/bänder bei laufender Multiband-Behandlung
- additionaler Reinigung von Brackets und/oder Bändern und/oder Multiband-Apparaturen
- additionaler Belagsentfernung des Zungengrundes
- häufiger Behandlungsunterbrechungen wegen erschwerter Nasenatmung
- ausgeprägter Abwehrhaltung eines Kindes
- der schwierigen Kommunikation wegen geistiger Einschränkung/physischer Behinderung/eingeschränkter Hörfähigkeit/sprachlicher Verständigungsschwierigkeiten mit dem Patienten
- hartnäckiger, festanhaftender Beläge an besonders schwer zugänglichen Stellen (z.B. Zahnengstand, Implantat, Zahnersatz)
- ungünstig gelegener, schwierig zu erreichender Zahnregionen
- erschwerter/aufwendiger Zahnreinigung und/oder Belagsentfernung/Plaqueentfernung mit eingeschränkter Sicht wegen erhöhter Blutungsneigung hämorrhagischer Diathese/anhaltender Blutungen durch Einnahme gerinnungshemmender Medikamente/Antikoagulanzien
- erschwerter Isolation und Trockenlegung bei vermehrter Nachblutung/Sulcusblutung/Salivation
- motorischer Unruhe des Patienten, verbunden mit mehrfach notwendigen Behandlungspausen

1040

Begründungen

Überdurchschnittlicher Zeitaufwand aufgrund …	Überdurchschnittliche Schwierigkeiten aufgrund …	Besondere Umstände aufgrund …

- erhöhtem Muskeltonus/Wangentonus/Zungentonus, dadurch erschwerter Freistellung des Behandlungsfeldes
- motorischer Instabilität der Zunge/Makroglossie, dadurch erschwerter Freistellung des Behandlungsfeldes
- entzündlich veränderten Gebiets und dadurch erhöhter Sensibilität bei der Reinigung
- erschwerter Einsicht in das Zahnreinigungsgebiet wegen der ausgeprägten Entzündung/stark infiziertes Behandlungsgebiet mit starker Blutungsneigung
- Einschränkung des Sichtbereiches, verursacht durch eingeschränkte Lagerfähigkeit des Patienten wegen Wirbelsäulenerkrankung/Muskelerkrankung/Herz-Kreislauferkrankung
- eingeschränkter Mundöffnung/erschwerter Mundzugang wegen Mundsperre/Kieferklemme/Adipositas/Herpes/Rhagaden etc.
- häufiger Unterbrechung und lange Dauer der Zahnreinigung bedingt durch sensorische/reflektorischer Übererregbarkeit des Patienten
- erschwerten Entfernens von festanhaftenden Belägen und zeitaufwändiger Politur zur Wiederherstellung der Schmelzmorphologie
- erhöhter Schwierigkeiten im parodontal geschädigten Gebiss/bei stark gelockerten Zähnen mit zusätzlicher Spülung des Mundraumes und der Zahnfleischtaschen zur Reduzierung der Keimbelastung
- erschwerter Reinigung der freiliegenden Bi-/Trifurkationen
- extremer Plaqueablagerungen und schwierige Entfernung wegen Zahnengstand/Schachtelstellung der Zähne
- Behandlung eines Risikopatienten, z.B Antikoagulationstherapie/Bisphosphonatemedikamentation
- mehrfacher Behandlungspausen bei Kreislauflabilität
- ausgeprägter Mundatmung und dadurch notweniger Behandlungspausen
- schonender Entfernung von Zahnstein und bakteriellem Biofilm bei Amelogenesis imperfecta
- aufwendiger Behandlung mit Handinstrumenten wegen extremen Dentinhypersensibilitäten
- zusätzlicher Entfernung subgingivaler Beläge in klinisch erreichbaren Regionen
- Mehraufwands, da mehrwurzliger Zahn mit zusätzlichem Aufwand in Region der Wurzeleinziehungen
- besonders alter und haftender Beläge und Beseitigung besonders starker Verfärbungen
- besonders festsitzender, adhäsiver Beläge inclusive Biofilmmanagement
- Hypersensibilität bei freiliegenden Wurzeloberflächen

Begründungen

Überdurchschnittlicher Zeitaufwand aufgrund …	Überdurchschnittliche Schwierigkeiten aufgrund …	Besondere Umstände aufgrund …

- besonderen Aufwands wegen vorhandener Restaurationen/Apparaturen und/oder elongierten/protrudierten Zähnen und/oder Zahnfehlstellungen
- schwieriger professionelle Zahnreinigung wegen geschienter Zähne/Zähne mit Retainer
- hohen instrumentellen Aufwands bei der Durchführung unterschiedlicher Arbeitsschritte, Ultraschall, Handinstrumente etc.
- zusätzlicher Glättung der freiligenden Wurzeloberfläche mit Pulverstrahlsystem
- erschwerter Zahnreinigung im Zahnhalsbereich infolge starker Dentinhypersensibilität
- erschwerten Zugangs zum palatinalen/lingualen Zahnbereich wegen starken Brech-/Würgereizes
- erhöhter Aufwand wegen annähernd vollflächiger Ablagerung von harten Belägen und starken Verfärbungen
- zusätzlicher aufwendiger Entfernung von subgingivalen Belägen
- zusätzlicher Spülung zur Absenkung der Keimbelastung

4

4

4

C Konservierende Leistungen

GOZ 2000–2440

GOZ-Position 2000

Leistungsbeschreibung	Faktor
Versiegelung von kariesfreien Zahnfissuren mit aushärtenden Kunststoffen, auch Glattflächenversiegelung, je Zahn	1,0-fach: 5,06 € 2,3-fach: 11,64 € 2,8-fach: 14,17 € 3,1-fach: 15,69 € 3,5-fach: 17,72 €

Abrechnungsbestimmung

--

! Anmerkung

- berechnungsfähig:
  - für die Versiegelung kariesfreier Fissuren mit aushärtenden Kunststoffen
  - für die Glattflächenversiegelung
  - je Zahn, Molaren, Prämolaren und Frontzähnen und auch an Milchzähnen
  - für Bracketumfeldversiegelung
  - für Versiegelung oder Teilversiegelung von kariesfreien Fissuren neben Füllungen nach den GOZ-Nrn. 2050/2060 ff. am selben Zahn
  - für die Erneuerung/Teilerneuerung einer Versiegelung
  - ggf. auch zweimal je Zahn für Fissurenversiegelung und Glattflächenversiegelung
  - ggf. auch neben der Fluoridierung nach der GOZ-Nr. 1020 oder 1030
  - zzgl. zu den GOZ-Nrn. 4050/4055/1040, wenn im Vorfeld eine Reinigung oder Nachreinigung (GOZ-Nr. 4060) des Zahnes
  - ggf. zzgl. Laserfluoreszenzmessung zur Kariesdiagnostik (§ 6 Abs. 1 GOZ)
- nicht berechnungsfähig:
  - je Fissur
  - für das Versiegeln/Füllen von kariösen Fissuren
  - für die erweiterte Fissurenversiegelung (GOZ-Nr. 2050 ff. bzw. GOZ-Nr. 2060 ff.)
  - neben den GOZ-Nrn. 2030, 2197, 6110 und 6130 im zeitlichen Zusammenhang
  - für die nichtinvasive mineralische Fissurenversiegelung (§ 6 Abs. 1 GOZ)
  - für die Versiegelung von Implantatkomponenten-/innenräumen
  - für die bioaktive Zahnschmelzverdichtung (z. B. Dentcoat-SIO2-Complex) (§ 6 Abs. 1 GOZ)
  - für die Versiegelung der Dentinkanälchen mittels Laser (§ 6 Abs. 1 GOZ)

2000

Anmerkung

BZÄK-Kommentar zu der GOZ-Nr. 2000 (Stand Januar 2021)
Die Versiegelung ist für den Bereich kariesfreier Fissuren oder Grübchen bei Milch- und bleibenden Zähnen berechenbar. Darüber hinaus kann die Leistung auch für die Versiegelung von Glattflächen, z. B. Wurzeloberflächen, berechnet werden. Die relative Trockenlegung ist mit der Gebühr abgegolten.
Die Nummer 2000 beschreibt zwei verschiedene, unabhängige Leistungen, die auch unabhängig voneinander nebeneinander an einem Zahn anfallen und dann auch nebeneinander berechnet werden können.
Die Teilversiegelung einer kariesfreien Fissur, z. B. neben einer Füllung, ist ebenfalls berechnungsfähig. Auch die Erneuerung oder Teilerneuerung der Versiegelung ist berechnungsfähig.
Als Material müssen aushärtende Kunststoffe zum Einsatz kommen.
Das verwendete Versiegelungsmaterial ist in der Gebühr abgegolten.
Auch bei mehreren Fissuren oder in der Kombination Fissur/Grübchen erfolgt die Berechnung immer nur einmal je Zahn.
Eine erweiterte Fissurenversiegelung wird wie eine definitive Füllung berechnet.
Die Versiegelung bei Entfernen eines Bandes, eines Brackets oder eines Attachments ist Bestandteil der Nummern 6110 bzw. 6130 und kann in derselben Sitzung nicht gesondert berechnet werden.

Begründungen

Überdurchschnittlicher Zeitaufwand aufgrund …	Überdurchschnittliche Schwierigkeiten aufgrund …	Besondere Umstände aufgrund …

- mehrerer, voneinander getrennten zu versiegelnden Fissuren und Grübchen an einem Zahn
- ungünstig gelegener, schwierig zu erreichender Zahnregion in weit distalem Bereich
- aufwendiger Versiegelung und erschwerter Durchführung durch festsitzende kieferorthopädische Apparatur bei laufender kieferorthopädischer Behandlung (mit Bändern und/oder Multiband-Apparaturen)
- eingeschränkter Sicht und erschwerter Trockenlegung bei geringer Mundöffnung und erhöhtem Muskeltonus der Wangenmuskulatur
- erhöhter Brechreizneigung mit mehrfach erforderlichen Behandlungspausen und dadurch schwieriger Platzierung der Watterollen zur Sicherstellung einer relativen Trockenlegung
- erschwerter Behandlung an nicht vollständig durchgebrochenen Zähnen
- ausgeprägter Abwehrhaltung des Kindes

2000

Begründungen

Überdurchschnittlicher Zeitaufwand aufgrund …	Überdurchschnittliche Schwierigkeiten aufgrund …	Besondere Umstände aufgrund …

- der schwierigen Kommunikation wegen geistiger Einschränkung/physischer Behinderung/eingeschränkter Hörfähigkeit/sprachlicher Verständigungsschwierigkeiten mit dem Patienten
- häufiger Unterbrechungen und langer Dauer der Versiegelung bedingt durch sensorische/reflektorischer Übererregbarkeit und Schluckreizneigung des Patienten
- erschwerter Isolation und Trockenlegung durch extreme Salivation/Hypersalivation
- umfangreich erforderlicher, erschwerter Reinigung und schrittweiser, zeitaufwendiger (langer) Lichtaushärtung in mehreren Einzelschritten wegen besonders tiefer Fissuren (möglich, wenn am selben Zahn, in derselben Sitzung keine 4050/4055/1040 berechnet wird!)
- motorischer Unruhe des Patienten, verbunden mit wiederholt erforderlicher Trockenlegung und mehrfach notwendigen Behandlungspausen
- motorischer Instabilität der Zunge/Makroglossie, dadurch erschwerter Freistellung des Behandlungsfeldes
- häufiger Behandlungsunterbrechungen wegen des reduzierten Allgemeinzustandes/bei Kreislauflabilität
- Einschränkung des Sichtbereiches, verursacht durch eingeschränkte Lagerfähigkeit des Patienten wegen Wirbelsäulenerkrankung/Muskelerkrankung/Herz-Kreislauf-Erkrankung
- eingeschränkter Mundöffnung/erschwerter Mundzugang wegen Mundsperre/Kieferklemme/Adipositas/Herpes/Rhagaden etc.
- besonderen Aufwands wegen vorhandener Apparaturen und/oder protrudierten Zähnen und/oder Zahnfehlstellungen und dadurch erschwertes Applizieren des Versiegelungsmaterials
- reflektorischer Übererregbarkeit z. B. starkem Husten-, Schluck-, oder/und Brechreizneigung mit häufigen Behandlungspausen und notwendiger Neupositionierung der Hilfsmittel zur Trockenlegung
- erhöhten Aufwands durch zusätzlichen Anrauens/leichtes aufziehen der Fissur(en)
- erschwerter Retentionsgewinnung bei Milchzähnen
- erhöhten Aufwandes wegen hypersensiblen Dentins
- besonders zeitaufwendiger ausführlicher Besprechung der Indikation mit Patienten und Bezugsperson

2010

GOZ-Position 2010

Leistungsbeschreibung	Faktor	
Behandlung überempfindlicher Zahnflächen, je Kiefer	1,0-fach:	2,81 €
	2,3-fach:	6,47 €
	2,8-fach:	7,87 €
	3,1-fach:	8,72 €
	3,5-fach:	9,84 €

Abrechnungsbestimmung

--

Anmerkung

Die Leistung beinhaltet die relative Trockenlegung und das Applizieren eines Medikamentes.

- berechnungsfähig:
  - für die Behandlung überempfindlicher Zahnflächen bei Milchzähnen und bleibenden Zähnen
  - je Kiefer, unabhängig von der Anzahl der Zähne, je Sitzung
  - erneut, wenn die Behandlung wiederholt werden muss, in gesonderter Sitzung
  - an freiliegenden Zahnhälsen z. B. nach PAR-Behandlung
  - im Anschluss an Einschleifmaßnahmen an überempfindlichen Zahnflächen
  - bei überempfindlich gewordenen Zahnflächen nach Präparationen
  - für die Reduktion/Beseitigung von Hypersensibilitäten auch neben der GOZ-Nr. 1040 (professionelle Zahnreinigung)
  - für das Versiegeln der Dentinkanälchen mittels Laser ggf. auch gemäß § 6 Abs. 1 GOZ
- nicht berechnungsfähig:
  - für Fluoridierung als prophylaktische Maßnahme (GOZ-Nr. 1020)
  - für Glattflächenversiegelung (GOZ-Nr. 2000)
  - für Versiegelungsschutz für ein freiliegendes Dentin, dann fällt § 6 Abs. 1 GOZ an
  - je Zahn

Anmerkung

BZÄK-Kommentar zu der GOZ-Nr. 2010 (Stand Januar 2021)

Die Leistung ist zur Reduzierung der Sensibilität an überempfindlichen Zähnen berechnungsfähig, z. B. bei freiliegenden Zahnhälsen, an präparierten Zahnoberflächen, nach parodontalen Maßnahmen oder Einschleiftherapien.

Die Behandlung überempfindlicher Zahnflächen ist je Kiefer bei Milch- und bleibenden Zähnen je Sitzung berechenbar.

Die relative Trockenlegung ist mit der Gebühr abgegolten.

Als Materialien können u. a. Fluoridierungsgele oder -lacke oder Salzlösungen eingesetzt werden. Der Leistungsinhalt kann auch durch die Anwendung eines Dental-Lasers erfüllt werden.

Die Behandlung überempfindlicher Zahnflächen im Sinne der Nummer 2010 dient der Reduktion/Beseitigung von Hypersensibilitäten. Die Nummer 2010 ist neben der Nummer 1040 berechnungsfähig.

Begründungen

Überdurchschnittlicher Zeitaufwand aufgrund … | Überdurchschnittliche Schwierigkeiten aufgrund … | Besondere Umstände aufgrund …

- größerer Anzahl der zu behandelnden Zähne in einem Kiefer und zusätzlich erforderlicher Beratung über weiterführende, therapieergänzende häusliche Maßnahmen
- ungünstig gelegener, schwierig zu erreichender Zahnregion/abnormer anatomischer Form
- erschwerter Isolation und Trockenlegung eines großen, zusammenhängenden Behandlungsfeldes durch stark vermehrte Salivation/Hypersalivation
- erschwerter Applikation des Präparates durch festsitzende, kieferorthopädische Apparatur, sehr aufwendiges und intensives Applizieren des uoridierungsmittels/Medikamentes
- aufwendiger, zervikaler Behandlung mit erschwertem Zugang des Gebiets bei eingeschränkter Mundöffnung und erhöhtem Muskeltonus der Wangenmuskulatur
- erhöhter Brechreizneigung/ausgeprägten Würgereiz erschwerter Zugang/ erschwerter Freistellung des Behandlungsfeldes und erschwerte Trockenlegung zur Applikation
- aufwendigen Materialeinsatzes bei Durchführung der Behandlung durch zusätzliche Anwendung des Lasers
- besonders vorsichtigen Vorgehens wegen Hypersensibilität/hypersensiblem Dentin

2010

Begründungen

Überdurchschnittlicher Zeitaufwand aufgrund …	Überdurchschnittliche Schwierigkeiten aufgrund …	Besondere Umstände aufgrund …

- der Anwendung einer aufwendigen Behandlungsmethode, die Behandlung erfolgt in Abfolge mehrerer Einzelschritte (z. B. unter Verwendung von Primern, Bondings, Desensitizern, Laser etc.)
- motorischer Unruhe des Patienten, verbunden mit wiederholt erforderlicher Trockenlegung und mehrfach notwendigen Behandlungspausen
- motorischer Instabilität der Zunge/Makroglossie, dadurch erschwerter Freistellung des Behandlungsfeldes und Appilkation des Fluoridierungsmittel
- häufiger Behandlungsunterbrechungen wegen des reduzierten Allgemeinzustandes
- Einschränkung des Sichtbereiches, verursacht durch eingeschränkte Lagerfähigkeit des Patienten wegen Wirbelsäulenerkrankung/Muskelerkrankung/Herz-Kreislauf-Erkrankung
- eingeschränkter Mundöffnung/erschwerter Mundzugang wegen Mundsperre/Kieferklemme/Adipositas/Herpes/Rhagaden etc.
- vorhandener Restaurationen/Apparaturen und/oder elongierten/protrudierten Zähnen und/oder Zahnfehlstellungen und dadurch erschwertem Applizieren des Fluoridmittels/Medikaments
- reflektorischer Übererregbarkeit z. B. starkem Husten-, Schluck-, oder/und Brechreizneigung mit häufigen Behandlungspausen und notwendiger Neupositionierung der Hilfsmittel zur Trockenlegung
- starken Wangendrucks und/oder aktiver Zungenmuskulatur oder erhöhtem Muskeltonus/Wangentonus/Zungentonus und dadurch aufwendiger Freistellung des Behandlungsfeldes sowie notwendiger häufiger Behandlungspausen zur Entlastung/Entspannung der Muskulatur und erschwerte Applikation des Fluoridierungsmittels/Medikaments
- anhaltender und schwer zu stillender Sulkusblutung/verstärkter Papillenblutung bei starker Schwellung der Gingiva durch die Schwangerschaft mit erhöhter Brechreizneigung
- der schwierigen Kommunikation wegen geistiger Einschränkung/physischer Behinderung/eingeschränkter Hörfähigkeit/sprachlicher Verständigungsschwierigkeiten mit dem Patienten
- ausgeprägter, massiver Abwehrhaltung eines Kindes

GOZ-Position 2020

Leistungsbeschreibung	Faktor
Temporärer speicheldichter Verschluss einer Kavität	1,0-fach: 5,51 € 2,3-fach: 12,68 € 2,8-fach: 15,43 € 3,1-fach: 17,09 € 3,5-fach: 19,29 €

Abrechnungsbestimmung

--

! Anmerkung

- berechnungsfähig:
  - für einen temporären speicheldichten Verschluss nach relativer Trockenlegung z. B. mit Zement oder einfachem plastischem Füllungsmaterial
  - je Kavität
  - für eine provisorische Kavitätenversorgung ohne weitere Maßnahmen, z. B. im Rahmen einer Notfallversorgung/Durchreise
  - im Zusammenhang mit der Vitalerhaltung der Pulpa nach den GOZ-Nrn. 2330, 2340 oder 2350
  - neben endodontischen Leistungen nach den GOZ-Nrn. 2360, 2390, 2430 oder 2440
  - auch für provisorischen Verschluss, wenn der Patient (z. B. Kleinkind) die weitergehende Behandlung verweigert
  - sofern im Rahmen endodontischer Behandlung ein speicheldichter Verschluss adhäsiv befestigt wird, kann die Nummer 2197 zusätzlich berechnet werden
  - für den provisorischen Verschluss vor Extraktion, im Rahmen einer Notfallmaßnahme, wenn aufgrund einer vorliegenden Risikoindikation (z. B. Einnahme von Antikoagulantien) die Entfernung des Zahnes nur in einer getrennten Sitzung möglich
  - ggf. zzgl. GOZ-Nr. 2030 bei Vornahme einer besonderen Maßnahme beim Präparieren oder Füllen
- nicht berechnungsfähig:
  - für die provisorische Versorgung von Inlay-Kavitäten (GOZ-Nr. 2260/2270)
  - für präendodontische Kavitätenversorgungen (§ 6 Abs. 1)
  - für eine Restauration (GOZ-Nrn. 2050 ff.)

2020

Anmerkung

BZÄK-Kommentar zu der GOZ-Nr. 2020 (Stand Januar 2021)
Die Leistung beinhaltet den vorübergehenden Verschluss einer vorhandenen Kavität am Zahn mit einem speicheldichten Material ggf. nach Exkavieren. Diese Leistung kann auch im Zusammenhang mit der Vitalerhaltung der Pulpa und mit endodontischen Leistungen anfallen.
Die Okklusionskontrolle und einfache Konturierung sind Bestandteil dieser Leistung.
Die provisorische Versorgung von Inlay-Kavitäten fällt nicht unter diese Leistung, sondern wird nach den Nummern 2260 oder 2270 berechnet.
Die provisorische Kavitätenversorgung ohne weitere Maßnahmen, z. B. im Rahmen einer Notfallversorgung, kann unter dieser Nummer berechnet werden.
Sofern im Rahmen endodontischer Behandlungen ein speicheldichter Verschluss adhäsiv befestigt wird, kann die Nummer 2197 zusätzlich berechnet werden.
Präendodontische Kavitätenversorgungen entsprechen nicht der Nummer und werden nach § 6 Abs. 1 berechnet.

Begründungen

Überdurchschnittlicher Zeitaufwand aufgrund …	Überdurchschnittliche Schwierigkeiten aufgrund …	Besondere Umstände aufgrund …

- erschwerter Isolation und aufwendige Trockenlegung durch vermehrte Salivation/Hypersalivation
- erschwerter Retentionsgewinnung
- ungünstig gelegener, schwierig zu erreichender Zahnregion
- umfangreichen Exkavierens durch extrem ausgedehnte Karies/Substanzverlust
- zusätzlichen Anlegens einer Formgebungshilfe (wenn hierfür nicht die Nummer 2030 berechnet wird)
- schwieriger Adaption von Hilfsmitteln zur Füllungsgestaltung wegen erschwerter Retention (wenn hierfür nicht die GOZ-Nr. 2030 berechnet wird)
- aufwendigem temporären Verschlusses bei besonders vorsichtigen Vorgehens wegen hoher Schmerzempfindlichkeit/ausgeprägter Schmelzhypoplasien
- tief unter den Gingivalsaum/sehr tief subgingival reichender Kavität
- ungünstig gelegener, schwierig zu erreichender/schwer zugänglicher Kavität
- schwieriger, sehr aufwendiger Kontaktpunktgestaltung
- schwer einsehbarer, tiefliegender Approximalkavität
- geringer Mundöffnung (Schneidekantendifferenz = xx mm) und erhöhtem Muskeltonus der Wangenmuskulatur
- erschwerter Formgebung/Konturierung wegen extremer Bissverhältnisse mit aufwendigen Okklusions- und Artikulationskontrollen
- motorischer Unruhe des Patienten, verbunden mit wiederholt erforderlicher Trockenlegung und mehrfach notwendigen Behandlungspausen

Begründungen

Überdurchschnittlicher Zeitaufwand aufgrund …	Überdurchschnittliche Schwierigkeiten aufgrund …	Besondere Umstände aufgrund …

- motorischer Instabilität der Zunge/Makroglossie, dadurch erschwerter Freistellung des Behandlungsfeldes
- häufiger Behandlungsunterbrechungen wegen des reduzierten Allgemeinzustandes und verminderter Belastbarkeit
- Einschränkung des Sichtbereiches, verursacht durch eingeschränkte Lagerfähigkeit des Patienten wegen Wirbelsäulenerkrankung/Muskelerkrankung/Herz-Kreislauferkrankung oder Schwangerschaft
- eingeschränkter Mundöffnung/erschwertem Mundzugang wegen Mundsperre/Kieferklemme/Adipositas/Herpes/Rhagaden etc.
- besonderen Aufwands wegen vorhandener Restaurationen/Apparaturen und/oder elongierten/protrudierten Zähnen und/oder Zahnfehlstellungen und dadurch erschwertem Versorgen der Kavität
- reflektorischer Übererregbarkeit z. B. starkem Husten-, Schluck-, oder/und Brechreizneigung mit häufigen Behandlungspausen und notwendiger Neupositionierung der Hilfsmittel zur Trockenlegung
- häufiger Unterbrechung und langer Dauer der Behandlung bedingt durch Logorrhoe (Redezwang) des Patienten
- der schwierigen Kommunikation wegen geistiger Einschränkung/physischer Behinderung/eingeschränkter Hörfähigkeit/sprachlicher Verständigungsschwierigkeiten mit dem Patienten
- erschwerter Kommunikation durch reduzierte Aufnahmefähigkeit des Patienten wegen seines Alters/Allgemeinerkrankungen
- eines ausgeprägten, massiven Abwehrverhaltens des Kindes
- ausgeprägtem Würgereizes und erschwertem Zuganges/erschwerter Freistellung des Behandlungsfeldes und erschwerter Trockenlegung zur temporären Füllung
- anhaltender und schwer zu stillender Sulkusblutung/Sickerblutung/verstärkter Papillenblutung z. B. durch Einnahme von Antikoagulantien oder Schwellung der Gingiva wegen Schwangerschaft

2030

GOZ-Position 2030

Leistungsbeschreibung	Faktor
Besondere Maßnahmen beim Präparieren oder Füllen von Kavitäten (z. B. Separieren, Beseitigen störenden Zahnfleisches, Stillung einer übermäßigen Papillenblutung), je Kieferhälfte oder Frontzahnbereich	1,0-fach: 3,66 € 2,3-fach: 8,41 € 2,8-fach: 10,24 € 3,1-fach: 11,33 € 3,5-fach: 12,80 €

Abrechnungsbestimmung

Die Leistung nach der Nummer 2030 ist je Sitzung für eine Kieferhälfte oder einen Frontzahnbereich höchstens einmal für besondere Maßnahmen beim Präparieren und höchstens einmal für besondere Maßnahmen beim Füllen von Kavitäten berechnungsfähig.

! Anmerkung

- berechnungsfähig:
  - je Kieferhälfte oder Frontzahnbereich und je Sitzung
  - für besondere Maßnahmen beim Präparieren von Brückenanker, Kronen, Teilkronen, Inlays oder auch bei Implantatabutments
  - für besondere Maßnahmen beim Füllen/bei Aufbaufüllungen
  - für das Beseitigen störenden Zahnfleisches
  - für die Stillung einer übermäßigen Papillenblutung
  - für besondere Maßnahmen beim Aufbereiten/Füllen von Wurzelkanälen
  - neben Restaurationen in Adhäsivtechnik auch für die Anwendung von Formgebungshilfen z. B. das Anlegen einer Matrize (neben den GOZ-Nrn. 2060, 2080, 2100, 2120 und 2180)
  - auch zum Auflösen der interdentalen Kontaktflächen durch Separiergummis (kieferorthopädisches Separieren)
  - für das Verdrängen von Zahnfleisch zum Erkennen der Präparationsgrenze
  - für das Separieren durch einen Keil
  - für ein angelegten Präparationsschutz am Nachbarzahn
  - maximal zweimal pro Sitzung je Kieferhälfte/Frontzahngebiet möglich (einmal im Rahmen einer Präparation und einmal im Rahmen vom Füllungen)
  - für die Anwendung eines Kariesdetektors (alternativ § 6 Abs. 1 GOZ)

Anmerkung

- nicht berechnungsfähig:
  - für das Anlegen von Matrizen oder anderer Hilfsmitteln zur Formung einer plastischen Füllung (GOZ-Nrn. 2050, 2070, 2090, 2110)
  - für das Anlegen von Spanngummi (GOZ-Nr. 2040)
  - für die Exzision von Schleimhaut (GOZ-Nr. 3070)
  - für die Zahnfleischverdrängung bei der Eingliederung von Kronen
  - für das Einlegen von Retraktionsringen oder -fäden zur Abdrucknahme
  - mehr als einmal für besondere Maßnahmen beim Präparieren oder beim Füllen
  - neben der GOZ-Nr. 2000 (Fissurenversiegelung, auch Glattflächenversiegelung)

BZÄK-Kommentar zu der GOZ-Nr. 2030 (Stand Januar 2021)

Das "Präparieren" ist als die mechanische Bearbeitung von Zahnhartsubstanz, ggf. auch Implantatabutments zu verstehen. „Besondere Maßnahmen" sind deshalb möglich beim Präparieren von Kavitäten, beim Beschleifen von Zähnen zur Kronenversorgung, bei der intraoralen Umgestaltung von Implantataufbauten oder beim Aufbereiten von Wurzelkanälen. Auch die Darstellung der Präparationsgrenze sowohl bei der Abformung als auch bei der Befestigung von geeigneten Hilfsmitteln kann als "Besondere Maßnahme" mit dieser Nummer berechnet werden.

Das "Füllen von Kavitäten" ist die Versorgung von Zahndefekten in der Zahnkrone, am Zahnhals oder in der Wurzel. „Besondere Maßnahmen" sind deshalb auch möglich beim Füllen von Kavitäten in der Zahnkrone, am Zahnhals und beim Füllen von Wurzelkanälen. Die Aufzählung der Maßnahmen, die diese Position auslösen, ist nicht abschließend. Es können Klammern, Keile, (getränkte) Fäden, Tinkturen o. Ä. oder auch ein Elektrotom oder ein Laser eingesetzt werden.

Bei den Geb.-Nrn. 2050, 2070, 2090 und 2110 ist das Anlegen und die Verkeilung der Matrize zur Formung der Füllung keine "Besondere Maßnahme", sondern sind Bestandteil der Füllungsleistung. Bei Restaurationen nach den Geb.-Nrn. 2060, 2080, 2100, 2120 und 2180 ist das ggf. erforderliche Anlegen einer Formgebungshilfe kein Leistungsbestandteil und ist unter der Geb.-Nr. 2030 GOZ zusätzlich berechnungsfähig. Dient die Verkeilung einer Separation zur Herstellung eines spannungsfreien Kontaktpunkts oder dient sie der Blutungsstillung, ist die Leistung als "Besondere Maßnahme" berechnungsfähig.

Auch das Separieren aus kieferorthopädischen oder anderen Gründen ist unter dieser Nummer zu berechnen, eine Zahnumformung durch approximale Schmelzreduktion jedoch nicht. "Beseitigen störenden Zahnfleisches" bedeutet: Verdrängen des Zahnfleisches/der Papillen z. B. mit Hallerklammern, Retraktionsringen oder -fäden. Auch das Durchtrennen von Zahnfleischfasern, z. B. mittels Elektrotom, gilt als "Besondere Maßnahme". "Stillen einer übermäßigen Papillenblutung" ist immer dann gegeben, wenn eine Präparation, eine Füllung oder eine Abformung anderenfalls nicht erbracht werden kann.

2030

Anmerkung

Erfolgt bei Vorliegen z. B. einer Bolton Diskrepanz (= Missverhältnis der Größe von Ober- und Unterkieferzähnen) eine Zahnumformung durch approximale Schmelzreduktion, auch interdentales Strippen oder Air-Rotor-Stripping, so entspricht diese Leistung nicht dem in der Geb.-Nr. 2030 GOZ beschriebenen "Separieren", sondern ist, da nicht in der GOZ erfasst, analog zu berechnen.
Die Leistung kann auch indiziert und berechnungsfähig sein zur Schaffung günstiger räumlicher Verhältnisse für die Interdentalpapille durch Umgestaltung der Zahnform nicht nur in Verbindung mit einer kieferorthopädischen Behandlung. Die Leistung ist je Kieferhälfte oder Frontzahngebiet je einmal beim Füllen von Kavitäten und einmal beim Präparieren berechnungsfähig.

Begründungen

Überdurchschnittlicher Zeitaufwand aufgrund …	Überdurchschnittliche Schwierigkeiten aufgrund …	Besondere Umstände aufgrund …

- wiederholten Stillens einer starken Papillenblutung
- eingeschränkter Sicht wegen erhöhter Blutungsneigung (hämorrhagischer Diathese) durch Einnahme gerinnungshemmender Medikamente/wegen Bisphosphonat-Medikation/entzündlich veränderten Gebiets
- Anfertigung und individueller Konturierung einer Matrize zum Schutz des Nachbarzahnes
- Herstellung einer individuellen Matrize (z. B. bei MIH [Molaren-Inzisiven-Hypomineralisation], subgingivalen Kavitäten etc.)
- zusätzlicher Anwendung von Kariesdetektor zur Erkennung von Restkaries (wenn nicht nach § 6 Abs. 1 berechnet wird)
- mehrerer Maßnahmen beim Präparieren in einer Kieferhälfte oder Frontzahnbereich (z. B. Separieren, Kariesmarker, Stillen einer Papillenblutung, Darstellen der Präparationsgrenze, Präparationsschutz)
- mehrerer Maßnahmen beim Füllen in einer Kieferhälfte oder Frontzahnbereich (z. B. Separieren, Stillen einer Papillenblutung, Darstellen der Präparationsgrenze, Anlegen einer Matrize)
- erhöhten Aufwands beim Verdrängen besonders fest anliegender Gingiva
- erschwerten Anlegens von Hilfsmitteln bedingt durch Zahnengstand
- erschwerter Zahnfleischverdrängung durch besonders schwierige Schleimhautverhältnisse
- besonders schwer zu erreichender Kavität und Anlegen der Matritze/Separation im hinteren Drittel des Cavum oris
- erschwerter Separation wegen eines sehr flächigen Kontaktpunktes /Zahnengstand
- sehr engem Sulkus beim Legen von Retraktionsfäden zum Darstellen der Präparationsgrenze

Begründungen

Überdurchschnittlicher Zeitaufwand aufgrund …	Überdurchschnittliche Schwierigkeiten aufgrund …	Besondere Umstände aufgrund …

- motorischer Instabilität der Zunge/Makroglossie, dadurch erschwerter Freistellung des Behandlungsfeldes
- häufiger Behandlungsunterbrechungen wegen des reduzierten Allgemeinzustandes
- Einschränkung des Sichtbereiches, verursacht durch eingeschränkte Lagerfähigkeit des Patienten wegen Wirbelsäulenerkrankung/Muskelerkrankung/Herz-Kreislauf-Erkrankung/Schwangerschaft
- eingeschränkter Mundöffnung/erschwerter Mundzugang wegen Mundsperre/Kieferklemme/Adipositas/Herpes/Rhagaden etc.
- vorhandener Restaurationen/Apparaturen und/oder elongierten/protrudierten Zähnen und/oder Zahnfehlstellungen und dadurch erschwerter Adaption/Retention von Hilfsmitteln für das Füllen oder Präparieren
- reflektorischer Übererregbarkeit z. B. starkem Husten-, Schluck-, oder/und Brechreizneigung mit häufigen Behandlungspausen und notwendiger Neupositionierung der Hilfsmittel zum Füllen oder Präparieren
- tief unter den Gingivalsaum reichender Kavität und damit verbundener notwendiger Maßnahmen, z. B. Verdrängen von Zahnfleisch, Separieren und zusätzliches Stillen der übermäßigen Papillenblutung
- sehr aufwendigen Vorgehens zum Anlegen der Hilfsmittel beim Separieren/-Verdrängen von Zahnfleisch bei ungünstig gelegener, schwierig zu erreichender Kavität
- motorischer Unruhe des Patienten, verbunden mit wiederholt erforderlicher neuer Separation/Verdrängung von Zahnfleisch/Neupositionierung von Hilfsmitteln zur Formgebung und mehrfach notwendigen Behandlungspausen
- erschwerter Adaptation der Matritze, durch abnorme anatomische Zahnform, z. B. Einziehung im Wurzelbereich
- ausgeprägten Würgereizes und erschwertem Zuganges/erschwerter Freistellung des Behandlungsfeldes und erschwerte Einbringen der HIlfsmittel
- laufender kieferorthopädischer Behandlung mit festsitzenden Apparaturen dadurch sehr aufwendiges Anpassen/Anlegen der Matritze
- besonders vorsichtigen Vorgehens wegen Hypersensibilität
- intrakanalärer Blutstillung im Rahmen einer Wurzelkanalbehandlung
- geringer Mundöffnung (Schneidekantendifferenz = xx mm) und erhöhtem Muskeltonus der Wangen-/Zungenmuskulatur
- erschwerter und aufwendiger Trockenlegung des Behandlungsgebietes bei vermehrter Salivation/Hypersalivation
- mehrfachen Einlegens von Retraktionsfäden vor, während und nach der Präparation zur Eingliederung des Veneers

2040

GOZ-Position 2040

Leistungsbeschreibung	Faktor
Anlegen von Spanngummi, je Kieferhälfte oder Frontzahnbereich	1,0-fach: 3,66 € 2,3-fach: 8,41 € 2,8-fach: 10,24 € 3,1-fach: 11,33 € 3,5-fach: 12,80 €

Abrechnungsbestimmung

--

! Anmerkung

- berechnungsfähig:
  - je Kieferhälfte oder Frontzahnbereich
  - für das Anlegen von Koffer- oder Quick- oder Minidam zur absoluten Trockenlegung
  - neben Endodontie-Leistungen, Füllungsleistungen, ZE-Leistungen, Kfo-Leistungen, Zahnversiegelungen und Fluoridierung
  - ausschlaggebend für die Berechnung ist der Ausdehnungsbereich des gelegten Kofferdams, unabhängig von der Anzahl der tatsächlich behandelten Zähne
  - ggf. erneut bei Wiederanlegen/Erneuerung z. B. nach Röntgenmessaufnahmen (entsprechender Hinweis auf der Rechnung)
- nicht berechnungsfähig:
  - je Zahn
  - für Retraktionsringe zur Verdrängung von Zahnfleisch (GOZ-Nr. 2030)
  - für das Auftragen von Gingivaprotektoren („flüssiger Kofferdam") (ist analog nach § 6 Abs. 1 zu berechnen)

BZÄK-Kommentar zu der GOZ-Nr. 2040 (Stand Januar 2021)

Die Leistung beschreibt die absolute Trockenlegung des Behandlungsgebietes mittels eines Spanngummis (Kofferdam). Die notwendige Ausdehnung des Spanngummis wird durch das trockenzulegende Gebiet bestimmt. Für die Berechnung der Gebührennummer ist nicht die Anzahl und/oder Lage der behandelten Zähne, sondern die Ausdehnung des gelegten Spanngummis entscheidend.

Die Leistung ist je Kieferhälfte oder Frontzahnbereich ggf. auch mehrmals pro Sitzung berechenbar, wenn die Behandlungsumstände dies erfordern, bei erneuter absoluter Trockenlegung z. B. nach einer Röntgenaufnahme.

Das Auftragen von Gingivaprotektoren („flüssiger Kofferdam") erfüllt nicht den Leistungsinhalt „Anlegen von Spanngummi", sondern ist analog zu berechnen.

Die Materialkosten sind nicht gesondert berechenbar.

Begründungen

Überdurchschnittlicher Zeitaufwand aufgrund …	Überdurchschnittliche Schwierigkeiten aufgrund …	Besondere Umstände aufgrund …

- erschwerter Retentionsgewinnung bei einer kurzen klinischen Krone/Kronenstumpf
- ungünstig gelegener, schwierig zu erreichender Zahnregion
- erschwerten Anlegens der Kofferdamklammern bedingt bedingt durch Zahnengstand
- Einziehung der Furkation
- zusätzlicher Anwendung von Ligaturen zur Darstellung der approximal cervicalen Oberfläche
- ausgeprägten Würgereiz erschwerter Zugang/erschwerter Freistellung des Behandlungsfeldes und erschwerte Adaptation des Spanngummis
- Anlegen von Kofferdam im Seitenzahnbereich mit extrem engen approximalen Kontaktpunkten
- Einbeziehung mehrerer einzelner Zähne
- wiederholten Stillens der Papillenblutung zum Anlegen des Kofferdams bei erhöhter Blutungsneigung (hämorragischer Diathese) durch Einnahme gerinnungshemmender Medikamente/wegen Bisphosphonatemedikation/entzündlich veränderten Gebiet
- schwieriger Retentionsgewinnung bei noch nicht vollständig durchgebrochenem Zahn
- Einbeziehen von festsitzendem Zahnersatz /vorhandenem Zahnersatz/Einbeziehung einer vorhandenen Brücke
- extrem ungünstiger Zahnstellung
- motorischer Instabilität der Zunge/Makroglossie, dadurch erschwerte Freistellung des Behandlungsfeldes und Anlegen von Hilfsmitteln/Klammern
- besonders aufwendigen Anpassens der Kofferdamklammer bei weit fortgeschrittener Zerstörung der Zahnkrone
- Abdichtung des Spanngummis mit flüssigem Kofferdam
- erschwerter Fixierung bei präparierten Zähnen
- reflektorischer Übererregbarkeit z. B. starkem Husten-, Schluck-, oder/und Brechreizneigung mit häufigen Behandlungspausen und notwendiger Neupositionierung/Wiederanlegen des Quickdams/Kofferdams
- häufiger Behandlungsunterbrechungen und Wiederanlegen des Kofferdams wegen des reduzierten Allgemeinzustandes
- Einschränkung des Sichtbereiches, verursacht durch eingeschränkte Lagerfähigkeit des Patienten wegen Wirbelsäulenerkrankung/Muskelerkrankung/Herz-Kreislauf-Erkrankung/Schwangerschaft
- erschwerten Anlegens vom Quickdam wegen eingeschränkter Mundöffnung/erschwerten Mundzugangs wegen Mundsperre/Kieferklemme/Adipositas/Herpes/Rhagaden etc.
- vorhandener Restaurationen/Apparaturen und/oder elongierten/protrudierten Zähnen und/oder Zahnfehlstellungen und dadurch erschwerten Anlegens vom Kofferdam

2040

Begründungen

Überdurchschnittlicher Zeitaufwand aufgrund …	Überdurchschnittliche Schwierigkeiten aufgrund …	Besondere Umstände aufgrund …

- sehr aufwendiges Vorgehen zum Anlegen vom Kofferdam bei ungünstig gelegener, schwierig zu erreichender Kavität/an einem Zahn mit sehr großem Zahnsubstanzverlust/wegen subgingivaler Karies
- individueller Adaption der Kofferdamklammern
- zusätzlicher Verwendung von Klammern, Ligaturen, Fäden und/oder Interdentalkeilen beim Fixieren der Kofferdamklammern zum verdrängen z. B. von Zahnfleischwucherungen
- mehrfachen Abnehmens und Anlegens des Kofferdams mit erforderlicher ständiger Neueinstellung des Behandlungsfeldes
- motorischer Instabilität der Zunge/Makroglossie , dadurch erschwerter Freistellung des Behandlungsfeldes und Anlegen der Klammern/Quickdams

GOZ-Position 2050

Leistungsbeschreibung	Faktor
Präparieren einer Kavität und Restauration mit plastischem Füllungsmaterial einschließlich Unterfüllung, Anlegen einer Matrize oder Benutzen anderer Hilfsmittel zur Formung der Füllung, einflächig	1,0-fach: 11,98 € 2,3-fach: 27,55 € 2,8-fach: 33,54 € 3,1-fach: 37,14 € 3,5-fach: 41,93 €

Abrechnungsbestimmung

Neben den Leistungen nach den Nummern 2200 bis 2220 sind die Leistungen nach den Nummern 2050 bis 2130 nicht berechnungsfähig.

! Anmerkung

- berechnungsfähig:
  - für das Präparieren einer einflächigen Kavität, das Restaurieren mit plastischem Füllungsmaterial einschl. Unterfüllung, das Anlegen einer Matrize oder Benutzen anderer Hilfsmittel zur Formung der Füllung
  - je Kavität
  - bei getrennten Kavitäten auch mehrmals je Zahn
  - für eine Füllung mit plastischem Füllungsmaterial (z. B. Amalgam) an bleibenden oder Milchzähnen
  - als vorausgehende Maßnahme vor der Versorgung eines Zahnes mit einer Krone wenn z. B. die klinische Reaktion abgewartet werden muss oder die endgültige Versorgung noch nicht feststeht
  - ggf. neben Dentinflächenentkeimung und -konditionierung mittels Laser (§ 6 Abs.1 GOZ)
  - ggf. neben Laserfluoreszenzmessung zur Kariesdiagnostik (§ 6 Abs.1 GOZ)
- nicht berechnungsfähig:
  - für temporären speicheldichten Verschluss einer Kavität (GOZ-Nr. 2020)
  - für eine einflächige Restauration mit Kompositmaterial (GOZ-Nr.2060)
  - für die Abdeckung eines Schraubenkanals bei einem Implantat/Suprakonstruktion
  - neben Aufbaufüllung (GOZ-Nr. 2180)
  - neben gegossenen Stiftaufbau (GOZ-Nr. 2190)
  - neben einen Schraubenaufbau oder Glasfaserstift o. Ä. (GOZ-Nr. 2195)
  - für eine Restauration eines zu überkronenden Zahnes in der Präparationssitzung (GOZ-Nr. 2180)
  - für eine Zahnumformung im direkten Verfahren (§ 6 Abs. 1 GOZ)
  - für ein direktes Veneer (§ 6 Abs. 1 GOZ)
  - für retrograde Füllung im Rahmen einer Wurzelspitzenresektion (§ 6 Abs. 1 GOZ)

2050

! Anmerkung

Die Politur einer Restauration, unabhängig von ihrer Größe, kann nach der GOZ-Nr. 2130 zusätzlich berechnet werden, wenn sie in einer separaten Sitzung durchgeführt wird.

BZÄK-Kommentar zu der GOZ-Nr. 2050 (Stand Januar 2021)

Die Nummer 2050 gilt für alle einflächigen Kavitäten, die in nicht adhäsiver Füllungstechnik mit plastischem Füllungsmaterial versorgt werden. Die Leistung wird je Kavität, also bei getrennten Kavitäten ggf. auch mehrfach je Zahn berechnet.

Die Kosten des Füllungsmaterials sind mit der Gebühr abgegolten.

Das ggf. erforderliche Anlegen einer Matrize und/oder anderer Hilfsmittel zur Formung der Füllung, die Ausarbeitung auf der Kaufläche bzw. der Oberfläche und ggf. an den approximalen Kontaktflächen sowie die Okklusionskontrolle sind Bestandteil der Leistung.

Neben der Präparation eines Zahnes zur Aufnahme einer Krone oder eines Brücken- oder Prothesenankers sind Leistungen nach den Nummern 2050 ff. nicht berechnungsfähig. Kavitätenversorgungen/Aufbaufüllungen innerhalb der Präparationssitzung sind nach der Nummer 2180 zu berechnen. Wird der Leistungsinhalt der Nummern 2050 ff. an Zähnen erfüllt, die zu einem späteren Zeitpunkt mit einer Krone, Brücke oder Prothesenanker versorgt werden sollen, sind diese nach den entsprechenden Nummern zu berechnen.

Begründungen

Überdurchschnittlicher Zeitaufwand aufgrund …	Überdurchschnittliche Schwierigkeiten aufgrund …	Besondere Umstände aufgrund …

- minimalinvasiver Präparation zur Schonung der Zahnhartsubstanz
- ungünstig gelegener, schwierig zu erreichender Kavität (wenn z. B. nur distale Kavität)
- subgingivaler Ausdehnung der Kavität
- besonders schwieriger Füllungsgestaltung im Kontaktbereich zum Nachbarzahn wegen abnormer anatomischer Zahnform
- schwieriger Kauflächengestaltung bei Beachtung gnathologischer Aspekte
- erschwerter Isolation und aufwendiger Trockenlegung des Behandlungsgebietes bei vermehrter Salivation/Hypersalivation
- besonders aufwendiger feinanatomischer Rekonstruktion
- Anwendung besonderer Verfahren zum Verdichten des Füllmaterials
- aufwendiger Entfernung einer vorhandenen Füllung
- ausgedehnter Wurzelkaries
- besonders schwieriger Anpassung an das Abrasionsgebiss und Schlifffacetten Schlifffacetten/ausgedehnter Konkavität

Begründungen

Überdurchschnittlicher Zeitaufwand aufgrund ...	Überdurchschnittliche Schwierigkeiten aufgrund ...	Besondere Umstände aufgrund ...

- umfangreicher Restauration während einer Behandlung unter Vollnarkose
- erschwerter Entfernung der vorhandenen Füllung bei geringem Farbkontrast
- Anpassung an die vorhandenen Halte- und Stützvorrichtungen beim herausnehmbaren Zahnersatz
- schwieriger Überprüfung der dynamischen und statischen Okklusion
- schwieriger Adaption von Hilfsmitteln zur Füllungsgestaltung wegen erschwerter Retention
- motorischer Instabilität der Zunge/Makroglossie, dadurch erschwerte Freistellung des Behandlungsfeldes
- häufiger Behandlungsunterbrechungen wegen des reduzierten Allgemeinzustandes
- Einschränkung des Sichtbereiches, verursacht durch eingeschränkte Lagerfähigkeit des Patienten wegen Wirbelsäulenerkrankung/Muskelerkrankung/Herz-Kreislauf-Erkrankung
- eingeschränkter Mundöffnung/erschwerter Mundzugang wegen Mundsperre/Kieferklemme/Adipositas/Herpes/Rhagaden etc.
- besonderen Aufwands wegen vorhandener Restaurationen/Apparaturen und/oder elongierten/protrudierten Zähnen und/oder Zahnfehlstellungen und dadurch erschwerte Adaption/Retention von Hilfsmittel für das Füllen oder Präparieren der Kavität
- reflektorischer Übererregbarkeit z. B. starkem Husten-, Schluck-, oder/und Brechreizneigung mit häufigen Behandlungspausen und notwendiger Neupositionierung der Hilfsmittel zum Füllen/wiederholt erforderlicher Trockenlegung
- motorischer Unruhe des Patienten, verbunden mit wiederholt erforderlicher Trockenlegung und mehrfach notwendigen Behandlungspausen
- sehr aufwendigen Restauration wegen hoher Schmerzempfindlichkeit/ausgeprägter Schmelzhypoplasien/tief unter die Gingiva reichender Kavität/tiefer, sehr schwer einsehbarer Approximalkavität und/oder umfangreichem Exkavierens wegen extrem ausgedehnter Karies
- erschwerter Kariesbehandlung unter vorhandener Restauration/Rekonstruktion
- außergewöhnlich hohen Aufwands zur Gewinnung retentiver Areale
- besonders schwieriger Adaptation/schwieriger Formangleichung an die vorhandene Restauration
- manuelles/mechanisches und besonders vorsichtiges Exkavieren wegen Trypanophobie/Belonophobie – Anästhesierung nicht möglich
- hohem instrumentellen Aufwandes wegen der Verwendung oszillierender, ultraschallgetriebener oder lasergestützter Präparationsinstrumente

2050

Begründungen

Überdurchschnittlicher Zeitaufwand aufgrund …	Überdurchschnittliche Schwierigkeiten aufgrund …	Besondere Umstände aufgrund …

- besonderem Aufwands wegen zusätzlicher Anwendung chemomechanischer Mittel zur Kariesentfernung oder besonderer Methoden zur Überprüfung der vollständigen Kariesentfernung (wenn nicht nach § 6 Abs. 1 berechnet wird)
- schwieriger Restauration wegen starker Papillenblutung/erhöhter Blutungsneigung (hämorragischer Diathese) durch Einnahme gerinnungshemmender Medikamente/wegen Bisphosphonatemedikation/entzündlich veränderten Gebiet
- geringer Mundöffnung (Schneidekantendifferenz = xx mm) und erhöhtem Muskeltonus der Wangen-/Zungenmuskulatur
- erschwerten Zugangs zur palatinalen/lingualen Kavität wegen starken Brech-/Würgereizes
- häufiger Unterbrechung und langer Dauer der Behandlung bedingt durch sensorischer/reflektorischer Übererregbarkeit des Patienten
- minimalinvasiver Füllung bei gingivanahen Kavitätenrand/keilförmiger Defekt

GOZ-Position 2060

Leistungsbeschreibung	Faktor
Präparieren einer Kavität und Restauration mit Kompositmaterialien, in Adhäsivtechnik (Konditionieren), einflächig, ggf. einschließlich Mehrschichttechnik, einschließlich Polieren, ggf. einschließlich Verwendung von Inserts	1,0-fach: 29,64 € 2,3-fach: 68,17 € 2,8-fach: 82,99 € 3,1-fach: 91,88 € 3,5-fach: 103,74 €

Abrechnungsbestimmung

Neben den Leistungen nach den Nummern 2200 bis 2220 sind die Leistungen nach den Nummern 2050 bis 2130 nicht berechnungsfähig.

Anmerkung

- berechnungsfähig:
  - für das Präparieren einer einflächigen Kavität und Restauration mit Kompositmaterialien, in Adhäsivtechnik, ggf. einschließlich Unterfüllung und Mehrschichttechnik, einschließlich Polieren
  - je Kavität im Front- oder Seitenzahnbereich
  - bei getrennten Kavitäten auch mehrmals je Zahn
  - für eine Füllung mit Kompositmaterial in Adhäsivtechnik an bleibenden oder Milchzähnen
  - ggf. inklusive der Verwendung von Inserts
  - auch für eine erweiterte Fissurenversiegelung
  - als vorausgehende Maßnahme vor der Versorgung eines Zahnes mit einer Krone, wenn z. B. die klinische Reaktion abgewartet werden muss oder die endgültige Versorgung noch nicht feststeht
  - für das Anlegen einer Matrize oder das Benutzen anderer Hilfsmittel zur Formung der Füllung – nicht inkl. der Leistung – kann mit der GOZ-Nr. 2030 ggf. zusätzlich berechnet werden
  - ggf. neben Dentinflächenentkeimung und -konditionierung mittels Laser (§ 6 Abs.1 GOZ)
  - ggf. neben Laserfluoreszenzmessung zur Kariesdiagnostik (§ 6 Abs.1 GOZ)
  - ggf. neben Anwendung eines Kariesdetektors (§ 6 Abs.1 GOZ)
- nicht berechnungsfähig:
  - für den temporären speicheldichten Verschluss einer Kavität (GOZ-Nr. 2020)
  - für eine einflächige Restauration mit plastischen Füllungsmaterial (GOZ-Nr. 2050)
  - für die Abdeckung eines Schraubenkanals bei einem Implantat/Suprakonstruktion
  - neben Aufbaufüllung (GOZ-Nr. 2180)
  - neben einem gegossenen Stiftaufbau (GOZ-Nr. 2190)
  - für den okklusalen Verschluss einer Krone/eines Brückenankers nach endodontischer Behandlung (GOZ-Nr. 2320)

2060

! Anmerkung

- neben einen Schraubenaufbau oder Glasfaserstift o. Ä. (GOZ-Nr. 2195)
- für eine Restauration eines zu überkronenden Zahnes in der Präparationssitzung (GOZ-Nr. 2180)
- für eine Zahnumformung im direkten Verfahren (§ 6 Abs. 1 GOZ)
- für ein direktes Veneer (§ 6 Abs. 1 GOZ)
- für retrograde Füllung im Rahmen einer Wurzelspitzenresektion (§ 6 Abs. 1 GOZ)
- neben Kontrolle, Finieren/Polieren derselben Restauration (GOZ-Nr. 2130)

Die Politur einer Restauration, unabhängig von ihrer Größe, kann nach der GOZ-Nr. 2130 zusätzlich berechnet werden, wenn sie in einer separaten Sitzung durchgeführt wird.

BZÄK-Kommentar zu der GOZ-Nr. 2060 (Stand Januar 2021)

Die Nummer 2060 gilt für alle einflächigen Kavitäten, die in adhäsiver Restaurationstechnik mit Kompositmaterialien sowohl an Front- als auch an Seitenzähnen versorgt werden.

Die Leistung wird je Kavität, also bei getrennten Kavitäten ggf. auch mehrfach je Zahn berechnet. Maßnahmen zur Konditionierung und adhäsiven Verankerung der Restauration sind mit der Gebühr abgegolten.

Dies gilt sowohl für die Schmelzkonditionierung als auch für die kombinierte Schmelz-Dentinkonditionierung.

Zusätzlich verwendete konfektionierte Füllkörper (Inserts) als Teil der Restauration sind Bestandteil der Leistung.

Die Leistung kann in Ein- oder Mehrschichttechnik erbracht werden. Die Politur in derselben Sitzung ist Bestandteil der Leistung.

Für die Politur älterer Restaurationen zur Beseitigung von Gebrauchsspuren kann die Gebührennummer 2130 GOZ berechnet werden.

Die Kosten des Restaurationsmaterials, ggf. auch für Inserts, sind mit der Gebühr abgegolten.

Das ggf. erforderliche Anlegen einer Formgebungshilfe ist im Verordnungstext nicht beschrieben und ist unter der Nr. 2030 GOZ zusätzlich berechnungsfähig. Die Ausarbeitung auf der Kaufläche bzw. der Oberfläche und ggf. an den approximalen Kontaktflächen sowie die Okklusionskontrolle sind Bestandteil der Leistung.

Neben der Präparation eines Zahnes zur Aufnahme einer Krone oder eines Brücken- oder Prothesenankers sind Leistungen nach den Nummern 2050 ff. nicht berechnungsfähig. Kavitätenversorgungen/Aufbaufüllungen innerhalb der Präparationssitzung sind nach der Nummer 2180 zu berechnen. Wird der Leistungsinhalt der Nummern 2050 ff. an Zähnen erfüllt, die zu einem späteren Zeitpunkt mit einer Krone, Brücke oder Prothesenanker versorgt werden sollen, sind diese nach den entsprechenden Nummern zu berechnen.

Begründungen

Überdurchschnittlicher Zeitaufwand aufgrund …	Überdurchschnittliche Schwierigkeiten aufgrund …	Besondere Umstände aufgrund …

- ungünstig gelegener, schwierig zu erreichender Kavität (wenn z. B. nur distale Kavität oder Zahnregion)
- subgingivaler Ausdehnung der Kavität
- besonders schwieriger Füllungsgestaltung im Kontaktbereich zum Nachbarzahn … (Zahn einfügen) wegen Zahnengstand/Zahnrotation/abnormer anatomischer Zahnform
- schwieriger Kauflächengestaltung bei Beachtung gnathologischer Aspekte
- erschwerter Isolation und aufwendiger Trockenlegung des Behandlungsgebietes bei vermehrter Salivation/Hypersalivation
- besonders aufwendiger feinanatomischer Rekonstruktion
- Anwendung besonderer Verfahren zum Verdichten des Füllmaterials
- umfangreicher Restauration und zeitintensiver Lichtaushärtung wegen tiefreichender Kavität
- aufwendiger Entfernung einer vorhandenen pulpennahen Füllung
- ausgedehnter Wurzelkaries
- erschwerter Entfernung der vorhandenen/insuffizienten Füllung bei geringem Farbkontrast
- umfangreicher Restauration mit streng schadensgerechter Rekonstruktion des Defekts
- aufwendiger und zeitintensiver Exkavation wegen pulpernaher Karies
- besonders schwieriger Farbangleichung einer zervikalen Restauration im Frontzahnbereich
- kombinierter Schmelz-Dentinkonditionierung in mehreren Teilschritten
- Versorgung mit Schichtung in mehreren Farben entsprechend des natürlichen Farb- und Lichtspiels, struktureller und anatomischer Restauration der Oberfläche
- außergewöhnlich hohen Aufwands zur Gewinnung retentiver Areale bei keilförmigen Defekten und besonders schwieriger Füllungsgestaltung zum Gingivalrand
- besonders schwieriger Füllungsgestaltung im Kontaktbereich zum Nachbarzahn sowie erschwerter Restauration in komplexer Mehrfarbschichttechnik
- umfangreicher Restauration während einer Behandlung unter Vollnarkose, erhöhter Aufwand durch eingeschränktes und erschwertes Offenhalten des Behandlungsfeldes
- besonders schwieriger Anpassung an das Abrasionsgebiss und Schlifffacetten/ausgedehnter Konkavität
- ungünstig gelegener, schwierig zu erreichender Kavität aufgrund einer vorhandenen Multibandapparatur
- Versorgung der ausgedehnten kariösen Läsion mit unterschiedlich viskösen Materialien

2060

Begründungen

Überdurchschnittlicher Zeitaufwand aufgrund …	Überdurchschnittliche Schwierigkeiten aufgrund …	Besondere Umstände aufgrund …

- tiefen approximalen Defekts mit schwieriger Darstellung des zervikalen Defektrandes
- substanzschonender, minimalinvasiver Präparation zur Schonung der Zahnhartsubstanz
- motorischer Instabilität der Zunge/Makroglossie, dadurch erschwerte Freistellung des Behandlungsfeldes
- häufiger Behandlungsunterbrechungen wegen des reduzierten Allgemeinzustandes
- Einschränkung des Sichtbereiches, verursacht durch eingeschränkte Lagerfähigkeit des Patienten wegen Wirbelsäulenerkrankung/Muskelerkrankung/Herz-Kreislauf-Erkrankung
- eingeschränkter Mundöffnung/erschwerter Mundzugang wegen Mundsperre/Kieferklemme/Adipositas/Herpes/Rhagaden etc.
- besonderen Aufwands wegen vorhandener Restaurationen/Apparaturen und/oder elongierten/protrudierten Zähnen und/oder Zahnfehlstellungen beim Präparieren und Füllen der Kavität und/oder erschwerte Adaption/Retention vom Insert
- reflektorischer Übererregbarkeit z. B. starkem Husten-, Schluck-, oder/und Brechreizneigung mit häufigen Behandlungspausen und notwendiger wiederholt erforderlicher Trockenlegung /Neuaufbringen der Konditionierung
- motorischer Unruhe des Patienten, verbunden mit wiederholt erforderlicher Trockenlegung und mehrfach notwendigen Behandlungspausen
- sehr aufwendigen Restauration wegen hoher Schmerzempfindlichkeit/ausgeprägter Schmelzhypoplasien/tief unter die Gingiva reichender Kavität/tiefer, sehr schwer einsehbarer Approximalkavität und/oder umfangreichen Exkavierens wegen extrem ausgedehnter Karies
- erschwerter Kariesbehandlung unter vorhandener Restauration/Rekonstruktion
- minimalinvasiver Füllung bei gingivanahen Kavitätenrand
- besonders schwieriger Adaptation/schwieriger Farb-/Formangleichung an die vorhandene Restauration/Rekonstruktion
- manuellem/mechanischem und besonders vorsichtigen Exkavierens wegen Trypanophobie/Belonophobie – Anästhesierung nicht möglich
- hohem instrumentellen Aufwands wegen Verwendung oszillierender, ultraschallgetriebener oder lasergestützter Präparationsinstrumente
- besonderem Aufwands wegen zusätzlicher Anwendung chemomechanischer Mittel zur Kariesentfernung oder besonderer Methoden zur Überprüfung der vollständigen Kariesentfernung (wenn nicht nach § 6 Abs.1 berechnet wird)

2060

Begründungen

Überdurchschnittlicher Zeitaufwand aufgrund …	Überdurchschnittliche Schwierigkeiten aufgrund …	Besondere Umstände aufgrund …

- schwieriger Restauration wegen starker Papillenblutung//erhöhter Blutungsneigung (hämorragischer Diathese) durch Einnahme gerinnungshemmender Medikamente/wegen Bisphosphonatemedikation/entzündlich veränderten Gebiet
- geringer Mundöffnung (Schneidekantendifferenz = xx mm) und erhöhtem Muskeltonus der Wangen- Zungenmuskulatur
- erschwerten Zugangs zur palatinalen/lingualen Kavität wegen starken Brech-/Würgereizes
- häufiger Unterbrechung und lange Dauer der Behandlung bedingt durch sensorische/reflektorischer Übererregbarkeit des Patienten
- minimalinvasiver Behandlung bei röntgenologisch diagnostisch voluminöser Pulpa
- Anpassung an die vorhandenen Halte- und Stützvorrichtungen und bilden von Auflageflächen beim herausnehmbaren Zahnersatz
- besonderen Aufwands bei der Füllungsgestaltung und komplexe Überprüfung der dynamischen und statischen Okklusion wegen sehr schwieriger Bissverhältnisse
- erhöhter Präparationsaufwand wegen voluminöser Restauration in komplexer Mehrschichttechnik/Mehrfarbtechnik bei komplizierter Methode zur Formgebung der Füllung

2070

GOZ-Position 2070

Leistungsbeschreibung	Faktor	
Präparieren einer Kavität und Restauration mit plastischem Füllungsmaterial einschließlich Unterfüllung, Anlegen einer Matrize oder Benutzen anderer Hilfsmittel zur Formung der Füllung, zweiflächig	1,0-fach:	13,61 €
	2,3-fach:	31,30 €
	2,8-fach:	38,11 €
	3,1-fach:	42,19 €
	3,5-fach:	47,64 €

Abrechnungsbestimmung

Neben den Leistungen nach den Nummern 2200 bis 2220 sind die Leistungen nach den Nummern 2050 bis 2130 nicht berechnungsfähig.

! Anmerkung

- berechnungsfähig:
  - für das Präparieren einer zweiflächigen Kavität, Restaurieren mit plastischem Füllungsmaterial einschl. Unterfüllung, Anlegen einer Matrize oder Benutzen anderer Hilfsmittel zur Formung der Füllung
  - je Kavität
  - bei getrennten Kavitäten auch mehrmals je Zahn
  - für eine Füllung mit plastischem Füllungsmaterial (z. B. Amalgam) an bleibenden oder Milchzähnen
  - als vorausgehende Maßnahme vor der Versorgung eines Zahnes mit einer Krone, wenn z. B. die klinische Reaktion abgewartet werden muss oder die endgültige Versorgung noch nicht feststeht
  - ggf. neben Dentinflächenentkeimung und -konditionierung mittels Laser (§ 6 Abs.1 GOZ)
  - ggf. neben Laserfluoreszenzmessung zur Kariesdiagnostik (§ 6 Abs.1 GOZ)
- nicht berechnungsfähig:
  - für temporären speicheldichten Verschluss einer Kavität (GOZ-Nr. 2020)
  - für eine zweiflächige Restauration mit Kompositmaterial (GOZ-Nr. 2080)
  - für die Abdeckung eines Schraubenkanals bei einem Implantat
  - neben Aufbaufüllung (GOZ-Nr. 2180)
  - neben gegossenen Stiftaufbau (GOZ-Nr. 2190)
  - neben einen Schraubenaufbau oder Glasfaserstift o. Ä. (GOZ-Nr. 2195)
  - für eine Restauration eines zu überkronenden Zahnes in der Präparationssitzung (GOZ-Nr. 2180)
  - für eine Zahnumformung im direkten Verfahren (§ 6 Abs. 1 GOZ)
  - für ein direktes Veneer (§ 6 Abs. 1 GOZ)
  - für retrograde Füllung im Rahmen einer Wurzelspitzenresektion (§ 6 Abs. 1 GOZ)
  - neben Wiedereingliederung (GOZ-Nr. 2310) oder Wiederherstellung (GOZ-Nr. 2320)

2070

! Anmerkung

Die Politur einer Restauration, unabhängig von ihrer Größe, kann nach der GOZ-Nr. 2130 zusätzlich berechnet werden, wenn sie in einer separaten Sitzung durchgeführt wird.

BZÄK-Kommentar zu der GOZ-Nr. 2070 (Stand Januar 2021)

Die Nummer 2070 gilt für alle zweiflächigen Kavitäten, die in nicht adhäsiver Füllungstechnik mit plastischem Füllungsmaterial versorgt werden. Die Leistung wird je Kavität, also bei getrennten Kavitäten ggf. auch mehrfach je Zahn berechnet. Die Kosten des Füllungsmaterials sind mit der Gebühr abgegolten.
Das ggf. erforderliche Anlegen einer Matrize und/oder anderer Hilfsmittel zur Formung der Füllung, die Ausarbeitung auf der Kaufläche bzw. der Oberfläche und ggf. an den approximalen Kontaktflächen sowie die Okklusionskontrolle sind Bestandteil der Leistung.
Neben der Präparation eines Zahnes zur Aufnahme einer Krone oder eines Brücken- oder Prothesenankers sind Leistungen nach den Nummern 2050 ff. nicht berechnungsfähig. Kavitätenversorgungen/Aufbaufüllungen innerhalb der Präparationssitzung sind nach der Nummer 2180 zu berechnen. Wird der Leistungsinhalt der Nummern 2050 ff. an Zähnen erfüllt, die zu einem späteren Zeitpunkt mit einer Krone, Brücke oder Prothesenanker versorgt werden sollen, sind diese nach den entsprechenden Nummern zu berechnen.

Begründungen

Überdurchschnittlicher Zeitaufwand aufgrund …	Überdurchschnittliche Schwierigkeiten aufgrund …	Besondere Umstände aufgrund …

- minimalinvasiver Präparation zur Schonung der Zahnhartsubstanz
- ungünstig gelegener, schwierig zu erreichender Kavität
- subgingivaler Ausdehnung der Kavität
- besonders schwieriger Füllungsgestaltung im Kontaktbereich zum Nachbarzahn … wegen Zahnengstand/Zahnrotation/abnormer anatomischer Zahnform
- schwieriger Kauflächengestaltung bei Beachtung gnathologischer Aspekte
- erschwerter Isolation und aufwendiger Trockenlegung des Behandlungsgebietes bei vermehrter Salivation/Hypersalivation
- besonders aufwendiger feinanatomischer Rekonstruktion
- Anwendung besonderer Verfahren zum Verdichten des Füllmaterials
- umfangreicher Restauration bei aufwendigem Entfernen einer vorhandenen Füllung
- ausgedehnter Wurzelkaries
- besonders schwieriger Anpassung an das Abrasionsgebiss und Schlifffacetten/ ausgedehnter Konkavität

2070

Begründungen

Überdurchschnittlicher Zeitaufwand aufgrund …	Überdurchschnittliche Schwierigkeiten aufgrund …	Besondere Umstände aufgrund …

- umfangreicher Restauration während einer Behandlung unter Vollnarkose, erhöhter Aufwand durch eingeschränktes und erschwertes Offenhalten des Behandlungsfeldes
- erschwerter Entfernung der vorhandenen Füllung bei geringem Farbkontrast
- Anpassung an die vorhandenen Halte- und Stützvorrichtungen und bilden von Auflageflächen beim herausnehmbaren Zahnersatz
- schwieriger Überprüfung der dynamischen und statischen Okklusion
- schwieriger Adaption von Hilfsmitteln zur Füllungsgestaltung wegen erschwerter Retention
- motorischer Instabilität der Zunge/Makroglossie, dadurch erschwerter Freistellung des Behandlungsfeldes
- häufiger Behandlungsunterbrechungen wegen des reduzierten Allgemeinzustandes
- Einschränkung des Sichtbereiches, verursacht durch eingeschränkte Lagerfähigkeit des Patienten wegen Wirbelsäulenerkrankung/Muskelerkrankung/Herz-
- eingeschränkter Mundöffnung/erschwerter Mundzugang wegen Mundsperre/Kieferklemme/Adipositas/Herpes/Rhagaden etc.
- besonderen Aufwands wegen vorhandener Restaurationen/Apparaturen und/oder elongierten/protrudierten Zähnen und/oder Zahnfehlstellungen und dadurch erschwerte Adaption/Retention von Hilfsmittel für das Füllen oder Präparieren der Kavität
- reflektorischer Übererregbarkeit z.B. starkem Husten-, Schluck-, oder/und Brechreizneigung mit häufigen Behandlungspausen und notwendiger Neupositionierung der Hilfsmittel zum Füllen/wiederholt erforderlicher Trockenlegung
- motorischer Unruhe des Patienten, verbunden mit wiederholt erforderlicher Trockenlegung und mehrfach notwendigen Behandlungspausen
- sehr aufwendige Restauration wegen hoher Schmerzempfindlichkeit/ausgeprägter Schmelzhypoplasien/tief unter die Gingiva reichender Kavität/tiefer, sehr schwer einsehbarer Approximalkavität und/oder umfangreiches Exkavieren wegen extrem ausgedehnter Karies
- erschwerter Kariesbehandlung unter vorhandener Restauration/Rekonstruktion
- außergewöhnlich hohen Aufwands zur Gewinnung retentiver Areale
- besonders schwieriger Adaptation schwieriger Formangleichung an die vorhandene Restauration
- manuellem/mechanischem und besonders vorsichtigen Exkavierens wegen Trypanophobie/Belonophobie – Anästhesierung nicht möglich
- hohem instrumentellem Aufwands wegen Verwendung oszillierender, ultraschallgetriebener oder lasergestützter Präparationsinstrumente

2070

Begründungen

Überdurchschnittlicher Zeitaufwand aufgrund …	Überdurchschnittliche Schwierigkeiten aufgrund …	Besondere Umstände aufgrund …

- besonderem Aufwands wegen zusätzlicher Anwendung chemomechanischer Mittel zur Kariesentfernung oder besonderer Methoden zur Überprüfung der vollständigen Kariesentfernung (wenn nicht nach §6 Abs. 1 berechnet wird)• schwieriger Restauration wegen starker Papillenblutung/erhöhter Blutungsneigung (hämorragischer Diathese) durch Einnahme gerinnungshemmender Medikamente/wegen Bisphosphonatemedikation/entzündlich veränderten Gebiet
- geringer Mundöffnung (Schneidekantendifferenz = xx mm) und erhöhtem Muskeltonus der Wangen-/Zungenmuskulatur
- erschwerten Zugangs zur palatinalen/lingualen Kavität wegen starken Brech-/Würgereizes
- häufiger Unterbrechung und langer Dauer der Behandlung bedingt durch sensorische/reflektorische Übererregbarkeit des Patienten
- minimalinvasiver Füllung bei gingivanahen Kavitätenrand

2080

GOZ-Position 2080

Leistungsbeschreibung	Faktor
Präparieren einer Kavität und Restauration mit Kompositmaterialien, in Adhäsivtechnik (Konditionieren), zweiflächig, ggf. einschließlich Mehrschichttechnik, einschließlich Polieren, ggf. einschließlich Verwendung von Inserts	1,0-fach: 31,27 € 2,3-fach: 71,92 € 2,8-fach: 87,56 € 3,1-fach: 96,94 € 3,5-fach: 109,45 €

Abrechnungsbestimmung

Neben den Leistungen nach den Nummern 2200 bis 2220 sind die Leistungen nach den Nummern 2050 bis 2130 nicht berechnungsfähig.

! Anmerkung

- berechnungsfähig:
  - für das Präparieren einer zweiflächigen Kavität, Restaurieren mit Kompositmaterialien, in Adhäsivtechnik, ggf. einschließlich Unterfüllung und Mehrschichttechnik, einschließlich Polieren
  - je Kavität
  - bei getrennten Kavitäten auch mehrmals je Zahn
  - für eine Füllung mit Kompositmaterial in Adhäsivtechnik an bleibenden oder Milchzähnen
  - als vorausgehende Maßnahme vor der Versorgung eines Zahnes mit einer Krone, wenn z. B. die klinische Reaktion abgewartet werden muss oder die endgültige Versorgung noch nicht feststeht
  - ggf. inklusive der Verwendung von Inserts
  - das Anlegen einer Matrize oder Benutzen anderer Hilfsmittel zur Formung der Füllung ist nicht Bestandteil dieser Leistung und kann mit der GOZ-Nr. 2030 ggf. zusätzlich berechnet werden
  - ggf. neben Dentinflächenentkeimung und -konditionierung mittels Laser (§ 6 Abs.1 GOZ)
  - ggf. neben Laserfluoreszenzmessung zur Kariesdiagnostik (§ 6 Abs.1 GOZ)
  - ggf. neben Anwendung eines Kariesdetektors (§ 6 Abs.1 GOZ)
- nicht berechnungsfähig:
  - für temporären speicheldichten Verschluss einer Kavität (GOZ-Nr. 2020)
  - für eine zweiflächige Restauration mit plastischen Füllungsmaterial (GOZ-Nr. 2070)
  - für die Abdeckung eines Schraubenkanals bei einem Implantat
  - neben Aufbaufüllung (GOZ-Nr. 2180)
  - neben gegossenen Stiftaufbau (GOZ-Nr. 2190)
  - neben einen Schraubenaufbau oder Glasfaserstift o. Ä. (GOZ-Nr. 2195)

Anmerkung

- für eine Restauration eines zu überkronenden Zahnes in der Präparationssitzung (GOZ-Nr. 2180)
- für eine Zahnumformung im direkten Verfahren (§ 6 Abs. 1 GOZ)
- für ein direktes Veneer (§ 6 Abs. 1 GOZ)
- für retrograde Füllung im Rahmen einer Wurzelspitzenresektion (§ 6 Abs. 1 GOZ)
- neben Kontrolle, Finieren/Polieren derselben Restauration (GOZ-Nr. 2130)

Die Politur einer Restauration, unabhängig von ihrer Größe, kann nach der GOZ-Nr. 2130 zusätzlich berechnet werden, wenn sie in einer separaten Sitzung durchgeführt wird.

BZÄK-Kommentar zu der GOZ-Nr. 2080 (Stand Januar 2021)

Die Nummer 2080 gilt für alle zweiflächigen Kavitäten, die in adhäsiver Restaurationstechnik mit Kompositmaterialien sowohl an Front- als auch an Seitenzähnen versorgt werden.
Die Leistung wird je Kavität, also bei getrennten Kavitäten ggf. auch mehrfach je Zahn berechnet. Maßnahmen zur Konditionierung und adhäsiven Verankerung der Restauration sind mit der Gebühr abgegolten.
Dies gilt sowohl für die Schmelzkonditionierung als auch für die kombinierte Schmelz-Dentinkonditionierung.
Zusätzlich verwendete konfektionierte Füllkörper (Inserts) als Teil der Restauration sind Bestandteil der Leistung.
Die Leistung kann in Ein- oder Mehrschichttechnik erbracht werden.
Die Politur in derselben Sitzung ist Bestandteil der Leistung.
Für die Politur älterer Restaurationen zur Beseitigung von Gebrauchsspuren kann die Gebührennummer 2130 GOZ berechnet werden.
Die Kosten des Restaurationsmaterials, ggf. auch für Inserts, sind mit der Gebühr abgegolten.
Das ggf. erforderliche Anlegen einer Formgebungshilfe ist im Verordnungstext nicht beschrieben und ist unter der Nr. 2030 GOZ zusätzlich berechnungsfähig. Die Ausarbeitung auf der Kaufläche bzw. der Oberfläche und ggf. an den approximalen Kontaktflächen sowie die Okklusionskontrolle sind Bestandteil der Leistung.
Neben der Präparation eines Zahnes zur Aufnahme einer Krone oder eines Brücken- oder Prothesenankers sind Leistungen nach den Nummern 2050 ff. nicht berechnungsfähig. Kavitätenversorgungen/Aufbaufüllungen innerhalb der Präparationssitzung sind nach der Nummer 2180 zu berechnen. Wird der Leistungsinhalt der Nummern 2050 ff. an Zähnen erfüllt, die zu einem späteren Zeitpunkt mit einer Krone, Brücke oder Prothesenanker versorgt werden sollen, sind diese nach den entsprechenden Nummern zu berechnen.

2080

Begründungen

Überdurchschnittlicher Zeitaufwand aufgrund …	Überdurchschnittliche Schwierigkeiten aufgrund …	Besondere Umstände aufgrund …

- minimalinvasiver Präparation zur Schonung der Zahnhartsubstanz
- ungünstig gelegener, schwierig zu erreichender Kavität (wenn z.B. nur distale Kavität) oder Zahnregion
- subgingivaler Ausdehnung der Kavität
- besonders schwieriger Füllungsgestaltung im Kontaktbereich zum Nachbarzahn … (Zahn einfügen) wegen Zahnengstand/Zahnrotation/abnormer anatomischer Zahnform
- schwieriger Kauflächengestaltung bei Beachtung gnathologischer Aspekte
- erschwerter Isolation und aufwendiger Trockenlegung des Behandlungsgebietes bei vermehrter Salivation/Hypersalivation
- besonders aufwendiger feinanatomischer Rekonstruktion
- Anwendung besonderer Verfahren zum Verdichten des Füllmaterials
- aufwendiger und zeitintensiver Exkavation wegen pulpernaher Karies
- umfangreicher Restauration und zeitintensiver Lichtaushärtung aufgrund tiefreichender Kavität
- erschwerter Entfernung der vorhandenen/insuffizienten Füllung bei geringem Farbkontrast
- aufwendiger Entfernung einer vorhandenen pulpennahen Füllung
- ausgedehnter Wurzelkaries
- umfangreicher Restauration mit streng schadensgerechter Rekonstruktion des Defekts
- besonders schwieriger Farbangleichung einer zervikalen Restauration im Frontzahnbereich
- kombinierter Schmelz-Dentinkonditionierung in mehreren Teilschritten
- Versorgung mit Schichtung in mehreren Farben entsprechend des natürlichen Farb- und Lichtspiels, struktureller und anatomischer Restauration der Oberfläche
- außergewöhnlich hohen Aufwands zur Gewinnung retentiver Areale bei keilförmigen Defekten und besonders schwieriger Füllungsgestaltung zum Gingivalrand
- besonders schwieriger Füllungsgestaltung im Kontaktbereich zum Nachbarzahn sowie erschwerter Restauration durch extrem ausgedehnte Kavitätenpräparation und dadurch voluminöse Restauration in komplexer Mehrfarbschichttechnik
- umfangreicher Restauration während einer Behandlung unter Vollnarkose, erhöhter Aufwand durch eingeschränktes und erschwertes Offenhalten des Behandlungsfeldes
- besonders schwieriger Anpassung an das Abrasionsgebiss/Schlifffacetten/ausgedehnter Konkavität

Begründungen

Überdurchschnittlicher Zeitaufwand aufgrund …	Überdurchschnittliche Schwierigkeiten aufgrund …	Besondere Umstände aufgrund …

- ungünstig gelegener, schwierig zu erreichender Kavität wegen einer vorhandenen Multibandapparatur
- Versorgung der ausgedehnten kariösen Läsion mit unterschiedlich viskösen Materialien
- tiefen approximalen Defekts mit schwieriger Darstellung des zervikalen Defektrandes
- substanzschonender, minimalinvasiver Präparation zur Schonung der Zahnhartsubstanz
- motorischer Instabilität der Zunge/Makroglossie, dadurch erschwerter Freistellung des Behandlungsfeldes
- häufiger Behandlungsunterbrechungen wegen des reduzierten Allgemeinzustandes
- Einschränkung des Sichtbereiches, verursacht durch eingeschränkte Lagerfähigkeit des Patienten wegen Wirbelsäulenerkrankung/Muskelerkrankung/Herz-Kreislauf-Erkrankung
- eingeschränkter Mundöffnung/erschwerter Mundzugang wegen Mundsperre/Kieferklemme/Adipositas/Herpes/Rhagaden etc.
- besonderen Aufwands wegen vorhandener Restaurationen/Apparaturen und/oder elongierten/protrudierten Zähnen und/oder Zahnfehlstellungen beim Präparieren und Füllen der Kavität und/oder erschwerte Adaption/Retention vom Insert
- reflektorischer Übererregbarkeit z. B. starkem Husten-, Schluck-, oder/und Brechreizneigung mit häufigen Behandlungspausen und notwendiger wiederholt erforderlicher Trockenlegung/Neuaufbringen der Konditionierung
- motorischer Unruhe des Patienten, verbunden mit wiederholt erforderlicher Trockenlegung und mehrfach notwendigen Behandlungspausen
- sehr aufwendiger Restauration wegen hoher Schmerzempfindlichkeit/ausgeprägter Schmelzhypoplasien/tief unter die Gingiva reichender Kavität/tiefer, sehr schwer einsehbarer Approximalkavität und/oder umfangreiches Exkavieren wegen extrem ausgedehnter Karies
- erschwerter Kariesbehandlung unter vorhandener Restauration/Rekonstruktion
- minimalinvasiver Füllung bei gingivanahen Kavitätenrand
- besonders schwieriger Adaptation/schwieriger Farb-/Formangleichung an die vorhandene Restauration/Rekonstruktion
- manuellem/mechanischem und besonders vorsichtigen Exkavierens wegen Trypanophobie/Belonophobie – Anästhesierung nicht möglich
- hohem instrumentellen Aufwands wegen Verwendung oszillierender, ultraschallgetriebener oder lasergestützter Präparationsinstrumente

2080

Begründungen

Überdurchschnittlicher Zeitaufwand aufgrund …	Überdurchschnittliche Schwierigkeiten aufgrund …	Besondere Umstände aufgrund …

- besonderen Aufwands wegen zusätzlicher Anwendung chemomechanischer Mittel zur Kariesentfernung oder besonderer Methoden zur Überprüfung der vollständigen Kariesentfernung (wenn nicht nach § 6 Abs.1 berechnet wird)
- schwieriger Restauration wegen starker Papillenblutung/erhöhter Blutungsneigung (hämorragischer Diathese) durch Einnahme gerinnungshemmender Medikamente/wegen Bisphosphonatemedikation/entzündlich veränderten Gebiets
- geringer Mundöffnung (Schneidekantendifferenz = xx mm) und erhöhtem Muskeltonus der Wangen- Zungenmuskulatur
- erschwerten Zugangs zur palatinalen/lingualen Kavität wegen starken Brech-/ Würgereizes
- häufiger Unterbrechung und langer Dauer der Behandlung bedingt durch sensorische/reflektorische Übererregbarkeit des Patienten
- minimalinvasiver Behandlung bei röntgenologisch diagnostisch voluminöser Pulpa
- Anpassung an die vorhandenen Halte- und Stützvorrichtungen und bilden von Auflageflächen beim herausnehmbaren Zahnersatz
- besonderen Aufwands bei der Füllungsgestaltung und komplexe Überprüfung der dynamischen und statischen Okklusion wegen sehr schwieriger Bissverhältnisse
- erhöhter Präparationsaufwand wegen voluminöser Restauration in komplexer Mehrschichttechnik/Mehrfarbtechnik bei komplizierter Methode zur Formgebung der Füllung

GOZ-Position 2090

Leistungsbeschreibung	Faktor
Präparieren einer Kavität und Restauration mit plastischem Füllungsmaterial einschließlich Unterfüllung, Anlegen einer Matrize oder Benutzen anderer Hilfsmittel zur Formung der Füllung, dreiflächig	1,0-fach: 16,70 € 2,3-fach: 38,42 € 2,8-fach: 46,77 € 3,1-fach: 51,78 € 3,5-fach: 58,46 €

Abrechnungsbestimmung

Neben den Leistungen nach den Nummern 2200 bis 2220 sind die Leistungen nach den Nummern 2050 bis 2130 nicht berechnungsfähig.

! Anmerkung

- berechnungsfähig:
  - für das Präparieren einer dreiflächigen Kavität, das Restaurieren mit plastischem Füllungsmaterial einschl. Unterfüllung, das Anlegen einer Matrize oder das Benutzen anderer Hilfsmittel zur Formung der Füllung
  - je Kavität
  - bei getrennten Kavitäten auch mehrmals je Zahn
  - für eine Füllung mit plastischem Füllungsmaterial (z. B. Amalgam) an bleibenden oder Milchzähnen
  - als vorausgehende Maßnahme vor der Versorgung eines Zahnes mit einer Krone, wenn z. B. die klinische Reaktion abgewartet werden muss oder die endgültige Versorgung noch nicht feststeht
  - ggf. neben Dentinflächenentkeimung und -konditionierung mittels Laser (§ 6 Abs.1 GOZ)
  - ggf. neben Laserfluoreszenzmessung zur Kariesdiagnostik (§ 6 Abs.1 GOZ)
- nicht berechnungsfähig:
  - für einen temporären speicheldichten Verschluss einer Kavität (GOZ-Nr. 2020)
  - für eine dreiflächige Restauration mit Kompositmaterial (GOZ-Nr. 2100)
  - neben Aufbaufüllung (GOZ-Nr. 2180)
  - neben gegossenen Stiftaufbau (GOZ-Nr. 2190)
  - neben einem Schraubenaufbau oder Glasfaserstift o. Ä. (GOZ-Nr. 2195)
  - für eine Restauration eines zu überkronenden Zahnes in der Präparationssitzung (GOZ-Nr. 2180)
  - für eine Zahnumformung im direkten Verfahren (§ 6 Abs. 1 GOZ)
  - für ein direktes Veneer (§ 6 Abs. 1 GOZ)
  - neben Wiedereingliederung (GOZ-Nr.2310) oder Wiederherstellung (GOZ-Nr. 2320)

2090

Anmerkung

Die Politur einer Restauration, unabhängig von ihrer Größe, kann nach der GOZ-Nr. 2130 zusätzlich berechnet werden, wenn sie in einer separaten Sitzung durchgeführt wird.

BZÄK-Kommentar zu der GOZ-Nr. 2090 (Stand Januar 2021)

Die Nummer 2090 gilt für alle dreiflächigen Kavitäten, die in nicht adhäsiver Füllungstechnik mit plastischem Füllungsmaterial versorgt werden. Die Leistung wird je Kavität, also bei getrennten Kavitäten ggf. auch mehrfach je Zahn berechnet.

Die Kosten des Füllungsmaterials sind mit der Gebühr abgegolten.

Das ggf. erforderliche Anlegen einer Matrize und/oder anderer Hilfsmittel zur Formung der Füllung, die Ausarbeitung auf der Kaufläche bzw. der Oberfläche und ggf. an den approximalen Kontaktflächen sowie die Okklusionskontrolle sind Bestandteil der Leistung.

Neben der Präparation eines Zahnes zur Aufnahme einer Krone oder eines Brücken- oder Prothesenankers sind Leistungen nach den Nummern 2050 ff. nicht berechnungsfähig. Kavitätenversorgungen/Aufbaufüllungen innerhalb der Präparationssitzung sind nach der Nummer 2180 zu berechnen. Wird der Leistungsinhalt der Nummern 2050 ff. an Zähnen erfüllt, die zu einem späteren Zeitpunkt mit einer Krone, Brücke oder Prothesenanker versorgt werden sollen, sind diese nach den entsprechenden Nummern zu berechnen.

Begründungen

Überdurchschnittlicher Zeitaufwand aufgrund …	Überdurchschnittliche Schwierigkeiten aufgrund …	Besondere Umstände aufgrund …

- minimalinvasiver Präparation zur Schonung der Zahnhartsubstanz
- ungünstig gelegener, schwierig zu erreichender Kavität (wenn z. B. nur distale Kavität) oder Zahnregion
- subgingivaler Ausdehnung der Kavität
- besonders schwieriger Füllungsgestaltung im Kontaktbereich zum Nachbarzahn … wegen Zahnengstand/Zahnrotation/abnormer anatomischer Zahnform
- schwieriger Kauflächengestaltung bei Beachtung gnathologischer Aspekte
- erschwerter Isolation und aufwendiger Trockenlegung des Behandlungsgebietes bei vermehrter Salivation/Hypersalivation
- besonders aufwendiger feinanatomischer Rekonstruktion
- Anwendung besonderer Verfahren zum Verdichten des Füllmaterials
- umfangreicher Restauration bei aufwendigem Entfernen einer vorhandenen Füllung
- ausgedehnter Wurzelkaries

Begründungen

Überdurchschnittlicher Zeitaufwand aufgrund …	Überdurchschnittliche Schwierigkeiten aufgrund …	Besondere Umstände aufgrund …

- besonders schwieriger Anpassung an das Abrasionsgebiss und Schlifffacetten/ ausgedehnter Konkavität
- umfangreicher Restauration während einer Behandlung unter Vollnarkose, erhöhter Aufwand durch eingeschränktes und erschwertes Offenhalten des Behandlungsfeldes
- erschwerter Entfernung der vorhandenen Füllung bei geringem Farbkontrast
- Anpassung an die vorhandenen Halte- und Stützvorrichtungen und bilden von Auflageflächen beim herausnehmbaren Zahnersatz
- schwieriger Überprüfung der dynamischen und statischen Okklusion
- schwieriger Adaption von Hilfsmitteln zur Füllungsgestaltung wegen erschwerter Retention
- motorischer Instabilität der Zunge/Makroglossie, dadurch erschwerter Freistellung des Behandlungsfeldes
- häufiger Behandlungsunterbrechungen wegen des reduzierten Allgemeinzustandes
- Einschränkung des Sichtbereiches, verursacht durch eingeschränkte Lagerfähigkeit des Patienten wegen Wirbelsäulenerkrankung/Muskelerkrankung/Herz-Kreislauf-Erkrankung
- eingeschränkter Mundöffnung/erschwerter Mundzugang wegen Mundsperre/Kieferklemme/Adipositas/Herpes/Rhagaden etc.
- besonderen Aufwands wegen vorhandener Restaurationen/Apparaturen und/oder elongierten/protrudierten Zähnen und/oder Zahnfehlstellungen und dadurch erschwerte Adaption/Retention von Hilfsmittel für das Füllen oder Präparieren der Kavität
- reflektorischer Übererregbarkeit z. B. starkem Husten-, Schluck-, oder/und Brechreizneigung mit häufigen Behandlungspausen und notwendiger Neupositionierung der Hilfsmittel zum Füllen/wiederholt erforderlicher Trockenlegung
- motorischer Unruhe des Patienten, verbunden mit wiederholt erforderlicher Trockenlegung und mehrfach notwendigen Behandlungspausen
- sehr aufwendiger Restauration wegen hoher Schmerzempfindlichkeit/ausgeprägter Schmelzhypoplasien/tief unter die Gingiva reichender Kavität/tiefer, sehr schwer einsehbarer Approximalkavität und/oder umfangreiches Exkavieren wegen extrem ausgedehnter Karies
- gering verbliebener Restzahnsubstanz zur Retentionsgewinnung für die Füllung
- minimalinvasiver Behandlung bei röntgenologisch diagnostisch voluminöser Pulpa
- aufwendiger Kauflächengestaltung unter Einbeziehung tragender Höcker

2090

Begründungen

Überdurchschnittlicher Zeitaufwand aufgrund …	Überdurchschnittliche Schwierigkeiten aufgrund …	Besondere Umstände aufgrund …

- besonderen Aufwands zur Einstellung der Okklusion durch fehlende Eckzahnführung oder vollständige Wiederherstellung der palatinalen Führungsfläche
- erschwerter Kariesbehandlung unter vorhandener Restauration/Rekonstruktion
- außergewöhnlich hohen Aufwands zur Gewinnung retentiver Areale
- besonders schwieriger Adaptation/ chwieriger Formangleichung an die vorhandene Restauration
- manuellem/mechanischem und besonders vorsichtigen Exkavierens wegen Trypanophobie/Belonophobie – Anästhesierung nicht möglich
- hohem instrumentellen Aufwands wegen Verwendung oszillierender, ultraschallgetriebener oder lasergestützter Präparationsinstrumente
- besonderen Aufwands wegen zusätzlicher Anwendung chemomechanischer Mittel zur Kariesentfernung oder besonderer Methoden zur Überprüfung der vollständigen Kariesentfernung (wenn nicht nach § 6 Abs.1 berechnet wird)
- schwieriger Restauration wegen starker Papillenblutung/erhöhter Blutungsneigung (hämorragischer Diathese) durch Einnahme gerinnungshemmender Medikamente/wegen Bisphosphonatemedikation/entzündlich veränderten Gebiet
- geringer Mundöffnung (Schneidekantendifferenz = xx mm) und erhöhtem Muskeltonus der Wangen- Zungenmuskulatur
- erschwerten Zugangs zur palatinalen/lingualen Kavität wegen starken Brech-/Würgereizes
- häufiger Unterbrechung und lange Dauer der Behandlung bedingt durch sensorische/reflektorische Übererregbarkeit des Patienten
- minimalinvasiver Füllung bei gingivanahen Kavitätenrand

GOZ-Position 2100

Leistungsbeschreibung	Faktor
Präparieren einer Kavität und Restauration mit Kompositmaterialien, in Adhäsivtechnik (Konditionieren), dreiflächig, ggf. einschließlich Mehrschichttechnik, einschließlich Polieren, ggf. einschließlich Verwendung von Inserts	1,0-fach: 36,11 € 2,3-fach: 83,05 € 2,8-fach: 101,10 € 3,1-fach: 111,93 € 3,5-fach: 126,38 €

Abrechnungsbestimmung

Neben den Leistungen nach den Nummern 2200 bis 2220 sind die Leistungen nach den Nummern 2050 bis 2130 nicht berechnungsfähig.

! Anmerkung

- berechnungsfähig:
  - für das Präparieren einer dreiflächigen Kavität und Restauration mit Kompositmaterialien, in Adhäsivtechnik, ggf. einschließlich Unterfüllung und Mehrschichttechnik, einschließlich Polieren
  - je Kavität im Front- oder Seitenzahnbereich
  - bei getrennten Kavitäten auch mehrmals je Zahn
  - für eine Füllung mit Kompositmaterial in Adhäsivtechnik an bleibenden oder Milchzähnen
  - ggf. inklusive der Verwendung von Inserts
  - als vorausgehende Maßnahme vor der Versorgung eines Zahnes mit einer Krone, wenn z. B. die klinische Reaktion abgewartet werden muss oder die endgültige Versorgung noch nicht feststeht
  - für das Anlegen einer Matrize oder das Benutzen anderer Hilfsmittel zur Formung der Füllung – nicht inkl. der Leistung – kann mit der GOZ-Nr. 2030 ggf. zusätzlich berechnet werden
  - ggf. neben Dentinflächenentkeimung und -konditionierung mittels Laser (§ 6 Abs.1 GOZ)
  - ggf. neben Laserfluoreszenzmessung zur Kariesdiagnostik (§ 6 Abs.1 GOZ)
  - ggf. neben Anwendung eines Kariesdetektors (§ 6 Abs.1 GOZ)
- nicht berechnungsfähig:
  - für einen temporären speicheldichten Verschluss einer Kavität (GOZ-Nr. 2020)
  - für eine dreiflächige Restauration mit plastischen Füllungsmaterial (GOZ-Nr. 2090)
  - für die Abdeckung eines Schraubenkanals bei einem Implantat
  - neben Aufbaufüllung (GOZ-Nr. 2180)
  - neben gegossenen Stiftaufbau (GOZ-Nr. 2190)

2100

! Anmerkung

- neben einen Schraubenaufbau oder Glasfaserstift o. Ä. (GOZ-Nr. 2195)
- für eine Restauration eines zu überkronenden Zahnes in der Präparationssitzung (GOZ-Nr. 2180)
- für eine Zahnumformung im direkten Verfahren (§ 6 Abs. 1 GOZ)
- für ein direktes Veneer (§ 6 Abs. 1 GOZ)
- für retrograde Füllung im Rahmen einer Wurzelspitzenresektion (§ 6 Abs. 1 GOZ)
- neben Kontrolle, Finieren/Polieren derselben Restauration (GOZ-Nr. 2130)

Die Politur einer Restauration, unabhängig von ihrer Größe, kann nach der GOZ-Nr. 2130 zusätzlich berechnet werden, wenn sie in einer separaten Sitzung durchgeführt wird.

BZÄK-Kommentar zu der GOZ-Nr. 2100 (Stand Januar 2021)

Die Nummer 2100 gilt für alle dreiflächigen Kavitäten, die in adhäsiver Restaurationstechnik mit Kompositmaterialien sowohl an Front- als auch an Seitenzähnen versorgt werden.

Die Leistung wird je Kavität, also bei getrennten Kavitäten ggf. auch mehrfach je Zahn berechnet. Maßnahmen zur Konditionierung und adhäsiven Verankerung der Restauration sind mit der Gebühr abgegolten.

Dies gilt sowohl für die Schmelzkonditionierung als auch für die kombinierte Schmelz-Dentinkonditionierung.

Zusätzlich verwendete konfektionierte Füllkörper (Inserts) als Teil der Restauration sind Bestandteil der Leistung.

Die Leistung kann in Ein- oder Mehrschichttechnik erbracht werden.

Die Politur in derselben Sitzung ist Bestandteil der Leistung.

Für die Politur älterer Restaurationen zur Beseitigung von Gebrauchsspuren kann die Gebührennummer 2130 GOZ berechnet werden.

Die Kosten des Restaurationsmaterials, ggf. auch für Inserts, sind mit der Gebühr abgegolten.

Das ggf. erforderliche Anlegen einer Formgebungshilfe ist im Verordnungstext nicht beschrieben und ist zum Beispiel unter der Nr. 2030 GOZ zusätzlich berechnungsfähig. Die Ausarbeitung auf der Kaufläche bzw. der Oberfläche und ggf. an den approximalen Kontaktflächen sowie die Okklusionskontrolle sind Bestandteil der Leistung.

Neben der Präparation eines Zahnes zur Aufnahme einer Krone oder eines Brücken- oder Prothesenankers sind Leistungen nach den Nummern 2050 ff. nicht berechnungsfähig. Kavitätenversorgungen/Aufbaufüllungen innerhalb der Präparationssitzung sind nach der Nummer 2180 zu berechnen. Wird der Leistungsinhalt der Nummern 2050 ff. an Zähnen erfüllt, die zu einem späteren Zeitpunkt mit einer Krone, Brücke oder Prothesenanker versorgt werden sollen, sind diese nach den entsprechenden Nummern zu berechnen.

2100

Begründungen

Überdurchschnittlicher Zeitaufwand aufgrund …	Überdurchschnittliche Schwierigkeiten aufgrund …	Besondere Umstände aufgrund …

- ungünstig gelegener, schwierig zu erreichender Kavität/Zahnregion in weit distalen Bereich der Mundhöhle
- subgingivaler Ausdehnung der Kavität
- erschwerter Retentionsgewinnung für die Füllung wegen geringer verbliebener Zahnsubstanz
- besonders schwieriger Füllungsgestaltung im Kontaktbereich zum Nachbarzahn … (Zahn einfügen) wegen Zahnengstand/Zahnrotation/abnormer anatomischer Zahnform
- schwieriger Kauflächengestaltung bei Beachtung gnathologischer Aspekte
- erschwerter Isolation und aufwendiger Trockenlegung des Behandlungsgebietes bei vermehrter Salivation/Hypersalivation
- umfangreicher Rekonstruktion der Zahnmorphologie
- komplexer Kauflächengestaltung unter Einbeziehung tragender Höcker
- erschwerter Entfernung der vorhandenen/insuffizienten Füllung bei geringem Farbkontrast
- besonders aufwendiger feinanatomischer Rekonstruktion
- Anwendung besonderer Verfahren zum Verdichten des Füllmaterials
- umfangreicher Restauration und zeitintensiver Lichtaushärtung wegen tiefreichender Kavität
- aufwendiger Entfernung einer vorhandenen pulpennahen Füllung
- ausgedehnter Wurzelkaries
- aufwendiger und zeitintensiver Exkavation wegen pulpernaher Karies
- umfangreicher Restauration mit streng schadensgerechter Rekonstruktion des Defekts
- besonders schwieriger Farbangleichung einer zervikalen Restauration im Frontzahnbereich
- kombinierter Schmelz-Dentinkonditionierung in mehreren Teilschritten
- Versorgung mit Schichtung in mehreren Farben entsprechend des natürlichen Farb- und Lichtspiels, struktureller und anatomischer Restauration der Oberfläche
- außergewöhnlich hohen Aufwands zur Gewinnung retentiver Areale bei keilförmigen Defekten und besonders schwieriger Füllungsgestaltung zum Gingivalrand
- besonders schwieriger Füllungsgestaltung im Kontaktbereich zum Nachbarzahn sowie erschwerter Restauration durch extrem ausgedehnte Kavitätenpräparation und dadurch voluminöse Restauration in komplexer Mehrfarbschichttechnik
- umfangreicher Restauration während einer Behandlung unter Vollnarkose, erhöhter Aufwand durch eingeschränktes und erschwertes Offenhalten des Behandlungsfeldes
- besonders schwieriger Anpassung an das Abrasionsgebiss und Schlifffacetten/ ausgedehnter Konkavität

2100

Begründungen

Überdurchschnittlicher Zeitaufwand aufgrund …	Überdurchschnittliche Schwierigkeiten aufgrund …	Besondere Umstände aufgrund …

- ungünstig gelegener, schwierig zu erreichender Kavität wegen einer vorhandenen Multibandapparatur
- eines großvolumigen, funktionellen Aufbaus eines Frontzahnes bei schwieriger Farbanpassung
- Versorgung der ausgedehnten kariösen Läsion mit unterschiedlich viskösen Materialien
- tiefen approximalen Defekts mit schwieriger Darstellung des zervikalen Defektrandes
- substanzschonender, minimalinvasiver Präparation zur Schonung der Zahnhartsubstanz
- motorischer Instabilität der Zunge/Makroglossie, dadurch erschwerter Freistellung des Behandlungsfeldes
- häufiger Behandlungsunterbrechungen wegen des reduzierten Allgemeinzustandes
- Einschränkung des Sichtbereiches, verursacht durch eingeschränkte Lagerfähigkeit des Patienten wegen Wirbelsäulenerkrankung/Muskelerkrankung/Herz-Kreislauferkrankung/Schwangerschaft
- eingeschränkter Mundöffnung/erschwerter Mundzugang wegen Mundsperre/Kieferklemme/Adipositas/Herpes/Rhagaden etc.
- besonderen Aufwands wegen vorhandener Restaurationen/Apparaturen und/oder elongierten/protrudierten Zähnen und/oder Zahnfehlstellungen beim Präparieren und Füllen der Kavität und/oder erschwerte Adaption/Retention vom Insert
- reflektorischer Übererregbarkeit z. B. starkem Husten-, Schluck-, oder/und Brechreizneigung mit häufigen Behandlungspausen und notwendiger wiederholt erforderlicher Trockenlegung/Neuaufbringen der Konditionierung
- motorischer Unruhe des Patienten, verbunden mit wiederholt erforderlicher Trockenlegung und mehrfach notwendigen Behandlungspausen
- sehr aufwendige Restauration wegen hoher Schmerzempfindlichkeit/ausgeprägter Schmelzhypoplasien/tief unter die Gingiva reichender Kavität/tiefer, sehr schwer einsehbarer Approximalkavität und/oder umfangreiches Exkavieren wegen extrem ausgedehnter Karies
- erschwerter Kariesbehandlung unter vorhandener Restauration/Rekonstruktion
- minimalinvasiver Füllung bei gingivanahen Kavitätenrand
- besonders schwieriger Adaptation/schwieriger Farb-/Formangleichung an die vorhandene Restauration/Rekonstruktion
- manuellem/mechanischem und besonders vorsichtigen Exkavierens wegen Trypanophobie/Belonophobie – Anästhesierung nicht möglich

2100

Begründungen

Überdurchschnittlicher Zeitaufwand aufgrund …	Überdurchschnittliche Schwierigkeiten aufgrund …	Besondere Umstände aufgrund …

- hohem instrumentellen Aufwands wegen Verwendung oszillierender, ultraschallgetriebener oder lasergestützter Präparationsinstrumente
- besonderem Aufwands wegen zusätzlicher Anwendung chemomechanischer Mittel zur Kariesentfernung oder besonderer Methoden zur Überprüfung der vollständigen Kariesentfernung (wenn nicht nach § 6 Abs. 1 berechnet wird)
- schwieriger Restauration wegen starker Papillenblutung/erhöhter Blutungsneigung (hämorragischer Diathese) durch Einnahme gerinnungshemmender Medikamente/wegen Bisphosphonatemedikation/entzündlich veränderten Gebiets
- geringer Mundöffnung (Schneidekantendifferenz = xx mm) und erhöhtem Muskeltonus der Wangen- Zungenmuskulatur
- erschwerten Zugangs zur palatinalen/lingualen Kavität wegen starken Brech-/Würgereizes
- häufiger Unterbrechung und lange Dauer der Behandlung bedingt durch sensorische/reflektorische Übererregbarkeit des Patienten
- minimalinvasiver Behandlung bei röntgenologisch diagnostisch voluminöser Pulpa
- Anpassung an die vorhandenen Halte- und Stützvorrichtungen und bilden von Auflageflächen beim herausnehmbaren Zahnersatz
- besonderen Aufwands bei der Füllungsgestaltung und komplexe Überprüfung der dynamischen und statischen Okklusion wegen sehr schwieriger Bissverhältnisse
- erhöhter Präparationsaufwand wegen voluminöser Restauration in komplexer Mehrschichttechnik/Mehrfarbtechnik bei komplizierter Methode zur Formgebung der Füllung

2110

GOZ-Position 2110

Leistungsbeschreibung	Faktor
Präparieren einer Kavität und Restauration mit plastischem Füllungsmaterial einschließlich Unterfüllung, Anlegen einer Matrize oder Benutzen anderer Hilfsmittel zur Formung der Füllung, mehr als dreiflächig	1,0-fach: 17,94 € 2,3-fach: 41,26 € 2,8-fach: 50,24 € 3,1-fach: 55,62 € 3,5-fach: 62,79 €

Abrechnungsbestimmung

Neben den Leistungen nach den Nummern 2200 bis 2220 sind die Leistungen nach den Nummern 2050 bis 2130 nicht berechnungsfähig.

! Anmerkung

- berechnungsfähig:
  - für das Präparieren einer mehr als dreiflächigen Kavität, das Restaurieren mit plastischem Füllungsmaterial einschl. Unterfüllung, das Anlegen einer Matrize oder das Benutzen anderer Hilfsmittel zur Formung der Füllung
  - je Kavität
  - bei getrennten Kavitäten auch mehrmals je Zahn
  - für eine Füllung mit plastischem Füllungsmaterial (z.B. Amalgam) an bleibenden oder Milchzähnen
  - als vorausgehende Maßnahme vor der Versorgung eines Zahnes mit einer Krone wenn z. B. die klinische Reaktion abgewartet werden muss oder die endgültige Versorgung noch nicht feststeht
  - ggf. neben Dentinflächenentkeimung und -konditionierung mittels Laser (§ 6 Abs.1 GOZ)
  - ggf. neben Laserfluoreszenzmessung zur Kariesdiagnostik (§ 6 Abs.1 GOZ)
- nicht berechnungsfähig:
  - für temporären speicheldichten Verschluss einer Kavität (GOZ-Nr. 2020)
  - für eine mehr als dreiflächige Restauration mit Kompositmaterial (GOZ-Nr. 2120)
  - neben Aufbaufüllung (GOZ-Nr. 2180)
  - neben gegossenen Stiftaufbau (GOZ-Nr. 2190)
  - neben einen Schraubenaufbau oder Glasfaserstift o. Ä. (GOZ-Nr. 2195)
  - für eine Restauration eines zu überkronenden Zahnes in der Präparationssitzung (GOZ-Nr. 2180)
  - für eine Zahnumformung im direkten Verfahren (§ 6 Abs. 1 GOZ)
  - für ein direktes Veneer (§ 6 Abs. 1 GOZ)
  - neben Wiedereingliederung (GOZ-Nr. 2310) oder Wiederherstellung (GOZ-Nr. 2320)

! Anmerkung

Die Politur einer Restauration, unabhängig von ihrer Größe, kann nach der GOZ-Nr. 2130 zusätzlich berechnet werden, wenn sie in einer separaten Sitzung durchgeführt wird.

BZÄK-Kommentar zu der GOZ-Nr. 2110 (Stand Januar 2021)

Die Nummer 2110 gilt für alle mehr als dreiflächigen Kavitäten, die in nicht adhäsiver Füllungstechnik mit plastischem Füllungsmaterial versorgt werden. Die Leistung wird je Kavität, also bei getrennten Kavitäten ggf. auch mehrfach je Zahn berechnet.
Ecken- und Höckeraufbauten werden ebenfalls nach dieser Nummer berechnet.
Die Kosten des Füllungsmaterials sind mit der Gebühr abgegolten.
Das ggf. erforderliche Anlegen einer Matrize und/oder anderer Hilfsmittel zur Formung der Füllung, die Ausarbeitung auf der Kaufläche bzw. der Oberfläche und ggf. an den approximalen Kontaktflächen sowie die Okklusionskontrolle sind Bestandteil der Leistung.
Neben der Präparation eines Zahnes zur Aufnahme einer Krone oder eines Brücken- oder Prothesenankers sind Leistungen nach den Nummern 2050 ff. nicht berechnungsfähig. Kavitätenversorgungen/Aufbaufüllungen innerhalb der Präparationssitzung sind nach der Nummer 2180 zu berechnen. Wird der Leistungsinhalt der Nummern 2050 ff. an Zähnen erfüllt, die zu einem späteren Zeitpunkt mit einer Krone, Brücke oder Prothesenanker versorgt werden sollen, sind diese nach den entsprechenden Nummern zu berechnen.

Begründungen

Überdurchschnittlicher Zeitaufwand aufgrund …	Überdurchschnittliche Schwierigkeiten aufgrund …	Besondere Umstände aufgrund …

- minimalinvasiver Präparation zur Schonung der Zahnhartsubstanz
- ungünstig gelegener, schwierig zu erreichender Kavität (wenn z. B. nur distale Kavität, wegen Multibandapparatur) oder Zahnregion
- subgingivaler Ausdehnung der Kavität
- besonders schwieriger Füllungsgestaltung im Kontaktbereich zum Nachbarzahn … wegen Zahnengstand/Zahnrotation/abnormer anatomischer Zahnform
- schwieriger Kauflächengestaltung bei Beachtung gnathologischer Aspekte
- erschwerter Isolation und aufwendiger Trockenlegung des Behandlungsgebietes bei vermehrter Salivation/Hypersalivation
- besonders aufwendiger feinanatomischer Rekonstruktion
- Anwendung besonderer Verfahren zum Verdichten des Füllmaterials
- aufwendiger Entfernung einer vorhandenen Füllung
- ausgedehnter Wurzelkaries

2110

Begründungen

Überdurchschnittlicher Zeitaufwand aufgrund …	Überdurchschnittliche Schwierigkeiten aufgrund …	Besondere Umstände aufgrund …

- besonders schwieriger Anpassung an das Abrasionsgebiss und Schlifffacetten/ausgedehnter Konkavität
- umfangreicher Restauration während einer Behandlung unter Vollnarkose, erhöhter Aufwand durch eingeschränktes und erschwertes Offenhalten des Behandlungsfeldes
- erschwerter Entfernung der vorhandenen Füllung bei geringem Farbkontrast
- Anpassung an die vorhandenen Halte- und Stützvorrichtungen und bilden von Auflageflächen beim herausnehmbaren Zahnersatz
- schwieriger Überprüfung der dynamischen und statischen Okklusion
- schwieriger Adaption von Hilfsmitteln zur Füllungsgestaltung wegen erschwerter Retention
- motorischer Instabilität der Zunge/Makroglossie, dadurch erschwerter Freistellung des Behandlungsfeldes
- häufiger Behandlungsunterbrechungen wegen des reduzierten Allgemeinzustandes
- Einschränkung des Sichtbereiches, verursacht durch eingeschränkte Lagerfähigkeit des Patienten wegen Wirbelsäulenerkrankung/Muskelerkrankung/Herz-Kreislauf-Erkrankung/Schwangerschaft
- eingeschränkter Mundöffnung/erschwerter Mundzugang wegen Mundsperre/Kieferklemme/Adipositas/Herpes/Rhagaden etc.
- besonderen Aufwands wegen vorhandener Restaurationen/Apparaturen und/oder elongierten/protrudierten Zähnen und/oder Zahnfehlstellungen und dadurch erschwerte Adaption/Retention von Hilfsmittel für das Füllen oder Präparieren der Kavität
- reflektorischer Übererregbarkeit z.B. starkem Husten-, Schluck-, oder/und Brechreizneigung mit häufigen Behandlungspausen und notwendiger Neupositionierung der Hilfsmittel zum Füllen/wiederholt erforderlicher Trockenlegung
- motorischer Unruhe des Patienten, verbunden mit wiederholt erforderlicher Trockenlegung und mehrfach notwendigen Behandlungspausen
- sehr aufwendige Restauration wegen hoher Schmerzempfindlichkeit/ausgeprägter Schmelzhypoplasien/tief unter die Gingiva reichender Kavität/tiefer, sehr schwer einsehbarer Approximalkavität und/oder umfangreiches Exkavieren wegen extrem ausgedehnter Karies
- minimalinvasiver Behandlung bei röntgenologisch diagnostisch voluminöser Pulpa
- aufwendiger Kauflächengestaltung unter Einbeziehung tragender Höcker
- gering verbliebener Restzahnsubstanz zur Retentionsgewinnung für die Füllung
- besonderen Aufwands zur Einstellung der Okklusion durch fehlende Eckzahnführung oder vollständige Wiederherstellung der palatinalen Führungsfläche

Begründungen

Überdurchschnittlicher Zeitaufwand aufgrund …	Überdurchschnittliche Schwierigkeiten aufgrund …	Besondere Umstände aufgrund …

- erschwerter Kariesbehandlung unter vorhandener Restauration/Rekonstruktion
- außergewöhnlich hohen Aufwands zur Gewinnung retentiver Areale
- besonders schwieriger Adaptation/schwieriger Formangleichung an die vorhandene Restauration
- manuellem/mechanischem und besonders vorsichtigen Exkavierens wegen Trypanophobie/Belonophobie – Anästhesierung nicht möglich
- hohem instrumentellen Aufwands wegen Verwendung oszillierender, ultraschallgetriebener oder lasergestützter Präparationsinstrumente
- besonderem Aufwands wegen zusätzlicher Anwendung chemomechanischer Mittel zur Kariesentfernung oder besonderer Methoden zur Überprüfung der vollständigen Kariesentfernung (wenn nicht nach § 6 Abs.1 berechnet wird)
- schwieriger Restauration wegen starker Papillenblutung/erhöhter Blutungsneigung (hämorragischer Diathese) durch Einnahme gerinnungshemmender Medikamente/wegen Bisphosphonatemedikation/entzündlich veränderten Gebiet
- geringer Mundöffnung (Schneidekantendifferenz = xx mm) und erhöhtem Muskeltonus der Wangen- Zungenmuskulatur
- erschwerten Zugangs zur palatinalen/lingualen Kavität wegen starken Brech-/Würgereizes
- häufiger Unterbrechung und langer Dauer der Behandlung bedingt durch sensorische/reflektorische Übererregbarkeit des Patienten
- minimalinvasiver Füllung bei gingivanahen Kavitätenrand

2120

GOZ-Position 2120

Leistungsbeschreibung	Faktor
Präparieren einer Kavität und Restauration mit Kompositmaterialien, in Adhäsivtechnik (Konditionieren), mehr als dreiflächig, ggf. einschließlich Mehrschichttechnik, einschließlich Polieren, ggf. einschließlich Verwendung von Inserts	1,0-fach: 43,31 € 2,3-fach: 99,60 € 2,8-fach: 121,26 € 3,1-fach: 134,25 € 3,5-fach: 151,57 €

Abrechnungsbestimmung

Neben den Leistungen nach den Nummern 2200 bis 2220 sind die Leistungen nach den Nummern 2050 bis 2130 nicht berechnungsfähig.

! Anmerkung

- berechnungsfähig:
  - für das Präparieren einer mehr als dreiflächigen Kavität und Restauration mit Kompositmaterialien, in Adhäsivtechnik, ggf. einschließlich Unterfüllung und Mehrschichttechnik, einschließlich Polieren
  - je Kavität im Front- oder Seitenzahnbereich
  - bei getrennten Kavitäten auch mehrmals je Zahn
  - für eine Füllung mit Kompositmaterial in Adhäsivtechnik an bleibenden oder Milchzähnen
  - ggf. inklusive der Verwendung von Inserts
  - als vorausgehende Maßnahme vor der Versorgung eines Zahnes mit einer Krone, wenn z. B. die klinische Reaktion abgewartet werden muss oder die endgültige Versorgung noch nicht feststeht
  - das Anlegen einer Matrize oder Benutzen anderer Hilfsmittel zur Formung der Füllung – nicht inkl. der Leistung – kann mit der GOZ-Nr. 2030 ggf. zusätzlich berechnet werden
  - ggf. neben Dentinflächenentkeimung und -konditionierung mittels Laser (§ 6 Abs.1 GOZ)
  - ggf. neben Laserfluoreszenzmessung zur Kariesdiagnostik (§ 6 Abs.1 GOZ)
  - ggf. neben Anwendung eines Kariesdetektors (§ 6 Abs.1 GOZ)
- nicht berechnungsfähig:
  - für temporären speicheldichten Verschluss einer Kavität (GOZ-Nr. 2020)
  - für eine mehr als dreiflächige Restauration mit plastischen Füllungsmaterial (GOZ-Nr. 2110)
  - neben Aufbaufüllung (GOZ-Nr. 2180)
  - neben gegossenen Stiftaufbau (GOZ-Nr. 2190)
  - neben einen Schraubenaufbau oder Glasfaserstift o. Ä. (GOZ-Nr. 2195)

2120

! Anmerkung

- für eine Restauration eines zu überkronenden Zahnes in der Präparationssitzung (GOZ-Nr. 2180)
- für eine Zahnumformung im direkten Verfahren (§ 6 Abs. 1 GOZ)
- für ein direktes Veneer (§ 6 Abs. 1 GOZ)
- für retrograde Füllung im Rahmen einer Wurzelspitzenresektion (§ 6 Abs. 1 GOZ)
- neben Kontrolle, Finieren/Polieren derselben Restauration (GOZ-Nr. 2130)
- für temporären speicheldichten Verschluss einer Kavität (GOZ-Nr. 2020)

Die Politur einer Restauration, unabhängig von ihrer Größe, kann nach der GOZ-Nr. 2130 zusätzlich berechnet werden, wenn sie in einer separaten Sitzung durchgeführt wird.

BZÄK-Kommentar zu der GOZ-Nr. 2120 (Stand Januar 2021)

Die Nummer 2120 gilt für alle mehr als dreiflächigen Kavitäten, die in adhäsiver Restaurationstechnik mit Kompositmaterialien sowohl an Front- als auch an Seitenzähnen versorgt werden.

Die Leistung wird je Kavität, also bei getrennten Kavitäten ggf. auch mehrfach je Zahn berechnet.

Ecken- bzw. Höckeraufbauten werden ebenfalls unter dieser Nummer berechnet.

Maßnahmen zur Konditionierung und adhäsiven Verankerung der Restauration sind mit der Gebühr abgegolten.

Dies gilt sowohl für die Schmelzkonditionierung als auch für die kombinierte Schmelz-Dentinkonditionierung.

Zusätzlich verwendete konfektionierte Füllkörper (Inserts) als Teil der Restauration sind Bestandteil der Leistung.

Die Leistung kann in Ein- oder Mehrschichttechnik erbracht werden.

Die Politur in derselben Sitzung ist Bestandteil der Leistung.

Für die Politur älterer Restaurationen zur Beseitigung von Gebrauchsspuren kann die Gebührennummer 2130 GOZ berechnet werden.

Die Kosten des Restaurationsmaterials, ggf. auch für Inserts, sind mit der Gebühr abgegolten.

Das ggf. erforderliche Anlegen einer Formgebungshilfe ist im Verordnungstext nicht beschrieben und ist zum Beispiel unter der Nr. 2030 GOZ zusätzlich berechnungsfähig. Die Ausarbeitung auf der Kaufläche bzw. der Oberfläche und ggf. an den approximalen Kontaktflächen sowie die Okklusionskontrolle sind Bestandteil der Leistung.

Neben der Präparation eines Zahnes zur Aufnahme einer Krone oder eines Brücken- oder Prothesenankers sind Leistungen nach den Nummern 2050 ff. nicht berechnungsfähig. Kavitätenversorgungen/Aufbaufüllungen innerhalb der Präparationssitzung sind nach der Nummer 2180 zu berechnen. Wird der Leistungsinhalt der Nummern 2050 ff. an Zähnen erfüllt, die zu einem späteren Zeitpunkt mit einer Krone, Brücke oder Prothesenanker versorgt werden sollen, sind diese nach den entsprechenden Nummern zu berechnen.

2120

Begründungen

Überdurchschnittlicher Zeitaufwand aufgrund …	Überdurchschnittliche Schwierigkeiten aufgrund …	Besondere Umstände aufgrund …

- minimalinvasiver Präparation zur Schonung der Zahnhartsubstanz
- ungünstig gelegener, schwierig zu erreichender Kavität/Zahnregion mit weit distalen Bereich der Mundhöhle
- umfangreicher Rekonstruktion der Zahnmorphologie
- erschwerter Retentionsgewinnung für die Füllung wegen geringer verbliebener Zahnsubstanz
- subgingivaler Ausdehnung der Kavität
- besonders schwieriger Füllungsgestaltung im Kontaktbereich zum Nachbarzahn … (Zahn einfügen) wegen Zahnengstand/Zahnrotation/ abnormer anatomischer Zahnform
- schwieriger Kauflächengestaltung bei Beachtung gnathologischer Aspekte
- erschwerter Isolation und aufwendiger Trockenlegung des Behandlungsgebietes bei vermehrter Salivation/Hypersalivation
- komplexer Kauflächengestaltung unter Einbeziehung tragender Höcker
- besonders aufwendiger feinanatomischer Rekonstruktion
- Anwendung besonderer Verfahren zum Verdichten des Füllmaterials
- umfangreicher Restauration und zeitintensiver Lichtaushärtung wegen tiefreichender Kavität
- aufwendiger Entfernung einer vorhandenen pulpennahen Füllung
- ausgedehnter Wurzelkaries
- umfangreicher Restauration mit streng schadensgerechter Rekonstruktion des Defekts
- besonders schwieriger Farbangleichung einer zervikalen Restauration im Frontzahnbereich
- kombinierter Schmelz-Dentinkonditionierung in mehreren Teilschritten
- Versorgung mit Schichtung in mehreren Farben entsprechend des natürlichen Farb- und Lichtspiels, struktureller und anatomischer Restauration der Oberfläche
- außergewöhnlich hohen Aufwands zur Gewinnung retentiver Areale beim zirkulären Defekt und besonders schwieriger Füllungsgestaltung zum Gingivalrand
- besonders schwieriger Füllungsgestaltung im Kontaktbereich zum Nachbarzahn sowie erschwerter Restauration durch extrem ausgedehnte Kavitätenpräparation und dadurch voluminöse Restauration in komplexer Mehrfarbschichttechnik
- umfangreicher Restauration während einer Behandlung unter Vollnarkose, erhöhter Aufwand durch eingeschränktes und erschwertes Offenhalten des Behandlungsfeldes
- besonders schwieriger Anpassung an das Abrasionsgebiss und Schlifffacetten/ ausgedehnter Konkavität
- ungünstig gelegener, schwierig zu erreichender Kavität aufgrund einer vorhandenen Multibandapparatur

Begründungen

Überdurchschnittlicher Zeitaufwand aufgrund … | Überdurchschnittliche Schwierigkeiten aufgrund … | Besondere Umstände aufgrund …

- eines großvolumigen, funktionellen Aufbaus eines Frontzahnes bei schwieriger Farbanpassung
- Versorgung der ausgedehnten kariösen Läsion mit unterschiedlich viskösen Materialien
- tiefen approximalen Defekts mit schwieriger Darstellung des zervikalen Defektrandes
- substanzschonender, minimalinvasiver Präparation zur Schonung der Zahnhartsubstanz
- motorischer Instabilität der Zunge/Makroglossie, dadurch erschwerter Freistellung des Behandlungsfeldes
- häufiger Behandlungsunterbrechungen wegen des reduzierten Allgemeinzustandes
- Einschränkung des Sichtbereiches, verursacht durch eingeschränkte Lagerfähigkeit des Patienten wegen Wirbelsäulenerkrankung/Muskelerkrankung/Herz-Kreislauf-Erkrankung/Schwangerschaft
- eingeschränkter Mundöffnung/erschwerter Mundzugang wegen Mundsperre/Kieferklemme/Adipositas/Herpes/Rhagaden etc.
- besonderen Aufwands wegen vorhandener Restaurationen/Apparaturen und/oder elongierten/protrudierten Zähnen und/oder Zahnfehlstellungen beim Präparieren und Füllen der Kavität und/oder erschwerte Adaption/Retention vom Insert
- reflektorischer Übererregbarkeit z. B. starkem Husten-, Schluck-, oder/und Brechreizneigung mit häufigen Behandlungspausen und notwendiger wiederholt erforderlicher Trockenlegung/Neuaufbringen der Konditionierung
- motorischer Unruhe des Patienten, verbunden mit wiederholt erforderlicher Trockenlegung und mehrfach notwendigen Behandlungspausen
- sehr aufwendige Restauration wegen hoher Schmerzempfindlichkeit/ausgeprägter Schmelzhypoplasien/tief unter die Gingiva reichender Kavität/tiefer, sehr schwer einsehbarer Approximalkavität und/oder umfangreiches Exkavieren wegen extrem ausgedehnter Karies
- erschwerter Kariesbehandlung unter vorhandener Restauration/Rekonstruktion
- minimalinvasiver Füllung bei gingivanahen Kavitätenrand
- besonders schwieriger Adaptation/schwieriger Farb-/Formangleichung an die vorhandene Restauration/Rekonstruktion
- manuellem/mechanischem und besonders vorsichtigen Exkavierens wegen Trypanophobie/Belonophobie – Anästhesierung nicht möglich
- hoher instrumentellen Aufwands wegen Verwendung oszillierender, ultraschallgetriebener oder lasergestützter Präparationsinstrumente

2120

Begründungen

Überdurchschnittlicher Zeitaufwand aufgrund …	Überdurchschnittliche Schwierigkeiten aufgrund …	Besondere Umstände aufgrund …

- besonderen Aufwands wegen zusätzlicher Anwendung chemomechanischer Mittel zur Kariesentfernung oder besonderer Methoden zur Überprüfung der vollständigen Kariesentfernung (wenn nicht nach § 6 Abs.1 berechnet wird)
- schwieriger Restauration wegen starker Papillenblutung/erhöhter Blutungsneigung (hämorragischer Diathese) durch Einnahme gerinnungshemmender Medikamente/wegen Bisphosphonatemedikation/entzündlich veränderten Gebiets
- geringer Mundöffnung (Schneidekantendifferenz = xx mm) und erhöhtem Muskeltonus der Wangen- Zungenmuskulatur
- erschwerten Zugangs zur palatinalen/lingualen Kavität wegen starken Brech-/Würgereizes
- häufiger Unterbrechung und langer Dauer der Behandlung bedingt durch sensorische/reflektorische Übererregbarkeit des Patienten
- minimalinvasiver Behandlung bei röntgenologisch diagnostisch voluminöser Pulpa
- Anpassung an die vorhandenen Halte- und Stützvorrichtungen und bilden von Auflageflächen beim herausnehmbaren Zahnersatz
- besonderen Aufwands bei der Füllungsgestaltung und komplexe Überprüfung der dynamischen und statischen Okklusion wegen sehr schwieriger Bissverhältnisse
- erhöhten Präparationsaufwands wegen voluminöser Restauration in komplexer Mehrschichttechnik/Mehrfarbtechnik bei komplizierter Methode zur Formgebung der Füllung
- erhöhter Retensionsgewinnung bei erschwerten Ecken-/Kantenaufbau und erheblicher Mehraufwand an Zeit durch substanzschonende Präparation und wegen schwieriger Farb- und Formgestaltung unter Anwendung Mehrfarbentechnik mit schwieriger spezieller Farbanpassung

GOZ-Position 2130

Leistungsbeschreibung	Faktor
Kontrolle, Finieren/Polieren einer Restauration in separater Sitzung, auch Nachpolieren einer vorhandenen Restauration	1,0-fach: 5,85 € 2,3-fach: 13,45 € 2,8-fach: 16,38 € 3,1-fach: 18,13 € 3,5-fach: 20,47 €

Abrechnungsbestimmung

Neben den Leistungen nach den Nummern 2200 bis 2220 sind die Leistungen nach den Nummern 2050 bis 2130 nicht berechnungsfähig.

! Anmerkung

- berechnungsfähig:
  - für die Kontrolle und das Finieren und/oder das Polieren einer Restauration
  - in separater Sitzung, d. h. nicht in der Restaurationssitzung
  - je Restauration, unabhängig vom Material z.B. Amalgam- oder Kompositfüllungen
  - für das Nachpolieren einer vorhandenen (alten) Restauration
  - auch für Kontrolle, Politur und/oder Finieren einer in einer anderen Praxis hergestellten Restauration
  - bei getrennten Restaurationen auch mehrmals je Zahn
  - auch bei bereits länger vorhandenen Restaurationen (direkt oder indirekt)
  - unabhängig von der Größe und Flächenanzahl der Restauration
  - neben den GOZ-Nrn. 4030/4040 und 8100
- nicht berechnungsfähig:
  - für die Politur der Restauration in derselben Sitzung, in der die Restauration gelegt wird
  - für die Kontrolle/Politur und/oder Finieren einer Rekonstruktion – Inlays, Kronen, Brücken – (analog §6 Abs.1)
  - neben Kronenpräparation nach der GOZ-Nr. 2200/2210/2220
  - neben Brückenankerpräparation nach der GOZ-Nr. 5000/5010/5020/5040

BZÄK-Kommentar zu der GOZ-Nr. 2130 (Stand Januar 2021)

Die Leistung beinhaltet neben der klinischen Kontrolle Maßnahmen an einer vorhandenen Füllung oder Restauration.

Die Nummer 2130 gilt für alle vorhandenen Füllungen und Restaurationen unabhängig vom Material und von der Anzahl der Flächen.

Sie ist je Füllung bzw. Restauration, ggf. auch mehrfach pro Zahn berechnungsfähig. Sie kann nur in separater Sitzung berechnet werden.

2130

! Anmerkung

Die Politur von einer in vorangegangener Sitzung gelegten Füllung/Restauration wird nach dieser Nummer berechnet, sofern die Politur nicht Bestandteil der Leistung ist. Restaurationen sind nach der gebührenrechtlichen Definition plastische Füllungen. Deren Politur wird nach der Geb.-Nr. 2130 berechnet.
Für die Politur älterer Restaurationen kann diese Nummer immer in Ansatz gebracht werden auch dann, wenn sitzungsgleich an diesem Zahn an anderer Stelle eine neue Restauration gelegt wird.
Rekonstruktionen sind nach der Definition zahntechnisch hergestellte Zahnversorgungen (Inlays, Kronen, Brücken). Deren Politur ist als abschließende Maßnahme zur Reinigung Leistungsbestandteil der Nummer 1040 / 4050 ff. Oberflächenformverändernde Maßnahmen können je nach Umfang nach den Nummern 4030 oder 2320 berechnet werden.
Wird ein der Gebührennummer 2130 GOZ vergleichbarer Leistungsinhalt an einer Einlagefüllung nach 2150-2170 GOZ erbracht, so ist diese Leistung analog zu berechnen.

Begründungen

Überdurchschnittlicher Zeitaufwand aufgrund …	Überdurchschnittliche Schwierigkeiten aufgrund …	Besondere Umstände aufgrund …

- ungünstig gelegener, schwierig zu erreichender Restauration
- ungünstig gelegener, schwierig zu erreichender Zahnregion im weit distalen Bereich der Mundhöhle
- aufwendiger, schwieriger Rekonturierung einer alten Restauration
- erschwerten Zugangs zur Kavität durch extremen Zahnengstand mit aufwendigem Zugang zu approximal gelegenen Füllungsflächen
- subgingivaler Ausdehnung der Restauration
- aufwendigen Polierens/Finierens einer großflächigen, umfangreichen Restauration
- eines erhöhten Muskeltonus der Wangenmuskulatur mit aufwendigem, erschwertem Verdrängen der Schleimhaut und wiederholt eingeschränktem Zugang zum Behandlungsfeld
- erschwerten Zugangs durch eine sehr kleine Mundöffnung
- schwieriger morphologischer Feingestaltung einer altersgerechten Restauration
- tiefer, sehr schwer einsehbarer Approximalkavität
- motorischer Instabilität der Zunge/Makroglossie, dadurch erschwerter Freistellung des Behandlungsfeldes
- häufiger Behandlungsunterbrechungen wegen des reduzierten Allgemeinzustandes

Begründungen

Überdurchschnittlicher Zeitaufwand aufgrund …	Überdurchschnittliche Schwierigkeiten aufgrund …	Besondere Umstände aufgrund …

- Einschränkung des Sichtbereiches, verursacht durch eingeschränkte Lagerfähigkeit des Patienten wegen Wirbelsäulenerkrankung/Muskelerkrankung/Herz-Kreislauf-Erkrankung/Schwangerschaft
- eingeschränkter Mundöffnung/erschwerter Mundzugang wegen Mundsperre/Kieferklemme/Adipositas/Herpes/Rhagaden etc.
- besonderen Aufwands wegen vorhandener Restaurationen/Apparaturen und/oder elongierten/protrudierten Zähnen und/oder Zahnfehlstellungen und dadurch erschwertes Polieren der umfangreichen Restauration
- reflektorischer Übererregbarkeit z. B. starkem Husten-, Schluck-, oder/und Brechreizneigung mit häufigen Behandlungspausen
- motorischer Unruhe des Patienten, verbunden mit wiederholt mehrfach notwendigen Behandlungspausen
- materialspezifisch erhöhten Aufwands (z. B. mehrere Polierer/Finierer) und schwieriger Rekonturierung einer alten Restauration

2150

GOZ-Position 2150

Leistungsbeschreibung	Faktor
Einlagefüllung, einflächig	1,0-fach: 64,17 € 2,3-fach: 147,60 € 2,8-fach: 179,68 € 3,1-fach: 198,93 € 3,5-fach: 224,60 €

Abrechnungsbestimmung

Durch die Leistungen nach den Nummern 2150 bis 2170 und 2200 bis 2220 sind folgende zahnärztliche Leistungen abgegolten: Präparieren des Zahnes oder Implantats, Relationsbestimmung, Abformungen, Einproben, provisorisches Eingliedern, festes Einfügen der Einlagefüllung oder der Krone oder der Teilkrone oder des Veneers, Nachkontrolle und Korrekturen. Die Leistungen nach den Nummern 2180, 2190 oder 2195 sind neben den Leistungen nach den Nummern 2150 bis 2170 nicht berechnungsfähig.

Anmerkung

- berechnungsfähig:
  - je direkt oder indirekt hergestellter Einlagefüllung, einflächig
  - für einflächige Einlagefüllungen aus Keramik (gepresst, geschichtet oder gefräst im CAD/CAM Verfahren) oder Metall (Gold)
  - mit Abformung auf konventioneller oder optisch-elektronischer Weise
  - zzgl. Materialkosten gemäß Allgemeine Bestimmungen Teil A
  - ggf. zzgl. Abformungsmaterial
  - zzgl. zahntechnische Leistungen gemäß § 9 GOZ
  - ggf. zzgl. GOZ-Nr. 2197 bei Anwendung der Adhäsivtechnik zur Eingliederung
  - ggf. zzgl. optisch-elektronische Abformung (GOZ-Nr. 0065)
  - ggf. neben Provisorium im direkten Verfahren ohne Abformung (GOZ-Nr. 2260) mit Abformung (GOZ-Nr. 2270)
  - ggf. neben Dentinflächenentkeimung und -konditionierung mittels Laser (§ 6 Abs.1 GOZ)
  - ggf. neben Laserfluoreszenzmessung zur Kariesdiagnostik (§ 6 Abs.1 GOZ)
  - ggf. neben Anwendung eines Kariesdetektors (§ 6 Abs.1 GOZ)
  - ggf. zzgl. Binokularmikroskopische Untersuchung intrakoronaler Strukturen eines Zahnes (§ 6 Abs.1 GOZ)
- nicht berechnungsfähig:
  - für eine direkte SDA-Mehrschicht-Rekonstruktion mit/oder ohne Insert (GOZ-Nrn. 2060, 2080, 2100, 2120)

Anmerkung

- für eine indirekte Rekonstruktion der gesamten Kaufläche (GOZ-Nr. 2220)
- für ein Veneer (GOZ-Nr. 2220)
- für eine Einlagefüllung als Brückenanker (GOZ-Nr. 5010)
- neben den GOZ-Nrn. 2180, 2190, 2195
- für Goldhämmerfüllungen (analog § 6 Abs. 1 GOZ)

BZÄK-Kommentar zu der GOZ-Nr. 2150 (Stand Januar 2021)

Die Leistung beinhaltet die Präparation einer einflächigen Kavität zur Aufnahme einer einflächigen Einlagefüllung, ggf. Farbbestimmung, ggf. eine einfache Relationsbestimmung, Abformungen ggf. einschl. des Gegenkiefers, Einproben, provisorisches Eingliedern, Reinigen des präparierten Zahnes, festes Einzementieren, Kontrolle und Adjustierung der statischen und dynamischen Okklusion, ggf. der approximalen Kontaktflächen sowie die Nachkontrolle im zeitlichen Zusammenhang und Korrekturen.
Die Leistung nach dieser Nummer wird für direkt oder indirekt hergestellte Inlays in Ansatz gebracht. Material- und Laborkosten sind gesondert berechenbar. Die provisorische Versorgung der präparierten Kavität ist gesondert berechnungsfähig (Nummer 2260 bzw. 2270).
Die Versorgung von Kavitätenunterschnitten bei Inlays ist Bestandteil der Kavitätenpräparation der Einlagefüllung. Die Versorgung des Zahnes in vorangehender Sitzung mit plastischen Material z. B. zur diagnostischen oder prognostischen Abklärung ist nach den Nummern 2050 ff. separat zu berechnen.

Begründungen

Überdurchschnittlicher Zeitaufwand aufgrund ...	Überdurchschnittliche Schwierigkeiten aufgrund ...	Besondere Umstände aufgrund ...

- minimalinvasiver Präparation zur Schonung der Zahnhartsubstanz zur Vermeidung einer Fraktur der dünnen Kavitätenwände
- ungünstig gelegener, schwierig zu erreichender Kavität/Zahnregion in weit distalen Bereich der Mundhöhle
- schwieriger Präparation/Abformung und Adaptation des Inlays bei eingeschränkter Mundöffnung bedingt durch Kieferklemme/Myoathropathie/Mobilitätseinschränkung des Kiefergelenkes etc.
- reflektorischer Übererregbarkeit z. B. starkem Husten-, Schluck-, oder/und Brechreizneigung mit häufigen Behandlungspausen und notwendiger Neupositionierung der Hilfsmittel/erneute Trockenlegung für die Abformung/Eingliederung und/oder Neuaufbringen der Konditionierung
- ausgeprägten Würgereizes erschwerter Zugang/erschwerter Freistellung des Behandlungsfeldes und erschwerte Abformung
- geringer Mundöffnung (Schneidekantendifferenz = xx mm) und erhöhtem Muskeltonus der Wangen-/Zungenmuskulatur

2150

Begründungen

Überdurchschnittlicher Zeitaufwand aufgrund …	Überdurchschnittliche Schwierigkeiten aufgrund …	Besondere Umstände aufgrund …

- häufiger Behandlungsunterbrechungen wegen des reduzierten Allgemeinzustandes und verminderter Belastbarkeit
- aufwendiger Individualisierungsmaßnahmen an den/die Abdrucklöffel vor der Abformung (wenn die GOZ-Nr. 5170 bzw. keine Leistung nach § 9 GOZ berechnet wird)
- aufwendiger Anpassung des Abdrucklöffels bei ungünstiger Zahnbogenmorphologie (wenn die GOZ-Nr. 5170 bzw. keine Leistung nach § 9 GOZ berechnet wird)
- erschwerter Abformung wegen z. B. Stellungsanomalie, inserierende Bänder, Würgereiz, fibromatöse Veränderungen, Exostosen
- erschwerter Abformungen bei dem vorhandenen festsitzenden Zahnersatz/ Multibandapparatur mit zusätzlichen Ausblockmaßnahmen bei Unterschnitten/Interdentalräume etc.
- besonderen Aufwands wegen vorhandener Restaurationen/Apparaturen und/oder elongierten/protrudierten Zähnen und/oder Zahnfehlstellungen (nach buccal/palatinal/lingual gekippte, asymmetrischer Zahnrotationen usw.) und dadurch erschwerte Applikation des Abdrucklöffels/ Adaptation des Inlays
- erschwerter Erreichbarkeit/Freistellung des Behandlungsfeldes wegen einer extrem eingeschränkten Mundöffnung bedingt durch eine Verletzung im Bereich des Mundwinkels/Verletzung an der Lippe
- stark eingeschränkter Sicht durch andauernde Sulkusblutung in Verbindung mit starker Zungenmotorik/mit eingeschränkter Mundöffnung/mit starker Aktivität des M. masseter
- schwieriger Kauflächengestaltung bei Beachtung gnathologischer Aspekte
- erhöhten Eingliederungsaufwands wegen funktionsorientierter morphologisch gestalteter Kaufläche
- umfangreichen und zeitaufwendigen Einsetzverfahrens durch individuelle Farbanpassung des Befestigungszementes (bei Adhäsivtechnik)
- außergewöhnlich erschwerter Isolation und aufwendiger Trockenlegung zur Abformung des Behandlungsgebietes und/oder Eingliederung des Inlays bei vermehrter Salivation/Hypersalivation
- zusätzlicher Aufbaufüllung während der Präparation
- erschwerter Entfernung der vorhandenen/insuffizienten Füllung bei geringem Farbkontrast
- besonderem Präparationsaufwands bei einem Vollkeramikinlay und besonderer Maßnahmen zur Farbbestimmung (dann keine Farbbestimmung nach § 9 GOZ möglich)
- außergewöhnlich hohem Aufwands zur Gewinnung retentiver Areale
- vermehrter Behandlungspausen durch muskuläre Verspannung

2150

Begründungen

Überdurchschnittlicher Zeitaufwand aufgrund …	Überdurchschnittliche Schwierigkeiten aufgrund …	Besondere Umstände aufgrund …

- schwieriger Anpassung an vorhandene Rekonstruktionen
- besonders schwieriger Anpassung an das Abrasionsgebiss/Schlifffacetten/ausgedehnte Konkavität zur Bisslageveränderung
- Mehrfachanproben wegen besonders schwieriger ästhetischer Anpassung
- spezieller Farbgestaltung wegen individueller Farbcharakterisierung, optoelektronischer Farbbestimmung
- sehr tiefer schwer einsehbarer Approximalkavität
- umfangreichen und zeitaufwendigen Einsetzverfahrens wegen aktiven Zementierens des Gussinlays
- zusätzlicher Aufbauten wegen Unterminierung im Rahmen der Präparation erforderlich
- umfangreicher Ausblockmaßnahmen von Interdentalräumen, Unterschnitten etc. bei der Abdrucknahme
- motorischer Instabilität der Zunge/Makroglossie, dadurch erschwerter Freistellung des Behandlungsfeldes
- Einschränkung des Sichtbereiches, verursacht durch eingeschränkte Lagerfähigkeit des Patienten wegen Wirbelsäulenerkrankung/Muskelerkrankung/Herz-Kreislauferkrankung/Schwangerschaft
- eingeschränkter Mundöffnung/erschwerter Mundzugang wegen Mundsperre/Kieferklemme/Adipositas/Herpes/Rhagaden etc.
- besonderen Aufwands wegen vorhandener Restaurationen/Apparaturen und/oder elongierten/protrudierten Zähnen und/oder Zahnfehlstellungen und dadurch erschwerte Adaption der Einlagefüllung
- motorischer Unruhe des Patienten, verbunden mit wiederholt erforderlicher Trockenlegung und mehrfach notwendigen Behandlungspausen
- manuellem/mechanischem und besonders vorsichtigen Exkavierens wegen Trypanophobie/Belonophobie – Anästhesierung nicht möglich
- hohem instrumentellen Aufwands wegen Verwendung oszillierender, ultraschallgetriebener oder lasergestützter Präparationsinstrumente
- besonderen Aufwands wegen zusätzlicher Anwendung chemomechanischer Mittel zur Kariesentfernung oder besonderer Methoden zur Überprüfung der vollständigen Kariesentfernung (wenn nicht nach § 6 Abs. 1 berechnet wird)
- besonderen Aufwands bei der Kauflächengestaltung und komplexe Überprüfung der dynamischen und statischen Okklusion wegen sehr schwieriger Bissverhältnisse
- besonders schwieriger Adaptation/schwieriger Farb-/Formangleichung an die vorhandene Restauration/Rekonstruktion/Nachbarzähne
- erschwerten Zugangs zur palatinalen/lingualen Kavität wegen starken Brech-/Würgereizes

2150

Begründungen

Überdurchschnittlicher Zeitaufwand aufgrund …	Überdurchschnittliche Schwierigkeiten aufgrund …	Besondere Umstände aufgrund …

- häufiger Unterbrechung und langer Dauer der Behandlung bedingt durch sensorische/reflektorischer Übererregbarkeit des Patienten
- minimalinvasiver Präparation bei röntgenologisch diagnostisch voluminöser Pulpa
- starken Wangendrucks und dadurch aufwendiger Fixierung der verwendeten Hilfsmittel sowie notwendiger häufiger Behandlungspausen zur Entlastung/Entspannung der Muskulatur
- gewebsschonenden Arbeitens für minimalinvasive Kariestherapie
- schwieriger Retensionsfindung bei maximaler Substanzschonung

GOZ-Position 2160

Leistungsbeschreibung	Faktor
Einlagefüllung, zweiflächig	1,0-fach: 76,26 € 2,3-fach: 175,41 € 2,8-fach: 213,54 € 3,1-fach: 236,42 € 3,5-fach: 266,93 €

Abrechnungsbestimmung

Durch die Leistungen nach den Nummern 2150 bis 2170 und 2200 bis 2220 sind folgende zahnärztliche Leistungen abgegolten: Präparieren des Zahnes oder Implantats, Relationsbestimmung, Abformungen, Einproben, provisorisches Eingliedern, festes Einfügen der Einlagefüllung oder der Krone oder der Teilkrone oder des Veneers, Nachkontrolle und Korrekturen.

! Anmerkung

- berechnungsfähig:
  - je direkt oder indirekt hergestellter Einlagefüllung, zweiflächig
  - für zweiflächige Einlagefüllungen aus Keramik (gepresst, geschichtet oder gefräst im CAD/CAM Verfahren) oder Metall (Gold)
  - mit Abformung auf konventioneller oder optisch-elektronischer Weise
  - zzgl. Materialkosten gemäß Allgemeine Bestimmungen Teil A
  - ggf. zzgl. Abformungsmaterial
  - zzgl. zahntechnischen Leistungen gemäß § 9 GOZ
  - ggf. bei Anwendung der Adhäsivtechnik zur Eingliederung ist die GOZ-Nr. 2197 zzgl. möglich
  - ggf. zzgl. optisch-elektronische Abformung (GOZ-Nr. 0065)
  - ggf. neben Provisorium im direkten Verfahren ohne Abformung (GOZ-Nr. 2260) mit Abformung (GOZ-Nr. 2270)
  - ggf. neben Dentinflächenentkeimung und -konditionierung mittels Laser (§ 6 Abs.1 GOZ)
  - ggf. neben Laserfluoreszenzmessung zur Kariesdiagnostik (§ 6 Abs.1 GOZ)
  - ggf. neben Anwendung eines Kariesdetektors (§ 6 Abs.1 GOZ)
  - ggf. zzgl. Binokularmikroskopische Untersuchung intrakoronaler Strukturen eines Zahnes (§ 6 Abs. 1 GOZ)
- nicht berechnungsfähig:
  - für eine direkte SDA-Mehrschicht-Rekonstruktion mit oder ohne Insert (GOZ-Nrn. 2060, 2080, 2100, 2120)
  - für eine indirekte Rekonstruktion der gesamten Kaufläche (GOZ-Nr. 2220)

2160

Anmerkung

- für eine Einlagefüllung als Brückenanker (GOZ-Nr. 5010)
- für ein Veneer (GOZ-Nr. 2220)
- neben den GOZ-Nrn. 2180, 2190, 2195
- für Goldhämmerfüllungen (analog § 6 Abs. 1 GOZ)

BZÄK-Kommentar zu der GOZ-Nr. 2160 (Stand Januar 2021)
Die Leistung beinhaltet die Präparation einer zweiflächigen Kavität zur Aufnahme einer zweiflächigen Einlagefüllung, ggf. Farbbestimmung, ggf. eine einfache Relationsbestimmung, Abformungen einschl. des Gegenkiefers, Einproben, provisorisches Eingliedern, Reinigen des präparierten Zahnes, festes Einzementieren, Kontrolle und Adjustierung der statischen und dynamischen Okklusion, ggf. der approximalen Kontaktflächen sowie die Nachkontrolle im zeitlichen Zusammenhang und Korrekturen.
Die Leistung nach dieser Nummer wird für direkt oder indirekt hergestellte Inlays in Ansatz gebracht. Material- und Laborkosten sind gesondert berechenbar.
Die provisorische Versorgung der präparierten Kavität ist gesondert berechnungsfähig (Nummer 2260 bzw. 2270).
Die Versorgung von Kavitätenunterschnitten bei Inlays ist Bestandteil der Kavitätenpräparation der Einlagefüllung. Die Versorgung des Zahnes in vorangehender Sitzung mit plastischem Material z. B. zur diagnostischen oder prognostischen Abklärung ist nach den Nummern 2050 ff. separat zu berechnen.

Begründungen

Überdurchschnittlicher Zeitaufwand aufgrund …	Überdurchschnittliche Schwierigkeiten aufgrund …	Besondere Umstände aufgrund …

- besonderer Schwierigkeit der Artikulation durch fehlende Eckzahnführung und vollständiger Wiederherstellung der palatinalen Führungsfläche
- minimalinvasiver Präparation zur Schonung der Zahnhartsubstanz zur Vermeidung einer Fraktur der dünnen Kavitätenwände
- ungünstig gelegener, schwierig zu erreichender Kavität/Zahnregion in weit distalen Bereich der Mundhöhle
- schwieriger Präparation/Abformung und Adaptation des Inlays bei eingeschränkter Mundöffnung bedingt durch Kieferklemme/Myoathropathie/Mobilitätseinschränkung des Kiefergelenkes etc.
- reflektorischer Übererregbarkeit z. B. starkem Husten-, Schluck-, oder/und Brechreizneigung mit häufigen Behandlungspausen und notwendiger Neupositionierung der Hilfsmittel/erneute Trockenlegung für die Abformung/Eingliederung und/oder Neuaufbringen der Konditionierung
- ausgeprägten Würgereizes erschwerter Zugang/erschwerter Freistellung des Behandlungsfeldes und erschwerte Abformung

Begründungen

Überdurchschnittlicher Zeitaufwand aufgrund …	Überdurchschnittliche Schwierigkeiten aufgrund …	Besondere Umstände aufgrund …

- geringer Mundöffnung (Schneidekantendifferenz = xx mm) und erhöhtem Muskeltonus der Wangen- Zungenmuskulatur
- häufiger Behandlungsunterbrechungen wegen des reduzierten Allgemeinzustandes und verminderter Belastbarkeit
- aufwendiger Individualisierungsmaßnahmen an den Abdrucklöffeln vor der Abformung (wenn die GOZ-Nr. 5170 bzw. keine Leistung nach § 9 GOZ berechnet wird)
- aufwendiger Anpassung des Abdrucklöffels bei ungünstiger Zahnbogenmorphologie (wenn die GOZ-Nr. 5170 bzw. keine Leistung nach § 9 GOZ berechnet wird)
- erschwerter Abformung wegen z. B. Stellungsanomalie, inserierende Bänder, Würgereiz, fibromatöse Veränderungen, Exostosen
- erschwerter Abformungen bei dem vorhandenen festsitzenden Zahnersatz/ Multibandapparatur mit zusätzlichen Ausblockmaßnahmen bei Unterschnitten/Interdentalräume etc.
- besonderen Aufwands wegen vorhandener Restaurationen/Apparaturen und/oder elongierten/protrudierten Zähnen und/oder Zahnfehlstellungen (nach buccal/palatinal/lingual gekippte, asymmetrischer Zahnrotationen usw.) und dadurch erschwerte Applikation des Abdrucklöffels/Adaptation des Inlays
- erschwerter Erreichbarkeit/Freistellung des Behandlungsfeldes wegen einer extrem eingeschränkten Mundöffnung bedingt durch eine Verletzung im Bereich des Mundwinkels/ Verletzung an der Lippe
- stark eingeschränkter Sicht durch andauernde Sulkusblutung in Verbindung mit starker Zungenmotorik/mit eingeschränkter Mundöffnung/mit starker Aktivität des M. masseter
- subgingivaler Präparation des Inlays mit schwieriger Randgestaltung zum Gingivalrand und erhöhter Blutungsneigung
- besonders schwieriger Inlay im Kontaktbereich zum Nachbarzahn …(Zahn einfügen) wegen Zahnengstand/Zahnrotation/ abnormer anatomischer Zahnform
- schwieriger Kauflächengestaltung bei Beachtung gnathologischer Aspekte
- erhöhten Eingliederungsaufwands wegen funktionsorientierter morphologisch gestalteter Kaufläche
- umfangreichen und zeitaufwendigen Einsetzverfahrens durch individuelle Farbanpassung des Befestigungszementes (bei Adhäsivtechnik)
- außergewöhnlich erschwerter Isolation und aufwendiger Trockenlegung zur Abformung des Behandlungsgebietes und/oder Eingliederung des Inlays bei vermehrter Salivation/Hypersalivation
- zusätzlicher Aufbaufüllung während der Präparation

2160

Begründungen

Überdurchschnittlicher Zeitaufwand aufgrund …	Überdurchschnittliche Schwierigkeiten aufgrund …	Besondere Umstände aufgrund …

- erschwerter Entfernung der vorhandenen/insuffizienten Füllung bei geringem Farbkontrast
- besonderem Präparationsaufwands bei einem Vollkeramikinlay und besonderer Maßnahmen zur Farbbestimmung (dann keine Farbbestimmung nach § 9 GOZ möglich)
- außergewöhnlich hohem Aufwands zur Gewinnung retentiver Areale
- vermehrter Behandlungspausen durch muskuläre Verspannung
- schwieriger Anpassung an vorhandene Rekonstruktionen
- besonders schwieriger Anpassung an das Abrasionsgebiss/Schlifffacetten/ausgedehnte Konkavität zur Bisslageveränderung
- Mehrfachanproben wegen besonders schwieriger ästhetischer Anpassung
- spezieller Farbgestaltung wegen individueller Farbcharakterisierung, optoelektronischer Farbbestimmung
- sehr tiefer schwer einsehbarer Approximalkavität
- umfangreichen und zeitaufwendigen Einsetzverfahrens wegen aktiven Zementierens des Gussinlays
- zusätzlicher Aufbauten wg. Unterminierung im Rahmen der Präparation erforderlich
- umfangreicher Ausblockmaßnahmen von Interdentalräumen, Unterschnitten etc. bei der Abdrucknahme
- motorischer Instabilität der Zunge/Makroglossie, dadurch erschwerter Freistellung des Behandlungsfeldes
- Einschränkung des Sichtbereiches, verursacht durch eingeschränkte Lagerfähigkeit des Patienten wegen Wirbelsäulenerkrankung/Muskelerkrankung/Herz-Kreislauferkrankung/Schwangerschaft
- eingeschränkter Mundöffnung/erschwerter Mundzugang wegen Mundsperre/Kieferklemme/Adipositas/Herpes/Rhagaden etc.
- besonderen Aufwands wegen vorhandener Restaurationen/Apparaturen und/oder elongierten/protrudierten Zähnen und/oder Zahnfehlstellungen und dadurch erschwerte Adaption der Einlagefüllung
- motorischer Unruhe des Patienten, verbunden mit wiederholt erforderlicher Trockenlegung und mehrfach notwendigen Behandlungspausen
- manuellem/mechanischem und besonders vorsichtigen Exkavierens wegen Trypanophobie/Belonophobie – Anästhesierung nicht möglich
- hohem instrumentellen Aufwands wegen Verwendung oszillierender, ultraschallgetriebener oder lasergestützter Präparationsinstrumente
- besonderen Aufwands wegen zusätzlicher Anwendung chemomechanischer Mittel zur Kariesentfernung oder besonderer Methoden zur Überprüfung der vollständigen Kariesentfernung (wenn nicht nach §6 Abs.1 berechnet wird)

Begründungen

Überdurchschnittlicher Zeitaufwand aufgrund …	Überdurchschnittliche Schwierigkeiten aufgrund …	Besondere Umstände aufgrund …

- besonderen Aufwands bei der Kauflächengestaltung und komplexe Überprüfung der dynamischen und statischen Okklusion wegen sehr schwieriger Bissverhältnisse
- besonders schwieriger Adaptation/schwieriger Farb-/Formangleichung an die vorhandene Restauration/Rekonstruktion/ Nachbarzähne
- erschwerten Zugangs zur palatinalen/lingualen Kavität wegen starken Brech-/Würgereizes
- häufiger Unterbrechung und lange Dauer der Behandlung bedingt durch sensorische/reflektorischer Übererregbarkeit des Patienten
- minimalinvasiver Präparation bei röntgenologisch diagnostisch voluminöser Pulpa
- starken Wangendrucks und dadurch aufwendiger Fixierung der verwendeten Hilfsmittel sowie notwendiger häufiger Behandlungspausen zur Entlastung/ Entspannung der Muskulatur
- gewebsschonenden Arbeitens für minimalinvasive Kariestherapie
- schwieriger Retensionsfindung bei maximaler Substanzschonung

2170

GOZ-Position 2170

Leistungsbeschreibung	Faktor
Einlagefüllung, mehr als zweiflächig	1,0-fach: 96,12 € 2,3-fach: 221,07 € 2,8-fach: 269,13 € 3,1-fach: 297,97 € 3,5-fach: 336,41 €

Abrechnungsbestimmung

Durch die Leistungen nach den Nummern 2150 bis 2170 und 2200 bis 2220 sind folgende zahnärztliche Leistungen abgegolten: Präparieren des Zahnes oder Implantats, Relationsbestimmung, Abformungen, Einproben, provisorisches Eingliedern, festes Einfügen der Einlagefüllung oder der Krone oder der Teilkrone oder des Veneers, Nachkontrolle und Korrekturen.

! Anmerkung

- berechnungsfähig:
  - je direkt oder indirekt hergestellter Einlagefüllung, mehr als zweiflächig
  - für mehr als zweiflächige Einlagefüllungen aus Keramik (gepresst, geschichtet oder gefräst im CAD/CAM Verfahren) oder Metall (Gold)
  - mit Abformung auf konventioneller oder optisch-elektronischer Weise
  - zzgl. Materialkosten gemäß Allgemeine Bestimmungen Teil A
  - ggf. zzgl. Abformungsmaterial
  - zzgl. zahntechnische Leistungen gemäß § 9 GOZ
  - ggf. zzgl. GOZ-Nr. 2197 bei Anwendung der Adhäsivtechnik zur Eingliederung
  - ggf. zzgl. optisch-elektronische Abformung (GOZ-Nr. 0065)
  - ggf. neben Provisorium im direkten Verfahren ohne Abformung (GOZ-Nr. 2260) mit Abformung (GOZ-Nr. 2270)
  - ggf. neben Dentinflächenentkeimung und -konditionierung mittels Laser (§ 6 Abs.1 GOZ)
  - ggf. neben Laserfluoreszenzmessung zur Kariesdiagnostik (§ 6 Abs.1 GOZ)
  - ggf. neben Anwendung eines Kariesdetektors (§ 6 Abs.1 GOZ)
  - ggf. zzgl. Binokularmikroskopische Untersuchung intrakoronaler Strukturen eines Zahnes (§ 6 Abs. 1 GOZ)
- nicht berechnungsfähig:
  - für eine direkte SDA-Mehrschicht-Rekonstruktion mit/oder ohne Insert (GOZ-Nrn. 2060, 2080, 2100, 2120)
  - für eine indirekte Rekonstruktion der gesamten Kaufläche (GOZ-Nr. 2220)

2170

! Anmerkung

- für ein Veneer (GOZ-Nr. 2220)
- neben den GOZ-Nrn. 2180, 2190, 2195
- für Goldhämmerfüllungen (analog § 6 Abs. 1 GOZ)

BZÄK-Kommentar zu der GOZ-Nr. 2170 (Stand Januar 2021)

Die Leistung beinhaltet die Präparation einer mehr als zweiflächigen Kavität zur Aufnahme einer mehr als zweiflächigen Einlagefüllung, ggf. Farbbestimmung, eine einfache Relationsbestimmung, Abformungen ggf. einschl. des Gegenkiefers, Einproben, provisorisches Eingliedern, Reinigen des präparierten Zahnes, festes Einzementieren, Kontrolle und Adjustierung der statischen und dynamischen Okklusion, ggf. der approximalen Kontaktflächen sowie die Nachkontrolle im zeitlichen Zusammenhang und Korrekturen.

Die Leistung nach dieser Nummer wird für direkt oder indirekt hergestellte Inlays in Ansatz gebracht. Material- und Laborkosten sind gesondert berechenbar.

Die provisorische Versorgung der präparierten Kavität ist gesondert berechnungsfähig (Nummer 2260 bzw. 2270).

Die Versorgung von Kavitätenunterschnitten bei Inlays ist Bestandteil der Kavitätenpräparation der Einlagefüllung. Die Versorgung des Zahnes in vorangehender Sitzung mit plastischem Material z. B. zur diagnostischen oder prognostischen Abklärung ist nach den Nummern 2050 ff. separat zu berechnen.

Begründungen

Überdurchschnittlicher Zeitaufwand aufgrund …	Überdurchschnittliche Schwierigkeiten aufgrund …	Besondere Umstände aufgrund …

- minimalinvasiver Präparation zur Schonung der Zahnhartsubstanz zur Vermeidung einer Fraktur der dünnen Kavitätenwände
- besonderer Schwierigkeit der Artikulation durch fehlende Eckzahnführung und vollständiger Wiederherstellung der palatinalen Führungsfläche
- ungünstig gelegener, schwierig zu erreichender Kavität/Zahnregion in weit distalen Bereich der Mundhöhle
- schwieriger Präparation/Abformung und Adaptation des Inlays bei eingeschränkter Mundöffnung bedingt durch Kieferklemme/Myoathropathie/Mobilitätseinschränkung des Kiefergelenkes etc.
- reflektorischer Übererregbarkeit z. B. starkem Husten-, Schluck-, oder/und Brechreizneigung mit häufigen Behandlungspausen und notwendiger Neupositionierung der Hilfsmittel/ erneute Trockenlegung für die Abformung/Eingliederung und/oder Neuaufbringen der Konditionierung
- ausgeprägten Würgereizes erschwerter Zugang/erschwerter Freistellung des Behandlungsfeldes und erschwerte Abformung

2170

Begründungen

Überdurchschnittlicher Zeitaufwand aufgrund …	Überdurchschnittliche Schwierigkeiten aufgrund …	Besondere Umstände aufgrund …

- geringer Mundöffnung (Schneidekantendifferenz = xx mm) und erhöhtem Muskeltonus der Wangen-/Zungenmuskulatur
- häufiger Behandlungsunterbrechungen wegen des reduzierten Allgemeinzustandes und verminderter Belastbarkeit
- aufwendiger Individualisierungsmaßnahmen an den/die Abdrucklöffel vor der Abformung (wenn die GOZ-Nr. 5170 bzw. keine Leistung nach § 9 GOZ berechnet wird)
- aufwendiger Anpassung des Abdrucklöffels bei ungünstiger Zahnbogenmorphologie (wenn die GOZ-Nr. 5170 bzw. keine Leistung nach § 9 GOZ berechnet wird)
- erschwerter Abformung wegen z. B. Stellungsanomalie, inserierende Bänder, Würgereiz, fibromatöse Veränderungen, Exostosen
- erschwerter Abformungen bei dem vorhandenen festsitzenden Zahnersatz/ Multibandapparatur mit zusätzlichen Ausblockmaßnahmen bei Unterschnitten/Interdentalräume etc.
- besonderen Aufwands wegen vorhandener Restaurationen/Apparaturen und/oder elongierten/protrudierten Zähnen und/oder Zahnfehlstellungen (nach buccal/palatinal/lingual gekippte, asymmetrischer Zahnrotationen usw.) und dadurch erschwerter Applikation des Abdrucklöffels/ Adaptation des Inlays
- erschwerter Erreichbarkeit/Freistellung des Behandlungsfeldes wegen einer extrem eingeschränkten Mundöffnung bedingt durch eine Verletzung im Bereich des Mundwinkels/Verletzung an der Lippe
- stark eingeschränkter Sicht durch andauernde Sulkusblutung in Verbindung mit starker Zungenmotorik/mit eingeschränkter Mundöffnung/mit starker Aktivität des M. masseter
- subgingivaler Präparation des Inlays mit schwieriger Randgestaltung zum Gingivalrand und erhöhter Blutungsneigung
- besonders schwieriger Inlay im Kontaktbereich zum Nachbarzahn … (Zahn einfügen) wegen Zahnengstand/Zahnrotation/ abnormer anatomischer Zahnform
- schwieriger Kauflächengestaltung bei Beachtung gnathologischer Aspekte
- erhöhten Eingliederungsaufwands wegen funktionsorientierter morphologisch gestalteter Kaufläche
- umfangreichen und zeitaufwendigen Einsetzverfahrens durch individuelle Farbanpassung des Befestigungszementes (bei Adhäsivtechnik)
- außergewöhnlich erschwerter Isolation und aufwendiger Trockenlegung zur Abformung des Behandlungsgebietes und/oder Eingliederung des Inlays bei vermehrter Salivation/Hypersalivation
- zusätzlicher Aufbaufüllung während der Präparation

Begründungen

Überdurchschnittlicher Zeitaufwand aufgrund …	Überdurchschnittliche Schwierigkeiten aufgrund …	Besondere Umstände aufgrund …

- erschwerter Entfernung der vorhandenen/insuffizienten Füllung bei geringem Farbkontrast
- besonderem Präparationsaufwands bei einem Vollkeramikinlay und besonderer Maßnahmen zur Farbbestimmung (dann keine Farbbestimmung nach § 9 GOZ möglich)
- außergewöhnlich hohen Aufwands zur Gewinnung retentiver Areale
- vermehrter Behandlungspausen durch muskuläre Verspannung
- schwieriger Anpassung an vorhandene Rekonstruktionen
- besonders schwieriger Anpassung an das Abrasionsgebis/Schlifffacetten/ ausgedehnter Konkavität zur Bisslageveränderung
- Mehrfachanproben wegen besonders schwieriger ästhetischer Anpassung
- spezieller Farbgestaltung wegen individueller Farbcharakterisierung, optoelektronischer Farbbestimmung
- sehr tiefer schwer einsehbarer Approximalkavität
- umfangreichen und zeitaufwendigen Einsetzverfahrens wegen aktiven Zementierens des Gussinlays
- zusätzlicher Aufbauten wg. Unterminierung im Rahmen der Präparation erforderlich
- umfangreicher Ausblockmaßnahmen von Interdentalräumen, Unterschnitten etc. bei der Abdrucknahme
- motorischer Instabilität der Zunge/Makroglossie, dadurch erschwerter Freistellung des Behandlungsfeldes
- Einschränkung des Sichtbereiches, verursacht durch eingeschränkte Lagerfähigkeit des Patienten wegen Wirbelsäulenerkrankung/Muskelerkrankung/Herz-Kreislauferkrankung/Schwangerschaft
- eingeschränkter Mundöffnung/erschwerter Mundzugang wegen Mundsperre/Kieferklemme/Adipositas/Herpes/Rhagaden etc.
- besonderen Aufwands wegen vorhandener Restaurationen/Apparaturen und/oder elongierten/protrudierten Zähnen und/oder Zahnfehlstellungen und dadurch erschwerte Adaption der Einlagefüllung
- motorischer Unruhe des Patienten, verbunden mit wiederholt erforderlicher Trockenlegung und mehrfach notwendigen Behandlungspausen
- manuellem/mechanischem und besonders vorsichtigen Exkavierens wegen Trypanophobie/Belonophobie – Anästhesierung nicht möglich
- hohem instrumentellen Aufwands wegen Verwendung oszillierender, ultraschallgetriebener oder lasergestützter Präparationsinstrumente
- besonderen Aufwands wegen zusätzlicher Anwendung chemomechanischer Mittel zur Kariesentfernung oder besonderer Methoden zur Überprüfung der vollständigen Kariesentfernung (wenn nicht nach §6 Abs.1 berechnet wird)

2170

Begründungen

Überdurchschnittlicher Zeitaufwand aufgrund …	Überdurchschnittliche Schwierigkeiten aufgrund …	Besondere Umstände aufgrund …

- besonderen Aufwands bei der Kauflächengestaltung und komplexe Überprüfung der dynamischen und statischen Okklusion wegen sehr schwieriger Bissverhältnisse
- besonders schwieriger Adaptation/schwierige Farb-/Formangleichung an die vorhandene Restauration/Rekonstruktion/ Nachbarzähne
- erschwerten Zugangs zur palatinalen/lingualen Kavität wegen starken Brech-/Würgereizes
- häufiger Unterbrechung und lange Dauer der Behandlung bedingt durch sensorische/reflektorische Übererregbarkeit des Patienten
- minimalinvasiver Präparation bei röntgenologisch diagnostisch voluminöser Pulpa
- starken Wangendrucks und dadurch aufwendiger Fixierung der verwendeten Hilfsmittel sowie notwendiger häufiger Behandlungspausen zur Entlastung/ Entspannung der Muskulatur
- gewebsschonenden Arbeitens für minimalinvasive Kariestherapie
- schwieriger Retensionsfindung bei maximaler Substanzschonung

GOZ-Position 2180

Leistungsbeschreibung	Faktor
Vorbereitung eines zerstörten Zahnes mit plastischem Aufbaumaterial zur Aufnahme einer Krone	1,0-fach: 8,44 € 2,3-fach: 19,40 € 2,8-fach: 23,62 € 3,1-fach: 26,15 € 3,5-fach: 29,53 €

Abrechnungsbestimmung

Die Leistungen nach den Nummern 2180, 2190 oder 2195 sind neben den Leistungen nach den Nummern 2150 bis 2170 nicht berechnungsfähig.
Die Leistung nach der Nummer 2180 ist neben der Leistung nach der Nummer 2190 nicht berechnungsfähig.
Die Leistung nach der Nummer 2195 ist neben der Leistung nach der Nummer 2180 berechnungsfähig.
Die Leistungen nach den Nummern 2180, 2190 und/oder die Leistung nach der Nummer 2195 ist je Zahn nur jeweils einmal berechnungsfähig.

! Anmerkung

- berechnungsfähig:
  - je Zahn, unabhängig der Fläche oder Anzahl der Kavitäten
  - für eine Aufbaufüllung in Adhäsivtechnik (zzgl. adhäsive Befestigung GOZ-Nr. 2197)
  - für die Aufbaufüllung eines Zahnes mit plastischem Aufbaumaterial
  - neben den GOZ-Nrn. 2200/2210/2220
  - neben der GOZ-Nr. 2195 (Schrauben-, Stiftaufbau)
  - neben der GOZ-Nr. 2197 (Adhäsive Befestigung)
  - bei notwendiger Erneuerung der Aufbaufüllung erneut berechnungsfähig
  - auch als semipermanente Maßnahme zum okklusalen Verschluss einer Krone/ eines Brückenankers nach endodontischer Behandlung (mit einfachen Füllmaterialien ohne Anätzen des Kronenrandes)
  - ggf. neben Dentinflächenentkeimung und -konditionierung mittels Laser (§ 6 Abs.1 GOZ)
  - ggf. neben Laserfluoreszenzmessung zur Kariesdiagnostik (§ 6 Abs.1 GOZ)
  - ggf. neben Anwendung eines Kariesdetektors (§ 6 Abs.1 GOZ)
- nicht berechnungsfähig:
  - für eine mehrschichtige Aufbaufüllung mit Kompositmaterial in Adhäsivtechnik einschließlich Lichthärtung (§ 6 Abs. 1 GOZ)
  - mehrfach je Zahn

2180

! Anmerkung

- je Fläche
- wenn keine Krone oder kein Brückenanker geplant ist
- neben der GOZ-Nr. 2190 (Gegossener Aufbau mit Stiftverankerung)
- neben den GOZ-Nrn. 2150 bis 2170 (Einlagefüllungen)
- neben den GOZ-Nrn. 2050 ff. (Restaurationen)
- für präendodontische Kavitätenversorgungen (§ 6 Abs. 1)
- für eine Aufbaufüllung zum Ausgleich unterminierender Stellen unter einer Einlagefüllung
- kanalverankerte Kronenkernaufbau (§6 Abs. 1)

BZÄK-Kommentar zu der GOZ-Nr. 2180 (Stand Januar 2021)
Die Leistung beinhaltet die Vorbereitung eines durch umfangreiche Hartsubstanzdefekte geschädigten Zahnes mit einer plastischen Aufbaufüllung bzw. Restauration. Sie dient der Vorbereitung des Zahnes, um für eine Kronenpräparation genügend Substanz bereitzustellen.
Sie wird im Zusammenhang mit der sich anschließenden Überkronung des Zahnes ausgeführt. Kavitätenversorgungen mit Aufbaumaterial, die mit Kauflächenmorphologie und/oder Approximalkontakten gestaltet werden, können nach den Nummern 2050 ff. berechnet werden.
Dies kann erforderlich sein, wenn eine klinische Reaktion des Zahnes abgewartet werden muss oder wenn die spätere Versorgung des Zahnes noch nicht entschieden ist. Die Leistung kann je Zahn nur einmal berechnet werden. Die adhäsive Verankerung der Aufbaufüllung wird separat mit der Nummer 2197 berechnet.
Wird eine neue Aufbaufüllung an diesem Zahn erforderlich, kann die Leistung erneut berechnet werden.
Zu unterscheiden vom Leistungsinhalt der Nummer 2180, ggf. auch unter zusätzlicher Heranziehung der Nummer 2197 ist der mehrschichtige Aufbau verlorengegangener Zahnhartsubstanz mit Kompositmaterial in Adhäsivtechnik einschließlich Lichthärtung als Vorbereitung zur Aufnahme einer Krone. Diese Leistung ist im Wege der Analogie zu berechnen.
Der kanalverankerte Kronenkernaufbau ist mit dieser Gebührennummer nicht abgebildet und wird entsprechend § 6 Absatz 1 analog berechnet.
Die Leistung ist im Zusammenhang mit einer Versorgung von Einlagefüllungen (Nummern 2150 bis 2170) oder mit einem gegossenen Aufbau mit Stiftverankerung (Nummer 2190) nicht berechnungsfähig.
Präendodontische Kavitätenversorgungen entsprechen nicht der Nummer und werden nach § 6 Abs. 1 berechnet.

Begründungen

Überdurchschnittlicher Zeitaufwand aufgrund …	Überdurchschnittliche Schwierigkeiten aufgrund …	Besondere Umstände aufgrund …

- minimalinvasiver Präparation zur Schonung der Zahnhartsubstanz
- ungünstig gelegener, schwierig zu erreichender Kavität (wenn z. B. nur distale Kavität) oder Zahnregion
- subgingivaler Ausdehnung der Kavität
- erschwerter Isolation und aufwendiger Trockenlegung des Behandlungsgebietes bei vermehrter Salivation/Hypersalivation
- Anwendung besonderer Verfahren zum Verdichten des Füllmaterials
- umfangreicher Restauration und zeitintensiver Lichtaushärtung wegen tiefreichender Kavität
- aufwendiger Entfernung einer vorhandenen Füllung
- erschwerter Aufbaurestauration bei ausgedehnter Karies/Wurzelkaries
- erschwerter Retentionsgewinnung und schwieriger Anpassung an den vorhandenen Zahnersatz
- eingeschränkter Sicht bei sehr geringer Mundöffnung
- Versorgung mehrerer Kavitäten an einem Zahn
- aufwendiger Aufbau bei kombinierter Schmelz-Dentinkonditionierung in mehreren Teilschritten
- erschwerter Retentionsgewinnung der mehrflächigen Aufbaufüllung, bei ausgedehntem Zerstörungsgrad
- ungünstig gelegener, schwierig zu erreichender subgingivaler Kavität
- zeitaufwendiger Präparation der voluminösen Restauration in komplexer Mehrschichttechnik mit erschwertem Zugang bei starker Stellungsanomalie/abnormer anatomischer Zahnform
- motorischer Instabilität der Zunge/Makroglossie, dadurch erschwerter Freistellung des Behandlungsfeldes
- starken Wangendrucks/hyperaktiver Zungenmuskulatur und dadurch aufwendige/schwierige Fixierung der verwendeten Hilfsmittel sowie notwendiger häufiger Behandlungspausen zur Entlastung/Entspannung der Muskulatur
- häufiger Behandlungsunterbrechungen wegen des reduzierten Allgemeinzustandes
- Einschränkung des Sichtbereiches, verursacht durch eingeschränkte Lagerfähigkeit des Patienten wegen Wirbelsäulenerkrankung/Muskelerkrankung/Herz-Kreislauf-Erkrankung
- eingeschränkter Mundöffnung/erschwerter Mundzugang wegen Mundsperre/Kieferklemme/Adipositas/Herpes/Rhagaden etc.
- besonderen Aufwands wegen vorhandener Restaurationen/Apparaturen und/oder elongierten/protrudierten Zähnen und/oder Zahnfehlstellungen und dadurch erschwerte Adaption der Aufbaufüllung an die Präparationstechnik

2180

Begründungen

Überdurchschnittlicher Zeitaufwand aufgrund …	Überdurchschnittliche Schwierigkeiten aufgrund …	Besondere Umstände aufgrund …

- reflektorischer Übererregbarkeit z. B. starkem Husten-, Schluck-, oder/und Brechreizneigung mit häufigen Behandlungspausen und notwendiger Neuaufbringen der Konditionierung (bei adhäsiver Aufbaufüllung)/wiederholt erforderlicher Trockenlegung
- motorischer Unruhe des Patienten, verbunden mit wiederholt erforderlicher Trockenlegung und mehrfach notwendigen Behandlungspausen
- sehr aufwendige Restauration wegen hoher Schmerzempfindlichkeit/ausgeprägter Schmelzhypoplasien/tief unter die Gingiva reichender Kavität/tiefer, sehr schwer einsehbarer Approximalkavität und/oder umfangreiches Exkavieren wegen extrem ausgedehnter Karies
- erschwerter Kariesbehandlung unter vorhandener Restauration
- außergewöhnlich hohen Aufwands zur Gewinnung retentiver Areale
- gewebsschonenden Arbeitens für minimalinvasive Kariestherapie
- schwieriger Retensionsfindung bei maximaler Substanzschonung der geringen Restzahnsubstanz
- manuellem/mechanischem und besonders vorsichtigen Exkavierens wegen Trypanophobie/Belonophobie – Anästhesierung nicht möglich
- hohem instrumentellen Aufwands wegen Verwendung oszillierender, ultraschallgetriebener oder lasergestützter Präparationsinstrumente
- besonderen Aufwands wegen zusätzlicher Anwendung chemomechanischer Mittel zur Kariesentfernung oder besonderer Methoden zur Überprüfung der vollständigen Kariesentfernung (wenn nicht nach § 6 Abs.1 berechnet wird)
- schwieriger Restauration wegen starker Papillenblutung/erhöhter Blutungsneigung (hämorragischer Diathese) durch Einnahme gerinnungshemmender Medikamente/wegen Bisphosphonatemedikation/entzündlich veränderten Gebiets
- geringer Mundöffnung (Schneidekantendifferenz = xx mm) und erhöhtem Muskeltonus der Wangen-/Zungenmuskulatur
- erschwerten Zugangs zur palatinalen/lingualen Kavität wegen starken Brech-/Würgereizes
- erhöhten Aufwands bei mehrflächigen großvolumigen Aufbaus unter Anwendung eines aufwendigen Mehrschichttechnik-Verfahrens mit sehr aufwendiger/spezieller Farbanpassung

GOZ-Position 2190

Leistungsbeschreibung	Faktor
Vorbereitung eines zerstörten Zahnes durch gegossenen Aufbau mit Stiftverankerung zur Aufnahme einer Krone	1,0-fach: 25,31 € 2,3-fach: 58,21 € 2,8-fach: 70,87 € 3,1-fach: 78,46 € 3,5-fach: 88,58 €

Abrechnungsbestimmung

Die Leistungen nach den Nummern 2180, 2190 oder 2195 sind neben den Leistungen nach den Nummern 2150 bis 2170 nicht berechnungsfähig.
Die Leistung nach der Nummer 2180 ist neben der Leistung nach der Nummer 2190 nicht berechnungsfähig.
Die Leistungen nach den Nummen 2180, 2190 und/oder die Leistung nach der Nummer 2195 ist je Zahn nur jeweils einmal berechnungsfähig.
Die Kosten für die Verankerungselemente sind gesondert berechnungsfähig.

! Anmerkung

Die Leistung beinhaltet die Vorbereitung eines durch umfangreiche Hartsubstanzdefekte geschädigten Zahnes mittels eines gegossenen Stiftaufbaus. Die Verankerung kann intrakanalär und/oder parakanalär erfolgen.

- berechnungsfähig:
  - für einen gegossenen Aufbau mit Stiftverankerung (intrakanalär/parakanalär) zur Aufnahme einer Krone
  - für das nachträgliche Einsetzen eines gegossenen Stiftaufbaus an einem Zahn der bereits mit einer Krone oder Brückenanker versorgt ist
  - für die Wiederbefestigung eines Stiftaufbaus (Alternativ § 6 Abs. 1 GOZ)
  - je Zahn
  - zzgl. Materialkosten (z. B. Verankerungselemente, Abformmaterialien)
  - zzgl. zahntechnische Leistungen gemäß § 9 GOZ
  - ggf. zzgl. Anwendung der Adhäsivtechnik zur Eingliederung (GOZ-Nr. 2197)
  - ggf. neben Dentinflächenentkeimung und -konditionierung mittels Laser (§ 6 Abs.1 GOZ)
  - ggf. neben Laserfluoreszenzmessung zur Kariesdiagnostik (§ 6 Abs.1 GOZ)
  - ggf. neben Anwendung eines Kariesdetektors (§ 6 Abs.1 GOZ)

2190

! Anmerkung

- nicht berechnungsfähig:
  - mehrfach je Zahn
  - wenn keine Krone oder kein Brückenanker vorhanden oder geplant ist
  - für einen Schraubenaufbau oder Glasfaserstift (GOZ-Nr. 2195)
  - neben den GOZ-Nrn. 2180, 2050 bis 2120, sowie 2150–2170
  - für gefräste Stifte, laborgefertigte Keramikstifte (§ 6 Abs.1 GOZ)
  - für die intrakanaläre Stiftverankerung ohne Neuanfertigung oder Abnahme der Krone (GOZ-Nr. 2195 oder § 6 Abs. 1 GOZ)
  - neben eine mehrschichtige Aufbaufüllung mit Kompositmaterial in Adhäsivtechnik einschließlich Lichthärtung (§ 6 Abs. 1 GOZ)

BZÄK-Kommentar zu der GOZ-Nr. 2190 (Stand Januar 2021)

Die Leistung beinhaltet die Vorbereitung eines durch umfangreiche Hartsubstanzdefekte geschädigten Zahnes mittels eines gegossenen Stiftaufbaus. Die Verankerung kann intrakanalär und/oder parakanalär erfolgen.

Der gegossene Stiftaufbau dient der Vorbereitung des Zahnes, um für eine Kronenpräparation genügend Substanz bereitzustellen.

Er wird im Zusammenhang mit der sich anschließenden Überkronung des Zahnes ausgeführt.

Die Präparation des Wurzelkanals in der für die Verankerung erforderlichen Länge, Weite und ggf. Konizität und/oder die Bohrung für parakanaläre Stifte ist Bestandteil der Leistung. Das Zementieren des Stiftaufbaus ist mit der Gebühr abgegolten.

Der Stiftaufbau kann sowohl direkt nach Modellierung im Mund oder indirekt nach Abformung und Modellherstellung gefertigt werden.

Die Kosten für die verwendeten Stifte sind gesondert berechnungsfähig.

Aufbaufüllungen nach der Nummer 2180 sind daneben nicht berechnungsfähig.

Auch bei mehreren Stiftverankerungen Nummer 2190 nur einmal je Zahn berechnungsfähig. Die Leistung ist neben Einlagefüllungen nicht berechnungsfähig.

Begründungen

Überdurchschnittlicher Zeitaufwand aufgrund …	Überdurchschnittliche Schwierigkeiten aufgrund …	Besondere Umstände aufgrund …

- ungünstig gelegener, schwierig zu erreichender Kavität/Zahnregion in weit distalen Bereich der Mundhöhle
- schwieriger Präparation/Abformung und Adaptation des Stiftaufbaus bei eingeschränkter Mundöffnung bedingt durch Kieferklemme/ Myoathropathie/Mobilitätseinschränkung des Kiefergelenkes etc.
- subgingivaler Ausdehnung der Kavität/des Defekts
- erschwerter Isolation und aufwendiger Trockenlegung des Behandlungsgebietes bei vermehrter Salivation/Hypersalivation
- aufwendiger Modellation/Adaptation des Stiftaufbaus wegen abnormer anatomischer Form der Restzahnsubstanz/des Wurzelkanals
- aufwendiger Trepanation und Teilentfernung des vorhandenen Wurzelfüllmaterials
- ausgedehnter Wurzelkaries, schwieriger Modellation/Präparation bei weicher Restzahnsubstanz
- erschwerter Retentionsgewinnung und schwierige Adaptation an den vorhandenen Zahnersatz
- eingeschränkter Sicht bei sehr geringer Mundöffnung
- geringer Mundöffnung (Schneidekantendifferenz = xx mm) und erhöhtem Muskeltonus der Wangen- Zungenmuskulatur
- motorischer Unruhe des Patienten, verbunden mit wiederholt erforderlicher Trockenlegung und mehrfach notwendigen Behandlungspausen
- ungünstig gelegener, schwierig zu erreichender subgingivaler Kavität
- zusätzlicher Versorgung mehrerer Wurzelkanaleingänge mit weiteren gegossenen /konfektionierten Verankerungselementen
- erhöhten Präparationsaufwands bei mehreren Stiftaufbauten pro Zahn
- erschwerter Präparation bei stark gebogenen, verengten oder obliterierten Wurzelkanal
- besonders aktiver Zungenmuskulatur und dadurch erschwerten Modellierens des Aufbaus
- erschwerter Präparation durch vorausgegangene Behandlung
- ausgeprägten Würgereizes erschwerter Zugang/erschwerter Freistellung des Behandlungsfeldes und erschwerte Abformung
- außergewöhnlich hohen Aufwands zur Gewinnung retentiver Areale bei hohem Substanzverlust
- motorischer Instabilität der Zunge/Makroglossie, dadurch erschwerter Freistellung des Behandlungsfeldes
- häufiger Behandlungsunterbrechungen wegen des reduzierten Allgemeinzustandes und verminderte Belastbarkeit

2190

Begründungen

Überdurchschnittlicher Zeitaufwand aufgrund ...	Überdurchschnittliche Schwierigkeiten aufgrund ...	Besondere Umstände aufgrund ...

- Einschränkung des Sichtbereiches, verursacht durch eingeschränkte Lagerfähigkeit des Patienten wegen Wirbelsäulenerkrankung/Muskelerkrankung/Herz-Kreislauferkrankung
- eingeschränkter Mundöffnung/erschwerter Mundzugang wegen Mundsperre/Kieferklemme/ Adipositas/Herpes/Rhagaden etc.
- besonderen Aufwands wegen vorhandener Restaurationen/Apparaturen und/oder elongierten/protrudierten Zähnen und /oder Zahnfehlstellungen (Kippung) und dadurch erschwerte Modellation/Adaptation des Stiftaufbaus
- reflektorischer Übererregbarkeit z. B. starkem Husten-, Schluck-, oder/und Brechreizneigung mit häufigen Behandlungspausen und notwendiger wiederholt erforderlicher Trockenlegung bei der Modellation/Abformung des Stiftaufbaus
- motorischer Unruhe des Patienten, verbunden mit wiederholt erforderlicher Trockenlegung und mehrfach notwendigen Behandlungspausen
- sehr tiefer, schwer einsehbarer Approximalkavität und aufwendiger Präparation/Modellation
- erschwerter Retensionfindung durch extrem tiefen Zerstörungsgrad des Zahnes und minimal zur Verfügung stehender Restzahnsubstanz
- starken Wangendrucks und dadurch aufwendiger Fixierung der verwendeten Hilfsmittel zur Modellation/Präparation sowie notwendiger häufiger Behandlungspausen zur Entlastung/Entspannung der Muskulatur
- hohem instrumentellen Aufwands wegen Verwendung oszillierender, ultraschallgetriebener oder lasergestützter Präparationsinstrumente
- besonderen Aufwands wegen zusätzlicher Anwendung chemomechanischer Mittel zur Kariesentfernung oder besonderer Methoden zur Überprüfung der vollständigen Kariesentfernung (wenn nicht nach §6 Abs.1 berechnet wird)
- schwieriger Präparation wegen starker Papillenblutung/erhöhter Blutungsneigung (hämorragischer Diathese) durch Einnahme gerinnungshemmender Medikamente/wegen Bisphosphonatemedikation/entzündlich veränderten Gebiets und wiederholter Trockenlegung
- aufwendiger Individualisierungsmaßnahmen an den/die Abdrucklöffel vor der Abformung (wenn die GOZ-Nr. 5170 bzw. keine Leistung nach § 9 GOZ berechnet wird)
- aufwendiger Anpassung des Abdrucklöffels bei ungünstiger Zahnbogenmorphologie (wenn die GOZ-Nr. 5170 bzw. keine Leistung nach § 9 GOZ berechnet wird)
- erschwerter Abformung wegen z. B. Stellungsanomalie, inserierende Bänder, Würgereiz, fibromatöse Veränderungen, Exostosen

Begründungen

Überdurchschnittlicher Zeitaufwand aufgrund …	Überdurchschnittliche Schwierigkeiten aufgrund …	Besondere Umstände aufgrund …

- erschwerter Abformungen bei dem vorhandenen festsitzenden Zahnersatz/ Multibandapparatur mit zusätzlichen Ausblockmaßnahmen bei Unterschnitten/ Interdentalräume etc.
- erschwerter Erreichbarkeit/Freistellung des Behandlungsfeldes wegen einer extrem eingeschränkten Mundöffnung bedingt durch eine Verletzung im Bereich des Mundwinkels/ Verletzung an der Lippe
- stark eingeschränkter Sicht durch andauernde Sulkusblutung in Verbindung mit starker Zungenmotorik/mit eingeschränkter Mundöffnung/mit starker Aktivität des M. masseter
- subgingivaler Präparation des Stiftaufbaus mit schwieriger Randgestaltung zum Gingivalrand und erhöhter Blutungsneigung

2195

GOZ-Position 2195

Leistungsbeschreibung	Faktor
Vorbereitung eines zerstörten Zahnes durch einen Schraubenaufbau oder Glasfaserstift o. Ä. zur Aufnahme einer Krone	1,0-fach: 16,87 € 2,3-fach: 38,81 € 2,8-fach: 47,24 € 3,1-fach: 52,31 € 3,5-fach: 59,05 €

Abrechnungsbestimmung

Die Leistungen nach den Nummern 2180, 2190 und/oder die Leistung nach der Nummer 2195 ist je Zahn nur jeweils einmal berechnungsfähig. Die Kosten für die Verankerungselemente sind gesondert berechnungsfähig.

! Anmerkung

Die Leistung beinhaltet die Vorbereitung eines durch umfangreiche Hartsubstanzdefekte geschädigten Zahnes mit einem Schraubenaufbau oder einem Glasfaserstift oder einem ähnlichen Stiftsystem mit Verankerung im Wurzelkanal.

- berechnungsfähig:
  - für einen Schraubenaufbau, Glasfaserstift o. Ä. zur Aufnahme einer Krone
  - für das nachträgliche Einsetzen eines Schraubenaufbaus, Glasfaserstiftes o. Ä. an einem Zahn der bereits mit einer Krone oder Brückenanker versorgt ist
  - für die Wiederbefestigung eines Stiftaufbaus (Alternativ § 6 Abs. 1 GOZ)
  - für intrakanaläre Stiftverankerung ohne Neuanfertigung oder Abnahme der Krone (Alternativ § 6 Abs. 1 GOZ)
  - je Zahn
  - zzgl. Materialkosten (Verankerungselemente)
  - ggf. Zuschlag 0110 (Operationsmikroskop)
  - zzgl. zahntechnische Leistungen gemäß § 9 GOZ
  - ggf. zzgl. Anwendung der Adhäsivtechnik zur Eingliederung (GOZ-Nr. 2197)
  - ggf. neben Dentinflächenentkeimung und -konditionierung mittels Laser (§ 6 Abs.1 GOZ)
  - ggf. neben Laserfluoreszenzmessung zur Kariesdiagnostik (§ 6 Abs.1 GOZ)
  - ggf. neben Anwendung eines Kariesdetektors (§ 6 Abs.1 GOZ)
  - neben Aufbaufüllung (GOZ-Nr. 2180)
- nicht berechnungsfähig:
  - mehrfach je Zahn
  - für postendodontischen Aufbau (analog § 6 Abs. 1)
  - wenn keine Krone oder kein Brückenanker vorhanden oder geplant ist
  - für einen gegossenen Aufbau mit Stiftverankerung (GOZ-Nr. 2190)
  - neben den GOZ-Nrn. 2050 bis 2120, sowie 2150–2170

Anmerkung

BZÄK-Kommentar zu der GOZ-Nr. 2195 (Stand Januar 2021)

Die Leistung beinhaltet die Vorbereitung eines durch umfangreiche Hartsubstanzdefekte geschädigten Zahnes mit einem Schraubenaufbau oder einem Glasfaserstift oder einem ähnlichen Stiftsystem mit Verankerung im Wurzelkanal. Sie wird in der Regel im Zusammenhang mit der sich anschließenden Überkronung des Zahnes ausgeführt.

Die Versorgung des Zahnes mit einer Einlagefüllung kann nicht mit einem Stiftaufbau nach dieser Nummer kombiniert werden.

Die definitive Versorgung eines Zahnes mit einer plastischen Füllung nach den Nummern 2050 ff. in Kombination mit einem Stiftaufbau ist nicht beschrieben und muss daher analog berechnet werden.

Die Präparation des Wurzelkanals in der für die Verankerung erforderlichen Länge, Weite und ggf. Konizität ist Bestandteil der Leistung.

Es handelt sich um einen Stift, der in den Wurzelkanal geschraubt, geklebt und/oder zementiert werden kann. Das nicht adhäsive Befestigen bzw. Zementieren ist mit der Gebühr abgegolten.

Die adhäsive Befestigung löst zusätzlich die Nummer 2197 aus.

Der kanalverankerte Kronenkernaufbau ist mit dieser Gebührennummer nicht abgebildet und wird entsprechend § 6 Absatz 1 analog berechnet.

Die Leistung nach Nummer 2195 wird in der Regel mit einer Aufbaufüllung nach Nummer 2180 ergänzt.

Weitere Aufbaufüllungen am selben Zahn sind daneben nicht berechnungsfähig.

Begründungen

Überdurchschnittlicher Zeitaufwand aufgrund …	Überdurchschnittliche Schwierigkeiten aufgrund …	Besondere Umstände aufgrund …

- ungünstig gelegener, schwierig zu erreichender Kavität/Zahnregion in weit distalen Bereich der Mundhöhle
- schwieriger Präparation/Adaptation des Stiftaufbaus bei eingeschränkter Mundöffnung bedingt durch Kieferklemme/Myoathropathie/Mobilitätseinschränkung des Kiefergelenkes etc.
- subgingivaler Ausdehnung der Kavität/des Defekts
- erschwerter Isolation und aufwendiger Trockenlegung des Behandlungsgebietes bei vermehrter Salivation/Hypersalivation
- aufwendiger Adaptation des Stiftaufbaus wegen abnormer anatomischer Form der Restzahnsubstanz/des Wurzelkanals
- aufwendiger Trepanation und Teilentfernung des vorhandenen Wurzelfüllmaterials

2195

Begründungen

Überdurchschnittlicher Zeitaufwand aufgrund …	Überdurchschnittliche Schwierigkeiten aufgrund …	Besondere Umstände aufgrund …

- ausgedehnter Wurzelkaries, schwierige Präparation des Glasfaserstiftes bei weicher Restzahnsubstanz
- erschwerter Retentionsgewinnung und schwierige Adaptation des konfektionierten Stiftes an den vorhandenen Zahnersatz
- eingeschränkter Sicht bei sehr geringer Mundöffnung
- geringer Mundöffnung (Schneidekantendifferenz = xx mm) und erhöhtem Muskeltonus der Wangen-/Zungenmuskulatur
- motorischer Unruhe des Patienten, verbunden mit wiederholt erforderlicher Trockenlegung und mehrfach notwendigen Behandlungspausen
- ungünstig gelegener, schwierig zu erreichender subgingivaler Kavität
- erheblicher Präparationsaufwands bei extrem ungünstiger Neigung des Ankerzahnes
- zusätzlicher Versorgung mehrere Wurzelkanaleingänge mit weiteren konfektionierten Wurzelkanalstiften
- erhöhten Präparationsaufwands bei mehreren Glasfaserstiften/Schraubenaufbauten pro Zahn
- erschwerter Präparation bei stark gebogenen, verengten oder obliterierten Wurzelkanal
- erschwerter Präparation durch vorausgegangene Behandlung
- ausgeprägten Würgereizes erschwerter Zugang/erschwerter Freistellung des Behandlungsfeldes und erschwerte Abformung
- außergewöhnlich hohen Aufwands zur Gewinnung retentiver Areale bei hohem Substanzverlust
- motorischer Instabilität der Zunge/Makroglossie, dadurch erschwerter Freistellung des Behandlungsfeldes
- häufiger Behandlungsunterbrechungen wegen des reduzierten Allgemeinzustandes und verminderte Belastbarkeit
- Einschränkung des Sichtbereiches, verursacht durch eingeschränkte Lagerfähigkeit des Patienten wegen Wirbelsäulenerkrankung/Muskelerkrankung/Herz-Kreislauferkrankung
- eingeschränkter Mundöffnung/erschwerter Mundzugang wegen Mundsperre/Kieferklemme/ Adipositas/Herpes/Rhagaden etc.
- besonderen Aufwands wegen vorhandener Restaurationen/Apparaturen und/oder elongierten/protrudierten Zähnen und/oder Zahnfehlstellungen (Kippung) und dadurch erschwerte Adaptation des konfektionierten Schraubenaufbaus/Glasfaserstiftes

Begründungen

Überdurchschnittlicher Zeitaufwand aufgrund …	Überdurchschnittliche Schwierigkeiten aufgrund …	Besondere Umstände aufgrund …

- reflektorischer Übererregbarkeit z. B. starkem Husten-, Schluck-, oder/und Brechreizneigung mit häufigen Behandlungspausen und notwendiger wiederholt erforderlicher Trockenlegung bei der Adaptation/Eingliederung des Glasfaserstiftes
- motorischer Unruhe des Patienten, verbunden mit wiederholt erforderlicher Trockenlegung und mehrfach notwendigen Behandlungspausen
- sehr tiefer, schwer einsehbarer Approximalkavität und aufwendiger Präparation für den Glasfaserstift
- erschwerter Retensionfindung durch extrem tiefen Zerstörungsgrades des Zahnes und minimal zur Verfügung stehender Restzahnsubstanz
- starken Wangendrucks und dadurch aufwendiger Fixierung der verwendeten Hilfsmittel zur Präparation sowie notwendiger häufiger Behandlungspausen zur Entlastung/Entspannung der Muskulatur
- hohem instrumentellen Aufwands wegen Verwendung oszillierender, ultraschallgetriebener oder lasergestützter Präparationsinstrumente
- besonderen Aufwands wegen zusätzlicher Anwendung chemomechanischer Mittel zur Kariesentfernung oder besonderer Methoden zur Überprüfung der vollständigen Kariesentfernung (wenn nicht nach § 6 Abs.1 berechnet wird)
- schwieriger Präparation wegen starker Papillenblutung/erhöhter Blutungsneigung (hämorragischer Diathese) durch Einnahme gerinnungshemmender Medikamente/wegen Bisphosphonatemedikation/entzündlich veränderten Gebiet und wiederholter Trockenlegung
- erschwerter Erreichbarkeit/Freistellung des Behandlungsfeldes wegen einer extrem eingeschränkten Mundöffnung bedingt durch eine Verletzung im Bereich des Mundwinkels/Verletzung an der Lippe
- stark eingeschränkter Sicht durch andauernde Sulkusblutung in Verbindung mit starker Zungenmotorik/mit eingeschränkter Mundöffnung/mit starker Aktivität des M. masseter

2197

GOZ-Position 2197

Leistungsbeschreibung	Faktor
Adhäsive Befestigung (plastischer Aufbau, Stift, Inlay, Krone, Teilkrone, Veneer etc.)	1,0-fach: 7,31 € 2,3-fach: 16,82 € 2,8-fach: 20,47 € 3,1-fach: 22,67 € 3,5-fach: 25,59 €

Abrechnungsbestimmung

--

Anmerkung

- berechnungsfähig:
  - je Maßnahme einmal
  - ggf. mehrfach je Zahn
  - neben der GOZ-Nr. 2020 (provisorischer Verschluss)
  - neben den GOZ-Nrn. 2150–2170 (Einlagefüllung)
  - neben der GOZ-Nr. 2180 (plastischer Aufbau)
  - neben den GOZ-Nrn. 2190/2195 (Stiftaufbau)
  - neben GOZ-Nrn. 2200 bis 2250 (Kronen)
  - neben GOZ-Nrn. 2260/2270/5120/7080 (Provisorium)
  - neben GOZ-Nrn. 2310/5110/2320/7100 (Wiederbefestigung/Wiederherstellung)
  - neben GOZ-Nrn. 5000 bis 5040 (Ankerkronen/Teleskopkronen)
  - neben GOZ-Nr. 2440 (Wurzelfüllung)
  - für das Abdecken des Schraubenkanals einer Implantatkrone in Adhäsivtechnik neben Erstversorgung (GOZ-Nrn. 2200, 5000, 5030, 5040) oder nach Wiederherstellung (GOZ-Nr. 2320)
  - neben der GOZ-Nr. 2320 in Verbindung einer okklusalen direkten Wiederherstellung einer Krone/Brückenankers nach endodontischer Behandlung
  - zzgl. zahntechnische Leistungen gemäß § 9 GOZ z.B. BEB 5306, 5401, 5402 bzw. 5307 usw. für die extraorale Vorbereitung des Werkstückes
- nicht berechnungsfähig:
  - neben einer dentinadhäsiven Aufbaufüllung in Mehrschichttechnik (als analoge Gesamtleistung nach § 6 Abs. 1 GOZ)
  - neben der GOZ-Nr. 5150 und 5160 (Adhäsivbrücke)
  - neben den GOZ-Nrn. 2050, 2070, 2090 und 2110 (Restauration mit plastischen Füllungsmaterial)

2197

! Anmerkung

BZÄK-Kommentar zu der GOZ-Nr. 2197 (Stand Januar 2021)
Die adhäsive Befestigung wird erreicht durch die physikalisch-chemische Vorbereitung der Kontaktflächen und die Anwendung des Adhäsivsystems im Munde des Patienten (Schmelz, Dentin und/oder Wurzeldentin, Aufbaumaterial, Wurzelkanalfüllmaterial, Aufbauten, Mesostrukturen an Implantaten etc.). Die Nummer 2197 dient hierbei der Abgeltung des intraoral erforderlichen zahnärztlichen Mehraufwandes gegenüber einer konventionellen Klebung. Die ggf. extraoral erfolgende Vorbereitung eines zahntechnischen Werkstückes oder Konfektionsteiles durch z. B. Anätzen oder Sandstrahlen ist als zahntechnische Leistung nach § 9 zusätzlich berechnungsfähig. Aufgrund der nicht abschließenden Aufzählung in der Leistungsbeschreibung kann auch bei anderen Leistungen, bei denen eine adhäsive Befestigung indiziert ist, die Nummer 2197 zur Anwendung kommen.
Die Nummer 2197 kann neben den Nummern 2020, 2150 bis 2170, 2180, 2190, 2195, 2200 bis 2220, 2250, 2260, 2270, 2310, 2320, 2440, 5000 bis 5040, 5110, 5120, 6100, 6120, 6240, 7070, 7080, 7100 und 8090 berechnet werden.
Rechtsprechung zur Geb.-Nr. 2197 GOZ siehe www.bzaek.de/fuer-zahnaerzte/gebuehrenordnung-fuer-zahnaerzte-goz/goz-kommentar.html
Die zahn- und sitzungsgleiche Mehrfachberechnung der 2197 GOZ ist dann möglich, wenn mehrere selbständige, zuordnungsfähige Leistungen erbracht werden. Die Leistungsbeschreibung der 2197 enthält keine, einer solchen Mehrfachberechnung entgegenstehende Bestimmung.
Bei der Befestigung von Brücken wird die Leistung je Brückenpfeiler berechnet.

Begründungen

Überdurchschnittlicher Zeitaufwand aufgrund …	Überdurchschnittliche Schwierigkeiten aufgrund …	Besondere Umstände aufgrund …

- erschwerter Isolation und aufwendiger Trockenlegung des Behandlungsgebietes bei vermehrter Salivation/Hypersalivation
- tiefreichender Kavität und Unterminierungen mit verlängerter Lichtaushärtungszeit
- subgingivaler Ausdehnung der Kavität und aufwendige Entfernung vom Überschuss
- Anwendung besonderer Verfahren (Mehrflaschen-Adhäsivsystem)
- erhöhten Aufwands bei kombinierter Schmelz-Dentinkonditionierung in mehreren Teilschritten
- sehr langer Lichtaushärtung wegen voluminöser Kavität (okklusal 20 Sekunden, jede weitere Fläche zusätzlich 20 Sekunden)
- zeitintensiver Lichtaushärtung wegen tiefreichender Kavität

2197

Begründungen

Überdurchschnittlicher Zeitaufwand aufgrund …	Überdurchschnittliche Schwierigkeiten aufgrund …	Besondere Umstände aufgrund …

- ungünstig gelegener, schwierig zu erreichender Kavität/mehrflächiger Kavität
- geringer Mundöffnung (Schneidekantendifferenz = xx mm) und erhöhtem Muskeltonus der Wangen-/Zungenmuskulatur
- besonders schwer zugänglicher Stellen
- ausgeprägten Schluckreflexes und dadurch notwendiger Behandlungspausen
- aufwendiger individueller Farbanpassung des Befestigungskomposits im sichtbaren Bereich
- motorischer Instabilität der Zunge/Makroglossie, dadurch erschwerter Freistellung des Behandlungsfeldes
- häufiger Behandlungsunterbrechungen wegen des reduzierten Allgemeinzustandes
- Einschränkung des Sichtbereiches, verursacht durch eingeschränkte Lagerfähigkeit des Patienten wegen Wirbelsäulenerkrankung/Muskelerkrankung/Herz-Kreislauf-Erkrankung
- eingeschränkter Mundöffnung/erschwerter Mundzugang wegen Mundsperre/Kieferklemme/Adipositas/Herpes/Rhagaden etc.
- besonderen Aufwands wegen vorhandener Restaurationen/Apparaturen und/oder elongierten/protrudierten Zähnen und/oder Zahnfehlstellungen beim Auftragen der Konditionierung
- reflektorischer Übererregbarkeit z. B. starkem Husten-, Schluck-, oder/und Brechreizneigung mit häufigen Behandlungspausen und wiederholt erforderlicher Trockenlegung/Neuaufbringen der Konditionierung
- motorischer Unruhe des Patienten, verbunden mit wiederholt erforderlicher Trockenlegung und mehrfach notwendigen Behandlungspausen
- erschwerten Zugangs zur palatinalen/lingualen Kavität wegen starken Brech-/Würgereizes
- stark eingeschränkter Sicht durch andauernde Sulkusblutungen und erforderlicher Trockenlegung und Neuaufbringung des Adhäsiv-Verfahrens
- tief unter die Gingiva reichender Kavität und erschwerter Trockenlegung wegen starker Papillenblutungen

GOZ-Position 2200

Leistungsbeschreibung	Faktor
Versorgung eines Zahnes oder Implantats durch eine Vollkrone (Tangentialpräparation)	1,0-fach: 74,35 € 2,3-fach: 171,01 € 2,8-fach: 208,19 € 3,1-fach: 230,49 € 3,5-fach: 260,23 €

Abrechnungsbestimmung

Neben den Leistungen nach den Nummern 2200 bis 2220 sind die Leistungen nach den Nummern 2050 bis 2130 nicht berechnungsfähig.
Durch die Leistungen nach den Nummern 2150 bis 2170 und 2200 bis 2220 sind folgende zahnärztliche Leistungen abgegolten: Präparieren des Zahnes oder Implantats, Relationsbestimmung, Abformungen, Einproben, provisorisches Eingliedern, festes Einfügen der Einlagefüllung oder der Krone oder der Teilkrone oder des Veneers, Nachkontrolle und Korrekturen.
Die Leistung nach der Nummer 2200 umfasst auch die Verschraubung und Abdeckung mit Füllungsmaterial.
Zu den Kronen nach den Nummern 2200 bis 2220 gehören Kronen (Voll- und Teilkronen) jeder zahntechnischen Ausführung.

! Anmerkung

- berechnungsfähig:
  - für eine Vollkrone mit Tangentialpräparation als Stütz- oder Schutzkrone unabhängig von der Art der zahntechnischen Ausführung
  - für eine Versorgung eines Einzelkronen – Implantats unabhängig, ob konfektioniert, bzw. welcher Präparationsart des Abutments
  - auch für jede verblockte Krone mit Tangentialpräparation
  - auch für jede Krone im Brückenverband, die nicht direkt mit einem Brückenglied verbunden ist
  - auch für eine Krone mit Halte- und Stützelementen
  - zzgl. Abformungsmaterial/Materialkosten gemäß Allgemeine Bestimmungen Teil A
  - zzgl. zahntechnische Leistungen gemäß § 9 GOZ
  - ggf. zzgl. Abformung auf optisch-elektronischer Weise (GOZ-Nr. 0065)
  - neben Aufbaufüllungen für den zu überkronenden Zahn in der Präparationssitzung (GOZ-Nrn. 2180 + ggf. 2197)
  - ggf. zzgl. bei Eingliederung mit Adhäsivtechnik (GOZ-Nr. 2197)
  - inkl. der Verschraubung der implantatgetragenen Einzelkrone und der Verschluss des Schraubenkanals mit Füllungsmaterial

2200

! Anmerkung

- nicht berechnungsfähig:
  - für eine Vollkrone mit Hohlkehl- oder Stufenpräparation (GOZ-Nr. 2210)
  - für eine Teilkrone oder Veneer (GOZ-Nr. 2220)
  - für eine Vollkrone als Brücken- oder Prothesenanker (GOZ-Nrn. 5000 bzw. 5010)
  - für eine Teilkrone als Brücken- oder Prothesenanker (GOZ-Nr. 5020)
  - für eine Wurzelkappe mit Stift (GOZ-Nr. 5030)
  - für eine Teleskopkrone (GOZ-Nr. 5040)
  - für ein neues Sekundärteil einer Teleskopkrone (GOZ-Nr. 5100)
  - für eine Krone mit einem Verbindungselement nach der GOZ-Nr. 5080 (GOZ-Nrn. 5000 bzw. 5010)
  - für Stiftkronen (analog § 6 Abs.1 GOZ)

BZÄK-Kommentar zu der GOZ-Nr. 2200 (Stand Januar 2021)

Unter diese Nummer fällt die Versorgung eines tangential zu präparierenden Zahnes mit einer Vollkrone oder eines Implantats. Vollkronen sind Kronen, die einen Zahn oder ein Implantat zumindest supragingival zirkulär ummanteln.

Kronen neben Brücken oder Brückenankern werden nach den Nummern 2200, 2210 oder 2220 berechnet, soweit sie nicht unmittelbar mit Brückengliedern verbunden sind. Eine Krone, die im Brückenverband mit einem Brückenanker verblockt ist, wird nach den Nummern 2200 ff. berechnet.

Kronen, die keine Verbindungselemente nach der Nummer 5080, sondern gegossene oder gebogene Halte- oder Stützelemente tragen, werden ebenfalls nach den Nummern 2200 bis 2220 berechnet.

Die Versorgung eines Implantats mit einer Krone wird unabhängig von einer ggf. erforderlichen zahnärztlichen Präparation des Implantats oder Implantataufbaus in jedem Fall nach der Nummer 2200 berechnet.

Wird ein Implantataufbau im zahntechnischen Labor individualisiert, z. B. zum Ausgleich von Divergenzen, so kann die Leistung nach § 9 GOZ berechnet werden.

Die Verschraubung von Implantat und Suprakonstruktion sowie der Verschluss eines Schraubenkanals sind nicht gesondert berechnungsfähig. Nachkontrollen und ggf. Korrekturen an der Krone im zeitlichen Zusammenhang mit der Behandlung sind Bestandteil der Leistung.

Mit der Leistung sind die einfache Relationsbestimmung, die Abformung mit konfektioniertem Abformlöffel sowie das konventionelle Zementieren abgegolten. Darüber hinausgehende Maßnahmen sind gesondert berechnungsfähig.

Stiftkronen sind im Leistungsverzeichnis nicht abgebildet und werden daher analog berechnet.

2200

Begründungen

Überdurchschnittlicher Zeitaufwand aufgrund …	Überdurchschnittliche Schwierigkeiten aufgrund …	Besondere Umstände aufgrund …

- schwieriger Kauflächen/Kontaktgestaltung wegen besonders schwieriger Verzahnung und wegen ungünstiger antagonistischer Beziehungen
- minimalinvasiver Präparation, sehr aufwendige Präparationsart zur Schonung der Zahnhartsubstanz
- erschwerter Retentionsgewinnung wegen einer kurzen/extrem langen klinischen Krone
- ungünstig gelegener, schwierig zu erreichender Zahnregion
- besonders schwieriger Gestaltung im Kontaktbereich zum Nachbarzahn/ Zahnengstand oder ausladender Kontaktpunktgestaltung
- schwieriger Kauflächengestaltung bei Beachtung gnathologischer Aspekte
- erschwerten Vorgehens bei der Präparation und Eingliederung durch Bissanomalien/Zahnstellungsanomalien
- außergewöhnlich erschwerter Isolation und aufwendiger Trockenlegung zur Abformung des Behandlungsgebietes und/oder Eingliederung der Krone bei vermehrter Salivation/Hypersalivation
- erhöhten Eingliederungsaufwands wegen funktionsorientierter morphologisch gestalteter Kaufläche
- außergewöhnlich hohem Aufwand zur Gewinnung retentiver Areale bei hohem Substanzverlust
- vermehrter Behandlungspausen durch muskuläre Verspannung
- schwieriger Anpassung an vorhandene Rekonstruktionen
- extremen Würgereizes bei der Abformung
- besonders schwieriger Anpassung an das Abrasionsgebiss/Schlifffacetten/ ausgedehnte Konkavität zur Bisslageveränderung
- besonderen Präparationsaufwands bei Zirkonkronen und besonderer Maßnahmen zur Farbbestimmung (dann ist keine Farbbestimmung nach § 9 GOZ möglich)
- mehrfach einzelner Präparationsschritte vom Abutment bei Übertragung und Gerüsteinproben wegen extrem schwieriger Anpassung an das natürliche Gebiss
- mehrfacher Behandlungspausen bei Kreislauflabilität
- ausgeprägter Mundatmung und dadurch notweniger Behandlungspausen
- erschwerter Retentionsgewinnung wegen umfangreicher Destruktion der klinischen Krone
- geringer Mundöffnung (Schneidekantendifferenz = xx mm) und erhöhtem Muskeltonus der Wangen- Zungenmuskulatur
- besonders schwieriger Präparation eines parodontal geschädigten Zahnes
- aufwendiger Individualisierungsmaßnahmen an den/die Abdrucklöffel vor der Abformung (wenn die GOZ-Nr. 5170 bzw. keine Leistung nach § 9 GOZ berechnet wird)

2200

Begründungen

Überdurchschnittlicher Zeitaufwand aufgrund …	Überdurchschnittliche Schwierigkeiten aufgrund …	Besondere Umstände aufgrund …

- aufwendiger Anpassung des/der Abdrucklöffel/s bei ungünstiger Zahnbogenmorphologie (wenn die GOZ-Nr. 5170 bzw. keine Leistung nach § 9 GOZ berechnet wird)
- erschwerter Abformung wegen z. B. Stellungsanomalie, inserierende Bänder, Würgereiz, fibromatöse Veränderungen, Exostosen
- erschwerter Erreichbarkeit durch eine extrem eingeschränkte Mundöffnung
- extrem tiefen Defektes im furkalen Bereich mit entsprechend schwieriger Darstellung der Präparationsgrenze
- erschwerter Erreichbarkeit/Freistellung des Behandlungsfeldes wegen einer extrem eingeschränkten Mundöffnung bedingt durch eine Verletzung im Bereich des Mundwinkels/Verletzung an der Lippe
- erschwerter Abformungen bei dem vorhandenen festsitzenden Zahnersatz/Multibandapparatur mit zusätzlichen Ausblockmaßnahmen bei Unterschnitten/Interdentalräume etc.
- Schwierigkeiten bei der Inkorporation von Zahnersatz wegen schwieriger Form-/Farbanpassung
- von Mehrfacheinproben bei der Eingliederung mit Überprüfung der Passgenauigkeit mittels Abformmaterial
- erhöhten Präparationsaufwands nach Hemisektion
- besonderer Schwierigkeit der Artikulation durch fehlende Eckzahnführung und vollständiger Wiederherstellung der palatinalen Führungsfläche
- minimalinvasiver Präparation bei röntgenologisch diagnostisch voluminöser Pulpa
- erschwerter Präparation wegen vorhandener Vorpräparation
- Präparation und okklusalen Feineinschleifens nach gnathologischen Kriterien zur optimalen Belastung des Kauorgans
- motorischer Instabilität der Zunge/Makroglossie, dadurch erschwerter Freistellung des Behandlungsfeldes
- häufiger Behandlungsunterbrechungen wegen des reduzierten Allgemeinzustandes
- Einschränkung des Sichtbereiches, verursacht durch eingeschränkte Lagerfähigkeit des Patienten wegen einer Wirbelsäulenerkrankung/Muskelerkrankung/Herz-Kreislauferkrankung/Schwangerschaft
- eingeschränkter Mundöffnung/erschwerten Mundzugangs wegen Mundsperre/Kieferklemme/Adipositas/Herpes/Rhagaden etc.
- besonderen Aufwands wegen vorhandener Restaurationen/Apparaturen und/oder elongierten/protrudierten Zähnen und/oder Zahnfehlstellungen (nach bukkal/palatinal/lingual gekippte, asymmetrischer Zahnrotationen usw.) und dadurch erschwerte Adaption der Krone

Begründungen

Überdurchschnittlicher Zeitaufwand aufgrund …	Überdurchschnittliche Schwierigkeiten aufgrund …	Besondere Umstände aufgrund …

- reflektorischer Übererregbarkeit z. B. starkem Husten-, Schluck-, oder/und Brechreizneigung mit häufigen Behandlungspausen und notwendiger wiederholt erforderlicher Trockenlegung bei der Präparation und/oder Eingliederung
- motorischer Unruhe des Patienten, verbunden mit wiederholt erforderlicher Trockenlegung und mehrfach notwendigen Behandlungspausen
- erschwerter Anpassung der Halte- und Stützvorrichtungen/an dem herausnehmbaren Zahnersatz/Bildung von Auflageflächen
- starken Wangendrucks und/oder aktiver Zungenmuskulatur und dadurch aufwendiger Fixierung der verwendeten Hilfsmittel sowie notwendiger häufiger Behandlungspausen zur Entlastung/Entspannung der Muskulatur
- häufiger Unterbrechung und langer Dauer der Behandlung bedingt durch sensorische/reflektorischer Übererregbarkeit des Patienten
- erheblicher Einwucherung und Blutung bei tief unter der Gingiva reichende Kavität- Präparationsgrenze/Wurzelkaries
- schwieriger Retentionsfindung bei maximaler Substanzschonung
- stark eingeschränkter Sicht durch andauernde Sulkusblutung in Verbindung mit starker Zungenmotorik/ mit eingeschränkter Mundöffnung/mit starker Aktivität des M. masseter
- erschwerender anatomischer Verhältnisse mit erschwertem Zugang bei der Verschraubung und/oder Abdeckung des Schraubenkanals
- atypischen Schraubenkanals mit zusätzlicher Fotodokumentation vom Modell und Zugang
- zusätzlicher Präparation des Abutments und mehrfacher Korrektur des Abutments bei der Gerüstanprobe und Eingliederung• besonderer Anforderungen an die ästhetische Anpassung mit aufwendiger optoelektronischer Farbbestimmung wegen spezieller Farbgestaltung mit individueller Farbcharakterisierung
- manuellem/mechanischem und besonders vorsichtigen Präparierens wegen Trypanophobie/Belonophobie – Anästhesierung nicht möglich
- hohem instrumentellen Aufwands wegen Verwendung oszillierender, ultraschallgetriebener oder lasergestützter Präparationsinstrumente
- besonderen Aufwands bei der Kauflächengestaltung und komplexe Überprüfung der dynamischen und statischen Okklusion wegen sehr schwieriger Bissverhältnisse
- besonderen Aufwands wegen zusätzlicher Anwendung chemomechanischer Mittel zur Kariesentfernung oder besonderer Methoden zur Überprüfung der vollständigen Kariesentfernung (wenn nicht nach § 6 Abs.1 berechnet wird)
- mehrerer Anproben (Gerüst, Rohbrand) wegen besonders schwieriger ästhetischer Anpassung im anterioren Bereich

2210

GOZ-Position 2210

Leistungsbeschreibung	Faktor
Versorgung eines Zahnes durch eine Vollkrone (Hohlkehle oder Stufenpräparation)	1,0-fach: 94,37 € 2,3-fach: 217,06 € 2,8-fach: 264,25 € 3,1-fach: 292,56 € 3,5-fach: 330,31 €

Abrechnungsbestimmung

Neben den Leistungen nach den Nummern 2200 bis 2220 sind die Leistungen nach den Nummern 2050 bis 2130 nicht berechnungsfähig.
Durch die Leistungen nach den Nummern 2150 bis 2170 und 2200 bis 2220 sind folgende zahnärztliche Leistungen abgegolten: Präparieren des Zahnes oder Implantats, Relationsbestimmung, Abformungen, Einproben, provisorisches Eingliedern, festes Einfügen der Einlagefüllung oder der Krone oder der Teilkrone oder des Veneers, Nachkontrolle und Korrekturen.
Die Leistung nach der Nummer 2200 umfasst auch die Verschraubung und Abdeckung mit Füllungsmaterial.
Zu den Kronen nach den Nummern 2200 bis 2220 gehören Kronen (Voll- und Teilkronen) jeder zahntechnischen Ausführung.

! Anmerkung

- berechnungsfähig:
  - für eine Vollkrone mit Hohlkehl- oder Stufenpräparation als Stütz- oder Schutzkrone unabhängig von der Art der zahntechnischen Ausführung
  - auch für jede verblockte Krone mit Hohlkehl- oder Stufenpräparation
  - auch für jede Krone im Brückenverband, die nicht direkt mit einem Brückenglied verbunden ist
  - auch für eine Krone mit Halte- und Stützelementen
  - zzgl. Abformungsmaterial/Materialkosten gemäß Allgemeine Bestimmungen Teil A
  - zzgl. zahntechnische Leistungen gemäß § 9 GOZ
  - ggf. zzgl. Abformung auf optisch-elektronischer Weise (GOZ-Nr. 0065)
  - neben Aufbaufüllungen für den zu überkronenden Zahn in der Präparationssitzung (GOZ-Nrn. 2180 + ggf. 2197)
  - ggf. zzgl. bei Eingliederung mit Adhäsivtechnik (GOZ-Nr. 2197)

Anmerkung

- nicht berechnungsfähig:
  - für eine Vollkrone mit Tangentialpräparation (GOZ-Nr. 2200)
  - für eine Teilkrone oder Veneer (GOZ-Nr. 2220)
  - für eine Vollkrone als Brücken- oder Prothesenanker (GOZ-Nrn. 5000 bzw. 5010)
  - für eine Teilkrone als Brücken- oder Prothesenanker (GOZ-Nr. 5020)
  - für eine Wurzelkappe mit Stift (GOZ-Nr. 5030)
  - für eine Teleskopkrone (GOZ-Nr. 5040)
  - für ein neues Sekundärteil einer Teleskopkrone (GOZ-Nr. 5100)
  - für eine Versorgung eines Implantats (auch nicht nach Präparation des Abutments)
  - für eine Krone mit einem Verbindungselement nach der GOZ-Nr. 5080 (GOZ-Nrn. 5000 bzw. 5010)
  - für Stiftkronen (analog §6 Abs.1 GOZ)

BZÄK-Kommentar zu der GOZ-Nr. 2210 (Stand Januar 2021)
Unter diese Gebührennummer fällt die Versorgung eines mit einer Stufe zu präparierenden Zahnes mit einer Vollkrone. Vollkronen sind Kronen, die einen Zahn zumindest supragingival zirkulär ummanteln.
Kronen neben Brücken oder Brückenankern werden nach den Nummern 2200, 2210 oder 2220 berechnet, soweit sie nicht unmittelbar mit Brückengliedern verbunden sind. Eine Krone, die im Brückenverband mit einem Brückenanker verblockt ist, wird nach den Nummern 2200 ff. berechnet. Kronen, die keine Verbindungselemente nach der Nummer 5080, sondern gegossene oder gebogene Halte- oder Stützelemente tragen, werden ebenfalls nach den Nummern 2200 bis 2220 berechnet.
Die Versorgung eines Implantats mit einer Krone wird unabhängig von einer eventuellen Präparation des Implantats oder Implantataufbaus in jedem Fall nach der Nummer 2200 und nicht nach dieser Nummer berechnet.
Nachkontrollen und ggf. Korrekturen an der Krone im zeitlichen Zusammenhang mit der Behandlung sind Bestandteil der Leistung. Mit der Leistung sind die einfache Relationsbestimmung, die Abformung mit konfektioniertem Abformlöffel sowie das konventionelle Zementieren abgegolten. Darüber hinausgehende Maßnahmen sind gesondert berechnungsfähig.
Stiftkronen sind im Leistungsverzeichnis nicht abgebildet und werden daher analog berechnet.

2210

Begründungen

Überdurchschnittlicher Zeitaufwand aufgrund …	Überdurchschnittliche Schwierigkeiten aufgrund …	Besondere Umstände aufgrund …

- extrem tiefen approximalen Defekts dadurch sehr schwierige Präparation und Darstellung der Präparationsgrenze
- schwieriger subgingivaler Präparation bei erhöhter Blutungsneigung
- metallfreier Keramikstufe/Schulter, im Rahmen der Präparation
- individuellen Mehraufwands an die Ästhetik, durch die schwierige Form- und Farbgestaltung bei der Vollkeramikkronen-Versorgung
- umfangreichem und zeitaufwendigem Einsetzverfahrens durch individueller Farbanpassung des Befestigungskomposits
- schwieriger Kauflächen/Kontaktgestaltung wegen besonders schwieriger Verzahnung und wegen ungünstiger antagonistischer Beziehungen
- minimalinvasiver Präparation sehr aufwendige Präparationsart zur Schonung der Zahnhartsubstanz
- erschwerter Retentionsgewinnung wegen einer kurzen/extrem langen klinische Krone
- ungünstig gelegener, schwierig zu erreichender Zahnregion
- besonders schwieriger Gestaltung im Kontaktbereich zum Nachbarzahn …. (Zahn einfügen) /Zahnengstand oder ausladender Kontaktpunktgestaltung
- schwieriger Kauflächengestaltung bei Beachtung gnathologischer Aspekte
- erschwerten Vorgehens bei der Präparation und Eingliederung durch Bissanomalien/Zahnstellungsanomalien
- außergewöhnlich erschwerter Isolation und aufwendiger Trockenlegung zur Abformung des Behandlungsgebietes und/oder Eingliederung der Krone bei vermehrter Salivation/Hypersalivation
- erhöhtem Eingliederungsaufwands wegen funktionsorientierter morphologisch gestalteter Kaufläche
- außergewöhnlich hohem Aufwands zur Gewinnung retentiver Areale bei hohem Substanzverlust
- vermehrter Behandlungspausen durch muskuläre Verspannung
- schwieriger Anpassung an vorhandene Rekonstruktionen
- extremen Würgereizes bei der Abformung
- besonders schwieriger Anpassung an das Abrasionsgebiss /Schlifffacetten/ ausgedehnte Konkavität zur Bisslageveränderung
- besonderem Präparationsaufwands bei Zirkonkronen und besondere Maßnahmen zur Farbbestimmung (dann ist keine Farbbestimmung nach § 9 GOZ möglich)
- mehrfacher Behandlungspausen bei Kreislauflabilität
- ausgeprägter Mundatmung und dadurch notweniger Behandlungspausen

Begründungen

Überdurchschnittlicher Zeitaufwand aufgrund …	Überdurchschnittliche Schwierigkeiten aufgrund …	Besondere Umstände aufgrund …

- geringer Mundöffnung (Schneidekantendifferenz = xx mm) und erhöhtem Muskeltonus der Wangen-/Zungenmuskulatur
- besonders schwieriger Präparation des parodontal geschädigten Zahnes
- erschwerter Retentionsgewinnung wegen umfangreicher Destruktion der klinischen Krone
- erschwerter Erreichbarkeit durch eine extrem eingeschränkte Mundöffnung
- extrem tiefen Defektes im furkalen Bereich mit entsprechend schwieriger Darstellung der Präparationsgrenze
- erschwerter Abformung und dadurch erforderlich Ausblockmaßnahmen bei vorhandenem festsitzendem Zahnersatz
- aufwendiger Individualisierungsmaßnahmen an die Abdrucklöffel vor der Abformung (wenn die GOZ-Nr. 5170 bzw. keine Leistung nach § 9 GOZ berechnet wird)
- aufwendiger Anpassung des Abdrucklöffels bei ungünstiger Zahnbogenmorphologie (wenn die GOZ-Nr. 5170 bzw. keine Leistung nach §9 GOZ berechnet wird)
- erschwerter Abformung wegen z. B. Stellungsanomalie, inserierende Bänder, Würgereiz, fibromatöse Veränderungen, Exostosen
- erschwerter Abformungen bei dem vorhandenen festsitzenden Zahnersatz/Multibandapparatur mit zusätzlichen Ausblockmaßnahmen bei Unterschnitten/ Interdentalräume etc.
- erschwerter Erreichbarkeit/Freistellung des Behandlungsfeldes wegen einer extrem eingeschränkten Mundöffnung bedingt durch eine Verletzung im Bereich des Mundwinkels/Verletzung an der Lippe
- Schwierigkeiten bei der Inkorporation von Zahnersatz wegen schwieriger Form-/Farbanpassung
- Mehrfacheinproben bei der Eingliederung mit Überprüfung der Passgenauigkeit mittels Abformmaterial
- erhöhten Präparationsaufwands nach Hemisektion
- minimalinvasiver Präparation bei röntgenologisch diagnostisch voluminöser Pulpa
- besonderer Schwierigkeit der Artikulation durch fehlende Eckzahnführung und vollständiger Wiederherstellung der palatinalen Führungsfläche
- erschwerter Präparation wegen vorhandener Vorpräparation
- Präparation und okklusalen Feineinschleifens nach gnathologischen Kriterien zur optimalen Belastung des Kauorgans
- motorischer Instabilität der Zunge/Makroglossie, dadurch erschwerter Freistellung des Behandlungsfeldes

2210

Begründungen

Überdurchschnittlicher Zeitaufwand aufgrund …	Überdurchschnittliche Schwierigkeiten aufgrund …	Besondere Umstände aufgrund …

- häufiger Behandlungsunterbrechungen wegen des reduzierten Allgemeinzustandes und verminderter Belastbarkeit
- Einschränkung des Sichtbereiches, verursacht durch eingeschränkte Lagerfähigkeit des Patienten wegen Wirbelsäulenerkrankung/Muskelerkrankung/Herz-Kreislauferkrankung/ Schwangerschaft
- eingeschränkter Mundöffnung/erschwerter Mundzugang wegen Mundsperre/Kieferklemme/Adipositas/Herpes/Rhagaden etc.
- besonderen Aufwands wegen vorhandener Restaurationen/Apparaturen und/oder elongierten/protrudierten Zähnen und/oder Zahnfehlstellungen (nach buccal/palatinal/lingual gekippte, asymmetrischer Zahnrotationen usw.) und dadurch erschwerte Präparation/Adaption der Krone
- reflektorischer Übererregbarkeit z. B. starkem Husten-, Schluck-, oder/und Brechreizneigung mit häufigen Behandlungspausen und notwendiger wiederholt erforderlicher Trockenlegung bei der Präparation und/oder Eingliederung
- motorischer Unruhe des Patienten, verbunden mit wiederholt erforderlicher Trockenlegung und/oder Mehrfachabformung und notwendigen Behandlungspausen
- erschwerter Anpassung der Halte- und Stützvorrichtungen an den herausnehmbaren Zahnersatz / Bildung von Auflageflächen
- starken Wangendrucks und/oder aktiver Zungenmuskulatur und dadurch aufwendiger Fixierung der verwendeten Hilfsmittel sowie notwendiger häufiger Behandlungspausen zur Entlastung/Entspannung der Muskulatur
- häufiger Unterbrechung und langer Dauer der Behandlung bedingt durch sensorische/reflektorischer Übererregbarkeit des Patienten
- schwieriger Retensionsfindung bei maximaler Substanzschonung
- stark eingeschränkter Sicht durch andauernde Sulkusblutung in Verbindung mit starker Zungenmotorik/mit eingeschränkter Mundöffnung/mit starker Aktivität des M. masseter
- erheblicher Einwucherung und Blutung bei tief unter der Gingiva reichender Kavität- Präparationsgrenze/Wurzelkaries
- besonderer Anforderungen an die ästhetische Anpassung mit aufwendiger optoelektronischer Farbbestimmung wegen spezieller Farbgestaltung mit individueller Farbcharakterisierung
- manuellem/mechanischem und besonders vorsichtigen Präparierens wegen Trypanophobie/Belonophobie – Anästhesierung nicht möglich
- hohem instrumentellem Aufwands wegen Verwendung oszillierender, ultraschallgetriebener oder lasergestützter Präparationsinstrumente

Begründungen

Überdurchschnittlicher Zeitaufwand aufgrund …	Überdurchschnittliche Schwierigkeiten aufgrund …	Besondere Umstände aufgrund …

- besonderen Aufwands bei der Kauflächengestaltung und komplexe Überprüfung der dynamischen und statischen Okklusion wegen sehr schwieriger Bissverhältnisse
- besonderen Aufwands wegen zusätzlicher Anwendung chemomechanischer Mittel zur Kariesentfernung oder besonderer Methoden zur Überprüfung der vollständigen Kariesentfernung (wenn nicht nach § 6 Abs.1 berechnet wird)
- notwendiger Mehrfachabformungen wegen extremer schwer zu stillender Sulkusblutung/Hypersalivation
- mehrerer Anproben (Gerüst, Rohbrand) wegen besonders schwieriger ästhetischer Anpassung im anterioren Bereich

2220

GOZ-Position 2220

Leistungsbeschreibung	Faktor
Versorgung eines Zahnes durch eine Teilkrone mit Retentionsrillen oder -kästen oder mit Pinledges einschließlich Rekonstruktion der gesamten Kaufläche, auch Versorgung eines Zahnes durch ein Veneer	1,0-fach: 116,25 € 2,3-fach: 267,38 € 2,8-fach: 325,51 € 3,1-fach: 360,38 € 3,5-fach: 406,88 €

Abrechnungsbestimmung

Neben den Leistungen nach den Nummern 2200 bis 2220 sind die Leistungen nach den Nummern 2050 bis 2130 nicht berechnungsfähig.
Durch die Leistungen nach den Nummern 2150 bis 2170 und 2200 bis 2220 sind folgende zahnärztliche Leistungen abgegolten: Präparieren des Zahnes oder Implantats, Relationsbestimmung, Abformungen, Einproben, provisorisches Eingliedern, festes Einfügen der Einlagefüllung oder der Krone oder der Teilkrone oder des Veneers, Nachkontrolle und Korrekturen.
Die Leistung nach der Nummer 2200 umfasst auch die Verschraubung und Abdeckung mit Füllungsmaterial.
Zu den Kronen nach den Nummern 2200 bis 2220 gehören Kronen (Voll- und Teilkronen) jeder zahntechnischen Ausführung.

! Anmerkung

- berechnungsfähig:
  - für eine indirekt extraoral gefertigte Teilkrone mit Retentionsrillen oder -kästen oder mit Pinledges unabhängig von der Art der zahntechnischen Ausführung
  - auch für ein indirekt gefertigtes Veneer, unabhängig davon, ob der Zahn präpariert werden muss oder nicht und von der Art der zahntechnischen Ausführung
  - auch für jede verblockte Teilkrone
  - auch für jede Teilkrone im Brückenverband (für den nicht an das Brückenglied angrenzenden Pfeiler)
  - auch für eine Teilkrone mit Halte- und Stützelementen
  - zzgl. Abformungsmaterial/Materialkosten
  - zzgl. zahntechnische Leistungen gemäß § 9 GOZ
  - ggf. zzgl. Abformung auf optisch-elektronischer Weise (GOZ-Nr. 0065)
  - neben Aufbaufüllungen für den zu überkronenden Zahn in der Präparationssitzung (GOZ-Nrn. 2180 + ggf. 2197)
  - ggf. zzgl. bei Eingliederung mit Adhäsivtechnik (GOZ-Nr. 2197)

Anmerkung

- nicht berechnungsfähig:
  - für eine Vollkrone mit Tangentialpräparation (GOZ-Nr. 2200)
  - für eine Vollkrone mit Hohlkehl- oder Stufenpräparation (GOZ-Nr. 2210)
  - für Einlagefüllungen (GOZ-Nrn. 2150, 2160, 2170)
  - für eine Vollkrone als Brücken- oder Prothesenanker (GOZ-Nrn. 5000 bzw. 5010)
  - für eine Teilkrone als Brücken- oder Prothesenanker (GOZ-Nr. 5020)
  - für eine Wurzelkappe mit Stift (GOZ-Nr. 5030)
  - für eine Teleskopkrone (GOZ-Nr. 5040)
  - für ein neues Sekundärteil einer Teleskopkrone (GOZ-Nr. 5100)
  - für eine Versorgung eines Implantats (auch nicht nach Präparation des Abutments)
  - für eine Krone mit einem Verbindungselement nach der GOZ-Nr. 5080 (GOZ-Nrn. 5000 bzw. 5010)

BZÄK-Kommentar zu der GOZ-Nr. 2220 (Stand Januar 2021)

Unter diese Gebührennummer fällt die Versorgung eines Zahnes mit einer Teilkrone oder einer Keramikschale (Veneer) – unabhängig vom Umfang der Präparation. Teilkronen neben Brücken oder Brückenankern werden nach Nummer 2220 berechnet, soweit sie nicht unmittelbar mit Brückengliedern verbunden sind. Eine Teilkrone, die im Brückenverband mit einem Brückenanker verblockt ist, wird nach Nummer 2220 berechnet. Teilkronen, die keine Verbindungselemente nach der Nummer 5080, sondern gegossene oder gebogene Halte- oder Stützelemente tragen, werden ebenfalls nach Nummer 2220 berechnet.
Nachkontrollen und ggf. Korrekturen an der Krone im zeitlichen Zusammenhang mit der Behandlung sind Bestandteil der Leistung. Mit der Leistung sind die einfache Relationsbestimmung, die Abformung mit konfektioniertem Abformlöffel sowie das konventionelle Zementieren abgegolten. Darüber hinausgehende Maßnahmen sind gesondert berechnungsfähig.

2220

Begründungen

Überdurchschnittlicher Zeitaufwand aufgrund …	Überdurchschnittliche Schwierigkeiten aufgrund …	Besondere Umstände aufgrund …

- extrem tiefem approximalem Defekts dadurch sehr schwierige Präparation und Darstellung der Präparationsgrenze
- minimalinvasiver Präparation zur Schonung der Zahnhartsubstanz zur Vermeidung einer Fraktur der dünnen Kavitätenwände
- schwieriger subgingivaler Präparation bei erhöhter Blutungsneigung
- metallfreier Keramikstufe/Schulter, im Rahmen der Präparation und Eingliederung
- individuellen Mehraufwands an die Ästhetik, durch die schwierige Form- und Farbgestaltung bei den Veneer-Versorgungen
- umfangreichem und zeitaufwendigem Einsetzverfahrens durch individueller Farbanpassung des Befestigungskomposits
- schwieriger Kauflächen/Kontaktgestaltung wegen besonders schwieriger Verzahnung und wegen ungünstiger antagonistischer Beziehungen
- minimalinvasiver Präparation sehr aufwendige Präparationsart zur Schonung der Zahnhartsubstanz
- erschwerter Retentionsgewinnung wegen einer kurzen/extrem langen klinische Krone
- ungünstig gelegener, schwierig zu erreichender Zahnregion
- besonders schwieriger Gestaltung im Kontaktbereich zum Nachbarzahn …. (Zahn einfügen) /Zahnengstand oder ausladender Kontaktpunktgestaltung
- schwieriger Kauflächengestaltung bei Beachtung gnathologischer Aspekte
- erschwerten Vorgehens bei der Präparation und Eingliederung durch Bissanomalien/Zahnstellungsanomalien
- außergewöhnlich erschwerter Isolation und aufwendiger Trockenlegung zur Abformung des Behandlungsgebietes und/oder Eingliederung der Teilkrone bei vermehrter Salivation/Hypersalivation
- erhöhtem Eingliederungsaufwands wegen funktionsorientierter morphologisch gestalteter Kaufläche
- außergewöhnlich hohen Aufwanda zur Gewinnung retentiver Areale bei hohem Substanzverlust
- vermehrter Behandlungspausen durch muskuläre Verspannung
- schwieriger Anpassung an vorhandene Rekonstruktionen
- extremen Würgereizes bei der Abformung
- besonders schwieriger Anpassung an das Abrasionsgebiss/Schlifffacetten/ausgedehnte Konkavität zur Bisslageveränderung
- besonderem Präparationsaufwands bei Vollkeramikteilkronen/Veneer und besondere Maßnahmen zur Farbbestimmung (dann ist keine Farbbestimmung nach § 9 GOZ möglich)

2220

Begründungen

Überdurchschnittlicher Zeitaufwand aufgrund …	Überdurchschnittliche Schwierigkeiten aufgrund …	Besondere Umstände aufgrund …

- mehrfacher Behandlungspausen bei Kreislauflabilität
- ausgeprägter Mundatmung und dadurch notweniger Behandlungspausen
- geringer Mundöffnung (Schneidekantendifferenz = xx mm) und erhöhtem Muskeltonus der Wangen- Zungenmuskulatur
- besonders schwieriger Präparation des parodontal geschädigten Zahnes
- erschwerter Retentionsgewinnung wegen umfangreicher Destruktion der gesamten Kauffläche
- erschwerter Erreichbarkeit durch eine extrem eingeschränkte Mundöffnung
- extrem tiefen Defektes im furkalen Bereich mit entsprechend schwieriger Darstellung der Präparationsgrenze
- erschwerter Abformung und dadurch erforderlich Ausblockmaßnahmen bei vorhandenem festsitzendem Zahnersatz
- aufwendiger Individualisierungsmaßnahmen an die Abdrucklöffel vor der Abformung (wenn die GOZ-Nr. 5170 bzw. keine Leistung nach § 9 GOZ berechnet wird)
- aufwendiger Anpassung des Abdrucklöffels bei ungünstiger Zahnbogenmorphologie (wenn die GOZ-Nr. 5170 bzw. keine Leistung nach § 9 GOZ berechnet wird)
- erschwerter Abformung wegen z.B. Stellungsanomalie, inserierende Bänder, Würgereiz, fibromatöse Veränderungen, Exostosen
- erschwerter Abformungen bei dem vorhandenen festsitzenden Zahnersatz/ Multibandapparatur mit zusätzlichen Ausblockmaßnahmen bei Unterschnitten/ Interdentalräume etc.
- erschwerter Erreichbarkeit/Freistellung des Behandlungsfeldes wegen einer extrem eingeschränkten Mundöffnung bedingt durch eine Verletzung im Bereich des Mundwinkels/ Verletzung an der Lippe
- Schwierigkeiten bei der Inkorporation von der Rekonstruktion wegen schwieriger Form-/ Farbanpassung
- Mehrfacheinproben bei der Eingliederung mit Überprüfung der Passgenauigkeit mittels Abformmaterial
- erhöhten Präparationsaufwands nach Hemisektion
- minimalinvasive Präparation bei röntgenologisch diagnostisch voluminöser Pulpa
- besonderer Schwierigkeit der Artikulation durch fehlende Eckzahnführung und vollständiger Wiederherstellung der palatinalen Führungsfläche
- erschwerter Präparation wegen vorhandener Vorpräparation/ hochkomplizierter Kavitätenform
- Präparation und okklusalen Feineinschleifens nach gnathologischen Kriterien zur optimalen Belastung des Kauorgans

2220

Begründungen

Überdurchschnittlicher Zeitaufwand aufgrund …	Überdurchschnittliche Schwierigkeiten aufgrund …	Besondere Umstände aufgrund …

- motorischer Instabilität der Zunge/Makroglossie, dadurch erschwerter Freistellung des Behandlungsfeldes
- häufiger Behandlungsunterbrechungen wegen des reduzierten Allgemeinzustandes und verminderter Belastbarkeit
- Einschränkung des Sichtbereiches, verursacht durch eingeschränkte Lagerfähigkeit des Patienten wegen Wirbelsäulenerkrankung/Muskelerkrankung/Herz-Kreislauferkrankung/ Schwangerschaft
- eingeschränkter Mundöffnung/erschwerter Mundzugang wegen Mundsperre/Kieferklemme/Adipositas/Herpes/Rhagaden etc.
- besonderen Aufwands wegen vorhandener Restaurationen/ Apparaturen und/oder elongierten/protrudierten Zähnen und/oder Zahnfehlstellungen (nach buccal/palatinal/lingual gekippte, asymmetrischer Zahnrotationen usw.) und dadurch erschwerte Präparation/Adaption der Teilkrone/Veneer
- reflektorischer Übererregbarkeit z. B. starkem Husten-, Schluck-, oder/und Brechreizneigung mit häufigen Behandlungspausen und notwendiger wiederholt erforderlicher Trockenlegung bei der Präparation und/oder Eingliederung
- motorischer Unruhe des Patienten, verbunden mit wiederholt erforderlicher Trockenlegung und/oder Mehrfachabformung und notwendigen Behandlungspausen
- erschwerter Anpassung der Halte- und Stützvorrichtungen an den herausnehmbaren Zahnersatz/Bildung von Auflageflächen
- starken Wangendrucks und/oder aktiver Zungenmuskulatur und dadurch aufwendiger Fixierung der verwendeten Hilfsmittel sowie notwendiger häufiger Behandlungspausen zur Entlastung/Entspannung der Muskulatur
- häufiger Unterbrechung und lange Dauer der Behandlung bedingt durch sensorische/reflektorische Übererregbarkeit des Patienten
- notwendiger Mehrfachabformungen wegen extremer schwer zu stillender Sulkusblutung/Hypersalivation
- schwieriger Retensionsfindung bei maximaler Substanzschonung
- stark eingeschränkter Sicht durch andauernde Sulkusblutung in Verbindung mit starker Zungenmotorik/mit eingeschränkter Mundöffnung/mit starker Aktivität des M. masseter
- erheblicher Einwucherung und Blutung bei tief unter der Gingiva reichende Kavität- Präparationsgrenze/Wurzelkaries
- besonderer Anforderungen an die ästhetische Anpassung mit aufwendiger optoelektronischer Farbbestimmung wegen spezieller Farbgestaltung mit individueller Farbcharakterisierung

Begründungen

Überdurchschnittlicher Zeitaufwand aufgrund …	Überdurchschnittliche Schwierigkeiten aufgrund …	Besondere Umstände aufgrund …

- manuellem/mechanischem und besonders vorsichtigen Präparierens wegen Trypanophobie/Belonophobie – Anästhesierung nicht möglich
- hohem instrumentellen Aufwands wegen Verwendung oszillierender, ultraschallgetriebener oder lasergestützter Präparationsinstrumente
- besonderen Aufwands bei der Kauflächengestaltung und komplexe Überprüfung der dynamischen und statischen Okklusion wegen sehr schwieriger Bissverhältnisse
- besonderen Aufwands wegen zusätzlicher Anwendung chemomechanischer Mittel zur Kariesentfernung oder besonderer Methoden zur Überprüfung der vollständigen Kariesentfernung (wenn nicht nach § 6 Abs. 1 berechnet wird)
- mehrerer Anproben (Gerüst, Rohbrand) wegen besonders schwieriger ästhetischer Anpassung im anterioren Bereich

GOZ-Position 2250

Leistungsbeschreibung	Faktor
Eingliederung einer konfektionierten Krone in der pädiatrischen Zahnheilkunde	1,0-fach: 11,81 € 2,3-fach: 27,16 € 2,8-fach: 33,07 € 3,1-fach: 36,61 € 3,5-fach: 41,34 €

Abrechnungsbestimmung

Die Kosten für konfektionierte Kronen sind gesondert berechnungsfähig.

Anmerkung

Mit der Leistung sind die Präparation des Zahnes, die Auswahl der Krone und das konventionelle Zementieren abgegolten.

- berechnungsfähig:
  - für konfektionierte Krone z. B. aus Metall, Kunststoff oder Keramik
  - bei Milchzähnen
  - bei bleibenden Zähnen, in der Kinderzahnheilkunde, wenn eine definitive Versorgung noch nicht möglich ist
  - bei Kindern und Jugendlichen (pädiatrische Zahnheilkunde)
  - auch bei Erneuerung einer konfektionierten Krone
  - für das Wiedereinsetzen einer konfektionierten Krone
  - je Krone
  - zzgl. Material – konfektionierte Krone
  - bei Eingliederung mit Adhäsivtechnik ggf. zzgl. GOZ Nr. 2197
  - ggf. zzgl. dentinadhäsive Rekonstruktion in Mehrschichttechnik zur Aufnahme einer Krone (§ 6 Abs. 1 GOZ)
- nicht berechnungsfähig:
  - bei erwachsenen Patienten
  - bei bleibenden Zähnen wenn ein Langzeitprovisorium indiziert ist (GOZ-Nr. 7080)
  - für Provisorium ohne Abformung (GOZ-Nr. 2260)
  - für Provisorium mit Abformung (GOZ Nr. 2270)

BZÄK-Kommentar zu der GOZ-Nr. 2250 (Stand Januar 2021)

Bei umfangreichem Verlust an Zahnhartsubstanz, bei unvollständiger Ausbildung eines Zahnes oder als Unfallfolge kann es erforderlich werden, einen Zahn/Milchzahn mit einer konfektionierten Krone zu versehen. Die Leistung ist nicht auf die Versorgung von Milchzähnen begrenzt. Bei noch nicht abgeschlossenem Kieferwachstum kann eine konfektionierte Krone auch an einem bleibenden Zahn ange-

2250

! Anmerkung

zeigt sein, sofern nicht ein Langzeitprovisorium nach Nummer 7080 indiziert ist. Diese Maßnahme dient der Vermeidung weiteren Substanzverlustes und/oder der Vorbeugung vor Stützzonenverlust bzw. Zahnwanderungen oder -kippungen. Vor Eingliederung einer konfektionierten Krone kann die konservierende und/oder endodontische Behandlung des Zahnes notwendig sein.
Mit der Gebühr für diese Nummer sind die Auswahl der Krone, das Anpassen sowie die Eingliederung abgegolten.

Begründungen

Überdurchschnittlicher Zeitaufwand aufgrund …	Überdurchschnittliche Schwierigkeiten aufgrund …	Besondere Umstände aufgrund …

- erschwerter Restauration durch extrem ausgedehnte Karies
- extrem tiefen Zerstörungsgrades
- außergewöhnlich erschwerter Isolation und aufwendiger Trockenlegung zur Präparation und/oder Eingliederung der Krone bei vermehrter Salivation/Hypersalivation
- außergewöhnlich hohen Aufwands zur Gewinnung retentiver Areale bei hohem Substanzverlust
- erschwerter Anpassung der konfektionierten Krone durch Platzmangel (aufgewanderter Nachbarzahn)
- erschwerter Retentionsgewinnung wegen umfangreicher Destruktion der klinischen Krone
- besonders schwieriger Motivation/eingeschränkte Kooperationsbereitschaft wegen einer mentalen Einschränkung
- ausgeprägter Abwehrhaltung des Patienten durch die starke ausgeprägte Angst des Kindes
- erschwerter Retentionsgewinnung bei einer kurzen/extrem langen klinische Krone
- subgingivaler Ausdehnung der Präparationsgrenze
- erheblicher Einwucherungen und Blutung bei der tief unter der Gingiva reichende Kavität- Präparationsgrenze/Wurzelkaries
- extrem tiefen Defektes im furkalen Bereich mit entsprechend schwieriger Darstellung der Präparationsgrenze und Adaptation
- eingeschränkter Sicht bei sehr geringer Mundöffnung
- geringer Mundöffnung (Schneidekantendifferenz = xx mm) und erhöhtem Muskeltonus der Wangen- Zungenmuskulatur
- umfangreicher Restauration während einer Behandlung unter Vollnarkose
- erschwerter Anpassung an vorhandene kieferorthopädische Geräte

Begründungen

Überdurchschnittlicher Zeitaufwand aufgrund …	Überdurchschnittliche Schwierigkeiten aufgrund …	Besondere Umstände aufgrund …

- erschwerter Anpassung an die Halte- und Stützvorrichtungen vom herausnehmbaren Platzhalter/Bildung von Auflageflächen an der konfektionierten Krone
- erschwerter Anpassung bei umfangreichen subgingivalen Defekt
- erschwerter Umstände durch Allgemeinerkrankungen bzw. reduziertem Allgemeinzustand und verminderter Belastbarkeit
- motorischer Instabilität der Zunge/Makroglossie, dadurch erschwerter Freistellung des Behandlungsfeldes
- häufiger Behandlungsunterbrechungen wegen des reduzierten Allgemeinzustandes
- Einschränkung des Sichtbereiches, verursacht durch eingeschränkte Lagerfähigkeit des Patienten
- eingeschränkter Mundöffnung/erschwertem Mundzugangs wegen Mundsperre/Kieferklemme/Herpes/Rhagaden etc.
- besonderen Aufwands wegen vorhandener Apparaturen und/oder Zahnfehlstellungen dadurch erschwerte Adaption der Krone
- reflektorischer Übererregbarkeit z. B. starkem Husten-, Schluck-, oder/und Brechreizneigung mit häufigen Behandlungspausen und notwendiger wiederholt erforderlicher Trockenlegung bei der Präparation und/oder Eingliederung
- motorischer Unruhe des Patienten, verbunden mit wiederholt erforderlicher Trockenlegung und mehrfach notwendigen Behandlungspausen
- erschwerter Anpassung an herausnehmbarem Platzhalter
- starken Wangendrucks und/oder aktiver Zungenmuskulatur und dadurch aufwendiger Fixierung der verwendeten Hilfsmittel sowie notwendiger häufiger Behandlungspausen zur Entlastung/ Entspannung der Muskulatur
- schwieriger Retensionsfindung bei maximaler Substanzschonung
- stark eingeschränkter Sicht durch andauernde Sulkusblutung in Verbindung mit starker Zungenmotorik und eingeschränkter Mundöffnung
- minimalinvasiver Präparation sehr aufwendige Präparationsart zur Schonung der verbliebenen Zahnhartsubstanz und Vermeidung einer Fraktur der dünnen Kavitätenwände
- erschwertem Vorgehens bei der Präparation und Eingliederung durch Bissanomalien/Zahnstellungsanomalien
- erschwerter Erreichbarkeit/Freistellung des Behandlungsfeldes wegen einer extrem eingeschränkten Mundöffnung bedingt durch eine Verletzung im Bereich des Mundwinkels/ Verletzung an der Lippe
- manuellem/mechanischem und besonders vorsichtiges Präparieren wegen Trypanophobie/Belonophobie – Anästhesierung nicht möglich

2250

Begründungen

Überdurchschnittlicher Zeitaufwand aufgrund …	Überdurchschnittliche Schwierigkeiten aufgrund …	Besondere Umstände aufgrund …

- hohem instrumentellen Aufwands wegen Verwendung oszillierender, ultraschallgetriebener oder lasergestützter Präparationsinstrumente
- besonderen Aufwands wegen zusätzlicher Anwendung chemomechanischer Mittel zur Kariesentfernung oder besonderer Methoden zur Überprüfung der vollständigen Kariesentfernung (wenn nicht nach §6 Abs.1 berechnet wird)
- schwieriger Entfernung der vorhandenen erneuerungsbedürftigen Restauration erschwerter Planung durch verzögerten Zahnwechsel und Zahndurchbruchsstörungen
- besonderen Aufwands wegen vorhandener Restaurationen/Apparaturen und/oder elongierten/protrudierten Zähnen und /oder Zahnfehlstellungen (nach buccal/palatinal/lingual gekippte, asymmetrischer Zahnrotationen usw.) und dadurch erschwerte Präparation/Adaption der Krone
- schwieriger Behandlung und außergewöhnlicher Aufwand bei der Präparation mit besonders vorsichtigen Verhalten beim Beschleifen des Zahnes mit jugendlicher voluminöser Pulpa
- besonderer Schwierigkeit bei der Präparation in Pulpennähe wegen Gefährdung der Vitalität bei ausgeprägter Anatomie des Milchzahnes bei Patienten XY und zusätzlich erschwerte Restauration durch extrem ausgedehnte Karies

GOZ-Position 2260

Leistungsbeschreibung	Faktor
Provisorium im direkten Verfahren ohne Abformung, je Zahn oder Implantat, einschließlich Entfernung	1,0-fach: 5,62 € 2,3-fach: 12,94 € 2,8-fach: 15,75 € 3,1-fach: 17,44 € 3,5-fach: 19,68 €

Abrechnungsbestimmung

Bei Verwendung eines konfektionierten Provisoriums sind die Kosten hierfür gesondert berechnungsfähig.
Das Wiedereingliedern desselben Provisoriums, gegebenenfalls auch mehrmals, einschließlich Entfernung, ist mit der Gebühr nach der Nummer 2260 oder 2270 abgegolten.

! Anmerkung

Die Leistung umfasst die Auswahl und Anfertigung eines Provisorium im direkten Verfahren ohne Abformung inkl. der okklusalen Anpassung und ggf. notwendige Korrekturen und die temporäre Eingliederung, Abnahme und ggf. Wiedereingliederung des Provisoriums (ggf. auch mehrmals), sowie die Entfernung.
Konfektionierte Hülsen (z. B. Frasaco Kronen) sind gesondert berechnungsfähig

- berechnungsfähig:
  - für ein Provisorium im direkten Verfahren ohne Abformung
  - für ein konfektioniertes Provisorium
  - je Zahn, einschließlich Entfernung und ggf. Wiedereingliederung
  - je Implantat, einschließlich Entfernung und ggf. Wiedereingliederung
  - je provisorischer Krone/Teilkrone/Veneer
  - für provisorische Inlay-Einlagenversorgung, je Zahn (**nicht** je Kavität)
  - je Neuanfertigung und Eingliederung nach Zerstörung oder Verlust
  - für eine vorhandene Krone die als provisorische Krone verwendet wird (ohne Umarbeitung) (alternativ § 6 Abs. 1 GOZ)
  - zzgl. Materialkosten gemäß § 4 Abs. 3 GOZ (konfektionierten Formteils oder konfektionierte Hülse z. B. Frasacokronen)
  - zzgl. zahntechnische Leistungen gemäß § 9 GOZ, bei Individualisierung des Provisoriums, nach der Herstellung
  - bei Eingliederung mit Adhäsivtechnik ggf. zzgl. GOZ Nr. 2197
  - die Entfernung eines notwendigerweise fest zementierten Provisoriums wird nach GOZ-Nr. 2290 berechnet

2260

! Anmerkung

- nicht berechnungsfähig:
  - für die Entfernung und Wiedereingliederung desselben Provisoriums
  - für einen temporären speicheldichten Verschluss einer Kavität GOZ-Nr. 2020
  - für eine provisorische Krone im direkten Verfahren mit Abformung GOZ-Nr. 2270
  - für eine vorhandene Krone die zur provisorischen Krone umgearbeitet wird (GOZ-Nr. 2270)
  - für eine provisorische Krone in der pädiatrischen Zahnheilkunde (GOZ-Nr. 2250)
  - für eine provisorische Krone als Brückenanker (GOZ-Nr. 5120)
  - für ein laborgefertigtes Langzeitprovisorium (GOZ-Nr. 7080)
  - für die Wiedereingliederung einer provisorischen Krone aus einer anderen Praxis, z. B. im Notdienst/Vertretung (analog § 6 Abs. 1 GOZ)
  - für die Wiederherstellung der Funktion einer provisorischen Krone (analog § 6 Abs. 1 GOZ)

BZÄK-Kommentar zu der GOZ-Nr. 2260 (Stand Januar 2021)

Bei dieser Art der provisorischen Versorgung handelt es sich in der Regel um ein „Sofortprovisorium", mit dem ein beschliffener Zahn bzw. ein Implantat direkt versorgt werden kann. Hierbei handelt es sich nicht um ein im zahntechnischen Labor hergestelltes Provisorium. Bei einem Provisorium im direkten Verfahren können auch konfektionierte Formteile Verwendung finden. Das Provisorium dient dem Schutz eines Zahnes bzw. eines Implantats und der temporären Sicherung der Kaufunktion.

Die Einschränkung der Abrechnungsbestimmung im Hinblick auf die eingeschlossene Entfernung des Provisoriums trifft nicht zu, wenn die provisorische Krone definitiv befestigt werden musste. In diesem Fall ist die Entfernung des Provisoriums gesondert berechnungsfähig.

Eine Neuanfertigung infolge von Verlust oder Defekt berechtigt zum erneuten Ansatz der Gebührennummer.

Die Wiedereingliederung einer alio loco angefertigten provisorischen Krone ist analog berechnungsfähig.

Provisorien nach dieser Gebührennummer dienen dem Schutz präparierter Zahnhartsubstanz unabhängig von der Präparations- bzw. Kavitätenform. Das betrifft insbesondere auch die provisorische Versorgung vor der Eingliederung einer Einlagefüllung oder eines Veneers.

Die Anfertigung einer provisorischen Stiftkrone ist in der Leistungsbeschreibung der GOZ nicht aufgeführt. Sie wird daher nach § 6 Abs. 1 berechnet. Ein im indirekten Verfahren hergestelltes, laborgefertigtes Provisorium wird je Zahn oder Implantat nach Nummer 7080 berechnet.

Anmerkung

Die zahnärztlichen Maßnahmen bei dieser Gebührennummer umfassen die Auswahl, Anprobe, okklusale Anpassung, ggf. notwendige Korrekturen und die Eingliederung der provisorischen Krone bzw. des provisorischen Inlays sowie deren Entfernung.

Begründungen

Überdurchschnittlicher Zeitaufwand aufgrund … | Überdurchschnittliche Schwierigkeiten aufgrund … | Besondere Umstände aufgrund …

- erschwerter Ein- und Anpassung bei starker Kippung der Zähne
- schwieriger Versorgung eines Abrasionsgebisses mit erhöhten Anforderungen an Ein- und Anpassung durch temporär erforderliche Neueinstellung
- erschwerter Retentionsgewinnung bei Einzelzahnversorgung
- erschwerter Erreichbarkeit der Zahnregion wegen einer extrem eingeschränkten Mundöffnung bedingt durch eine Verletzung im Bereich des Mundwinkels/ Verletzung an der Lippe
- individualisierten Provisorien durch Farb- und Formgebung, Bearbeitung mit Glanzlack (möglich, wenn die Farbbestimmung/Lackierung und Ofenhärtung nicht nach § 9 GOZ berechnet wird)
- einer sehr kurzen klinischen Krone
- Ausformung des Emergenzprofils mit dem Provisorium zum Erhalt und zum Stützen der Papillen und gingivalen Strukturen und die Form des Provisoriums musste mehrfach angepasst und überarbeitet werden
- besonders umfangreicher Einschleifmaßnahmen zur Kauhöhen- und Kontaktpunktsicherung
- individueller Form- und Oberflächengestaltung des Frontzahnprovisoriums und Ausformen der Ränder mit fließfähigem Kunststoff
- erforderlicher aufwendiger Anpassung und Ausarbeitung der Ränder durch vorhandene parodontale Vorschädigung
- komplizierter Anpassung an eine vorhandene Restauration
- schwieriger Kontaktpunktgestaltung
- erschwerter Retention bei klinisch kurzer Krone und häufiges Wiederbefestigen der provisorischen Krone/Teilkrone oder Hülste
- häufigen Abnehmens und Wiederbefestigens des Provisoriums wegen mehrerer Anproben des definitiven Zahnersatzes, sowie jeweils Überarbeiten der Ränder zum Gingivaschutz (möglich, wenn die Überarbeitung des Provisoriums nicht nach § 9 GOZ berechnet wird)
- aufwendigen Ausarbeitens der Versorgung im Frontzahnbereich
- subgingivaler Ausdehnung der Präparationsgrenze dadurch erforderlicher individuelle Mehraufwand zur Anpassung des konfektionierten Provisoriums
- motorischer Instabilität der Zunge/Makroglossie, dadurch erschwerter Freistellung des Behandlungsfeldes
- häufiger Behandlungsunterbrechungen wegen des reduzierten Allgemeinzustandes

2260

Begründungen

Überdurchschnittlicher Zeitaufwand aufgrund …	Überdurchschnittliche Schwierigkeiten aufgrund …	Besondere Umstände aufgrund …

- Einschränkung des Sichtbereiches, verursacht durch eingeschränkte Lagerfähigkeit des Patienten
- eingeschränkter Mundöffnung/erschwerter Mundzugang wegen Mundsperre/Kieferklemme/Herpes/Rhagaden etc.
- geringer Mundöffnung (Schneidekantendifferenz = xx mm) und erhöhtem Muskeltonus der Wangen- Zungenmuskulatur
- besonderen Aufwands wegen vorhandener Apparaturen und/oder protrudierten Zähnen und /oder Zahnstellungsanomalien (nach buccal/palatinal/lingual gekippte, asymmetrischer Zahnrotationen usw.) und dadurch erschwerte Adaption der konfektionierten provisorischen Krone
- reflektorischer Übererregbarkeit z. B. starkem Husten-, Schluck-, oder/und Brechreizneigung mit häufigen Behandlungspausen und notwendiger wiederholt erforderlicher Trockenlegung bei der Anpassung und/oder Eingliederung
- motorischer Unruhe des Patienten, verbunden mit wiederholt erforderlicher Trockenlegung und mehrfach notwendigen Behandlungspausen
- erschwerter Anpassung an Halte- und Stützvorrichtungen bei herausnehmbarem Zahnersatz/Bildung von Auflageflächen
- starken Wangendrucks und/oder aktiver Zungenmuskulatur und dadurch aufwendiger Fixierung der verwendeten Hilfsmittel sowie notwendiger häufiger Behandlungspausen zur Entlastung/Entspannung der Muskulatur
- stark eingeschränkter Sicht durch andauernde Sulkusblutung in Verbindung mit starker Zungenmotorik und eingeschränkter Mundöffnung
- erschwerter Anpassung und besonders schwieriger Gestaltung des Provisoriums im Kontaktbereich zum Nachbarzahn wegen Zahnengstand durch Platzmangel/stark eingeschränkter Platzverhältnisse (aufgewanderter Nachbarzahn) oder ausladender Kontaktpunktgestaltung
- individuellen Mehraufwands an die Ästhetik, durch die schwierige Form- und Farbgestaltung bei dem direkten Veneer-Provisorium (möglich, wenn nicht ästhetische Optimierung nach § 9 GOZ berechnet wird)
- außergewöhnlich erschwerter Isolation und aufwendiger Trockenlegung zur Anpassung und/oder Eingliederung der provisorischen Krone bei vermehrter Salivation/Hypersalivation
- schwieriger Kauflächen/Kontaktgestaltung wegen besonders schwieriger Verzahnung und wegen ungünstiger antagonistischer Beziehungen – Kreuzbiss, Progenie, Prognathie
- aufwendiger okklusaler Feinjustierung bei ungünstigen antagonistischen Beziehungen/Kiefergelenksymptomatik
- individueller Anpassung des verwendeten Formteils und Adaptation an vorhandenen Zahnersatz

GOZ-Position 2270

Leistungsbeschreibung	Faktor
Provisorium im direkten Verfahren mit Abformung, je Zahn oder Implantat, einschließlich Entfernung	1,0-fach: 15,19 € 2,3-fach: 34,93 € 2,8-fach: 42,52 € 3,1-fach: 47,07 € 3,5-fach: 53,15 €

Abrechnungsbestimmung

Bei Verwendung eines konfektionierten Provisoriums sind die Kosten hierfür gesondert berechnungsfähig. Das Wiedereingliedern desselben Provisoriums, gegebenenfalls auch mehrmals, einschließlich Entfernung, ist mit der Gebühr nach der Nummer 2260 oder 2270 abgegolten.

! Anmerkung

Die Leistung umfasst die Auswahl und Anfertigung eines Provisorium im direkten Verfahren mit Abformung inkl. der okklusalen Anpassung und ggf. notwendige Korrekturen und die temporäre Eingliederung, Abnahme und ggf. Wiedereingliederung des Provisoriums (ggf. auch mehrmals), sowie die Entfernung.

- berechnungsfähig:
  - für ein Provisorium im direkten Verfahren mit Abformung
  - für die Umarbeitung einer vorhandenen Krone zur provisorischen Krone
  - je Zahn, einschließlich Entfernung und ggf. Wiedereingliederung
  - je Implantat, einschließlich Entfernung und ggf. Wiedereingliederung
  - je provisorischer Krone/Teilkrone/Veneer
  - für provisorische Inlay- Einlagenversorgung, je Zahn (**nicht** je Kavität)
  - auch für jede provisorische Krone im Brückenverband, die nicht direkt mit einem Brückenglied verbunden ist
  - auch für eine provisorische Verblendung bei Verblendungsreparatur
  - je Neuanfertigung und Eingliederung nach Defekt oder Verlust
  - zzgl. Materialkosten gemäß § 4 Abs. 3 GOZ (konfektionierten Formteils und Abformmaterial)
  - zzgl. zahntechnische Leistungen gemäß § 9 GOZ
  - bei Eingliederung mit Adhäsivtechnik ggf. zzgl. GOZ-Nr. 2197
  - die Entfernung eines notwendigerweise fest zementierten Provisoriums wird nach GOZ-Nr. 2290 berechnet
  - ggf. zzgl. zahntechnischer Leistungen, gemäß § 9 GOZ (z. B. Tiefziehschiene oder Form-Oberflächenveränderungen des Provisoriums aus funktionellen, prothetischen oder gnathologischen Gründen)

2270

Anmerkung

- für eine laborgefertigte provisorische Krone bei einer Tragedauer unter 3 Monaten (oder § 6 Abs. 1 GOZ)
- für eine Stiftkrone als provisorische Versorgung (oder § 6 Abs. 1 GOZ)

- nicht berechnungsfähig:
  - für die Entfernung und Wiedereingliederung desselben Provisoriums
  - für einen temporären speicheldichten Verschluss einer Kavität GOZ-Nr. 2020
  - für eine provisorische Krone im direkten Verfahren ohne Abformung GOZ-Nr. 2260
  - für eine provisorische Krone in der pädiatrischen Zahnheilkunde GOZ-Nr. 2250
  - für eine provisorische Krone als Brückenanker GOZ-Nr. 5120
  - für ein laborgefertigtes Langzeitprovisorium GOZ-Nr. 7080
  - für die Wiedereingliederung einer provisorischen Krone aus einer anderen Praxis, z. B. im Notdienst/Vertretung – analog § 6 Abs. 1 GOZ
  - für die Wiederherstellung der Funktion einer provisorischen Krone – analog § 6 Abs. 1 GOZ

BZÄK-Kommentar zu der GOZ-Nr. 2270 (Stand Januar 2021)

Bei dieser Art der provisorischen Versorgung handelt es sich in der Regel um ein „Sofortprovisorium", mit dem ein beschliffener Zahn bzw. ein Implantat direkt versorgt werden kann. Es wird mithilfe einer zuvor durchgeführten Abformung oder unter Zuhilfenahme eines Formteils (z. B. vorbereitete Tiefziehfolie) hergestellt. Das Provisorium dient dem Schutz eines Zahnes bzw. eines Implantats und der temporären Sicherung der Kaufunktion.

Die Einschränkung der Abrechnungsbestimmung im Hinblick auf die eingeschlossene Entfernung des Provisoriums trifft nicht zu, wenn die provisorische Krone definitiv befestigt werden musste. In diesem Fall ist die Entfernung des Provisoriums gesondert berechnungsfähig.

Provisorische Kronen, die unmittelbar an eine Lücke angrenzen und als provisorische Brückenanker dienen, werden nach Nummer 5120 berechnet. Die Berechnung provisorische Kronen nach 2270, 5120 bestimmt sich nach der Topografie der tatsächlich erfolgten provisorischen Versorgung, nicht jedoch nach der geplanten definitiven Versorgung.

Eine Neuanfertigung infolge von Verlust oder Defekt erfordert den erneuten Ansatz der Gebührennummer.

Die Wiedereingliederung einer alio loco angefertigten provisorischen Krone ist analog berechnungsfähig.

Provisorien nach dieser Gebührennummer können auch für die Versorgung von Inlay- oder Onlay-Kavitäten im Zusammenhang mit der Erbringung von Leistungen nach den Nummern 2150, 2160 oder 2170 angefertigt, eingegliedert und berech-

! Anmerkung

net werden. Das betrifft auch die provisorische Versorgung vor der Eingliederung eines Veneers. [...]
Die Anfertigung einer provisorischen Stiftkrone ist in der Leistungsbeschreibung der GOZ nicht aufgeführt. Sie wird daher nach § 6 Abs. 1 berechnet.

Begründungen

Überdurchschnittlicher Zeitaufwand aufgrund ...	Überdurchschnittliche Schwierigkeiten aufgrund ...	Besondere Umstände aufgrund ...

- erschwerter Ein- und Anpassung bei starker Kippung der Zähne
- schwieriger Versorgung eines Abrasionsgebisses mit erhöhten Anforderungen an Ein- und Anpassung durch temporär erforderliche Neueinstellung
- erschwerter Retentionsgewinnung bei Einzelzahnversorgung
- erschwerter Erreichbarkeit der Zahnregion wegen einer extrem eingeschränkten Mundöffnung bedingt durch eine Verletzung im Bereich des Mundwinkels/Verletzung an der Lippe
- individualisierten Provisorien durch Farb- und Formgebung, Bearbeitung mit Glanzlack (möglich, wenn die Farbbestimmung/Lackierung und Ofenhärtung nicht nach § 9 GOZ berechnet wird)
- einer sehr kurzen klinischen Krone
- Ausformung des Emergenzprofils mit dem Provisorium zum Erhalt und zum Stützen der Papillen und gingivalen Strukturen und die Form des Provisoriums musste mehrfach angepasst und überarbeitet werden
- besonders umfangreicher Einschleifmaßnahmen zur Kauhöhen- und Kontaktpunktsicherung
- individueller Form- und Oberflächengestaltung des Frontzahnprovisoriums und Ausformen der Ränder mit fließfähigem Kunststoff
- erforderlicher aufwendiger Anpassung und Ausarbeitung der Ränder durch vorhandene parodontale Vorschädigung
- komplizierter Anpassung an eine vorhandene Restauration
- schwieriger Kontaktpunktgestaltung
- erschwerter Retention bei klinisch kurzer Krone und häufiges Wiederbefestigen der provisorischen Krone/Teilkrone
- häufigen Abnehmens und Wiederbefestigens des Provisoriums wegen mehrerer Anproben des definitiven Zahnersatzes, sowie jeweils Überarbeiten der Ränder zum Gingivaschutz (möglich, wenn die Überarbeitung des Provisoriums nicht nach § 9 GOZ berechnet wird)
- aufwendigen Ausarbeitens der Versorgung im Frontzahnbereich
- subgingivaler Ausdehnung der Präparationsgrenze dadurch erforderlicher individuelle Mehraufwand zur Anpassung des Provisoriums

2270

Begründungen

Überdurchschnittlicher Zeitaufwand aufgrund …	Überdurchschnittliche Schwierigkeiten aufgrund …	Besondere Umstände aufgrund …

- motorischer Instabilität der Zunge/Makroglossie, dadurch erschwerter Freistellung des Behandlungsfeldes
- häufiger Behandlungsunterbrechungen wegen des reduzierten Allgemeinzustandes
- Einschränkung des Sichtbereiches, verursacht durch eingeschränkte Lagerfähigkeit des Patienten
- eingeschränkter Mundöffnung/erschwerter Mundzugang wegen Mundsperre/Kieferklemme/Herpes/Rhagaden etc.
- geringer Mundöffnung (Schneidekantendifferenz = xx mm) und erhöhtem Muskeltonus der Wangen- Zungenmuskulatur
- besonderen Aufwands wegen vorhandener Apparaturen und/oder protrudierten Zähnen und /oder Zahnstellungsanomalien (nach buccal/palatinal/lingual gekippte, asymmetrischer Zahnrotationen usw.) und dadurch erschwerte Adaption der provisorischen Krone/Teilkrone/Veneer (möglich, wenn nicht ästhetische Optimierung nach § 9 GOZ berechnet wird)
- reflektorischer Übererregbarkeit z. B. starkem Husten-, Schluck-, oder/und Brechreizneigung mit häufigen Behandlungspausen und notwendiger wiederholt erforderlicher Trockenlegung bei der Anpassung und/oder Eingliederung
- motorischer Unruhe des Patienten, verbunden mit wiederholt erforderlicher Trockenlegung und mehrfach notwendigen Behandlungspausen
- erschwerter Anpassung an Halte- und Stützvorrichtungen bei herausnehmbarem Zahnersatz/Bildung von Auflageflächen
- starken Wangendrucks und/oder aktiver Zungenmuskulatur und dadurch aufwendiger Fixierung der verwendeten Hilfsmittel sowie notwendiger häufiger Behandlungspausen zur Entlastung/Entspannung der Muskulatur
- stark eingeschränkter Sicht durch andauernde Sulkusblutung in Verbindung mit starker Zungenmotorik und eingeschränkter Mundöffnung
- erschwerter Anpassung und besonders schwieriger Gestaltung des Provisoriums im Kontaktbereich zum Nachbarzahn wegen Zahnengstand durch Platzmangel/stark eingeschränkter Platzverhältnisse (aufgewanderter Nachbarzahn) oder ausladender Kontaktpunktgestaltung
- individuellen Mehraufwands an die Ästhetik, durch die schwierige Form- und Farbgestaltung bei dem Veneer-Provisorium
- außergewöhnlich erschwerter Isolation und aufwendiger Trockenlegung zur Anpassung und/oder Eingliederung der provisorischen Krone bei vermehrter Salivation/Hypersalivation
- schwieriger Kauflächen/Kontaktgestaltung wegen besonders schwieriger Verzahnung und wegen ungünstiger antagonistischer Beziehungen – Kreuzbiss, Progenie, Prognathie

2270

Begründungen

Überdurchschnittlicher Zeitaufwand aufgrund …	Überdurchschnittliche Schwierigkeiten aufgrund …	Besondere Umstände aufgrund …

- aufwendiger okklusaler Feinjustierung bei ungünstigen antagonistischen Beziehungen/Kiefergelenksymptomatik
- individueller Anpassung des zusätzlich verwendeten Formteils
- äußerst schwieriger Versorgung bei nicht ausgleichbaren Zahndivergenzen
- aufwendiger Herstellung und schwieriger Adaptation der provisorischen Stiftkrone

2290

GOZ-Position 2290

Leistungsbeschreibung	Faktor
Entfernung einer Einlagefüllung, einer Krone, eines Brückenankers, Abtrennen eines Brückengliedes oder Steges oder Ähnliches	1,0-fach: 10,12 € 2,3-fach: 23,28 € 2,8-fach: 18,35 € 3,1-fach: 31,38 € 3,5-fach: 35,43 €

Abrechnungsbestimmung

--

! Anmerkung

Die Leistung umfasst das Auftrennen ggf. Abtrennen der Einlagefüllung/Krone etc. zum einfacheren Entfernen

- berechnungsfähig:
  - für die Entfernung einer Einlagefüllung
  - für die Entfernung einer Teilkrone jeder Art oder eines Veneers
  - für die Entfernung einer Krone (auch implantatgetragene) jeder Art
  - für die Entfernung einer Wurzelstiftkappe
  - für die Entfernung einer Primärteleskopkrone
  - für die Entfernung oder Abtrennung eines Brückenankers jeder Art (auch implantatgetragen)
  - für die Entfernung einer notwendigerweise fest zementierten provisorischen Krone/eines Brückenankers (auch auf Implantat)
  - für die Entfernung einer verschraubten Prothese (z. B. bei All-on-4™), je Verschraubung
  - für die Entfernung eines Funktionsaufbaus (semipermanent oder permanent)
  - für das Trennen von verblockten Kronen oder Teilkronen usw., je Trennstelle
  - für das Abtrennen eines Brückengliedes, je Trennstelle
  - für das Abtrennen eines Flügels einer Adhäsivbrücke
  - für das Abtrennen eines Steges, je Trennstelle
  - wenn von einem überkronten Zahn vor der Extraktion zunächst die Krone entfernt werden muss, um z. B. die Erhaltungswürdigkeit des Zahnes zu überprüfen oder wegen anschließender schwieriger Extraktion oder Osteotomie
  - ggf. auch mehrmals je Zahn abrechenbar, z. B. Trennung der verblockten Kronen und Entfernung der Krone
  - ggf. auch neben Entfernung eines Wurzelstiftes (GOZ-Nr. 2300)
  - ggf. für die Entfernung eines Teil- oder Vollbogens im Rahmen einer KFO-Behandlung (alternativ GOÄ-Nr. Ä2702)
  - ggf. für die Eröffnung einer Implantatkrone z. B. zum Festziehen eines gelockerten Implantataufbaus (alternativ § 6 Abs. 1 GOZ)

Anmerkung

- nicht berechnungsfähig:
  - für das Entfernen von Füllungen aus plastischem Material
  - für die Extraktion eines Zahnes mit Krone
  - für die Entfernung von parapulpären Stiften
  - für das Entfernen einer nicht fest zementierten provisorischen Krone/Ankerkrone
  - für die Entfernung eines Wurzelstiftes (GOZ-Nr. 2300)

BZÄK-Kommentar zu der GOZ-Nr. 2290 (Stand Janaur 2021)

Unter dieser Leistungsnummer wird neben dem Entfernen von indirekt hergestellten, definitiven Versorgungen wie Einlagefüllungen, Kronen, Brückengliedern, Stegen oder Ähnlichem aus Zahnkavitäten, von präparierten Zahnstümpfen, von Implantaten auch das Trennen verblockter Konstruktionen oder das Entfernen von Wurzelkappen berechnet. Darunter fallen sowohl zementierte als auch adhäsiv befestigte Rekonstruktionen.
Das Abtrennen von Brückengliedern, Stegen oder anderen Verbindungselementen ist ebenfalls von dieser Leistungsnummer erfasst.
Bei verblockten Konstruktionen kann diese Leistungsnummer sowohl für das Durchtrennen der Verblockung als auch für die Entfernung der Rekonstruktion in Ansatz gebracht werden.
Die Glättung von Trennstellen im Mund kann gesondert berechnet werden.
Das Entfernen von Restaurationen aus plastischem Material ist nicht gesondert berechnungsfähig. Auch das Entfernen eines definitiv befestigten Provisoriums kann unter dieser Leistungsnummer berechnet werden. Bei separater Entfernung einer Rekonstruktion vor der Extraktion/Osteotomie eines Zahnes/Implantats ist die Leistung ebenfalls berechnungsfähig.

Begründungen

Überdurchschnittlicher Zeitaufwand aufgrund …	Überdurchschnittliche Schwierigkeiten aufgrund …	Besondere Umstände aufgrund …

- ungünstig gelegener, schwierig zu erreichender Zahnregion
- besonders harter goldreduzierter Legierung und dadurch bedingten erhöhten Materialverbrauchs
- Krone/Trennstelle Material Zirkon adhäsiv befestigt und dadurch bedingten erhöhten Materialverbrauchs
- besonderer Anwendung eines aufwendigen und schonenden Entfernungsverfahren zur Vermeidung von Substanzverlust
- besonderen Entfernungsverfahrens zur Vermeidung einer Zahnfraktur bei geschwächter Restzahnsubstanz

2290

Begründungen

Überdurchschnittlicher Zeitaufwand aufgrund …	Überdurchschnittliche Schwierigkeiten aufgrund …	Besondere Umstände aufgrund …

- extrem erhöhten Aufwands bei adhäsiver Befestigung der Krone
- Entfernung einer sehr harten Keramik unter maximaler Schonung der Restsubstanz (Frakturgefahr)
- erschwerter Entfernung der Krone/Brücke bei parodontal vorgeschädigtem Zahn
- Durchtrennung einer massiven interdentalen Verblockung, dadurch bedingt erhöhter Materialverbrauch
- äußerst minimalinvasiver Entfernung der Rekonstruktion zur größtmöglichen Substanzerhaltung
- ungenügendem Ansatzpunkt des Hirtenstabes/bzw. Coronaflex zur Schonung des Werkstückes bei geplanter Wiedereingliederung
- subgingivaler Ausdehnung der Präparationsgrenze dadurch erschwerter Zugang zum Kronenrand und erforderlicher individuelle Mehraufwand zum Schutz des Parodontiums
- motorischer Instabilität der Zunge/Makroglossie, dadurch erschwerter Freistellung des Behandlungsfeldes
- häufiger Behandlungsunterbrechungen wegen des reduzierten Allgemeinzustandes und verminderter Belastbarkeit
- mehrfacher Behandlungspausen bei Kreislauflabilität
- starken Wangendrucks und/oder aktiver Zungenmuskulatur und dadurch aufwendiger Fixierung der verwendeten Hilfsmittel sowie notwendiger häufiger Behandlungspausen zur Entlastung/ Entspannung der Muskulatur
- häufiger Unterbrechung und langer Dauer der Behandlung bedingt durch sensorische/reflektorischer Übererregbarkeit des Patienten
- Einschränkung des Sichtbereiches, verursacht durch eingeschränkte Lagerfähigkeit des Patienten wegen Wirbelsäulenerkrankung/Muskelerkrankung/Herz-Kreislauferkrankung/ Schwangerschaft
- eingeschränkter Mundöffnung/erschwerter Mundzugang wegen Mundsperre/Kieferklemme/Herpes/Rhagaden etc.
- geringer Mundöffnung (Schneidekantendifferenz = xx mm) und erhöhtem Muskeltonus der Wangen- Zungenmuskulatur
- erschwerter Erreichbarkeit/Freistellung des Behandlungsfeldes wegen einer extrem eingeschränkten Mundöffnung bedingt durch eine Verletzung im Bereich des Mundwinkels/Verletzung an der Lippe
- besonderen Aufwands wegen vorhandener Apparaturen und/oder protrudierten Zähnen und /oder Zahnfehlstellungen (nach buccal/palatinal/lingual gekippte, asymmetrischer Zahnrotationen und/oder parodontal vorgeschädigtem Zahn usw.) und dadurch erschwerte Abnahme oder Abtrennung der Krone/Teilkrone/ Veneer/ Brückenanker

2290

Begründungen

Überdurchschnittlicher Zeitaufwand aufgrund …	Überdurchschnittliche Schwierigkeiten aufgrund …	Besondere Umstände aufgrund …

- erschwerten Vorgehens bei der Entfernung/Abtrennung wegen massiven Zahnengstand
- außergewöhnlich erschwerter Isolation und aufwendiger Trockenlegung zur Entfernung/Abtrennung der Krone/Brückenankers oder Eröffnung einer Implantatkrone bei vermehrter Salivation/ Hypersalivation
- reflektorischer Übererregbarkeit z. B. starkem Husten-, Schluck-, oder/und Brechreizneigung mit häufigen Behandlungspausen
- motorischer Unruhe des Patienten, verbunden mit wiederholt erforderlicher Trockenlegung und mehrfach notwendigen Behandlungspausen
- starken Wangendrucks und/oder aktiver Zungenmuskulatur und dadurch aufwendige Fixierung der verwendeten Hilfsmittel sowie notwendiger häufiger Behandlungspausen zur Entlastung/ Entspannung der Muskulatur
- stark eingeschränkter Sicht durch andauernde Sulkusblutung in Verbindung mit starker Zungenmotorik und eingeschränkter Mundöffnung
- aufwendiger Entfernung einer verschraubten Krone wegen schwer zugänglichen Schraubenkanal
- außergewöhnlich dicker und extrem harter Materialschicht der Krone dadurch erhöhten speziellen Materialaufwands (z. B. mehrere Kronentrenner)
- schwieriger Ansatzmöglichkeit für die verwendeten Hilfsmittel z. B. Kronenhebel/Hirtenstab etc.
- besonders vorsichtigen Vorgehens wegen erhöhter Pulpengefährdung bei divergierender Zahnachsen
- minimalinvasiver Entfernung der Rekonstruktion zur Schonung der Zahnhartsubstanz und zur Vermeidung einer Fraktur der dünnen geschwächten/grazilen Kavitätenwände
- minimalinvasiver Entfernung der Rekonstruktion zur Schonung der Zahnhartsubstanz und zur Vermeidung einer Zahnfraktur bei schmalen und/oder langen Zahnstumpf
- minimalinvasiver Entfernung der Rekonstruktion zur Vermeidung einer Fraktur vom endodontisch behandelten Zahn

2300

GOZ-Position 2300

Leistungsbeschreibung	Faktor
Entfernung eines Wurzelstiftes	1,0-fach: 15,19 € 2,3-fach: 34,93 € 2,8-fach: 42,52 € 3,1-fach: 47,07 € 3,5-fach: 53,15 €

Abrechnungsbestimmung

--

! Anmerkung

- berechnungsfähig:
  - je Wurzelstift ggf. auch mehrfach
  - für die Entfernung von Silberstiften
  - für die Entfernung von gegossenen Stiftaufbauten
  - für die Entfernung von konfektionierten Schraubenaufbauten oder Glasfaserstiften
- nicht berechnungsfähig:
  - für die Entfernung einer thermoplastischen Wurzelkanalfüllung
  - für die Entfernung frakturierter Wurzelkanalinstrumente analog § 6 Abs.1
  - für die Entfernung einer Stiftkrone (ein Teil) (GOZ-Nr. 2290)
  - für die Entfernung parapulpärer Stifte

BZÄK-Kommentar zu der GOZ-Nr. 2300 (Stand Januar 2021)

Unter dieser Leistungsnummer wird die Entfernung eines Wurzelstiftes aus einem Wurzelkanal berechnet.

Die Berechnung erfolgt je Wurzelstift.

Darunter fallen sowohl gegossene Stiftaufbauten und Wurzelstifte als auch konfektionierte Schraubenaufbauten oder Glasfaserstifte.

Die Entfernung frakturierter Wurzelkanalinstrumente oder von Wurzelfüllungen aus (thermo-) plastischem Material ist nicht Inhalt dieser Leistungsnummer, da es sich hierbei nicht um Wurzelstifte im Sinne der GOZ handelt.

Begründungen

Überdurchschnittlicher Zeitaufwand aufgrund …	Überdurchschnittliche Schwierigkeiten aufgrund …	Besondere Umstände aufgrund …

- ungünstig gelegener, schwierig zu erreichender Zahnregion
- besonders harter goldreduzierter/nichtedelmetall Legierung und dadurch bedingtem erhöhtem Materialverbrauch
- besonderer Anwendung eines aufwendigen und schonenden Entfernungsverfahren zur Vermeidung von Substanzverlust
- besonderen Entfernungsverfahresn zur Vermeidung einer Zahnfraktur bei geschwächter Restzahnsubstanz
- Vermeidung einer Zahnfraktur bei gekrümmten Wurzeln oder ungünstigen Winkeln
- extrem erhöhten Aufwands bei adhäsiver Befestigung des Stiftes
- schwieriger Entfernung des Wurzelstiftes bei ungünstiger Angulation
- Entfernung des adhäsiv alio loco befestigten Glasfaserstiftes unter dem Operationsmikroskop mit Ultraschall
- Entfernung eines geschraubten und zementierten Stiftaufbaus unter dem Operationsmikroskop zum schonenden Erhalt der Restzahnsubstanz
- Entfernung eines Glasfaserstiftes unter Einsatz eines Operationsmikroskops
- besonders schonender Entfernung des gegossenen Stiftaufbaues mit Ultraschall und Handinstrumenten
- besonders aufwendiger Entfernung eines schwer zugänglichen Wurzelstifts
- besonders schwierige Entfernung bei atypischen Wurzelkanal/atypische Länge der Wurzel
- Vermeidung einer Perforation bei gekrümmten Wurzeln
- äußerst minimalinvasiver Entfernung der Rekonstruktion zur größtmöglichen Substanzerhaltung
- motorischer Instabilität der Zunge/Makroglossie, dadurch erschwerter Freistellung des Behandlungsfeldes
- häufiger Behandlungsunterbrechungen wegen des reduzierten Allgemeinzustandes und verminderte Belastbarkeit
- Einschränkung des Sichtbereiches, verursacht durch eingeschränkte Lagerfähigkeit des Patienten wegen Wirbelsäulenerkrankung/Muskelerkrankung/Herz-Kreislauferkrankung/Schwangerschaft
- geringer Mundöffnung (Schneidekantendifferenz = xx mm) und erhöhtem Muskeltonus der Wangen-/Zungenmuskulatur
- erschwerter Erreichbarkeit/Freistellung des Behandlungsfeldes wegen einer extrem eingeschränkten Mundöffnung bedingt durch eine Verletzung im Bereich des Mundwinkels/Verletzung an der Lippe
- eingeschränkter Mundöffnung/erschwerten Mundzugangs wegen Mundsperre/Kieferklemme/Herpes/Rhagaden etc.

2300

Begründungen

Überdurchschnittlicher Zeitaufwand aufgrund …	Überdurchschnittliche Schwierigkeiten aufgrund …	Besondere Umstände aufgrund …

- reflektorischer Übererregbarkeit z. B. starkem Husten-, Schluck-, oder/und Brechreizneigung mit häufigen Behandlungspausen
- motorischer Unruhe des Patienten, verbunden mit wiederholt erforderlicher Trockenlegung und mehrfach notwendigen Behandlungspausen
- starken Wangendrucks und/oder aktiver Zungenmuskulatur und dadurch aufwendige Fixierung der verwendeten Hilfsmittel sowie notwendiger häufiger Behandlungspausen zur Entlastung/Entspannung der Muskulatur
- stark eingeschränkter Sicht durch andauernde Sulkusblutung in Verbindung mit starker Zungenmotorik und eingeschränkter Mundöffnung
- schwieriger Ansatzmöglichkeit für die verwendeten Hilfsmittel bei der Entnahme eines schwer zugänglichen Wurzelstiftes
- minimalinvasiver Entfernung eines konfektionierten Stiftes zur Schonung der Zahnhartsubstanz und zur Vermeidung einer Fraktur der dünnen/grazilen Kavitätenwände/Präparationsstümpfe
- minimalinvasiver Entfernung wegen Wurzelfrakturgefahr bei sehr schlanken/grazilen und/oder gebogenen Wurzeln
- besonderen Aufwands wegen vorhandener Apparaturen und/oder protrudierten Zähnen und /oder Zahnfehlstellungen (nach buccal/palatinal/lingual gekippte, asymmetrischer Zahnrotationen und/oder elongierter/parodontal vorgeschädigtem Zahn usw.) und dadurch erschwerte Entfernung der Wurzelstifte
- eines abgebrochenen Wurzelstiftes Anwendung besonders aufwendiger Entfernungsverfahren

GOZ-Position 2310

Leistungsbeschreibung	Faktor
Wiedereingliederung einer Einlagefüllung, einer Teilkrone, eines Veneers oder einer Krone oder Wiederherstellung einer Verblendschale an herausnehmbarem Zahnersatz	1,0-fach: 8,16 € 2,3-fach: 18,76 € 2,8-fach: 22,83 € 3,1-fach: 25,28 € 3,5-fach: 28,54 €

Abrechnungsbestimmung

--

Anmerkung

- berechnungsfähig:
  - für die Wiedereingliederung von Teilkronen, Kronen, Inlays, Onlays, Veneers jeder technischen Ausführung
  - für die Wiedereingliederung von Kronen auf Implantaten ggf. notwendiges Auswechseln von Sekundärteilen im Reparaturfall zzgl. GOZ-Nr. 9060
  - für das Wiederbefestigen einer Krone auf Implantat aufgrund einer gelockerten Verschraubung
  - für die Wiederherstellung einer Facette an sekundär Teleskopkrone oder Konuskrone
  - für die Wiederherstellung einer Verblendschale am herausnehmbarem Zahnersatz z. B. an Rückenschutzplatten, über ein Geschiebe usw.
  - bei Wiederherstellung von herausnehmbaren Zahnersatz ggf. zzgl. GOZ Nr. 5250 – ohne Abformung oder GOZ Nr. 5260 – mit Abformung
  - ggf. bei Anwendung der Adhäsivtechnik zur Eingliederung ist die GOZ-Nr. 2197 zzgl. möglich
  - ggf. für das Wiederbefestigen einer definitiven Stiftkrone (alternativ analog § 6 Abs. 1 GOZ)
  - zzgl. zahntechnische Leistungen gemäß § 9 GOZ
  - ggf. zzgl. Abformmaterialien, Laborkosten
- nicht berechnungsfähig:
  - für das Wiederbefestigen von Provisorien wie Einlagefüllungen, Kronen, Teilkronen und Langzeitprovisorium usw.
  - für das Wiederbefestigen einer Wurzelstiftkappe – analog § 6 Abs. 1 GOZ
  - für die Wiedereingliederung von gelösten Stiftverankerungen/Aufbauten (analog § 6 Abs. 1 GOZ)
  - neben den GOZ-Nrn. 2050 ff. (Restaurationen)
  - für die Wiedereingliederung von Stegen

2300

! Anmerkung

- für die Wiedereingliederung einer Kappe auf Implantat (Locator) (§ 6 Abs. 1 GOZ)
- für die Wiedereingliederung einer Wurzelstiftkappe mit Kugelknopfanker (§ 6 Abs. 1 GOZ)
- neben der GOZ-Nr. 2320 (Wiederherstellung und Wiedereingliederung/Krone etc.am gleichen Zahn)
- für die Wiederbefestigung von alio loco angefertigten provisorischen Kronen, provisorischen Stiftkronen oder Einlagefüllungen (analog § 6 Abs. 1)
- für Wiederherstellung von Verblendschalen an festsitzenden Kronen und Brückenanker/Brückenglieder oder Teleskopkronen (GOZ-Nr. 2320)
- für die Wiedereingliederung einer Brücke ohne Wiederherstellungsmaßnahmen (GOZ-Nr. 5110)
- wenn eine vorhandene Krone umgearbeitet und als Provisorium verwendet wird (GOZ-Nr. 2270)

BZÄK-Kommentar zu der GOZ-Nr. 2310 (Stand Januar 2021)

Unter dieser Nummer wird das Wiedereingliedern einer indirekt hergestellten endgültigen Rekonstruktion am Einzelzahn berechnet.
Die Wiedereingliederung eines gelösten Stiftaufbaus oder einer Wurzelstiftkappe ist nicht Bestandteil der Leistung und muss deshalb analog berechnet werden.
Die der Wiedereingliederung vorausgehende einfache Reinigung des präparierten Zahnstumpfes und des zahntechnischen Werkstückes, die Desinfektion und relative Trocknung des Zahnes und des zahntechnischen Werkstücks im Bereich der Zementkontaktflächen sowie die Entfernung aller Zement- bzw. Kleberüberschüsse nach der Eingliederung und eine einfache Okklusionskontrolle sind Bestandteil der Leistung.
[...]
Die Wiederbefestigung einer Krone auf einem Implantat im Rahmen des Auswechselns eines Implantataufbauteils im Reparaturfall kann ebenfalls nach dieser Nummer berechnet werden. Auch die Wiederbefestigung einer Krone auf Grund einer gelockerten Verschraubung fällt ebenfalls unter diese Leistung.
Die Wiederbefestigung von alio loco angefertigten provisorischen Kronen, provisorischen Stiftkronen oder Einlagefüllungen wird nach § 6 Abs. 1 berechnet.
Ein weiterer Anwendungsbereich der Nummer 2310 ist die Wiederherstellung von Verblendungen an herausnehmbarem Zahnersatz.
Die erforderlichen Laborkosten können gesondert in Rechnung gestellt werden.
Die Nummer 2310 wird je Zahn bzw. je Verblendung berechnet bei Teleskop- und Konuskronen ggf. auch zweimal, wenn an der Außenkrone zusätzlich eine Verblendung wiederhergestellt wird.

Begründungen

Überdurchschnittlicher Zeitaufwand aufgrund …	Überdurchschnittliche Schwierigkeiten aufgrund …	Besondere Umstände aufgrund …

- aufwendiger Anpassung an vorhandene Restauration
- erschwerter Isolation und Trockenlegung bei vermehrter Salivation/Hypersalivation bei Eingliederung der Rekonstruktion
- erschwerter Retentionsgewinnung wegen einer kurzen/extrem langen klinische Krone/eines Stumpfes
- wiederholter Blutungsstillung
- umfangreicher Reinigung der Krone und des Zahnes von schwer anhaftenden Zementresten (möglich, wenn hierfür nicht die GOZ Nrn.4050/4055 berechnet werden)
- besonders aufwändiger Wiedereingliederung einer Suprakonstruktion
- Pfeilerdivergenzen bei verblockter Rekonstruktion
- dysfunktioneller Kaugewohnheiten
- motorischer Instabilität der Zunge/Makroglossie, dadurch erschwerter Freistellung des Behandlungsfeldes
- divergierender Zahnstellung, da umfangreiche Verblockung von Einzelpfeilern
- subgingivaler Ausdehnung der Präparationsgrenze dadurch erforderlicher individuelle Mehraufwand zur Anpassung der Verblendung
- umfangreichem und zeitaufwendigen Einsetzverfahrens durch individueller Farbanpassung des Befestigungskomposits
- häufiger Behandlungsunterbrechungen wegen des reduzierten Allgemeinzustandes
- Einschränkung des Sichtbereiches, verursacht durch eingeschränkte Lagerfähigkeit des Patienten wegen Wirbelsäulenerkrankung/Muskelerkrankung/Herz-Kreislauferkrankung
- eingeschränkter Mundöffnung/erschwerten Mundzugangs wegen Mundsperre/Kieferklemme/Adipositas/Herpes/Rhagaden etc.
- besonderen Aufwands wegen vorhandener Restaurationen/Apparaturen und/oder elongierten/protrudierten Zähnen und/oder Zahnfehlstellungen (nach buccal/palatinal/lingual gekippte, asymmetrischer Zahnrotationen usw.) und dadurch erschwerte Adaption der Krone
- reflektorischer Übererregbarkeit z. B. starkem Husten-, Schluck-, oder/und Brechreizneigung mit häufigen Behandlungspausen und notwendiger wiederholt erforderlicher Trockenlegung bei der Eingliederung
- motorischer Unruhe des Patienten, verbunden mit wiederholt erforderlicher Trockenlegung bei der Wiedereingliederung und mehrfach notwendigen Behandlungspausen
- erschwerter Anpassung der Verblendung an Halte- und Stützvorrichtungen bei herausnehmbarem Zahnersatz bei Bildung von Auflageflächen

2300

Begründungen

Überdurchschnittlicher Zeitaufwand aufgrund …	Überdurchschnittliche Schwierigkeiten aufgrund …	Besondere Umstände aufgrund …

- starken Wangendrucks und/oder aktiver Zungenmuskulatur und dadurch aufwendiger Fixierung der verwendeten Hilfsmittel sowie notwendiger häufiger Behandlungspausen zur Entlastung/Entspannung der Muskulatur
- gewebsschonenden Arbeitens für minimalinvasive sekundär Kariestherapie bei der Wiedereingliederung des Inlays/ Onlays
- ungünstiger Retensionsform mit extrem schwieriger Retensionsfindung bei maximaler Substanzschonung wegen kurzen Präparationsstumpf
- stark eingeschränkter Sicht durch andauernde Sulkusblutung in Verbindung mit starker Zungenmotorik/mit eingeschränkter Mundöffnung/mit starker Aktivität des M. masseter
- besonders umfangreicher Entfernung alter Zementreste vom Zahn oder aus der Krone mit umfangreicher Reinigung und Desinfektion des Zahnes bzw. der Rekonstruktion
- besonders aufwendiger Überschussentfernung (z. B. Circular Crisscross Flossing) und umfangreiche Nachkontrolle
- erschwerter Adaptation der Versorgung wegen starker Zahnkippung/erheblichen Engstands nach langer Dauer bis zum Wiedereinsetzen
- erschwerten Eingliederns/kompliziertes Anpassen verbunden mit multiplen Korrekturen wegen neuer Zahnaufbauten nach Aufbau- oder Zahnfraktur
- Wiedereingliederung und okklusalen Feineinschleifens nach gnathologischen Kriterien zur optimalen Belastung des Kauorgans
- erhöhter Blutungsneigung bei Wiedereingliederung durch die Einnahme von Antikoagulantien (möglich, wenn hierfür nicht die GOZ Nr. 3050 berechnet wird)
- schwieriger Wiederherstellung/erschwerten Vorgehens bei abgesunkenem Biss/Dysgnathen Verhältnissen/Abrasionsgebiss
- langwierigen Einpassens zur Überprüfung der Gingivadurchblutung/druckloses Einbetten/Korrekturen
- aufwendiger Fixierung des Sekundärteils vom Verbindungselement/Halte- und Stützelemente bei Eingliederung
- erschwerter Erreichbarkeit/Freistellung des Behandlungsfeldes wegen einer extrem eingeschränkten Mundöffnung bedingt durch eine Verletzung im Bereich des Mundwinkels/Verletzung an der Lippe
- außergewöhnlich hohen Mehraufwands bei Patienten XY bei schwieriger Wiederherstellung einer funktionsorientierten, morphologisch gestalteten Kaufläche, erforderlich durch atypische antagonistische Situation

GOZ-Position 2320

Leistungsbeschreibung	Faktor
Wiederherstellung einer Krone, einer Teilkrone, eines Veneers, eines Brückenankers, einer Verblendschale oder einer Verblendung an festsitzendem Zahnersatz, gegebenenfalls einschließlich Wiedereingliederung und Abformung	1,0-fach: 19,68 € 2,3-fach: 45,27 € 2,8-fach: 55,12 € 3,1-fach: 61,02 € 3,5-fach: 68,90 €

Abrechnungsbestimmung

--

Anmerkung

- berechnungsfähig:
  - für das direkte oder indirekte Verfahren von Wiederherstellungen
  - für die Wiederherstellung einer Krone (auch auf Implantat) oder Teilkrone oder Veneers
  - für die Wiederherstellung eines Brückenankers (auch auf Implantat)
  - für die Wiederherstellung/ Wiederbefestigung oder Erneuerung einer Verblendschale / Verblendung an festsitzendem Zahnersatz (Brückenglied)
  - für die Reparatur einer nicht verblendeten Krone/Brückenanker oder Brückengliedes
  - für die Reparatur einer vollkeramischen Krone/Brückenanker oder Brückengliedes
  - für Oberflächenformverändernde Maßnahmen zur Wiederherstellung der Funktion
  - für okklusalen Verschluss/Wiederherstellung einer Krone/Brückenanker nach endodontischer Behandlung mit Komposit mit Adhäsivtechnik, zzgl. GOZ-Nr. 2197
  - für die Wiederherstellung, gleich welcher Art, an einer Primär- und/oder Sekundärteleskopkrone
  - für die "Unterfütterung" eines Brückengliedes bei teleskopierender Brücke (alternativ analog § 6 Abs. 1 GOZ)
  - für das Abdecken des Schraubenkanals einer Implantatkrone nach einer Wiederherstellungsmaßnahme
  - ggf. bei Anwendung der Adhäsivtechnik ist die GOZ-Nr. 2197 zzgl. möglich
  - ggf. zzgl. Entfernung der Krone oder des Brückenankers (GOZ-Nr. 2290)
  - zzgl. Materialkosten z. B. Abformmaterial
  - zzgl. zahntechnische Leistungen gemäß § 9 GOZ

2320

Anmerkung

- nicht berechnungsfähig:
  - für die Wiederherstellung einer Verblendung an herausnehmbarem Zahnersatz (z. B. Rückenschutzplatte an Modellguss) GOZ-Nr. 2310
  - für die Wiedereingliederung einer Krone/Teilkrone/Veneer ohne Wiederherstellungsmaßnahmen GOZ-Nr. 2310
  - für die Wiedereingliederung einer Brücke ohne Wiederherstellungsmaßnahmen an Brückenglied oder Anker
  - für Wiederherstellung von provisorischen Kronen und Brücken (analog § 6 Abs. 1 GOZ)
  - für das Auffüllen von Sekundärteleskopkronen mittels Komposit/Kunststoff (GOZ-Nr. 5250 bzw. 5260)
  - für Wiederherstellung von Inlays oder Onlays (analog §6 Abs.1 GOZ)
  - neben der GOZ-Nr. 2310 (Wiedereingliederung Krone/Teilkrone etc.)
  - für die Wiederherstellung eines laborgefertigten Langzeitprovisoriums (GOZ-Nr. 7100)

BZÄK-Kommentar zu der GOZ-Nr. 2320 (Stand Januar 2021)

Die Leistungsnummer wird für die Wiederherstellung defekter indirekt hergestellter Restaurationen an festsitzendem Zahnersatz in Ansatz gebracht. Die Wiederherstellung kann intraoral oder extraoral durchgeführt werden. Eine ggf. erforderliche Abformung ist Bestandteil der Leistung. Die erforderlichen Material- und Laborkosten werden gesondert in Rechnung gestellt.

Die Nummer 2320 wird je Krone/Teilkrone/Veneer/Brückenanker bzw. je Verblendung an festsitzendem Zahnersatz berechnet.

Verblendungsreparaturen an herausnehmbarem Zahnersatz werden unter Nummer 2310 berechnet.

Die ggf. erforderliche Wiedereingliederung der wiederhergestellten Krone/Teilkrone oder des Veneers ist Bestandteil der Leistung und kann nicht nach Nummer 2310 berechnet werden.

Das Wiedereingliedern von Brückenankern oder weiterer verblockter Kronen wird nach Nummer 2310 bzw. Nummer 5110 berechnet.

Die 2320 ist neben der 5110 auch dann berechnungsfähig, wenn man an einem oder mehreren Brückenankern, deren Wiedereingliederung mit der 5110 abgegolten ist, wiederherstellende Maßnahmen erfolgen. Die 5110 stellt auf die Wiedereingliederung nach Wiederherstellung ab, beinhaltet diese jedoch nicht. Eine ggf. erforderliche Abnahme der Rekonstruktion wird zusätzlich nach Nummer 2290 je Anzahl der betroffenen Pfeilerzähne berechnet. Der Verschluss des Schraubenschachtes einer implantatgestützten Krone erfüllt bei Wiedereingliederung der Krone den Leistungsinhalt der 2320. Oberflächenformverändernde Maßnahmen zur Wiederherstellung der Funktion werden ebenfalls nach dieser Nummer berechnet, sofern nicht die Nr. 4030 zum Ansatz kommt. Wird ein der Gebührennummer 2320 GOZ vergleichbarer Leistungsinhalt an einer Einlagefüllung nach 2150–2170 GOZ erbracht, so ist diese Leistung analog zu berechnen.

Begründungen

Überdurchschnittlicher Zeitaufwand aufgrund …	Überdurchschnittliche Schwierigkeiten aufgrund …	Besondere Umstände aufgrund …

- aufwendiger Anpassung an vorhandene Restauration
- erschwerter Isolation und Trockenlegung bei vermehrter Salivation/Hypersalivation bei Wiederherstellung und Eingliederung der Rekonstruktion
- erschwerter Retentionsgewinnung wegen einer kurzen/extrem langen klinische Krone/eines Stumpfes
- wiederholter Blutungsstillung
- umfangreicher Reinigung der Krone und des Zahnes von schwer anhaftenden Zementresten
- besonders aufwändiger Wiedereingliederung einer Suprakonstruktion
- Pfeilerdivergenzen bei verblockter Rekonstruktion
- großspanniger Brücke bei Wiederherstellung der Verblendung/Wiederherstellung des Brückenpfeilers
- erschwerter Wiedereingliederung einer großspannigen Brücke nach Verlust eines Pfeilerzahnes, Umarbeitung der Krone zum Brückenglied
- dysfunktioneller Kaugewohnheiten
- motorischer Instabilität der Zunge/Makroglossie, dadurch erschwerter Freistellung des Behandlungsfeldes
- überstehenden Kronenrands als Fremdreiz, aufwendiger Modelation der Rekonstuktion einschließlich aufwendiger Politurmaßnahmen
- divergierender Zahnstellung, da umfangreiche Verblockung von Einzelpfeilern
- subgingivaler Ausdehnung der Präparationsgrenze dadurch erforderlicher individueller Mehraufwand zur Anpassung der Verblendung am Brückenanker/an Sekundärteleskopkrone
- umfangreichem und zeitaufwendigen Einsetzverfahrens durch individueller Farbanpassung des Befestigungskomposits nach Wiederherstellung der Teilkrone oder Veneers
- häufiger Behandlungsunterbrechungen wegen des reduzierten Allgemeinzustandes
- Einschränkung des Sichtbereiches, verursacht durch eingeschränkte Lagerfähigkeit des Patienten wegen Wirbelsäulenerkrankung/Muskelerkrankung/Herz-Kreislauferkrankung
- eingeschränkter Mundöffnung/erschwerter Mundzugang wegen Mundsperre/Kieferklemme/ Adipositas/Herpes/Rhagaden etc.
- besonderen Aufwands wegen vorhandener Restaurationen/Apparaturen und/oder elongierten/protrudierten Zähnen und/oder Zahnfehlstellungen (nach buccal/palatinal/lingual gekippte, asymmetrischer Zahnrotationen usw.) und dadurch erschwerte Adaption der Krone nach Wiederherstellung

2320

Begründungen

Überdurchschnittlicher Zeitaufwand aufgrund …	Überdurchschnittliche Schwierigkeiten aufgrund …	Besondere Umstände aufgrund …

- reflektorischer Übererregbarkeit z. B. starkem Husten-, Schluck-, oder/und Brechreizneigung mit häufigen Behandlungspausen und notwendiger wiederholt erforderlicher Trockenlegung bei der Wiederherstellung und Eingliederung
- motorischer Unruhe des Patienten, verbunden mit wiederholt erforderlicher Trockenlegung bei der Wiederherstellung der Krone oder Brücke und Wiedereingliederung mit mehrfach notwendigen Behandlungspausen
- erschwerter Anpassung der Verblendung oder Wiederherstellung von der Brücke/Krone an Halte- und Stützvorrichtungen des herausnehmbaren Zahnersatzes bei Bildung von Auflageflächen
- starken Wangendrucks und/oder aktiver Zungenmuskulatur und dadurch aufwendiger Fixierung der verwendeten Hilfsmittel zur Wiederherstellung sowie notwendiger häufiger Behandlungspausen zur Entlastung/ Entspannung der Muskulatur
- minimalinvasivem, gewebsschonenden Arbeitens bei Sekundärkaries/bei der Wiederherstellung der Krone oder des Brückenankers nach Trepanation
- ungünstiger Retensionsform mit extrem schwieriger Retensionsfindung bei maximaler Substanzschonung, bei kurzem Präparationsstumpf zur Eingliederung nach Wiederherstellung
- stark eingeschränkter Sicht durch andauernde Sulkusblutung in Verbindung mit starker Zungenmotorik/mit eingeschränkter Mundöffnung/mit starker Aktivität des M. masseter
- besonders umfangreicher Entfernung alter Zementreste am Zahn oder Krone/Brückenanker mit umfangreicher Reinigung und Desinfektion des Zahnes bzw. der Rekonstruktion zur Wiederherstellung der Verblendung und Wiedereingliederung
- besonders aufwendiger Überschussentfernung (z. B. Circular Crisscross Flossing) und umfangreicher Nachkontrolle
- erschwerter Adaptation der Rekonstruktion nach Wiederherstellung wegen starker Zahnkippung/erheblichen Engstand nach langer Dauer bis zum Wiedereinsetzen
- erschwerten Eingliederns wegen neuer Zahnaufbauten nach Aufbau- oder Zahnfraktur mit erschwerter Modelation/Anpassung des neuen Kronenrandes
- besonderer Schwierigkeit der Artikulation durch fehlender Front- Eckzahnführung und vollständiger Wiederherstellung der palatinalen Führungsfläche
- umfangreicher subtraktiver Formgebung in Verbindung mit Okklusions- und Artikulationskontrollen unter Beachtung funktionsorientierter morphologisch gestalteter Kaufläche bei schwierigen Kiefergelenksbewegungen der Bissführungsflächen

2320

Begründungen

Überdurchschnittlicher Zeitaufwand aufgrund …	Überdurchschnittliche Schwierigkeiten aufgrund …	Besondere Umstände aufgrund …

- aufwendiger zusätzliche Abdeckung des Schraubenkanals/der Verschlussschraube mit Komposit bei der Wiederherstellung und anschließender Wiedereingliederung
- Wiedereingliederung und okklusalen Feineinschleifens nach gnathologischen Kriterien zur optimalen Belastung des Kauorgans
- erhöhter Blutungsneigung bei Wiedereingliederung durch die Einnahme von Antikoagulantien
- schwieriger Wiederherstellung/erschwerten Vorgehens bei abgesunkenem Biss/Dysgnathen Verhältnissen/Abrasionsgebiss
- langwierigen Einpassens zur Überprüfung der Gingivadurchblutung/druckloses Einbetten/Korrekturen
- aufwendiger schwieriger Fixierung des Sekundärteils vom Verbindungselement/Halte- und Stützelemente bei Wiederherstellung und Eingliederung
- besonderer Ausführung und zeitintensive Reparaturmaßnahme/apparateintensiver Reparaturverfahren
- schwieriger Kauflächen-/Kontaktgestaltung wegen besonders schwieriger Verzahnung und wegen ungünstiger antagonistischer Beziehungen
- geringer Mundöffnung (Schneidekantendifferenz = xx mm) und erhöhtem Muskeltonus der Wangen- Zungenmuskulatur
- erschwerter Abformung und dadurch erforderlich Ausblockmaßnahmen bei vorhandenem festsitzendem Zahnersatz
- aufwendiger Individualisierungsmaßnahmen an den/die Abdrucklöffel vor der Abformung (wenn die GOZ-Nr. 5170 bzw. keine Leistung nach § 9 GOZ berechnet wird)
- aufwendiger Anpassung des/der Abdrucklöffel(s) bei ungünstiger Zahnbogenmorphologie (wenn die GOZ-Nr. 5170 bzw. keine Leistung nach § 9 GOZ berechnet wird)
- erschwerter Abformung wegen z. B. Stellungsanomalie, inserierende Bänder, Würgereiz, fibromatöse Veränderungen, Exostosen
- erschwerter Abformungen bei dem vorhandenen festsitzenden Zahnersatz/Multibandapparatur mit zusätzlichen Ausblockmaßnahmen bei Unterschnitten/Interdentalräume etc.
- erschwerter Erreichbarkeit/Freistellung des Behandlungsfeldes wegen einer extrem eingeschränkten Mundöffnung bedingt durch eine Verletzung im Bereich des Mundwinkels/Verletzung an der Lippe

2330

GOZ-Position 2330

Leistungsbeschreibung	Faktor
Maßnahmen zur Erhaltung der vitalen Pulpa bei Caries profunda (Exkavieren, indirekte Überkappung), je Kavität	1,0-fach: 6,19 € 2,3-fach: 14,23 € 2,8-fach: 17,32 € 3,1-fach: 19,18 € 3,5-fach: 21,65 €

Abrechnungsbestimmung

--

Anmerkung

Ggf. Zuschlag GOZ-Nr. 0110 (Operationsmikroskop)

- berechnungsfähig:
  - für das Einbringen von Kavitätenlinern, Calciumhydroxidpräparaten, Zementen, die dem Schutz der Pulpa und damit der Vitalerhaltung des Zahnes bei pulpennaher Kavität oder nach pulpennaher Präparation eines Zahnes zur Aufnahme einer Krone dienen
  - bei Caries profunda an Milchzahn oder bleibender Zahn
  - für eine indirekte Überkappung
  - nur bei vitaler Pulpa
  - je Kavität, bei getrennten Kavitäten ggf. mehrmals an einem Zahn
  - bei besonders tiefer Karies kann im Sinne einer exspektativen Reaktionsdiagnostik in einer Folgesitzung eine Wiederholung der Maßnahme notwendig sein
  - ggf. in Folgesitzung nur bei Milchzähnen GOZ-Nr. 2380 (Amputation und endgültige Versorgung der avitalen Milchzahnpulpa)
  - bei getrennten Kavitäten des Zahnes GOZ-Nrn. 2330 und 2340 nebeneinander berechenbar in einer Sitzung
  - ggf. temporäre Verschluss der Kavität zzgl. GOZ-Nr. 2020
- nicht berechnungsfähig:
  - für dieselbe Kavität neben der GOZ-Nr. 2340
  - bei devitalen Zähnen

BZÄK-Kommentar zu der GOZ-Nr. 2330 (Stand Januar 2021)

Die Berechnung dieser Leistung erfordert Maßnahmen (z. B. Einbringen von Kavitätenlinern, Calciumhydroxidpräparaten, Zementen), die dem Schutz der Pulpa und damit der Vitalerhaltung des Zahnes bei pulpennaher Kavität oder nach pulpennaher Präparation eines Zahnes zur Aufnahme einer Krone dienen.

2330

! Anmerkung

Das Exkavieren ist Bestandteil der Leistung. Bei besonders tiefer Karies kann diese Leistung im Sinne einer exspektativen Reaktionsdiagnostik in einer Folgesitzung erneut erforderlich werden.
Der ggf. provisorische Verschluss der Kavität ist nicht Leistungsbestandteil und wird nach Nummer 2020 zusätzlich berechnet.
Erfolgt in derselben Sitzung jedoch die definitive Versorgung, kann eine Leistung nach den Nummern 2050 ff. zusätzlich berechnet werden.
Die Leistung kann für jede Kavität, ggf. auch mehrfach pro Zahn, ggf. auch zusammen mit einer direkten Überkappung an demselben Zahn in einer anderen Kavität berechnet werden.

Begründungen

Überdurchschnittlicher Zeitaufwand aufgrund …	Überdurchschnittliche Schwierigkeiten aufgrund …	Besondere Umstände aufgrund …

- erschwerter Exkavation bei sehr pulpennaher Karies
- schwer einsehbarer Kavität
- erschwerter Exkavation/indirekte Überkappung bei ungünstig gelegener, schwierig zu erreichender Kavität (wenn z. B. nur distale Kavität) oder Zahnregion
- besonderen Aufwands wegen zusätzlicher Anwendung chemomechanischer Mittel zur Kariesentfernung oder besonderer Methoden zur Überprüfung der vollständigen Kariesentfernung (wenn nicht nach §6 Abs.1 berechnet wird)
- minimalinvasiven Entfernens kariösen Gewebes mittels Hartgewebslaser
- fraktionierten Entfernens vom kariösen Gewebe bei extrem tiefer Kavität
- tief unter den Gingivalsaum reichende Karies
- stark von der Norm abweichender Pulpenanatomie
- extrem tiefer und umfangreicher Kavität
- besonders vorsichtigen Exkavierens zur Vermeidung des Vitalitätsverlustes
- eingeschränkter Sicht bei sehr geringer Mundöffnung
- erschwerter Isolation und aufwendiger Trockenlegung des Behandlungsgebietes bei vermehrter Salivation/Hypersalivation
- ausgedehnter Wurzelkaries und erschwertes Einbringen vom Kavitätenliner
- subgingivaler Ausdehnung der Kavität
- ausgeprägter Abwehrhaltung eines Kindes
- laufender kieferorthopädischer Behandlung mit festsitzenden Apparaturen, dadurch extrem erschwerter Zugang
- ausgedehnter, unterminierender Karies profunda, mehrfaches Unterbrechen der Maßnahme zur Darstellung erforderlich
- erschwerter Applikation des Medikaments bei minimalinvasivem Vorgehen teilweise unterminierter Kavität
- übergroßer juveniler Pulpa/kalzifizierter Kronenpulpa

2330

Begründungen

Überdurchschnittlicher Zeitaufwand aufgrund …	Überdurchschnittliche Schwierigkeiten aufgrund …	Besondere Umstände aufgrund …

- minimalinvasiven Vorgehens zur größtmöglichen Erhaltung der Zahnhartsubstanz
- fraktionierten Exkavierens bei extremer Tiefe der Kavität
- umfangreichem langdauernden Abtragens von kariösen Dentin mit Handinstrumenten
- motorischer Instabilität der Zunge/Makroglossie, dadurch erschwerter Freistellung des Behandlungsfeldes
- häufiger Behandlungsunterbrechungen wegen des reduzierten Allgemeinzustandes
- Einschränkung des Sichtbereiches, verursacht durch eingeschränkte Lagerfähigkeit des Patienten wegen Wirbelsäulenerkrankung/Muskelerkrankung/Herz-Kreislauferkrankung
- eingeschränkter Mundöffnung/erschwerter Mundzugang wegen Mundsperre/Kieferklemme/Adipositas/Herpes/Rhagaden etc.
- besonderen Aufwands wegen vorhandener Restaurationen/Apparaturen und/oder elongierten/protrudierten Zähnen und/oder Zahnfehlstellungen beim Exkavieren und Einbringen vom Kavitätenliner oder Calciumhydroxidpräparat
- reflektorischer Übererregbarkeit z. B. starkem Husten-, Schluck-, oder/und Brechreizneigung mit häufigen Behandlungspausen und notwendiger wiederholt erforderlicher Trockenlegung beim Applizieren vom Calciumhydroxidpräparat
- motorischer Unruhe des Patienten, verbunden mit wiederholt erforderlicher Trockenlegung und mehrfach notwendigen Behandlungspausen
- sehr aufwendiger Exkavation und Einbringung von Kavitätenliner oder Calciumhydroxidpräparat wegen hoher Schmerzempfindlichkeit/ausgeprägter Schmelzhypoplasien/tief unter die Gingiva reichender Kavität/tiefer, sehr schwer einsehbarer Approximalkavität und/oder wegen extrem ausgedehnter Karies
- erschwerter Exkavation und indirekte Überkappung unter vorhandener Rekonstruktion
- manuellem/mechanischem und besonders vorsichtigen Exkavierens wegen Trypanophobie/Belonophobie – Anästhesierung nicht möglich
- hohen instrumentellen Aufwandes wegen Verwendung oszillierender, ultraschallgetriebener oder lasergestützter Präparationsinstrumente
- schwierigen Exkavierens und Einbringens/Applizieren vom Calciumhydroxidpräparat wegen starker Papillenblutung/erhöhter Blutungsneigung (hämorragischer Diathese) durch Einnahme gerinnungshemmender Medikamente/wegen Bisphosphonatemedikation/ entzündlich veränderten Gebiet

2330

Begründungen

Überdurchschnittlicher Zeitaufwand aufgrund …	Überdurchschnittliche Schwierigkeiten aufgrund …	Besondere Umstände aufgrund …

- geringer Mundöffnung (Schneidekantendifferenz = xx mm) und erhöhtem Muskeltonus der Wangen-/Zungenmuskulatur
- erschwerten Zugangs zur palatinalen/lingualen Kavität wegen starken Brech-/Würgereizes
- häufige Unterbrechung und lange Dauer der Behandlung bedingt durch sensorische/reflektorischer Übererregbarkeit des Patienten
- erschwerter Erreichbarkeit/Freistellung des Behandlungsfeldes wegen einer extrem eingeschränkten Mundöffnung bedingt durch eine Verletzung im Bereich des Mundwinkels/Verletzung an der Lippe

2340

GOZ-Position 2340

Leistungsbeschreibung	Faktor
Maßnahmen zur Erhaltung der freiliegenden vitalen Pulpa (Exkavieren, direkte Überkappung), je Kavität	1,0-fach: 11,25 € 2,3-fach: 25,87 € 2,8-fach: 31,50 € 3,1-fach: 34,87 € 3,5-fach: 39,37 €

Abrechnungsbestimmung

--

Anmerkung

Ggf. Zuschlag:
0110 (Operationsmikroskop)

- berechnungsfähig:
  - für die medikamentöse Abdeckung der eröffneten Pulpa
  - für die direkte Überkappung
  - bei freiliegender Pulpa am Milchzahn und bleibendem Zahn
  - nur bei vitaler Pulpa
  - je Kavität, bei getrennten Kavitäten ggf. mehrmals an einem Zahn
  - bei getrennten Kavitäten des Zahnes GOZ-Nrn. 2330 und 2340 nebeneinander berechenbar in einer Sitzung
  - ggf. temporäre Verschluss der Kavität zzgl. GOZ-Nr. 2020
- nicht berechnungsfähig:
  - für dieselbe Kavität neben der GOZ-Nr. 2330
  - bei devitalen Zähnen

BZÄK-Kommentar zu der GOZ-Nr. 2340 (Stand Januar 2021)

Maßnahmen zur Vitalerhaltung des Zahnes mittels medikamentöser Abdeckung der eröffneten Pulpa.
Das Exkavieren ist Bestandteil der Leistung.
Der ggf. provisorische Verschluss der Kavität ist nicht Leistungsbestandteil und wird nach Nummer 2020 zusätzlich berechnet.
Erfolgt in derselben Sitzung jedoch die definitive Versorgung, kann eine Leistung nach den Nummern 2050 ff. zusätzlich berechnet werden.
Die Leistung kann für jede Kavität, ggf. auch mehrfach pro Zahn, ggf. auch zusammen mit einer indirekten Überkappung an demselben Zahn in einer anderen Kavität berechnet werden.

2340

Begründungen

Überdurchschnittlicher Zeitaufwand aufgrund …	Überdurchschnittliche Schwierigkeiten aufgrund …	Besondere Umstände aufgrund …

- schwer einsehbarer Kavität
- erschwerter Exkavation/direkte Überkappung bei ungünstig gelegener, schwierig zu erreichender Kavität (wenn z.B. nur distale Kavität) oder Zahnregion
- schwieriger Stillung einer Blutung des Pulpengewebes wegen entzündlich veränderter Pulpa
- besonderen Aufwands wegen zusätzlicher Anwendung chemomechanischer Mittel zur Kariesentfernung oder besonderer Methoden zur Überprüfung der vollständigen Kariesentfernung (wenn nicht nach §6 Abs.1 berechnet wird)
- minimalinvasiven Entfernens von kariösem Gewebe mittels Hartgewebslaser
- fraktionierten Entfernens vom kariösen Gewebe bei extrem tiefer Kavität
- tief unter den Gingivalsaum reichende Karies
- umfangreichem langdauernden Abtragens von kariösem Dentin mit Handinstrumenten bei minimalinvasivem Vorgehen zur Schonung der restlichen Zahnhartsubstanz
- stark von der Norm abweichender Pulpenanatomie
- extrem tiefer und umfangreicher Kavität
- besonders vorsichtigen Exkavierens zur Vermeidung des Vitalitätsverlustes
- eingeschränkter Sicht bei sehr geringer Mundöffnung
- erschwerter Isolation und aufwendiger Trockenlegung des Behandlungsgebietes bei vermehrter Salivation/Hypersalivation
- ausgedehnter Wurzelkaries und erschwerte Überkappung der Pulpa
- subgingivaler Ausdehnung der Kavität
- ausgeprägter Abwehrhaltung eines Kindes
- laufender kieferorthopädischer Behandlung mit festsitzenden Apparaturen, adurch extrem erschwerter Zugang
- ausgedehnter, unterminierender Karies, mehrfaches Unterbrechen der Maßnahme zur Darstellung erforderlich
- erschwerter Applikation des Medikaments bei minimalinvasivem Vorgehen teilweise unterminierter Kavität
- übergroßer juveniler Pulpa/ kalzifizierter Kronenpulpa
- minimalinvasiven Vorgehens zur größtmöglichen Erhaltung der Zahnhartsubstanz
- motorischer Instabilität der Zunge/Makroglossie, dadurch erschwerter Freistellung des Behandlungsfeldes
- häufiger Behandlungsunterbrechungen wegen des reduzierten Allgemeinzustandes
- Einschränkung des Sichtbereiches, verursacht durch eingeschränkte Lagerfähigkeit des Patienten wegen Wirbelsäulenerkrankung/Muskelerkrankung/Herz-Kreislauferkrankung

2340

Begründungen

Überdurchschnittlicher Zeitaufwand aufgrund …	Überdurchschnittliche Schwierigkeiten aufgrund …	Besondere Umstände aufgrund …

- eingeschränkter Mundöffnung/erschwerten Mundzugangs wegen Mundsperre/Kieferklemme/Adipositas/Herpes/Rhagaden etc.
- besonderen Aufwands wegen vorhandener Restaurationen/ Apparaturen und/oder elongierten/protrudierten Zähnen und/oder Zahnfehlstellungen beim Exkavieren und Einbringen vom Calciumhydroxidpräparat zur medikamentösen Abdeckung der Pulpa
- reflektorischer Übererregbarkeit z. B. starkem Husten-, Schluck-, oder/und Brechreizneigung mit häufigen Behandlungspausen und notwendiger wiederholt erforderlicher Trockenlegung beim Applizieren vom Calciumhydroxidpräparat
- motorischer Unruhe des Patienten, verbunden mit wiederholt erforderlicher Trockenlegung und mehrfach notwendigen Behandlungspausen
- sehr aufwendiger Exkavation und Abdeckung des Pulpenkavum mit Calciumhydroxidpräparat wegen hoher Schmerzempfindlichkeit/ausgeprägter Schmelzhypoplasien/tief unter die Gingiva reichender Kavität/tiefer, sehr schwer einsehbarer Approximalkavität und/oder wegen extrem ausgedehnter Karies
- erschwerter Exkavation und direkte Überkappung unter vorhandener Rekonstruktion
- manuellem/mechanischem und besonders vorsichtigen Exkavierens wegen Trypanophobie/Belonophobie – Anästhesierung nicht möglich
- hohem instrumentellen Aufwandes wegen Verwendung oszillierender, ultraschallgetriebener oder lasergestützter Präparationsinstrumente
- schwierigen Exkavierens und Einbringens/Applizieren vom Calciumhydroxidpräparat wegen starker Papillenblutung/erhöhter Blutungsneigung (hämorragischer Diathese) durch Einnahme gerinnungshemmender Medikamente/wegen Bisphosphonatemedikation/entzündlich veränderten Gebiet
- geringer Mundöffnung (Schneidekantendifferenz = xx mm) und erhöhtem Muskeltonus der Wangen- Zungenmuskulatur
- erschwerten Zugangs zur palatinalen/lingualen Kavität wegen starken Brech-/Würgereizes
- häufiger Unterbrechung und lange Dauer der Behandlung bedingt durch sensorische/reflektorischer Übererregbarkeit des Patienten
- erschwerter Erreichbarkeit/Freistellung des Behandlungsfeldes wegen einer extrem eingeschränkten Mundöffnung bedingt durch eine Verletzung im Bereich des Mundwinkels/ Verletzung an der Lippe

GOZ-Position 2350

Leistungsbeschreibung	Faktor
Amputation und Versorgung der vitalen Pulpa einschließlich Exkavieren	1,0-fach: 16,31 € 2,3-fach: 37,51 € 2,8-fach: 45,67 € 3,1-fach: 50,56 € 3,5-fach: 57,09 €

Abrechnungsbestimmung

--

! Anmerkung

Die Leistung beinhaltet die Amputation und Versorgung der vitalen Pulpa am Milchzahn und am bleibenden Zahn, einschließlich Abtragen des Pulpendaches, Amputation der koronalen Pulpa, Spülung und Blutstillung, Aufbringen eines Überkappungspräparates.

- berechnungsfähig:
  - für die Amputation und Versorgung der vitalen Pulpa
  - für Milchzähnen und bleibenden Zähnen
  - je Zahn
  - auch als Folgesitzung nach GOZ-Nr. 2330 oder 2340
  - ggf. zzgl. temporärer Verschluss der Kavität zzgl. GOZ-Nr. 2020
  - nur bei vitaler Pulpa
  - ggf. zzgl. Dentinflächenentkeimung und -konditionierung mittels Laser (§ 6 Abs. 1 GOZ)
- nicht berechnungsfähig:
  - für Amputation und Versorgung einer avitalen Milchzahnpulpa GOZ-Nr. 2380
  - neben der Exstirpation der vitalen Pulpa GOZ-Nr. 2360
  - neben der GOZ-Nr. 2340 /2330 für dieselbe Kavität und gleiche Sitzung
  - bei devitalen Zähnen
  - für Mortalamputation am bleibenden Zahn analog § 6 Abs. 1
  - neben der indirekte Überkappung (GOZ-Nr. 2330)
  - neben der direkte Überkappung (GOZ-Nr. 2340)
  - neben der Trepanation eines Zahnes (GOZ-Nr. 2390)

BZÄK-Kommentar zu der GOZ-Nr. 2350 (Stand Januar 2021)

Unter der „Amputation und Versorgung" versteht man die Entfernung der gesamten vitalen Kronenpulpa und die dauerhafte medikamentöse Abdeckung der freigelegten Wurzelpulpa am Wurzelkanaleingang von Milchzähnen oder bleibenden Zähnen.

2350

! Anmerkung

Das Exkavieren ist Bestandteil der Leistung.
Der ggf. provisorische Verschluss der Kavität ist nicht Leistungsbestandteil und wird nach Nummer 2020 zusätzlich berechnet.
Erfolgt in derselben Sitzung jedoch die definitive Versorgung, kann eine Leistung nach den Nummern 2050 ff. zusätzlich berechnet werden. Eine Mortalamputation an einem bleibenden Zahn ist ggf. analog berechnungsfähig.

Begründungen

Überdurchschnittlicher Zeitaufwand aufgrund …	Überdurchschnittliche Schwierigkeiten aufgrund …	Besondere Umstände aufgrund …

- schwer einsehbarer Kavität
- erschwerter Amputation bei ungünstig gelegener, schwierig zu erreichender Kavität (z. B. nur distale Kavität) oder Zahnregion
- schwieriger Stillung einer Blutung des Pulpengewebes (wenn nicht GOZ-Nr. 3050 für Blutstillung angesetzt wurde)
- entzündlich veränderter Pulpa mit aufwendiger wiederholter Stillung der starken Pulpenblutung (wenn nicht GOZ-Nr. 3050 für Blutstillung angesetzt wurde)
- besonderen Aufwands wegen zusätzlicher Anwendung chemomechanischer Mittel zur Kariesentfernung oder besonderer Methoden zur Überprüfung der vollständigen Kariesentfernung (wenn nicht nach §6 Abs.1 berechnet wird)
- minimalinvasiven Entfernens von kariösem Gewebe mittels Hartgewebslaser
- fraktionierten Entfernens von kariösem Gewebe bei extrem tiefer Kavität
- tief unter den Gingivalsaum reichende Karies
- umfangreichem, aufwendigen Abtragens von kariösem Dentin mit Handinstrumenten bei minimalinvasivem Vorgehen zur Schonung der restlichen Zahnhartsubstanz
- stark von der Norm abweichender Pulpenanatomie
- extrem tiefer und umfangreicher Kavität
- eingeschränkter Sicht bei sehr geringer Mundöffnung
- erschwerter Isolation und aufwendiger Trockenlegung des Behandlungsgebietes bei vermehrter Salivation/Hypersalivation
- ausgedehnter Wurzelkaries
- subgingivaler Ausdehnung der Kavität
- ausgeprägter Abwehrhaltung eines Kindes
- laufender kieferorthopädischer Behandlung mit festsitzenden Apparaturen, dadurch extrem erschwerter Zugang
- erschwerter Amputation und Applikation des Medikaments bei minimalinvasivem Vorgehen teilweise unterminierter Kavität
- sehr vorsichtiger Vorgehensweise, da hochgradige Pulpitis

Begründungen

Überdurchschnittlicher Zeitaufwand aufgrund …	Überdurchschnittliche Schwierigkeiten aufgrund …	Besondere Umstände aufgrund …

- übergroßer juveniler Pulpa/kalzifizierter Kronenpulpa
- minimalinvasiven Vorgehens zur größtmöglichen Erhaltung der Zahnhartsubstanz
- aufwendiger Entfernung von echten oder unechten Dentikeln/von adhärenten oder interstitiellen Dentikeln am Rande der Kronenpulpa
- motorischer Instabilität der Zunge/Makroglossie, dadurch erschwerter Freistellung des Behandlungsfeldes
- häufiger Behandlungsunterbrechungen wegen des reduzierten Allgemeinzustandes und verminderter Belastbarkeit
- Einschränkung des Sichtbereiches, verursacht durch eingeschränkte Lagerfähigkeit des Patienten wegen Wirbelsäulenerkrankung/Muskelerkrankung/Herz-Kreislauferkrankung
- eingeschränkter Mundöffnung/erschwerten Mundzugangs wegen Mundsperre/Kieferklemme/Adipositas/Herpes/Rhagaden etc.
- besonderen Aufwands wegen vorhandener Restaurationen/ Apparaturen und/oder elongierten/protrudierten Zähnen und/oder Zahnfehlstellungen bei der Amputation
- reflektorischer Übererregbarkeit z. B. starkem Husten-, Schluck-, oder/und Brechreizneigung mit häufigen Behandlungspausen und notwendiger wiederholt erforderlicher Trockenlegung bei der Amputation und Applizieren vom Calciumhydroxidpräparat
- motorischer Unruhe des Patienten, verbunden mit wiederholt erforderlicher Trockenlegung und mehrfach notwendigen Behandlungspausen
- sehr aufwendiger Exkavation und Abtragung der Kronenpulpa wegen hoher Schmerzempfindlichkeit/ausgeprägter Schmelzhypoplasien/ tief unter die Gingiva reichender Kavität/tiefer, sehr schwer einsehbarer Approximalkavität wegen extrem ausgedehnter Karies
- erschwerter Kariesbehandlung und erschwerter Abtragung der Kronenpulpa sowie Abdeckung der Wurzelpulpa bei vorhandener Restauration
- erschwerter Umstände bei der Vitalamputation wegen reduzierter Anästhesiewirkung im hochakuten schmerzhaften Zustand der Pulpitis
- hohem instrumentellen Aufwandes wegen Verwendung oszillierender, ultraschallgetriebener oder lasergestützter Präparationsinstrumente
- schwieriger Vitalamputation und Einbringen /Applizieren vom Calciumhydroxidpräparat wegen starker Blutung aus dem Pulpengewebe des Wurzelkanals/ erhöhter Blutungsneigung (hämorragischer Diathese) durch Einnahme gerinnungshemmender Medikamente/wegen Bisphosphonatemedikation/entzündlich veränderten Gebiet

2350

Begründungen

Überdurchschnittlicher Zeitaufwand aufgrund …	Überdurchschnittliche Schwierigkeiten aufgrund …	Besondere Umstände aufgrund …

- geringer Mundöffnung (Schneidekantendifferenz = xx mm) und erhöhtem Muskeltonus der Wangen- Zungenmuskulatur
- erschwerten Zugangs zur palatinalen/lingualen Kavität wegen starken Brech-/Würgereizes
- häufiger Unterbrechung und langer Dauer der Behandlung bedingt durch sensorische/reflektorische Übererregbarkeit des Patienten
- erschwerter Erreichbarkeit/Freistellung des Behandlungsfeldes wegen einer extrem eingeschränkten Mundöffnung bedingt durch eine Verletzung im Bereich des Mundwinkels/Verletzung an der Lippe
- erschwerten Aufwands bei der Vitalamputation im hochakuten, schmerzhaften Zustand/Sensibilität
- umfangreicher Amputation wegen mehrerer Wurzelkanaleingänge

GOZ-Position 2360

Leistungsbeschreibung	Faktor	
Exstirpation der vitalen Pulpa einschließlich Exkavieren, je Kanal	1,0-fach:	6,19 €
	2,3-fach:	14,23 €
	2,8-fach:	17,32 €
	3,1-fach:	19,18 €
	3,5-fach:	21,65 €

Abrechnungsbestimmung

--

! Anmerkung

Ggf. Zuschlag GOZ Nr. 0110 (Operationsmikroskop)
Plausibilität: GOZ-Nr. 0070 als Vorleistung

- berechnungsfähig:
  - für die Exstirpation der vitalen Pulpa einschließlich Eröffnung des Pulpencavums
  - am Milchzahn und am bleibenden Zahn
  - je behandelten Wurzelkanal
  - ggf. temporärer Verschluss der Kavität zzgl. GOZ-Nr. 2020
  - ggf. zzgl. binokularmikroskopische Untersuchung intrakanalärer Strukturen eines Zahnes (§ 6 Abs. 1 GOZ)
  - Dekontamination des Wurzelkanals mittels Lasers (§ 6 Abs. 1 GOZ)
  - präendodontischer Aufbau zur Dekontaminationsvermeidung (§ 6 Abs.1 GOZ)
- nicht berechnungsfähig:
  - beim Entfernen vom nekrotischen Pulpagewebe (analog § 6 Abs. 1 GOZ)
  - neben der indirekte Überkappung (GOZ-Nr. 2330)
  - neben der direkte Überkappung (GOZ-Nr. 2340)
  - neben der Amputation und Versorgung der vitalen Pulpa (GOZ-Nr. 2350)
  - neben der Trepanation eines Zahnes (GOZ-Nr. 2390)

BZÄK-Kommentar zu der GOZ-Nr. 2360 (Stand Januar 2021)
Unter der Vitalexstirpation versteht man die vollständige Entfernung der Kronen- und Wurzelpulpa bei bleibenden Zähnen und Milchzähnen.
Ggf. notwendige Exkavationsmaßnahmen sind enthalten.
Die Präparation der Zugangskavität (Trepanation) ist nicht Inhalt der Leistungsbeschreibung.
Die Leistung ist je Wurzelkanal berechnungsfähig. Der temporäre, speicheldichte Verschluss ist gesondert berechnungsfähig.

2360

Begründungen

Überdurchschnittlicher Zeitaufwand aufgrund …	Überdurchschnittliche Schwierigkeiten aufgrund …	Besondere Umstände aufgrund …

- erschwerter Erreichbarkeit im hinteren Drittel des cavum oris bei starker Wangenmuskulatur
- schwer zu erreichender Pulpakavum/ Kanaleingänge
- besonders vorsichtigen Vorgehens bei dem jugendlichen Patienten mit nicht abgeschlossenem Wurzelwachstum
- hochgradig infizierter Pulpa, erschwerte Trockenlegung wegen starker Pulpenblutung
- weitestgehend obliterierter/n Kanal/Kanäle/obliterierte Kanaleingänge
- apikal offenem Kanal/offene Kanäle
- starker Wurzelkrümmung/Stufenbildung im Wurzelkanal und dadurch sehr langwieriger Entfernung des Pulpengewebes
- erschwertes Auffindens/Darstellens der Kanaleingänge
- erschwerter Exstirpation bei ungünstig gelegener, schwierig zu erreichender Zugangskavität - weit distaler Bereich /Zahnregion mit eingeschränkter Zugangsmöglichkeit
- laufender kieferorthopädischer Behandlung mit festsitzenden Apparaturen, dadurch extrem erschwerter Zugang
- sehr aufwendiger Exstirpation wegen hoher Schmerzempfindlichkeit/ausgeprägter Schmelzhypoplasien/tief unter die Gingiva reichender Kavität/tiefer, sehr schwer einsehbarer Kavität wegen extrem ausgedehnter Wurzelkaries
- schwieriger Vitalexstirpation wegen starker Blutung aus dem Pulpengewebe des Wurzelkanals/erhöhter Blutungsneigung (hämorragischer Diathese) durch Einnahme gerinnungshemmender Medikamente/wegen Bisphosphonatemedikation/ entzündlich veränderten Gebiet
- sehr ungünstigen Zugangs bei stark verengtem/verlagerten Wurzelkanal
- stark gebogenem und abgewinkeltem anatomisch atypischem Wurzelkanal
- erschwerter Umstände der Exstirpation im hochakuten schmerzhaften Zustand bei entzündungsbedingter unzulänglicher Anästhesietiefe
- minimalinvasiven Vorgehens zur größtmöglichen Erhaltung der Zahnhartsubstanz
- schwierig zu spezifizierende Situation von Patienten XY bei der Exstirpation bei vorhandenen Nebenkanälen/Abzweigungen im Wurzelkanalverlauf
- erschwerter Isolation und aufwendiger Trockenlegung des Behandlungsgebietes bei vermehrter Salivation Hypersalivation
- der aufwendigen Entfernung von echten oder unechten Dentikeln/von adhärenten oder interstitiellen Dentikeln am Rande der Kronenpulpa
- motorischer Instabilität der Zunge/Makroglossie, dadurch erschwerter Freistellung des Behandlungsfeldes

Begründungen

Überdurchschnittlicher Zeitaufwand aufgrund …	Überdurchschnittliche Schwierigkeiten aufgrund …	Besondere Umstände aufgrund …

- häufiger Behandlungsunterbrechungen wegen des reduzierten Allgemeinzustandes und verminderter Belastbarkeit
- Einschränkung des Sichtbereiches, verursacht durch eingeschränkte Lagerfähigkeit des Patienten wegen Wirbelsäulenerkrankung/Muskelerkrankung/Herz-Kreislauferkrankung/ Schwangerschaft
- eingeschränkter Mundöffnung/erschwerten Mundzugangs wegen Mundsperre/Kieferklemme/Adipositas/Herpes/Rhagaden etc.
- besonderen Aufwands wegen vorhandener Restaurationen/ Apparaturen und/oder elongierten/protrudierten Zähnen und/oder Zahnfehlstellungen bei der Eröffnung des Pulpencavums und Exstirpation
- reflektorischer Übererregbarkeit z. B. starkem Husten-, Schluck-, oder/und Brechreizneigung mit häufigen Behandlungspausen und notwendiger wiederholt erforderlicher Trockenlegung bei der Exstirpation
- motorischer Unruhe des Patienten, verbunden mit wiederholt erforderlicher Trockenlegung und mehrfach notwendigen Behandlungspausen
- sehr aufwendiger Exstirpation wegen ausgeprägter Schmelzhypoplasien/tief unter die Gingiva reichender Kavität/tiefer, sehr schwer einsehbarer Approximalkavität und/oder wegen Wurzelkaries
- sehr aufwendiger Exstirpation bei hoher Schmerzempfindlichkeit trotz mehrfacher Anästhesien und mehrfach notwendigen Behandlungsunterbrechungen/-pausen
- erschwerter Eröffnung des Pulpencavums sowie Exstirpation der vitalen Pulpa bei vorhandener Restauration/Rekonstruktion
- erschwerter Umstände bei der Vitalexstirpation wegen reduzierter Anästhesiewirkung im hochakuten, schmerzhaften Zustand der Pulpitis
- erhöhtem instrumentellen und/oder apparative Aufwands z. B. drehmomentkontrollierte maschinell-rotative/schall- oder ultraschallunterstützte/oszillierende/lasergestützte Exstirpation
- erschwerter Zugang zum Pulpencavum mit zeitaufwändiger Trepanation wegen vorhandene Rekonstruktionen Primärteleskop, Inlay, Krone usw.
- besonderer Umstände bei der Exstirpation wegen partielle Wurzelresorption bei erforderlicher Zugangstrepanation im Rahmen der Vitalextirpation
- starken Wangendrucks und/oder aktiver Zungenmuskulatur und dadurch aufwendiger Fixierung der verwendeten Hilfsmittel sowie notwendiger häufiger Behandlungspausen zur Entlastung/Entspannung der Muskulatur
- erschwerter Erreichbarkeit/Freistellung des Behandlungsgebietes wegen einer extrem eingeschränkten Mundöffnung bedingt durch eine Verletzung im Bereich des Mundwinkels/Verletzung an der Lippe

2360

Begründungen

Überdurchschnittlicher Zeitaufwand aufgrund …	Überdurchschnittliche Schwierigkeiten aufgrund …	Besondere Umstände aufgrund …

- erschwerter Erreichbarkeit/Freistellung des Behandlungsgebietes wegen einer stark eingeschränkten Mundöffnung durch eine extrem geringe Schneidekantendifferenz von …. mm
- erschwerter Exstirpation wegen extrem eingeschränkter Mundöffnung, bedingt durch Kieferklemme/Beweglichkeitseinschränkung des Kiefergelenkes/Kiefergelenksymptomatik/massive Kiefergelenkschmerzen/akuter Kiefergelenksbeschwerden/craniomandibulärer Dysfunktionen

GOZ-Position 2380

Leistungsbeschreibung	Faktor
Amputation und endgültige Versorgung der avitalen Milchzahnpulpa	1,0-fach: 9,00 € 2,3-fach: 20,70 € 2,8-fach: 25,20 € 3,1-fach: 27,90 € 3,5-fach: 31,50 €

Abrechnungsbestimmung

--

Anmerkung

- berechnungsfähig:
  - für die Amputation und endgültige Versorgung der avitalen Pulpa einschließlich Abtragen des Pulpendaches, Amputation der koronalen avitalen Pulpa
  - je Milchzahn
  - ggf. zzgl. temporäre Verschluss der Kavität (GOZ-Nr. 2020)
  - ggf. zzgl. Versorgung der Kavität mit definitiver Restauration (GOZ-Nr. 2050 ff.)
  - ggf. zzgl. medikamentöse Einlage (GOZ-Nr. 2430) für die dauerhafte medikamentöse Abdeckung der freigelegten Wurzelpulpa
  - ggf. zzgl. Dentinflächenentkeimung und -konditionierung mittels Laser (§ 6 Abs. 1 GOZ)
- nicht berechnungsfähig:
  - Mortalamputation an einem bleibenden Zahn ist ggf. analog nach GOZ § 6 Abs. 1 berechnungsfähig
  - bei vitaler Pulpa – GOZ-Nr. 2350
  - neben der indirekte Überkappung (GOZ-Nr. 2330)
  - neben der direkte Überkappung (GOZ-Nr. 2340)
  - neben der Amputation und Versorgung der vitalen Pulpa (GOZ-Nr. 2350)
  - neben der Trepanation eines Zahnes (GOZ-Nr. 2390)

BZÄK-Kommentar zu der GOZ-Nr. 2380 (Stand Januar 2021)

Die Amputation und Versorgung beinhaltet die Entfernung der gesamten avitalen Milchzahnkronenpulpa und die dauerhafte medikamentöse Abdeckung der freigelegten Wurzelpulpa am Wurzelkanaleingang.

Das Exkavieren ist nicht Bestandteil dieser Leistungsnummer sondern wird im Zusammenhang mit der Füllungsleistung oder einer konfektionierten Kinderkrone berechnet.

2380

Anmerkung

Die provisorische Versorgung der Zahnkavität oder deren definitive Versorgung ist gesondert berechnungsfähig.
Die Leistungsnummer zur Devitalisierung der Pulpa einschl. Exkavierens und provisorischen Verschlusses ist entfallen. Eine Berechnung muss ggf. analog erfolgen.
Eine Mortalamputation an einem bleibenden Zahn ist ggf. analog berechnungsfähig.

Begründungen

Überdurchschnittlicher Zeitaufwand aufgrund …	Überdurchschnittliche Schwierigkeiten aufgrund …	Besondere Umstände aufgrund …

- schwer einsehbarer Kavität
- erschwerter Amputation bei ungünstig gelegener, schwierig zu erreichender Kavität (wenn z.B . nur distale Kavität) oder Zahnregion
- stark von der Norm abweichender Pulpenanatomie
- extrem tiefer und umfangreicher Kavität
- eingeschränkter Sicht bei sehr geringer Mundöffnung
- erschwerter Isolation und aufwendiger Trockenlegung des Behandlungsgebietes bei vermehrter Salivation/Hypersalivation
- umfangreichem, aufwendigen Abtragens von kariösen Dentin mit Handinstrumenten bei minimalinvasivem Vorgehen zur Schonung der restlichen Zahnhartsubstanz
- subgingivaler Ausdehnung der Kavität
- ausgeprägter Abwehrhaltung eines Kindes
- laufender kieferorthopädischer Behandlung mit festsitzenden Apparaturen und dadurch extrem erschwerten Zugang
- minimalinvasiven Vorgehens zur größtmöglichen Erhaltung der Zahnhartsubstanz
- erschwerter Amputation und Applikation des Medikaments bei minimalinvasivem Vorgehens teilweise unterminierter Kavität
- motorischer Instabilität der Zunge/Makroglossie, dadurch erschwerter Freistellung des Behandlungsfeldes
- übergroßer juveniler Pulpa/kalzifizierter Kronenpulpa
- besonderen Aufwands wegen vorhandener Restaurationen/Apparaturen und/oder elongierten/protrudierten Zähnen und/oder Zahnfehlstellungen bei der Amputation und zur medikamentösen Abdeckung der Wurzelpulpa
- Einschränkung des Sichtbereiches, verursacht durch eingeschränkte Lagerfähigkeit des Patienten wegen Wirbelsäulenerkrankung/Muskelerkrankung/Herz-Kreislauferkrankung/ Schwangerschaft
- eingeschränkter Mundöffnung/erschwerter Mundzugang wegen Mundsperre/Kieferklemme/Adipositas/Herpes/Rhagaden etc.

Begründungen

Überdurchschnittlicher Zeitaufwand aufgrund ...	Überdurchschnittliche Schwierigkeiten aufgrund ...	Besondere Umstände aufgrund ...

- erschwerter Kariesbehandlung und erschwerte Abtragung der Kronenpulpa sowie Abdeckung der Wurzelpulpa bei vorhandener Restauration
- reflektorischer Übererregbarkeit z. B. starkem Husten-, Schluck-, oder/und Brechreizneigung mit häufigen Behandlungspausen und notwendiger wiederholt erforderlicher Trockenlegung beim Applizieren der medikamentösen Abdeckung der Wurzelpulpa
- motorischer Unruhe des Patienten, verbunden mit wiederholt erforderlicher Trockenlegung und mehrfach notwendigen Behandlungspausen
- sehr aufwendiger Exkavation und Abtragung der Kronenpulpa wegen hoher Schmerzempfindlichkeit/ausgeprägter Schmelzhypoplasien/tief unter die Gingiva reichender Kavität/tiefer, sehr schwer einsehbarer Approximalkavität und/oder erschwerte Abdeckung der Wurzelpulpa wegen extrem ausgedehnter Karies
- der aufwendigen Entfernung von echten oder unechten Dentikeln/von adhärenten oder interstitiellen Dentikeln am Rande der Kronenpulpa
- häufiger Behandlungsunterbrechungen wegen des reduzierten Allgemeinzustandes und verminderter Belastbarkeit
- geringer Mundöffnung (Schneidekantendifferenz = xx mm) und erhöhtem Muskeltonus der Wangen- Zungenmuskulatur
- erschwerten Zugangs zur palatinalen/lingualen Kavität wegen starken Brech-/Würgereizes
- häufige Unterbrechung und lange Dauer der Behandlung bedingt durch sensorische/reflektorische Übererregbarkeit des Patienten
- erschwerter Erreichbarkeit/Freistellung des Behandlungsfeldes wegen einer extrem eingeschränkten Mundöffnung bedingt durch eine Verletzung im Bereich des Mundwinkels/Verletzung an der Lippe
- erschwerter Aufwand bei der Amputation im hochakuten, schmerzhaften Zustand
- umfangreicher Amputation wegen mehrerer Wurzelkanaleingänge

2390

GOZ-Position 2390

Leistungsbeschreibung	Faktor
Trepanation eines Zahnes, als selbständige Leistung	1,0-fach: 3,66 € 2,3-fach: 8,41 € 2,8-fach: 10,24 € 3,1-fach: 11,33 € 3,5-fach: 12,80 €

Abrechnungsbestimmung

--

Anmerkung

- berechnungsfähig:
  - für die Eröffnung des Pulpencavums
  - für Trepanation eines Zahnes
  - an Milchzähnen und bleibenden Zähnen
  - bei vitalen oder avitalen Zähnen
  - im Rahmen einer Notfallbehandlung
  - je Zahn
  - als selbstständige Leistung (mit der Eröffnung des koronalen Pulpenkavums abgeschlossen (siehe Kommentar BZÄK)
  - erneute Trepanation eines definitiv verschlossenen Zahnes bei notwendiger Revision
- nicht abrechenbar:
  - je Wurzelkanal
  - für die Trepanation eines provisorisch verschlossenen Zahnes (speichel- oder keimdicht)
  - für die Eröffnung einer Krone, auch auf Implantat
  - bei freiliegendem Pulpenkavum z. B. nach Zahnfraktur oder bei pulpeneröffnenden kariösen Läsionen
  - neben den GOZ-Nrn. 2360, 2400, 2410, 2420, 2430, 2440 (laut BMG nur als selbständige Leistung und nicht z. B. als Zugangsleistung zur Erbringung der Leistungen nach den Nummern 2410 und 2440)
    Gegenteilige Auffassungen finden sich im Kommentar der BZÄK.

2390

! Anmerkung

BZÄK-Kommentar zu der GOZ-Nr. 2390 (Stand Januar 2021)

Die Wiedereröffnung eines definitiv verschlossenen Zahnes zur weitergehenden Wurzelkanalbehandlung oder zur Revision einer vorhandenen Wurzelkanalfüllung kann erneut nach dieser Gebührennummer berechnet werden. Die Leistung ist nicht berechenbar bei bereits freiliegendem Pulpenkavum z. B. nach Zahnfraktur oder bei pulpeneröffnenden kariösen Defekten.

Die Trepanation eines bleibenden Zahnes oder eines Milchzahnes dient der Eröffnung des Pulpenkavums und der Schaffung eines Zugangs zum endodontischen System oder kann zur Entlastung infizierten Pulpengewebes und dadurch der Schmerzstillung dienen.

Die Leistung kann an vitalen oder avitalen Zähnen erbracht und berechnet werden. Die selbständige Leistung "Trepanation" ist mit der Eröffnung des koronalen Pulpenkavums abgeschlossen. Weitere endodontische Maßnahmen sind andere eigenständige Leistungen. Diese sind auch berechnungsfähig, wenn deren Durchführung im unmittelbaren Anschluss an die Trepanation erfolgt.

Begründungen

Überdurchschnittlicher Zeitaufwand aufgrund ...	Überdurchschnittliche Schwierigkeiten aufgrund ...	Besondere Umstände aufgrund ...

- ungünstig gelegener, schwierig zu erreichender Kavität, erschwertem Abtragen des Pulpadaches und schwieriger Lokalisation der Wurzelkanaleingänge
- sehr schwer zu erreichender Zahnregion im weit distalen Bereich mit eingeschränkter Sicht und/oder Zugangsmöglichkeit
- sehr vorsichtiger Vorgehensweise bei hochakutem, schmerzhaftem Zustand z.B. hochgradige Pulpitis
- stark von der Norm abweichender Pulpenanatomie
- Erweiterung der Zugangsöffnung bei mehrwurzeligem Zahn und schwierig zu erreichender Kavität
- aufwendiger Trepanation durch ein Inlay mit weiter Trepanationseröffnung durch mehrwurzeligen Zahn
- sehr aufwendiger Trepanation durch eine Krone mit besonders harter Metalllegierung/Keramik und bedingt erhöhten Materialverbrauch
- laufender kieferorthopädischer Behandlung mit festsitzenden Apparaturen, dadurch extrem erschwerter Zugang
- übergroßer juveniler Pulpa/kalzifizierter Kronenpulpa
- minimalinvasiven Vorgehens zur größtmöglichen Erhaltung der Zahnhartsubstanz
- motorischer Instabilität der Zunge/Makroglossie, dadurch erschwerter Freistellung des Behandlungsfeldes

2390

Begründungen

Überdurchschnittlicher Zeitaufwand aufgrund …	Überdurchschnittliche Schwierigkeiten aufgrund …	Besondere Umstände aufgrund …

- häufiger Behandlungsunterbrechungen wegen des reduzierten Allgemeinzustandes und/oder verminderter Belastbarkeit
- Einschränkung des Sichtbereiches, verursacht durch eingeschränkte Lagerfähigkeit des Patienten wegen Wirbelsäulenerkrankung/Muskelerkrankung/Herz-Kreislauferkrankung/Schwangerschaft
- eingeschränkter Mundöffnung/erschwerter Mundzugang wegen Mundsperre/Kieferklemme/Adipositas/Herpes/Rhagaden etc.
- reflektorischer Übererregbarkeit z. B. starkem Husten-, Schluck-, oder/und Brechreizneigung mit häufigen Behandlungspausen und notwendiger wiederholt erforderlicher Trockenlegung
- motorischer Unruhe des Patienten, verbunden mit wiederholt erforderlicher Trockenlegung und mehrfach notwendigen Behandlungspausen
- erschwerter Eröffnung des Pulpencavums bei vorhandener Restauration
- besonderen Aufwands wegen vorhandener Restaurationen/Apparaturen und/oder elongierten/protrudierten Zähnen und/oder Zahnfehlstellungen bei Eröffnung des Pulpencavums
- erschwerter Umstände der Trepanation bei hochgradig infizierter Pulpa und druckdolenten Zustand bei entzündungsbedingter unzulänglicher Anästhesietiefe
- eingeschränkter Mundöffnung wegen starker Schwellung des umliegenden Weichgewebes
- geringer Mundöffnung (Schneidekantendifferenz = xx mm) und erhöhtem Muskeltonus der Wangen- Zungenmuskulatur
- erschwerten Zugangs zur palatinalen/lingualen Kavität wegen starken Brech-/Würgereizes
- erschwerter Behandlung im weit distalen Bereich bei starker Wangenmuskulatur
- starken Wangendrucks und/oder aktiver Zungenmuskulatur und dadurch aufwendiger Fixierung der verwendeten Hilfsmittel sowie notwendiger häufiger Behandlungspausen zur Entlastung/Entspannung der Muskulatur
- sehr aufwendigem vorsichtigen Vorgehens wegen hoher Schmerzempfindlichkeit und sehr zeitaufwändige Behandlung mit mehrfach notwendigen Behandlungsunterbrechungen -pausen
- häufiger Unterbrechung und langer Dauer der Behandlung bedingt durch sensorische/reflektorische Übererregbarkeit des Patienten
- erschwerter Erreichbarkeit/Freistellung des Behandlungsfeldes wegen einer extrem eingeschränkten Mundöffnung bedingt durch eine Verletzung im Bereich des Mundwinkels/Verletzung an der Lippe

2390

Begründungen

Überdurchschnittlicher Zeitaufwand aufgrund …	Überdurchschnittliche Schwierigkeiten aufgrund …	Besondere Umstände aufgrund …

- erschwerter Aufwand bei der Amputation im hochakuten, schmerzhaften Zustand
- umfangreicher Trepanation wegen mehrerer Wurzelkanaleingänge
- extrem schwieriger Darstellung der Wurzelkanaleingänge, bedingt durch die von der ursprünglichen Anatomie abweichende Kronenform

2400

GOZ-Position 2400

Leistungsbeschreibung	Faktor
Elektrometrische Längenbestimmung eines Wurzelkanals	1,0-fach: 3,94 € 2,3-fach: 9,05 € 2,8-fach: 11,02 € 3,1-fach: 12,20 € 3,5-fach: 13,78 €

Abrechnungsbestimmung

Die Leistung nach der Nummer 2400 ist je Wurzelkanal höchstens zweimal je Sitzung berechnungsfähig.

Anmerkung

- berechnungsfähig:
  - für elektrometrische Längenbestimmung eines Wurzelkanals
  - je Wurzelkanal höchstens zweimal in einer Sitzung
  - auch neben Röntgenaufnahmen
  - ggf. zzgl. binokularmikroskopische Untersuchung intrakanalärer Strukturen eines Zahnes (§ 6 Abs. 1 GOZ)
- nicht berechnungsfähig:
  - mehr als zweimal je Wurzelkanal in einer Sitzung
  - für eine radiologische Längenbestimmung (Röntgenmessaufnahme) (GOÄ-Nr. Ä5000)

BZÄK-Kommentar zu der GOZ-Nr. 2400 (Stand Januar 2021)

Die Feststellung der Arbeitslänge für die Aufbereitung des Wurzelkanals mittels elektrometrischer Widerstandsmessung kann pro Kanal höchstens zweimal je Sitzung berechnet werden. In Folgesitzungen, z. B. im Zusammenhang mit medikamentösen Einlagen oder vor dem Füllen des Wurzelkanals, ist die Nummer 2400 erneut berechnungsfähig.

Die elektrometrische Längenmessung kann sowohl im Zusammenhang mit einer maschinellen, drehmomentkontrollierten Aufbereitung als auch als Zwischenschritt bei der Handaufbereitung erfolgen.

Die elektrometrische Längenmessung kann in derselben Sitzung auch neben Röntgenmessaufnahmen durchgeführt werden.

2400

Begründungen

Überdurchschnittlicher Zeitaufwand aufgrund …	Überdurchschnittliche Schwierigkeiten aufgrund …	Besondere Umstände aufgrund …

- erschwerter Erreichbarkeit im hinteren Drittel des cavum oris
- besonders vorsichtigen Vorgehens bei einem jugendlichen Patienten mit nicht abgeschlossenem Wurzelwachstum
- erschwerter Widerstandsmessung bei Blutung oder Exsudat im Wurzelkanal, nahezu vollständig obliterierter Kanalsysteme, daher häufige, und sehr schwierige Messung
- apical offenem Kanal/partieller Resorption der Wurzel
- erschwerter Messung bei starker Wurzelkanalkrümmung/Kanalstenosen (röhrenförmiger Kanal)
- sehr ungünstigen Zugangs bei stark verengtem Wurzelkanal
- stark gebogenem und abgewinkelten Wurzelkanals
- atypischen Wurzelkanals und schwieriger Messung bei palatinaler Zugangskavität
- ungünstigen Zugangs bei eingeschränkter Mundöffnung
- mehrfacher Messungen (mehr als zwei) zur kontinuierlichen Kontrolle während der Aufbereitung bei Überwindung primär verkalkter Kanalabschnitte, Kanalverengungen
- Stufenbildung/oder Abzweigung im Kanalverlauf
- Vorliegen von Dentikeln im endodontischen System
- schwieriger wiederholter Messung im Rahmen einer Revision
- mehrfachen Messens zur kontinuierlichen Kontrolle, erschwert durch eine metallische Rekonstruktion
- schwieriger und mehrfacher Wiederholung der elektronischen Längenmessung an mit leitfähigen Materialien versorgten Zahn
- mehr als zweimaliger Messvorgänge des Kanalsystems in einer Sitzung
- vorhandener Nebenkanäle/extrem feiner Zusatzkanaleingang/-eingänge am Kavitätenboden
- erschwerter Isolation und aufwendiger Trockenlegung des Behandlungsgebietes bei vermehrter Salivation/Hypersalivation
- motorischer Instabilität der Zunge/Makroglossie, dadurch erschwerter Freistellung des Behandlungsfeldes
- häufiger Behandlungsunterbrechungen wegen des reduzierten Allgemeinzustandes und/oder verminderter Belastbarkeit
- Einschränkung des Sichtbereiches, verursacht durch eingeschränkte Lagerfähigkeit des Patienten wegen Wirbelsäulenerkrankung/Muskelerkrankung/Herz-Kreislauferkrankung/ Schwangerschaft
- eingeschränkter Mundöffnung/erschwerten Mundzugangs wegen Mundsperre/Kieferklemme/Adipositas/Herpes/Rhagaden etc.

2400

Begründungen

Überdurchschnittlicher Zeitaufwand aufgrund …	Überdurchschnittliche Schwierigkeiten aufgrund …	Besondere Umstände aufgrund …

- sehr aufwendiger Messung wegen echten oder unechten Dentikeln/von adhärenten oder interstitiellen Dentikeln am Wurzelkanaleingang/oder im Wurzelkanal
- besonderen Aufwands bei der Längenbestimmung wegen vorhandener Restaurationen/Apparaturen und/oder elongierten/protrudierten Zähnen und/oder Zahnfehlstellungen
- reflektorischer Übererregbarkeit z. B. starkem Husten-, Schluck-, oder/und Brechreizneigung mit häufigen Behandlungspausen und notwendiger wiederholt erforderlicher Trockenlegung
- motorischer Unruhe des Patienten, verbunden mit wiederholt erforderlicher Trockenlegung und mehrfach notwendigen Behandlungspausen
- starken Wangendrucks und/oder aktiver Zungenmuskulatur und dadurch aufwendiger Fixierung der verwendeten Hilfsmittel sowie notwendiger häufiger Behandlungspausen zur Entlastung/Entspannung der Muskulatur
- besonderen Aufwands durch zusätzliches Arbeiten mit Vergrößerungshilfe wegen der spezifischen anatomischen Situation (stark verengter/verlagerter/gekrümmter/obliterierter Wurzelkanal)
- sehr vorsichtiger Vorgehensweise bei hochakutem, schmerzhaftem und/oder druckdolenten Zustand bei entzündungsbedingter unzulänglicher Anästhesietiefe
- eingeschränkter Mundöffnung wegen starker Schwellung des umliegenden Weichgewebes
- geringer Mundöffnung (Schneidekantendifferenz = xx mm) und erhöhtem Muskeltonus der Wangen-/Zungenmuskulatur
- erschwerten Zugangs zum palatinalen/lingualen Wurzelkanal wegen starken Brech-/Würgereizes
- laufender kieferorthopädischer Behandlung mit festsitzenden Apparaturen, dadurch extrem erschwerter Zugang
- sehr aufwendigem vorsichtigen Vorgehens wegen hoher Schmerzempfindlichkeit und sehr zeitaufwändige Behandlung mit mehrfach notwendigen Behandlungsunterbrechungen/-pausen
- häufiger Unterbrechung und lange Dauer der Behandlung bedingt durch sensorische/reflektorischer Übererregbarkeit des Patienten
- erschwerter Erreichbarkeit/Freistellung des Behandlungsfeldes wegen einer extrem eingeschränkten Mundöffnung bedingt durch eine Verletzung im Bereich des Mundwinkels/Verletzung an der Lippe

GOZ-Position 2410

Leistungsbeschreibung	Faktor
Aufbereitung eines Wurzelkanals auch retrograd, je Kanal, gegebenenfalls in mehreren Sitzungen	1,0-fach: 22,05 € 2,3-fach: 50,71 € 2,8-fach: 61,73 € 3,1-fach: 68,35 € 3,5-fach: 77,16 €

Abrechnungsbestimmung

Die Leistung nach der Nummer 2410 ist für denselben Wurzelkanal nur dann erneut berechnungsfähig, wenn der Wurzelkanal nach der ersten Aufbereitung definitiv versorgt worden ist. Wenn auf Grund anatomischer Besonderheiten eine Aufbereitung in einer Sitzung nicht erfolgen kann, ist die Leistung nach der Nummer 2410 für denselben Wurzelkanal erneut berechnungsfähig. Dies ist in der Rechnung zu begründen. Je Aufbereitung eines Wurzelkanals ist die Leistung in diesem Fall höchstens zweimal berechnungsfähig.

! Anmerkung

Ggf. Zuschläge:
0110 (Operationsmikroskop)
0120 (Laser)

- berechnungsfähig:
  - für das Aufsuchen der Wurzelkanaleingänge und deren Aufbereitung und Erweiterung
  - orthograde oder retrograde Aufbereitung
  - für das Entfernen des abgestorbenen Pulpagewebes
  - am Milchzahn und am bleibenden Zahn
  - je behandelten Wurzelkanal
  - wiederholte Berechnung aufgrund anatomischer Besonderheiten z. B. Überlänge der Wurzel, stark gekrümmter Wurzelkanal, obliterierter Wurzelkanal, extrem grazile Wurzeln (muss auf der Rechnung begründet/angegeben werden)
  - maximal zweimal je Wurzelkanal im Rahmen eines Krankheitsfalles
  - für erneute Aufbereitung bei einer Revision
  - für erneute Aufbereitung bei Reinfektion
  - für retrograde Aufbereitung neben einer Wurzelspitzenresektion am Frontzahn (GOZ-Nr. 3110) oder am Seitenzahn (GOZ-Nr. 3120)

2410

Anmerkung

- zzgl. Materialkosten (einmal verwendbare Nickel-Titan-Instrumente)
- ggf. zzgl. Beseitigung von physiologischen iatrogen verursachten Penetrationshindernissen (analog § 6 Abs.1 GOZ)
- ggf. zzgl. binokularmikroskopische Untersuchung intrakanalärer Strukturen eines Zahnes (analog § 6 Abs.1 GOZ)
- ggf. zzgl. Dekontamination des Wurzelkanals mittels Laser (analog § 6 Abs.1 GOZ)
- ggf. zzgl. Einbringung von Farbindikatoren zur Darstellung von Kanaleingängen und Rissen (z. B. Canal Detector®) (analog § & Abs.1 GOZ)
- ggf. zzgl. Virtuelle Analyse zur navigierten Bohrung und Aufbereitung von obliterierten Wurzelkanälen (analog § 6 Abs.1 GOZ)
- ggf. Zuschlag für die Anwendung eines OP-Mikroskops (GOZ-Nr. 0110)
- ggf. Zuschlag für die Anwendung eines Lasers (GOZ-Nr. 0120)

- nicht berechnungsfähig:
  - für die Entfernung von intrakanalären Fremdkörpern (z. B. frakturierte Wurzelkanalinstrumente) analog § 6 Abs. 1 GOZ
  - für die Entfernung von vorhandenem definitivem Wurzelfüllmaterial – analog § 6 Abs. 1 GOZ
  - für eine Wurzelkanalreparatur (analog § 6 Abs. 1 GOZ)
  - für Aufbereitung eines bereits gefüllten Wurzelkanals zur Aufnahme eines Stiftaufbaus

BZÄK-Kommentar zu der GOZ-Nr. 2410 (Stand Januar 2021)

Die Wurzelkanalaufbereitung besteht aus der mechanischen Erweiterung und Reinigung des Wurzelkanals mit dem Ziel der Reduktion von Keimen durch Substanzabtrag mittels unterschiedlicher Verfahren.
Die Berechnung erfolgt je Kanal, ggf. mehrfach je Wurzel. Ist zur Aufbereitung eine weitere Sitzung erforderlich, kann dies nur bei Vorliegen anatomischer Besonderheiten erneut berechnet werden und ist bei der Rechnungslegung zu begründen. Die Aufbereitung darf nur zweimal je behandeltem Wurzelkanal berechnet werden. Kanalaufbereitungen in weiteren Sitzungen finden bei der Bemessung des Gebührenfaktors Berücksichtigung.
Die Entfernung von vorhandenem definitivem Wurzelfüllmaterial ist nicht Bestandteil dieser Gebührennummer. Die erneute Aufbereitung im Rahmen der Revision wird nach dieser Gebührennummer berechnet.
Die Wurzelkanalaufbereitung nach Reinfektion stellt einen neuen Behandlungsfall dar. Die retrograde Aufbereitung des apikalen Kanalanteils im Rahmen einer Wurzelspitzenresektion wird zusätzlich mit dieser Gebührennummer berechnet. Eine retrograde Wurzelfüllung sowie der retrograde Verschluss mittels Füllung sind gesondert berechnungsfähig.

Begründungen

Überdurchschnittlicher Zeitaufwand aufgrund …	Überdurchschnittliche Schwierigkeiten aufgrund …	Besondere Umstände aufgrund …

- erschwerter Erreichbarkeit im hinteren Drittel des cavum oris bei starker Wangenmuskulatur
- schwer zu erreichendem/n Pulpakavum/Kanaleingängen
- besonders vorsichtigen Vorgehens bei einem jugendlichen Patienten mit nicht abgeschlossenem Wurzelwachstum
- weitestgehend obliterierter/n Kanal/Kanäle/obliterierte Kanaleingänge
- erschwerter Erweiterung des/der apikal offenen Kanals/offene Kanäle/kalzifizierter Wurzelkanal
- hochgradig infiziertem Wurzelkanals, erschwerte Trockenlegung wegen starken Pus–Exsudat
- sehr ungünstigen Zugangs bei stark verengtem/verlagerten Wurzelkanal
- stark gebogenem und abgewinkeltem anatomisch atypischen Wurzelkanals/-kanälen
- erschwerter Aufbereitung bei ungünstig gelegener, schwierig zu erreichender Zugangskavität - weit distaler Bereich/Zahnregion mit eingeschränkter Zugangsmöglichkeit
- schwieriger Aufbereitung wegen der sehr engen Kanäle und Stufenbildung im Kanalverlauf
- starker Wurzelkrümmung/Stufenbildung/Blockaden im Wurzelkanal und dadurch sehr langwieriger Entfernung des infizierten Gewebes
- eines sehr engen und obliterierten Kanals/sehr enger und obliterierten Kanäle sowie starker Kanalkrümmung und komplexer Anatomie
- Vorliegens von Dentikeln im endodontischen System
- sehr schwierigen Zugangs durch tiefe Trennung der Kanäle und dadurch schwierige Erreichbarkeit der Kanaleingänge
- Aufbereitung einer großen internen Resorptionslakune, Darstellung und Aufbereitung des obliterierten Restkanals
- konfluierender Kanalsysteme
- wiederholter Einstellung des OP Mikroskops wegen Unruhe des Patienten
- mehrfach (mehr als 2 x) notwendiger Aufbereitungssitzungen wegen zahlreiche Nebenkanäle bei überlagerter/stark gekrümmter Wurzeln
- eines sehr langen Wurzelkanals mit entsprechend schwieriger Gestaltung der apikalen Präparation
- endodontischer Behandlung im hinteren Drittel des cavum oris sowie vorsichtiger Vorgehensweise bei schwieriger s-förmiger und sehr enger Wurzelkanalanatomie mit apikaler Ramifikation
- erforderlicher Trepanation, bei minimalinvasiv/substanzschonendem Vorgehens zur größtmöglichen Erhaltung der Zahnhartsubstanz (wenn im Zusammenhang keine 2390 abgerechnet wird)

2410

Begründungen

Überdurchschnittlicher Zeitaufwand aufgrund …	Überdurchschnittliche Schwierigkeiten aufgrund …	Besondere Umstände aufgrund …

- zusätzlicher Anwendung einer chemischen Aufbereitung z. B. Chelatoren
- der aufwendigen Entfernung von echten oder unechten Dentikeln/von adhärenten oder interstitiellen Dentikeln im Wurzelkanal
- motorischer Instabilität der Zunge/Makroglossie, dadurch erschwerter Freistellung des Behandlungsfeldes
- häufiger Behandlungsunterbrechungen wegen des reduzierten Allgemeinzustandes
- Einschränkung des Sichtbereiches, verursacht durch eingeschränkte Lagerfähigkeit des Patienten wegen Wirbelsäulenerkrankung/Muskelerkrankung/Herz-Kreislauferkrankung/ Schwangerschaft
- eingeschränkter Mundöffnung/erschwerter Mundzugang wegen Mundsperre/Kieferklemme/Adipositas/Herpes/Rhagaden etc.
- besonderen Aufwands wegen vorhandener Restaurationen/Apparaturen und/oder elongierten/protrudierten Zähnen und/oder Zahnfehlstellungen bei der Aufbereitung der Wurzelkanäle
- reflektorischer Übererregbarkeit z. B. starkem Husten-, Schluck-, oder/und Brechreizneigung mit häufigen Behandlungspausen und notwendiger wiederholt erforderlicher Trockenlegung bei der Aufbereitung
- motorischer Unruhe des Patienten, verbunden mit wiederholt erforderlicher Trockenlegung und mehrfach notwendigen Behandlungspausen
- sehr aufwendiger Aufbereitung wegen ausgeprägter Schmelzhypoplasien/tief unter die Gingiva reichender Kavität/tiefer, sehr schwer einsehbarer Approximalkavität und/oder wegen Wurzelkaries
- sehr aufwändiger Erweiterung des Wurzelkanales wegen hoher Schmerzempfindlichkeit und mehrfach notwendigen Behandlungsunterbrechungen/-pausen
- erschwerten Zugangs zum Wurzelkanaleingang sowie der Aufbereitung unter vorhandener Restauration/Rekonstruktion
- erschwerter Umstände bei der Erweiterung und Aufbereitung wegen reduzierter Anästhesiewirkung im hochakuten, schmerzhaften Zustand
- erhöhtem instrumentellen und/oder apparativen Aufwands z. B. drehmomentkontrollierte maschinell-rotative/schall- oder ultraschallunterstützte/oszillierende Aufbereitung/lasergestützte Aufbereitung
- besonderer Umstände bei der Aufbereitung wegen partieller Resorption der Wurzel
- starken Wangendrucks und/oder aktiver Zungenmuskulatur und dadurch aufwendiger Fixierung der verwendeten Hilfsmittel sowie notwendiger häufiger Behandlungspausen zur Entlastung/ Entspannung der Muskulatur
- bei erforderlicher Zugangstrepanation im Rahmen der Wurzelkanalaufbereitung

Begründungen

Überdurchschnittlicher Zeitaufwand aufgrund …	Überdurchschnittliche Schwierigkeiten aufgrund …	Besondere Umstände aufgrund …

- erschwerter Erreichbarkeit/Freistellung des Behandlungsgebietes wegen einer extrem eingeschränkten Mundöffnung bedingt durch eine Verletzung im Bereich des Mundwinkels/Verletzung an der Lippe
- erschwerter Erreichbarkeit/Freistellung des Behandlungsgebietes wegen einer stark eingeschränkten Mundöffnung durch eine extrem geringe Schneidekantendifferenz von …. mm
- eingeschränkter Mundöffnung wegen starker Schwellung des umliegenden Weichgewebes
- erschwerter Kanalaufbereitung durch inkongruenten Apex und Foramen
- mehrfacher Wurzelkanalspülungen mit desinfizierenden Lösungen zur vollständigen Desinfektion der Kanäle unter Anwendung eines Spülprotokolls
- Hinweise bei Rechnungsstellung bei erneuter Berechnung in einer Folgesitzung z. B.:
  - ➢ überlange Wurzel
  - ➢ stark gekrümmter Wurzelkanal
  - ➢ obliterierter Wurzelkanal
  - ➢ grazile Wurzel
  - ➢ Vielzahl der Kanäle – Auffinden eines weiteren Kanals in der Folgesitzung

2420

GOZ-Position 2420

Leistungsbeschreibung	Faktor	
Zusätzliche Anwendung elektrophysikalisch-chemischer Methoden, je Kanal	1,0-fach:	3,94 €
	2,3-fach:	9,05 €
	2,8-fach:	11,02 €
	3,1-fach:	12,20 €
	3,5-fach:	13,78 €

Abrechnungsbestimmung

--

Anmerkung

- berechnungsfähig:
  - für die Anwendung elektrophysikalisch-chemischer Methoden z. B. ultraschallaktivierter Spülung z. B. mit Natriumhypochlorit/Chlorhexidin, Elektrosterilisation, Iontophorese, Kataphorese, Elektroosmose
  - je Wurzelkanal, je Sitzung
  - ggf. zzgl. Dekontamination des Wurzelkanals mittels Laser (analog §6 Abs.1 GOZ)
- nicht berechnungsfähig:
  - mehr als einmal je Wurzelkanal und Sitzung
  - für rein mechanische Methoden
  - für rein chemische Methoden
  - für eine antimikrobielle photodynamische Therapie (aPDT/ PACT) (analog § 6 Abs. 1 GOZ)

BZÄK-Kommentar zu der GOZ-Nr. 2420 (Stand Januar 2021)

Zusätzliche Maßnahmen zur Dekontamination eines mechanisch (von Hand oder maschinell) aufbereiteten Wurzelkanals mittels Kombination aus elektrophysikalischen und chemischen Verfahren. Dabei erfolgt die Reinigung und Desinfektion der Kanalwände und mechanisch nicht aufbereitbarer akzessorischer Wurzelkanäle, z. B. mittels in Ultraschallschwingung versetzter Kanalinstrumente in Verbindung mit chemischen Spüllösungen (z. B. Natriumhypochlorit, Chlorhexidin).
Die Gebührennummer wird je Kanal und Sitzung unabhängig von der Anzahl der Anwendungen berechnet.

Begründungen

Überdurchschnittlicher Zeitaufwand aufgrund …	Überdurchschnittliche Schwierigkeiten aufgrund …	Besondere Umstände aufgrund …

- von Spülungen während der Aufbereitung, nach jedem Arbeitsschritt und aktivierter Abschlussspülung nach Protokoll
- stark gebogenem und abgewinkelten/verlagerten/atypischen Wurzelkanals
- erschwerter Erreichbarkeit im hinteren Drittel des cavum oris
- schwer zu erreichender Zahnregion/Kavität
- Behandlung im weit distalen Bereich mit eingeschränkter Sicht und Zugangsmöglichkeiten
- ungünstigen Zugangs bei verengtem Wurzelkanal
- starker Wurzelkanalkrümmung
- mehrfacher Wurzelkanalspülungen mit unterschiedlichen Spüllösungen
- Abzweigungen im Kanalverlauf und vorhandener Nebenkanäle/extrem feiner Zusatzkanaleingang/-eingänge am Kavitätenboden
- Anwendung verschiedener Spüllösungen
- zusätzlicher Anwendung des OP-Mikroskops
- intermitierender Wechsel-Spülung mit verschiedenen Medien
- Vorhandensein von Seitenkanälen
- besonders vorsichtigen Spülens bei apical offenem Kanal/ partieller Resorption der Wurzel
- sehr ungünstigem Zugang bei stark verengtem / stark gebogenem und abgewinkeltem Wurzelkanal
- atypischen Wurzelkanals und schwieriger Spülung bei palatinaler Zugangskavität
- Vorliegen von Dentikeln im endodontischen System und verwenden unterschiedlicher Methoden
- der starken Wurzelkrümmung/Stufenbildung im Wurzelkanalverlauf/Kanalstenosen (röhrenförmiger Kanal) sehr langdauernde ultraschallaktivierte Spülung
- motorischer Instabilität der Zunge/Makroglossie, dadurch erschwerter Freistellung des Behandlungsfeldes
- häufiger Behandlungsunterbrechungen wegen des reduzierten Allgemeinzustandes und/oder verminderter Belastbarkeit
- Einschränkung des Sichtbereiches, verursacht durch eingeschränkte Lagerfähigkeit des Patienten wegen Wirbelsäulenerkrankung/Muskelerkrankung/Herz-Kreislauferkrankung/Schwangerschaft
- eingeschränkter Mundöffnung/erschwerten Mundzugangs wegen Mundsperre/Kieferklemme/Adipositas/Herpes/Rhagaden etc.
- besonderen Aufwands wegen vorhandener Restaurationen/Apparaturen und/oder elongierten/protrudierten Zähnen und/oder Zahnfehlstellungen beim der elektrophysikalisch-chemischer Spülung der Wurzelkanäle

2420

Begründungen

Überdurchschnittlicher Zeitaufwand aufgrund …	Überdurchschnittliche Schwierigkeiten aufgrund …	Besondere Umstände aufgrund …

- reflektorischer Übererregbarkeit z. B. starkem Husten-, Schluck-, oder/und Brechreizneigung mit häufigen Behandlungspausen und notwendiger wiederholt erforderlicher Trockenlegung bei der elektrophysikalisch-chemischer Spülung
- motorischer Unruhe des Patienten, verbunden mit wiederholt erforderlicher Trockenlegung und mehrfach notwendigen Behandlungspausen
- sehr aufwendiger elektrophysikalisch-chemischer Methoden z. B. Spülung wegen tief unter die Gingiva reichender Kavität/tiefer, sehr schwer einsehbarer Approximalkavität und/oder wegen Wurzelkaries
- sehr aufwändiger elektrophysikalisch-chemischer Spülung des Wurzelkanales wegen hoher Schmerzempfindlichkeit und mehrfach notwendigen Behandlungsunterbrechungen/-pausen
- erschwerten Zugangs zum Wurzelkanaleingang sowie der elektrophysikalisch-chemischer Spülung unter vorhandener Rekonstruktion
- erschwerter Umstände bei der Elektrodekontamination wegen reduzierter Anästhesiewirkung im hochakuten, schmerzhaften Zustandes der Pulpitis und entzündeter Seitenkanäle
- erhöhtem instrumentellen und/oder apparativen Aufwands z. B. Elektrodekontamination/lasergestützte Elektrodekontamination und zusätzliche ultraschallaktiviert Spülung mit Natriumhypochlorit/Chlorhexidingluconat etc.
- starken Wangendrucks und/oder aktiver Zungenmuskulatur und dadurch aufwendiger Fixierung der verwendeten Hilfsmittel sowie notwendiger häufiger Behandlungspausen zur Entlastung/Entspannung der Muskulatur
- Wurzelkanalspülungen mit aufwendiger Aufzeichnung eines Spülprotokolls
- mehrfacher Spülung mit unterschiedlichen desinfizierenden Lösungen zur vollständigen Kanaldesinfektion
- besonders vorsichtigen Vorgehens bei einem jugendlichen Patienten mit nicht abgeschlossenem Wurzelwachstum
- erschwerter Spülung/Elektrosterilisation und zeitaufwendiger Trocknung des Wurzelkanals bei Blutung oder Exsudat im Wurzelkanal, nahezu vollständig obliterierter Kanalsysteme, daher häufige, und sehr schwierige Spülung
- besonderen Aufwands durch zusätzliches Arbeiten mit Vergrößerungshilfe wegen der spezifischen anatomischen Situation (stark verengter/verlagerter/gekrümmter/obliterierter Wurzelkanal)
- eingeschränkter Mundöffnung wegen starker Schwellung des umliegenden Weichgewebes

Begründungen

Überdurchschnittlicher Zeitaufwand aufgrund …	Überdurchschnittliche Schwierigkeiten aufgrund …	Besondere Umstände aufgrund …

- geringer Mundöffnung (Schneidekantendifferenz = xx mm) und erhöhtem Muskeltonus der Wangen- Zungenmuskulatur
- erschwerten Zugangs zum palatinalen/lingualen Wurzelkanal wegen starken Brech-/Würgereizes
- laufender kieferorthopädischer Behandlung mit festsitzenden Apparaturen, dadurch extrem erschwerter Zugang
- sehr aufwendigem vorsichtigen Vorgehens wegen hoher Schmerzempfindlichkeit und sehr zeitaufwändige Behandlung mit mehrfach notwendigen Behandlungsunterbrechungen/-pausen
- häufiger Unterbrechung und lange Dauer der Behandlung bedingt durch sensorische/reflektorischer Übererregbarkeit des Patienten
- erschwerter Erreichbarkeit/Freistellung des Behandlungsfeldes wegen einer extrem eingeschränkten Mundöffnung bedingt durch eine Verletzung im Bereich des Mundwinkels/Verletzung an der Lippe

2430

GOZ-Position 2430

Leistungsbeschreibung	Faktor
Medikamentöse Einlage in Verbindung mit Maßnahmen nach den Nummern 2360, 2380 und 2410, je Zahn und Sitzung	1,0-fach: 11,47 € 2,3-fach: 26,39 € 2,8-fach: 32,13 € 3,1-fach: 35,57 € 3,5-fach: 40,16 €

Abrechnungsbestimmung

--

Anmerkung

- berechnungsfähig:
  - für eine medikamentöse Einlage
  - je Zahn und je Sitzung
  - nach Behandlungsbedarf berechenbar, keine Einschränkungen in der Anzahl
  - nur nach vorangegangenen Leistungen wie GOZ-Nrn. 2360, 2380 oder 2410
  - ggf. zzgl. temporärer speicheldichter Verschluss – GOZ-Nr. 2020
  - neben Elektrometrische Längenbestimmung (GOZ-Nr. 2400)
  - neben Elektrophysikalisch-chemische Methoden (GOZ-Nr. 2420)
  - ggf. zzgl. Dekontamination des Wurzelkanals mittels Laser (analog §6 Abs.1 GOZ)
- nicht berechnungsfähig:
  - je Wurzelkanal
  - neben Amputation der vitalen Pulpa – GOZ-Nr. 2350
  - ohne vorangegangene Leistungen – GOZ-Nrn. 2360, 2380, 2410

BZÄK-Kommentar zu der GOZ-Nr. 2430 (Stand Januar 2021)

Im Rahmen einer Wurzelkanalbehandlung dienen medikamentöse Einlagen der Desinfektion und/oder Schmerzbeseitigung sowie zur Vorbereitung der weiteren Kanalaufbereitung.
Die Leistung ist nur berechenbar im zeitlichen Zusammenhang (in gleicher oder nachfolgender Sitzung) mit einer Vitalexstirpation der Pulpa, in Verbindung mit einer Amputation einer devitalisierten Milchzahnpulpa oder nach Aufbereiten eines Wurzelkanals.
Die Leistung ist nicht je Kanal, sondern nur je Zahn berechnungsfähig.
Die Berechnung der medikamentösen Einlage ist im Behandlungsverlauf mehrfach, je Sitzung und Zahn jedoch nur einmal möglich.
Der temporäre, speicheldichte Verschluss wird gesondert berechnet.

2430

Begründungen

Überdurchschnittlicher Zeitaufwand aufgrund … | Überdurchschnittliche Schwierigkeiten aufgrund … | Besondere Umstände aufgrund …

- erschwerter Einbringung des Medikamentes bei stark gebogenem und-abgewinkeltem Wurzelkanal
- erschwerter medikamentöser Einlage bei ungünstig gelegener, schwierig zu erreichender Zugangskavität/weit distaler Bereich/Zahnregion mit eingeschränkter Zugangsmöglichkeit
- ungünstigen Zugangs bei stark verengtem/verlagerten/stark gebogenem und abgewinkeltem/anatomisch atypischen Wurzelkanal/ Kanälen
- starker Wurzelkanalkrümmung und erhöhtem instrumentellen Aufwand
- besonderen Aufwands durch zusätzliches Arbeiten mit Vergrößerungshilfe wegen der spezifischen anatomischen Situation (stark verengter/verlagerter/gekrümmter/obliterierter Wurzelkanal)
- mehrerer medikamentös zu versorgender Wurzelkanäle im Wurzelkanalsystem
- extremen Nässen/Exsudat aus dem Wurzelkanal, langwieriges Trocknen der Wurzelkanäle
- zzgl. erforderlicher Zugangstrepanation wegen des vorhergehenden keimdichten Verschlusses
- aufwendiger Entfernung der alten medikamentösen Einlage
- erschwerter Isolation und aufwendiger Trockenlegung des Behandlungsgebietes bei vermehrter Salivation/Hypersalivtion
- motorischer Instabilität der Zunge/Makroglossie, dadurch erschwerter Freistellung des Behandlungsfeldes
- häufiger Behandlungsunterbrechungen wegen des reduzierten Allgemeinzustandes und verminderter Belastbarkeit
- Einschränkung des Sichtbereiches, verursacht durch eingeschränkte Lagerfähigkeit des Patienten aufgrund Wirbelsäulenerkrankung/Muskelerkrankung/Herz-Kreislauferkrankung/Schwangerschaft
- eingeschränkter Mundöffnung/erschwerten Mundzugangs wegen Mundsperre/Kieferklemme/Adipositas/Herpes/Rhagaden etc.
- besonderen Aufwands bei der Einbringung des Medikamentes bei vorhandener Restauration/Apparaturen und/oder elongierten/protrudierten Zähnen und/oder Zahnfehlstellungen
- reflektorischer Übererregbarkeit z. B. starkem Husten-, Schluck-, oder/und Brechreizneigung mit häufigen Behandlungspausen und notwendiger wiederholt erforderlicher Trockenlegung der Wurzelkanäle bei der Einlage des Medikamentes
- motorischer Unruhe des Patienten, verbunden mit wiederholt erforderlicher Trockenlegung der Wurzelkanäle und mehrfach notwendigen Behandlungspausen

2430

Begründungen

Überdurchschnittlicher Zeitaufwand aufgrund …	Überdurchschnittliche Schwierigkeiten aufgrund …	Besondere Umstände aufgrund …

- sehr aufwendiger medikamentöser Einlage wegen tief unter die Gingiva reichender Kavität/tiefer, sehr schwer einsehbarer Approximalkavität und/ oder wegen Wurzelkaries
- sehr aufwendiger Einbringung des Medikamentes wegen hoher Schmerzempfindlichkeit und mehrfach notwendigen Behandlungsunterbrechungen/-pausen
- erschwerter Umstände der medikamentösen Einlage wegen wiederholter Stillung der Kanalblutung im hochakuten Zustand der Pulpitis
- erhöhtem instrumentellen und/oder apparativen Aufwands um vorhandene Nebenkanäle zu desinfizieren und das Einbringen des Medikaments
- nicht abgeschlossenes Wurzelwachstums besonderen Aufwand bei der Behandlung
- starken Wangendrucks und/oder aktiver Zungenmuskulatur und dadurch aufwendiger Fixierung der verwendeten Hilfsmittel sowie notwendiger häufiger Behandlungspausen zur Entlastung/Entspannung der Muskulatur
- sehr schwierigen Zugangs und medikamentöse Einlage durch tiefe Trennung der Kanäle und dadurch schwierige Erreichbarkeit der Kanaleingänge
- erschwerter Erreichbarkeit/Freistellung des Behandlungsfeldes wegen einer extrem eingeschränkten Mundöffnung bedingt durch eine Verletzung im Bereich des Mundwinkels/Verletzung an der Lippe
- eingeschränkter Mundöffnung wegen starker Schwellung des umliegenden Weichgewebes
- sehr aufwendigem vorsichtigen Vorgehens bei der Einlage wegen hoher Schmerzempfindlichkeit und sehr zeitaufwändige Behandlung mit mehrfach notwendigen Behandlungsunterbrechungen/-pausen
- erschwerten Zugangs zum palatinalen/lingualen Wurzelkanal wegen starken Brech-/Würgereizes
- laufender kieferorthopädischer Behandlung mit festsitzenden Apparaturen, dadurch extrem erschwerter Zugang bei Trockenlegung und medikamentösen Einlage
- geringer Mundöffnung (Schneidekantendifferenz = xx mm) und erhöhtem Muskeltonus der Wangen-/Zungenmuskulatur

GOZ-Position 2440

Leistungsbeschreibung	Faktor
Füllung eines Wurzelkanals	1,0-fach: 14,51 € 2,3-fach: 33,37 € 2,8-fach: 40,63 € 3,1-fach: 44,98 € 3,5-fach: 50,79 €

Abrechnungsbestimmung

--

Anmerkung

- berechnungsfähig:
  - für das Füllen eines Wurzelkanals
  - je behandelten Wurzelkanal
  - neu je Wurzelkanal, nach erfolgter Revision
  - am Milchzahn und bleibenden Zahn
  - bei adhäsiver Befestigung der Wurzelfüllung – zzgl. GOZ-Nr. 2197
  - für eine retrograde Wurzelkanalfüllung im Rahmen einer Wurzelspitzenresektion
  - neben einer Wurzelspitzenresektion am Front- oder Seitenzahn
  - neben endodontischen Leistungen wie GOZ-Nrn. 2360, 2400, 2410 und 2420
  - ggf. zzgl. temporärer speicheldichter Verschluss – GOZ-Nr. 2020
  - ggf. ein Zuschlag nach der GOZ-Nr. 0110 (Operationsmikroskop)
- nicht berechnungsfähig:
  - beim Einsetzen eines konfektionierten oder gegossenen Stiftaufbaus nach erfolgtem Füllen des Wurzelkanals

BZÄK-Kommentar zu der GOZ-Nr. 2440 (Stand Januar 2021)

Die Leistung beinhaltet das Füllen des Wurzelkanals mittels entsprechender plastischer und / oder konfektionierter Wurzelfüllmaterialien (z. B. Sealer, Guttaperchaspitzen).
Bei einer dentinadhäsiven Verankerung der Wurzelfüllung im Kanal ist Nummer 2197 zusätzlich berechnungsfähig.
Die retrograde Wurzelfüllung wird ebenfalls unter dieser Gebührennummer berechnet. Die Behandlung von Perforationen und die Apexifikation weit offener Apices sind in separater Sitzung nach § 6 Absatz 1 GOZ gesondert berechnungsfähig.
Ein provisorischer Verschluss ist nicht Leistungsinhalt.
Ein speicheldichter, temporärer Verschluss ist ebenso wie die definitive Versorgung gesondert berechnungsfähig.

2440

Begründungen

Überdurchschnittlicher Zeitaufwand aufgrund …	Überdurchschnittliche Schwierigkeiten aufgrund …	Besondere Umstände aufgrund …

- stark gebogenen und abgewinkelten Wurzelkanala
- erschwerter Erreichbarkeit im hinteren Drittel des cavum oris bei starker Wangenmuskulatur
- erschwerter Wurzelkanalfüllung bei ungünstig gelegener, schwierig zu erreichender Zugangskavität/weit distaler Bereich/Zahnregion mit eingeschränkter Zugangsmöglichkeit
- ungünstigen Zugangs bei verengtem/stark gebogenem und abgewinkeltem anatomisch atypischen Wurzelkanal/Kanälen
- eines sehr engen und obliterierten Kanals/sehr enger und obliterierter Kanäle sowie starker Kanalkrümmung und komplexer Anatomie
- Abzweigungen im Kanalverlauf und zusätzliche Wurzelkanalfüllung in vorhandener Nebenkanäle
- aufwendigen Trocknens und Füllens des grazilen Wurzelkanals/der Wurzelkanäle
- Abfüllens einer großen Resorptionslakune mit warmer, lateral kondensiertem Wurzelfüllmaterial
- sehr schwierigen Füllens der Kanalsysteme mit vertikaler und lateraler Kondensation durch die komplexe Anatomie des Zahnes/c-förmige Kanäle
- besonders vorsichtigen Vorgehens bei einem jugendlichen Patienten mit nicht abgeschlossenem Wurzelwachstum bei der Wurzelkanalfüllung und abdichten des apikal offenen Kanals
- erschwerter Wurzelkanalfüllung des/der apikal offenen Kanal/offene Kanäle/ kalzifizierter Wurzelkanal
- sehr schwierigen Zugangs durch tiefe Trennung der Kanäle und dadurch schwierige Erreichbarkeit der Kanaleingänge
- wiederholter Einstellung des OP-Mikroskops wegen Unruhe des Patienten
- schlitzförmiger Kanäle mit schwieriger Erreichbarkeit beider Apices; wegen der Kanalform schwierige vertikale Kondensation (downpack/backfill) mit warmen Wurzelfüllmaterial
- schwer zu passierender Stufe/Einengung/Einziehung im Wurzelkanalverlauf
- Auskleidung des Wurzelkanals mit … zum Verschluss der Lateralkanälchen und Wurzelfüllung mit aufwendigen thermoplastischen Methoden
- spezieller Wurzelfülltechnik in thermoplastischer/thermomechanischer/ ateraler/vertikale Kondensation
- zusätzlicher apikaler Versiegelung mittels feuchtigkeitsphoben Materials
- aufwendigen Füllens von vorhandenen Nebenkanälen
- erschwerter Isolation und aufwendiger Trockenlegung des Behandlungsgebietes bei vermehrter Salivation/Hypersalivation
- motorischer Instabilität der Zunge/Makroglossie, dadurch erschwerter Freistellung des Behandlungsfeldes
- häufiger Behandlungsunterbrechungen wegen des reduzierten Allgemeinzustandes und reduzierte Belastbarkeit

2440

Begründungen

Überdurchschnittlicher Zeitaufwand aufgrund …	Überdurchschnittliche Schwierigkeiten aufgrund …	Besondere Umstände aufgrund …

- Einschränkung des Sichtbereiches, verursacht durch eingeschränkte Lagerfähigkeit des Patienten wegen Wirbelsäulenerkrankung/Muskelerkrankung/Herz-Kreislauferkrankung
- eingeschränkter Mundöffnung/erschwerten Mundzugangs wegen Mundsperre/Kieferklemme/Adipositas/Herpes/Rhagaden etc.
- erschwerter Erreichbarkeit/Freistellung des Behandlungsgebietes wegen einer extrem eingeschränkten Mundöffnung bedingt durch eine Verletzung im Bereich des Mundwinkels/Verletzung an der Lippe
- erschwerter Erreichbarkeit/Freistellung des Behandlungsgebietes wegen einer stark eingeschränkten Mundöffnung durch eine extrem geringe Schneidekantendifferenz von …. mm
- besonderen Aufwands bei der Einbringung des Wurzelfüllmaterials bei vorhandener Restauration/Rekonstruktion/Apparaturen und/oder elongierten/protrudierten Zähnen und/oder Zahnfehlstellungen
- reflektorischer Übererregbarkeit z. B. starkem Husten-, Schluck-, oder/und Brechreizneigung mit häufigen Behandlungspausen und notwendiger wiederholt erforderlicher Trockenlegung der Wurzelkanäle bei der Wurzelfüllung
- motorischer Unruhe des Patienten, verbunden mit wiederholt erforderlicher Trockenlegung der Wurzelkanäle und mehrfach notwendigen Behandlungspausen
- sehr aufwendiger Wurzelkanalfüllung wegen tief unter die Gingiva reichender Kavität/tiefer, sehr schwer einsehbarer Approximalkavität und/oder wegen Wurzelkaries
- erschwerter Umstände beim Füllen der Wurzelkanäle wegen wiederholter Stillung einer spontanen Kanalblutung
- erhöhtem instrumentellen und/oder apparativen Aufwands um die vorhandenen Nebenkanäle mit Wurzelfüllmaterial auszukleiden und Verschließen der Lateralkanälchen
- nicht abgeschlossenen Wurzelwachstums und besonderen Aufwands bei der Behandlung bei apikal geöffnetem Wurzelkanal um eine Überstopfen zu vermeiden
- starken Wangendrucks und/oder aktiver Zungenmuskulatur und dadurch aufwendiger Fixierung der verwendeten Hilfsmittel sowie notwendiger häufiger Behandlungspausen zur Entlastung/Entspannung der Muskulatur
- erschwerten Zugangs und Wurzelkanalfüllung mit aufwendiger Trockenlegung zur palatinalen/lingualen Kavität wegen starken Brech-/Würgereizes
- vorsichtiger Vorgehensweise bei vorhandener und zusätzlich zu versorgender Wurzelkanalperforationen

2440

5

5

5

D Chirurgische Leistungen

GOZ 3000–3310

GOZ-Position 3000

Leistungsbeschreibung	Faktor
Entfernung eines einwurzeligen Zahnes oder eines enossalen Implantats	1,0-fach: 3,94 € 2,3-fach: 9,05 € 2,8-fach: 11,02 € 3,1-fach 12.20 € 3,5-fach: 13,78 €

Abrechnungsbestimmung

--

! Anmerkung

- berechnungsfähig:
  - für die Entfernung eines einwurzeligen Zahnes oder enossalen Implantats
  - ggf. inkl. Entfernung von Granulationsgewebe oder kleinen Zysten in Verbindung mit der Extraktion
  - inkl. primäre Wundversorgung in Verbindung mit der Extraktion
  - ausschlaggebend für die Berechnung ist die tatsächliche Anzahl der Wurzeln eines Zahnes
  - je Zahn oder überzähligen Zahn
  - je Implantat
  - ggf. zusätzliche Maßnahmen zum Erhalt der anatomischen Struktur, wie z. B. Punch-Technik, Socket- oder Ridge Preservation bzw. zur Alveolenversiegelung berechenbar (§ 6 Abs. 1 GOZ)
  - ggf. zzgl. Auffüllen der Alveole mit Knochenersatzmaterial (§ 6 Abs. 1 GOZ)
  - ggf. zzgl. Materialkosten z. B. Material zur Förderung der Blutgerinnung, atraumatisches Nahtmaterial usw.
  - ggf. zzgl. Wundflächenentkeimung mittels Laser (§ 6 Abs. 1 GOZ)
- nicht berechnungsfähig:
  - für die Entfernung eines mehrwurzeligen Zahnes (GOZ-Nr. 3010)
  - für die Entfernung eines tief frakturierten oder tief zerstörten Zahnes (GOZ-Nr. 3020)
  - für die Entfernung eines Zahn- oder Wurzelrestes (GOZ-Nr. 3020)
  - für die Entfernung eines Zahnes/Implantates durch Osteotomie (GOZ-Nr. 3030)
  - für die Entfernung eines retinierten, impaktierten oder verlagerten Zahnes durch Osteotomie (GOZ-Nr. 3040)
  - für die Entfernung eines extrem verlagerten und/oder extrem retinierten Zahnes durch Osteotomie (GOZ-Nr. 3045)

3000

Anmerkung

- neben einer Hemisektion für die Teilextraktion (GOZ-Nr. 3130)
- neben Zystektomie in Verbindung mit einer Osteotomie (GOZ-Nr. 3190)
- neben Operation einer ausgedehnten Kieferzyste (GOÄ-Nr. Ä2656)

BZÄK-Kommentar zu der GOZ-Nr. 3000 (Stand Januar 2021)

„Die Entfernung einwurzeliger Zähne einschließlich der primären Wundversorgung ist nach der Nummer 3000 zu berechnen. Zwischen Milchzähnen und bleibenden Zähnen wird nicht unterschieden.

Auch die Entfernung enossaler Implantate mittels Extraktion wird nach dieser Nummer berechnet.

Die Extraktion zur Entfernung eines Zahn- oder Wurzelrestes wird nach der Nummer 3020 berechnet.

Teilextraktionen im Sinne einer Hemisektion werden nach der Nummer 3130 berechnet."

Begründungen

Überdurchschnittlicher Zeitaufwand aufgrund …	Überdurchschnittliche Schwierigkeiten aufgrund …	Besondere Umstände aufgrund …

- Fraktur-/Bruchgefahr des Zahnes xy
- erschwerter Einsicht in das OP-Gebiet wegen ausgedehnter Ödembildung
- Gefahr der Knochenperforation
- Extraktion im akut entzündeten Gebiet
- Operationsgebietes in Nasennebenhöhlennähe mit besonderen Schutzmaßnahmen wegen Gefahr der Eröffnung
- Vermeidung einer Nervschädigung
- der Nervnähe z.B. des Nervus mentalis/ Nervus alveolaris inferior und umfangreiche Schutzmaßnahmen
- Operationsgebietes in Kieferhöhlennähe
- einer extremen, untypischen Wurzelkrümmung/Wurzeleinziehung im apikalen Drittel und erhöhter Frakturgefahr einer koronal-apikalen Frakturlinie
- Eingriff unter akuten entzündlich veränderten Prozess
- vorsichtiger Knochendehnung wegen präimplantologischem Knochenerhalt (z. B. Socket preservation)
- extrem starker Knochenkompakta
- schwacher und sehr dünner Knochenkompakta
- ankylotischer Verbindung zwischen Knochen und Zahn

Begründungen

Überdurchschnittlicher Zeitaufwand aufgrund …	Überdurchschnittliche Schwierigkeiten aufgrund …	Besondere Umstände aufgrund …

- erschwerten Zugangs bei hochgradigen Kiefergelenksbeschwerden
- schwer zu erreichender Kieferregion
- dünner Kieferhöhlenknochenbedeckung
- besonders schonender Entfernung des Zahnes zur Vermeidung einer Knochenschädigung
- erhöhter Blutungsneigung und erschwerter primären Wundversorgung, bei starker Nachblutungsgefahr durch Einnahme gerinnungshemmender Medikamente
- erschwerter Nahtversorgung wegen ungünstiger Schleimhautverhältnisse/fragiler Schleimhaut und/oder Schleimhautlazerationen
- extrem schwieriger Lagebezeichnung des Zahnes zu den anatomischen Nachbarstrukturen und deren möglicher Gefährdung (Nachbarzähne, Kieferhöhle, Nerven, Gefäße oder Weichteile)
- microchirurgischer Nahttechnik
- erschwerter primärer Wundversorgung im Rahmen des chirurgischen Eingriffs bei anhaltender Sickerblutung wegen der Einnahme von Antikoagulanzien
- erschwerter Extraktion wegen ungünstiger Struktur der Gingiva propria
- erhöhter Frakturgefahr der buccalen Knochenlamelle
- motorischer Instabilität der Zunge/Makroglossie, dadurch erschwerter Freistellung des Behandlungsfeldes
- häufiger Behandlungsunterbrechungen wegen des reduzierten Allgemeinzustandes und verminderter Belastbarkeit/problematischer Kreislaufverhältnisse
- Einschränkung des Sichtbereiches, verursacht durch eingeschränkte Lagerfähigkeit des Patienten wegen Wirbelsäulenerkrankung/Muskelerkrankung/Herz-Kreislauferkrankung
- eingeschränkter Mundöffnung/erschwerter Mundzugang wegen Mundsperre/Kieferklemme/Adipositas/Herpes/Rhagaden etc.
- reflektorischer Übererregbarkeit z. B. starkem Husten-, Schluck-, oder/und Brechreizneigung mit häufigen Behandlungspausen
- motorischer Unruhe des Patienten, verbunden mit mehrfach notwendigen Behandlungspausen
- starken Wangendrucks und/oder aktiver Zungenmuskulatur oder erhöhtem Muskeltonus/Wangentonus/Zungentonus und dadurch aufwendiger Freistellung des Behandlungsfeldes sowie notwendiger häufiger Behandlungspausen zur Entlastung/Entspannung der Muskulatur
- stark eingeschränkter Sicht durch andauernde Sickerblutung in Verbindung mit starker Zungenmotorik/mit eingeschränkter Mundöffnung/mit starker Aktivität des Musculus masseter
- eingeschränkter Mundöffnung wegen starker präoperativer Schwellung des Weichgewebes

3000

Begründungen

Überdurchschnittlicher Zeitaufwand aufgrund …	Überdurchschnittliche Schwierigkeiten aufgrund …	Besondere Umstände aufgrund …

- entzündlich verändertem Gebietes und dadurch erhöhter präoperativer Sensibilität
- minimalinvasiver/atraumatischen Extraktion wegen naheliegender Nervenaustrittstelle/Gefährdung anatomischer Nachbarstrukturen/zur Erhaltung der Schleimhautstrukturen
- erschwerter Explantation des Implantates wegen der anatomisch bedingten, untypischen Positionierung/der Nähe des Nervus alveolaris
- besonders aufwendiger primärer Wundversorgung zur Vermeidung von Wundheilungsstörungen/Knochennekrosen infolge Allgemeinmedikation z. B. Bisphosphonattherapie, Diabetes
- zusätzlich aufwendiger und/oder umfangreicher Entfernung von fest verwachsenen Granulations- und Zystengewebe
- erhöhten klinischen Aufwands bei besonders spröden Zahn xy
- besonders umfangreicher Extraktion eines mehrpfostigen enossalen Implantats
- besonders aufwendige Entfernung des Zahnes/Implantates unter Belassung der prothetischen Rekonstruktion
- aufwendiger Wundversorgung/Nahttechnik wegen Wunddehiszenzen bedingt durch umfangreicher Voroperationen
- außergewöhnlich erschwerter und zeitaufwendiger Trockenlegung des Behandlungsfeldes durch extreme Salivation/Hypersalivation
- erschwerter Erreichbarkeit/Freistellung des Behandlungsgebietes wegen einer extrem eingeschränkten Mundöffnung bedingt durch eine Verletzung im Bereich des Mundwinkels/Verletzung an der Lippe
- erschwerter Erreichbarkeit/Freistellung des Behandlungsgebietes wegen einer stark eingeschränkten Mundöffnung durch eine extrem geringe Schneidekantendifferenz von …. mm
- umfangreicher Extraktion während einer Behandlung unter Sedierung, erhöhter Aufwand durch eingeschränktes und erschwertes Offenhalten des Behandlungsfeldes

GOZ-Position 3010

Leistungsbeschreibung	Faktor
Entfernung eines mehrwurzeligen Zahnes	1,0-fach: 6,19 € 2,3-fach: 14,23 € 2,8-fach: 17,32 € 3,1-fach: 19,18 € 3,5-fach: 21,65 €

Abrechnungsbestimmung

--

Anmerkung

- berechnungsfähig:
  - für die Entfernung eines mehrwurzeligen Zahnes
  - ggf. inkl. Entfernung von Granulationsgewebe oder kleinen Zysten in Verbindung mit der Extraktion
  - inkl. primäre Wundversorgung
  - ausschlaggebend für die Berechnung ist die tatsächliche Anzahl der Wurzeln eines Zahnes
  - je Zahn
  - je überzähligen Zahn
  - auch wenn der Zahn vor der Extraktion getrennt und jede Wurzel einzeln entfernt wird
  - ggf. zusätzliche Maßnahmen zum Erhalt der anatomischen Struktur, wie z. B. Punch-Technik, Socket- oder Ridge Preservation bzw. zur Alveolenversiegelung berechenbar (§ 6 Abs.1 GOZ)
  - ggf. zzgl. Auffüllen der Alveole mit Knochenersatzmaterial (§ 6 Abs. 1 GOZ)
  - ggf. zzgl. Materialkosten z. B. Material zur Förderung der Blutgerinnung oder der Geweberegeneration (z. B. Membranen) oder zum Verschluss von oberflächlichen Blutungen bei hämorrhagischen Diathesen, atraumatisches Nahtmaterial usw.
  - ggf. zzgl. Wundflächenentkeimung mittels Laser (§ 6 Abs. 1 GOZ)
- nicht berechnungsfähig:
  - für die Entfernung eines einwurzeligen Zahnes (GOZ-Nr. 3000)
  - für die Entfernung eines tief frakturierten Zahnes (GOZ-Nr. 3020)
  - für die Entfernung eines Zahn- oder Wurzelrestes (GOZ-Nr. 3020)
  - für die Entfernung eines tief zerstörten Zahnes (GOZ-Nr. 3020)
  - für die Entfernung eines Zahnes/Implantates durch Osteotomie (GOZ-Nr. 3030)

3010

Anmerkung

- für die Entfernung eines retinierten, impaktierten oder verlagerten Zahnes durch Osteotomie (GOZ-Nr. 3040)
- für die Entfernung eines extrem verlagerten und/oder extrem retinierten Zahnes durch Osteotomie (GOZ-Nr. 3045)
- für eine Hemisektion und Teilextraktion (GOZ-Nr. 3130)
- neben Operation einer ausgedehnten Kieferzyste (GOÄ-Nr. Ä2656)

BZÄK-Kommentar zu der GOZ-Nr. 3010 (Stand Januar 2021)

„Die Entfernung mehrwurzeliger Zähne einschließlich der primären Wundversorgung ist nach der Nummer 3010 zu berechnen. Zwischen Milchzähnen und bleibenden Zähnen wird nicht unterschieden.

Die Entfernung eines mehrpfostigen enossalen Implantats mittels Extraktion wird nach der Nummer 3000 berechnet.

Die Extraktion zur Entfernung von Zahn- oder Wurzelresten wird nach der Nummer 3020 berechnet.

Teilextraktionen im Sinne einer Hemisektion werden nach der Nummer 3130 berechnet."

Begründungen

Überdurchschnittlicher Zeitaufwand aufgrund …	Überdurchschnittliche Schwierigkeiten aufgrund …	Besondere Umstände aufgrund …

- Fraktur-/Bruchgefahr des Zahnes xy
- erschwerter Einsicht in das OP-Gebiet wegen ausgedehnter Ödembildung
- Gefahr der Knochenperforation
- Extraktion im akut entzündeten Gebiet
- Operationsgebietes in Nasenneben-/Kieferhöhlennähe mit besonderen Schutzmaßnahmen wegen Gefahr der Eröffnung
- vorsichtigen Vorgehens zur Vermeidung einer Nervschädigung
- der Nervnähe z. B. des Nervus mentalis/Nervus alveolaris inferior und umfangreiche Schutzmaßnahmen
- stark gekrümmter bzw. abnorm geformter Wurzeln/extremen, untypischen Wurzelkrümmung im unteren Wurzeldrittel und erhöhter Frakturgefahr einer koronal-apikalen Frakturlinie
- Eingriff unter akuten entzündlich veränderten Prozess
- vorsichtiger Knochendehnung wegen präimplantologischem Knochenerhalt (z. B. Socket preservation)

Begründungen

Überdurchschnittlicher Zeitaufwand aufgrund …	Überdurchschnittliche Schwierigkeiten aufgrund …	Besondere Umstände aufgrund …

- extrem starker Knochenkompakta
- schwacher und sehr dünner Knochenkompakta
- ankylotischer Verbindung zwischen Knochen und Zahn
- erschwerten Zugangs bei hochgradigen Kiefergelenksbeschwerden
- schwer zu erreichender Kieferregion
- dünner Kieferhöhlenknochenbedeckung
- Gefahr einer Kieferfraktur
- besonders schonender Entfernung des Zahnes zur Vermeidung einer Knochenschädigung
- erhöhter Blutungsneigung und erschwerter primären Wundversorgung, bei starker Nachblutungsgefahr durch Einnahme gerinnungshemmender Medikamente
- erschwerter Nahtversorgung wegen ungünstiger Schleimhautverhältnisse/wegen fragiler Schleimhaut und/oder Schleimhautlazerationen
- extrem schwieriger Lagebezeichnung des Zahnes zu den anatomischen Nachbarstrukturen und deren möglicher Gefährdung (Nachbarzähne, Kieferhöhle, Nerven, Gefäße oder Weichteile)
- sehr ungünstiger Wurzelfraktur, erschwertes Auffinden des radix relicta
- microchirurgischer Nahttechnik
- erschwerter primärer Wundversorgung im Rahmen des chirurgischen Eingriffs bei anhaltender Sickerblutung wegen der Einnahme von Antikoagulanzien
- erschwerter Extraktion wegen ungünstiger Struktur der Gingiva propria
- motorischer Instabilität der Zunge/Makroglossie, dadurch erschwerter Freistellung des Behandlungsfeldes
- häufiger Behandlungsunterbrechungen wegen des reduzierten Allgemeinzustandes und verminderter Belastbarkeit
- Einschränkung des Sichtbereiches, verursacht durch eingeschränkte Lagerfähigkeit des Patienten wegen Wirbelsäulenerkrankung/Muskelerkrankung/ Herz-Kreislauferkrankung/ Schwangerschaft
- eingeschränkter Mundöffnung/erschwerter Mundzugang wegen Mundsperre/Kieferklemme/Adipositas/Herpes/Rhagaden etc.
- reflektorischer Übererregbarkeit z. B. starkem Husten-, Schluck-, oder/und Brechreizneigung mit häufigen Behandlungspausen
- motorischer Unruhe des Patienten, verbunden mit mehrfach notwendigen Behandlungspausen
- starken Wangendrucks und/oder aktiver Zungenmuskulatur oder erhöhtem Muskeltonus/Wangentonus/Zungentonus und dadurch aufwendiger Freistellung des Behandlungsfeldes sowie notwendiger häufiger Behandlungspausen zur Entlastung/Entspannung der Muskulatur

3010

Begründungen

Überdurchschnittlicher Zeitaufwand aufgrund …	Überdurchschnittliche Schwierigkeiten aufgrund …	Besondere Umstände aufgrund …

- stark eingeschränkter Sicht durch andauernde Sickerblutung in Verbindung mit starker Zungenmotorik/mit eingeschränkter Mundöffnung/mit starker Aktivität des M. masseter
- eingeschränkter Mundöffnung wegen starker präoperativer Schwellung des Weichgewebes
- entzündlich veränderten Gebietes und dadurch erhöhter präoperativer Sensibilität
- minimalinvasiver/atraumatischen Extraktion wegen naheliegender Nervenaustrittstelle/Gefährdung anatomischer Nachbarstrukturen/Erhaltung der Schleimhautstrukturen
- besonders aufwendiger primärer Wundversorgung zur Vermeidung von Wundheilungsstörungen/Knochennekrosen infolge Allgemeinmedikation z.B. Bisphosphonattherapie, Diabetes
- zusätzlich aufwendiger und/oder umfangreicher Entfernung von fest verwachsenen Granulations- und Zystengewebe oder Entfernung von Wurzelfüllmaterial
- erhöhten klinischen Aufwandes bei besonders spröden Zahn xy
- besonders aufwendige Entfernung des Zahnes unter Belassung der prothetischen Rekonstruktion
- aufwendige Wundversorgung/Nahttechnik wegen Wunddehiszenzen bedingt durch umfangreicher Voroperationen
- erschwerter Erreichbarkeit/Freistellung des Behandlungsgebietes wegen einer extrem eingeschränkten Mundöffnung bedingt durch eine Verletzung im Bereich des Mundwinkels/Verletzung an der Lippe
- erschwerter Erreichbarkeit/Freistellung des Behandlungsgebietes wegen einer stark eingeschränkten Mundöffnung durch eine extrem geringe Schneidekantendifferenz von …. mm
- außergewöhnlich erschwerter und zeitaufwendiger Trockenlegung des Behandlungsfeldes durch extreme Salivation/Hypersalivation
- umfangreicher Extraktion während einer Behandlung unter Sedierung, erhöhter Aufwand durch eingeschränktes und erschwertes Offenhalten des Behandlungsfeldes

GOZ-Position 3020

Leistungsbeschreibung	Faktor
Entfernung eines tief frakturierten oder tief zerstörten Zahnes	1,0-fach: 15,19 € 2,3-fach: 34,93 € 2,8-fach: 42,52 € 3,1-fach: 47,07 € 3,5-fach: 53,15 €

Abrechnungsbestimmung

--

Anmerkung

Zuschläge:
0110 (Operationsmikroskop)
0500 (250 bis 499 Punkte)

- berechnungsfähig:
  - für die Entfernung eines tief frakturierten oder tief zerstörten Zahnes
  - für die Entfernung eines Zahn- oder Wurzelrestes
  - ggf. für die Entfernung einer hemisezierten tief frakturierten Wurzel
  - ggf. inkl. Entfernung von Granulationsgewebe oder kleinen Zysten in Verbindung mit der Extraktion
  - inkl. primärer Wundversorgung
  - je Zahn
  - ggf. zusätzliche Maßnahmen zum Erhalt der anatomischen Struktur, wie z. B. Punch-Technik, Socket- oder Ridge Preservation bzw. zur Alveolenversiegelung berechenbar
  - ggf. zzgl. Auffüllen der Alveole mit Knochenersatzmaterial (§ 6 Abs. 1 GOZ)
  - ggf. zzgl. Materialkosten z. B. Material zur Förderung der Blutgerinnung oder der Geweberegeneration (z. B. Membranen) oder zum Verschluss von oberflächlichen Blutungen bei hämorrhagischen Diathesen, atraumatisches Nahtmaterial usw.
  - ggf. zzgl. Wundflächenentkeimung mittels Laser (§ 6 Abs. 1 GOZ)
- nicht berechnungsfähig:
  - für die Entfernung eines Zahnes der weder tief zerstört noch tief frakturiert ist (GOZ-Nrn. 3000, 3010)
  - für die Entfernung eines Zahn- oder Wurzelrestes durch Osteotomie (GOZ-Nr. 3030)
  - für die Entfernung eines Zahnes/Implantates durch Osteotomie (GOZ-Nr. 3030)

3020

Anmerkung

- für die Entfernung eines retinierten, impaktierten oder verlagerten Zahnes durch Osteotomie (GOZ-Nr. 3040)
- für die Entfernung eines extrem verlagerten und/oder extrem retinierten Zahnes durch Osteotomie (GOZ-Nr. 3045)
- für eine Hemisektion und Teilextraktion (GOZ-Nr. 3130)
- neben Operation einer ausgedehnten Kieferzyste (GOÄ-Nr. Ä2656)

BZÄK-Kommentar zu der GOZ-Nr. 3020 (Stand Januar 2021)

„Die Entfernung eines tief frakturierten oder tief zerstörten Zahnes einschließlich der primären Wundversorgung ist nach der Nummer 3020 unabhängig von der Anzahl der Wurzeln zu berechnen. Die tiefe Zerstörung der Zahnhartsubstanz kann durch fortgeschrittene Karies oder aufgrund einer Fraktur des Zahnes, auch während eines Extraktionsversuchs, verursacht sein.

Beim Einsatz eines Operationsmikroskops wird ein Zuschlag nach der Nummer 0110 berechnet.

Zur Leistungsberechnung tritt der betreffende Zuschlag aus dem Abschnitt L hinzu.

Bei dieser Leistung fällt zusätzlich der OP-Zuschlag nach der Nummer 0500 an, sofern es sich um die höchste zuschlagsfähige Leistung am Operationstag handelt und kein OP-Zuschlag aus der GOÄ zur Berechnung kommt."

Begründungen

Überdurchschnittlicher Zeitaufwand aufgrund …	Überdurchschnittliche Schwierigkeiten aufgrund …	Besondere Umstände aufgrund …

- Fraktur-/Bruchgefahr des tiefzerstörten Zahnes xy
- erschwerter Einsicht in das OP-Gebiet wegen ausgedehnter Ödembildung
- Gefahr der Knochenperforation
- extrem starkem Zerstörungsgrad
- Operation/Extraktion im akut entzündeten Gebiet
- Operationsgebietes in Nasennebenhöhlennähe mit besonderen Schutzmaßnahmen wegen Gefahr der Eröffnung
- vorsichtigen Vorgehens zur Vermeidung einer Nervschädigung
- der Nervnähe z. B. des Nervus mentalis/Nervus alveolaris inferior und umfangreiche Schutzmaßnahmen
- Operationsgebietes in Kieferhöhlennähe
- stark gekrümmter bzw. abnorm geformte Wurzeln/extremen, untypischen Wurzelkrümmung im unteren Wurzeldrittel und erhöhter Frakturgefahr einer koronal-apikalen Frakturlinie

Begründungen

Überdurchschnittlicher Zeitaufwand aufgrund …	Überdurchschnittliche Schwierigkeiten aufgrund …	Besondere Umstände aufgrund …

- Eingriff unter akuten entzündlich veränderten Prozess
- mehrfacher Frakturen des Zahnes bis in das apikale Wurzeldrittel, schwieriges Entfernen des Wurzelrestes
- stark zerstörtem Zahn mit in sich frakturierter Wurzel
- extrem tief reichende kariöse Läsionen bis tief in die Zahnwurzel hinein
- vorsichtiger Knochendehnung wegen präimplantologischem Knochenerhalt z. B. Socket preservation
- extrem starker Knochenkompakta
- schwacher und sehr dünner Knochenkompakta
- ankylotischer Verbindung zwischen Knochen und Zahn
- erschwerten Zugangs bei hochgradigen Kiefergelenksbeschwerden
- schwer zu erreichender Kieferregion
- extrem zeitaufwendigen Vorgehens bei minimalinvasiver Operation/Extraktion wegen extrem dünner Kieferhöhlenknochenbedeckung/Knochenwand zum Erhalt der Knochenlamellen
- Gefahr einer Kieferfraktur
- besonders schonender Entfernung des Zahnes zur Vermeidung einer Knochenschädigung bei geschwächter Substanz
- erhöhter Blutungsneigung und erschwerte primären Wundversorgung, bei starker Nachblutungsgefahr durch Einnahme gerinnungshemmender Medikamente
- erschwerter Nahtversorgung wegen ungünstiger Schleimhautverhältnisse/wegen fragiler Schleimhaut und/oder Schleimhautlazerationen
- extrem schwieriger Lagebezeichnung des Zahnes zu den anatomischen Nachbarstrukturen und deren möglicher Gefährdung (Nachbarzähne, Kieferhöhle, Nerven, Gefäße oder Weichteile)
- sehr ungünstiger Wurzelfraktur, erschwertes Auffinden des radix relicta
- microchirurgischer Nahttechnik
- erschwerter primärer Wundversorgung im Rahmen des chirurgischen Eingriffs bei anhaltender Sickerblutung wegen der Einnahme von Antikoagulanzien
- erhöhten klinischen Aufwands bei besonders spröden Zahn xy
- erschwerter Extraktion wegen ungünstiger Struktur der Gingiva propria
- motorischer Instabilität der Zunge/Makroglossie, dadurch erschwerter Freistellung des Behandlungsfeldes
- häufiger Behandlungsunterbrechungen wegen des reduzierten Allgemeinzustandes und verminderter Belastbarkeit
- Einschränkung des Sichtbereiches, verursacht durch eingeschränkte Lagerfähigkeit des Patienten wegen Wirbelsäulenerkrankung/Muskelerkrankung/ Herz-Kreislauferkrankung/ Schwangerschaft
- eingeschränkter Mundöffnung/erschwerter Mundzugang wegen Mundsperre/Kieferklemme/Adipositas/Herpes/Rhagaden etc.

3020

Begründungen

Überdurchschnittlicher Zeitaufwand aufgrund …	Überdurchschnittliche Schwierigkeiten aufgrund …	Besondere Umstände aufgrund …

- reflektorischer Übererregbarkeit z. B. starkem Husten-, Schluck-, oder/und Brechreizneigung mit häufigen Behandlungspausen
- motorischer Unruhe des Patienten, verbunden mit mehrfach notwendigen Behandlungspausen
- starken Wangendrucks und/oder aktiver Zungenmuskulatur oder erhöhtem Muskeltonus/Wangentonus/Zungentonus und dadurch aufwendiger Freistellung des Behandlungsfeldes sowie notwendiger häufiger Behandlungspausen zur Entlastung/Entspannung der Muskulatur
- stark eingeschränkter Sicht durch andauernde Sickerblutung in Verbindung mit starker Zungenmotorik/mit eingeschränkter Mundöffnung/mit starker Aktivität des M. masseter
- eingeschränkter Mundöffnung wegen starker präoperativer Schwellung des Weichgewebes
- entzündlich veränderten Gebietes und dadurch erhöhter präoperativer Sensibilität
- minimalinvasiver/atraumatischen Extraktion wegen naheliegender Nervenaustrittstelle/Gefährdung anatomischer Nachbarstrukturen/Erhaltung der Schleimhautstrukturen
- besonders aufwendiger primärer Wundversorgung zur Vermeidung von Wundheilungsstörungen/ Kiefernekrosen infolge Allgemeinmedikation z. B. Bisphosphonattherapie, Diabetes
- zusätzlich aufwendiger und/oder umfangreicher Entfernung von fest verwachsenen Granulations- und Zystengewebe oder Entfernung von Wurzelfüllmaterial (wenn nicht Ä2010 da Entfernung in separatem Eingriff
- aufwendiger Nahttechnik/ Wundversorgung wegen Wunddehiszenzen bedingt durch umfangreicher Voroperationen
- besonders aufwendiger Entfernung des Zahnes unter Belassung der prothetischen Rekonstruktion
- erschwerter Erreichbarkeit/Freistellung des Behandlungsgebietes wegen einer extrem eingeschränkten Mundöffnung bedingt durch eine Verletzung im Bereich des Mundwinkels/Verletzung an der Lippe
- erschwerter Erreichbarkeit/Freistellung des Behandlungsgebietes wegen einer stark eingeschränkten Mundöffnung durch eine extrem geringe Schneidekantendifferenz von …. mm
- außergewöhnlich erschwerter und zeitaufwendiger Trockenlegung des Behandlungsfeldes durch extreme Salivation/ Hypersalivation
- umfangreicher Extraktion während einer Behandlung unter Sedierung, erhöhter Aufwand durch eingeschränktes und erschwertes Offenhalten des Behandlungsfeldes
- aufwendiger alveolarwanderhaltender Vorgehensweise notwendig wegen anschließender Sofortimplantation

GOZ-Position 3030

Leistungsbeschreibung	Faktor
Entfernung eines Zahnes oder eines enossalen Implantats durch Osteotomie	1,0-fach: 19,68 € 2,3-fach: 45,27 € 2,8-fach: 55,12 € 3,1-fach: 61,02 € 3,5-fach: 68,90 €

Abrechnungsbestimmung

--

Anmerkung

ggf. Zuschläge:
0110 (Operationsmikroskop)
0500 (250 bis 499 Punkte)

- berechnungsfähig:
  - für die Entfernung eines Zahnes/überzähligen Zahnes oder enossalen Implantats durch Osteotomie
  - für die Entfernung eines tief frakturierten (auch intraoperativ frakturierten) oder zerstörten Zahnes durch Osteotomie
  - ggf. für die Entfernung einer hemisezierten frakturierten Wurzel durch Osteotomie
  - ggf. mit Aufklappung (ist keine Voraussetzung) der Schleimhaut/Bildung eines Mukoperiostlappens/Abtragen des Knochens
  - ggf. inkl. Entfernung von Granulationsgewebe oder kleinen Zysten in Verbindung mit der Entfernung des Zahnes
  - inkl. primärer Wundversorgung
  - je Zahn oder Implantat
  - ggf. zzgl. Maßnahmen zum Erhalt der anatomischen Struktur, wie z. B. Punch-Technik, Socket- oder Ridge Preservation bzw. zur Alveolenversiegelung berechenbar
  - ggf. zzgl. Materialkosten z. B. Einmal-Explantationsfräsen, Material zur Förderung der Blutgerinnung, atraumatisches Nahtmaterial usw.
  - ggf. zzgl. Auffüllen der Alveole mit Knochenersatzmaterial (§ 6 Abs. 1 GOZ)
  - ggf. zzgl. Wundflächenentkeimung mittels Laser (§ 6 Abs. 1 GOZ)
  - ggf. zzgl. plastischer Deckung bei erforderlicher Periostschlitzung (GOZ-Nr. 3100)

3030

Anmerkung

- nicht berechnungsfähig:
  - für die Entfernung eines tief frakturierten oder/und zerstörten Zahnes (ohne Osteotomie) (GOZ-Nr. 3020)
  - für die Entfernung eines Zahn- oder Wurzelrestes (ohne Osteotomie) (GOZ-Nr. 3020)
  - für die Entfernung eines mehrwurzeligen Zahnes (ohne Osteotomie) (GOZ-Nr. 3010)
  - für die Entfernung eines einwurzeligen Zahnes oder Implantats (ohne Osteotomie) (GOZ-Nr. 3000)
  - für die Entfernung eines retinierten, impaktierten oder verlagerten Zahnes durch Osteotomie (GOZ-Nr. 3040)
  - für die Entfernung eines extrem verlagerten und/oder extrem retinierten Zahnes durch Osteotomie (GOZ-Nr. 3045)
  - für eine Germektomie (GOZ-Nr. 3270)
  - neben Operation einer ausgedehnten Kieferzyste (GOÄ-Nr. Ä2656)

BZÄK-Kommentar zu der GOZ-Nr. 3030 (Stand Januar 2021)

„Die Entfernung von Zähnen unabhängig von der Wurzelanzahl durch Osteotomie einschließlich der primären Wundversorgung ist nach der Nummer 3030 zu berechnen.

Wird hierbei eine einmalverwendbare Explantationsfräse eingesetzt, ist diese gesondert berechnungsfähig.

Auch die Entfernung eines enossalen Implantats mit osteotomischen Maßnahmen erfüllt den Leistungsinhalt. Die Leistung erfordert nicht zwingend die Bildung eines Mukoperiostlappens.

Die Entfernung einer hemisezierten Wurzel mittels Osteotomie wird ebenfalls nach dieser Nummer berechnet. Beim Einsatz eines Operationsmikroskops wird ein Zuschlag nach der Nummer 0110 berechnet.

Zur Leistungsberechnung tritt der betreffende Zuschlag aus dem Abschnitt L hinzu.

Bei dieser Leistung fällt zusätzlich der OP-Zuschlag nach der Nummer 0500 an, sofern es sich um die höchste zuschlagsfähige Leistung am Operationstag handelt und kein OP-Zuschlag aus der GOÄ zur Berechnung kommt."

Begründungen

Überdurchschnittlicher Zeitaufwand aufgrund …	Überdurchschnittliche Schwierigkeiten aufgrund …	Besondere Umstände aufgrund …

- Fraktur-/Bruchgefahr
- erschwerter Einsicht in das OP-Gebiet wegen ausgedehnter Ödembildung
- Gefahr der Knochenperforation
- extrem starkem Zerstörungsgrad
- Operation im akut entzündeten Gebiet
- Operationsgebietes in Nasennebenhöhlennähe mit besonderen Schutzmaßnahmen wegen Gefahr der Eröffnung
- vorsichtigen Vorgehens zur Vermeidung einer Nervschädigung
- der Nervnähe z. B. des Nervus mentalis/ Nervus alveolaris inferior und umfangreiche Schutzmaßnahmen
- Operationsgebietes in Kieferhöhlennähe
- stark gekrümmter bzw. abnorm geformte Wurzeln/extremen, untypischen Wurzelkrümmung im unteren Wurzeldrittel und erhöhter Frakturgefahr einer koronal-apikalen Frakturlinie
- Eingriffes unter akuten entzündlich veränderten Prozess
- mehrfacher Frakturen des Zahnes mit schwierigem Entfernen der Wurzelreste
- stark zerstörten Zahnes mit in sich frakturierter Wurzel
- mehrfacher Teilung und knochenschonende Osteotomie bei geplanter sekundärer Implantation
- vorsichtiger Knochendehnung wegen präimplantologischem Knochenerhalt z. B. Socket preservation
- extrem starker Knochenkompakta
- schwacher und sehr dünner Knochenkompakta
- ankylotischer Verbindung zwischen Knochen und Zahn
- erschwerten Zugangs bei hochgradigen Kiefergelenksbeschwerden
- schwer zu erreichender Kieferregion
- extrem zeitaufwendigen Vorgehens bei minimalinvasiver Operation/Extraktion wegen extrem dünner Kieferhöhlenknochenbedeckung/Knochenwand zum Erhalt der Knochenlamellen
- besonders schwieriger Lappenbildung wegen fragiler Schleimhaut und /oder Schleimhautlazerationen
- Gefahr einer Kieferfraktur
- erhöhter Blutungsneigung und erschwerte primären Wundversorgung, bei starker Nachblutungsgefahr durch Einnahme gerinnungshemmender Medikamente
- erschwerter Nahtversorgung wegen ungünstiger Schleimhautverhältnisse/wegen fragiler Schleimhaut und/oder Schleimhautlazerationen
- ungünstigen Übergangs zur mobilen Schleimhaut

3030

Begründungen

Überdurchschnittlicher Zeitaufwand aufgrund …	Überdurchschnittliche Schwierigkeiten aufgrund …	Besondere Umstände aufgrund …

- extrem schwieriger Lagebezeichnung des Zahnes zu den anatomischen Nachbarstrukturen und deren möglicher Gefährdung (Nachbarzähne, Kieferhöhle, Nerven, Gefäße oder Weichteile)
- zusätzlichem klinischen Aufwands bei besonders umfangreicher Knochenabtragung von extrem harten/kompakten Knochen, erforderlich wegen der Zahn- bzw. Knochenverwachsung
- mikrochirurgischer Nahttechnik
- erschwerter primärer Wundversorgung im Rahmen des chirurgischen Eingriffs bei anhaltender Sickerblutung wegen der Einnahme von Antikoagulanzien
- erschwerter Osteotomie wegen ungünstiger Struktur der Gingiva propria
- besonders umfangreicher Wundversorgung des OP Gebietes zur Vermeidung von Keloidose
- motorischer Instabilität der Zunge/Makroglossie, dadurch erschwerter Freistellung des Behandlungsfeldes
- häufiger Behandlungsunterbrechungen wegen des reduzierten Allgemeinzustandes und verminderter Belastbarkeit
- gewebeschonender Lappenbildungstechnik/atraumatischen Vorgehens mit besondere Schnitt- und Nahttechnik zur Erhaltung eines optimalen ästhetischen Ergebnisses
- Einschränkung des Sichtbereiches, verursacht durch eingeschränkte Lagerfähigkeit des Patienten wegen Wirbelsäulenerkrankung/Muskelerkrankung/ Herz-Kreislauferkrankung
- eingeschränkter Mundöffnung/erschwerter Mundzugang wegen Mundsperre/Kieferklemme/Adipositas/Herpes/Rhagaden etc.
- reflektorischer Übererregbarkeit z. B. starkem Husten-, Schluck-, oder/und Brechreizneigung mit häufigen Behandlungspausen
- motorischer Unruhe des Patienten, verbunden mit mehrfach notwendigen Behandlungspausen
- starken Wangendrucks und/oder aktiver Zungenmuskulatur oder erhöhtem Muskeltonus/Wangentonus/Zungentonus und dadurch aufwendiger Freistellung des Behandlungsfeldes sowie notwendiger häufiger Behandlungspausen zur Entlastung/Entspannung der Muskulatur
- stark eingeschränkter Sicht durch andauernde Sickerblutung/Knochenblutung in Verbindung mit starker Zungenmotorik/mit eingeschränkter Mundöffnung/mit starker Aktivität des M. masseter
- eingeschränkter Mundöffnung wegen starker präoperativer Schwellung des Weichgewebes

Begründungen

Überdurchschnittlicher Zeitaufwand aufgrund …	Überdurchschnittliche Schwierigkeiten aufgrund …	Besondere Umstände aufgrund …

- entzündlich, chronisch veränderten Gebietes und dadurch erhöhte operativer Sensibilität
- minimalinvasiver/atraumatischer Osteotomie wegen naheliegender Nervenaustrittstelle/Gefährdung anatomischer Nachbarstrukturen
- minimalinvasiver Behandlung wegen Vermeidung von Gefäßschädigungen/zur Erhaltung der Schleimhautstrukturen
- intraoperativer Nervdarstellung
- besonders aufwendiger primärer Wundversorgung zur Vermeidung von Wundheilungsstörungen/Kiefernekrosen infolge Allgemeinmedikation z. B. Bisphosphonattherapie, Diabetes
- zusätzlich aufwendiger und/oder umfangreicher Entfernung von fest verwachsenen Granulations- und Zystengewebe oder Entfernung von Wurzelfüllmaterial
- erschwerter Osteotomie wegen spröder Wurzel nach WF mit erhöhter Fraktur/Frakturgefahr und umfangreiche Knochenabtragung
- aufwendiger Mobilisation des Schleimhautlappens bis in den Wangen-/Gaumenbereich
- ausgedehnter Ödembildung im Operationsgebiet
- aufwendiger Operation mit eingeschränkter Sicht wegen erhöhter Blutungsneigung (hämorragischer Diathese)/anhaltender Blutungen durch Einnahme gerinnungshemmender Medikamente
- aufwendiger Operation wegen der Entfernung des Zahnes/Implantates unter Belassung der prothetischen Rekonstruktion
- aufwendiger Nahttechnik wegen Wunddehiszenzen bedingt durch umfangreicher Voroperationen
- erschwerter Erreichbarkeit/Freistellung des Behandlungsgebietes wegen einer extrem eingeschränkten Mundöffnung bedingt durch eine Verletzung im Bereich des Mundwinkels/Verletzung an der Lippe
- erschwerter Erreichbarkeit/Freistellung des Behandlungsgebietes wegen einer stark eingeschränkten Mundöffnung durch eine extrem geringe Schneidekantendifferenz von …. mm
- umfangreicher Osteotomie während einer Behandlung unter Sedierung, erhöhter Aufwand durch eingeschränktes und erschwertes Offenhalten des Behandlungsfeldes
- eingeschränkter Sicht wegen starker arterieller Blutung
- extrem aufwendigen Vorgehens bei der Entfernung des gesamten Desmodontalgewebes vor Augmentation der Alveole
- außergewöhnlich erschwerter und zeitaufwendiger Trockenlegung des Behandlungsfeldes durch extreme Salivation/Hypersalivation

3040

GOZ-Position 3040

Leistungsbeschreibung	Faktor
Entfernung eines retinierten, impaktierten oder verlagerten Zahnes durch Osteotomie	1,0-fach: 30,37 € 2,3-fach: 69,85 € 2,8-fach: 89,04 € 3,1-fach: 94,15 € 3,5-fach: 106,30 €

Abrechnungsbestimmung

--

! Anmerkung

ggf. Zuschläge:
0110 (Operationsmikroskop)
0510 (500 bis 799 Punkte)

- berechnungsfähig:
  - für die Entfernung eines retinierten oder impaktierten oder verlagerten Zahnes/überzähligen Zahnes durch Osteotomie
  - mit Aufklappung der Schleimhaut/Bildung eines Mukoperiostlappens/ Abtragen des Knochens
  - ggf. inkl. Entfernung von Granulationsgewebe oder kleinen Zysten in Verbindung mit der Extraktion des Zahnes
  - ggf. mit primärer Wundversorgung
  - je Zahn
  - ggf. zzgl. Maßnahmen zum Erhalt der anatomischen Struktur, wie z. B. Punch-Technik, Socket- oder Ridge Preservation bzw. zur Alveolenversiegelung berechenbar
  - ggf. zzgl. Materialkosten z. B. Material zur Förderung der Blutgerinnung, atraumatisches Nahtmaterial usw.
  - ggf. zzgl. plastischer Deckung bei erforderlicher Periostschlitzung (GOZ-Nr. 3100)
  - ggf. zzgl. Auffüllen der Alveole mit Knochenersatzmaterial (§ 6 Abs. 1 GOZ)
  - ggf. zzgl. Wundflächenentkeimung mittels Laser (§ 6 Abs. 1 GOZ)

- nicht berechnungsfähig:
  - für die Entfernung eines nicht retinierten, impaktierten oder verlagerten Zahnes durch Osteotomie (GOZ-Nr. 3030)
  - für die Entfernung eines extrem verlagerten und/oder extrem retinierten Zahnes durch Osteotomie (GOZ-Nr. 3045)
  - für eine Germektomie (GOZ-Nr. 3270)

! Anmerkung

- für die Entfernung tiefliegender Fremdkörper durch Osteotomie aus dem Kiefer (GOÄ-Nr. Ä2651)
- für Sequestrotomien durch Osteotomie aus dem Kiefer (GOÄ-Nr. Ä2651)
- neben der Zystektomie als selbstständige Leistung (GOZ-Nr. 3200)
- neben Operation einer ausgedehnten Kieferzyste (GOÄ-Nr. Ä2656)

BZÄK-Kommentar zu der GOZ-Nr. 3040 (Stand Januar 2021)

„Diese Nummer ist berechnungsfähig für die Entfernung von Zähnen, die entweder retiniert, impaktiert oder verlagert sind (unabhängig von der Wurzelanzahl), durch Osteotomie einschließlich der primären Wundversorgung. Die Entfernung eines extrem retinierten und/oder extrem verlagerten Zahnes wird nach der Nummer 3045 berechnet. Die Leistung umfasst auch die operative Entfernung von teilretinierten Zähnen. Beim Einsatz eines Operationsmikroskops wird ein Zuschlag nach der Nummer 0110 berechnet.

Zur Leistungsberechnung tritt der betreffende Zuschlag aus dem Abschnitt L hinzu. Bei dieser Leistung fällt zusätzlich der OP-Zuschlag nach der Nummer 0510 an, sofern es sich um die höchste zuschlagsfähige Leistung am Operationstag handelt und kein OP-Zuschlag aus der GOÄ zur Berechnung kommt."

Begründungen

Überdurchschnittlicher Zeitaufwand aufgrund …	Überdurchschnittliche Schwierigkeiten aufgrund …	Besondere Umstände aufgrund …

- erschwerter Luxation bei Fraktur-/Bruchgefahr
- erschwerter Einsicht in das OP-Gebiet wegen ausgedehnter Ödembildung
- Gefahr der Knochenperforation
- Operation im akut entzündeten Gebiet
- Operationsgebietes in Nasennebenhöhlennähe mit besonderen Schutzmaßnahmen wegen Gefahr der Eröffnung
- vorsichtigen Vorgehens zur Vermeidung einer Nervschädigung
- der Nervnähe z. B. des Nervus mentalis/Nervus alveolaris inferior
- Operationsgebietes in Kieferhöhlennähe
- stark gekrümmter bzw. abnorm geformte Wurzeln/extremen, untypischen Wurzelkrümmung
- Eingriff unter akuten entzündlich veränderten Prozess/akuter Schmerzzustand
- vorsichtiger Knochendehnung wegen präimplantologischem Knochenerhalt z. B. Socket preservation
- extrem starker Knochenkompakta
- schwacher und sehr dünner Knochenkompakta

3040

Begründungen

Überdurchschnittlicher Zeitaufwand aufgrund …	Überdurchschnittliche Schwierigkeiten aufgrund …	Besondere Umstände aufgrund …

- ankylotischer Verbindung zwischen Knochen und Zahn
- erschwerten Zugangs bei hochgradigen Kiefergelenksbeschwerden
- hoch retiniertem und verlagertem Weisheitszahn mit Gefahr der Luxation in die Kieferhöhle
- schwer zu erreichender Kieferregion
- extrem zeitaufwendigen Vorgehens bei minimalinvasiver Operation/Extraktion wegen extrem dünner Kieferhöhlenknochenbedeckung/Knochenwand zum Erhalt der Knochenlamellen
- besonders schwieriger Lappenbildung wegen fragiler Schleimhaut und/oder Schleimhautlazerationen
- erschwerter Luxation bei Gefahr einer Kieferfraktur
- besonders schonender Entfernung des Zahnes zur Vermeidung einer Knochenschädigung wegen rarefizierter, weicher Spongiosa
- aufwendiger Entfernung durch intraossärer Trennung des Zahnes in mehrere Teilstücke/Segmente
- erhöhter Blutungsneigung und erschwerte primären Wundversorgung, bei starker Nachblutungsgefahr durch Einnahme gerinnungshemmender Medikamente
- erschwerter Nahtversorgung wegen ungünstiger Schleimhautverhältnisse/wegen fragiler Schleimhaut und /oder Schleimhautlazerationen
- ungünstigen Übergangs zur mobilen Schleimhaut
- extrem schwieriger Lagebezeichnung des Zahnes zu den anatomischen Nachbarstrukturen und deren möglicher Gefährdung (Nachbarzähne, Kieferhöhle, Nerven, Gefäße oder Weichteile)
- zusätzlichem klinischen Aufwands bei besonders umfangreicher Knochenabtragung von extrem harten/kompakten Knochen, erforderlich wegen der Zahn- bzw. Knochenverwachsung
- mikrochirurgischer Nahttechnik
- erschwerter primärer Wundversorgung im Rahmen des chirurgischen Eingriffs bei anhaltender Sickerblutung/Knochenblutung wegen der Einnahme von Antikoagulanzien
- motorischer Instabilität der Zunge/Makroglossie, dadurch erschwerter Freistellung des Behandlungsfeldes
- erschwerter Osteotomie wegen umfangreicher Knochenabtragung
- besonders umfangreicher Wundversorgung des Operationsgebietes zur Vermeidung von Keloidose
- häufiger Behandlungsunterbrechungen wegen des reduzierten Allgemeinzustandes und verminderter Belastbarkeit
- gewebeschonender Lappenbildungstechnik/atraumatisches Vorgehen mit besondere Schnitt- und Nahttechnik zur Erhaltung eines optimalen ästhetischen Ergebnisses

Begründungen

Überdurchschnittlicher Zeitaufwand aufgrund ...	Überdurchschnittliche Schwierigkeiten aufgrund ...	Besondere Umstände aufgrund ...

- Einschränkung des Sichtbereiches, verursacht durch eingeschränkte Lagerfähigkeit des Patienten wegen Wirbelsäulenerkrankung/Muskelerkrankung/ Herz-Kreislauferkrankung
- eingeschränkter Mundöffnung/erschwerter Mundzugang wegen Mundsperre/Kieferklemme/Adipositas/Herpes/Rhagaden etc.
- reflektorischer Übererregbarkeit z. B. starkem Husten-, Schluck-, oder/und Brechreizneigung mit häufigen Behandlungspausen
- motorischer Unruhe des Patienten, verbunden mit mehrfach notwendigen Behandlungspausen
- starken Wangendrucks und/oder aktiver Zungenmuskulatur oder erhöhtem Muskeltonus/Wangentonus/Zungentonus und dadurch aufwendiger Freistellung des Behandlungsfeldes sowie notwendiger häufiger Behandlungspausen zur Entlastung/ Entspannung der Muskulatur
- stark eingeschränkter Sicht durch andauernde Sickerblutung/ Knochenblutung in Verbindung mit starker Zungenmotorik/mit eingeschränkter Mundöffnung/mit starker Aktivität des M. masseter
- eingeschränkter Mundöffnung wegen starker präoperativer Schwellung des Weichgewebes
- chronisch-entzündlich veränderten Gebiets und dadurch erhöhter operativer Sensibilität
- minimalinvasiver/atraumatischen Osteotomie wegen naheliegender Nervenaustrittstelle/zur Erhaltung der Schleimhautstrukturen
- minimalinvasiver Behandlung wegen gefährdeter anatomischer Nachbarstrukturen (z. B. Nerven/Kieferhöhle/Wurzeln Nachbarzähne etc.)
- inoperativer Nervdarstellung
- besonders aufwendiger primärer Wundversorgung zur Vermeidung von Wundheilungsstörungen/Kiefernekrosen infolge Allgemeinmedikation z. B. Bisphosphonattherapie, Diabetes
- zusätzlich aufwendiger und/oder umfangreicher Entfernung von fest verwachsenen Granulations- und Zystengewebe
- aufwendiger Mobilisation des Schleimhautlappens bis in den Wangen-/Gaumenbereich
- ausgedehnter Ödembildung im Operationsgebiet
- aufwendiger Operation mit eingeschränkter Sicht wegen erhöhter Blutungsneigung (hämorragischer Diathese)/anhaltender Blutungen durch Einnahme gerinnungshemmender Medikamente
- aufwendiger Nahttechnik wegen Wunddehiszenzen bedingt durch umfangreicher Voroperationen

3040

Begründungen

Überdurchschnittlicher Zeitaufwand aufgrund …	Überdurchschnittliche Schwierigkeiten aufgrund …	Besondere Umstände aufgrund …

- erschwerter Erreichbarkeit/Freistellung des Behandlungsgebietes wegen einer extrem eingeschränkten Mundöffnung bedingt durch eine Verletzung im Bereich des Mundwinkels/Verletzung an der Lippe
- erschwerter Erreichbarkeit/Freistellung des Behandlungsgebietes wegen einer stark eingeschränkten Mundöffnung durch eine extrem geringe Schneidekantendifferenz von …. mm
- umfangreicher Osteotomie während einer Behandlung unter Sedierung, erhöhter Aufwand durch eingeschränktes und erschwertes Offenhalten des Behandlungsfeldes
- eingeschränkter Sicht wegen starker arterieller Blutung
- extrem aufwendigen Vorgehens bei der Entfernung des gesamten Desmodontalgewebes vor Augmentation der Alveole
- außergewöhnlich erschwerter und zeitaufwendiger Trockenlegung des Behandlungsfeldes durch extreme Salivation/Hypersalivation

GOZ-Position 3045

Leistungsbeschreibung	Faktor
Entfernen eines extrem verlagerten und/oder extrem retinierten Zahnes durch umfangreiche Osteotomie bei gefährdeten anatomischen Nachbarstrukturen	1,0-fach: 43,14 € 2,3-fach: 99,22 € 2,8-fach: 120,79 € 2,3-fach: 133,79 € 3,1-fach: 150,98 €

Abrechnungsbestimmung

--

! Anmerkung

ggf. Zuschläge:
0110 (Operationsmikroskop)
0510 (500 bis 799 Punkte)

- berechnungsfähig:
  - für die Entfernung eines extrem verlagerten und/oder extrem retinierten Zahnes durch umfangreiche Osteotomie bei gefährdeten anatomischen Nachbarstrukturen
  - je Zahn
  - mit Aufklappung der Schleimhaut/Bildung eines Mukoperiostlappens/ Abtragen des Knochens
  - ggf. inkl. Entfernung von Granulationsgewebe oder kleinen Zysten in Verbindung mit der Extraktion
  - ggf. mit primärer Wundversorgung
  - ggf. zzgl. Maßnahmen zum Erhalt der anatomischen Struktur, wie z. B. Punch-Technik, Socket- oder Ridge Preservation bzw. zur Alveolenversiegelung berechenbar
  - ggf. zzgl. erforderlicher Nervverlagerung (§ 6 Abs.1 GOZ)
  - ggf. zzgl. Materialkosten z. B. Material zur Förderung der Blutgerinnung, atraumatisches Nahtmaterial usw.
  - ggf. zzgl. plastischer Deckung bei erforderlicher Periostschlitzung (GOZ-Nr. 3100)
  - ggf. zzgl. Wundflächenentkeimung mittels Laser (§ 6 Abs. 1 GOZ)
- nicht berechnungsfähig:
  - für die Entfernung eines Zahnes oder Implantats durch Osteotomie (GOZ-Nr. 3030)
  - für die Entfernung eines retinierten, impaktierten oder verlagerten Zahnes durch Osteotomie (GOZ-Nr. 3040)

3045

! Anmerkung

- für eine Germektomie oder eine Entfernung eines Odontoms (GOZ-Nr. 3270)
- für die Entfernung unter der Schleimhaut liegender Materialien (GOZ-Nr. 9160)
- für die Entfernung im Knochen liegender Materialien durch Osteotomie (GOZ-Nr. 9170)
- für Sequestrotomien durch Osteotomie aus dem Kiefer (GOÄ-Nr. Ä2651)
- neben der Zystektomie als selbstständige Leistung (GOZ-Nr. 3200)
- neben Operation einer ausgedehnten Kieferzyste (GOÄ-Nr. Ä2656)

BZÄK-Kommentar zu der GOZ-Nr. 3045 (Stand Januar 2021)

„Diese Nummer ist berechnungsfähig für die Entfernung von Zähnen, die entweder extrem retiniert und / oder extrem verlagert sind (unabhängig von der Wurzelanzahl), durch Osteotomie einschließlich der primären Wundversorgung. Gleichzeitig muss die Osteotomie über das gewöhnliche Maß hinausgehen. Dabei müssen entweder durch den Zahn oder durch die Osteotomie anatomische Nachbarstrukturen (z. B. Nerven, Nasennebenhöhlen) gefährdet sein. Eine ggf. erforderliche Nervverlagerung ist nicht Bestandteil der Leistung. Beim Einsatz eines Operationsmikroskops wird ein Zuschlag nach der Nummer 0110 berechnet. Zur Leistungsberechnung tritt der betreffende Zuschlag aus dem Abschnitt L hinzu.

Bei dieser Leistung fällt zusätzlich der OP-Zuschlag nach der Nummer 0510 an, sofern es sich um die höchste zuschlagsfähige Leistung am Operationstag handelt und kein OP-Zuschlag aus der GOÄ zur Berechnung kommt."

Begründungen

Überdurchschnittlicher Zeitaufwand aufgrund …	Überdurchschnittliche Schwierigkeiten aufgrund …	Besondere Umstände aufgrund …

- erschwerter Luxation bei Fraktur-/Bruchgefahr
- erschwerter Einsicht in das OP-Gebiet wegen ausgedehnter Ödembildung
- Gefahr der Knochenperforation
- Operation im akut entzündeten Gebiet
- Operationsgebiets in Nasennebenhöhlennähe mit besonderen Schutzmaßnahmen wegen Gefahr der Eröffnung
- vorsichtigen Vorgehens zur Vermeidung einer Nervschädigung
- der Nervnähe z. B. des Nervus mentalis/Nervus alveolaris inferior
- Operationsgebiets in Kieferhöhlennähe
- stark gekrümmter bzw. abnorm geformte Wurzeln/untypischer Wurzelverdickung im apikalen Drittel
- Eingriff unter akuten entzündlich veränderten Prozess/akuter Schmerzzustand

Begründungen

Überdurchschnittlicher Zeitaufwand aufgrund …	Überdurchschnittliche Schwierigkeiten aufgrund …	Besondere Umstände aufgrund …

- extrem starker Knochenkompakta
- schwacher und sehr dünner Knochenkompakta
- ankylotischer Verbindung zwischen Knochen und Zahn
- erschwerten Zugangs bei hochgradigen Kiefergelenksbeschwerden
- schwer zu erreichender Kieferregion
- minimalinvasiven Vorgehens bei besonders gefährdeten Mundbodens durch Lingualverlagerung
- extrem zeitaufwendigen Vorgehens bei minimalinvasiver Operation/Extraktion wegen extrem dünner Kieferhöhlenknochenbedeckung/ Knochenwand zum Erhalt der Knochenlamellen
- besonders schwieriger Lappenbildung wegen fragiler Schleimhaut und /oder Schleimhautlazerationen
- erschwerter Luxation bei Gefahr einer Kieferfraktur
- besonders schonender Entfernung der Zähne zur Vermeidung einer Knochenschädigung wegen rarefizierter, weicher Spongiosa
- erhöhter Blutungsneigung und erschwerte primären Wundversorgung, bei starker Nachblutungsgefahr durch Einnahme gerinnungshemmender Medikamente
- erschwerter Nahtversorgung wegen ungünstiger Schleimhautverhältnisse/wegen fragiler Schleimhaut und/oder Schleimhautlazerationen
- ungünstigen Übergangs zur mobilen Schleimhaut
- extrem schwieriger Lagebezeichnung des Zahnes zu den anatomischen Nachbarstrukturen und deren möglicher Gefährdung (Nachbarzähne, Kieferhöhle, Nerven, Gefäße oder Weichteile)
- zusätzlichem klinischen Aufwands bei besonders umfangreicher Knochenabtragung von extrem harten/kompakten Knochen, erforderlich wegen der Zahn- bzw. Knochenverwachsung
- sehr ungünstiger Wurzelfraktur/mehrfacher Wurzelfraktur, erschwertes Auffinden des radix relicta
- mikrochirurgischer Nahttechnik
- erschwerter primärer Wundversorgung im Rahmen des chirurgischen Eingriffs bei anhaltender Sickerblutung/Knochenblutung wegen der Einnahme von Antikoagulanzien
- motorischer Instabilität der Zunge/Makroglossie, dadurch erschwerter Freistellung des Behandlungsfeldes Knochenabtragung
- besonders umfangreicher Wundversorgung des Operationsgebietes zur Vermeidung von Keloidose
- häufiger Behandlungsunterbrechungen wegen des reduzierten Allgemeinzustandes und verminderter Belastbarkeit

3045

Begründungen

Überdurchschnittlicher Zeitaufwand aufgrund …	Überdurchschnittliche Schwierigkeiten aufgrund …	Besondere Umstände aufgrund …

- gewebeschonender Lappenbildungstechnik/atraumatisches Vorgehen mit besondere Schnitt- und Nahttechnik zur Erhaltung eines optimalen ästhetischen Ergebnisses
- Einschränkung des Sichtbereiches, verursacht durch eingeschränkte Lagerfähigkeit des Patienten wegen Wirbelsäulenerkrankung/Muskelerkrankung/ Herz-Kreislauferkrankung
- eingeschränkter Mundöffnung/erschwerter Mundzugang wegen Mundsperre/Kieferklemme/Adipositas/Herpes/Rhagaden etc.
- reflektorischer Übererregbarkeit z. B. starkem Husten-, Schluck-, oder/und Brechreizneigung mit häufigen Behandlungspausen
- motorischer Unruhe des Patienten, verbunden mit mehrfach notwendigen Behandlungspausen
- starken Wangendrucks und/oder aktiver Zungenmuskulatur oder erhöhtem Muskeltonus/Wangentonus/Zungentonus und dadurch aufwendiger Freistellung des Behandlungsfeldes sowie notwendiger häufiger Behandlungspausen zur Entlastung/Entspannung der Muskulatur
- stark eingeschränkter Sicht durch andauernde Sickerblutung/Knochenblutung in Verbindung mit starker Zungenmotorik/mit eingeschränkter Mundöffnung/mit starker Aktivität des M. masseter
- eingeschränkter Mundöffnung wegen starker präoperativer Schwellung des Weichgewebes
- chronisch-entzündlich veränderten Gebietes und dadurch erhöhter präoperativer Sensibilität
- minimalinvasiver Behandlung wegen naheliegender Nervenaustrittstelle/Gefährdung anatomischer Nachbarstrukturen
- inoperativer Nervdarstellung
- besonders aufwendiger primärer Wundversorgung zur Vermeidung von Wundheilungsstörungen/Kiefernekrosen infolge Allgemeinmedikation z. B. Bisphosphonattherapie, Diabetes
- zusätzlich aufwendiger und/oder umfangreicher Entfernung von fest verwachsenen Granulations- und Zystengewebe
- aufwendiger Mobilisation des Schleimhautlappens bis in den Wangen-/Gaumenbereich
- ausgedehnter Ödembildung im Operationsgebiet
- aufwendiger Osteotomie mit eingeschränkter Sicht wegen erhöhter Blutungsneigung (hämorragischer Diathese)/anhaltender Blutungen durch Einnahme gerinnungshemmender Medikamente

Begründungen

Überdurchschnittlicher Zeitaufwand aufgrund …	Überdurchschnittliche Schwierigkeiten aufgrund …	Besondere Umstände aufgrund …

- aufwendiger Operation mit eingeschränkter Sicht wegen erhöhter Blutungsneigung (hämorragischer Diathese) / anhaltender Blutungen und sehr aufwendiger primären Wundversorgung, bei starker Nachblutungsgefahr durch Einnahme gerinnungshemmender Medikamente
- aufwendiger Nahttechnik wegen Wunddehiszenzen bedingt durch umfangreicher Voroperationen
- erschwerter Einsicht in das Operationsgebiet wegen der ausgeprägten Entzündung und deshalb starker Blutungsneigung
- hoch retiniertem und verlagertem Weisheitszahn mit Gefahr der Luxation in die Kieferhöhle
- aufwendiger Entfernung durch intraossärer Trennung des Zahnes in mehrere Teilstücke/Segmente
- erschwerter Erreichbarkeit/Freistellung des Behandlungsgebietes wegen einer extrem eingeschränkten Mundöffnung bedingt durch eine Verletzung im Bereich des Mundwinkels/Verletzung an der Lippe
- erschwerter Erreichbarkeit/Freistellung des Behandlungsgebietes wegen einer stark eingeschränkten Mundöffnung durch eine extrem geringe Schneidekantendifferenz von …. mm
- umfangreicher Osteotomie während einer Behandlung unter Sedierung, erhöhter Aufwand durch eingeschränktes und erschwertes Offenhalten des Behandlungsfeldes
- eingeschränkter Sicht wegen starker arterieller Blutung
- extrem aufwendiges Vorgehen bei der Entfernung des gesamten Desmodontalgewebes vor Augmentation der Alveole
- außergewöhnlich erschwerter und zeitaufwendiger Trockenlegung des Behandlungsfeldes durch extreme Salivation/Hypersalivation

3050

GOZ-Position 3050

Leistungsbeschreibung	Faktor
Stillung einer übermäßigen Blutung im Mund und/ oder Kieferbereich, als selbständige Leistung	1,0-fach: 6,19 € 2,3-fach: 14,23 € 2,8-fach: 17,32 € 3,1-fach: 19,18 € 3,5-fach: 21,65 €

Abrechnungsbestimmung

--

Anmerkung

- berechnungsfähig:
  - für die Stillung einer übermäßigen Blutung im Mund- und/oder Kieferbereich
  - für intra- und/oder extraoral Stillungen
  - als selbstständige Leistung auch neben chirurgischen Leistungen
  - auch außerhalb einer chirurgischen Behandlung (z. B. bei Wiedereingliederung von Zahnersatz)
  - für Blutstillungsverfahren, die nicht in der Leistungsbeschreibung der GOZ-Nr. 3060 enthalten sind, z. B. mittels Elektrotom (Alternativ § 6 Abs. 1 GOZ)
  - je Operationsgebiet zusammenhängende Schnittführung/Alveole
  - auch mehrfach, bei getrennten Operationsgebieten
  - ggf. zzgl. Materialkosten z. B. Material zur Förderung der Blutgerinnung, atraumatisches Nahtmaterial usw.
  - ggf. zzgl. Injektion zur Minderung der Blutungsneigung (GOÄ-Nr. Ä252)
  - ggf. zzgl. Injektion zur postoperativen Schmerz-/Schwellungsprophylaxe (GOÄ-Nr. Ä267/Ä268)
- nicht berechnungsfähig:
  - Stillung einer Blutung (primäre Wundversorgung) die das typische Maß nicht deutlich übersteigt
  - für das Stillen einer Papillenblutung beim Präparieren oder Füllen von Kavitäten (GOZ-Nr. 2030)
  - für die Stillung einer Blutung durch Abbinden oder Umstechen des Gefäßes oder durch Knochenbolzung (GOZ-Nr. 3060)
  - für die operative Behandlung einer konservativ unstillbaren Blutung im Mund-Kieferbereich durch Freilegung und Abbinden oder Umstechung des Gefäßes oder durch Knochenbolzung, als selbständige Leistung (GOÄ-Nr. 2660)

Anmerkung

BZÄK-Kommentar zu der GOZ-Nr. 3050 (Stand Januar 2021)

„Diese Nummer ist berechnungsfähig für die Stillung einer übermäßigen Blutung sowohl im Mund- als auch im Kieferbereich, intra- und/oder extraoral, als selbstständige Leistung. Beim Vorliegen mehrerer, örtlich und/oder zeitlich getrennt auftretender Blutungen ist die Leistung mehrfach berechnungsfähig.

Im Rahmen von chirurgischen Eingriffen kommt es zwangsläufig zu Blutungen, die in der Regel von selbst zum Stillstand kommen oder durch einfache unterstützende Maßnahmen gestillt werden können. Die Stillung einer Blutung, auch größeren Umfangs, die operationsspezifisch ist, ist mit der jeweiligen Gebühr für die chirurgische Leistung abgegolten. Nur eine Blutung, die das typische Maß deutlich übersteigt und deren Stillung eine Unterbrechung der eigentlichen chirurgischen Leistung erfordert oder nach der chirurgischen Leistung auftritt, löst den Ansatz der Nr. 3050 GOZ aus.

Eine intraoperative, übermäßige Blutung, die z. B. das Umstechen eines Gefäßes erfordert, wird nach der Nummer 3060 berechnet. Das Stillen einer Papillenblutung erfüllt den Leistungsinhalt nicht."

Begründungen

Überdurchschnittlicher Zeitaufwand aufgrund …	Überdurchschnittliche Schwierigkeiten aufgrund …	Besondere Umstände aufgrund …

- erschwerter Einsicht in das OP-Gebiet wegen ausgedehnter Ödembildung
- erschwerter Blutstillung im akut entzündeten Gebiet
- Eingriff unter akuten entzündlich veränderten Prozess/akuter Schmerzzustand
- schwer zu erreichender Kiefer- Zahnregion
- entzündlich, chronisch veränderten Gebiet/Wunde und dadurch erhöhte operativer Sensibilität
- Operationsgebiet in Nasennebenhöhlennähe mit besonderen Schutzmaßnahmen wegen Gefahr der Eröffnung
- der Nervnähe z. B. des Nervus mentalis/ Nervus alveolaris inferior und umfangreiche Schutzmaßnahmen
- Abwehrhaltung des Patienten
- akuter Kiefergelenksbeschwerden
- Notfallbehandlung
- erschwerten Zugangs wegen extremer Muskelverspannung
- Behandlung eines Risikopatienten
- häufiger Behandlungsunterbrechungen wegen des reduzierten Allgemeinzustandes und verminderter Belastbarkeit oder schwieriger Kreislaufverhältnisse – Ohnmachtsneigung

3050

Begründungen

Überdurchschnittlicher Zeitaufwand aufgrund …	Überdurchschnittliche Schwierigkeiten aufgrund …	Besondere Umstände aufgrund …

- notwendiger Einsatz eines OP Mikroskops
- technisch aufwendiger Blutungsstillung, z. B. mittels Laser
- anhaltender Sickerblutung/Knochenblutung und erschwerte primären Wundversorgung, bei verbleibender starker Nachblutungsgefahr durch Einnahme von Antikoagulanzien
- langer Dauer der Sitzung wegen besonders starker Blutung einschließlich zusätzlicher Nachkontrollen während der Sitzung
- microchirurgischer Nahttechnik
- erschwerter Nahtversorgung wegen ungünstiger Schleimhautverhältnisse/wegen fragiler Schleimhaut und/oder Schleimhautlazerationen
- minimalinvasiver Behandlung wegen Vermeidung von Gefäßschädigungen/zur Erhaltung der Schleimhautstrukturen
- erschwerter Erreichbarkeit/Freistellung des Behandlungsgebietes wegen einer extrem eingeschränkten Mundöffnung bedingt durch eine Verletzung im Bereich des Mundwinkels/Verletzung an der Lippe
- erschwerter Erreichbarkeit/Freistellung und Sicht des Behandlungsgebietes durch andauernde Blutung verbunden mit stark eingeschränkter Mundöffnung durch eine extrem geringe Schneidekantendifferenz von …. mm
- umfangreicher Blutstillung während einer Behandlung unter Sedierung, erhöhter Aufwand durch eingeschränktes und erschwertes Offenhalten des Behandlungsfeldes
- motorischer Instabilität der Zunge/Makroglossie, dadurch erschwerter Freistellung des Behandlungsfeldes
- Einschränkung des Sichtbereiches, verursacht durch eingeschränkte Lagerfähigkeit des Patienten wegen Wirbelsäulenerkrankung/Muskelerkrankung/Herz-Kreislauferkrankung
- eingeschränkter Mundöffnung/erschwerter Mundzugang wegen Mundsperre/Kieferklemme/Adipositas/Herpes/Rhagaden etc.
- reflektorischer Übererregbarkeit z. B. starkem Husten-, Schluck-, oder/und Brechreizneigung mit häufigen Behandlungspausen
- motorischer Unruhe des Patienten, verbunden mit mehrfach notwendigen Behandlungspausen
- starken Wangendrucks und oder aktiver Zungenmuskulatur oder erhöhtem Muskeltonus/Wangentonus/Zungentonus und dadurch aufwendiger Freistellung des Behandlungsfeldes sowie notwendiger häufiger Behandlungspausen zur Entlastung/Entspannung der Muskulatur
- stark eingeschränkter Sicht durch andauernde Sickerblutung/Knochenblutung in Verbindung mit starker Zungenmotorik/mit eingeschränkter Mundöffnung/mit starker Aktivität des M. masseter

Begründungen

Überdurchschnittlicher Zeitaufwand aufgrund …	Überdurchschnittliche Schwierigkeiten aufgrund …	Besondere Umstände aufgrund …

- eingeschränkter Mundöffnung wegen starker postoperativer Schwellung des Weichgewebes
- erschwerter Isolation und Trockenlegung bei vermehrter Nachblutung/Salivation
- aterieller Blutung
- besonders aufwendiger primärer Wundversorgung zur Vermeidung von Wundheilungsstörungen/ Kiefernekrosen infolge Allgemeinmedikation z. B. Bisphosphonattherapie, Diabetes
- ausgedehnter Ödembildung im Operationsgebiet
- aufwendiger Nahttechnik wegen Wunddehiszenzen bedingt durch umfangreicher Voroperationen
- aufwendiger Mobilisation des Schleimhautlappens bis in den Wangen-/Gaumenbereich
- außergewöhnlich erschwerter und zeitaufwendiger Trockenlegung des Behandlungsfeldes durch extreme Salivation/Hypersalivation

3060

GOZ-Position 3060

Leistungsbeschreibung	Faktor
Stillung einer Blutung durch Abbinden oder Umstechen des Gefäßes oder durch Knochenbolzung	1,0-fach: 7,87 € 2,3-fach: 18,11 € 2,8-fach: 22,05 € 3,1-fach: 24,41 € 3,5-fach: 27,56 €

Abrechnungsbestimmung

--

Anmerkung

ggf. Zuschlag:
0110 (Operationsmikroskop)

- berechnungsfähig:
  - für die Stillung einer Blutung durch
    - o Abbinden des Gefäßes
    - o Umstechen des Gefäßes
    - o Knochenbolzung
  - als selbstständige Leistung auch neben chirurgischen Leistungen
  - je Operationsgebiet zusammenhängende Schnittführung/Alveole
  - auch mehrfach, bei getrennten Operationsgebieten
  - ggf. zzgl. Materialkosten z. B. Material zur Förderung der Blutgerinnung, atraumatisches Nahtmaterial usw.
  - ggf. zzgl. Injektion zur Minderung der Blutungsneigung (GOÄ Nr. Ä252)
  - ggf. zzgl. Injektion zur postoperativen Schmerz-/Schwellungsprophylaxe (GOÄ-Nr. Ä267/Ä268)
- nicht berechenbar:
  - für eine einfache Blutstillung mit konservativen Methoden (GOZ-Nr. 3050)
  - für eine operative Behandlung einer konservativ unstillbaren Blutung durch Freilegung (GOÄ-Nr. Ä2660)
  - für Blutstillungsverfahren, die nicht in der Leistungsbeschreibung der (GOZ-Nr. 3060) enthalten sind z. B. mittels Elektrotom (GOZ-Nr. 3050) oder alternativ (§ 6 Abs. 1 GOZ)
  - neben einer Kontrolle nach chirurgischem Eingriff (GOZ-Nr. 3290)
  - neben einer Nachbehandlung nach chirurgischem Eingriff (GOZ-Nr. 3300)
  - neben einer chirurgischen Wundrevision (GOZ-Nr. 3310)
  - für die operative Behandlung einer konservativ unstillbaren Blutung im Mund-Kieferbereich durch Freilegung und Abbinden oder Umstechung des Gefäßes oder durch Knochenbolzung, als selbständige Leistung (GOÄ-Nr. 2660)

3060

! Anmerkung

BZÄK-Kommentar zu der GOZ-Nr. 3060 (Stand Januar 2021)

„Diese Nummer ist berechnungsfähig für die Stillung einer Blutung sowohl im Mund- als auch im Kieferbereich, intra- und / oder extraoral, wenn als blutungsstillende Maßnahme entweder ein Abbinden oder eine Umstechung des blutungsverursachenden Gefäßes oder eine Knochenbolzung durchgeführt wird. Neben den aufgeführten Techniken kann die Blutstillung auch durch andere, geeignete Verfahren herbeigeführt werden, die ggf. analog berechnet werden.

Die Leistung kann im Zusammenhang mit jeder chirurgischen Maßnahme in derselben Sitzung anfallen. Beim Vorliegen mehrerer, örtlich getrennt auftretender Blutungen, die gestillt werden müssen, ist die Leistung mehrfach berechnungsfähig. Einfache blutstillende Maßnahmen sind Bestandteil der jeweiligen Leistung und als primäre Wundversorgung abgegolten.

Muss ein Gefäß freigelegt werden, um eine Blutstillung durch Abbinden, Umstechen des Gefäßes oder durch Knochenbolzung zu erreichen, wird der Leistungsinhalt der Nummer 2660 (GOÄ) erfüllt, sofern dieses einen eigenständigen operativen Eingriff darstellt.

Neben dieser Leistung ist eine Nachbehandlungsleistung nach Nummer 3300 nicht berechnungsfähig.

Beim Einsatz eines Operationsmikroskops wird ein Zuschlag nach der Nummer 0110 berechnet."

Begründungen

Überdurchschnittlicher Zeitaufwand aufgrund …	Überdurchschnittliche Schwierigkeiten aufgrund …	Besondere Umstände aufgrund …

- erschwerter Einsicht in das OP-Gebiet wegen ausgedehnter Ödembildung
- Operation im akut entzündlich verändertem Gebiet
- schwer zu erreichender Kiefer- oder Zahnregion
- Eingriff unter akuten entzündlich veränderten Prozess/infizierter Wunde/akuter Schmerzzustand
- entzündlich, chronisch veränderten Gebiet/Wunde und dadurch erhöhte operativer Sensibilität
- Operationsfeld in Kieferhöhlennähe mit besonderen Schutzmaßnahmen wegen Gefahr der Eröffnung
- der Nervnähe z. B. des Nervus mentalis/ Nervus alveolaris inferior und umfangreiche Schutzmaßnahmen

3060

Begründungen

Überdurchschnittlicher Zeitaufwand aufgrund … | Überdurchschnittliche Schwierigkeiten aufgrund … | Besondere Umstände aufgrund …

- Abwehrhaltung des Patienten
- akuter Kiefergelenksbeschwerden
- Notfallbehandlung
- erschwerten Zugangs wegen extremer Muskelverspannung
- Behandlung eines Risikopatienten
- häufiger Behandlungsunterbrechungen wegen des reduzierten Allgemeinzustandes und verminderter Belastbarkeit oder schwieriger Kreislaufverhältnisse – Ohnmachtsneigung
- notwendiger Einsatz eines OP Mikroskops
- erschwerter Isolation und Trockenlegung des Operationsgebietes bei anhaltender Blutung durch ausgeprägter Ödembildung im Operationsgebiet
- technisch aufwendiger Blutungsstillung, z. B. mittels Laser
- langer Dauer der Sitzung wegen besonders starker Blutung einschließlich zusätzlicher Nachkontrollen während der Sitzung
- anhaltender Sickerblutung/Knochenblutung und erschwerte primären Wundversorgung, bei verbleibender starker Nachblutungsgefahr durch Einnahme von Antikoagulanzien
- microchirurgischer Nahttechnik
- erschwerter Nahtversorgung wegen ungünstiger Schleimhautverhältnisse/wegen fragiler Schleimhaut und/oder Schleimhautlazerationen
- minimalinvasiver Behandlung wegen Vermeidung von Gefäßschädigungen/zur Erhaltung der Schleimhautstrukturen
- erschwerter Erreichbarkeit/Freistellung des Behandlungsgebietes wegen einer extrem eingeschränkten Mundöffnung bedingt durch eine Verletzung im Bereich des Mundwinkels/Verletzung an der Lippe
- erschwerter Erreichbarkeit/Freistellung und Sicht des Behandlungsgebietes durch andauernde Blutung verbunden mit stark eingeschränkter Mundöffnung durch eine extrem geringe Schneidekantendifferenz von …. mm
- umfangreicher Blutstillung während einer Behandlung unter Vollnarkose, erhöhter Aufwand durch eingeschränktes und erschwertes Offenhalten des Behandlungsfeldes
- motorischer Instabilität der Zunge/Makroglossie, dadurch erschwerter Freistellung des Behandlungsfeldes
- Einschränkung des Sichtbereiches, verursacht durch eingeschränkte Lagerfähigkeit des Patienten wegen Wirbelsäulenerkrankung/Muskelerkrankung/Herz-Kreislauferkrankung
- eingeschränkter Mundöffnung/erschwerter Mundzugang wegen Mundsperre/Kieferklemme/Adipositas/Herpes/Rhagaden etc.

Begründungen

Überdurchschnittlicher Zeitaufwand aufgrund …	Überdurchschnittliche Schwierigkeiten aufgrund …	Besondere Umstände aufgrund …

- reflektorischer Übererregbarkeit z. B. starkem Husten-, Schluck-, oder/und Brechreizneigung mit häufigen Behandlungspausen
- motorischer Unruhe des Patienten, verbunden mit mehrfach notwendigen Behandlungspausen
- starken Wangendrucks und/oder aktiver Zungenmuskulatur oder erhöhtem Muskeltonus/Wangentonus/Zungentonus und dadurch aufwendiger Freistellung des Behandlungsfeldes sowie notwendiger häufiger Behandlungspausen zur Entlastung/Entspannung der Muskulatur
- stark eingeschränkter Sicht durch andauernde Sickerblutung/Knochenblutung in Verbindung mit starker Zungenmotorik/mit eingeschränkter Mundöffnung/mit starker Aktivität des M. masseter
- eingeschränkter Mundöffnung wegen starker präoperativer Schwellung des Weichgewebes
- entzündlich veränderten Gebiets und dadurch erhöhter präoperativer Sensibilität
- minimalinvasiver Behandlung wegen naheliegender Nervenaustrittstelle/Gefährdung anatomischer Nachbarstrukturen
- minimalinvasiver Behandlung wegen naheliegender Nervenaustrittstelle und Vermeidung von Gefäßschädigungen/zur Erhaltung der Schleimhautstrukturen
- starker aterieller Blutung
- besonders aufwendiger primärer Wundversorgung zur Vermeidung von Wundheilungsstörungen/Kiefernekrosen infolge Allgemeinmedikation z. B. Bisphosphonattherapie, Diabetes
- aufwendiger Mobilisation des Schleimhautlappens bis in den Wangen-/Gaumenbereich
- ausgedehnter Ödembildung im Operationsgebiet
- aufwendiger Operation mit eingeschränkter Sicht wegen erhöhter Blutungsneigung (hämorragischer Diathese)/anhaltender Blutungen durch Einnahme gerinnungshemmender Medikamente
- aufwendiger Nahttechnik wegen Wunddehiszenzen bedingt durch umfangreicher Voroperationen
- außergewöhnlich erschwerter und zeitaufwendiger Trockenlegung des Behandlungsfeldes durch extreme Salivation/Hypersalivation

3070

GOZ-Position 3070

Leistungsbeschreibung	Faktor	
Exzision von Schleimhaut oder Granulationsgewebe, als selbständige Leistung	1,0-fach:	2,53 €
	2,3-fach:	5,82 €
	2,8-fach:	7,09 €
	3,1-fach:	7,85 €
	3,5-fach:	8,86 €

Abrechnungsbestimmung

--

! Anmerkung

- berechnungsfähig:
  - für Exzision von
    - o Mundschleimhaut (z. B. Papillektomie, Kauterisation)
    - o Granulationsgewebe/entzündetes Gingivagewebe
    - o für das Durchtrennen von Zahnfleischfasern
    - o entfernen von Zahnfleischkapuzen bei dentitio difficilis
    - o entfernen von Gingivaüberschuss als Durchbruchshilfe im Rahmen einer KFO-Behandlung
  - selbstständige Leistung
  - je Exzision/je Operationsgebiet
  - ggf. Zuschlag: 0120 Laser)
  - ggf. mehrmals je Kiefer bei getrennten Operationsgebieten
  - ggf. zzgl. Materialkosten z. B. Material zur Förderung der Blutgerinnung und/oder der Geweberegeneration, atraumatisches Nahtmaterial usw.
  - ggf. zzgl. Wundflächenentkeimung mittels Laser §6 Abs. 1 GOZ
  - ggf. zzgl. Anwendung von wachstumsfaktorenreichem Plasma zur Regeneration
- nicht berechnungsfähig:
  - für Exzision einer Schleimhautwucherung größeren Umfangs (z. B. lappiges Fibrom, Epulis) (GOZ-Nr. 3080)
  - für die Exzision im Rahmen einer Tunnelierung von Molaren (GOZ-Nr. 3080)
  - für Probeexzision (GOÄ-Nrn. Ä2401, Ä2402)
  - für Exzision von kleinen Geschwulsten (GOÄ-Nr. Ä2403)
  - für Exzision von größeren Geschwulsten (GOÄ-Nr. Ä2404)
  - für oder neben parodontologische Leistungen (GOZ-Nrn. 4070, 4075, 4080, 4090, 4100) im demselben OP- Gebiet
  - neben anderen chirurgischen/parodontalchirurgischen Leistungen in demselben OP-Gebiet
  - für Entfernung von apikalem Granulationsgewebe

Anmerkung

- Maßnahmen am Gingivalsaum im Zusammenhang mit Kavitäten- oder Kronenpräparation (GOZ-Nr. 2030)
- neben der Lokalbehandlung von Mundschleimhauterkrankungen (GOZ Nr. 4020)
- neben der subgingivale medikamentöse antibakterielle Lokalapplikation (GOZ-Nr. 4025)

BZÄK-Kommentar zu der GOZ-Nr. 3070 (Stand Januar 2021)

„Die Exzision nach dieser Nummer beinhaltet die Entfernung von intraoralem Weichgewebe geringen Umfangs. Die Leistungslegende stellt klar, dass es sich dabei um eine selbstständige Leistung handeln muss, d. h. die Maßnahme darf nicht bereits Leistungsinhalt einer anderen Leistung sein. Sie kann auch nicht neben weiteren chirurgischen Maßnahmen in demselben Operationsgebiet in derselben Sitzung berechnet werden. […]

Ist eine Exzision am Gingivalrand aus parodontaltherapeutischen Gründen erforderlich, erfolgt dies nach der Nummer 4080. […]

Beim Einsatz eines Lasers wird ein Zuschlag nach der Nummer 0120 berechnet."

Begründungen

Überdurchschnittlicher Zeitaufwand aufgrund … | Überdurchschnittliche Schwierigkeiten aufgrund … | Besondere Umstände aufgrund …

- Eingriff im akut entzündlichen/entzündlich veränderten Gebiet
- erschwerter Wundversorgung wegen ungünstiger Schleimhautverhältnisse/fragiler Schleimhaut und/oder Schleimhautlazerationen
- erschwerter Einsicht in das OP-Gebiet wegen ausgedehnter Ödembildung
- schwer zu erreichender Kiefer- oder Zahnregion
- Eingriff unter akuten entzündlich veränderten Prozess und/oder akuter Schmerzzustand
- entzündlich, chronisch veränderten Gebiets/Wunde und dadurch erhöhte operativer Sensibilität
- erschwerten Zugangs wegen extremer Muskelverspannung/akuter Kiefergelenksbeschwerden bei eingeschränkter Mundöffnung
- notwendiger Einsatz eines OP Mikroskops
- erschwerter Isolation und Trockenlegung des Operationsgebietes bei anhaltender Blutung durch ausgeprägter Ödembildung im Operationsgebiet
- aufwendiger Exzision mit eingeschränkter Sicht wegen erhöhter Blutungsneigung (hämorragischer Diathese)/anhaltender Blutungen durch Einnahme gerinnungshemmender Medikamente

3070

Begründungen

Überdurchschnittlicher Zeitaufwand aufgrund …	Überdurchschnittliche Schwierigkeiten aufgrund …	Besondere Umstände aufgrund …

- minimalinvasiver/atraumatischen Exzision/Behandlung wegen naheliegender Nervenaustrittstelle und Vermeidung von Gefäßschädigungen/zur Erhaltung der Schleimhautstrukturen
- erschwerter Erreichbarkeit/Freistellung des Behandlungsgebietes wegen einer extrem eingeschränkten Mundöffnung bedingt durch eine Verletzung im Bereich des Mundwinkels/Verletzung an der Lippe
- erschwerter Erreichbarkeit/Freistellung und Sicht des Behandlungsgebietes durch andauernde Blutung verbunden mit stark eingeschränkter Mundöffnung durch eine extrem geringe Schneidekantendifferenz von …. mm
- umfangreicher Exzision während einer Behandlung unter Sedierung, erhöhter Aufwand durch eingeschränktes und erschwertes Offenhalten des Behandlungsfeldes
- anhaltender Sickerblutung und erschwerte primären Wundversorgung, bei verbleibender starker Nachblutungsgefahr durch Einnahme von Antikoagulanzien
- Abwehrhaltung des Patienten
- erschwerten Zugangs wegen besonders starker Schwellung des Weichgewebes
- Behandlung eines Risikopatienten
- außergewöhnlich erschwerter und zeitaufwendiger Trockenlegung des Behandlungsfeldes durch extreme Salivation/Hypersalivation
- sehr flachliegender/hochliegender Nervenaustrittsstellen
- Entfernung des Granulationsgewebes größeren Umfangs
- stark gewuchertem Granulationsgewebe bei tief subgingivalem Kariesdefekt
- Vernarbungen nach Voroperationen
- Ausgedehnter Schleimhautwucherung
- sehr umfangreichen Granulationen
- motorischer Instabilität der Zunge/Makroglossie, dadurch erschwerter Freistellung des Behandlungsfeldes
- häufiger Behandlungsunterbrechungen wegen des reduzierten Allgemeinzustandes und verminderter Belastbarkeit oder schwieriger Kreislaufverhältnisse – Ohnmachtsneigung
- Einschränkung des Sichtbereiches, verursacht durch eingeschränkte Lagerfähigkeit des Patienten wegen Wirbelsäulenerkrankung/Muskelerkrankung/ Herz-Kreislauferkrankung
- eingeschränkter Mundöffnung/erschwerter Mundzugang wegen Mundsperre/Kieferklemme/Adipositas/Herpes/Rhagaden etc.
- reflektorischer Übererregbarkeit z. B. starkem Husten-, Schluck-, oder/und Brechreizneigung mit häufigen Behandlungspausen
- motorischer Unruhe des Patienten, verbunden mit wiederholt erforderlicher Trockenlegung/Blutstillung und mehrfach notwendigen Behandlungspausen

Begründungen

Überdurchschnittlicher Zeitaufwand aufgrund …	Überdurchschnittliche Schwierigkeiten aufgrund …	Besondere Umstände aufgrund …

- starken Wangendrucks und/oder aktiver Zungenmuskulatur oder erhöhtem Muskeltonus/Wangentonus/Zungentonus und dadurch aufwendiger Freistellung des Behandlungsfeldes sowie notwendiger häufiger Behandlungspausen zur Entlastung/Entspannung der Muskulatur
- stark eingeschränkter Sicht durch andauernde Sickerblutung in Verbindung mit starker Zungenmotorik/mit eingeschränkter Mundöffnung/mit starker Aktivität des M. masseter
- eingeschränkter Mundöffnung wegen starker präoperativer Schwellung des Weichgewebes
- erschwerter Durchführung wegen entzündlich verändertem Gebiet und dadurch erhöhter präoperativer Sensibilität
- minimalinvasiver/atraumatischer Exzision wegen naheliegender Nervenaustrittstelle/Gefährdung anatomischer Nachbarstrukturen/Erhaltung der Schleimhautstrukturen
- besonders aufwendiger primärer Wundversorgung zur Vermeidung von Wundheilungsstörungen infolge Allgemeinmedikation z. B. Bisphosphonattherapie, Diabetes
- zusätzlich aufwendiger und/oder umfangreicher Entfernung von fest verwachsenem Granulationsgewebe
- aufwendiger Wundversorgung wegen Wunddehiszenzen bedingt durch umfangreicher Voroperationen
- zusätzlicher Nahtversorgung

3080

GOZ-Position 3080

Leistungsbeschreibung	Faktor
Exzision einer Schleimhautwucherung größeren Umfangs (z. B. lappiges Fibrom, Epulis)	1,0-fach: 8,44 € 2,3-fach: 19,40 € 2,8-fach: 23,62 € 3,1-fach: 26,45 € 3,5-fach: 29,53 €

Abrechnungsbestimmung

--

Anmerkung

- berechnungsfähig:
  - für Exzision einer Schleimhautwucherung größeren Umfangs (z. B. lappiges Fibrom, Epulis)
  - für Exzision umfangreicheren Granulationsgewebes, eines Papilloms oder eines Lipoms
  - je Exzision
  - ggf. auch mehrmals je Kiefer bei getrennten Operationsgebieten
  - für Exzisionsmaßnahmen im Rahmen einer Tunnelierung von Molaren (GOZ-Nr. 4136)
  - ggf. zzgl. Materialkosten z. B. Material zur Förderung der Blutgerinnung und/oder der Geweberegeneration, atraumatisches Nahtmaterial usw.
  - ggf. Zuschlag GOZ-Nr. 0120 (Laser)
  - ggf. zzgl. Wundflächenentkeimung mittels Laser (§ 6 Abs. 1 GOZ)
  - ggf. zzgl. Anwendung von wachstumsfaktorenreichem Plasma zur Regeneration
- nicht berechenbar:
  - für Exzision von Mundschleimhaut oder Granulationsgewebe (GOZ-Nr. 3070)
  - für Probeexzision (GOÄ-Nrn. Ä2401, Ä2402)
  - für die Entfernung eines Schlotterkamms oder einer Fibromatose (GOÄ-Nrn. Ä2670, Ä2671)
  - neben anderen chirurgischen/ parodontalchirurgischen Leistungen in demselben OP-Gebiet
  - für Exzision von kleinen Geschwulsten (GOÄ-Nr. Ä2403)
  - für Exzision von größeren Geschwulsten (GOÄ-Nr. Ä2404)
  - für oder neben parodontologische Leistungen (GOZ-Nrn. 4070, 4075, 4090, 4100) im demselben OP- Gebiet
  - für eine Gingivektomie oder Gingivoplastik im Rahmen einer PAR-Therapie (GOZ-Nr. 4080)

Anmerkung

- neben anderen chirurgischen Leistungen in demselben OP-Gebiet
- für Entfernung von apikalem Granulationsgewebe
- neben Lokalbehandlung von Mundschleimhauterkrankungen (GOZ-Nr. 4020)
- neben subgingivale medikamentöse antibakterielle Lokalapplikation (GOZ Nr. 4025)

BZÄK-Kommentar zu der GOZ-Nr. 3080 (Stand Januar 2021)

„Diese Nummer ist berechnungsfähig für die Exzision von wuchernder Schleimhaut in größerem Umfang. Beispielhaft sind im Leistungstext die Fibrom- oder Epulisentfernung genannt, andere Indikationen sind z. B. die Exzision umfangreicheren Granulationsgewebes, eines Papilloms oder eines Lipoms. Die Entfernung von apikalem Granulationsgewebe ist nicht Bestandteil dieser Leistung.

Die Berechnung erfolgt je Schleimhautwucherung. Die Leistung kann auch neben anderen chirurgischen Leistungen orts- und zeitgleich erbracht werden. Die Vornahme von Probeexzisionen, von Schlotterkammentfernungen, die Entfernung von Fibromatosen oder von Geschwülsten sind Inhalt anderer Gebührenpositionen und dort beschrieben. Exzisionsmaßnahmen im Rahmen einer Tunnelierung von Molaren (Nummer 4136) werden ebenfalls nach dieser Nummer berechnet.

Beim Einsatz eines Lasers wird ein Zuschlag nach der Nummer 0120 berechnet."

Begründungen

Überdurchschnittlicher Zeitaufwand aufgrund …	Überdurchschnittliche Schwierigkeiten aufgrund …	Besondere Umstände aufgrund …

- Eingriff im akut entzündlichen/entzündlich veränderten Gebiet
- erschwerter Wundversorgung wegen ungünstiger Schleimhautverhältnisse/fragiler Schleimhaut und/oder Schleimhautlazerationen
- erschwerter Einsicht in das OP -Gebiet wegen ausgedehnter Ödembildung
- schwer zu erreichender Kiefer- oder Zahnregion (z. B. retromolar)
- Eingriff unter akuten entzündlich veränderten Prozess und/oder akuter Schmerzzustand
- entzündlich, chronisch veränderten Gebiets/Wunde und dadurch erhöhte operativer Sensibilität
- erschwerten Zugangs wegen extremer Muskelverspannung/akuter Kiefergelenksbeschwerden bei eingeschränkter Mundöffnung
- notwendiger Einsatz eines OP-Mikroskops
- erschwerter Isolation und Trockenlegung des Operationsgebietes bei anhaltender Blutung durch ausgeprägter Ödembildung im Operationsgebiet

3080

Begründungen

Überdurchschnittlicher Zeitaufwand aufgrund …	Überdurchschnittliche Schwierigkeiten aufgrund …	Besondere Umstände aufgrund …

- aufwendiger Exzision/Operation mit eingeschränkter Sicht wegen erhöhter Blutungsneigung (hämorragischer Diathese)/anhaltender Blutungen durch Einnahme gerinnungshemmender Medikamente
- minimalinvasiver Behandlung wegen naheliegender Nervenaustrittstelle und Vermeidung von Gefäßschädigungen/zur Erhaltung der Schleimhautstrukturen
- erschwerter Erreichbarkeit/Freistellung des Behandlungsgebietes wegen einer extrem eingeschränkten Mundöffnung bedingt durch eine Verletzung im Bereich des Mundwinkels/Verletzung an der Lippe
- erschwerter Erreichbarkeit/Freistellung und Sicht des Behandlungsgebietes durch andauernde Blutung verbunden mit stark eingeschränkter Mundöffnung durch eine extrem geringe Schneidekantendifferenz von …. mm
- umfangreicher Exzision während einer Behandlung unter Sedierung, erhöhter Aufwand durch eingeschränktes und erschwertes Offenhalten des Behandlungsfeldes
- anhaltender Sickerblutung und erschwerte primären Wundversorgung, bei verbleibender starker Nachblutungsgefahr durch Einnahme von Antikoagulanzien
- Abwehrhaltung des Patienten
- erschwerten Zugangs wegen besonders starker Schwellung des Weichgewebes
- Behandlung eines Risikopatienten
- außergewöhnlich erschwerter und zeitaufwendiger Trockenlegung des Behandlungsfeldes durch extreme Salivation/Hypersalivation
- sehr flachliegender/hochliegender Nervenaustrittsstellen
- Entfernung des Granulationsgewebes größeren Umfangs
- stark gewucherten Granulationsgewebes bei tief subgingivalem Kariesdefekt
- Vernarbungen nach Voroperationen
- ausgedehnter Schleimhautwucherung
- sehr umfangreichen Granulationen und Ausdehnung der Exzision
- motorischer Instabilität der Zunge/Makroglossie, dadurch erschwerter Freistellung des Behandlungsfeldes
- häufiger Behandlungsunterbrechungen wegen des reduzierten Allgemeinzustandes und verminderter Belastbarkeit oder schwieriger Kreislaufverhältnisse – Ohnmachtsneigung
- Einschränkung des Sichtbereiches, verursacht durch eingeschränkte Lagerfähigkeit des Patienten wegen Wirbelsäulenerkrankung/Muskelerkrankung/Herz-Kreislauferkrankung
- eingeschränkter Mundöffnung/erschwerter Mundzugang wegen Mundsperre/Kieferklemme/Adipositas/Herpes/Rhagaden etc.
- reflektorischer Übererregbarkeit z. B. starkem Husten-, Schluck-, oder/und Brechreizneigung mit häufigen Behandlungspausen

3080

Begründungen

Überdurchschnittlicher Zeitaufwand aufgrund …	Überdurchschnittliche Schwierigkeiten aufgrund …	Besondere Umstände aufgrund …

- motorischer Unruhe des Patienten, verbunden mit wiederholt erforderlicher Trockenlegung/Blutstillung und mehrfach notwendigen Behandlungspausen
- starken Wangendrucks und/oder aktiver Zungenmuskulatur oder erhöhtem Muskeltonus/Wangentonus/Zungentonus und dadurch aufwendiger Freistellung des Behandlungsfeldes sowie notwendiger häufiger Behandlungspausen zur Entlastung/Entspannung der Muskulatur
- stark eingeschränkter Sicht durch andauernde Sickerblutung in Verbindung mit starker Zungenmotorik/mit eingeschränkter Mundöffnung / mit starker Aktivität des M. masseter
- eingeschränkter Mundöffnung wegen starker präoperativer Schwellung des Weichgewebes
- erschwerter Durchführung wegen entzündlich verändertem Gebiet und dadurch erhöhter präoperativer Sensibilität
- minimalinvasiver/atraumatischer Exzision wegen naheliegender Nervenaustrittstelle/Gefährdung anatomischer Nachbarstrukturen/Erhaltung der Schleimhautstrukturen
- besonders aufwendiger primärer Wundversorgung zur Vermeidung von Wundheilungsstörungen infolge Allgemeinmedikation z. B. Bisphosphonattherapie, Diabetes
- zusätzlich aufwendiger und/oder umfangreicher Entfernung von fest verwachsenem Granulationsgewebe
- aufwendiger Wundversorgung wegen Wunddehiszenzen bedingt durch umfangreicher Voroperationen
- zusätzlicher Nahtversorgung
- mikrochirurgischer/besonders aufwendiger Nahttechnik
- komplizierter Exzision/Operation bei ausgedehnter Entzündung
- minimalinvasiver/atraumatischer Exzision/Behandlung wegen naheliegender Nervenaustrittstelle und Vermeidung von Gefäßschädigungen/zur Erhaltung der Schleimhautstrukturen
- minimalinvasiver Behandlung wegen gefährdeter anatomischer Nachbarstrukturen (z. B. Nerven/Kieferhöhle/Wurzeln Nachbarzähne etc.)
- erschwerter Isolation und Trockenlegung des Operationsgebietes bei vermehrter Nachblutung/Sulcusblutung/Salivation
- besonders umfangreicher Wundversorgung der Entnahmestelle zur Vermeidung von Keloidose
- besonderen Aufwands bei erschwerter Einsicht da Entnahmebereich im schwer einsehbarem Gebiet (z. B. retromolarer Bereich, lingual, Umschlagfalte)
- Gefährdung der Nachbarstrukturen (z. B. Blutgefäße) bei der Exzision

3080

Begründungen

Überdurchschnittlicher Zeitaufwand aufgrund …	Überdurchschnittliche Schwierigkeiten aufgrund …	Besondere Umstände aufgrund …

- sehr aufwendiger primärer Wundversorgung, bei starker Nachblutungsgefahr durch Einnahme gerinnungshemmender Medikamente
- ausgedehnter Ödembildung/Keloidbildung im Operationsgebiet
- erschwerter Einsicht in das Operationsgebiet wegen der ausgeprägten Entzündung und deshalb starker Blutungsneigung
- gewebeschonenden und atraumatischen Vorgehens mit besondere Schnitt- und Nahttechnik zur Erhaltung eines optimalen ästhetischen Ergebnisses

GOZ-Position 3090

Leistungsbeschreibung	Faktor
Plastischer Verschluss einer eröffneten Kieferhöhle	1,0-fach: 20,81 € 2,3-fach: 47,86 € 2,8-fach: 58,27 € 3,1-fach: 64,51 € 3,5-fach: 72,83 €

Abrechnungsbestimmung

Die Leistung nach der Nummer 3090 ist für dasselbe Operationsgebiet nicht neben der Leistung nach der Nummer 3100 berechnungsfähig.

Anmerkung

- berechnungsfähig:
  - für plastischen Verschluss einer eröffneten Kieferhöhle
  - auch in Verbindung mit Extraktionen, Osteotomien, Wurzelspitzenresektionen, Zystenoperationen
  - je eröffneter Kieferhöhle
  - ggf. auch mehrmals bei getrennten Operationsgebieten
  - ggf. zzgl. Materialkosten z. B. Material zur Förderung der Blutgerinnung und/oder der Geweberegeneration, atraumatisches Nahtmaterial usw.
  - ggf. Zuschlag GOZ-Nr. 0500 (250 bis 499 Punkte)
  - ggf. zzgl. Punktion einer Kieferhöhle (Ä1465)/Ausspülen der Kieferhöhle (Ä1479)/Absaugen der Nebenhöhlen (Ä1480)/Entfernung eines tiefsitzenden Fremdkörpers (Ä2010) usw.
  - ggf. zzgl. Gewinnung und Transplantation von Schleimhaut (GOZ-Nr. 4130)
  - ggf. zzgl. Wundflächenentkeimung mittels Laser (§ 6 Abs. 1 GOZ)
  - ggf. zzgl. Anwendung von wachstumsfaktorenreichem Plasma zur Regeneration
  - für die Rekonstruktion der Schneiderschen Membran im Zusammenhang mit den GOZ-Nrn. 3000 bis 3045 und 9100

- nicht berechnungsfähig:
  - für oder neben einer plastischen Deckung im Rahmen einer Wundversorgung (GOZ-Nr. 3100) (in demselben OP-Gebiet)
  - für plastischen Verschluss einer Kieferhöhlenfistel (GOÄ-Nr. Ä1628)
  - neben externer Sinuslift (GOZ-Nr. 9120)
  - neben internen Sinuslift (GOZ-Nr. 9110)
  - neben einfache Hautlappenplastik (GOÄ-Nr. Ä2381)
  - neben schwierige Hautlappenplastik (GOÄ-Nr. Ä2382)

3090

! Anmerkung

- neben Tuberplastik.einseitig (im selben Operationsgebiet) (GOZ-Nr. 3250)
- neben der operativen Eröffnung einer Kieferhöhle vom Mundvorhof oder von der Nase aus (GOÄ-Nrn. Ä1467/Ä1468)

BZÄK-Kommentar zu der GOZ-Nr. 3090 (Stand Januar 2021)

„Diese Nummer ist berechnungsfähig für den plastischen Verschluss einer Mund-Antrum-Verbindung zum Sinus maxillaris. Die Maßnahme kann als selbstständige Leistung bei vorhandener Verbindung oder im Rahmen eines anderen chirurgischen Eingriffs indiziert sein. Die Berechnung ist unabhängig von der angewendeten Art der Lappenplastik, ggf. einschließlich Periostschlitzung.

Die Leistung ist bei getrennten Operationsgebieten je Kieferhöhleneröffnung berechnungsfähig.

Maßnahmen zur plastischen Deckung nach der Nummer 3100 sind im Zusammenhang mit dieser Gebührennummer nicht berechnungsfähig.

[...]

Zur Leistungsberechnung tritt der betreffende Zuschlag aus dem Abschnitt L hinzu. Bei dieser Leistung fällt zusätzlich der OP-Zuschlag nach der Nummer 0500 an, sofern es sich um die höchste zuschlagsfähige Leistung am Operationstag handelt und kein OP-Zuschlag aus der GOÄ zur Berechnung kommt."

Begründungen

Überdurchschnittlicher Zeitaufwand aufgrund …	Überdurchschnittliche Schwierigkeiten aufgrund …	Besondere Umstände aufgrund …

- Eingriffs im akut entzündlichen/entzündlich veränderten Gebiet
- schwieriger Lappenbildung und/oder erschwerter Wundversorgung wegen ungünstiger Schleimhautverhältnisse/fragiler Schleimhaut und/oder Schleimhautlazerationen
- erschwerter Einsicht in das OP-Gebiet wegen ausgedehnter Ödembildung
- schwer zu erreichender Kiefer- oder Zahnregion (z. B. retromolar)
- des Eingriffs unter akuten entzündlich veränderten Prozess und/oder akuter Schmerzzustand
- entzündlich, chronisch veränderten Gebiets/Wunde und dadurch erhöhte operativer Sensibilität
- erschwerten Zugangs wegen extremer Muskelverspannung/akuter Kiefergelenksbeschwerden bei eingeschränkter Mundöffnung

3090

Begründungen

Überdurchschnittlicher Zeitaufwand aufgrund …	Überdurchschnittliche Schwierigkeiten aufgrund …	Besondere Umstände aufgrund …

- notwendiger Einsatz eines OP Mikroskops
- erschwerter Isolation und Trockenlegung des Operationsgebietes bei anhaltender Blutung durch ausgeprägter Ödembildung im Operationsgebiet
- aufwendiger Operation mit eingeschränkter Sicht wegen erhöhter Blutungsneigung (hämorragischer Diathese)/anhaltender Blutungen durch Einnahme gerinnungshemmender Medikamente
- erschwerter Erreichbarkeit/Freistellung des Behandlungsgebietes wegen einer extrem eingeschränkten Mundöffnung bedingt durch eine Verletzung im Bereich des Mundwinkels/Verletzung an der Lippe
- erschwerter Erreichbarkeit/Freistellung und Sicht des Operationsgebietes durch andauernde Blutung verbunden mit stark eingeschränkter Mundöffnung durch eine extrem geringe Schneidekantendifferenz von …. mm
- umfangreicher Verschluss der Kieferhöhle während einer Behandlung unter Sedierung, erhöhter Aufwand durch eingeschränktes und erschwertes Offenhalten des Behandlungsfeldes
- anhaltender Sickerblutung und erschwerte primären Wundversorgung, bei verbleibender starker Nachblutungsgefahr durch Einnahme von Antikoagulanzien
- erschwerten Zugangs wegen besonders starker Schwellung des Weichgewebes
- Behandlung eines Risikopatienten
- außergewöhnlich erschwerter und zeitaufwendiger Trockenlegung des Behandlungsfeldes durch extreme Salivation/Hypersalivation
- sehr flachliegender/hochliegender Nervenaustrittsstellen
- Vernarbungen nach Voroperationen
- motorischer Instabilität der Zunge/Makroglossie, dadurch erschwerte Freistellung des Behandlungsfeldes – bei palatinaler eröffneter Kieferhöhle
- häufiger Behandlungsunterbrechungen wegen des reduzierten Allgemeinzustandes und verminderter Belastbarkeit oder schwieriger Kreislaufverhältnisse – Ohnmachtsneigung
- Einschränkung des Sichtbereiches, verursacht durch eingeschränkte Lagerfähigkeit des Patienten wegen Wirbelsäulenerkrankung/Muskelerkrankung/Herz-Kreislauferkrankung
- eingeschränkter Mundöffnung/erschwerter Mundzugang wegen Mundsperre/Kieferklemme/ Adipositas/Herpes/Rhagaden etc.
- reflektorischer Übererregbarkeit z. B. starkem Husten-, Schluck-, oder/und erhöhter Brechreizneigung mit häufigen Behandlungspausen
- motorischer Unruhe des Patienten, verbunden mit wiederholt erforderlicher Trockenlegung/Blutstillung und mehrfach notwendigen Behandlungspausen

3090

Begründungen

Überdurchschnittlicher Zeitaufwand aufgrund …	Überdurchschnittliche Schwierigkeiten aufgrund …	Besondere Umstände aufgrund …

- starken Wangendrucks und/oder aktiver Zungenmuskulatur oder erhöhtem Muskeltonus/Wangentonus/Zungentonus und dadurch aufwendiger Freistellung des Behandlungsfeldes sowie notwendiger häufiger Behandlungspausen zur Entlastung/Entspannung der Muskulatur
- stark eingeschränkter Sicht durch andauernde Sickerblutung in Verbindung mit starker Zungenmotorik/mit eingeschränkter Mundöffnung/mit starker Aktivität des M. masseter
- eingeschränkter Mundöffnung wegen starker präoperativer Schwellung des Weichgewebes
- erschwerter Durchführung wegen entzündlich verändertem Gebiet und dadurch erhöhter präoperativer Sensibilität
- besonders aufwendiger primärer Wundversorgung zur Vermeidung von Wundheilungsstörungen infolge Allgemeinmedikation z. B. Bisphosphonattherapie, Diabetes
- aufwendiger Wundversorgung wegen Wunddehiszenzen bedingt durch umfangreicher Voroperationen
- mikrochirurgischer/besonders aufwendiger minimalinvasiver Nahttechnik
- komplizierter Operation bei ausgedehnter Entzündung
- minimalinvasiven/atraumatischen Verschlusses der Kieferhöhle wegen naheliegender Nervenaustrittstelle und Vermeidung von Gefäßschädigungen/Gefährdung anatomischer Nachbarstrukturen/zur Erhaltung der Schleimhautstrukturen
- minimalinvasiver Operation wegen gefährdeter anatomischer Nachbarstrukturen (z. B. Nerven/Kieferhöhle/Wurzeln Nachbarzähne etc.)
- erschwerter Isolation und Trockenlegung des Operationsgebietes bei vermehrter Nachblutung/Sulcusblutung/Salivation
- besonders umfangreicher Wundversorgung des Operationsgebietes zur Vermeidung von Keloidose
- besonderen Aufwands bei erschwerter Einsicht und Zugang, da Operationsgebiet im schwer einsehbaren Gebiet (z. B. distalmolaren/retromolarer Bereich, lingual, Umschlagfalte)
- Gefährdung der Nachbarstrukturen (z. B. Blutgefäße) bei dem Verschluss
- sehr aufwendiger primärer Wundversorgung, bei starker Nachblutungsgefahr durch Einnahme gerinnungshemmender Medikamente
- ausgedehnter Ödembildung/Keloidbildung im Operationsgebiet
- erschwerter Einsicht in das Operationsgebiet wegen der ausgeprägten Entzündung und deshalb starker Blutungsneigung
- gewebeschonender Lappenbildungstechnik/atraumatischen Vorgehens mit besondere Schnitt- und Nahttechnik zur Erhaltung eines optimalen ästhetischen Ergebnisses

Begründungen

Überdurchschnittlicher Zeitaufwand aufgrund …	Überdurchschnittliche Schwierigkeiten aufgrund …	Besondere Umstände aufgrund …

- besonders umfangreicher Wundversorgung der Verschlusstelle zur Vermeidung von Keloidose
- akuter Sinusitis
- erschwerter Mobilisation der Schleimhaut zur Abdeckung der eröffneten Kieferhöhle
- großflächig eröffneter Kieferhöhle
- besonders enger, schwer zugänglicher bukkaler Zugangskorridor
- Bildung eines besonders großen Lappens
- besonders schwierigen Fixierens des Lappens bei ungünstiger Perioststruktur
- Behandlung eines Risikopatienten
- OP Gebiet in Nervnähe z. B. des Nervus mentalis/ Nervus alveolaris inferior
- Nasennebenhöhlenentzündung
- erhöhtem Muskeltonus/Wangentonus/Zungentonus, dadurch erschwerte Freistellung des Behandlungsfeldes
- umfangreicher Mobilisation des Schleimhautlappens bei Wundversorgung bis in den Wangen-/Gaumenbereich

3100

GOZ-Position 3100

Leistungsbeschreibung	Faktor
Plastische Deckung im Rahmen einer Wundversorgung einschließlich einer Periostschlitzung, je Operationsgebiet (Raum einer zusammenhängenden Schnittführung)	1,0-fach: 15,19 € 2,3-fach: 34,93 € 2,8-fach: 42,52 € 3,1-fach: 47,07 € 3,5-fach: 53,15 €

Abrechnungsbestimmung

Die Leistung nach der Nummer 3100 ist für dasselbe Operationsgebiet nicht neben der Leistung nach der Nummer 3090 berechnungsfähig.

! Anmerkung

- berechnungsfähig:
  - für eine plastische Deckung im Rahmen einer Wundversorgung mit einer Periostschlitzung
  - auch in Verbindung mit Extraktionen, Osteotomien, Wurzelspitzenresektionen, Zystenoperationen
  - zur Adaption der Wundränder, mit zusätzliche Periostschlitzung neben chirurgischen/parodontalchirurgischen Leistungen
  - je Operationsgebiet (Raum einer zusammenhängenden Schnittführung)
  - ggf. zzgl. Materialkosten z. B. Material zur Förderung der Blutgerinnung und/oder der Geweberegeneration, atraumatisches Nahtmaterial usw.
  - ggf. Zuschlag GOZ Nr. 0500 (250 bis 499 Punkte)
  - ggf. zzgl. Punktion einer Kieferhöhle (Ä1465)/Ausspülen der Kieferhöhle (Ä1479)/Absaugen der Nebenhöhlen (Ä1480)/Entfernung eines tiefsitzenden Fremdkörpers (Ä2010) usw.
  - ggf. zzgl. Wundflächenentkeimung mittels Laser (§ 6 Abs. 1 GOZ)
  - ggf. zzgl. Anwendung von wachstumsfaktorenreichem Plasma zur Regeneration

- nicht berechnungsfähig:
  - neben oder für eine einfache Hautlappenplastik (z. B. Unterminierungsplastik) (GOÄ-Nr. Ä2381)
  - neben oder für eine schwierige Hautlappenplastik (GOÄ-Nr. Ä2382)
  - neben Plastischer Verschluss einer eröffneten Kieferhöhle (im selben OP-Gebiet) (GOZ Nr. 3090)
  - neben Aufbau des Alveolarfortsatzes durch Augmentation ohne zusätzliche Stabilisierungsmaßnahmen (GOZ-Nr. 9100)
  - neben Tuberplastik, einseitig (im selben OP-Gebiet) (GOZ-Nr. 3250)

! Anmerkung

BZÄK-Kommentar zu der GOZ-Nr. 3100 (Stand Januar 2021)

„Diese Nummer ist berechnungsfähig für den plastischen Wundverschluss nach chirurgischen Maßnahmen, wenn eine Lappenplastik nicht Leistungsinhalt der chirurgischen/implantologischen Hauptleistung ist oder nach den Abrechnungsbestimmungen mit der Erbringung derselben abgegolten ist (z. B. Nummer 3090, 9100). Die Periostschlitzung ist Leistungsinhalt.

Diese Gebührennummer ist berechnungsfähig, wenn eine einfache Readaptation der Wundränder nicht möglich oder nicht indiziert ist.

Die Leistung ist je Operationsgebiet berechnungsfähig, wobei das OP-Gebiet als der Raum einer zusammenhängenden Schnittführung definiert ist.

[...]

Zur Leistungsberechnung tritt der betreffende Zuschlag aus dem Abschnitt L hinzu. Bei dieser Leistung fällt zusätzlich der OP-Zuschlag nach der Nummer 0500 an, sofern es sich um die höchste zuschlagsfähige Leistung am Operationstag handelt und kein OP-Zuschlag aus der GOÄ zur Berechnung kommt."

Begründungen

Überdurchschnittlicher Zeitaufwand aufgrund ...	Überdurchschnittliche Schwierigkeiten aufgrund ...	Besondere Umstände aufgrund ...

- besonderen Aufwands bei Perforationsgefahr durch Operation in Kieferhöhlennähe
- besonders schwieriger Lappentechnik wegen in Kieferkammnähe ansetzender Bänder/hoch ansetzende Bänder/Inseration ins Operationsgebiet
- des Eingriffs im akut entzündlichen/entzündlich veränderten Gebiet
- schwieriger Lappenbildung und erschwerter Wundversorgung wegen ungünstiger Schleimhautverhältnisse/fragiler Schleimhaut und/oder Schleimhautlazerationen
- erschwerter Einsicht in das OP-Gebiet wegen ausgedehnter Ödembildung
- schwer zu erreichender Kiefer- oder Zahnregion (z. B. retromolar)
- Eingriff unter akuten entzündlich veränderten Prozess und /oder akuter Schmerzzustand
- entzündlich, chronisch veränderten Gebiets/Wunde und dadurch erhöhte operativer Sensibilität
- erschwerten Zugangs wegen extremer Muskelverspannung/akuter Kiefergelenksbeschwerden bei eingeschränkter Mundöffnung
- notwendiger Einsatz eines OP-Mikroskops

3100

Begründungen

Überdurchschnittlicher Zeitaufwand aufgrund …	Überdurchschnittliche Schwierigkeiten aufgrund …	Besondere Umstände aufgrund …

- erschwerter Isolation und Trockenlegung des Operationsgebietes bei anhaltender Blutung durch ausgeprägter Ödembildung im Operationsgebiet
- aufwendiger Operation mit eingeschränkter Sicht wegen erhöhter Blutungsneigung (hämorragischer Diathese)/anhaltender Blutungen durch Einnahme gerinnungshemmender Medikamente
- erschwerter Erreichbarkeit/Freistellung des Behandlungsgebietes wegen einer extrem eingeschränkten Mundöffnung bedingt durch eine Verletzung im Bereich des Mundwinkels/Verletzung an der Lippe
- erschwerter Erreichbarkeit/Freistellung und Sicht des Operationsgebietes durch andauernde Blutung verbunden mit stark eingeschränkter Mundöffnung durch eine extrem geringe Schneidekantendifferenz von …. mm
- umfangreicher Operation während einer Behandlung unter Sedierung, erhöhter Aufwand durch eingeschränktes und erschwertes Offenhalten des Behandlungsfeldes
- anhaltender Sickerblutung und erschwerter primären Wundversorgung, bei verbleibender starker Nachblutungsgefahr durch Einnahme von Antikoagulanzien
- erschwerten Zugangs wegen besonders starker Schwellung des Weichgewebes
- Behandlung eines Risikopatienten z. B. Dialysepatienten, Bestrahlungspatienten
- außergewöhnlich erschwerter und zeitaufwendiger Trockenlegung des Behandlungsfeldes durch extreme Salivation/Hypersalivation
- sehr flachliegender/hochliegender Nervenaustrittsstellen schwierige Periostschlitzung
- Vernarbungen nach Voroperationen
- motorischer Instabilität der Zunge/Makroglossie, dadurch erschwerte Freistellung des Behandlungsfeldes – bei palatinaler plastischer Deckung
- häufiger Behandlungsunterbrechungen wegen des reduzierten Allgemeinzustandes und verminderter Belastbarkeit oder schwieriger Kreislaufverhältnisse – Ohnmachtsneigung
- Einschränkung des Sichtbereiches, verursacht durch eingeschränkte Lagerfähigkeit des Patienten wegen Wirbelsäulenerkrankung/Muskelerkrankung/Herz-Kreislauferkrankung
- eingeschränkter Mundöffnung/erschwerter Mundzugang wegen Mundsperre/Kieferklemme/Adipositas/Herpes/Rhagaden etc.
- reflektorischer Übererregbarkeit z. B. starkem Husten-, Schluck-, oder/und erhöhter Brechreizneigung mit häufigen Behandlungspausen
- motorischer Unruhe des Patienten, verbunden mit wiederholt erforderlicher Trockenlegung/Blutstillung und mehrfach notwendigen Behandlungspausen

Begründungen

Überdurchschnittlicher Zeitaufwand aufgrund …	Überdurchschnittliche Schwierigkeiten aufgrund …	Besondere Umstände aufgrund …

- starken Wangendrucks und/oder aktiver Zungenmuskulatur oder erhöhtem Muskeltonus/Wangentonus/Zungentonus und dadurch aufwendiger Freistellung des Behandlungsfeldes sowie notwendiger häufiger Behandlungspausen zur Entlastung/Entspannung der Muskulatur
- stark eingeschränkter Sicht durch andauernde Sickerblutung in Verbindung mit starker Zungenmotorik/mit eingeschränkter Mundöffnung/mit starker Aktivität des M. masseter
- eingeschränkter Mundöffnung wegen starker präoperativer Schwellung des Weichgewebes
- erschwerter Durchführung wegen entzündlich verändertem Gebiet und dadurch erhöhter präoperativer Sensibilität
- besonders aufwendiger primärer Wundversorgung zur Vermeidung von Wundheilungsstörungen infolge Allgemeinmedikation z. B. Bisphosphonattherapie, Diabetes
- aufwendiger Wundversorgung wegen Wunddehiszenzen bedingt durch umfangreicher Voroperationen
- mikrochirurgischer/besonders aufwendiger minimalinvasiver Nahttechnik
- komplizierter Lappenplastiken bei ausgedehnter Entzündung
- minimalinvasiven/atraumatischen Verschlusses der Wunde wegen naheliegender Nervenaustrittstelle und Vermeidung von Gefäßschädigungen/Gefährdung anatomischer Nachbarstrukturen/zur Erhaltung der Schleimhautstrukturen
- minimalinvasiver Operation wegen gefährdeter anatomischer Nachbarstrukturen (z. B. Nerven/Kieferhöhle/Wurzeln Nachbarzähne etc.)
- erschwerter Isolation und Trockenlegung des Operationsgebietes bei vermehrter Nachblutung/Sulcusblutung/ Salivation
- besonders umfangreicher Wundversorgung des Operationsgebietes zur Vermeidung von Keloidose
- besonderen Aufwands bei erschwerter Einsicht und Zugang, da Operationsgebiet im schwer einsehbaren Gebiet (z. B. distalmolaren/retromolarer Bereich, lingual, Umschlagfalte)
- Gefährdung der Nachbarstrukturen (z. B. Blutgefäße) bei dem Verschluss
- sehr aufwendiger primärer Wundversorgung, bei starker Nachblutungsgefahr durch Einnahme gerinnungshemmender Medikamente
- ausgedehnter Ödembildung/Keloidbildung im Operationsgebiet
- erschwerter Einsicht in das Operationsgebiet wegen der ausgeprägten Entzündung und deshalb starker Blutungsneigung

3100

Begründungen

Überdurchschnittlicher Zeitaufwand aufgrund …	Überdurchschnittliche Schwierigkeiten aufgrund …	Besondere Umstände aufgrund …

- gewebeschonender Lappenbildungstechnik/atraumatischen Vorgehens mit besondere Schnitt- und Nahttechnik zur Erhaltung eines optimalen ästhetischen Ergebnisses
- besonders umfangreicher Wundversorgung der Verschlusstelle zur Vermeidung von Keloidose
- akuter Sinusitis
- erschwerter Mobilisation der Schleimhaut zur Abdeckung der Wunde
- besonders enger, schwer zugänglicher bukkaler Zugangskorridor
- Bildung eines besonders großen Lappens
- besonders schwierigen Fixierens des Lappens bei ungünstiger Perioststruktur
- Operationsgebiet in Nervnähe z. B. des Nervus mentalis/ Nervus alveolaris inferior
- erhöhtem Muskeltonus/Wangentonus/Zungentonus, dadurch erschwerte Freistellung des Behandlungsfeldes
- umfangreicher Mobilisation des Schleimhautlappens bei Wundversorgung bis in den Wangen-/Gaumenbereich
- sehr dünne Mukosa und extrem schwierige Gestaltung des Full-thickness flap

GOZ-Position 3110

Leistungsbeschreibung	Faktor
Resektion einer Wurzelspitze an einem Frontzahn	1,0-fach: 25,87 € 2,3-fach: 59,50 € 2,8-fach: 72,44 € 3,1-fach: 80,20 € 3,5-fach: 90,55 €

Abrechnungsbestimmung

Die Kosten für konfektionierte apikale Stiftsysteme sind gesondert berechnungsfähig.

Anmerkung

- berechnungsfähig:
  - je Wurzelspitze ggf. auch mehrfach bei anatomischer Besonderheit von zwei Wurzeln
  - ggf. zzgl. Materialkosten z. B. Material zur Förderung der Blutgerinnung und/oder der Geweberegeneration, atraumatisches Nahtmaterial usw.
  - ggf. Zuschlag GOZ-Nr. 0500 (250 bis 499 Punkte)
  - ggf. Zuschlag GOZ-Nr. 0110 (Operationsmikroskop)
  - ggf. zzgl. Materialkosten gemäß § 4 Abs. 3 GOZ - Apikale Stiftsysteme
  - ggf. neben gleichzeitig durchgeführte Wurzelkanalbehandlung nach den entsprechenden GOZ-Nrn.2390 ff.
  - ggf. Retrograde Abschlussfüllung (analog § 6 [1] GOZ)
  - ggf. neben Zystektomie (GOZ-Nr. 3190)
  - ggf. zzgl. plastischer Deckung bei erforderlicher Periostschlitzung (GOZ-Nr. 3100)
  - ggf. zzgl. Wundflächenentkeimung mittels Laser (§ 6 Abs. 1 GOZ)
  - ggf. zzgl. Anwendung von wachstumsfaktorenreichem Plasma zur Regeneration
- nicht berechnungsfähig:
  - für Resektion einer Wurzelspitze an einem Seitenzahn (GOZ-Nr. 3120)
  - für Hemisektion und Teilextraktion eines mehrwurzeligen Zahnes (GOZ-Nr. 3130)
  - neben GOZ-Nr. 3200 - Operation einer Zyste durch Zystektomie
  - für eine Wurzelamputation unter Erhalt der vollständigen Zahnkrone (analog § 6 Abs. 1 GOZ)

3110

Anmerkung

BZÄK-Kommentar zu der GOZ-Nr. 3110 (Stand Januar 2021)

„Diese Nummer ist berechnungsfähig für die Resektion einer Wurzelspitze an einem Frontzahn. Zu den Frontzähnen sind die Zähne 1, 2 und 3 des Ober- und Unterkiefers zu zählen. Weist ein Frontzahn ausnahmsweise zwei Wurzelspitzen auf, ist die Position zweimal berechnungsfähig.

Die Vornahme einer retrograden Wurzelfüllung und / oder eines retrograden Verschlusses der Wurzel ist nicht Leistungsinhalt dieser Nummer und gesondert berechnungsfähig. Die Kosten für konfektionierte apikale Stiftsysteme sind ebenfalls gesondert berechnungsfähig. Das Auskratzen von apikalem Granulationsgewebe ist nicht zusätzlich berechnungsfähig. Beim Einsatz eines Operationsmikroskops wird ein Zuschlag nach der Nummer 0110 berechnet.

Zur Leistungsberechnung tritt der betreffende Zuschlag aus dem Abschnitt L hinzu. Bei dieser Leistung fällt zusätzlich der OP-Zuschlag nach der Nummer 0500 an, sofern es sich um die höchste zuschlagsfähige Leistung am Operationstag handelt und kein OP-Zuschlag aus der GOÄ zur Berechnung kommt."

Begründungen

Überdurchschnittlicher Zeitaufwand aufgrund …	Überdurchschnittliche Schwierigkeiten aufgrund …	Besondere Umstände aufgrund …

- Knochendeckelmethode-substanzschonendes Vorgehen
- erschwerter Operation im akut entzündeten/entzündlich veränderten Gebiet und dadurch erhöhter präoperativer Sensibilität
- Operationsgebiets in Nasennebenhöhlennähe mit besonderen Schutzmaßnahmen wegen Gefahr der Eröffnung
- besonderen Aufwands bei Perforationsgefahr durch Operation in Kieferhöhlennähe
- Operationsgebiets in Gefäßnähe
- vorsichtigen Vorgehens zur Vermeidung einer Nervschädigung
- der Nervnähe z. B. des Nervus mentalis/ Nervus alveolaris inferior und umfangreicher Schutzmaßnahmen
- stark gekrümmter bzw. abnorm geformte Wurzeln/extremen, untypischen Wurzelkrümmung im unteren Wurzeldrittel dadurch erschwerte Lokalisation und Resektion
- Eingriff unter akuten entzündlich veränderten Prozess
- extrem starker Knochenkompakta
- schwacher und sehr dünner Knochenkompakta
- ankylotischer Verbindung zwischen Knochen und Zahn

Begründungen

Überdurchschnittlicher Zeitaufwand aufgrund …	Überdurchschnittliche Schwierigkeiten aufgrund …	Besondere Umstände aufgrund …

- extrem zeitaufwendigen Vorgehens bei minimalinvasiver Wurzelspitzenresektion wegen extrem dünner Kieferhöhlenknochenbedeckung/Knochenwand zum Erhalt der Knochenlamellen
- besonders schwieriger Lappenbildung wegen fragiler Schleimhaut und oder Schleimhautlazerationen und/oder schwieriger Schleimhautverhältnisse (z. B. Pergamentschleimhaut)
- besonders schwieriger Lappentechnik wegen hoch ansetzender Bänder/Lippenbändchen/Inseration ins Operationsgebiet
- erschwerter Isolation und Trockenlegung bei retrograden Verschluss durch anhaltender Blutung wegen ausgeprägter Ödembildung im Operationsgebiet
- Eingriff unter akuten apikalen entzündlichen Prozess und/oder akuter Schmerzzustand
- zusätzlich aufwendiger und/oder umfangreicher Entfernung von fest verwachsenen Granulations- und Zystengewebe oder Entfernung von Wurzelfüllmaterial
- komplizierter Lappenplastik bei dünner/entzündlich veränderter/fragiler Schleimhaut
- komplizierter Anatomie in der Nähe des foramen incisivum
- eines Frontzahntraumas
- erhöhter Blutungsneigung und erschwerte primären Wundversorgung, bei starker Nachblutungsgefahr durch Einnahme gerinnungshemmender Medikamente
- eines erheblich vortraumatisierten Gewebes
- entzündlich, chronisch veränderten Gebiets und dadurch erhöhte operativer Sensibilität
- erschwerter Durchführung wegen entzündlich verändertem Gebiet und dadurch erhöhter präoperativer Sensibilität
- stark aufgelockerter Knochenspongiosa
- palatinalen/transantralen Zugangs
- aufwendiger intraoperativer Blutstillung bei retrogradem Verschluss der Wurzelspitze
- Operationsgebiets an direkt benachbarter Wurzelspitze des Nachbarzahnes
- mikrochirurgischer besonders aufwendiger minimalinvasiver Nahttechnik
- erschwerter primärer Wundversorgung im Rahmen des chirurgischen Eingriffs bei anhaltender Sickerblutung/starker Nachblutungsgefahr wegen der Einnahme von Antikoagulanzien
- erschwerten Zugangs wegen besonders starker Schwellung des Weichgewebes
- erschwerten Zugangs wegen extremer Muskelverspannung/akuter hochgradigen Kiefergelenksbeschwerden bei eingeschränkter Mundöffnung

3110

Begründungen

Überdurchschnittlicher Zeitaufwand aufgrund …	Überdurchschnittliche Schwierigkeiten aufgrund …	Besondere Umstände aufgrund …

- erschwerter Erreichbarkeit/Freistellung des Behandlungsgebietes wegen einer extrem eingeschränkten Mundöffnung bedingt durch eine Verletzung im Bereich des Mundwinkels/Verletzung an der Lippe
- erschwerter Erreichbarkeit/Freistellung und Sicht des Operationsgebietes durch andauernde Blutung verbunden mit stark eingeschränkter Mundöffnung durch eine extrem geringe Schneidekantendifferenz von …. mm
- umfangreicher Operation während einer Behandlung unter Sedierung, erhöhter Aufwand durch eingeschränktes und erschwertes Offenhalten des Behandlungsfeldes
- besonders umfangreicher Wundversorgung zur Vermeidung von Keloidose
- Gefährdung der Nachbarstrukturen (z. B. Blutgefäße) bei der Resektion
- minimalinvasiver Behandlung wegen gefährdeter anatomischer Nachbarstrukturen (z. B. Nerven/Nasennebenhöhle/Wurzeln Nachbarzähne etc.)
- ausgedehnter Ödembildung/Keloidbildung im Operationsgebiet
- aufwendiger Operation mit eingeschränkter Sicht wegen erhöhter Blutungsneigung (hämorragischer Diathese)/anhaltender Blutungen durch Einnahme gerinnungshemmender Medikamente
- erschwerter Isolation und Trockenlegung bei vermehrter Nachblutung/Sulcusblutung
- motorischer Unruhe des Patienten, verbunden mit wiederholt erforderlicher Trockenlegung/Blutstillung und mehrfach notwendigen Behandlungspausen
- erhöhtem Muskeltonus/Zungentonus, dadurch erschwerte Freistellung des Behandlungsfeldes
- entzündlich, chronisch veränderten Gebiets und dadurch erhöhte operativer Sensibilität
- aufwendiger Mobilisation des Schleimhautlappens bis in den Wangen-/Gaumenbereich
- erschwerter Einsicht in das Operationsgebiet wegen der ausgeprägten Entzündung und deshalb starker Blutungsneigung
- minimalinvasiver Behandlung wegen naheliegender Nervenaustrittstelle und Vermeidung von Gefäßschädigungen/zur Erhaltung der Schleimhautstrukturen
- häufiger Behandlungsunterbrechungen wegen des reduzierten Allgemeinzustandes und verminderter Belastbarkeit oder schwieriger Kreislaufverhältnisse – Ohnmachtsneigung
- gewebeschonender Lappenbildungstechnik/atraumatisches Vorgehen mit besondere Schnitt- und Nahttechnik zur Erhaltung eines optimalen ästhetischen Ergebnisses

Begründungen

Überdurchschnittlicher Zeitaufwand aufgrund …	Überdurchschnittliche Schwierigkeiten aufgrund …	Besondere Umstände aufgrund …

- Einschränkung des Sichtbereiches, verursacht durch eingeschränkte Lagerfähigkeit des Patienten wegen Wirbelsäulenerkrankung/Muskelerkrankung/Herz-Kreislauferkrankung
- reflektorischer Übererregbarkeit z. B. starkem Husten-, Schluckreizneigung mit häufigen Behandlungspausen
- eingeschränkter Mundöffnung/Sicht wegen starker präoperativer Schwellung des Weichgewebes
- besonders aufwendiger primärer Wundversorgung zur Vermeidung von Wundheilungsstörungen infolge Allgemeinmedikation z. B. Bisphosphonattherapie, Diabetes
- aufwendiger Wundversorgung wegen Wunddehiszenzen bedingt durch umfangreicher Voroperationen
- außergewöhnlich erschwerter und zeitaufwendiger Trockenlegung des Behandlungsfeldes durch extreme Salivation/ Hypersalivation
- sehr dicker Corticalisschicht überlagerte Wurzelspitzenregion

3120

GOZ-Position 3120

Leistungsbeschreibung	Faktor
Resektion einer Wurzelspitze an einem Seitenzahn	1,0-fach: 32,62 € 2,3-fach: 75,03 € 2,8-fach: 91,36 € 3,1-fach: 101,12 € 3,5-fach: 114,17 €

Abrechnungsbestimmung

Die Kosten für konfektionierte apikale Stiftsysteme sind gesondert berechnungsfähig.

! Anmerkung

- berechnungsfähig:
  - für Resektion einer Wurzelspitze an einem Seitenzahn
  - je Wurzelspitze
  - ggf. auch mehrfach je Zahn
  - ggf. zzgl. Materialkosten gemäß § 4 Abs. 3 GOZ (apikale Stiftsysteme)
  - ggf. zzgl. Materialkosten z. B. Material zur Förderung der Blutgerinnung und/oder der Geweberegeneration, atraumatisches Nahtmaterial usw.
  - ggf. Zuschlag GOZ Nr. 0510 (500 bis 799 Punkte)
  - ggf. Zuschlag GOZ Nr. 0110 (Operationsmikroskop)
  - ggf. neben gleichzeitig durchgeführte Wurzelkanalbehandlung nach den entsprechenden GOZ-Nrn. 2390 ff.
  - ggf. retrograde Abschlussfüllung (analog § 6 (1) GOZ)
  - ggf. neben Zystektomie (GOZ-Nr. 3190)
  - ggf. zzgl. plastischer Deckung bei erforderlicher Periostschlitzung (GOZ-Nr. 3100)
  - ggf. zzgl. Wundflächenentkeimung mittels Laser (§ 6 Abs. 1 GOZ)
  - ggf. zzgl. Anwendung von wachstumsfaktorenreichem Plasma zur Regeneration
  - ggf. zzgl. Entfernen von übergepresstem Wurzelfüllmaterial im separaten Arbeitsschritt (GOÄ-Nr. 2010)
- nicht berechnungsfähig:
  - für Resektion einer Wurzelspitze an einem Frontzahn (GOZ-Nr. 3110)
  - für Hemisektion und Teilextraktion eines mehrwurzeligen Zahnes (GOZ-Nr. 3130)
  - neben GOZ-Nr. 3200 (Operation einer Zyste durch Zystektomie)
  - für eine Wurzelamputation unter Erhalt der vollständigen Zahnkrone analog (§ 6 Abs. 1 GOZ)

Anmerkung

BZÄK-Kommentar zu der GOZ-Nr. 3120 (Stand Januar 2021)

„Diese Nummer ist berechnungsfähig für die Resektion einer Wurzelspitze an einem Seitenzahn. Als Seitenzähne sind die Zähne 4 bis 8 des Ober- und Unterkiefers zu zählen. Der Nummer ist bei mehrwurzeligen Zähnen je resezierter Wurzelspitze, also ggf. auch mehrfach je Zahn berechnungsfähig.

Die Vornahme einer retrograden Wurzelfüllung und / oder eines retrograden Verschlusses der Wurzel ist nicht Leistungsinhalt dieser Nummer und gesondert berechnungsfähig. Die Kosten für konfektionierte apikale Stiftsysteme sind ebenfalls gesondert berechnungsfähig. Das Auskratzen von apikalem Granulationsgewebe ist nicht zusätzlich berechnungsfähig.

Beim Einsatz eines Operationsmikroskops wird ein Zuschlag nach der Nummer 0110 berechnet.

Zur Leistungsberechnung tritt der betreffende Zuschlag aus dem Abschnitt L hinzu. Bei dieser Leistung fällt zusätzlich der OP-Zuschlag nach der Nummer 0510 an, sofern es sich um die höchste zuschlagsfähige Leistung am Operationstag handelt und kein OP-Zuschlag aus der GOÄ zur Berechnung kommt."

Begründungen

Überdurchschnittlicher Zeitaufwand aufgrund …	Überdurchschnittliche Schwierigkeiten aufgrund …	Besondere Umstände aufgrund …

- besonders schwieriger Lappentechnik wegen in Kieferkammnähe ansetzender Bänder/hoch ansetzende Bänder/Inseration ins Operationsgebiet
- Knochendeckelmethode/substanzschonenden Vorgehens (wenn die Maßnahme nicht nach GOZ-Nr. 9090/Alternativ § 6 Abs.1 GOZ berechnet wurde)
- erschwerter Operation im akut infizierten/entzündete /entzündlich veränderten Gebiet und dadurch erhöhter präoperativer Sensibilität
- Operationsgebietes in Nasennebenhöhlennähe mit besonderen Schutzmaßnahmen wegen Gefahr der Eröffnung
- besonderen Aufwands bei Perforationsgefahr durch Operation in Kieferhöhlennähe
- Operationsgebietes in Gefäßnähe
- vorsichtigen Vorgehens zur Vermeidung einer Nervschädigung
- der Nervnähe z.B. des Nervus mentalis/Nervus alveolaris inferior und umfangreiche Schutzmaßnahmen
- stark gekrümmter bzw. abnorm geformte Wurzeln/extremen, untypischen Wurzelkrümmung im unteren Wurzeldrittel dadurch erschwerte Lokalisation

3120

Begründungen

Überdurchschnittlicher Zeitaufwand aufgrund …	Überdurchschnittliche Schwierigkeiten aufgrund …	Besondere Umstände aufgrund …

- aufwendiger Resektion bei stark gekrümmter Wurzel und zusätzlich von extrem dicker Knochenstruktur umgeben
- Eingriff unter akuten entzündlich veränderten Prozess
- extrem starker Knochenkompakta
- schwacher und sehr dünner Knochenkompakta
- ankylotischer Verbindung zwischen Knochen und Zahn
- extrem zeitaufwendigen Vorgehens bei minimalinvasiver Wurzelspitzenresektion wegen extrem dünner Kieferhöhlenknochenbedeckung/Knochenwand zum Erhalt der Knochenlamellen
- besonders schwieriger Lappenbildung wegen fragiler Schleimhaut und/oder Schleimhautlazerationen und/oder schwieriger Schleimhautverhältnisse (z. B. Pergamentschleimhaut)
- besonders schwieriger Lappentechnik wegen hoch ansetzender Bänder/Inseration ins Operationsgebiet/sehr flacher vestibulärer Lippen-/Umschlagsfalte
- erschwerter Isolation und Trockenlegung des Operationsgebietes bei anhaltender Blutung durch ausgeprägter Ödembildung im Operationsgebiet
- Eingriff unter akuten apikalen entzündlichen Prozess und /oder akuter Schmerzzustand
- zusätzlich aufwendiger und/oder umfangreicher Entfernung von fest verwachsenen Granulations- und Zystengewebe oder Entfernung von Wurzelfüllmaterial
- komplizierter Lappenplastik bei dünner/entzündlich veränderter/fragiler Schleimhaut
- komplizierter Anatomie in der Nähe des foramen incisivum
- eines Frontzahntraumas
- erhöhter Blutungsneigung und erschwerte primären Wundversorgung, bei starker Nachblutungsgefahr durch Einnahme gerinnungshemmender Medikamente
- eines erheblich vortraumatisierten Gewebes
- entzündlich, chronisch veränderten Gebietes und dadurch erhöhte operativer Sensibilität
- erschwerter Durchführung wegen entzündlich verändertem Gebiet und dadurch erhöhter präoperativer Sensibilität
- stark aufgelockerter Knochenspongiosa
- palatinalen/transantralen Zugangs oder Zugang im posterioren Bereich
- aufwendiger intraoperativer Blutstillung bei retrogradem Verschluss der Wurzelspitze
- Operationsgebietes an direkt benachbarter Wurzelspitze des Nachbarzahnes
- mikrochirurgischer/besonders aufwendiger minimalinvasiver Nahttechnik

Begründungen

Überdurchschnittlicher Zeitaufwand aufgrund …	Überdurchschnittliche Schwierigkeiten aufgrund …	Besondere Umstände aufgrund …

- erschwerter primärer Wundversorgung im Rahmen des chirurgischen Eingriffs bei anhaltender Sickerblutung/starker Nachblutungsgefahr wegen der Einnahme von Antikoagulanzien
- erschwerten Zugangs wegen besonders starker Schwellung des Weichgewebes
- erschwerten Zugangs wegen extremer Muskelverspannung/akuter hochgradigen Kiefergelenksbeschwerden bei eingeschränkter Mundöffnung
- erschwerter Erreichbarkeit/Freistellung des Behandlungsgebietes wegen einer extrem eingeschränkten Mundöffnung bedingt durch eine Verletzung im Bereich des Mundwinkels/Verletzung an der Lippe
- erschwerter Erreichbarkeit/Freistellung und Sicht des Operationsgebietes durch andauernde Blutung verbunden mit stark eingeschränkter Mundöffnung durch eine extrem geringe Schneidekantendifferenz von …. mm
- umfangreicher Operation während einer Behandlung unter Sedierung, erhöhter Aufwand durch eingeschränktes und erschwertes Offenhalten des Behandlungsfeldes
- besonders umfangreicher Wundversorgung zur Vermeidung von Keloidose
- Gefährdung der Nachbarstrukturen (z. B. Blutgefäße) bei der Resektion
- minimalinvasiver Behandlung wegen gefährdeter anatomischer Nachbarstrukturen (z. B. Nerven/Nasennebenhöhle/Wurzeln Nachbarzähne etc.)
- ausgedehnter Ödembildung/Keloidbildung im Operationsgebiet
- aufwendiger Operation mit eingeschränkter Sicht wegen erhöhter Blutungsneigung (hämorragischer Diathese)/anhaltender Blutungen durch Einnahme gerinnungshemmender Medikamente
- erschwerter Isolation und Trockenlegung bei vermehrter Nachblutung/Sulcusblutung
- motorischer Unruhe des Patienten, verbunden mit wiederholt erforderlicher Trockenlegung/Blutstillung und mehrfach notwendigen Behandlungspausen
- erhöhtem Muskeltonus/Zungentonus, dadurch erschwerte Freistellung des Behandlungsfeldes
- aufwendiger Mobilisation des Schleimhautlappens bis in den Wangen-/Gaumenbereich
- erschwerter Einsicht in das Operationsgebiet wegen der ausgeprägten Entzündung und deshalb starker Blutungsneigung
- minimalinvasiver Behandlung wegen naheliegender Nervenaustrittstelle und Vermeidung von Gefäßschädigungen/zur Erhaltung der Schleimhautstrukturen
- häufiger Behandlungsunterbrechungen wegen des reduzierten Allgemeinzustandes und verminderter Belastbarkeit oder schwieriger Kreislaufverhältnisse – Ohnmachtsneigung

3120

Begründungen

Überdurchschnittlicher Zeitaufwand aufgrund …	Überdurchschnittliche Schwierigkeiten aufgrund …	Besondere Umstände aufgrund …

- gewebeschonender Lappenbildungstechnik/atraumatischen Vorgehens mit besondere Schnitt- und Nahttechnik zur Erhaltung eines optimalen ästhetischen Ergebnisses
- Einschränkung des Sichtbereiches, verursacht durch eingeschränkte Lagerfähigkeit des Patienten wegen Wirbelsäulenerkrankung/Muskelerkrankung/Herz-Kreislauferkrankung
- reflektorischer Übererregbarkeit z. B. starkem Husten-, Schluckreizneigung mit häufigen Behandlungspausen
- eingeschränkter Mundöffnung/Sicht wegen starker präoperativer Schwellung des Weichgewebes
- besonders aufwendiger primärer Wundversorgung zur Vermeidung von Wundheilungsstörungen infolge Allgemeinmedikation z. B. Bisphosphonattherapie, Diabetes
- aufwendiger Wundversorgung wegen Wunddehiszenzen bedingt durch umfangreicher Voroperationen
- außergewöhnlich erschwerter und zeitaufwendiger Trockenlegung des Behandlungsfeldes durch extreme Salivation/Hypersalivation
- besonderer Maßnahmen zur Vermeidung von Schädigungen der Kieferhöhle bei extrem dichter anatomischer Lagebeziehung
- sehr dicker Corticalisschicht überlagerte Wurzelspitzenregion
- besonderen Aufwands bei erschwerter Einsicht da OP-Bereich im schwer einsehbaren Gebiet (z. B. distalmolarer/retromolarer Bereich)

GOZ-Position 3130

Leistungsbeschreibung	Faktor
Hemisektion und Teilextraktion eines mehrwurzeligen Zahnes	1,0-fach: 15,75 € 2,3-fach: 36,22 € 2,8-fach: 44,09 € 3,1-fach: 48,82 € 3,5-fach: 55,12 €

Abrechnungsbestimmung

--

Anmerkung

- berechnungsfähig:
  - für eine Hemisektion und Teilextraktion eines mehrwurzeligen Zahnes
  - je Zahn (auch Milchzahn)
  - für eine Prämolarisierung mit Teilextraktion, je Wurzel
  - ggf. zzgl. Materialkosten z. B. Material zur Förderung der Blutgerinnung und/der der Geweberegeneration, atraumatisches Nahtmaterial usw.
  - ggf. Zuschlag 0500 (250 bis 499 Punkte)
  - ggf. zzgl. Entfernung eines tief frakturierten oder tief zerstörten Zahnes z. B. bei Fraktur (GOZ-Nr. 3020)
  - ggf. zzgl. Entfernung eines Zahnes oder eines enossalen Implantats durch Osteotomie (GOZ-Nr. 3030)
  - ggf. zzgl. plastischer Deckung bei erforderlicher Periostschlitzung (GOZ-Nr. 3100)
  - ggf. neben gleichzeitig durchgeführte Wurzelkanalbehandlung nach den entsprechenden (GOZ-Nrn. 2390 ff.)
  - ggf. zzgl. Wundflächenentkeimung mittels Laser (§ 6 Abs. 1 GOZ)
  - ggf. zzgl. Anwendung von wachstumsfaktorenreichem Plasma zur Regeneration
  - ggf. zzgl. Auffüllen der Alveole mittels Knochenersatzmaterial (§ 6 Abs. 1 GOZ)
- nicht berechnungsfähig:
  - bei vollständiger Entfernung des Zahnes
  - für eine Prämolarisierung ohne Teilextraktion (§ 6 Abs. 1 GOZ)
  - für eine Wurzelamputation unter Erhalt der vollständigen Zahnkrone (§ 6 Abs. 1 GOZ)

3130

Anmerkung

BZÄK-Kommentar zu der GOZ-Nr. 3130 (Stand Januar 2021)

„Diese Nummer beinhaltet die Hemisektion oder Abtrennung an einem mehrwurzeligen Zahn einschließlich der komplikationslosen Entfernung des abgetrennten Zahnteils. Die Prämolarisierung eines Zahnes wird von dieser Gebührennummer nicht umfasst und wird daher nach § 6 Abs. 1 berechnet.

Sofern bei einer Hemisektion eine Wurzel tief frakturiert ist, ist die Entfernung dieses Zahnteils zusätzlich nach der Nummer 3020 zu berechnen. Ist die Entfernung des abgetrennten Zahnteils nur durch eine Osteotomie möglich, ist zusätzlich die Nummer 3030 ansatzfähig.

Bei dieser Leistung fällt zusätzlich der OP-Zuschlag nach der Nummer 0500 an, sofern es sich um die höchste zuschlagsfähige Leistung am Operationstag handelt und kein OP-Zuschlag aus der GOÄ zur Berechnung kommt."

Begründungen

Überdurchschnittlicher Zeitaufwand aufgrund …	Überdurchschnittliche Schwierigkeiten aufgrund …	Besondere Umstände aufgrund …

- Fraktur-/Bruchgefahr des Zahnes xy
- erschwerter Einsicht in das OP-Gebiet wegen ausgedehnter Ödembildung
- Gefahr der Knochenperforation
- Operation/Extraktion im akut entzündeten Gebiet
- erschwerter Durchführung wegen entzündlich verändertem Gebiet und dadurch erhöhter präoperativer Sensibilität
- vorsichtigen Vorgehens zur Vermeidung einer Nervschädigung
- der Nervnähe z. B. des Nervus mentalis/Nervus alveolaris inferior und umfangreiche Schutzmaßnahmen
- Operationsgebietes in Nasenneben-/Kieferhöhlennähe mit besonderen Schutzmaßnahmen wegen Gefahr der Eröffnung
- stark gekrümmter bzw. abnorm geformte Wurzeln/extremen, untypischen Wurzelkrümmung im unteren Wurzeldrittel und erhöhter Frakturgefahr einer koronal-apikalen Frakturlinie
- Eingriff im akut entzündlich verändertem Prozess
- extrem starker Knochenkompakta
- schwacher und sehr dünner Knochenkompakta
- ankylotischer Verbindung zwischen Knochen und Zahn
- erschwerten Zugangs bei hochgradigen Kiefergelenksbeschwerden
- schwer zu erreichender Kieferregion
- dünner Kieferhöhlenknochenbedeckung

Begründungen

Überdurchschnittlicher Zeitaufwand aufgrund …	Überdurchschnittliche Schwierigkeiten aufgrund …	Besondere Umstände aufgrund …

- besonders schonender Teilextraktion des Zahnes zur Vermeidung einer Knochenschädigung
- erhöhter Blutungsneigung und erschwerter primären Wundversorgung, bei starker Nachblutungsgefahr durch Einnahme gerinnungshemmender Medikamente
- erschwerter Nahtversorgung wegen ungünstiger Schleimhautverhältnisse/wegen fragiler Schleimhaut und/oder Schleimhautlazerationen
- besonderer Maßnahmen zur Vermeidung von Schädigungen der Kieferhöhle bei extrem dichter anatomischer Lagebeziehung
- akutem apikalem Prozess
- dünner/entzündlich veränderter/fragiler Schleimhaut
- eines Seitenzahntraumas
- erhöhter Blutungsneigung
- eines erheblich vortraumatisierten Gewebes
- stark aufgelockerter Knochenspongiosa
- zusätzlicher ossaler Operation
- Gefährdung von anatomischen Nachbarstrukturen
- mikrochirurgischer/besonders aufwendiger minimalinvasiver Nahttechnik
- sehr aufwendiger/erschwerter primärer Wundversorgung im Rahmen des chirurgischen Eingriffs bei anhaltender Sickerblutung/bei starker Nachblutungsgefahr wegen der Einnahme von Antigoakulanzien
- besonders umfangreicher Wundversorgung der Extraktionsstelle zur Vermeidung von Keloidose
- besonderen Aufwands bei erschwerter Einsicht da OP-Bereich im schwer einsehbaren Gebiet
- Gefährdung der Nachbarstrukturen besonderer Schutzmaßnahmen für das benachbarte Nerv-Gefäßbündel/Blutgefäß
- aufwendiger Mobilisation des Schleimhautlappens bis in den Wangen-/Gaumenbereich
- minimalinvasiver Behandlung wegen gefährdeter anatomischer Nachbarstrukturen (z. B. Nerven/Kieferhöhle/Wurzeln Nachbarzähne etc.)
- ausgedehnter Ödembildung/Keloidbildung im Operationsgebiet
- erschwerter Extraktion wegen spröder Wurzel nach WF mit erhöhter Fraktur/Frakturgefahr
- aufwendiger Operation mit eingeschränkter Sicht wegen erhöhter Blutungsneigung (hämorragischer Diathese)/anhaltender Blutungen durch Einnahme gerinnungshemmender Medikamente
- erschwerter Isolation und Trockenlegung des Operationsgebietes bei anhaltender Blutung durch ausgeprägter Ödembildung im Operationsgebiet

3130

Begründungen

Überdurchschnittlicher Zeitaufwand aufgrund ...	Überdurchschnittliche Schwierigkeiten aufgrund ...	Besondere Umstände aufgrund ...

- motorischer Unruhe des Patienten, verbunden mit wiederholt erforderlicher Trockenlegung/Blutstillung und mehrfach notwendigen Behandlungspausen
- erhöhtem Muskeltonus/Wangentonus/Zungentonus, dadurch erschwerte Freistellung des Behandlungsfeldes
- motorischer Instabilität der Zunge/Makroglossie, dadurch erschwerte Freistellung des Behandlungsfeldes
- erhöhten Würgereizes
- entzündlich, chronisch veränderten Gebiet und dadurch erhöhte operativer Sensibilität
- erschwerter Einsicht in das Operationsgebiet wegen der ausgeprägten Entzündung und deshalb starker Blutungsneigung
- minimalinvasiver Behandlung wegen naheliegender Nervenaustrittstelle und Vermeidung von Gefäßschädigungen
- häufiger Behandlungsunterbrechungen wegen des reduzierten Allgemeinzustandes mit verminderter Belastbarkeit
- gewebeschonender Lappenbildungstechnik/atraumatisches Vorgehen mit besondere Schnitt- und Nahttechnik zur Erhaltung eines optimalen ästhetischen Ergebnisses
- Einschränkung des Sichtbereiches, verursacht durch eingeschränkte Lagerfähigkeit des Patienten wegen Wirbelsäulenerkrankung/Muskelerkrankung/Herz-Kreislauferkrankung/Schwangerschaft
- eingeschränkter Mundöffnung/erschwerter Mundzugang wegen Mundsperre/Kieferklemme/Adipositas/Herpes/Rhagaden etc.
- reflektorischer Übererregbarkeit z. B. starkem Husten-, Schluck-, oder/und Brechreizneigung mit häufigen Behandlungspausen
- starken Wangendrucks und/oder aktiver Zungenmuskulatur oder erhöhtem Muskeltonus/Wangentonus/Zungentonus und dadurch aufwendiger Freistellung des Behandlungsfeldes sowie notwendiger häufiger Behandlungspausen zur Entlastung/Entspannung der Muskulatur
- stark eingeschränkter Sicht durch andauernde Sickerblutung in Verbindung mit eingeschränkter Mundöffnung/mit starker Aktivität des M. masseter
- eingeschränkter Mundöffnung wegen starker präoperativer Schwellung des Weichgewebes
- besonders aufwendiger primärer Wundversorgung zur Vermeidung von Wundheilungsstörungen infolge Allgemeinmedikation z.B. Bisphosphonattherapie, Diabetes
- aufwendiger Wundversorgung wegen Wunddehiszenzen bedingt durch umfangreicher Voroperationen

Begründungen

Überdurchschnittlicher Zeitaufwand aufgrund …	Überdurchschnittliche Schwierigkeiten aufgrund …	Besondere Umstände aufgrund …

- zusätzlich aufwendiger und/oder umfangreicher Entfernung von fest verwachsenen Granulations- und Zystengewebe oder Entfernung von Wurzelfüllmaterial
- erschwerter Erreichbarkeit/Freistellung des Behandlungsgebietes wegen einer extrem eingeschränkten Mundöffnung bedingt durch eine Verletzung im Bereich des Mundwinkels/Verletzung an der Lippe
- erschwerter Erreichbarkeit/Freistellung des Behandlungsgebietes wegen einer stark eingeschränkten Mundöffnung durch eine extrem geringe Schneidekantendifferenz von …. mm
- außergewöhnlich erschwerter und zeitaufwendiger Trockenlegung des Behandlungsfeldes durch extreme Salivation/Hypersalivation
- umfangreicher Extraktion während einer Behandlung unter Sedierung, erhöhter Aufwand durch eingeschränktes und erschwertes Offenhalten des Behandlungsfeldes
- erheblicher zusätzlicher Aufwand und extrem technischer Mehraufwand durch Hemisektion verbunden mit Trisektion

3140

GOZ-Position 3140

Leistungsbeschreibung	Faktor
Reimplantation eines Zahnes einschließlich einfacher Fixation	1,0-fach: 30,93 € 2,3-fach: 71,15 € 2,8-fach: 86,61 € 3,1-fach: 95,89 € 3,5-fach: 108,27 €

Abrechnungsbestimmung

--

! Anmerkung

- berechnungsfähig:
  - für die Reimplantation eines gelösten oder vollständig entfernten Zahnes
  - einschließlich einfacher Fixation/Schienung an den benachbarten Zähnen mittels Kunststoff
  - je Zahn
  - ggf. zzgl. Materialkosten z. B. Material zur Förderung der Blutgerinnung und/oder der Geweberegeneration, atraumatisches Nahtmaterial usw.
  - ggf. Zuschlag 0510 (500 bis 799 Punkte)
  - ggf. zzgl. extraoral durchgeführten Wurzelkanalbehandlung gemäß GOZ-Nr. 2390 ff.
  - ggf. zzgl. aufwendiger längerfristiger Schienung z. B. Anlegen von Drahtligaturen, Drahthäkchen oder dergleichen (Ä2697) usw.
  - ggf. zzgl. endodontische/transdentale Stabilisierung des reimplantierten Zahnes im Knochen (§ 6 Abs. 1)
  - ggf. zzgl. Extraktion bzw. Osteotomie, falls im Vorfeld erforderlich (GOZ-Nr. 3000 ff.)
  - ggf. zzgl. Wundflächenentkeimung mittels Laser (§ 6 Abs. 1 GOZ)
  - ggf. zzgl. Anwendung von wachstumsfaktorenreichem Plasma zur Regeneration
- nicht berechnungsfähig:
  - für die Transplantation eines Zahnes (GOZ-Nr. 3160)
  - für die Reposition eines Zahnes (GOÄ-Nr. Ä2685)
  - für die Reposition eines Bruchstückes des Alveolarfortsatzes (GOÄ-Nr. Ä2686)
  - neben der GOZ-Nr. 7070 – Semipermanente Schiene

Anmerkung

BZÄK-Kommentar zu der GOZ-Nr. 3140 (Stand Januar 2021)

„Die Reimplantation eines Zahnes ist das Wiedereinbringen eines traumatisch oder iatrogen entfernten Zahnes in das Zahnfach. Die Leistung beinhaltet einfache Fixationsmaßnahmen im Sinne einer Sofortversorgung. Als einfache Fixierung gilt die temporäre Stabilisierung des Zahnes.

Wird ein reimplantierter Zahn nicht nur fixiert, sondern durch Schienung stabilisiert, z. B. mittels Drahtligatur oder Adhäsivtechnik, können diese Maßnahmen gesondert berechnet werden. Zahnreponierungen nach Subluxation werden nach Nummer 2685 (GOÄ) berechnet. Maßnahmen zur Knochenreponierung, z. B. nach Trauma, gehören nicht zum Leistungsinhalt, sondern werden nach Nummer 2686 (GOÄ) berechnet.

Transplantationen werden nach der Nummer 3160 berechnet.

Eine vor einer Reimplantation ggf. vorgenommene Extraktion des betreffenden Zahnes ist gesondert zu berechnen. Extraorale endodontische Maßnahmen sind ebenfalls gesondert berechnungsfähig.

Eine ggf. erbrachte endodontische / transdentale Stabilisierung des reimplantierten Zahnes im Knochen ist analog zu berechnen. […]"

Begründungen

Überdurchschnittlicher Zeitaufwand aufgrund …	Überdurchschnittliche Schwierigkeiten aufgrund …	Besondere Umstände aufgrund …

- erschwerter Einsicht in das OP-Gebiet wegen starker Schwellung des umliegenden Weichgewebes
- Gefahr der Knochenperforation
- Operationsgebietes in Kieferhöhlennähe
- atypischer Wurzelanatomie Eingriff im entzündlich veränderten Gebiet
- schwacher und sehr dünner Knochenkompakta/extrem harten und kompakten Knochens
- erschwerten Zugangs bei hochgradigen Kiefergelenksbeschwerden
- schwer zu erreichender Kieferregion
- dünner Kieferhöhlenknochenbedeckung
- komplizierter Anatomie in der Nähe des foramen incisivum
- eines Frontzahntraumas
- eines Seitenzahntraumas
- umfangreicher Traumatisierung mit aufwendiger Reinigung der Alveole
- erhöhter Blutungsneigung durch begleitende Weichteilschädigung

3140

Begründungen

Überdurchschnittlicher Zeitaufwand aufgrund …	Überdurchschnittliche Schwierigkeiten aufgrund …	Besondere Umstände aufgrund …

- eines erheblich vortraumatisierten Gewebes
- Gefährdung von anatomischen Nachbarstrukturen
- mikrochirurgischer/besonders aufwendiger minimalinvasiver Nahttechnik
- erschwerter Nahtversorgung wegen ungünstiger Schleimhautverhältnisse (z. B. Pergamentschleimhaut)/wegen fragiler Schleimhaut und/oder Schleimhautlazerationen
- spezieller Maßnahmen zur Vitalerhaltung der Wurzelhaut
- erhöhter Blutungsneigung und erschwerter primären Wundversorgung, bei starker Nachblutungsgefahr durch Einnahme gerinnungshemmender Medikamente
- erschwerter Positionierung des Zahnes, bei erschwerter Trockenlegung im Rahmen der Fixation mittels Schienung in Säure-Ätztechnik
- minimalinvasiver Behandlung wegen gefährdeter anatomischer Nachbarstrukturen (z. B. Nerven/Kieferhöhle/Wurzeln Nachbarzähne etc.)
- minimalinvasiver Behandlung wegen naheliegender Nervenaustrittstelle und Vermeidung von Gefäßschädigungen
- erschwerter Isolation und Trockenlegung des Operationsgebietes bei anhaltender Blutung durch ausgeprägter Ödembildung im Operationsgebiet
- aufwendiger Reimplantation mit eingeschränkter Sicht wegen erhöhter Blutungsneigung (hämorragischer Diathese)/anhaltender Blutungen durch Einnahme gerinnungshemmender Medikamente
- motorischer Unruhe des Patienten, verbunden mit wiederholt erforderlicher Trockenlegung/Blutstillung und mehrfach notwendigen Behandlungspausen
- motorischer Instabilität der Zunge/Makroglossie, dadurch erschwerte Freistellung des Behandlungsfeldes
- erschwerter Einsicht in das Operationsgebiet wegen erschwerter Isolation und Trockenlegung bei vermehrter Nachblutung/Sulcusblutung/Salivation
- häufiger Behandlungsunterbrechungen wegen des reduzierten Allgemeinzustandes und verminderter Belastbarkeit
- Einschränkung des Sichtbereiches, verursacht durch eingeschränkte Lagerfähigkeit des Patienten wegen Wirbelsäulenerkrankung/Muskelerkrankung/Herz-Kreislauferkrankung/ problematischer Kreislaufverhältnisse
- eingeschränkter Mundöffnung/erschwerter Mundzugang wegen Mundsperre/Kieferklemme/Adipositas/Herpes/Rhagaden etc.
- reflektorischer Übererregbarkeit z. B. starkem Husten-, Schluck-, oder/und Brechreizneigung mit häufigen Behandlungspausen
- starken Wangendrucks und/oder aktiver Zungenmuskulatur oder erhöhtem Muskeltonus/Wangentonus/Zungentonus und dadurch aufwendiger Freistellung des Behandlungsfeldes sowie notwendiger häufiger Behandlungspausen zur Entlastung/ Entspannung der Muskulatur

Begründungen

Überdurchschnittlicher Zeitaufwand aufgrund …	Überdurchschnittliche Schwierigkeiten aufgrund …	Besondere Umstände aufgrund …

- stark eingeschränkter Sicht durch andauernde Sickerblutung in Verbindung mit eingeschränkter Mundöffnung/mit starker Schwellung des Weichgewebes
- eingeschränkter Mundöffnung wegen starker präoperativer Schwellung des Weichgewebes
- besonders aufwendiger primärer Wundversorgung zur Vermeidung von Wundheilungsstörungen infolge Allgemeinmedikation z. B. Bisphosphonattherapie, Diabetes
- außergewöhnlich erschwerter und zeitaufwendiger Trockenlegung des Behandlungsfeldes durch extreme Salivation/Hypersalivation
- erschwerter Erreichbarkeit/Freistellung des Behandlungsgebietes wegen einer stark eingeschränkten Mundöffnung durch eine extrem geringe Schneidekantendifferenz von …. mm
- erschwerter Erreichbarkeit/Freistellung des Behandlungsgebietes wegen einer extrem eingeschränkten Mundöffnung bedingt durch eine Verletzung an der Lippe/ Mundwinkel
- stark gekrümmter bzw. abnorm geformte Wurzeln/extremen, untypischen Wurzelkrümmung im unteren Wurzeldrittel
- gewebeschonender Lappenbildungstechnik/atraumatischen Vorgehens mit besondere Schnitt- und Nahttechnik zur Erhaltung eines optimalen ästhetischen Ergebnisses
- zusätzlich erforderlicher extraoraler Wurzelkanalbehandlung/Wurzelspitzenresektion
- umfangreicher Reimplantation während einer Behandlung unter Sedierung, erhöhter Aufwand durch eingeschränktes und erschwertes Offenhalten des Behandlungsfeldes

3160

GOZ-Position 3160

Leistungsbeschreibung	Faktor
Transplantation eines Zahnes einschließlich operativer Schaffung des Knochenbettes	1,0-fach: 36,56 € 2,3-fach: 84,08 € 2,8-fach: 107,33 € 3,1-fach: 113,33 € 3,5-fach: 127,95 €

Abrechnungsbestimmung

--

! Anmerkung

- berechnungsfähig:
  - für die operative Schaffung des Knochenbettes und Verpflanzung/Transplantation eines Zahnes
  - je Zahn
  - ggf. zzgl. Materialkosten z. B. Material zur Förderung der Blutgerinnung und/oder der Geweberegeneration, atraumatisches Nahtmaterial usw.
  - ggf. Zuschlag 0510 (500 bis 799 Punkte)
  - ggf. zzgl. Extraktion zur Gewinnung des Transplantats gemäß GOZ-Nrn. 3000 ff.
  - ggf. zzgl. extraoral durchgeführten Wurzelkanalbehandlung gemäß GOZ-Nrn. 2390 ff.
  - ggf. zzgl. als vorbereitende Maßnahme: implantologische Analyse und Vermessung des Alveolarfortsatzes, des Kieferkörpers und der Schleimhaut (GOZ-Nr. 9000)
  - ggf. zzgl. längerfristiger Schienung z. B. Anlegen von Drahtligaturen, Drahthäkchen oder dergleichen (Ä2697) usw.
  - ggf. zzgl. formgebende Maßnahmen (Odontoplastik) am Transplantat (§ 6 Abs. 1 GOZ)
  - ggf. zzgl. Wundflächenentkeimung mittels Laser (§ 6 Abs. 1 GOZ)
  - ggf. zzgl. Anwendung von wachstumsfaktorenreichem Plasma zur Regeneration
- nicht berechnungsfähig:
  - für die Reposition eines Zahnes (GOÄ-Nr. Ä2685)
  - für die Reimplantation eines Zahnes (GOZ-Nr. 3140)

! Anmerkung

BZÄK-Kommentar zu der GOZ-Nr. 3160 (Stand Januar 2021)

„Die Transplantation ist die Verpflanzung eines Zahnes oder Zahnkeimes an eine andere Stelle im Kiefer. Eine vor einer Transplantation ggf. vorgenommene Entfernung des zu verpflanzenden Zahnes ist nach den Nummern 3000, 3010 bzw. 3030, 3040 oder 3045 zu berechnen. Die Schaffung eines neuen Knochenbettes oder die Umgestaltung einer vorhandenen Alveole am Zielort der Transplantation einschließlich der primären Wundversorgung ist mit der Leistung abgegolten.

Formgebende Maßnahmen am Transplantat zur Anpassung an die vorhandenen Nachbarzähne im Sinne einer Odontoplastik sind in der Gebührenordnung nicht beschrieben und daher analog berechnungsfähig.

Erforderliche Einschleifmaßnahmen für eine störungsfreie Okklusion und Artikulation sind zusätzlich berechnungsfähig. Fixierungen des transplantierten Zahnes, z. B. mit Adhäsivtechnik und / oder Schienungsmaßnahmen, können gesondert berechnet werden.

Reimplantationsmaßnahmen erfüllen den Leistungsinhalt der Nummer 3140. […]"

Begründungen

Überdurchschnittlicher Zeitaufwand aufgrund …	Überdurchschnittliche Schwierigkeiten aufgrund …	Besondere Umstände aufgrund …

- erschwerter Einsicht in das OP-Gebiet wegen ausgedehnter Ödembildung
- Gefahr der Knochenperforation
- Operationsgebietes in Nasennebenhöhlennähe
- Operationsgebietes in Gefäßnähe
- vorsichtigen Vorgehens zur Vermeidung einer Nervschädigung
- der Nervnähe z. B. des Nervus mentalis/ Nervus alveolaris inferior und umfangreiche Schutzmaßnahmen
- Operationsgebietes in Nasenneben- Kieferhöhlennähe mit besonderen Schutzmaßnahmen wegen Gefahr der Eröffnung
- erschwerter Durchführung wegen entzündlich verändertem Gebiet und dadurch erhöhter präoperativer Sensibilität
- stark gekrümmter bzw. abnorm geformte Wurzeln/extremen, untypischen Wurzelkrümmung im unteren Wurzeldrittel
- extrem starker Knochenkompakta
- schwacher und sehr dünner Knochenkompakta
- erschwerten Zugangs bei hochgradigen Kiefergelenksbeschwerden

3160

Begründungen

Überdurchschnittlicher Zeitaufwand aufgrund …	Überdurchschnittliche Schwierigkeiten aufgrund …	Besondere Umstände aufgrund …

- schwer zu erreichender Kieferregion
- dünner Kieferhöhlenknochenbedeckung
- besonders schwieriger Lappenbildung wegen fragiler Schleimhaut und/oder Schleimhautlazerationen
- besonderer Maßnahmen zur Vermeidung von Schädigungen der Kieferhöhle bei extrem dichter anatomischer Lagebeziehung
- dünner/entzündlich veränderter/fragiler Schleimhaut
- erschwerter Nahtversorgung wegen ungünstiger Schleimhautverhältnisse/wegen fragiler Schleimhaut und/oder Schleimhautlazerationen
- komplizierter Anatomie in der Nähe des foramen incisivum
- eines Frontzahntraumas
- eines Seitenzahntraumas
- erhöhter Blutungsneigung bei großflächiger Wundversorgung
- ankylotischer Verbindung zwischen Knochen und Zahn
- eines erheblich vortraumatisierten Gewebes
- stark aufgelockerter Knochenspongiosa
- zusätzlicher ossaler Operation
- anatomischer Besonderheiten im Tuberbereich
- Gefährdung von Nachbarstrukturen
- mikrochirurgischer/besonders aufwendiger minimalinvasiver Nahttechnik
- aufwendiger, atraumatischer Schaffung eines formkongruenten Knochenbettes
- Erschwernissen bei der Schaffung des knöchernen Empfängerbettes (Platzmangel, Blutung, Knochensepten etc.)
- umfangreicher Traumatisierung, aufwendiger Reinigung der Alveole und des Zahnes
- besonderen Aufwands wegen spezieller Maßnahmen zur Vitalerhaltung der Wurzelhaut
- erhöhter Blutungsneigung und erschwerter primären Wundversorgung, bei starker Nachblutungsgefahr durch Einnahme gerinnungshemmender Medikamente
- zusätzlich aufwendiger und/oder umfangreicher Entfernung von fest verwachsenen Granulations- und Zystengewebe
- erschwerter Positionierung des Transplantats, bei erschwerter Trockenlegung im Rahmen der Fixation mittels Schienung in Säure-Ätztechnik
- minimalinvasiver Behandlung wegen gefährdeter anatomischer Nachbarstrukturen (z. B. Nerven/Kieferhöhle/Wurzeln Nachbarzähne etc.)
- erschwerter Isolation und Trockenlegung des Operationsgebietes bei anhaltender Blutung durch ausgeprägter Ödembildung im Operationsgebiet

Begründungen

Überdurchschnittlicher Zeitaufwand aufgrund …	Überdurchschnittliche Schwierigkeiten aufgrund …	Besondere Umstände aufgrund …

- aufwendiger Transplantation mit eingeschränkter Sicht wegen erhöhter Blutungsneigung (hämorragischer Diathese)/anhaltender Blutungen durch Einnahme gerinnungshemmender Medikamente
- motorischer Unruhe des Patienten, verbunden mit wiederholt erforderlicher Trockenlegung/Blutstillung und mehrfach notwendigen Behandlungspausen
- motorischer Instabilität der Zunge/Makroglossie, dadurch erschwerte Freistellung des Behandlungsfeldes
- erhöhten Würgereizes
- erhöhtem Muskeltonus/Wangentonus/Zungentonus, dadurch erschwerte Freistellung des Behandlungsfeldes
- erschwerter Einsicht in das Operationsgebiet wegen erschwerter Isolation und Trockenlegung bei vermehrter Nachblutung/Sulcusblutung/Knochenblutung/ Salivation
- häufiger Behandlungsunterbrechungen wegen des reduzierten Allgemeinzustandes und verminderter Belastbarkeit
- gewebeschonender Lappenbildungstechnik/atraumatischen Vorgehens mit besondere Schnitt- und Nahttechnik zur Erhaltung eines optimalen ästhetischen Ergebnisses
- Einschränkung des Sichtbereiches, verursacht durch eingeschränkte Lagerfähigkeit des Patienten wegen Wirbelsäulenerkrankung/Muskelerkrankung/Herz-Kreislauferkrankung
- eingeschränkter Mundöffnung/erschwerter Mundzugang wegen Mundsperre/Kieferklemme/Adipositas/Herpes/Rhagaden etc.
- reflektorischer Übererregbarkeit z. B. starkem Husten-, Schluck-, oder/und Brechreizneigung mit häufigen Behandlungspausen
- starken Wangendrucks und/oder aktiver Zungenmuskulatur oder erhöhtem Muskeltonus/Wangentonus/Zungentonus und dadurch aufwendiger Freistellung des Behandlungsfeldes sowie notwendiger häufiger Behandlungspausen zur Entlastung/Entspannung der Muskulatur
- stark eingeschränkter Sicht durch andauernde Sickerblutung/Knochenblutung in Verbindung mit eingeschränkter Mundöffnung/mit starker Schwellung des Weichgewebes
- eingeschränkter Mundöffnung/erschwerter Zugang wegen starker präoperativer Schwellung des Weichgewebes
- besonders aufwendiger primärer Wundversorgung zur Vermeidung von Wundheilungsstörungen infolge Allgemeinmedikation z. B. Bisphosphonattherapie, Diabetes

3160

Begründungen

Überdurchschnittlicher Zeitaufwand aufgrund …	Überdurchschnittliche Schwierigkeiten aufgrund …	Besondere Umstände aufgrund …

- besonders umfangreicher Wundversorgung der Extraktionsstelle zur Vermeidung von Keloidose
- sehr aufwendiger/erschwerter primärer Wundversorgung im Rahmen des chirurgischen Eingriffs bei anhaltender Sickerblutung/bei starker Nachblutungsgefahr wegen der Einnahme von Antigoakulanzien
- besonders umfangreicher Wundversorgung der Extraktionsstelle zur Vermeidung von Keloidose
- erschwerter Erreichbarkeit/Freistellung des Behandlungsgebietes wegen einer extrem eingeschränkten Mundöffnung bedingt durch eine Verletzung im Bereich des Mundwinkels/Verletzung an der Lippe
- erschwerter Erreichbarkeit/Freistellung des Behandlungsgebietes wegen einer stark eingeschränkten Mundöffnung durch eine extrem geringe Schneidekantendifferenz von …. mm
- außergewöhnlich erschwerter und zeitaufwendiger Trockenlegung des Behandlungsfeldes durch extreme Salivation/Hypersalivation
- umfangreicher Extraktion während einer Behandlung unter Sedierung, erhöhter Aufwand durch eingeschränktes und erschwertes Offenhalten des Behandlungsfeldes

GOZ-Position 3190

Leistungsbeschreibung	Faktor	
Operation einer Zyste durch Zystektomie in Verbindung mit einer Osteotomie oder Wurzelspitzenresektion	1,0-fach:	15,19 €
	2,3-fach:	34,93 €
	2,8-fach:	42,52 €
	3,1-fach:	47,07 €
	3,5-fach:	53,15 €

Abrechnungsbestimmung

Das Auskratzen von Granulationsgewebe oder kleinen Zysten in Verbindung mit Extraktionen, Osteotomien oder Wurzelspitzenresektionen kann nicht nach den Nummern 3190 bis 3200 sowie 3310 berechnet werden.

! Anmerkung

- berechnungsfähig:
  - für die Operation einer Zyste durch Zystektomie in Verbindung mit einer Osteotomie oder Wurzelspitzenresektion
  - für die Entfernung des Zystenbalgs und des Zystengewebes
  - je Zyste
  - zzgl. Materialkosten z. B. Material zur Förderung der Blutgerinnung und/ oder der Geweberegeneration, atraumatisches Nahtmaterial usw.
  - ggf. Zuschläge:
    - o 0110 (Operationsmikroskop)
    - o 0500 (250 bis 499 Punkte)
  - ggf. zzgl. Auffüllen parodontaler Knochendefekte (GOZ-Nr. 4110)
  - ggf. zzgl. Auffüllen des Knochendefektes der die Größe einer Zahnregion übersteigt, mit autologen Knochens aus dem OP-Gebiet nach GOZ-Nr. 9090
  - ggf. zzgl. Auffüllen des Knochendefektes der die Größe einer Zahnregion übersteigt, mit Knochenersatzmaterial (analog § 6 Abs.1 GOZ)
  - ggf. zzgl. Wundflächenentkeimung mittels Laser (§ 6 Abs. 1 GOZ)
  - ggf. zzgl. Anwendung von wachstumsfaktorenreichem Plasma zur Regeneration
- nicht berechnungsfähig:
  - für das Auskratzen von Granulationsgewebe oder kleinen Zysten in Verbindung mit Extraktionen, Osteotomien oder Wurzelspitzenresektionen
  - für Zystostomie in Verbindung mit Zahnentfernung/Ost/WSR (§ 6 Abs. 1 GOZ)
  - für eine Zystektomie ohne WSR/Ost (GOZ-Nr. 3200)
  - für die Entfernung einer Weichteilzyste (z. B. Mukozele, Gingivazyste oder Schleimzyste der Lippe) (GOZ-Nr. 3200)

3190

! Anmerkung

- für die Entfernung einer Speicheldrüsenzyste bzw. Retentionszyste (GOZ-Nr. 3200)
- für die Operation einer ausgedehnten Kieferzyste durch Zystektomie als selbstständige Leistung (GOÄ-Nr. Ä2655)
- für die Operation einer ausgedehnten Kieferzyste durch Zystektomie in Verbindung mit Osteotomien oder Wurzelspitzenresektionen (GOÄ-Nr. Ä2656)

BZÄK-Kommentar zu der GOZ-Nr. 3190 (Stand Januar 2021)

„Diese Nummer ist berechnungsfähig für die Zystenoperation im Sinne einer Zystektomie bei gleichzeitig durchgeführter Osteotomie oder Wurzelspitzenresektion. Die Berechnung erfolgt je Zyste. Es muss sich um odontogene Kieferzysten handeln. Die Entfernung von Weichteilzysten erfüllt nicht den Leistungsinhalt.

Das Auskratzen von kleinen Zysten bzw. eines zystischen Granulationsgewebes in Verbindung mit Osteotomien oder Wurzelspitzenresektionen kann nicht nach der Nummer 3190 berechnet werden.

Erstreckt sich eine Zyste über einen Bereich von mehr als drei Zähnen oder vergleichbarer Größe im zahnlosen Bereich und erfolgt zusätzlich die Entfernung eines Zahnes nach den Nummern 3040 oder 3045 oder eine Wurzelspitzenresektion, so ist für die Zystektomie die Nummer 2656 GOÄ anzusetzen. Zystostomien bei Zysten über einen Bereich von bis zu drei Zähnen oder vergleichbarer Größe im zahnlosen Bereich neben einer Osteotomie eines Zahnes oder einer Wurzelspitzenresektion sind analog zu berechnen, ebenso die Zystostomie ausgedehnterer Zysten neben einer Osteotomie nach der Nummer 3030. Erfolgt die Zystostomie an einer Zyste, deren Ausdehnung den Bereich von drei Zähnen oder vergleichbarer Größe im zahnlosen Bereich übersteigt neben einer Wurzelspitzenresektion oder einer Osteotomie nach den Nummern 3040 oder 3045, so ist hierfür die Nummer 2658 GOÄ zu berechnen.

Das Auffüllen eines die Größe einer Zahnregion nicht übersteigenden Knochendefektes nach Zystektomie in Verbindung mit einer Wurzelspitzenresektion, ist mit der Nummer 4110 zu berechnen, da es sich um einen parodontalen Defekt handelt. Das Auffüllen eines Knochendefektes nach Zystektomie und Osteotomie des beteiligten Zahnes, oder eines Knochendefektes, der die Größe einer Zahnregion übersteigt, ist bei Verwendung autologen Knochens aus dem Operationsgebiet mit der Nummer 9090 und/oder bei der Einbringung von Knochenersatzmaterial analog zu berechnen.

Die Nummer 4110 kann im letzteren Fall nicht berechnet werden, da kein parodontaler, sondern ein Defekt des Alveolarknochens/Kieferkörpers vorliegt. Die zusätzliche Entnahme von Knochen aus einem getrennten Operationsgebiet ist mit der Nummer 9140 zu berechnen. […]“

Begründungen

Überdurchschnittlicher Zeitaufwand aufgrund …	Überdurchschnittliche Schwierigkeiten aufgrund …	Besondere Umstände aufgrund …

- erschwerter Einsicht in das OP-Gebiet wegen ausgedehnter Ödembildung
- Gefahr der Knochenperforation durch tief im Kiefer liegende Wurzelspitze
- Operation im akut entzündeten Gebiet
- Operationsgebietes in Nasennebenhöhlennähe mit besonderen Schutzmaßnahmen wegen Gefahr der Eröffnung
- Operationsgebietes in Gefäßnähe
- vorsichtigen Vorgehens zur Vermeidung einer Nervschädigung
- der Nervnähe z.B. des Nervus mentalis/ Nervus alveolaris inferior und umfangreiche Schutzmaßnahmen
- Operationsgebietes in Kieferhöhlennähe
- Eingriff unter akuten entzündlich veränderten Prozess
- extrem starker Knochenkompakta
- schwacher und sehr dünner Knochenkompakta.
- erschwerten Zugangs bei hochgradigen Kiefergelenksbeschwerden
- schwer zu erreichender Kieferregion und besonders großer Zystenumfang
- extrem zeitaufwendigen Vorgehens bei minimalinvasiver Zystektomie wegen extrem dünner Kieferhöhlenknochenbedeckung
- besonders schwieriger Lappenbildung wegen fragiler Schleimhaut und/oder Schleimhautlazerationen
- erschwerter Nahtversorgung wegen ungünstiger Schleimhautverhältnisse/wegen fragiler Schleimhaut und/oder Schleimhautlazerationen
- besonderer Maßnahmen zur Vermeidung von Schädigungen der Kieferhöhle bei extrem dichter anatomischer Lagebeziehung
- Operationsfeldes in Nervnähe des Nervus buccalis und Nervus infraorbitalis bei stark aufgelockerter Knochenspongiosa und extrem großer Zyste
- dünner/entzündlich veränderter/fragiler Schleimhaut
- komplizierter Anatomie in der Nähe des Foramen incisivum
- erhöhter Blutungsneigung und erschwerte primären Wundversorgung, bei starker Nachblutungsgefahr durch Einnahme gerinnungshemmender Medikamente
- anatomischer Besonderheiten im Tuberbereich
- eines erheblich vortraumatisierten Gewebes
- stark aufgelockerter Knochenspongiosa
- Gefährdung von anatomischen Nachbarstrukturen
- mikrochirurgischer/besonders aufwendiger minimalinvasiver Nahttechnik
- umfangreicher extrem schwierig zu entfernende Zyste mit zahlreichen Nebenbuchten zzgl. Abpräparation von umliegendem Gewebe
- Operationsgebietes an direkt benachbarter/n Wurzelspitzen
- aufwendiger, sehr umfangreicher Entfernung vom fest verwachsenen Zystengewebe

3190

Begründungen

Überdurchschnittlicher Zeitaufwand aufgrund … | Überdurchschnittliche Schwierigkeiten aufgrund … | Besondere Umstände aufgrund …

- minimalinvasiver/atraumatischer Zystektomie wegen gefährdeter anatomischer Nachbarstrukturen (z. B. Nerven/Kieferhöhle/Wurzeln Nachbarzähne etc.)
- ankylotischer Verbindung zwischen Knochen und Zyste
- besonders umfangreicher Wundversorgung des Zystektomiebereiches zur Vermeidung von Keloidose
- aufwendiger Mobilisation des Schleimhautlappens bis in den Wangen-/Gaumenbereich
- minimalinvasiver Behandlung wegen naheliegender Nervenaustrittstelle und Vermeidung von Gefäßschädigungen/zur Erhaltung der Schleimhautstrukturen
- gewebeschonender Lappenbildungstechnik/atraumatischen Vorgehens mit besondere Schnitt- und Nahttechnik zur Erhaltung eines optimalen ästhetischen Ergebnisses
- ausgedehnter Ödembildung im Operationsgebiet
- entzündlich, chronisch veränderten Gebietes und dadurch erhöhte operativer Sensibilität
- aufwendiger Zystektomie mit eingeschränkter Sicht wegen erhöhter Blutungsneigung (hämorragischer Diathese)/anhaltender Blutungen durch Einnahme gerinnungshemmender Medikamente
- motorischer Unruhe des Patienten, verbunden mit wiederholt erforderlicher Trockenlegung/Blutstillung und mehrfach notwendigen Behandlungspausen
- motorischer Instabilität der Zunge/Makroglossie, dadurch erschwerte Freistellung des Behandlungsfeldes
- erhöhten Würgereizes
- erschwerter Einsicht in das Operationsgebiet wegen erschwerter Isolation und Trockenlegung bei vermehrter Nachblutung/arterieller Blutung/Knochenblutung/Salivation
- häufiger Behandlungsunterbrechungen wegen des reduzierten Allgemeinzustandes und verminderter Belastbarkeit
- Einschränkung des Sichtbereiches, verursacht durch eingeschränkte Lagerfähigkeit des Patienten wegen Wirbelsäulenerkrankung/Muskelerkrankung/Herz-Kreislauferkrankung
- eingeschränkter Mundöffnung/erschwerter Mundzugang wegen Mundsperre/Kieferklemme/Adipositas/Herpes/Rhagaden etc.
- reflektorischer Übererregbarkeit z. B. starkem Husten-, Schluck-, oder/und Brechreizneigung mit häufigen Behandlungspausen
- erschwerter Einsicht in das Operationsgebiet wegen der ausgeprägten Entzündung und deshalb starker Blutungsneigung

Begründungen

Überdurchschnittlicher Zeitaufwand aufgrund …	Überdurchschnittliche Schwierigkeiten aufgrund …	Besondere Umstände aufgrund …

- starken Wangendrucks und/oder aktiver Zungenmuskulatur oder erhöhtem Muskeltonus/Wangentonus/Zungentonus und dadurch aufwendiger Freistellung des Behandlungsfeldes sowie notwendiger häufiger Behandlungspausen zur Entlastung/Entspannung der Muskulatur
- stark eingeschränkter Sicht durch andauernde Sickerblutung/Knochenblutung in Verbindung mit eingeschränkter Mundöffnung/mit starker Schwellung des Weichgewebes
- eingeschränkter Mundöffnung/erschwerten Zugangs wegen starker präoperativer Schwellung des Weichgewebes
- besonders aufwendiger primärer Wundversorgung zur Vermeidung von Wundheilungsstörungen infolge Allgemeinmedikation z. B. Bisphosphonattherapie, Diabetes
- erschwerter primärer Wundversorgung im Rahmen des chirurgischen Eingriffs bei anhaltender Sickerblutung wegen der Einnahme von Antikoagulanzien
- erschwerter Erreichbarkeit/Freistellung des Behandlungsgebietes wegen einer extrem eingeschränkten Mundöffnung bedingt durch eine Verletzung im Bereich des Mundwinkels/Verletzung an der Lippe
- erschwerter Erreichbarkeit/Freistellung des Behandlungsgebietes wegen einer stark eingeschränkten Mundöffnung durch eine extrem geringe Schneidekantendifferenz von …. mm
- umfangreicher Zystektomie während einer Behandlung unter Sedierung, erhöhter Aufwand durch eingeschränktes und erschwertes Offenhalten des Behandlungsfeldes

3200

GOZ-Position 3200

Leistungsbeschreibung	Faktor
Operation einer Zyste durch Zystektomie, als selbständige Leistung	1,0-fach: 28,12 € 2,3-fach: 64,68 € 2,8-fach: 78,74 € 3,1-fach: 97,18 € 3,5-fach: 98,42 €

Abrechnungsbestimmung

Das Auskratzen von Granulationsgewebe oder kleinen Zysten in Verbindung mit Extraktionen, Osteotomien oder Wurzelspitzenresektionen kann nicht nach den Nummern 3190 bis 3200 sowie 3310 berechnet werden.

! Anmerkung

- berechnungsfähig:
  - für die Operation einer Zyste durch Zystektomie
  - als selbstständige Leistung
  - für die Entfernung einer Weichteilzyste (z. B. Mukozele, Gingivazyste oder Schleimzyste der Lippe)
  - für die Entfernung einer Speicheldrüsenzyste bzw. Retentionszyste
  - je Zyste
  - Ausdehnung der Zyste den Bereich von bis zu drei Zähnen
  - zzgl. Materialkosten z. B. Material zur Förderung der Blutgerinnung und/ oder der Geweberegeneration, atraumatisches Nahtmaterial usw.
  - ggf. Zuschläge:
    - o 0110 (Operationsmikroskop)
    - o 0510 (500 bis 799 Punkte)
  - ggf. zzgl. Auffüllen parodontaler Knochendefekte (GOZ-Nr. 4110)
  - ggf. zzgl. Auffüllen des Knochendefektes der die Größe einer Zahnregion übersteigt, mit autologen Knochens aus dem OP-Gebiet nach GOZ-Nr. 9090 und/oder bei der Einbringung von Knochenersatzmaterial analog § 6 Abs.1 GOZ möglich
  - ggf. zzgl. plastischer Deckung bei erforderlicher Periostschlitzung GOZ-Nr. 3100)
  - ggf. zzgl. plastische Deckung bei zusätzlicher Lappenbildung (GOÄ-Nrn. 2381/2382)
  - ggf. zzgl. Wundflächenentkeimung mittels Laser (§ 6 Abs. 1 GOZ)
  - ggf. zzgl. Anwendung von wachstumsfaktorenreichem Plasma zur Regeneration

3200

! Anmerkung

- nicht berechnungsfähig:
  - für das Auskratzen von Granulationsgewebe oder kleinen Zysten in Verbindung mit Extraktionen, Osteotomien oder Wurzelspitzenresektionen
  - für größere Zysten von einem Bereich von mehr als drei Zähnen oder vergleichbarer Größe im unbezahnten Bereich (GOÄ-Nr. Ä2655)
  - für eine Zystektomie in Verbindung mit WSR (GOZ-Nr. 3190)
  - für eine Zystektomie in Verbindung mit Osteotomie (GOZ-Nr. 3190)
  - für eine chirurgische Wundrevision (GOZ-Nr. 3310)
  - für Zystostomie (§ 6 Abs. 1 GOZ)
  - für die Operation einer ausgedehnten Kieferzyste durch Zystektomie (GOÄ-Nr. Ä2655)
  - für die Operation einer ausgedehnten Kieferzyste durch Zystektomie in Verbindung mit Osteotomien oder Wurzelspitzenresektionen (GOÄ-Nr. Ä2656)
  - neben Wurzelspitzenresektion (GOZ-Nr. 3110/3120)

BZÄK-Kommentar zu der GOZ-Nr. 3200 (Stand Januar 2021)

„Diese Nummer ist berechnungsfähig für die Zystenoperation im Sinne einer vollständigen Zystenentfernung bei geschlossener Wundheilung. Die Maßnahme muss als selbstständige Leistung erfolgen, d. h. sie darf nicht Leistungsinhalt einer anderen chirurgischen Maßnahme bzw. nach den allgemeinen Bestimmungen mit der Erbringung derselben abgegolten sein. Die Berechnung erfolgt je Zyste. Es muss sich bei der Nummer 3200 nicht um odontogene Kieferzysten handeln. Die Entfernung von Weichteilzysten erfüllt ebenfalls den Leistungsinhalt. Auch das Auskratzen von kleinen Zysten und zystischen Granulationsgewebes ist nach der Nummer 3200 berechnungsfähig, wenn operativ eine Zystektomie erfolgt und diese nicht in Verbindung mit einer Extraktion, Osteotomie oder Wurzelspitzenresektion steht.

Die Zystektomie, auch in Verbindung mit einer Extraktion, ist dann mit der Nummer 3200 zu berechnen, wenn die Ausdehnung der Zyste den Bereich von drei Zähnen oder vergleichbarer Größe im unbezahnten Bereich nicht übersteigt. Die Zystektomie größerer Zysten löst die Nummer 2655 GOÄ aus.

Das Auffüllen eines Knochendefektes nach Zystektomie mit Extraktion des beteiligten Zahnes oder nach Zystektomie einer nicht odontogenen Zyste ist bei Verwendung autologen Knochens mit der Nummer 9090 und/oder bei Einbringung von Knochenersatzmaterial analog zu berechnen. Die zusätzliche Entnahme von Knochen aus einem getrennten Operationsgebiet ist mit der Nummer 9140 zu berechnen.

Kleinere Zystostomien werden analog berechnet. Die Operation einer ausgedehnten Kieferzyste über mehr als drei Zähne oder von vergleichbarer Größe im unbezahnten Kiefer durch Zystostomie erfüllt den Leistungsinhalt der Nummer 2657 (GOÄ). […]"

3200

Begründungen

Überdurchschnittlicher Zeitaufwand aufgrund …	Überdurchschnittliche Schwierigkeiten aufgrund …	Besondere Umstände aufgrund …

- erschwerter Einsicht in das OP-Gebiet wegen ausgedehnter Ödembildung
- Gefahr der Knochenperforation
- Operation im akut entzündeten Gebiet
- Operationsgebietes in Nasennebenhöhlennähe mit besonderen Schutzmaßnahmen wegen Gefahr der Eröffnung
- Operationsgebietes in Gefäßnähe
- vorsichtigen Vorgehens zur Vermeidung einer Nervschädigung
- der Nervnähe z. B. des Nervus mentalis/ Nervus alveolaris inferior und umfangreiche Schutzmaßnahmen
- Operationsgebietes in Kieferhöhlennähe
- zeitaufwendigen Vorgehens beim Eingriff unter akuten entzündlich veränderten Prozess
- extrem starker Knochenkompakta
- schwacher und sehr dünner Knochenkompakta.
- erschwerten Zugangs bei hochgradigen Kiefergelenksbeschwerden
- schwer zu erreichender Kieferregion und besonders Zystenumfang
- extrem zeitaufwendigen Vorgehens bei minimalinvasiver Zystektomie wegen extrem dünner Kieferhöhlenknochenbedeckung
- besonders schwieriger Lappenbildung wegen fragiler Schleimhaut und/oder Schleimhautlazerationen
- erschwerter Nahtversorgung wegen ungünstiger Schleimhautverhältnisse/wegen fragiler Schleimhaut und/oder Schleimhautlazerationen
- besonderer Maßnahmen zur Vermeidung von Schädigungen der Kieferhöhle bei extrem dichter anatomischer Lagebeziehung
- Operationsfeldes in Nervnähe des Nervus buccalis und Nervus infraorbitalis bei stark aufgelockerter Knochenspongiosa und extrem großer Zyste
- dünner/entzündlich veränderter fragiler Schleimhaut
- komplizierter Anatomie in der Nähe des Foramen incisivum
- erhöhter Blutungsneigung und erschwerte primären Wundversorgung, bei starker Nachblutungsgefahr durch Einnahme gerinnungshemmender Medikamente
- anatomischer Besonderheiten im Tuberbereich
- eines erheblich vortraumatisierten Gewebes
- stark aufgelockerter Knochenspongiosa
- der Gefährdung von anatomischen Nachbarstrukturen
- mikrochirurgischer/besonders aufwendiger minimalinvasiver Nahttechnik
- umfangreicher extrem schwierig zu entfernende Zyste mit zahlreichen Nebenbuchten zzgl. Abpräparation von umliegendem Gewebe
- Operationsgebietes an direkt benachbarter/n Wurzelspitzen

Begründungen

Überdurchschnittlicher Zeitaufwand aufgrund …	Überdurchschnittliche Schwierigkeiten aufgrund …	Besondere Umstände aufgrund …

- aufwendiger, sehr umfangreicher Entfernung vom fest verwachsenen Zystengewebe
- minimalinvasiver/atraumatischer Zystektomie wegen gefährdeter anatomischer Nachbarstrukturen (z. B. Nerven/Kieferhöhle/Wurzeln Nachbarzähne etc.)
- ankylotischer Verbindung zwischen Knochen und Zyste
- besonders umfangreicher Wundversorgung des Zystektomiebereiches zur Vermeidung von Keloidose
- aufwendiger Mobilisation des Schleimhautlappens bis in den Wangen-/Gaumenbereich
- minimalinvasiver Behandlung wegen naheliegender Nervenaustrittstelle und Vermeidung von Gefäßschädigungen/zur Erhaltung der Schleimhautstrukturen
- gewebeschonender Lappenbildungstechnik/atraumatisches Vorgehen mit besondere Schnitt- und Nahttechnik zur Erhaltung eines optimalen ästhetischen Ergebnisses
- ausgedehnter Ödembildung im Operationsgebiet
- entzündlich, chronisch veränderten Gebietes und dadurch erhöhte operativer Sensibilität
- aufwendiger Zystektomie mit eingeschränkter Sicht wegen erhöhter Blutungsneigung (hämorragischer Diathese)/anhaltender Blutungen durch Einnahme gerinnungshemmender Medikamente
- motorischer Unruhe des Patienten, verbunden mit wiederholt erforderlicher Trockenlegung/Blutstillung und mehrfach notwendigen Behandlungspausen
- motorischer Instabilität der Zunge/Makroglossie, dadurch erschwerte Freistellung des Behandlungsfeldes
- erhöhten Würgereizes
- erschwerter Einsicht in das Operationsgebiet wegen erschwerter Isolation und Trockenlegung bei vermehrter Nachblutung/arterieller Blutung/Knochenblutung/Salivation
- häufiger Behandlungsunterbrechungen wegen des reduzierten Allgemeinzustandes und verminderter Belastbarkeit
- Einschränkung des Sichtbereiches, verursacht durch eingeschränkte Lagerfähigkeit des Patienten wegen Wirbelsäulenerkrankung/Muskelerkrankung/Herz-Kreislauferkrankung
- eingeschränkter Mundöffnung/erschwerter Mundzugang wegen Mundsperre/Kieferklemme/Adipositas/Herpes/Rhagaden etc.
- reflektorischer Übererregbarkeit z. B. starkem Husten-, Schluck-, oder/und Brechreizneigung mit häufigen Behandlungspausen

3200

Begründungen

Überdurchschnittlicher Zeitaufwand aufgrund …	Überdurchschnittliche Schwierigkeiten aufgrund …	Besondere Umstände aufgrund …

- erschwerter Einsicht in das Operationsgebiet wegen der ausgeprägten Entzündung und deshalb starker Blutungsneigung
- starken Wangendrucks und/oder aktiver Zungenmuskulatur oder erhöhtem Muskeltonus/Wangentonus/Zungentonus und dadurch aufwendiger Freistellung des Behandlungsfeldes sowie notwendiger häufiger Behandlungspausen zur Entlastung/ Entspannung der Muskulatur
- stark eingeschränkter Sicht durch andauernde Sickerblutung/Knochenblutung in Verbindung mit eingeschränkter Mundöffnung/mit starker Schwellung des Weichgewebes
- eingeschränkter Mundöffnung/erschwerter Zugang wegen starker präoperativer Schwellung des Weichgewebes
- besonders aufwendiger primärer Wundversorgung zur Vermeidung von Wundheilungsstörungen infolge Allgemeinmedikation z. B. Bisphosphonattherapie, Diabetes
- erschwerter primärer Wundversorgung im Rahmen des chirurgischen Eingriffs bei anhaltender Sickerblutung wegen der Einnahme von Antikoagulanzien
- erschwerter Erreichbarkeit/Freistellung des Behandlungsgebietes wegen einer extrem eingeschränkten Mundöffnung bedingt durch eine Verletzung im Bereich des Mundwinkels/Verletzung an der Lippe
- erschwerter Erreichbarkeit/Freistellung des Behandlungsgebietes wegen einer stark eingeschränkten Mundöffnung durch eine extrem geringe Schneidekantendifferenz von …. mm
- umfangreicher Zystektomie während einer Behandlung unter Sedierung, erhöhter Aufwand durch eingeschränktes und erschwertes Offenhalten des Behandlungsfeldes

GOZ-Position 3210

Leistungsbeschreibung	Faktor
Beseitigung störender Schleimhautbänder, je Kieferhälfte oder Frontzahnbereich	1,0-fach: 7,87 € 2,3-fach: 18,11 € 2,8-fach: 22,05 € 3,1-fach: 24,41 € 3,5-fach: 2756 €

Abrechnungsbestimmung

--

Anmerkung

- berechnungsfähig:
  - für eine Beseitigung störender Schleimhautbänder
  - für eine Korrektur störender Lippen-, Wangen- oder Zungenbänder
  - für eine Frenektomie
  - für eine Korrektur oder Ablösen von störenden Muskelansätzen
  - für das Ablösen, Verlängern, Verlegen und/oder Fixieren von Schleimhautbändern/ Muskelansätze
  - je Kieferhälfte oder Frontzahnbereich
  - ggf. zzgl. Materialkosten z. B. Material zur Förderung der Blutgerinnung oder der Geweberegeneration (z. B. Membranen) oder zum Verschluss von oberflächlichen Blutungen bei hämorrhagischen Diathesen, atraumatisches Nahtmaterial usw.
  - ggf. Zuschlag: 0120 (Laser)
  - auch zur Unterstützung bei einer kieferorthopädischen Behandlung zum Lückenschluss
  - ggf. zzgl. Anwendung von wachstumsfaktorenreichem Plasma zur Regeneration
- nicht berechnungsfähig:
  - je störendes Schleimhautband/mehr als einmal je Kieferhälfte oder Frontzahnbereich
  - für die Korrektur des Lippenbändchens und Durchtrennen des Septums bei echtem Diastema (GOZ-Nr. 3280)
  - für die Beseitigung eines Schlotterkammes (GOÄ-Nr. Ä2670)
  - für das Beseitigen einer breitbasigen Schleimhautwucherung (z. B. Epulis) (GOZ-Nr. 3080)
  - neben einer PAR-Behandlung nach den GOZ-Nrn. 4070, 4075, 4090 und 4100 im gleichen Gebiet

3210

Anmerkung

BZÄK-Kommentar zu der GOZ-Nr. 3210 (Stand Januar 2021)

„Diese Nummer ist berechnungsfähig für die Beseitigung störender (z. B. tief inserierender) Lippen-, Wangen- und/oder Zungenbänder als einfache, nicht plastische Maßnahme.

Die Berechnung ist nur einmal je Kieferhälfte oder Frontzahnbereich möglich, auch wenn dort mehrere störende Bänder beseitigt werden.

Plastische Weichgewebs- und/oder knochenmodellierende Maßnahmen sind gesondert berechnungsfähig.

Die Nummer ist auch berechnungsfähig im Zusammenhang und sitzungsgleich mit parodontalchirurgischen Maßnahmen als mukogingivalchirurgischer bzw. präprothetischer Eingriff. Die Beseitigung eines Diastemas ist unter der Nummer 3280 verzeichnet. […]"

Begründungen

Überdurchschnittlicher Zeitaufwand aufgrund … | Überdurchschnittliche Schwierigkeiten aufgrund … | Besondere Umstände aufgrund …

- zeitaufwendigen Vorgehens beim Eingriff im akut entzündlichen/entzündlich veränderten Gebiet
- erschwerter Einsicht in das Operationsgebiet wegen der ausgeprägten Entzündung und Ödembildung
- starker Blutungsneigung eines erheblich vortraumatisierten Gewebes
- entzündlich, chronisch veränderten Gebietes/veränderter Wunde und dadurch erhöhte operativer Sensibilität
- Entfernung mehrerer Bänder in derselben Kieferhälfte/Frontzahngebiet und großflächiger Wundversorgung
- erschwerter Isolation und Trockenlegung des Operationsgebietes bei anhaltender Blutung und wiederholter Blutstillung durch ausgeprägter Ödembildung
- sehr flacher vestibulärer Umschlagsfalte
- des sehr tief inserierenden Lippenbändchens
- einstrahlender/ansetzender Bänder in Kieferkammnähe
- besonderer plastischer Schnittführung
- starker Abwehrhaltung des Patienten
- der Behandlung eines Risikopatienten bei stark beeinträchtigender Allgemeinerkrankung
- minimalinvasiven Eingriffes wegen sehr flachliegender/hochliegender Nervenaustrittsstellen

3210

Begründungen

Überdurchschnittlicher Zeitaufwand aufgrund …	Überdurchschnittliche Schwierigkeiten aufgrund …	Besondere Umstände aufgrund …

- komplizierter Lappenplastik bei fragiler/sehr dünner Mukosa und sehr massiver Corticalisschicht
- erschwerter Wundversorgung wegen ungünstiger Schleimhautverhältnisse/ fragiler Schleimhaut und/oder Schleimhautlazerationen
- besonders schwieriger Lappenbildung wegen fragiler Schleimhaut und /oder Schleimhautlazerationen und/oder schwieriger Schleimhautverhältnisse (z. B. Pergamentschleimhaut, vernarbte Schleimhaut)
- besonders schwieriger Lappentechnik wegen hoch ansetzender Bänder/Lippenbändchen/sehr flacher vestibulärer Lippen-/Umschlagsfalte
- gewebeschonender Operationstechnik und atraumatisches Vorgehen mit besondere Schnitt- und Nahttechnik zur Erhaltung eines optimalen ästhetischen Ergebnisses
- aufwendiger Mobilisation des Schleimhautbandes bis in den Mundvorhof-Wangenbereich
- aufwendiger Ablösung mit eingeschränkter Sicht wegen erhöhter Blutungsneigung (hämorragischer Diathese)/anhaltender Blutungen durch Einnahme gerinnungshemmender Medikamente
- motorischer Unruhe des Patienten, verbunden mit wiederholt erforderlicher Trockenlegung/Blutstillung und mehrfach notwendigen Behandlungspausen
- motorischer Instabilität der Zunge/Makroglossie, dadurch erschwerte Freistellung des Behandlungsfeldes
- erhöhten Würgereizes
- erschwerter Einsicht in das Operationsgebiet wegen erschwerter Isolation und Trockenlegung des Operationsgebietes bei vermehrter Nachblutung/arterieller Blutung/Knochenblutung/Salivation
- häufiger Behandlungsunterbrechungen wegen des reduzierten Allgemeinzustandes und verminderter Belastbarkeit oder schwieriger Kreislaufverhältnisse/Ohnmachtsneigung
- Einschränkung des Sichtbereiches, verursacht durch eingeschränkte Lagerfähigkeit des Patienten wegen Wirbelsäulenerkrankung/Muskelerkrankung/Herz-Kreislauferkrankung
- eingeschränkter Mundöffnung/erschwerter Mundzugang wegen Mundsperre/Kieferklemme/Adipositas/Herpes/Rhagaden etc.
- reflektorischer Übererregbarkeit z. B. starkem Husten-, Schluck-, oder/und Brechreizneigung mit häufigen Behandlungspausen
- starken Wangendrucks und/oder aktiver Zungenmuskulatur oder erhöhtem Muskeltonus/Wangentonus/Zungentonus und dadurch aufwendiger Freistellung des Behandlungsfeldes sowie notwendiger häufiger Behandlungspausen zur Entlastung/Entspannung der Muskulatur

3210

Begründungen

Überdurchschnittlicher Zeitaufwand aufgrund …	Überdurchschnittliche Schwierigkeiten aufgrund …	Besondere Umstände aufgrund …

- stark eingeschränkter Sicht durch andauernde Sickerblutung in Verbindung mit eingeschränkter Mundöffnung/mit starker Schwellung des Weichgewebes
- besonders aufwendiger primärer Wundversorgung zur Vermeidung von Wundheilungsstörungen infolge Allgemeinmedikation z. B. Bisphosphonattherapie, Diabetes
- sehr aufwendiger primären Wundversorgung, bei starker Nachblutungsgefahr durch Einnahme gerinnungshemmender Medikamente
- minimalinvasiver/atraumatischer Ablösung/Verlegung wegen naheliegender Nervenaustrittstelle/Zahnwurzeln und Vermeidung von Gefäßschädigungen/zur Erhaltung der Schleimhautstrukturen
- mikrochirurgischer/besonders aufwendiger Nahttechnik
- aufwendiger Wundversorgung wegen Wunddehiszenzen bedingt durch umfangreicher Voroperationen
- erschwerter Durchführung wegen entzündlich verändertem Gebiet und dadurch erhöhter präoperativer Sensibilität
- eingeschränkter Mundöffnung wegen starker präoperativer Schwellung des Weichgewebes
- erschwerter Erreichbarkeit/Freistellung und Sicht des Behandlungsgebietes durch andauernde Blutung verbunden mit stark eingeschränkter Mundöffnung durch eine extrem geringe Schneidekantendifferenz von …. mm
- erschwerter Erreichbarkeit/Freistellung des Behandlungsgebietes wegen einer extrem eingeschränkten Mundöffnung bedingt durch eine Verletzung im Bereich des Mundwinkels/Verletzung an der Lippe
- erschwerten Zugangs wegen extremer Muskelverspannung/akuter Kiefergelenksbeschwerden bei eingeschränkter Mundöffnung
- umfangreicher Beseitigung der/des Schleimhautbandes während einer Behandlung unter Sedierung, erhöhter Aufwand durch eingeschränktes und erschwertes Offenhalten des Behandlungsfeldes
- erschwerter Zugang (z. B. Zugang von palatinal oder im posterioren Bereich)
- aufwendiger subperiostaler Schnittführung durch in Kieferkammnähe ansetzende/einstrahlende Bänder mit äußerste Gefahr die Knochenhaut mit in das Operationsgebiet einzubeziehen

GOZ-Position 3230

Leistungsbeschreibung	Faktor
Knochenresektion am Alveolarfortsatz zur Formung des Prothesenlagers, als selbstständige Leistung, je Kiefer	1,0-fach: 24,75 € 2,3-fach: 56,92 € 2,8-fach: 69,29 € 3,1-fach: 76,71 € 3,5-fach: 86,61 €

Abrechnungsbestimmung

--

Anmerkung

- berechnungsfähig:
  - für Knochenresektion am Alveolarfortsatz zur Formung des Prothesenlagers
  - als selbstständige Leistung
  - für die Entfernung von Exostosen-, Torus- oder Knochenkanten usw.
  - für die Entfernung von Alveolarknochen (ohne Zahnentfernung)
  - je Kiefer
  - ggf. Zuschlag GOZ-Nr. 0500 (250 bis 499 Punkte)
  - ggf. zzgl. Materialkosten z. B. Material zur Förderung der Blutgerinnung oder der Geweberegeneration (z. B. Membranen) oder zum Verschluss von oberflächlichen Blutungen bei hämorrhagischen Diathesen, atraumatisches Nahtmaterial usw.
  - ggf. zzgl. plastischer Deckung bei erforderlicher Periostschlitzung (GOZ-Nr. 3100)
  - ggf. zzgl. plastische Deckung bei zusätzlicher Lappenbildung (GOÄ-Nrn. 2381/2382)
  - ggf. zzgl. Wundflächenentkeimung mittels Laser (§ 6 Abs. 1 GOZ)
  - ggf. zzgl. Anwendung von wachstumsfaktorenreichem Plasma zur Regeneration

- nicht berechnungsfäig:
  - für eine einfache Knochenglättung in Verbindung mit Zahnentfernung, Osteotomie oder PAR Behandlungen
  - für den Aufbau des Alveolarfortsatzes durch Augmentation (GOZ-Nr. 9100)
  - für die Spaltung und Spreizung von Knochensegmenten (Bone Splitting) (GOZ-Nr. 9130)
  - für die Alveolotomie im Zusammenhang mit Extraktionen (§ 6 Abs. 1 GOZ)
  - für eine Knochenresektion nicht zur Formung des Prothesenlagers (§ 6 Abs.1 GOZ)

3230

! Anmerkung

BZÄK-Kommentar zu der GOZ-Nr. 3230 (Stand Januar 2021)

„Diese Nummer ist berechnungsfähig für jegliche knochenresektive Maßnahme zur Formung des Prothesenlagers am Alveolarfortsatz, z. B. Exostosen-, Torus- oder Knochenkantenentfernung. Die Maßnahme muss als selbstständige Leistung erfolgen, d. h. sie darf nicht Leistungsinhalt einer anderen chirurgischen Maßnahme bzw. nach den allgemeinen Bestimmungen mit der Erbringung derselben abgegolten sein. Die Berechnung ist einmal je Kiefer möglich.

Eine nicht der Formung des Prothesenlagers dienende Knochenresektion, die nicht Bestandteil einer anderen berechneten Leistung ist, ist analog zu berechnen.

Die Entfernung von Alveolarknochen auf Grund eigenständiger Indikation (nicht zur oder durch die Zahnentfernung erforderlich) ist nach dieser Nummer gesondert berechnungsfähig.

Maßnahmen zur Verbesserung des Knochenlagers erfüllen den Leistungsinhalt der Nummern 2730 bzw. 2732 (GOÄ). […]“

Begründungen

Überdurchschnittlicher Zeitaufwand aufgrund …	Überdurchschnittliche Schwierigkeiten aufgrund …	Besondere Umstände aufgrund …

- erschwerter Einsicht in das Operationsgebiet wegen erschwerter Isolation und Trockenlegung des Operationsgebietes bei vermehrter Nachblutung/arterieller Blutung/Knochenblutung/Salivation
- erschwerter Einsicht in das Operationsgebiet wegen der ausgeprägten Entzündung und Ödembildung
- starker Blutungsneigung eines erheblich vortraumatisierten Gewebes
- besonderen Vorgehens bei Operationsgebiet in Gefäßnähe/ Nervnähe zur Vermeidung einer Nerv- Gefäßschädigung
- mehrerer Knochenkorrekturmaßnahmen je Kiefer
- großflächiger Resektionsfläche
- komplizierter Alveolarfortsatzglättung wegen extrem dichter und fester Knochenkompakta
- komplizierter Alveolarfortsatzglättung wegen schwacher und sehr dünner Knochenkompakta.
- aufwendiger Resektion an sehr unregelmäßig geformtem Alveolarfortsatz wegen Gefährdung von weichgeweblichen Nachbarstrukturen/wegen Gefährdung der Linea mylohyoidea
- schwieriger Glättung von Knochenkanten durch ungünstige morphologische Knochenverhältnisse

Begründungen

Überdurchschnittlicher Zeitaufwand aufgrund …	Überdurchschnittliche Schwierigkeiten aufgrund …	Besondere Umstände aufgrund …

- minimalinvasiver Eingriff wegen sehr flachliegender/hochliegender Nervenaustrittsstellen
- komplizierter Lappenplastik bei fragiler/sehr dünner Mukosa und sehr massiver Corticalisschicht
- erschwerten Zugangs wegen extremer Muskelverspannung/akuter Kiefergelenksbeschwerden bei eingeschränkter Mundöffnung
- besonders schwieriger Lappenbildung wegen fragiler Schleimhaut und/oder Schleimhautlazerationen und/oder schwieriger Schleimhautverhältnisse (z. B. Pergamentschleimhaut, vernarbte Schleimhaut)
- gewebeschonender Lappenbildungstechnik/atraumatisches Vorgehen mit besondere Schnitt- und Nahttechnik zur Erhaltung eines optimalen Ergebnisses für das Prothesenlager
- minimalinvasiven Eingriffs, substanzschonende Operationstechnik
- aufwendiger Mobilisation des Schleimhautlappens bis in den Wangen-/Gaumenbereich
- Gefährdung der Nachbarstrukturen (z. B. Blutgefäße) bei der Resektion
- aufwendiger Resektion mit eingeschränkter Sicht wegen erhöhter Blutungsneigung (hämorragischer Diathese) /anhaltender Blutungen durch Einnahme gerinnungshemmender Medikamente
- minimalinvasiver Behandlung wegen gefährdeter anatomischer Nachbarstrukturen (z. B. Nerven/Kieferhöhle/Wurzeln Nachbarzähne etc.)
- ausgedehnter Ödembildung/ Keloidbildung im Operationsgebiet
- motorischer Unruhe des Patienten, verbunden mit wiederholt erforderlicher Trockenlegung/Blutstillung und mehrfach notwendigen Behandlungspausen
- motorischer Instabilität der Zunge/Makroglossie, dadurch erschwerte Freistellung des Behandlungsfeldes
- erhöhten Würgereizes
- häufiger Behandlungsunterbrechungen wegen des reduzierten Allgemeinzustandes/verminderter Belastbarkeit/geschwächter Konstitution des Patienten oder schwieriger Kreislaufverhältnisse/Ohnmachtsneigung
- Einschränkung des Sichtbereiches, verursacht durch eingeschränkte Lagerfähigkeit des Patienten wegen Wirbelsäulenerkrankung/Muskelerkrankung/Herz-Kreislauferkrankung
- eingeschränkter Mundöffnung/erschwerter Mundzugang wegen Mundsperre/Kieferklemme/Adipositas/Herpes/Rhagaden etc.
- reflektorischer Übererregbarkeit z. B. starkem Husten-, Schluck-, oder/und Brechreizneigung mit häufigen Behandlungspausen
- starken Wangendrucks und/oder aktiver Zungenmuskulatur oder erhöhtem Muskeltonus/Wangentonus/Zungentonus und dadurch aufwendiger Freistellung des Behandlungsfeldes sowie notwendiger häufiger Behandlungspausen zur Entlastung/Entspannung der Muskulatur

3230

Begründungen

Überdurchschnittlicher Zeitaufwand aufgrund …	Überdurchschnittliche Schwierigkeiten aufgrund …	Besondere Umstände aufgrund …

- stark eingeschränkter Sicht durch andauernde Sickerblutung in Verbindung mit eingeschränkter Mundöffnung/mit starker Schwellung des Weichgewebes
- besonders aufwendiger primärer Wundversorgung zur Vermeidung von Wundheilungsstörungen infolge Allgemeinmedikation z. B. Bisphosphonattherapie, Diabetes
- sehr aufwendiger primärer Wundversorgung, bei starker Nachblutungsgefahr durch Einnahme gerinnungshemmender Medikamente
- mikrochirurgischer/besonders aufwendiger Nahttechnik
- umfangreicher Beseitigung der/des Schleimhautbandes während einer Behandlung unter Sedierung, erhöhter Aufwand durch eingeschränktes und erschwertes Offenhalten des Behandlungsfeldes
- entzündlich, chronisch veränderten Gebietes und dadurch erhöhte operativer Sensibilität
- erschwerter Einsicht in das Operationsgebiet wegen der ausgeprägten Entzündung und deshalb starker Blutungsneigung
- minimalinvasiver Behandlung wegen naheliegender Nervenaustrittstelle und Vermeidung von Gefäßschädigungen/zur Erhaltung der Schleimhautstrukturen
- aufwendiger Wundversorgung wegen Wunddehiszenzen bedingt durch umfangreicher Voroperationen
- erschwerter Durchführung wegen entzündlich verändertem Gebiet und dadurch erhöhter präoperativer Sensibilität
- eingeschränkter Mundöffnung wegen starker präoperativer Schwellung des Weichgewebes
- erschwerter Erreichbarkeit/Freistellung und Sicht des Behandlungsgebietes durch andauernde Blutung verbunden mit stark eingeschränkter Mundöffnung durch eine extrem geringe Schneidekantendifferenz von …. mm
- erschwerter Erreichbarkeit/Freistellung des Behandlungsgebietes wegen einer extrem eingeschränkten Mundöffnung bedingt durch eine Verletzung im Bereich des Mundwinkels/Verletzung an der Lippe

GOZ-Position 3240

Leistungsbeschreibung	Faktor
Vestibulumplastik oder Mundbodenplastik kleineren Umfangs, auch Gingivaextensionsplastik, je Kieferhälfte oder Frontzahnbereich, für einen Bereich bis zu zwei nebeneinander liegenden Zähnen, ggf. auch am zahnlosen Kieferabschnitt	1,0-fach: 30,93 € 2,3-fach: 71,15 € 2,8-fach: 86,61 € 3,1-fach: 95,89 € 3,5-fach: 108,27 €

Abrechnungsbestimmung

--

Anmerkung

- berechnungsfähig:
  - für eine partielle Vestibulumplastik kleineren Umfangs
  - für eine partielle Mundbodenplastik kleineren Umfangs
  - für eine Gingivaextensionsplastik
  - je Kieferhälfte oder Frontzahnbereich
  - für einen Bereich von bis zu zwei nebeneinander liegenden Zähnen
  - auch am zahnlosen Kieferabschnitt
  - ggf. Zuschläge: 0120 (Laser) und 0510 (500 bis 799 Punkte)
  - ggf. zzgl. Materialkosten z. B. Material zur Förderung der Blutgerinnung oder der Geweberegeneration (z. B. Membranen) oder zum Verschluss von oberflächlichen Blutungen bei hämorrhagischen Diathesen, atraumatisches Nahtmaterial usw.
  - ggf. zzgl. Gewinnung und Transplantation von Schleimhaut (GOZ-Nr. 4130)
  - auch neben Knochenresektion am Alveolarfortsatz (GOZ-Nr. 3230)
  - ggf. zzgl. Wundflächenentkeimung mittels Laser (§ 6 Abs. 1 GOZ)
  - ggf. zzgl. Anwendung von wachstumsfaktorenreichem Plasma zur Regeneration
  - auch neben implantologischen Maßnahmen (GOZ-Nrn. 9010 ff.)

- nicht berechenbar:
  - mehr als einmal je Kieferhälfte oder Frontzahnbereich
  - für die Beseitigung von Schleimhautbändern (GOZ-Nr. 3210)
  - für oder neben eine partielle Vestibulum- oder Mundbodenplastik größeren Umfangs (im selben Gebiet) (GOÄ-Nr. Ä2675)
  - für eine totale Mundboden- oder Vestibulumplastik (GOÄ-Nr. Ä2676)
  - für eine submuköse Vestibulumplastik (GOÄ-Nr. Ä2677)
  - neben Tuberplastik, einseitig (im selben OP-Gebiet) (GOZ-Nr. 3250)
  - neben Plastischer Verschluss einer eröffneten Kieferhöhle (im selben OP-Gebiet) (GOZ-Nr. 3090)

3240

! Anmerkung

BZÄK-Kommentar zu der GOZ-Nr. 3240 (Stand Januar 2021)

„Diese Nummer ist berechnungsfähig für eine lokal begrenzte Vestibulum-, Mundboden- oder Gingivaextensionsplastik. Die Berechnung erfolgt je Kieferhälfte oder Frontzahnbereich und wird jeweils nur für einen kleinen Bereich von bis zu zwei nebeneinanderliegenden Zähnen angewendet. Die Leistung kann auch in zahnlosen Kieferabschnitten erbracht werden. Die Beschränkung der Ausdehnung ist entsprechend des Leistungstextes anzuwenden.

Die Leistung kann sowohl der Verbesserung des Weichteillagers als eine präprothetische Maßnahme dienen als auch im Rahmen anderer chirurgischer, parodontalchirurgischer oder implantologischer Maßnahmen z. B. zur Verbreiterung der fixierten Gingiva erfolgen. Die Nummer ist nicht berechnungsfähig für die Beseitigung von Schleimhautbändern.

Die Vornahme einer Vestibulum-/Mundbodenplastik über einen Bereich von mehr als zwei nebeneinanderliegenden Zähnen oder mehreren getrennten Operationsgebieten in einer Kieferhälfte ist nach Nummer 2675 (GOÄ) zu berechnen. Die totale Vestibulum- / Mundbodenplastik ist unter Nummer 2676 (GOÄ), die submuköse Vestibulumplastik unter Nummer 2677 (GOÄ) verzeichnet. […]"

Begründungen

Überdurchschnittlicher Zeitaufwand aufgrund …	Überdurchschnittliche Schwierigkeiten aufgrund …	Besondere Umstände aufgrund …

- erschwerter Einsicht in das Operationsgebiet wegen erschwerter Isolation und Trockenlegung des Operationsgebietes bei vermehrter Nachblutung/arterieller Blutung/Knochenblutung/Salivation
- erschwerter Einsicht in das Operationsgebiet wegen der ausgeprägten Entzündung und Ödembildung
- starker Blutungsneigung eines erheblich vortraumatisierten Gewebes
- besonders schwieriger Lappenbildung wegen fragiler Schleimhaut und/oder Schleimhautlazerationen und/oder schwieriger Schleimhautverhältnisse (z. B. Pergamentschleimhaut, vernarbte Schleimhaut)
- gewebeschonender Lappenbildungstechnik/atraumatischen Vorgehens mit besondere Schnitt- und Nahttechnik zur Erhaltung eines optimalen Ergebnisses für das Prothesenlager/ästhetischen Ergebnisses
- umfangreicher Vestibulum- oder Mundbodenplastik oder Gingivaextensionsplastik während einer Behandlung unter Sedierung, erhöhter Aufwand durch eingeschränktes und erschwertes Offenhalten des Behandlungsfeldes

Begründungen

Überdurchschnittlicher Zeitaufwand aufgrund …	Überdurchschnittliche Schwierigkeiten aufgrund …	Besondere Umstände aufgrund …

- komplizierter Plastik wegen erschwerender anatomischer Besonderheiten im Operationsbereich
- komplizierter Lappenplastik bei fragiler/sehr dünner Mukosa und sehr massiver Corticalisschicht
- schwer zu erreichender Kieferregion
- Abwehrhaltung des Patienten
- Behandlung eines Risikopatienten
- besonderen Vorgehens bei Operationsgebiet in Gefäßnähe/Nervnähe zur Vermeidung einer Nerv- Gefäßschädigung
- besonderer Schutzmaßnahmen zur Vermeidung von Schädigung der hoch liegenden Gefäßbündel
- Operationsgebietes in Nervnähe z.B. Nervus mentalis, Nervus lingualis, Plexus dentalis superior usw.
- chronischer Entzündung
- Bildung eines besonders umfangreichen Lappens
- erschwerten Zugangs wegen extremer Muskelverspannung /akuter Kiefergelenksbeschwerden bei eingeschränkter Mundöffnung
- besonders schwierigen Fixierens des Lappens bei ungünstiger Perioststruktur
- besonders komplizierter Lappenbildung bei dünner/entzündlich veränderter/fragiler Schleimhaut
- schwieriger Mobilisierung des Schleimhautlappens bis in den Wangen-/Gaumenbereich der Gingivaextentionsplastik bei microchirurgischer Nahttechnik
- der indirekte Alveolarkammerhöhung, bei gefährdeten anatomischen Nachbarstrukturen
- erschwerter/sehr aufwendiger primären Wundversorgung, bei starker Nachblutungsgefahr durch Einnahme gerinnungshemmender Medikamente
- besonders umfangreicher Wundversorgung des Operationsgebietes zur Vermeidung von Keloidose
- besonderen Aufwands bei erschwerter Einsicht da OP-Bereich im schwer einsehbaren Gebiet (z. B. distalmolarer Bereich)
- Gefährdung der Nachbarstrukturen (z. B. Blutgefäße) benachbarte Parodontopathie bei der Plastik
- minimalinvasiver Behandlung wegen gefährdeter anatomischer Nachbarstrukturen (z. B. Nerven/Kieferhöhle/Wurzeln Nachbarzähne etc.)
- ausgedehnter Ödembildung/Keloidbildung im Operationsgebiet
- aufwendiger Operation mit eingeschränkter Sicht wegen erhöhter Blutungsneigung (hämorragischer Diathese)/anhaltender Blutungen durch Einnahme gerinnungshemmender Medikamente

3240

Begründungen

Überdurchschnittlicher Zeitaufwand aufgrund …	Überdurchschnittliche Schwierigkeiten aufgrund …	Besondere Umstände aufgrund …

- motorischer Unruhe des Patienten, verbunden mit wiederholt erforderlicher Trockenlegung/Blutstillung und mehrfach notwendigen Behandlungspausen
- erhöhtem Muskeltonus/Wangentonus/Zungentonus, dadurch erschwerte Freistellung des Behandlungsfeldes
- motorischer Instabilität der Zunge/Makroglossie, dadurch erschwerte Freistellung des Behandlungsfeldes
- erhöhten Würgereizes
- entzündlich, chronisch veränderten Gebietes und dadurch erhöhte operativer Sensibilität
- mikrochirurgischer/besonders aufwendiger Nahttechnik
- erschwerter Einsicht in das Operationsgebiet wegen der ausgeprägten Entzündung und deshalb starker Blutungsneigung
- minimalinvasiver Behandlung wegen naheliegender Nervenaustrittstelle und Vermeidung von Gefäßschädigungen
- häufiger Behandlungsunterbrechungen wegen des reduzierten Allgemeinzustandes/verminderter Belastbarkeit/geschwächter Konstitution des Patienten oder schwieriger Kreislaufverhältnisse - Ohnmachtsneigung
- Einschränkung des Sichtbereiches, verursacht durch eingeschränkte Lagerfähigkeit des Patienten wegen Wirbelsäulenerkrankung/Muskelerkrankung/Herz-Kreislauferkrankung
- eingeschränkter Mundöffnung/erschwerter Mundzugang wegen Mundsperre/Kieferklemme/Adipositas/Herpes/Rhagaden etc.
- reflektorischer Übererregbarkeit z. B. starkem Husten-, Schluck-, oder/und Brechreizneigung mit häufigen Behandlungspausen
- starken Wangendrucks und/oder aktiver Zungenmuskulatur oder erhöhtem Muskeltonus/Wangentonus/Zungentonus und dadurch aufwendiger Freistellung des Behandlungsfeldes sowie notwendiger häufiger Behandlungspausen zur Entlastung/Entspannung der Muskulatur
- stark eingeschränkter Sicht durch andauernde Sickerblutung in Verbindung mit eingeschränkter Mundöffnung/mit starker Aktivität des M. masseter
- eingeschränkter Mundöffnung wegen starker präoperativer Schwellung des Weichgewebes
- besonders aufwendiger primärer Wundversorgung zur Vermeidung von Wundheilungsstörungen infolge Allgemeinmedikation z.B. Bisphosphonattherapie, Diabetes
- aufwendiger Wundversorgung wegen Wunddehiszenzen bedingt durch umfangreicher Voroperationen
- erschwerter Vestibulum/Mundbodenplastik bei tief ansetzenden, einstrahlenden Bändern und/oder sehr flacher vestibulärer Lippen-/Umschlagsfalte

3240

Begründungen

Überdurchschnittlicher Zeitaufwand aufgrund …	Überdurchschnittliche Schwierigkeiten aufgrund …	Besondere Umstände aufgrund …

- erschwerter Erreichbarkeit/Freistellung und Sicht des Behandlungsgebietes durch andauernde Blutung verbunden mit stark eingeschränkter Mundöffnung durch eine extrem geringe Schneidekantendifferenz von …. mm
- erschwerter Erreichbarkeit/Freistellung des Behandlungsgebietes wegen einer extrem eingeschränkten Mundöffnung bedingt durch eine Verletzung im Bereich des Mundwinkels/Verletzung an der Lippe
- umfangreicher Plastik wegen Arrangement weiterer Weichgewebs- und/oder augmentativer Chirurgie

3250

GOZ-Position 3250

Leistungsbeschreibung	Faktor
Tuberplastik, einseitig	1,0-fach: 15,19 € 2,3-fach: 34,93 € 2,8-fach: 42,52 € 3,1-fach: 47,07 € 3,5-fach: 53,15 €

Abrechnungsbestimmung

--

Anmerkung

- berechnungsfähig:
  - für einseitige Tuberplastik
  - zur Reduktion übermäßig vorhandenen Gewebes (volumenvermindert)
  - z. B. zur Verbesserung des Weichteillagers als präprothetisch-chirurgische Maßnahme
  - je Tuber
  - für eine distale Keilexzision im Rahmen parodontal-chirurgischen Maßnahmen
  - ggf. Zuschlag 0500 (250 bis 499 Punkte)
  - ggf. zzgl. Materialkosten z. B. Material zur Förderung der Blutgerinnung oder der Geweberegeneration (z. B. Membranen) oder zum Verschluss von oberflächlichen Blutungen bei hämorrhagischen Diathesen, atraumatisches Nahtmaterial usw.
  - ggf. zzgl. Knochenresektion am Alveolarfortsatz (GOZ-Nr. 3230)
  - ggf. zusätzliche Schleimhauttransplantationen nach GOZ-Nr. 4130 oder GOÄ-Nr. Ä2386
  - ggf. zzgl. plastischer Deckung bei erforderlicher Periostschlitzung (GOZ-Nr. 3100)
  - ggf. zzgl. plastische Deckung bei zusätzlicher Lappenbildung (GOÄ-Nrn. 2381/2382)
  - auch neben implantologischen Maßnahmen (GOZ-Nrn. 9010 ff.)
  - ggf. zzgl. Wundflächenentkeimung mittels Laser § 6 Abs. 1 GOZ
  - ggf. zzgl. Anwendung von wachstumsfaktorenreichem Plasma zur Regeneration
- nicht berechenbar:
  - mehrfach in einer Kieferhälfte
  - für und neben eine Partielle Vestibulum-, Mundboden- oder große Tuberplastik (im selben OP-Gebiet) (GOÄ-Nr. Ä2675)

Anmerkung

- für eine schwierige Hautlappenplastik (GOÄ-Nr. Ä2382)
- nicht neben Plastischer Verschluss einer Kieferhöhle (im selben OP-Gebiet) (GOZ-Nr. 3090)
- nicht neben Plastische Deckung im Rahmen einer Wundversorgung einschließlich Periostschlitzung (im selben OP-Gebiet) (GOZ-Nr. 3100)
- nicht neben Vestibulum- oder Mundbodenplastik, kleineren Umfangs (im selben OP-Gebiet) (GOZ-Nr. 3240)

BZÄK-Kommentar zu der GOZ-Nr. 3250 (Stand Januar 2021)

„Diese Nummer ist berechnungsfähig für eine Tuberplastik zur Reduktion übermäßig vorhandenen Gewebes. Die Berechnung erfolgt je Kieferseite, also je Tuber.

Die Leistung kann sowohl der Verbesserung des Weichteillagers als eine präprothetische Maßnahme dienen als auch im Rahmen anderer chirurgischer, parodontalchirurgischer oder implantologischer Maßnahmen erfolgen.

Eine große Tuberplastik bei gleichzeitiger Modellation von Knochen ist nach Nummer 2675 (GOÄ) zu berechnen. […]"

Begründungen

Überdurchschnittlicher Zeitaufwand aufgrund …	Überdurchschnittliche Schwierigkeiten aufgrund …	Besondere Umstände aufgrund …

- erschwerter Einsicht in das Operationsgebiet wegen der ausgeprägten Entzündung und deshalb starker Blutungsneigung
- erschwerter Einsicht in das Operationsgebiet wegen erschwerter Isolation und Trockenlegung des Operationsgebietes bei vermehrter Nachblutung/arterieller Blutung/Knochenblutung/Salivation
- erschwerter Einsicht in das Operationsgebiet wegen der ausgeprägten Entzündung und Ödembildung
- starker Blutungsneigung eines erheblich vortraumatisierten Gewebes
- besonders schwieriger Lappenbildung wegen fragiler Schleimhaut und/oder Schleimhautlazerationen und/oder schwieriger Schleimhautverhältnisse (z. B. Pergamentschleimhaut, vernarbte Schleimhaut)
- gewebeschonender Lappenbildungstechnik/atraumatisches Vorgehen mit besondere Schnitt- und Nahttechnik zur Erhaltung eines optimalen Ergebnisses für das Prothesenlager/ästhetischen Ergebnisses
- umfangreicher Tuberplastik während einer Behandlung unter Sedierung, erhöhter Aufwand durch eingeschränktes und erschwertes Offenhalten des Behandlungsfeldes

3250

Begründungen

Überdurchschnittlicher Zeitaufwand aufgrund … | Überdurchschnittliche Schwierigkeiten aufgrund … | Besondere Umstände aufgrund …

- komplizierter Plastik wegen erschwerender anatomischer Besonderheiten im Tuberbereich
- besonderen Vorgehens bei Operationsgebiet in Gefäßnähe/Nervnähe zur Vermeidung einer Nerv-/Gefäßschädigung
- Operationsgebietes in Nervnähe z.B. Nervus mentalis, Nervus lingualis, Plexus dentalis superior usw.
- Operationsgebietes in Kieferhöhlennähe
- Bildung eines besonders umfangreichen Lappens
- komplizierter Tuberplastik bei fragiler/sehr dünner Mukosa und sehr massiver Corticalisschicht
- erschwerten Zugangs wegen extremer Muskelverspannung/akuter Kiefergelenksbeschwerden bei eingeschränkter Mundöffnung
- besonders schwierigen Fixierens des Lappens bei ungünstiger Perioststruktur (wenn nicht die GOÄ Nrn. 2381/2382 berechnet werden)
- besonders komplizierter Lappenbildung bei dünner/ entzündlich veränderter/ fragiler Schleimhaut
- schwieriger Mobilisierung des Schleimhautlappens bis in den Wangen-/Gaumenbereich der Tuberplastik bei mikrochirurgischer Nahttechnik
- erschwerter/sehr aufwendiger primären Wundversorgung, bei starker Nachblutungsgefahr durch Einnahme gerinnungshemmender Medikamente
- besonders umfangreicher Wundversorgung des Operationsgebietes zur Vermeidung von Keloidose
- besonderen Aufwands bei erschwerter Einsicht da OP-Bereich im schwer einsehbaren Gebiet (z. B. distalmolarer Bereich)
- Gefährdung der Nachbarstrukturen (z. B. Blutgefäße), benachbarte Parodontopathie bei der Plastik
- minimalinvasiver Behandlung wegen gefährdeter anatomischer Nachbarstrukturen (z. B. Nerven/Kieferhöhle/Wurzeln Nachbarzähne etc.)
- erschwerten Zugangs bei hochgradigen Kiefergelenksbeschwerden
- schwer zu erreichender Kieferregion
- stark aufgelockerter Knochenspongiosa
- zusätzlicher ossaler Operation
- mikrochirurgischer/besonders aufwendiger Nahttechnik
- ausgedehnter Ödembildung/Keloidbildung im Operationsgebiet
- aufwendiger Operation mit eingeschränkter Sicht wegen erhöhter Blutungsneigung (hämorragischer Diathese)/anhaltender Blutungen durch Einnahme gerinnungshemmender Medikamente
- motorischer Unruhe des Patienten, verbunden mit wiederholt erforderlicher Trockenlegung/Blutstillung und mehrfach notwendigen Behandlungspausen

Begründungen

Überdurchschnittlicher Zeitaufwand aufgrund …	Überdurchschnittliche Schwierigkeiten aufgrund …	Besondere Umstände aufgrund …

- erhöhtem Muskeltonus/Wangentonus/Zungentonus, dadurch erschwerte Freistellung des Behandlungsfeldes vestibulär am Tuber verbunden mit eingeschränkter Sicht
- motorischer Instabilität der Zunge/Makroglossie, dadurch erschwerte Freistellung des Behandlungsfeldes
- erhöhten Würgereizes
- entzündlich, chronisch verändertem Gebietes und dadurch erhöhte operativer Sensibilität
- erschwerter Einsicht in das Operationsgebiet wegen der ausgeprägten Entzündung und deshalb starker Blutungsneigung
- minimalinvasiver Behandlung wegen naheliegender Nervenaustrittstelle und Vermeidung von Gefäßschädigungen
- häufiger Behandlungsunterbrechungen wegen des reduzierten Allgemeinzustandes/ verminderter Belastbarkeit /geschwächter Konstitution des Patienten oder schwieriger Kreislaufverhältnisse - Ohnmachtsneigung
- gewebeschonender Lappenbildungstechnik/atraumatisches Vorgehen mit besondere Schnitt- und Nahttechnik zur Erhaltung eines optimalen ästhetischen Ergebnisses
- Einschränkung des Sichtbereiches, verursacht durch eingeschränkte Lagerfähigkeit des Patienten wegen Wirbelsäulenerkrankung/Muskelerkrankung/Herz-Kreislauferkrankung
- eingeschränkter Mundöffnung/erschwerter Mundzugang wegen Mundsperre/Kieferklemme/Adipositas/Herpes/Rhagaden etc.
- reflektorischer Übererregbarkeit z. B. starkem Husten-, Schluck-, oder/und Brechreizneigung mit häufigen Behandlungspausen
- starken Wangendrucks und/oder aktiver Zungenmuskulatur oder erhöhtem Muskeltonus/Wangentonus/Zungentonus und dadurch aufwendiger Freistellung des Behandlungsfeldes sowie notwendiger häufiger Behandlungspausen zur Entlastung/ Entspannung der Muskulatur
- stark eingeschränkter Sicht durch andauernde Sickerblutung in Verbindung mit eingeschränkter Mundöffnung/mit starker Aktivität des M. masseter
- eingeschränkter Mundöffnung wegen starker präoperativer Schwellung des Weichgewebes
- besonders aufwendiger primärer Wundversorgung zur Vermeidung von Wundheilungsstörungen infolge Allgemeinmedikation z.B. Bisphosphonattherapie, Diabetes
- aufwendiger Wundversorgung wegen Wunddehiszenzen bedingt durch umfangreicher Voroperationen

3250

Begründungen

Überdurchschnittlicher Zeitaufwand aufgrund …	Überdurchschnittliche Schwierigkeiten aufgrund …	Besondere Umstände aufgrund …

- erschwerter Plastik bei tief ansetzenden, einstrahlenden Bändern und/oder sehr flacher vestibulärer Lippen-/Umschlagsfalte
- erschwerter Erreichbarkeit/Freistellung des Behandlungsgebietes wegen einer extrem eingeschränkten Mundöffnung bedingt durch eine Verletzung im Bereich des Mundwinkels/Verletzung an der Lippe
- aufwendiger Plastik mit zusätzlicher Verwendung von Lasertechnik
- umfangreicher Plastik wegen Arrangement weiterer Weichgewebs- und/oder augmentativer Chirurgie
- erschwerender Sulkusplastik am Tuber wegen besonders ungünstige Schleimhautverhältnisse

GOZ-Position 3260

Leistungsbeschreibung	Faktor
Freilegen eines retinierten oder verlagerten Zahnes zur orthopädischen Einstellung	1,0-fach: 30,93 € 2,3-fach: 71,15 € 2,8-fach: 86,61 € 3,1-fach: 95,89 € 3,5-fach: 108,27 €

Abrechnungsbestimmung

--

! Anmerkung

- berechnungsfähig:
  - für das Freilegen eines retinierten/verlagerten Zahnes zur orthopädischen Einstellung
  - je Zahn
  - ggf. zzgl. Materialkosten z. B. Material zur Förderung der Blutgerinnung oder der Geweberegeneration (z. B. Membranen) oder zum Verschluss von oberflächlichen Blutungen bei hämorrhagischen Diathesen, atraumatisches Nahtmaterial usw.
  - ggf. Zuschlag 0510 (500 bis 799 Punkte
  - ggf. zzgl. KFO-Leistungen z. B. Brackets (GOZ-Nrn. 6100/2197)
  - ggf. zzgl. Anlegen von Drahtligaturen, Drahthäkchen oder dergleichen (GOÄ-Nr. Ä2697)
  - ggf. zzgl. Wundflächenentkeimung mittels Laser (§ 6 Abs. 1 GOZ)
  - ggf. zzgl. Anwendung von wachstumsfaktorenreichem Plasma zur Regeneration
- nicht berechnungsfähig:
  - für die Freilegung eines Implantats (GOZ-Nr. 9040)
  - für die Entfernung eines retinierten oder impaktierten oder verlagerten Zahnes (GOZ-Nr. 3040)

BZÄK-Kommentar zu der GOZ-Nr. 3260 (Stand Januar 2021)

„Diese Nummer ist berechnungsfähig für die chirurgische Freilegung eines retinierten oder verlagerten Zahnes, bei dem eine kieferorthopädische Einstellung geplant ist.

Werden im Zusammenhang mit dieser Leistung Drahtligaturen, Drahthäkchen oder dergleichen angelegt, ist zusätzlich die Nummer 2697 (GOÄ) berechnungsfähig. Zur Vorbereitung der Mobilisierung des freigelegten Zahnes können weitere Leistungen nach der Nummer 6120 (Band) und nach Nummer 6100 (Bracket) anfallen. […]„

3260

Begründungen

Überdurchschnittlicher Zeitaufwand aufgrund …	Überdurchschnittliche Schwierigkeiten aufgrund …	Besondere Umstände aufgrund …

- Eingriff unter akuten entzündlich veränderten Prozess/akuter Schmerzzustand
- erschwerte Durchführung wegen entzündlich verändertem Gebiet und dadurch erhöhter präoperativer Sensibilität
- besonders schwieriger Lappentechnik wegen hoch ansetzender Bänder/Lippenbändchen / sehr flacher vestibulärer Lippen-/Umschlagsfalte
- komplizierter Lappenplastik bei fragiler/ sehr dünner Mukosa und sehr massiver Corticalisschicht
- extrem dichter und fester Knochenkompakta
- schwacher und sehr dünner Knochenkompakta.
- extremer Abwehrhaltung des Patienten
- aufwendiger Entfernung von Weichgewebe
- dünner Schleimhaut
- fragiler Knochenverhältnisse
- Gefährdung der Nachbarzähne
- wiederholter Blutstillung
- tief retiniertem Zahn zum Zeitpunkt der Freilegung
- fehlender Compliance des Kindes
- ausgeprägter Behandlungsresistenz des Patienten
- mikrochirurgischer/ besonders aufwendiger Nahttechnik
- motorischer Instabilität der Zunge/Makroglossie, dadurch erschwerter Freistellung des Behandlungsfeldes
- erschwerter Freilegung wegen umfangreicher Knochenabtragung
- besonders umfangreicher Wundversorgung des Freilegungsbereiches zur Vermeidung von Keloidose
- minimalinvasiver, atraumatischer Eingriff zur Vermeidung von Keloidose
- häufiger Behandlungsunterbrechungen wegen des reduzierten Allgemeinzustandes und verminderter Belastbarkeit oder schwieriger Kreislaufverhältnisse - Ohnmachtsneigung
- gewebeschonender Lappenbildungstechnik/atraumatisches Vorgehen mit besondere Schnitt- und Nahttechnik zur Erhaltung eines optimalen ästhetischen Ergebnisses
- besonders schwieriger Lappenbildung wegen fragiler Schleimhaut und /oder Schleimhautlazerationen
- besonders schonender Freilegung des Zahnes zur Vermeidung einer Knochenschädigung wegen rarefizierter, weicher Spongiosa
- zusätzlichen klinischem Aufwands bei besonders umfangreicher Knochenabtragung von extrem harten/kompakten Knochen, erforderlich wegen der ankylotischer Verbindungen vom Zahn- bzw. Knochenverwachsung

Begründungen

Überdurchschnittlicher Zeitaufwand aufgrund …	Überdurchschnittliche Schwierigkeiten aufgrund …	Besondere Umstände aufgrund …

- Einschränkung des Sichtbereiches, verursacht durch eingeschränkte Lagerfähigkeit des Patienten wegen Wirbelsäulenerkrankung/Muskelerkrankung/Herz-Kreislauferkrankung
- eingeschränkter Mundöffnung/erschwerter Mundzugang wegen Mundsperre/Kieferklemme/Adipositas/Herpes/Rhagaden etc.
- reflektorischer Übererregbarkeit z. B. starkem Husten-, Schluck-, oder/und Brechreizneigung mit häufigen Behandlungspausen
- motorischer Unruhe des Patienten, verbunden mit mehrfach notwendigen Behandlungspausen
- starken Wangendrucks und/oder aktiver Zungenmuskulatur oder erhöhtem Muskeltonus/Wangentonus/Zungentonus und dadurch aufwendiger Freistellung des Behandlungsfeldes sowie notwendiger häufiger Behandlungspausen zur Entlastung/Entspannung der Muskulatur
- stark eingeschränkter Sicht durch andauernde Sickerblutung/Knochenblutung in Verbindung mit starker Zungenmotorik/mit eingeschränkter Mundöffnung/mit starker Aktivität des M. masseter
- eingeschränkter Mundöffnung wegen starker präoperativer Schwellung des Weichgewebes
- chronisch entzündlich veränderten Gebietes und dadurch erhöhter operativer Sensibilität
- minimalinvasiver/atraumatischen Freilegung wegen naheliegender Nervenaustrittstelle/zur Erhaltung der Schleimhautstrukturen
- minimalinvasiver Operation wegen gefährdeter anatomischer Nachbarstrukturen (z. B. Nerven/Kieferhöhle/Wurzeln Nachbarzähne etc.)
- aufwendiger Freilegung wegen schwieriger anatomischer Situation bei Gefährdung des Nachbarzahnes….
- besonders aufwendiger primärer Wundversorgung zur Vermeidung von Wundheilungsstörungen/ Kiefernekrosen infolge Allgemeinmedikation z. B. Bisphosphonattherapie, Diabetes
- aufwendiger Operation mit eingeschränkter Sicht wegen erhöhter Blutungsneigung (hämorragischer Diathese)/anhaltender Blutungen durch Einnahme gerinnungshemmender Medikamente
- aufwendiger Nahttechnik wegen Wunddehiszenzen bedingt durch umfangreicher Voroperatione
- erhöhter Blutungsneigung und erschwerte primären Wundversorgung, bei starker Nachblutungsgefahr durch Einnahme gerinnungshemmender Medikamente
- erschwerter Nahtversorgung wegen ungünstiger Schleimhautverhältnisse/wegen fragiler Schleimhaut und/oder Schleimhautlazerationen

3260

Begründungen

Überdurchschnittlicher Zeitaufwand aufgrund …	Überdurchschnittliche Schwierigkeiten aufgrund …	Besondere Umstände aufgrund …

- erschwerter primärer Wundversorgung im Rahmen des chirurgischen Eingriffs bei anhaltender Sickerblutung/Knochenblutung wegen der Einnahme von Antikoagulanzien
- erschwerter Erreichbarkeit/Freistellung des Behandlungsgebietes wegen einer extrem eingeschränkten Mundöffnung bedingt durch eine Verletzung im Bereich des Mundwinkels/Verletzung an der Lippe
- umfangreicher Freilegung während einer Behandlung unter Sedierung, erhöhter Aufwand durch eingeschränktes und erschwertes Offenhalten des Behandlungsfeldes
- außergewöhnlich erschwerter und zeitaufwendiger Trockenlegung des Behandlungsfeldes durch extreme Salivation/ Hypersalivation
- minimalinvasiver/atraumatischer Freilegung wegen naheliegender Nervenaustrittstelle/Zahnwurzeln und Vermeidung von Gefäßschädigungen/zur Erhaltung der Schleimhautstrukturen

GOZ-Position 3270

Leistungsbeschreibung	Faktor
Germektomie	1,0-fach: 33,18 € 2,3-fach: 76,32 € 2,8-fach: 92,91 € 3,1-fach: 102,87 € 3,5-fach: 116,14 €

Abrechnungsbestimmung

--

Anmerkung

- berechnungsfähig:
  - für eine operative Entfernung eines Zahnkeims (Germektomie)
  - je Zahnkeim
  - auch für die Entfernung eines Odontoms
  - ggf. zzgl. Materialkosten z. B. Material zur Förderung der Blutgerinnung oder der Geweberegeneration (z. B. Membranen) oder zum Verschluss von oberflächlichen Blutungen bei hämorrhagischen Diathesen, atraumatisches Nahtmaterial usw.
  - ggf. Zuschlag 0510 (500 bis 799 Punkte)
  - ggf. zzgl. Zystektomie nach GOZ-Nr. 3190
  - ggf. zzgl. für Entfernung einer ausgedehnten Kieferzyste nach GOÄ-Nr. Ä2656 (Zystektomie) oder GOÄ-Nr. Ä2658 (Zystostomie)
  - ggf. zzgl. plastischer Deckung bei erforderlicher Periostschlitzung (GOZ-Nr. 3100)
  - ggf. zzgl. zusätzlicher Lappenbildung (GOÄ Nrn. 2381/2382)
  - ggf. zzgl. Auffüllen des Knochendefektes mit Knochenersatzmaterial (§ 6 Abs. 1 GOZ)
  - ggf. zzgl. Wundflächenentkeimung mittels Laser (§ 6 Abs. 1 GOZ)
  - ggf. zzgl. Anwendung von wachstumsfaktorenreichem Plasma zur Regeneration
- nicht berechnungsfähig:
  - für das Entfernen eines retinierten, impaktierten oder verlagerten Zahnes mit weitgehend abgeschlossenem Wurzelwachstum durch Osteotomie (GOZ-Nr. 3040)
  - für das Entfernen eines extrem verlagerten/extrem retinierten Zahnes mit weitgehend abgeschlossenem Wurzelwachstum durch umfangreiche Osteotomie (GOZ-Nr. 3045)

3270

Anmerkung

- neben einer Zystektomie als selbstständige Leistung (GOZ-Nr. 3200)
- neben einer Operation einer ausgedehnten Kieferzyste – über mehr als drei Zähne oder vergleichbarer Größe im unbezahnten Bereich – durch Zystektomie (GOÄ-Nr. Ä2655)

BZÄK-Kommentar zu der GOZ-Nr. 3270 (Stand Januar 2021)

„Diese Nummer ist berechnungsfähig für die operative Entfernung eines Zahnkeims ohne ausgebildete Wurzel einschließlich der primären Wundversorgung.

Die Entfernung eines retinierten, impaktierten oder verlagerten Zahnes mit weitgehend abgeschlossenem Wurzelwachstum erfüllt den Leistungsinhalt der Nummer 3040. Die Entfernung eines extrem retinierten und/oder extrem verlagerten Zahnes mit weitgehend abgeschlossenem Wurzelwachstum wird nach der Nummer 3045 berechnet.

Das Entfernen einer Zyste in Verbindung mit der Germektomie ist gesondert berechnungsfähig. […]"

Begründungen

Überdurchschnittlicher Zeitaufwand aufgrund …	Überdurchschnittliche Schwierigkeiten aufgrund …	Besondere Umstände aufgrund …

- erschwerter Germektomie bei Fraktur-/Bruchgefahr
- erschwerter Einsicht in das Operationsgebiet wegen der ausgeprägten Entzündung und deshalb starker Blutungsneigung
- Operation im akut entzündeten Gebiet
- erschwerter Einsicht in das OP-Gebiet wegen ausgedehnter Ödembildung
- Operationsgebietes in Nasennebenhöhlennähe mit besonderen Schutzmaßnahmen wegen Gefahr der Eröffnung
- aufwendiger Germektomie wegen schwieriger anatomischer Situation bei Gefährdung des Nachbarzahnes….
- Eingriff unter akuten entzündlich veränderten Prozess/akuter Schmerzzustand
- Operationsgebietes in Gefäßnähe
- vorsichtigen Vorgehens zur Vermeidung einer Nervschädigung
- OP-Gebiet in Nervnähe z.B. Nervus mentalis, Nervus lingualis, Plexus dentalis superior usw.
- Operationsgebietes in Kieferhöhlennähe
- ankylotischer Verbindung zwischen Knochen und Zahnkeim
- extrem starker Knochenkompakta
- schwacher und sehr dünner Knochenkompakta

Begründungen

Überdurchschnittlicher Zeitaufwand aufgrund …	Überdurchschnittliche Schwierigkeiten aufgrund …	Besondere Umstände aufgrund …

- schwer zu erreichender Kieferregion
- extrem zeitaufwendigen Vorgehens bei minimalinvasiver Germektomie wegen extrem dünner Kieferhöhlenknochenbedeckung/Knochenwand zum Erhalt der Knochenlamellen
- besonderer Maßnahmen zur Vermeidung von Schädigungen der Kieferhöhle bei extrem dichter anatomischer Lagebeziehung
- besonders schwieriger Lappenbildung wegen dünner/entzündlich veränderter/fragiler Schleimhaut und/oder Schleimhautlazerationen
- erhöhter Blutungsneigung und erschwerter primären Wundversorgung, bei starker Nachblutungsgefahr durch Einnahme gerinnungshemmender Medikamente
- eines erheblich vortraumatisierten Gewebes
- stark aufgelockerter Knochenspongiosa
- besonders schonender Entfernung des Zahnkeimes zur Vermeidung einer Knochenschädigung wegen rarefizierter, weicher Spongiosa
- anatomischer Besonderheiten im Tuberbereich
- besonders schwieriger Entfernung eines Zahnfolikels
- erschwerter Einsicht in das Operationsgebiet wegen erschwerter Isolation und Trockenlegung des Operationsgebietes bei vermehrter Nachblutung/arterieller Blutung/Knochenblutung/Salivation
- gewebeschonender Lappenbildungstechnik/atraumatisches Vorgehen mit besondere Schnitt- und Nahttechnik zur Erhaltung eines optimalen ästhetischen Ergebnisses
- erschwerter Nahtversorgung wegen ungünstiger Schleimhautverhältnisse/wegen fragiler Schleimhaut und/oder Schleimhautlazerationen
- besonders umfangreicher Wundversorgung des Operationsgebietes zur Vermeidung von Keloidose
- besonderen Aufwands bei erschwerter Einsicht da OP-Bereich im schwer einsehbaren Gebiet (z. B. distalmolarer Bereich)
- Gefährdung der anatomischen Nachbarstrukturen (z. B. Blutgefäße) bei der Germektomie
- extrem schwieriger Lagebezeichnung des Zahnes zu den anatomischen Nachbarstrukturen und deren möglicher Gefährdung (Nachbarzähne, Kieferhöhle, Nerven, Gefäße oder Weichteile)
- ausgedehnter Ödembildung/Keloidbildung im Operationsgebiet
- aufwendiger Operation mit eingeschränkter Sicht wegen erhöhter Blutungsneigung (hämorragischer Diathese)/anhaltender Blutungen durch Einnahme gerinnungshemmender Medikamente
- motorischer Unruhe des Patienten, verbunden mit wiederholt erforderlicher Trockenlegung/Blutstillung und mehrfach notwendigen Behandlungspausen

3270

Begründungen

Überdurchschnittlicher Zeitaufwand aufgrund …	Überdurchschnittliche Schwierigkeiten aufgrund …	Besondere Umstände aufgrund …

- erhöhtem Muskeltonus/Wangentonus/Zungentonus, dadurch erschwerte Freistellung des Behandlungsfeldes
- motorischer Instabilität der Zunge/Makroglossie, dadurch erschwerte Freistellung des Behandlungsfeldes
- erhöhten Würgereizes
- entzündlich, chronisch veränderten Gebietes und dadurch erhöhte operativer Sensibilität
- mikrochirurgischer Nahttechnik
- erschwerter Einsicht in das Operationsgebiet wegen der ausgeprägten Entzündung und deshalb starker Blutungsneigung/erhöhter intraoperativer Blutung
- minimalinvasiver/atraumatische Germektomie wegen naheliegender Nervenaustrittstelle und Vermeidung von Gefäßschädigungen
- häufiger Behandlungsunterbrechungen wegen des reduzierten Allgemeinzustandes/verminderter Belastbarkeit oder schwieriger Kreislaufverhältnisse – Ohnmachtsneigung
- Einschränkung des Sichtbereiches, verursacht durch eingeschränkte Lagerfähigkeit des Patienten wegen Wirbelsäulenerkrankung/Muskelerkrankung/Herz-Kreislauferkrankung
- eingeschränkter Mundöffnung/erschwerter Mundzugang wegen Mundsperre/Kieferklemme/Adipositas/Herpes/Rhagaden etc.
- reflektorischer Übererregbarkeit z. B. starkem Husten-, Schluck-, oder/und Brechreizneigung mit häufigen Behandlungspausen
- starken Wangendrucks und/oder aktiver Zungenmuskulatur oder erhöhtem Muskeltonus/Wangentonus/Zungentonus und dadurch aufwendiger Freistellung des Behandlungsfeldes sowie notwendiger häufiger Behandlungspausen zur Entlastung/Entspannung der Muskulatur
- stark eingeschränkter Sicht durch andauernde Sickerblutung in Verbindung mit eingeschränkter Mundöffnung/mit starker Aktivität des M. masseter
- eingeschränkter Mundöffnung wegen starker präoperativer Schwellung des Weichgewebes
- besonders aufwendiger primärer Wundversorgung zur Vermeidung von Wundheilungsstörungen infolge Allgemeinmedikation z. B. Bisphosphonattherapie, Diabetes
- zusätzlichen klinischem Aufwands bei besonders umfangreicher Knochenabtragung von extrem harten / kompakten Knochen, erforderlich wegen der ankylotischer Verbindungen vom Zahn- bzw. Knochenverwachsung
- eingeschränkter Mundöffnung wegen starker präoperativer Schwellung des Weichgewebes

Begründungen

Überdurchschnittlicher Zeitaufwand aufgrund …	Überdurchschnittliche Schwierigkeiten aufgrund …	Besondere Umstände aufgrund …

- erschwerter primärer Wundversorgung im Rahmen des chirurgischen Eingriffs bei anhaltender Sickerblutung/Knochenblutung wegen der Einnahme von Antikoagulanzien
- erschwerter Erreichbarkeit/Freistellung des Behandlungsgebietes wegen einer extrem eingeschränkten Mundöffnung bedingt durch eine Verletzung im Bereich des Mundwinkels/Verletzung an der Lippe
- umfangreicher Germektomie während einer Behandlung unter Sedierung, erhöhter Aufwand durch eingeschränktes und erschwertes Offenhalten des Behandlungsfeldes
- instrumentell aufwendiger Germektomie mit zusätzlicher Verwendung von Laser
- aufwendiger Entfernung wegen intraossärer Trennung vom Zahnkeim in mehrere Teilstücke/Segmente

3280

GOZ-Position 3280

Leistungsbeschreibung	Faktor
Lösen, Verlegen und Fixieren des Lippenbändchens und Durchtrennen des Septums bei echtem Diastema	1,0-fach: 15,19 € 2,3-fach: 34,93 € 2,8-fach: 42,52 € 3,1-fach: 47,07 € 3,5-fach: 53,15 €

Abrechnungsbestimmung

--

! Anmerkung

- berechnungsfähig:
  - für das Lösen, Verlegen und Fixieren des Lippenbändchens und Durchtrennen des Septums
  - nur bei echtem Diastema mediale
  - ggf. zzgl. Materialkosten z. B. Material zur Förderung der Blutgerinnung oder der Geweberegeneration (z. B. Membranen) oder zum Verschluss von oberflächlichen Blutungen bei hämorrhagischen Diathesen, atraumatisches Nahtmaterial usw.
  - ggf. Zuschlag 0500 (250 bis 499 Punkte)
  - ggf. zzgl. Wundflächenentkeimung mittels Laser (§ 6 Abs. 1 GOZ)
  - ggf. zzgl. Anwendung von wachstumsfaktorenreichem Plasma zur Regeneration
- nicht berechnungsfähig:
  - ohne echtes Diastema mediale (GOZ-Nr. 3210)
  - für die Beseitigung störender Schleimhautbänder (GOZ-Nr. 3210)
  - für eine Frenektomie (GOZ-Nr. 3210)
  - für alleiniges Korrigieren oder Entfernen/Durchtrennen des Lippenbändchens (GOZ-Nr. 3210)

BZÄK-Kommentar zu der GOZ-Nr. 3280 (Stand Januar 2021)

„Diese Nummer ist berechnungsfähig für die Operation eines echten Diastemas einschließlich einer lokalen Weichgewebsplastik und der primären Wundversorgung. Leistungsinhalt dieser Nummer ist neben dem Lösen und Verlegen des Lippenbändchens auch das Durchtrennen und ggf. Entfernen des bindegewebigen Septums.

Die Entfernung störender Schleimhautbänder oder das einfache Durchtrennen des Lippenbändchens wird hingegen nach der Nummer 3210 berechnet."

Begründungen

Überdurchschnittlicher Zeitaufwand aufgrund …	Überdurchschnittliche Schwierigkeiten aufgrund …	Besondere Umstände aufgrund …

- erschwerter Einsicht in das Operationsgebiet wegen der ausgeprägten Entzündung und deshalb starker Blutungsneigung
- zeitaufwendigen Vorgehens beim Eingriff im akut entzündlichen/entzündlich veränderten Gebiet
- dünner/entzündlich veränderter/fragiler Schleimhaut
- starker Blutungsneigung eines erheblich vortraumatisierten Gewebes
- zusätzlicher ossaler Operation
- erschwerter Isolation und Trockenlegung des Operationsgebietes bei anhaltender Blutung und wiederholter Blutstillung durch ausgeprägter Ödembildung
- sehr flacher vestibulärer Umschlagsfalte
- des sehr tief inserierenden Lippenbändchens
- vernarbter Schleimhaut
- besonderer plastischer Schnittführung
- starker Abwehrhaltung des Patienten
- häufiger Behandlungsunterbrechungen wegen des reduzierten Allgemeinzustandes/verminderter Belastbarkeit
- Behandlung eines Risikopatienten bei stark beeinträchtigender Allgemeinerkrankung
- motorischer Unruhe des Patienten, verbunden mit wiederholt erforderlicher Trockenlegung/Blutstillung und mehrfach notwendigen Behandlungspausen
- besonders schwieriger Lappenbildung wegen fragiler Schleimhaut und/oder Schleimhautlazerationen und/oder schwieriger Schleimhautverhältnisse (z. B. Pergamentschleimhaut, vernarbte Schleimhaut)
- gewebeschonender Lappenbildungstechnik/atraumatisches Vorgehen mit besondere Schnitt- und Nahttechnik zur Erhaltung eines optimalen ästhetischen Ergebnisses
- Einschränkung des Sichtbereiches, verursacht durch eingeschränkte Lagerfähigkeit des Patienten wegen Wirbelsäulenerkrankung/Muskelerkrankung/Herz-Kreislauferkrankung
- eingeschränkter Mundöffnung/erschwerter Mundzugang wegen Mundsperre/Kieferklemme/Adipositas/Herpes/Rhagaden etc.
- reflektorischer Übererregbarkeit z. B. starkem Husten-, Schluck-, oder/und Brechreizneigung mit häufigen Behandlungspausen
- stark eingeschränkter Sicht durch andauernde Sickerblutung in Verbindung mit starker Schwellung des Weichgewebes
- besonders aufwendiger primärer Wundversorgung zur Vermeidung von Wundheilungsstörungen infolge Allgemeinmedikation z.B. Bisphosphonattherapie, Diabetes

3280

Begründungen

Überdurchschnittlicher Zeitaufwand aufgrund …	Überdurchschnittliche Schwierigkeiten aufgrund …	Besondere Umstände aufgrund …

- erschwerter Durchführung wegen entzündlich veränderten Gebiet und dadurch erhöhter operativer Sensibilität
- minimalinvasiver/atraumatischen Lippenbandplastik wegen der Gefährdung anatomischer Nachbarstrukturen/Erhaltung der Schleimhautstrukturen/Erhaltung der Papille durch spezielle Schnittführungstechnik (z. B. Modified Papilla Preservation)
- aufwendiger Operation mit eingeschränkter Sicht wegen erhöhter Blutungsneigung (hämorragischer Diathese)/anhaltender Blutungen durch Einnahme gerinnungshemmender Medikamente
- aufwendiger Nahttechnik wegen Wunddehiszenzen/ starker Vernarbungen bedingt durch umfangreicher Voroperationen
- mikrochirurgischer/besonders aufwendiger Nahttechnik
- aufwendiger und/oder umfangreicher Entfernung von fest verwachsenen bindegewebigen Septums erschwerte Lippenbandplastik bei tief ansetzender, einstrahlender Bänder und/oder sehr flacher vestibulärer Lippen- / Umschlagsfalte
- komplizierter Lappenplastik bei fragiler/sehr dünner Mukosa und sehr massiver Corticalisschicht
- erschwerter Wundversorgung wegen ungünstiger Schleimhautverhältnisse / fragiler Schleimhaut und /oder Schleimhautlazerationen
- erschwerter Einsicht in das Operationsgebiet wegen erschwerter Isolation und Trockenlegung des Operationsgebietes bei vermehrter Nachblutung/ arterieller Blutung/ Knochenblutung/ Salivation
- sehr aufwendiger primären Wundversorgung, bei starker Nachblutungsgefahr durch Einnahme gerinnungshemmender Medikamente
- erschwerter Erreichbarkeit/Freistellung des Behandlungsgebietes wegen einer extrem eingeschränkten Mundöffnung bedingt durch eine Verletzung im Bereich des Mundwinkels/Verletzung an der Lippe
- umfangreicher Beseitigung der/des Schleimhautbandes während einer Behandlung unter Sedierung, erhöhter Aufwand durch eingeschränktes und erschwertes Offenhalten des Behandlungsfeldes
- instrumentell aufwendiger Lösung des Lippenbändchens mit zusätzlicher Verwendung von Laser

GOZ-Position 3290

Leistungsbeschreibung	Faktor
Kontrolle nach chirurgischem Eingriff, als selbständige Leistung, je Kieferhälfte oder Frontzahnbereich	1,0-fach: 3,09 € 2,3-fach: 7,11 € 2,8-fach: 8,66 € 3,1-fach: 9,59 € 3,5-fach: 10,83 €

Abrechnungsbestimmung

--

! Anmerkung

- berechnungsfähig:
  - für eine Kontrolle/Sichtkontrolle nach einem chirurgischen Eingriff
  - als selbstständige Leistung
  - für eine Kontrolle nach Exzision (GOZ-Nr. 3070, 3080)
  - für eine Kontrolle nach Erst-/Versorgung einer Wunde (GOÄ-Nrn. Ä2000 ff.)
  - je Wunde
  - je Kieferhälfte oder Frontzahnbereich
  - ggf. zzgl. Nachbehandlungsmaßnahme nach der GOZ-Nr. 3300 (auch im demselben OP-Gebiet)
  - ggf. zzgl. chirurgische Wundrevision nach der GOZ-Nr. 3310 (auch im demselben OP-Gebiet)
  - ggf. zzgl. Stillen einer übermäßigen Blutung nach der GOZ Nr. 3050 (auch im selben OP- Gebiet)
- nicht berechenbar:
  - mehr als einmal je Kieferhälfte oder Frontzahnbereich
  - neben GOZ-Nr. 4025 – Subgingivale medikamentöse antibakterielle Lokalapplikation (in demselben OP-Gebiet)
  - neben GOZ-Nr. 4150 – PAR-Nachbehandlung (in demselben OP-Gebiet)
  - neben GOÄ-Nr. Ä5 – für eine Verlaufskontrolle (in demselben OP-Gebiet)

BZÄK-Kommentar zu der GOZ-Nr. 3290 (Stand Januar 2021)

„Diese Nummer ist berechnungsfähig für die Kontrolle nach einem chirurgischen Eingriff, ggf. auch im Sinne einer Sichtkontrolle, ohne Durchführen von Behandlungsmaßnahmen. Das Ergebnis der Kontrolle ist Grundlage für die nachfolgende Therapie.

3290

Anmerkung

Die Berechnung erfolgt je Wunde, jedoch nur einmal je Kieferhälfte oder Frontzahnbereich.

Die Vornahme von Nachbehandlungsmaßnahmen auch an der gleichen Wunde erfüllt den Leistungsinhalt der Nummer 3300 und ist zusätzlich ggf. auch in derselben Kieferhälfte / Frontzahngebiet berechnungsfähig. Die Vornahme von chirurgischen Wundrevisionen auch an der gleichen Wunde ist unter der Nummer 3310 verzeichnet und ist zusätzlich ggf. auch in derselben Kieferhälfte / Frontzahngebiet berechnungsfähig.

Die Nummer ist nicht berechnungsfähig für Kontrollen nach parodontalchirurgischen Maßnahmen, aber ggf. neben diesen."

Begründungen

Überdurchschnittlicher Zeitaufwand aufgrund …	Überdurchschnittliche Schwierigkeiten aufgrund …	Besondere Umstände aufgrund …

- eingeschränkter Mundöffnung wegen starker Schwellung des Weichgewebes
- eingeschränkter Nasenatmung
- schwieriger Kommunikation bei einer Notfallbehandlung
- fehlender Compliance eines Kindes
- ausgeprägter Ödembildung im Operationsgebiet
- postoperativer Sensibilität
- erschwerten Zugangs wegen starker Schwellung des umliegenden Weichgewebes
- sehr umfangreichen Operationsgebietes, da sehr ausgedehnte Schnittführung
- mehrerer Wundgebiete je Kieferhälfte oder Frontzahngebiet
- eingeschränkter Mundöffnung/erschwerter Mundzugang wegen Mundsperre/Kieferklemme/Adipositas/Herpes/Rhagaden etc.
- häufiger Behandlungsunterbrechungen wegen des reduzierten Allgemeinzustandes/verminderter Belastbarkeit
- Einschränkung des Sichtbereiches, verursacht durch eingeschränkte Lagerfähigkeit des Patienten wegen Wirbelsäulenerkrankung/Muskelerkrankung/Herz-Kreislauferkrankung
- intensiver/ausführlicher Besprechung der weiteren Wundbetreuung/Heilungsverlauf
- erschwerter Einsicht in das Wundgebiet wegen der ausgeprägten Entzündung und deshalb starker Blutungsneigung
- besonders vorsichtigen Vorgehens bei der Kontrolle im akut entzündlichen/entzündlich veränderten Gebiet
- stark eingeschränkter Sicht durch andauernde Sickerblutung in Verbindung mit starker Schwellung des Weichgewebes

Begründungen

Überdurchschnittlicher Zeitaufwand aufgrund …	Überdurchschnittliche Schwierigkeiten aufgrund …	Besondere Umstände aufgrund …

- erschwerter Einsicht in das Wundgebiet wegen erschwerter Isolation und Trockenlegung bei vermehrter Nachblutung/Salivation
- erschwerter Erreichbarkeit/Freistellung des Kontrollgebietes wegen einer extrem eingeschränkten Mundöffnung bedingt durch eine Verletzung im Bereich des Mundwinkels/Verletzung an der Lippe
- behutsamer Kontrolle bei extremer postoperativer Empfindlichkeit

3300

GOZ-Position 3300

Leistungsbeschreibung	Faktor	
Nachbehandlung nach chirurgischem Eingriff (z. B. Tamponieren), als selbständige Leistung, je Operationsgebiet (Raum einer zusammenhängenden Schnittführung)	1,0-fach:	3,66 €
	2,3-fach:	8,41 €
	2,8-fach:	10,24 €
	3,1-fach:	11,33 €
	3,5-fach:	12,80 €

Abrechnungsbestimmung

Die Leistung nach der Nummer 3300 ist höchstens zweimal je Kieferhälfte oder Frontzahnbereich berechnungsfähig. Neben der Leistung nach der Nummer 3300 sind die Leistungen nach den Nummern 3060 oder 3310 nicht berechnungsfähig.

! Anmerkung

- berechnungsfähig:
  - für eine Nachbehandlung nach chirurgischem Eingriff
    - o Tamponieren
    - o Wundsäuberung
    - o Aufbringen von Salben
    - o Erneuerung einer Drainage
    - o Entfernen von Fäden
    - o Entfernen von Verbänden usw.
  - als selbstständige Leistung
  - für eine Nachbehandlung nach Exzision (GOZ-Nrn. 3070, 3080)
  - für eine Nachbehandlung nach Erst-/Versorgung einer Wunde – (GOÄ-Nrn. Ä2000 ff.)
  - je Operationsgebiet/Wunde (Raum einer zusammenhängenden Schnittführung)
  - höchstens zweimal je Kieferhälfte oder Frontzahnbereich und Sitzung
  - neben der GOZ-Nr. 3290 Wundkontrolle (auch in demselben OP-Gebiet)
  - ggf. zzgl. Materialkosten z. B. Material zur Förderung der Blutgerinnung oder der Geweberegeneration
- nicht berechnungsfähig:
  - mehr als zweimal je Kieferhälfte oder Frontzahnbereich
  - für eine Wundkontrolle ohne Behandlungsmaßnahme (GOZ-Nr. 3290)
  - für die Nachbehandlung nach parodontalchirurgischen Maßnahmen (GOZ-Nr. 4150)

! Anmerkung

- neben und für das alleinige Entfernen von Fäden (GOÄ-Nr. Ä2007)
- neben chirurgische Wundrevision (in demselben OP-Gebiet) (GOZ-Nr. 3310)
- neben Stillung einer Blutung durch Abbinden oder Umstechen des Gefäßes oder durch Knochenbolzung (GOZ-Nr. 3060)
- neben Behandlung von Mundschleimhauterkrankungen (in demselben OP-Gebiet) (GOZ-Nr. 4020)
- neben/für subgingivale medikamentöse antibakterielle Lokalapplikation (in demselben OP-Gebiet) (GOZ-Nr. 4025)
- neben GOÄ-Nr. Ä5 – für eine Verlaufskontrolle (in demselben OP-Gebiet)
- neben den GOÄ-Nrn. Ä2000, Ä2001, Ä2002, Ä2003, Ä2004 –Versorgung einer Wunde
- für das Auftragen eines Medikamentes bei leichteren Formen der dentitio difficilis (ohne chirurgische Maßnahme) (GOZ-Nr. 4020)
- für die Behandlung einer dentitio difficilis (mit Exzision/Inzision in derselben Sitzung) (GOZ-Nr. 3070 bzw. GOÄ-Nr. Ä242)

BZÄK-Kommentar zu der GOZ-Nr. 3300 (Stand Januar 2021)

„Diese Nummer ist berechnungsfähig für Nachbehandlungsmaßnahmen nach einem chirurgischen Eingriff. Beispielhaft ist das Tamponieren genannt. Es können jedoch auch andere Nachbehandlungsmaßnahmen den Leistungsinhalt erfüllen, z. B. die Nahtentfernung, der Drainagewechsel, Wundspülungen, Desinfektionsmaßnahmen an der Wunde oder das Aufbringen wundheilungsfördernder Medikamente. Eine Nachbehandlung der gleichen Wunde nach dieser Nummer kann anschließend an eine Wundkontrolle nach der Nummer 3290 GOZ berechnet werden. Die Wundrevision nach Nummer 3310 ist aufgrund der Abrechnungsbestimmungen sitzungsgleich mit der Nummer 3300 nicht berechnungsfähig.

Die Berechnung erfolgt je Wunde, jedoch höchstens zweimal je Kieferhälfte oder Frontzahnbereich und Sitzung. Allerdings nur, wenn es sich um getrennte Operationsgebiete, also um Gebiete mit nicht zusammenhängender Schnittführung handelt.

Die Vornahme von chirurgischen Wundrevisionen in einem anderen Kieferbereich ist unter der Nummer 3310 verzeichnet und ist zusätzlich berechnungsfähig. Die Nummer ist nicht berechnungsfähig für Nachbehandlungsmaßnahmen nach parodontalchirurgischen Eingriffen, aber ggf. neben diesen. Das Stillen einer übermäßigen Blutung nach der Nummer 3060 ist neben der Nummer 3300 an gleicher Stelle nicht berechnungsfähig."

3300

Begründungen

Überdurchschnittlicher Zeitaufwand aufgrund …	Überdurchschnittliche Schwierigkeiten aufgrund …	Besondere Umstände aufgrund …

- eingeschränkter Mundöffnung wegen starker Schwellung des Weichgewebes
- behutsamer Nachbehandlung bei extremer postoperativer Empfindlichkeit
- besonderen Aufwands im akut entzündetem Gebiet/akuter Schmerzzustand
- ausgedehnter Entzündung/infizierter Knochen
- möglicher Wunddehiszenzen infolge umfangreicher Voroperationen
- trockener/ nfizierter Alveole (Behandlung ohne chirurgische Wundanfrischung)
- Nahtdehiszenz
- mehrerer unterschiedlicher Nachbehandlungsmaßnahmen in einer Kieferhälfte
- mehrerer unterschiedlicher Nachbehandlungsmaßnahmen im Frontzahngebiet
- sehr umfangreichen Operationsgebietes, da sehr ausgedehnte Schnittführung
- häufiger Behandlungsunterbrechungen wegen des reduzierten Allgemeinzustandes/verminderter Belastbarkeit oder schwieriger Kreislaufverhältnisse/ Ohnmachtsneigung
- aufwendiger Wundbehandlung mit eingeschränkter Sicht wegen erhöhter Blutungsneigung /anhaltender Blutungen durch Einnahme gerinnungshemmender Medikamente
- eingeschränkter Nasenatmung
- muskulärer Verspannung
- Kreislaufinstabilität
- eingeschränkter Sicht durch starke Blutungen
- schwieriger Kommunikation bei einer Notfallbehandlung
- fehlender Compliance eines Kindes
- ausgeprägter Ödembildung im Operationsgebiet
- langer Dauer inkl. Instruktion und Unterweisung zum Einsatz von Medikamenten/Spülungen zur häuslichen Anwendung
- besonders intensiver Aufklärung und Erläuterung der Verhaltensmaßregeln wegen großer Wundöffnung/offener Kieferhöhle
- erschwerter Einsicht in das Wundgebiet wegen der ausgeprägten Entzündung und deshalb starker Blutungsneigung
- besonders vorsichtigen Vorgehens bei der Nachbehandlung im akut entzündlichen/ entzündlich veränderten Gebiet
- stark eingeschränkter Sicht durch andauernde Sickerblutung in Verbindung mit starker Schwellung des Weichgewebes
- erschwerter Einsicht in das Wundgebiet wegen erschwerter Isolation und Trockenlegung bei vermehrter Nachblutung/Salivation
- erschwerter Erreichbarkeit/Freistellung des Wundgebietes wegen einer extrem eingeschränkten Mundöffnung bedingt durch eine Verletzung im Bereich des Mundwinkels/Verletzung an der Lippe

3300

Begründungen

Überdurchschnittlicher Zeitaufwand aufgrund …	Überdurchschnittliche Schwierigkeiten aufgrund …	Besondere Umstände aufgrund …

- erschwerter Durchführung wegen entzündlich veränderten Gebiets und dadurch erhöhter postoperativer Sensibilität
- besonders vorsichtigen Vorgehens wegen Infektion mit einhergehender Schmerzsensation im Wundgebiet
- erschwerten Zugangs wegen starker Schwellung des umliegenden Weichgewebes
- mehrerer Maßnahmen im Operationsgebiet (z. B. Nahtentfernung, Spülen der Wunde, Streifen legen/entfernen etc.)
- Einschränkung des Sichtbereiches, verursacht durch eingeschränkte Lagerfähigkeit des Patienten wegen Wirbelsäulenerkrankung/Muskelerkrankung/Herz-Kreislauferkrankung
- eingeschränkter Mundöffnung/ erschwerter Mundzugang wegen Mundsperre/Kieferklemme/Adipositas/Herpes/Rhagaden etc.
- stark eingeschränkter Sicht durch andauernde Sickerblutung in Verbindung mit starker Schwellung des Weichgewebes
- besonders aufwendiger Wundversorgung wegen akuten Wundheilungsstörungen infolge Allgemeinmedikation z. B. Bisphosphonattherapie, Diabetes
- aufwendiger Nachbehandlung wegen möglicher Wunddehiszenzen/ starker Vernarbungen bedingt durch umfangreicher Voroperationen
- schwieriger Nachbehandlung/ Nahtentfernung unter festsitzender Restauration
- besonderen Aufwands bei erschwerter Einsicht da Wundgebiet im schwer einsehbaren Gebiet (z. B. distalmolarer Bereich)
- minimalinvasiver Behandlung des Wundgebietes wegen naheliegender Nervenaustrittstelle/ Kieferhöhlennähe
- motorischer Unruhe des Patienten, verbunden mit wiederholt erforderlicher Trockenlegung/Blutstillung und mehrfach notwendigen Behandlungspausen
- erhöhtem Muskeltonus/Wangentonus/Zungentonus, dadurch erschwerte Freistellung des Behandlungsfeldes
- motorischer Instabilität der Zunge/Makroglossie, dadurch erschwerte Freistellung des Behandlungsfeldes
- mehrerer Wundgebiete in einem Frontzahn-/Kieferhälftenbereich
- intensiver/ausführlicher Besprechung der weiteren Wundbetreuung/Heilungsverlauf

3310

GOZ-Position 3310

Leistungsbeschreibung	Faktor
Chirurgische Wundrevision (z. B. Glätten des Knochens, Auskratzen, Naht), je Operationsgebiet (Raum einer zusammenhängenden Schnittführung)	1,0-fach: 5,62 € 2,3-fach: 12,94 € 2,8-fach: 15,75 € 3,1-fach: 17,44 € 3,5-fach: 19,68 €

Abrechnungsbestimmung

Die Leistung nach der Nummer 3310 ist höchstens zweimal je Kieferhälfte oder Frontzahnbereich berechnungsfähig. Neben der Leistung nach der Nummer 3310 sind die Leistungen nach den Nummern 3060 oder 3300 nicht berechnungsfähig. Das Auskratzen von Granulationsgewebe oder kleinen Zysten in Verbindung mit Extraktionen, Osteotomien oder Wurzelspitzenresektionen kann nicht nach den Nummern 3190 bis 3200 sowie 3310 berechnet werden.

Anmerkung

- berechnungsfähig:
  - für eine chirurgische Wundrevision
    - o Entfernen von nekrotischem Gewebe
    - o Entfernen kleiner Knochensequestern
    - o Glätten des Knochens
    - o Naht
    - o Umschneidungen
    - o Wundanfrischung
  - für eine chirurgische Wundrevision nach Exzision (GOZ-Nr. 3070, 3080)
  - für eine chirurgische Wundrevision nach Extraktionen (GOZ-Nr. 3000 ff.)
  - für eine chirurgische Wundrevision nach Erst-/Versorgung einer Wunde (GOÄ-Nrn. Ä2000 ff.)
  - je Operationsgebiet / Wunde (Raum einer zusammenhängenden Schnittführung)
  - höchstens zweimal je Kieferhälfte oder Frontzahnbereich
  - neben der GOZ-Nr. 3290 Wundkontrolle (auch in demselben OP-Gebiet)
  - ggf. zzgl. Materialkosten z. B. Material zur Förderung der Blutgerinnung oder der Geweberegeneration, atraumatisches Nahtmaterial
  - ggf. zzgl. Wundflächenentkeimung mittels Laser (§ 6 Abs. 1 GOZ)
- nicht berechnungsfähig:
  - mehr als zweimal je Kieferhälfte oder Frontzahnbereich

! Anmerkung

- für das Auskratzen von Granulationsgewebe oder kleinen Zysten in Verbindung mit Extraktionen, Osteotomien oder Wurzelspitzenresektionen
- für die chirurgische Wundrevision nach parodontalchirurgischen Maßnahmen (GOZ-Nr. 4150)
- neben der GOZ-Nr. 3300 – Nachbehandlung (in demselben OP-Gebiet)
- neben der GOZ-Nr. 3060 – Stillung einer Blutung durch Abbinden oder Umstechen des Gefäßes oder durch Knochenbolzung (an gleicher Stelle)
- neben der GOZ-Nr. 4020 – Behandlung von Mundschleimhauterkrankungen (in demselben OP-Gebiet)
- neben der GOZ-Nr. 4025 – subgingivale medikamentöse antibakterielle Lokalapplikation (in demselben OP-Gebiet)
- neben der GOÄ-Nr. Ä5 – für eine Verlaufskontrolle (in demselben OP-Gebiet)
- neben den GOÄ-Nrn. Ä2000, Ä2001, Ä2002, Ä2003, Ä2004 – Versorgung einer Wunde

BZÄK-Kommentar zu der GOZ-Nr. 3310 (Stand Januar 2021)

„Die chirurgische Wundrevision stellt einen erneuten chirurgischen Eingriff nach einer im zeitlichen Zusammenhang vorausgegangenen chirurgischen Behandlung am selben Ort dar. Beispielhaft für die Leistungserfüllung sind das Glätten des Knochens, das Auskratzen oder Vernähen genannt. Es können jedoch auch andere Revisionsmaßnahmen den Leistungsinhalt erfüllen, z. B. die Wundanfrischung, Umschneidungen, Entfernung von nekrotischem Gewebe, kleinen Knochensequestern o. Ä.

Die Berechnung erfolgt je Wunde, jedoch höchstens zweimal je Kieferhälfte oder Frontzahnbereich und Sitzung. Allerdings nur, wenn es sich um getrennte Operationsgebiete, also um Gebiete mit nicht zusammenhängender Schnittführung handelt.

Die Vornahme von Wundkontrollen erfüllt den Leistungsinhalt der Nummer 3290 und ist zusätzlich berechnungsfähig. Die Vornahme von Nachbehandlungsmaßnahmen in einem anderen Kieferbereich ist unter der Nummer 3300 verzeichnet und ist zusätzlich berechnungsfähig.

Diese Leistung kann nicht im Zusammenhang mit der Nummer 3300 für dasselbe Gebiet berechnet werden, weil die Abrechnungsbestimmung unter der Nummer 3300 dies ausschließt. Diese Nummer ist auch berechnungsfähig für Wundrevisionen nach parodontalchirurgischen Maßnahmen. Das Stillen einer übermäßigen Blutung nach der Nummer 3060 ist neben der Nummer 3310 an gleicher Stelle nicht berechnungsfähig. Die Berechnung der Nummer 3050 für das gleiche Wundgebiet ist nicht ausgeschlossen."

3310

Begründungen

Überdurchschnittlicher Zeitaufwand aufgrund …	Überdurchschnittliche Schwierigkeiten aufgrund …	Besondere Umstände aufgrund …

- eingeschränkter Mundöffnung wegen starker Schwellung des Weichgewebes
- behutsamer Nachbehandlung bei extremer postoperativer Empfindlichkeit
- besonderen Aufwands im akut entzündetem Gebiet/ akuter Schmerzzustand
- ausgedehnter Entzündung/infizierter Knochen
- trockener/infizierter Alveole
- Nahtdehiszenz
- mehrerer unterschiedlicher Wundrevisionsmaßnahmen in einer Kieferhälfte
- mehrerer unterschiedlicher Wundrevisionsmaßnahmen im Frontzahngebiet
- sehr umfangreichen Operationsgebietes, da sehr ausgedehnte Schnittführung
- häufiger Behandlungsunterbrechungen wegen des reduzierten Allgemeinzustandes/verminderter Belastbarkeit oder schwieriger Kreislaufverhältnisse – Ohnmachtsneigung
- aufwendiger Wundbehandlung mit eingeschränkter Sicht wegen erhöhter Blutungsneigung/anhaltender Blutungen durch Einnahme gerinnungshemmender Medikamente
- besonders intensiver Aufklärung und Erläuterung der Verhaltensmaßregeln wegen großer Wundöffnung/offener Kieferhöhle
- besonders vorsichtigen Vorgehens wegen Infektion mit einhergehender Schmerzsensation im Wundgebiet
- umfangreicher aufwendiger Entfernung von nekrotischem Gewebe besonders aufwendige Wundrevision wegen infizierten Knochendefekts und spitzer/scharfer Knochenkanten
- eingeschränkter Nasenatmung
- muskulärer Verspannung
- Kreislaufinstabilität
- eingeschränkter Sicht durch starke Blutungen
- schwieriger Kommunikation bei einer Notfallbehandlung
- fehlender Compliance eines Kindes
- ausgeprägter Ödembildung im Operationsgebiet
- microchirurgischer Nahttechnik
- langer Dauer inkl. Instruktion und Unterweisung, Einsatz von Medikamenten/Spülungen zur häuslichen Anwendung
- erschwerter Durchführung wegen entzündlich veränderten Gebiets und dadurch erhöhter postoperativer Sensibilität
- erschwerter Einsicht in das Wundgebiet wegen der ausgeprägten Entzündung und deshalb starker Blutungsneigung
- sehr umfangreichen Operationsgebietes, da sehr ausgedehnte Schnittführung

Begründungen

Überdurchschnittlicher Zeitaufwand aufgrund …	Überdurchschnittliche Schwierigkeiten aufgrund …	Besondere Umstände aufgrund …

- Einschränkung des Sichtbereiches, verursacht durch eingeschränkte Lagerfähigkeit des Patienten wegen Wirbelsäulenerkrankung/Muskelerkrankung/Herz-Kreislauferkrankung
- eingeschränkter Mundöffnung/erschwerter Mundzugang wegen Mundsperre/Kieferklemme/Adipositas/Herpes/Rhagaden etc.
- stark eingeschränkter Sicht durch andauernde Sickerblutung in Verbindung mit starker Schwellung des Weichgewebes
- besonders aufwendiger Wundversorgung wegen akuten Wundheilungsstörungen infolge Allgemeinmedikation z. B. Bisphosphonattherapie, Diabetes
- aufwendiger Wundrevision wegen möglicher Wunddehiszenzen/starker Vernarbungen bedingt durch umfangreicher Voroperationen
- schwieriger Nachbehandlung/ Nahtentfernung unter festsitzender Restauration
- besonderen Aufwands bei erschwerter Einsicht da Wundgebiet im schwer einsehbaren Gebiet (z. B. distalmolarer Bereich)
- minimalinvasiver Behandlung des Wundgebietes wegen naheliegender Nervenaustrittstelle/ Kieferhöhlennähe
- motorischer Unruhe des Patienten, verbunden mit wiederholt erforderlicher Trockenlegung/Blutstillung und mehrfach notwendigen Behandlungspausen
- erhöhtem Muskeltonus/Wangentonus/Zungentonus, dadurch erschwerte Freistellung des Behandlungsfeldes
- motorischer Instabilität der Zunge/Makroglossie, dadurch erschwerte Freistellung des Behandlungsfeldes
- mehrerer Wundgebiete in einem Frontzahn-/Kieferhälftenbereich

6

6

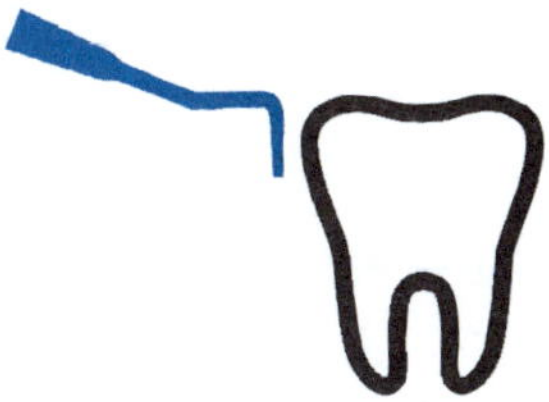

6

E Leistungen bei Erkrankungen der Mundschleimhaut und des Parodontiums

GOZ 4000–4150

GOZ-Position 4000

Leistungsbeschreibung	Faktor
Erstellen und Dokumentieren eines Parodontalstatus	1,0-fach: 9,00 € 2,3-fach: 20,70 € 2,8-fach: 25,20 € 3,1-fach: 27,90 € 3,5-fach: 31,50 €

Abrechnungsbestimmung

Die Leistung nach der Nummer 4000 ist innerhalb eines Jahres höchstens zweimal berechnungsfähig

Anmerkung

- berechnungsfähig:
  - für das Erstellen und Dokumentieren eines Parodontalstatus (auf Papier oder elektronisch), auch ohne nachfolgenden Behandlungsbedarf
  - für computergestützte parodontale Risikobewertung (z. B. nach Lang und Tonetti)
  - für die "Therapieergänzung"
  - für die Neubewertung (Reevaluation) während der Behandlung
  - für die Nachsorge bzw. der parodontalen Verlaufskontrolle
  - je Parodontalstatus
  - innerhalb eines Jahres (365 Tage) höchstens zweimal
  - auch neben den GOZ-Nrn. 0010 (Eingehende Untersuchung einschl. Erhebung des Parodontalbefundes) und 4005 (Gingival- und/oder Parodontalindex [PSI])wenn andere Indices
  - auch neben Prophylaxe Maßnahmen (GOZ-Nrn. 1000 ff.)
  - ggf. zzgl. schriftlicher Heil- und Kostenplan für eine parodontale Behandlung nach GOZ Nr. 0030
  - ggf. zzgl. Messung der Zahnbeweglichkeit (z. B. Periotest) (§ 6 Abs. 1 GOZ)
  - ggf. zzgl. Schnelltest zur Bestimmung des Blutzuckerspiegels bei Verdacht auf Diabetes nach (§ 6 Abs. 1 GOZ)
- nicht berechnungsfähig:
  - mehr als zweimal innerhalb eines Jahres (§ 6 Abs. 1 GOZ)

4000

! Anmerkung

BZÄK-Kommentar zu der GOZ-Nr. 4000 (Stand August 2022)

Die parodontale Befundaufnahme dokumentiert den aktuellen Parodontalbefund des Patienten in geeigneter Form. Der Umfang der zu erhebenden parodontalen Befunde richtet sich nach den Erfordernissen des individuellen Krankheitsbildes. Die Verwendung eines Formblatts ist nicht vorgeschrieben. Die Erbringung von Leistungen bei Erkrankungen der Mundschleimhaut und des Parodontiums ist nicht an eine Befundaufnahme nach der Nummer 4000 gebunden. Der individuell benötigte Zeitaufwand muss zur Honorarbemessung herangezogen werden. Auch die Schwierigkeit bei der Erhebung der Befunde muss sich in der Bemessung des Gebührenfaktors niederschlagen. Die Erbringung dieser Leistung kann sowohl der Therapiegrundlage als auch der Nachsorge bzw. der parodontalen Verlaufskontrolle dienen. Die Leistung ist innerhalb eines Jahres höchstens zweimal berechnungsfähig, Der Jahreszeitraum, in dem die Leistung nach der Nummer 4000 erneut zweimal berechnungsfähig ist, beginnt an dem Tag des Jahres, der zahlmäßig identisch ist mit dem Tag des Vorjahres, an dem die Leistung erstmalig erbracht wurde. Maßgeblich für den tatsächlichen Beginn des neuen Jahreszeitraums, in dem die Nummer 4000 erneut höchstens zweimal berechnungsfähig ist, ist jedoch der Tag, an dem die Leistung erneut erstmalig erbracht wird. Ggf. weitere indizierte parodontale Befundaufnahmen können nach § 6 Abs. 1 analog berechnet werden. Im Unterschied zur Nummer 4000 beinhaltet die Nummer 0010 in der Regel lediglich eine visuelle Beurteilung des Parodontiums, die Nummer 1000 dient der Information über den Mundhygienezustand und die Nummer 4005 liefert eine graduelle Einstufung des parodontalen Zustands nach Art eines Screenings. Aufgrund unterschiedlicher Leistungsinhalte und im Sinne einer abgestuften Diagnostik sind vorstehende Gebührennummern nebeneinander und/oder neben der Nummer 4000 berechnungsfähig. Die gemeinsame Berechnung der Nummern 4000 und 4005 ist nicht ausgeschlossen. Diese Nummern können daher im Verlaufe einer Behandlung nacheinander, aber ggf. auch nebeneinander indiziert sein.

Begründungen

Überdurchschnittlicher Zeitaufwand aufgrund …	Überdurchschnittliche Schwierigkeiten aufgrund …	Besondere Umstände aufgrund …

- erforderlicher Messung an mehreren Zahnflächen, 6 Punkt Messung, bei aufwendigem instrumentellen Einsatz
- schwieriger Messung an Zähnen mit sehr tiefen /tiefreichenden Zahnfleischtaschen
- schwieriger Messung an prothetisch versorgten Zähnen
- eingeschränkter Mundöffnung/erschwerter Mundzugang wegen Mundsperre/Kieferklemme/Adipositas/Herpes/Rhagaden etc.
- starkem Würgereizes erschwerten Zugangs zur lingualen/palatinaler Zahnregion
- erschwerter Isolation und Trockenlegung bei der Messung wegen vermehrter Salivation/Hypersalivation
- schwer zu erreichenden Zähnen/Zahnregionen
- erheblicher Lockerungsgrade der Zähne
- schwieriger Messung an sehr eng und verschachtelt stehenden Zähnen
- schwieriger Messung an gekippten Zähnen
- erschwerter Messung bei vorhandenen prothetischen Konstruktionen
- Non-Compliance
- der Schwere des Krankheitsfalles durch komplizierte Diagnose und damit einhergehende Schwierigkeit der Differentialtherapie
- erschwerter Messung durch abnormer anatomischer Zahnform
- schwieriger Taschensondierung durch Furkationsbefall
- tiefreichenden Knochentaschen einschließlich Lockerungen, Erfordernis multipler Parameter
- motorischer Instabilität der Zunge/Makroglossie, dadurch erschwerter Freistellung des Behandlungsfeldes und Erstellung des PAR-Befundes
- erschwerter Durchführung der Befunderhebung wegen entzündlich veränderten Gebietes
- häufiger Behandlungsunterbrechungen wegen des reduzierten Allgemeinzustandes und verminderter Belastbarkeit
- Einschränkung des Sichtbereiches, verursacht durch eingeschränkte Lagerfähigkeit des Patienten wegen Wirbelsäulenerkrankung/Muskelerkrankung/Herz-Kreislauferkrankung
- reflektorischer Übererregbarkeit z. B. starkem Husten-, Schluck-, oder/und Brechreizneigung, Besprechungsbedarf, mit häufigen Behandlungspausen
- motorischer Unruhe des Patienten, verbunden mit mehrfach notwendigen Behandlungspausen
- starken Wangendrucks und/oder aktiver Zungenmuskulatur oder erhöhtem Muskeltonus/Wangentonus/Zungentonus und dadurch aufwendiger Freistellung des Behandlungsfeldes sowie notwendiger häufiger Behandlungspausen zur Entlastung/Entspannung der Muskulatur

4000

Begründungen

Überdurchschnittlicher Zeitaufwand aufgrund …	Überdurchschnittliche Schwierigkeiten aufgrund …	Besondere Umstände aufgrund …

- besonderen Aufwands wegen vorhandener Restaurationen/Apparaturen und/oder elongierten/protrudierten Zähnen und/oder Zahnfehlstellungen (nach buccal/palatinal/lingual gekippte, asymmetrischer Zahnrotationen usw.) und dadurch erschwerte Messung/Befunderhebung
- stark eingeschränkter Sicht durch andauernde Papillenblutung und erforderlicher Trockenlegung
- extrem umfangreichen diagnostischen Aufzeichnungen mit zusätzlicher Dokumentation der Allgemein-, Familien- und speziellen Vorgeschichte, der Abrasionen, der Schliffflächen und Rezessionen und Dysgnathie (Folgezustand einer fehlerhaften Entwicklung der Kiefer)
- besonderen Aufwands im akut/stark entzündetem Gebiet und stark blutenden Zähnen
- besonders vorsichtigen Vorgehens wegen Befunderhebung bei hoher Schmerzsensation

GOZ-Position 4005

Leistungsbeschreibung	Faktor	
Erhebung mindestens eines Gingivalindex und/oder eines Parodontalindex (z. B. des Parodontalen Screening-Index PSI)	1,0-fach:	4,50 €
	2,3-fach:	10,35 €
	2,8-fach:	12,60 €
	3,1-fach:	13,95 €
	3,5-fach:	15,75 €

Abrechnungsbestimmung

Die Leistung nach der Nummer 4005 ist innerhalb eines Jahres höchstens zweimal berechnungsfähig

Anmerkung

- berechnungsfähig:
  - für die Erhebung mindestens eines Gingivalindex und/oder Parodontalindex an Zähnen und/oder Implantaten
  - auch nur für die Erhebung eines oder mehrerer Gingivalindex/e
  - auch nur für die Erhebung eines oder mehrere Parodontalindex/e
  - bei Kindern, Jugendlichen und Erwachsenen
  - je Sitzung
  - innerhalb eines Jahres (365 Tage) höchstens zweimal
  - auch neben der eigehenden Untersuchung (GOZ-Nr. 0010)
  - auch neben dem Erstellen und Dokumentieren eines Parodontalstatus (GOZ-Nr. 4000)
  - auch neben Prophylaxe-Maßnahmen (GOZ-Nrn.1000 ff.)
  - ggf. zzgl. schriftlicher Information für den Versicherten (Ergebnisse PSI) nach GOÄ-Nr. Ä70
- nicht berechnungsfähig:
  - mehr als zweimal innerhalb eines Jahres (§ 6 Abs. 1 GOZ)
  - für die Erhebung von Mundhygieneindizes (z. B. API, PFRI, VPI) (GOZ-Nr. 1000)

4005

Anmerkung

BZÄK-Kommentar zu der GOZ-Nr. 4005 (Stand August 2022)

Gingival- oder Parodontal-Indizes können als Instrument eines Screenings auf parodontale Läsionen oder als Verlaufskontrolle bei bestehender bzw. nach behandelter Parodontopathie angewendet werden. Sie sind ggf. auch zusammen mit dem Parodontalstatus nach Nummer 4000 indiziert.

Die gemeinsame Berechnung der Nummern 4000 und 4005 ist nicht ausgeschlossen. Diese Nummern können daher im Verlaufe einer Behandlung nacheinander, aber ggf. auch nebeneinander indiziert sein. Die Leistung ist innerhalb eines Jahres höchstens zweimal berechnungsfähig, Der Jahreszeitraum, in dem die Leistung nach der Nummer 4005 erneut zweimal berechnungsfähig ist, beginnt an dem Tag des Jahres, der zahlmäßig identisch ist mit dem Tag des Vorjahres, an dem die Leistung erstmalig erbracht wurde. Maßgeblich für den tatsächlichen Beginn des neuen Jahreszeitraums, in dem die Nummer 4005 erneut höchstens zweimal berechnungsfähig ist, ist jedoch der Tag, an dem die Leistung erneut erstmalig erbracht wird. Weitere indizierte Indexerstellungen können nach § 6 Abs. 1 analog berechnet werden. Im Unterschied zur Nummer 4000 beinhaltet die Nummer 0010 in der Regel lediglich eine visuelle Beurteilung des Parodontiums, die Nummer 1000 dient der Information über den Mundhygienezustand und die Nummer 4005 liefert eine graduelle Einstufung des parodontalen Zustands nach Art eines Screenings. Aufgrund unterschiedlicher Leistungsinhalte und im Sinne einer abgestuften Diagnostik sind vorstehende Gebührennummern nebeneinander und/oder neben der Nummer 4000 berechnungsfähig.

Begründungen

Überdurchschnittlicher Zeitaufwand aufgrund …	Überdurchschnittliche Schwierigkeiten aufgrund …	Besondere Umstände aufgrund …

- erforderlicher Messung an mehreren Zahnflächen, 6 Punkt Messung, bei aufwendigen instrumentellen Einsatz
- schwieriger Messung an Zähnen mit sehr tiefen Zahnfleischtaschen
- schwieriger Messung an prothetisch versorgten Zähnen
- eingeschränkter Mundöffnung/erschwerter Mundzugang wegen Mundsperre/Kieferklemme/Adipositas/Herpes/Rhagaden etc.
- starkem Würgereizes erschwerten Zugangs zum Palatinal/Lingualstand der Zahnregion
- erschwerter Isolation und Trockenlegung bei der Messung wegen vermehrter Salivation/Hypersalivation
- schwer zu erreichenden Zähnen
- Erhebung und Besprechung mehrerer Gingiva- oder Parodontal-Indizes

Begründungen

Überdurchschnittlicher Zeitaufwand aufgrund …	Überdurchschnittliche Schwierigkeiten aufgrund …	Besondere Umstände aufgrund …

- erheblicher Lockerungsgrade der Zähne
- schwieriger Messung an sehr eng und verschachtelt stehenden Zähnen
- schwieriger Messung an gekippten Zähnen
- vermehrter Plaque-Retentionsstellen bei prothetischen Konstruktionen
- Non-Compliance
- erschwerter Messung durch abnormer anatomischer Zahnform
- schwieriger Taschensondierung durch Furkationsbefall
- Erhebung mehrerer Indizies zur Differenzialdiagnostik
- Erhebung mehrerer Indizies und aufwendiger Diagnostik
- motorischer Instabilität der Zunge/Makroglossie, dadurch erschwerter Freistellung des Behandlungsfeldes und Erstellung des PAR-Indizes
- erschwerter Durchführung der Befunderhebung wegen stark entzündlich veränderten Gebietes
- häufiger Behandlungsunterbrechungen wegen des reduzierten Allgemeinzustandes und verminderter Belastbarkeit
- Einschränkung des Sichtbereiches, verursacht durch eingeschränkte Lagerfähigkeit des Patienten wegen Wirbelsäulenerkrankung/Muskelerkrankung/Herz-Kreislauferkrankung
- reflektorischer Übererregbarkeit z. B. starkem Husten-, Schluck-, oder/und Brechreizneigung, Besprechungsbedarf, mit häufigen Behandlungspausen
- motorischer Unruhe des Patienten, verbunden mit mehrfach notwendigen Behandlungspausen
- starken Wangendrucks und oder aktiver Zungenmuskulatur oder erhöhtem Muskeltonus/Wangentonus/Zungentonus und dadurch aufwendiger Freistellung des Behandlungsfeldes sowie notwendiger häufiger Behandlungspausen zur Entlastung/Entspannung der Muskulatur
- besonderen Aufwands wegen vorhandener Restaurationen/Apparaturen und/oder elongierten/protrudierten Zähnen und/oder Zahnfehlstellungen (nach buccal/palatinal/lingual gekippte, asymmetrischer Zahnrotationen usw.) und dadurch erschwerte Messung/Befunderhebung
- stark eingeschränkter Sicht durch andauernde Papillenblutung und erforderlicher Trockenlegung
- besonderen Aufwands im akut/stark entzündetem Gebiet und stark blutenden Zähnen
- besonders vorsichtigen Vorgehens wegen Befunderhebung bei hoher Schmerzsensation
- zusätzlichen Ausfüllens des GKV-Vordrucks 11 = Ergebnisse PSI (wenn keine Ä70 dafür berechnet wird)

4020

GOZ-Position 4020

Leistungsbeschreibung	Faktor	
Lokalbehandlung von Mundschleimhauterkrankungen gegebenenfalls einschließlich Taschenspülungen, je Sitzung	1,0-fach:	2,53 €
	2,3-fach:	5,82 €
	2,8-fach:	7,09 €
	3,1-fach:	7,85 €
	3,5-fach:	8,86 €

Abrechnungsbestimmung

--

Anmerkung

- berechnungsfähig:
  - für die lokale medikamentöse Behandlung der Mundschleimhaut
  - für das Aufbringen von antiphlogistischen Medikamenten (z. B. Dontisolon®)
  - medikamentöse Behandlung von dentitio difficilis (leichtere Form)
  - für die Behandlung von Herpes labialis/Aphten
  - für die Taschenspülung (z.B. CHX-Spüllösung)
  - je Sitzung
  - auch neben GOZ Nrn. 4050, 4055 berechenbar
- nicht berechnungsfähig:
  - für Tamponieren bei dentitio difficilis (GOZ-Nr. 3300)
  - für Nachbehandlung nach chirurgischem Eingriff (GOZ-Nr. 3300)
  - für Stillung einer übermäßigen Papillenblutung beim Präparieren oder Füllen eines Zahnes (GOZ-Nr. 2030)
  - für subgingivale antibakterielle medikamentöse Lokalapplikation (GOZ-Nr. 4025)
  - für die Behandlung von Verletzungen der Schleimhaut, Lippe und Zunge (GOÄ-Nr. 2000 ff.)
  - für eine Full-Mouth-Therapy (FMT) (analog § 6 Abs. 1 GOZ)
  - für die Spülung von Implantatkomponenten/-innenräumen
  - für die Spülung vor Behandlungen zur Keimzahlreduktion
  - mehr als einmal in derselben Sitzung
  - neben den GOZ-Nrn. 3070, 3080 (Exzisionen)
  - neben den GOZ-Nrn. 4070, 4075, 4080, 4090, 4100 (Parodontalchirurgische Therapie)
  - neben den GOZ-Nrn. 3300, 3310, 4150 („Nachbehandlungen" [an derselben Stelle])
  - angefallene Materialkosten

! Anmerkung

BZÄK-Kommentar zu der GOZ-Nr. 4020 (Stand August 2022)

Die Lokalbehandlung beinhaltet die Therapie bei Veränderungen und / oder Entzündungen der Mundschleimhäute einschließlich der umgrenzenden Lippenstrukturen. Die Lokalbehandlung kann sowohl bei Erkrankungen der Mundschleimhaut als auch bei Verletzungen oder bei auslösenden Fremdreizen, z. B. durch Zahnersatz erforderlich werden. Die Behandlung kann auf verschiedene Weisen erfolgen, z. B. mittels Aufbringen von Salben oder Spülen von Zahnfleischtaschen mit geeigneten Lösungen.

Nachbehandlungen nach chirurgischen Maßnahmen erfüllen nicht den Leistungsinhalt der Nummer 4020, sondern sind in Abhängigkeit von der erfolgten Behandlung mit den Nummern 3300 oder 3310 zu berechnen. Ebenso ist die Versorgung von Wunden, die z. B. infolge von Verletzungen entstanden sind, nicht mit der Nummer 4020, sondern mit den Nummern 2000 ff. GOÄ zu berechnen.

Treten weitere Maßnahmen hinzu, z. B. das Entfernen von Fremdreizen, kommt die Leistung nach Nummer 4030 zusätzlich zur Berechnung. Diese Nummer ist ggf. auch neben parodontalchirurgischen Leistungen berechnungsfähig. Die Nummer 4020 kann auch bei mehreren Maßnahmen dieser Art innerhalb einer Sitzung immer nur einmal berechnet werden. Materialkosten für die im Rahmen dieser Behandlung verwendeten Medikamente sind nicht gesondert berechnungsfähig.

Begründungen

Überdurchschnittlicher Zeitaufwand aufgrund …	Überdurchschnittliche Schwierigkeiten aufgrund …	Besondere Umstände aufgrund …

- besonderen Aufwands im akut entzündetem Gebiet/ akuter Schmerzzustand/ erhöhter Schmerzempfindlichkeit
- besonders vorsichtigen Vorgehens wegen Hypersensibilität
- unterschiedlicher Behandlungsmaßnahmen in mehreren Gebieten
- aufwendiger Mundschleimhautbehandlung mit eingeschränkter Sicht wegen erhöhter Blutungsneigung/anhaltender Blutungen durch Einnahme gerinnungshemmender Medikamente
- erschwerter Isolation und aufwendiger Trockenlegung des Behandlungsgebietes bei vermehrter Salivation/Hypersalivation
- aufwendiger Spülungen sämtlicher Zahnfleischtaschen
- der Vornahme unterschiedlicher Maßnahmen in einer Sitzung (z. B. Taschenspülungen, Aufbringen von haftenden Medikamenten zur Schmerzlinderung)
- schwierig zu erreichender Zahnregion und schwieriges Applizieren des Medikamentes

4020

Begründungen

Überdurchschnittlicher Zeitaufwand aufgrund …	Überdurchschnittliche Schwierigkeiten aufgrund …	Besondere Umstände aufgrund …

- schwierigem Applizierens eines Medikamentes an mehrwurzeligen Zähnen/Zahnengstand/in die Bifurkation/Trifurkation
- anhaltender Sulcusblutung wiederholte Trockenlegung beim Applizieren notwendig
- eingeschränkter Mundöffnung/erschwerter Mundzugang wegen Mundsperre/Kieferklemme/AdipositasHerpes/Rhagaden etc
- besonders aufwendiger Behandlung/Applikation wegen Abwehrhaltung des Patienten
- häufiger Behandlungsunterbrechungen wegen des reduzierten Allgemeinzustandes/verminderter Belastbarkeit oder schwieriger Kreislaufverhältnisse/Kreislaufinstabilität – Ohnmachtsneigung
- ausgeprägtem Würgereizes erschwerten Zugang/erschwerter Freistellung des Behandlungsfeldes
- umfangreicher Behandlung von tiefreichenden Zahnfleischtaschen
- Behandlung eines Risikopatienten
- umfangreicher Taschenspülung an sämtlichen Parodontien
- erschwerter Durchführung wegen stark entzündlich verändertem Gebiet und unter erhöhter Schmerzempfindlichkeit
- unterschiedlicher Behandlungsmaßnahmen bei generalisierter Mundschleimhauterkrankung
- besonderem Kostenaufwands für die verwendeten Medikamente
- motorischer Instabilität der Zunge/Makroglossie, dadurch erschwerter Freistellung des Behandlungsfeldes und Behandlung der Mundschleimhaut/Spülung der Tasche
- häufiger Behandlungsunterbrechungen wegen des reduzierten Allgemeinzustandes und verminderter Belastbarkeit
- Einschränkung des Sichtbereiches, verursacht durch eingeschränkte Lagerfähigkeit des Patienten wegen Wirbelsäulenerkrankung/Muskelerkrankung/Herz-Kreislauferkrankung
- reflektorischer Übererregbarkeit z. B. starkem Husten-, Schluck-, oder/und Brechreizneigung, Besprechungsbedarf, mit häufigen Behandlungspausen und notwendiger wiederholt erforderlicher Trockenlegung zur Applikation
- motorischer Unruhe des Patienten, verbunden mit mehrfach notwendigen Behandlungspausen
- starken Wangendrucks und/oder aktiver Zungenmuskulatur oder erhöhtem Muskeltonus/Wangentonus/Zungentonus und dadurch aufwendiger Freistellung des Behandlungsfeldes sowie notwendiger häufiger Behandlungspausen zur Entlastung/ Entspannung der Muskulatur

Begründungen

Überdurchschnittlicher Zeitaufwand aufgrund …	Überdurchschnittliche Schwierigkeiten aufgrund …	Besondere Umstände aufgrund …

- besonderen Aufwands wegen vorhandener Restaurationen/Apparaturen und/oder elongierten/protrudierten Zähnen und/oder Zahnfehlstellungen (nach buccal/palatinal/lingual gekippte, asymmetrischer Zahnrotationen usw.) und dadurch erschwerte Applikation/ Spülung
- stark eingeschränkter Sicht durch andauernde Papillenblutung und erforderlicher Trockenlegung zur Applikation
- besonders vorsichtigen Vorgehens wegen Infektion mit einhergehender Schmerzsensation im Behandlungsgebiet
- besonders aufwendiger Mundschleimhautbehandlung wegen akuten Wundheilungsstörungen vom Dekubitus infolge Allgemeinmedikation z. B. Bisphosphonattherapie, Diabetes
- erschwerter Erreichbarkeit/Freistellung des Wund- Behandlungsgebietes wegen einer extrem eingeschränkten Mundöffnung bedingt durch eine Verletzung im Bereich des Mundwinkels/Verletzung an der Lippe
- besonderen Aufwands bei erschwerter Einsicht und schlechter Zugänglichkeit, da Behandlungsgebiet der dentitio deficillis im schwer einsehbaren Gebiet (z. B. distalmolarer Bereich oder im Tuberbereich)

4025

GOZ-Position 4025

Leistungsbeschreibung	Faktor	
Subgingivale medikamentöse antibakterielle Lokalapplikation, je Zahn	1,0-fach:	0,84 €
	2,3-fach:	1,94 €
	2,8-fach:	2,36 €
	3,1-fach:	2,62 €
	3,5-fach:	2,95 €

Abrechnungsbestimmung

Die verwendeten antibakteriellen Materialien sind gesondert berechnungsfähig.

Anmerkung

- berechnungsfähig:
  - für die subgingivale medikamentöse antibakterielle Lokalapplikation
  - je Zahn
  - zzgl. Materialkosten z. B. PerioChip®, Chlorhexamed 1% Gel, Elyzol® Dentalgel, Ligosan®
  - auch neben der professionellen Zahnreinigung (GOZ-Nr. 1040)
  - ggf. zzgl. Lokalbehandlung von Mundschleimhauterkrankungen, gegebenenfalls einschließlich Taschenspülungen (GOZ-Nr. 4020)
- nicht berechnungsfähig:
  - für das Aufbringen von antiphlogistischen Medikamenten, z. B. Dontisolon® (GOZ-Nr. 4020)
  - für Taschenspülungen
  - am Implantat (§ 6 Abs. 1 GOZ)
  - neben Exzisionen (GOZ-Nr. 3070, 3080)

BZÄK-Kommentar zu der GOZ-Nr. 4025 (Stand August 2022)

Diese Leistung ist berechnungsfähig, wenn an einem Parodontium unterhalb des Zahnfleischsaums ein lokal wirksames Antibiotikum oder ein Chlorhexidindigluconatpräparat in unterschiedlichen Darreichungsformen eingebracht wird. Die Leistung ist je Zahn und Sitzung einmal berechnungsfähig.

Sie kann im Zusammenhang mit einer mechanischen Reinigung der subgingivalen Oberflächen zur Anwendung kommen. Das eingebrachte Medikament wird gesondert in Rechnung gestellt.

Anmerkung

Wird ein antibakteriell wirksames Medikament subgingival an einem Implantat eingebracht, ist eine analoge Bewertung erforderlich. Die einfache Spülung von Zahnfleischtaschen mit antibakteriellen Lösungen erfüllt den Leistungsinhalt dieser Nummer nicht, sondern ist nach der Nummer 4020 zu berechnen.

Die subgingivale Instillation eines Kortisonpräparates entspricht nicht dieser Gebührennummer, sondern der Nummer 4020, da es nicht antibakteriell, sondern antiphlogistisch wirksam ist.

Begründungen

Überdurchschnittlicher Zeitaufwand aufgrund … | Überdurchschnittliche Schwierigkeiten aufgrund … | Besondere Umstände aufgrund …

- besonderen Aufwands im akut entzündetem Gebiet/ akuter Schmerzzustand
- besonders vorsichtigen Vorgehens wegen Hypersensibilität
- aufwendige Applikation mit eingeschränkter Sicht wegen erhöhter Blutungsneigung/anhaltender Blutungen durch Einnahme gerinnungshemmender Medikamente
- erschwerter Isolation und aufwendiger Trockenlegung des Behandlungsgebietes bei vermehrter Salivation/Hypersalivation
- schwierig zu erreichender Zahnregion und schwieriges Applizieren des Medikamentes
- schwierigem Applizierens eines Medikamentes an mehrwurzeligen Zähnen/Bifurkation/Trifurkation
- anhaltender Sulcusblutung wiederholte Trockenlegung beim Applizieren notwendig
- besonders aufwendiger Behandlung/Applikation wegen Abwehrhaltung des Patienten
- häufiger Behandlungsunterbrechungen wegen des reduzierten Allgemeinzustandes/verminderter Belastbarkeit oder schwieriger Kreislaufverhältnisse/Kreislaufinstabilität – Ohnmachtsneigung
- ausgeprägtem Würgereizes erschwerter Zugang/erschwerter Freistellung des Behandlungsfeldes
- umfangreicher Behandlung von tiefreichenden Zahnfleischtaschen
- erhöhten Aufwands beim mehrwurzeligen Zahn durch das Applizieren des Medikamentes an allen Flächen
- aufwendiger Behandlung eines Risikopatienten
- erschwerter Durchführung wegen stark entzündlich verändertem Gebiet und unter erhöhter Schmerzempfindlichkeit

4025

Begründungen

Überdurchschnittlicher Zeitaufwand aufgrund …	Überdurchschnittliche Schwierigkeiten aufgrund …	Besondere Umstände aufgrund …

- motorischer Instabilität der Zunge/Makroglossie, dadurch erschwerter Freistellung des Behandlungsfeldes und subgingivale Applikation in die Zahnfleischtasche
- häufiger Behandlungsunterbrechungen wegen des reduzierten Allgemeinzustandes und verminderter Belastbarkeit
- Einschränkung des Sichtbereiches, verursacht durch eingeschränkte Lagerfähigkeit des Patienten wegen Wirbelsäulenerkrankung/Muskelerkrankung/Herz-Kreislauferkrankung
- reflektorischer Übererregbarkeit z. B. starkem Husten-, Schluck-, oder/und Brechreizneigung, Besprechungsbedarf, mit häufigen Behandlungspausen und notwendiger wiederholt erforderlicher Trockenlegung zur Applikation
- motorischer Unruhe des Patienten, verbunden mit mehrfach notwendigen Behandlungspausen
- starken Wangendrucks und/oder aktiver Zungenmuskulatur oder erhöhtem Muskeltonus/Wangentonus/Zungentonus und dadurch aufwendiger Freistellung des Behandlungsfeldes sowie notwendiger häufiger Behandlungspausen zur Entlastung/ Entspannung der Muskulatur
- besonderen Aufwands wegen vorhandener Restaurationen/Apparaturen und/oder elongierten/protrudierten Zähnen und/oder Zahnfehlstellungen (nach buccal/palatinal/lingual gekippte, asymmetrischer Zahnrotationen usw.) und dadurch erschwerte subgingivale Applikation
- stark eingeschränkter Sicht durch andauernde Papillenblutung und erforderlicher Trockenlegung zur subgingivalen Applikation
- besonders vorsichtigen Vorgehens wegen Infektion mit einhergehender Schmerzsensation im Behandlungsgebiet
- besonders aufwendiger Behandlung/Applikation wegen akuten Wundheilungsstörungen der Taschenentzündung infolge Allgemeinmedikation z. B. Bisphosphonattherapie, Diabetes
- erschwerter Erreichbarkeit/Freistellung des Wund- Behandlungsgebietes wegen einer extrem eingeschränkten Mundöffnung bedingt durch eine Verletzung im Bereich des Mundwinkels/Verletzung an der Lippe
- eingeschränkter Mundöffnung/erschwertem Mundzugangs wegen Mundsperre/Kieferklemme/Adipositas/Herpes/Rhagaden etc.
- besonderen Aufwands bei erschwerter Einsicht und schlechter Zugänglichkeit, da Behandlungsgebiet im schwer einsehbaren Gebiet (z. B. distalmolarer Bereich oder im Tuberbereich)
- minimalinvasiver Behandlung/minimalinvasivem Vorgehens bei fragiler, zarter Gingiva

GOZ-Position 4030

Leistungsbeschreibung	Faktor
Beseitigung von scharfen Zahnkanten, störenden Prothesenrändern und Fremdreizen am Parodontium, je Kieferhälfte oder Frontzahnbereich	1,0-fach: 1,97 € 2,3-fach: 4,53 € 2,8-fach: 5,51 € 3,1-fach: 6,10 € 3,5-fach: 6,89 €

Abrechnungsbestimmung

--

Anmerkung

- berechnungsfähig:
  - für die Beseitigung von
    - o scharfen Zahnkanten
    - o störenden Fremdreizen am Parodontium (z. B. Schmelzsporne oder Schmelzperlen am natürlichen Zahn)
    - o störenden Prothesenrändern (auch Prothesen-Druckstellen)
    - o überstehenden Füllungsrändern
    - o überstehenden Kronenrändern (auch Glätten/Abrunden bei Keramikabplatzungen)
  - für das intraorale Glätten einer Trennstelle nach Entfernung einer Krone/Brücke
  - für das Entfernen von Halte- und/oder Stützelementen oder Verbindungselementen (z. B. Sekundärteleskopkrone) einer Prothese (z. B. nach Extraktion)
  - je Kieferhälfte oder Frontzahnbereich
  - bei unterschiedlichen Kategorien (Zahn und Zahnersatz) zweimal berechenbar
  - ggf. auch neben den GOZ-Nrn. 2130, 4040 und 8100
- nicht berechnungsfähig:
  - für das Finieren/Polieren einer vorhandenen "älteren" Restauration (GOZ-Nr. 2130)
  - für das Finieren und Polieren einer Rekonstruktion (§ 6 Abs. 1 GOZ)
  - mehr als einmal je Kieferhälfte oder Frontzahnbereich
  - für das Entfernen von Halte- und/oder Stützelementen oder Verbindungselementen (z. B. Sekundärteleskopkrone) einer Prothese (z. B. nach Extraktion) (GOZ-Nr. 5250)
  - angefallene Materialkosten

4030

Anmerkung

BZÄK-Kommentar zu der GOZ-Nr. 4030 (Stand August 2022)
Die Leistung umfasst nicht nur parodontologisch indizierte Maßnahmen, sondern generell auch die Beseitigung aller unphysiologischen Beeinträchtigungen, z. B. bei Schmelzabsplitterungen, defekten Füllungen oder anderen Restaurationen, stören den Rändern an herausnehmbarem Zahnersatz, Schienen oder kieferorthopädischen Apparaturen. Die Berechnung erfolgt je Kieferhälfte oder Frontzahngebiet.

Die Leistung umfasst mehrere Maßnahmen und unterscheidet zwei Hauptkategorien: Maßnahmen an natürlichen Zähnen oder Maßnahmen an festsitzenden und abnehmbaren Geräten. Werden mehrere Leistungen aus einer der Kategorien innerhalb einer Kieferhälfte / Frontzahngebiet erbracht, ist die Nummer nur einmal je Sitzung berechenbar. Sofern Leistungen aus beiden Kategorien innerhalb eines Gebietes erbracht werden, ist die Nummer auch zweimal je Sitzung berechnungsfähig. Bei Leistungen einer Kategorie in mehreren Gebieten des Mundes sind sie also maximal viermal je Sitzung berechnungsfähig, bei Leistungen mehrerer Kategorien in allen Quadranten des Mundes also maximal achtmal je Sitzung.

Das Einschleifen des natürlichen Gebisses oder des bereits vorhandenen Zahnersatzes oder die Beseitigung grober Okklusions- bzw. Artikulationsstörungen sind von dieser Nummer nicht umfasst.

Begründungen

Überdurchschnittlicher Zeitaufwand aufgrund …	Überdurchschnittliche Schwierigkeiten aufgrund …	Besondere Umstände aufgrund …

- dysfunktioneller Kaugewohnheiten
- mehrerer Maßnahmen an einem alio loco angefertigtem Zahnersatz
- Beseitigung aller unphysiologischen Beeinträchtigungen an mehreren Zähnen in derselben Kieferhälfte/Frontzahnbereich
- erschwertem Mundzugangs bei erhöhtem Muskeltonus und akuten Kiefergelenksbeschwerden
- mangelnder verbaler Kommunikationsmöglichkeiten
- schlechter Konstitution des Patienten
- ausgeprägter Mundtrockenheit
- Non-Compliance
- sprachlicher Verständigungsschwierigkeiten
- extremem Würgereizes dadurch erschwerter Zugang/erschwerter Freistellung des Behandlungsfeldes
- eingeschränkter Mundöffnung wegen Mundsperre/Kieferklemme/Adipositas/Herpes/Rhagaden etc.
- Zungendysfunktion
- technisch schwer zu beseitigende Druckstelle

Begründungen

Überdurchschnittlicher Zeitaufwand aufgrund …	Überdurchschnittliche Schwierigkeiten aufgrund …	Besondere Umstände aufgrund …

- erhebliche Schwierigkeiten wegen ungünstiger Stellung der Antagonisten
- aufwendiger Maßnahmen an Suprakonstruktionen mit zusätzlicher Bearbeitung von Keramik- oder Metalloberflächen
- mehrerer Beseitigungen an vorhandene Rekonstruktion/ herausnehmbaren – festsitzenden Zahnersatz/Schienen oder kieferorthopädischen Apparaturen
- aufwendiger Druckstellenbeseitigung am sublingual Bügel/ metallischen Teilen/ Modellguss
- motorischer Instabilität der Zunge/Makroglossie, dadurch erschwerter Freistellung des Behandlungsfeldes und Beseitigung Schmelzabsplitterungen/störenden Rändern von Füllungen oder anderen Restaurationen/Rekonstruktionen, Schienen oder kieferorthopädischen Apparaturen
- häufiger Behandlungsunterbrechungen wegen des reduzierten Allgemeinzustandes und verminderter Belastbarkeit
- Einschränkung des Sichtbereiches, verursacht durch eingeschränkte Lagerfähigkeit des Patienten wegen Wirbelsäulenerkrankung/Muskelerkrankung/Herz-Kreislauferkrankung
- reflektorischer Überererregbarkeit z .B. starkem Husten-, Schluck-, oder/und Brechreizneigung, Besprechungsbedarf, mit häufigen Behandlungspausen und notwendiger wiederholt erforderlicher Trockenlegung zur Beseitigung Schmelzabsplitterungen/ störenden Rändern von Füllungen oder anderen Restaurationen/ Rekonstruktionen
- motorischer Unruhe des Patienten, verbunden mit mehrfach notwendigen Behandlungspausen
- starken Wangendrucks und/oder aktiver Zungenmuskulatur oder erhöhtem Muskeltonus/Wangentonus/Zungentonus und dadurch aufwendiger Freistellung des Behandlungsfeldes sowie notwendiger häufiger Behandlungspausen zur Entlastung/ Entspannung der Muskulatur
- besonderen Aufwands wegen vorhandener Restaurationen/Apparaturen und/oder elongierten/protrudierten Zähnen und/oder Zahnfehlstellungen (nach buccal/palatinal/lingual gekippte, asymmetrischer Zahnrotationen usw.) und dadurch erschwerte Beseitigung der unphysiologischen Beeinträchtigung
- besonderen Aufwands im akut entzündetem Gebiet/akuter Schmerzzustand
- erschwerter Isolation und aufwendiger Trockenlegung des Behandlungsgebietes bei vermehrter Salivation/Hypersalivation oder andauernder Papillenblutung
- erschwerter Durchführung wegen erheblichem Lockerungsgrad und unter erhöhter Schmerzempfindlichkeit
- erschwerter Erreichbarkeit/Freistellung des Behandlungsgebietes wegen einer extrem eingeschränkten Mundöffnung bedingt durch eine Verletzung im Bereich des Mundwinkels/Verletzung an der Lippe
- besonderen Aufwands bei erschwerter Einsicht/schlechter Zugänglichkeit und technisch sehr schwierig zu beseitigenden Reizes

4040

GOZ-Position 4040

Leistungsbeschreibung	Faktor	
Beseitigung grober Vorkontakte der Okklusion und Artikulation durch Einschleifen des natürlichen Gebisses oder bereits vorhandenen Zahnersatzes, je Sitzung	1,0-fach:	2,53 €
	2,3-fach:	5,82 €
	2,8-fach:	7,09 €
	3,1-fach:	7,85 €
	3,5-fach:	8,86 €

Abrechnungsbestimmung

--

Anmerkung

- berechnungsfähig:
  - für die Beseitigung grober Vorkontakte der Okklusion und Artikulation
  - für das Einschleifen am natürlichen Gebiss/ vorhandenen Zahnersatzes (Kronen, Brücken, Prothesen)
  - auch für das Einschleifen von Milchzähnen bei Kreuz- oder Zwangsbiss
  - je Sitzung
  - ggf. neben den GOZ Nrn. 2130, 4030 und 8100 in derselben Sitzung an verschiedenen Bereichen
- nicht berechnungsfähig:
  - für das funktionelle Einschleifen GOZ Nr. 8100
  - für subtraktive Maßnahmen an adjustierten Schienen und Aufbissbehelfen GOZ Nr. 7050
  - je Zahn
  - mehrmals je Sitzung
  - bei Eingliederung von Kronen, Brücken und Zahnersatz

BZÄK-Kommentar zu der GOZ-Nr. 4040 (Stand August 2022)

Die Gebührennummer wird berechnet, wenn Frühkontakte diagnostiziert und eingeschliffen werden oder wenn grobe funktionelle Störungen in Okklusion und/oder Artikulation beseitigt werden müssen. Diese Leistung ersetzt nicht das funktionelle Einschleifen nach der Nummer 8100. Die Leistung kann unabhängig vom Umfang der Maßnahmen nur einmal je Sitzung berechnet werden. Eine Verteilung von Maßnahmen dieser Art auf mehrere Sitzungen ist häufig indiziert. Die Leistung ist sowohl bei Maßnahmen an natürlichen Zähnen, an Restaurationen, an Rekonstruktionen als auch an vorhandenem Zahnersatz berechnungsfähig.

! Anmerkung

Subtraktive Maßnahmen an Schienen sind nicht nach dieser Nummer, sondern nach der Nummer 7050 zu berechnen. Die Leistung ist nicht berechnungsfähig zur funktionellen Optimierung von Kronen, Brücken und anderem Zahnersatz im Zusammenhang mit deren Eingliederung.

Begründungen

Überdurchschnittlicher Zeitaufwand aufgrund …	Überdurchschnittliche Schwierigkeiten aufgrund …	Besondere Umstände aufgrund …

- dysfunktioneller Kaugewohnheiten/Parafunktionen im stomatognathen System
- gelockerter Zähne/erhöhter Schwierigkeiten im parodontal geschädigten Gebiss
- umfangreichre Einschleifmaßnahmen an einem alio loco angefertigtem Zahnersatz
- aufwendiger Einschleifmaßnahmen an Suprakonstruktionen/festsitzenden Zahnersatz wegen umfangreicher Kronen- Zahnersatzversorgung
- nicht konzeptionsgerechter/bilateral balancierter Okklusion
- schwieriger Einschleifmaßnahmen an kombiniertem Zahnersatz
- erschwertem Mundzugangs bei erhöhtem Muskeltonus und akuten Kiefergelenksbeschwerden
- mangelnder verbaler Kommunikationsmöglichkeiten
- schlechter Konstitution des Patienten
- ausgeprägter Mundtrockenheit
- Non-Compliance
- sprachlicher Verständigungsschwierigkeiten
- extremen Würgereiz erschwerten Zugang / erschwerter Freistellung des Behandlungsfeldes
- eingeschränkter Mundöffnung wegen Mundsperre/ Kieferklemme/ Adipositas/ Herpes/ Rhagaden etc.
- motorischer Instabilität der Zunge/Makroglossie, dadurch erschwerter Freistellung des Behandlungsfeldes und Beseitigung der Frühkontakte von Füllungen oder anderen Restaurationen/ Rekonstruktionen
- häufiger Behandlungsunterbrechungen wegen des reduzierten Allgemeinzustandes und verminderter Belastbarkeit
- Einschränkung des Sichtbereiches, verursacht durch eingeschränkte Lagerfähigkeit des Patienten wegen Wirbelsäulenerkrankung/Muskelerkrankung/Herz-Kreislauferkrankung
- reflektorischer Übererregbarkeit z. B. starkem Husten-, Schluck-, oder/und Brechreizneigung, Besprechungsbedarf, mit häufigen Behandlungspausen und wiederholt erforderlicher Überprüfung der eingeschliffenen Okklusion

4040

Begründungen

Überdurchschnittlicher Zeitaufwand aufgrund …	Überdurchschnittliche Schwierigkeiten aufgrund …	Besondere Umstände aufgrund …

- motorischer Unruhe des Patienten, verbunden mit mehrfach notwendigen Behandlungspausen
- starken Wangendrucks und/oder aktiver Zungenmuskulatur oder erhöhtem Muskeltonus/Wangentonus/Zungentonus und dadurch aufwendiger Freistellung des Behandlungsfeldes sowie notwendiger häufiger Behandlungspausen zur Entlastung/Entspannung der Muskulatur
- besonderen Aufwands wegen vorhandener Restaurationen/Apparaturen und/oder elongierten/protrudierten Zähnen und/oder Zahnfehlstellungen (nach buccal/palatinal/lingual gekippte, asymmetrischer Zahnrotationen usw.) und dadurch erschwerte Beseitigung grober funktioneller Störungen in Okklusion und/oder Artikulation
- schwieriger Kontrolle und Einschleifmaßnahme der dynamischen und statischen Okklusion
- Zungendysfunktion
- erheblicher Schwierigkeiten wegen ungünstiger Stellung der Antagonisten
- aufwendiger Maßnahmen an festsitzenden Zahnersatz mit zusätzlicher Nachbearbeitung von Keramik- oder Metalloberflächen
- erschwerter Isolation und aufwendiger Trockenlegung des Behandlungsgebietes bei vermehrter Salivation/Hypersalivation
- erschwerter Durchführung wegen erheblicher Lockerungsgrad und unter erhöhter Schmerzempfindlichkeit
- erschwerter Erreichbarkeit/Freistellung des Behandlungsgebietes wegen einer extrem eingeschränkten Mundöffnung bedingt durch eine Verletzung im Bereich des Mundwinkels/Verletzung an der Lippe
- besonderen Aufwands bei erschwerter Einsicht /schlechter Zugänglichkeit und technisch sehr schwierig zu beseitigenden Frühkontaktes
- besonders häufiger Bisskontrolle bei der umfangreichen Einschleifmaßnahme

GOZ-Position 4050

Leistungsbeschreibung	Faktor	
Entfernung harter und weicher Zahnbeläge gegebenenfalls einschließlich Polieren an einem einwurzeligen Zahn oder Implantat, auch Brückenglied	1,0-fach:	0,56 €
	2,3-fach:	1,29 €
	2,8-fach:	1,57 €
	3,1-fach:	1,74 €
	3,5-fach:	1,97 €

Abrechnungsbestimmung

Die Leistungen nach den Nummern 4050 und 4055 sind für denselben Zahn innerhalb von 30 Tagen nur einmal berechnungsfähig.

Anmerkung

berechnungsfähig:
- für Entfernung harter und/oder weicher supragingivaler Zahnbeläge
- je einwurzeligen Zahn
- je Krone (einwurzeliger Zahn) oder Brückenglied
- je Implantat/-aufbau
- einmal innerhalb von 30 Tagen
- bei Kindern, Jugendlichen und Erwachsenen
- neben der GOZ Nr. 4070 - Parodontalchirurgische Therapie
- neben der GOZ-Nr. 4080 – Gingivektomie, Gingivoplastik

- nicht berechnungsfähig:
  - neben der GOZ Nr. 1040 - Professionelle Zahnreinigung
  - neben der GOZ Nr. 4060 - Kontrolle nach Belagsentfernung
  - neben der GOZ Nr. 4090 / 4100 - Lappenoperation
  - für nichtchirurgische subgingivalen Belagsentfernung §6 Abs.1
  - mehrmals innerhalb von 30 Tagen
  - an herausnehmbaren Prothesen (zahntechnische Leistung gemäß § 9 GOZ)
  - für die intraorale Reinigung an Verbindungselementen (z. B. Geschiebe, Stege usw.)

BZÄK-Kommentar zu der GOZ-Nr. 4050 (Stand August 2022)

Bei der Entfernung von harten und weichen Zahnbelägen handelt es sich im Sinne dieser Leistung um supragingivale Ablagerungen. Deren Entfernung kann manuell oder maschinell, z. B. mittels Ultraschall oder rotierender Instrumente erfolgen. Die

4050

Anmerkung

anschließende Oberflächenpolitur ist Bestandteil der Leistung und kann in dieser Sitzung nicht gesondert berechnet werden. Die nichtchirurgische Belagentfernung an subgingivalen Oberflächen wird analog gemäß § 6 Abs. 1 GOZ berechnet. Die Ent

fernung von fest haftenden Verfärbungen und oberflächlichen Einlagerungen (z. B. Tee-, Kaffee-, Rotwein-, Tabak-, Teerbeläge) mit besonderen Maßnahmen (z. B. Pulverstrahl) kann im Rahmen einer professionellen Zahnreinigung berechnet werden. Sofern es sich allein um die Entfernung von Verfärbungen ohne die Entfernung von harten und weichen Zahnbelägen als vorwiegend kosmetische Maßnahme handelt, ist die Leistung ggf. für medizinisch nicht notwendig einzustufen und entsprechend als Verlangensleistung nach § 2 Abs. 3 zu berechnen.

Die Zahnsteinentfernung nach dieser Gebührennummer bezieht sich nur auf einwurzelige Zähne, auf Implantate oder auf Brückenglieder, je ersetztem Zahn. Die Häufigkeit der Leistungserbringung ist auf einmal innerhalb von 30 Tagen beschränkt. Sofern innerhalb dieses Zeitraums noch vorhandene oder neue Beläge entfernt werden müssen, ist hierzu die Nummer 4060 heranzuziehen.

Begründungen

Überdurchschnittlicher Zeitaufwand aufgrund …	Überdurchschnittliche Schwierigkeiten aufgrund …	Besondere Umstände aufgrund …

- aufwendiger Zahnsteinentfernung mit eingeschränkter Sicht wegen erhöhter Blutungsneigung (hämorragischer Diathese)/anhaltender Blutungen durch Einnahme gerinnungshemmender Medikamente / Antikoagulanzien
- schwer zu erreichender Zahnregion/Implantatregion
- aufwendiger Entfernung unter vorhandener festsitzender Rekonstruktion
- entzündlich verändertem Gebietes und dadurch erhöhter Sensibilität
- übermäßig starker/massiver Plaqueablagerungen
- anhaltender und schwer zu stillender Sulcusblutung / Papillenblutung
- erschwertem Mundzugangs und erschwerter Freistellung des Behandlungsfeldes bei erhöhtem Muskeltonus
- erschwerter Nasenatmung
- von Zahnengstand/vorhandener Dysgnathie im behandelten Zahngebiet
- schwieriger Entfernung der Plaqueablagerung am Implantat-/Abutment/Aufbau
- schwieriger Entfernung der Plaqueablagerung bei festsitzenden kieferorthopädischen Apparaturen (z. B. an gebänderte oder mit Multiband- Apparatur versehende Zähne)
- extrem festanhaftender harter Zahnbeläge
- schwieriger Entfernung der Plaqueablagerung an Zähne mit einem Retainer/ geschienter Zähne

Begründungen

Überdurchschnittlicher Zeitaufwand aufgrund …	Überdurchschnittliche Schwierigkeiten aufgrund …	Besondere Umstände aufgrund …

- erschwerter Zahnsteinentfernung im cervix dentis infolge starker Dentinhypersensibilität
- verschachtelter Zahnstellung
- der besonders starken Blutung und damit einhergehende eingeschränkte Sicht
- instrumentellen Aufwands bei Durchführung unterschiedlicher Arbeitsschritte, Ultraschall, Handinstrumente, etc.
- Belagsentfernung im Bereich von schwer zugänglichen Stellen (z. B. Zahnersatzes, Engstand)
- aufwendiger Belagsentfernung an Oberflächeneinziehungen (z. B. Grübchen/ Fissuren)
- laufender kieferorthopädischer Behandlung mit festsitzenden Apparaturen schwierige Zahnsteinentfernung wegen vorhandener Brackets und Bänder/ Multiband-Apparatur
- erschwerter Isolation und Trockenlegung bei vermehrter Nachblutung/Sulcusblutung/Salivation
- motorischer Unruhe des Patienten, verbunden mit mehrfach notwendigen Behandlungspausen
- erhöhtem Muskeltonus/Wangentonus/Zungentonus, dadurch erschwerter Freistellung des Behandlungsfeldes
- motorischer Instabilität der voluminöser/muskulöser Zunge/Makroglossie, dadurch erschwerter Freistellung des Behandlungsfeldes zum palatinalen/lingualen Zahnbereich
- Einschränkung des Sichtbereiches, verursacht durch eingeschränkte Lagerfähigkeit des Patienten wegen Wirbelsäulenerkrankung/Muskelerkrankung/Herz-Kreislauferkrankung
- eingeschränkter Mundöffnung/ erschwerter Mundzugang wegen Mundsperre/Kieferklemme/Adipositas/Herpes/Rhagaden etc.
- häufiger Unterbrechung und lange Dauer der Belagsentfernung bedingt durch sensorische/ reflektorischer Übererregbarkeit des Patienten
- erschwerten Zugangs zum palatinalen/lingualen Zahnbereich wegen starken Brech-/Würgereizes
- erschwertem Entfernens von festanhaftenden Belägen und zeitaufwändige Politur zur Wiederherstellung der Schmelzmorphologie
- erhöhter Schwierigkeiten im parodontal geschädigten Gebiss/bei stark gelockerten Zähnen mit zusätzlicher Spülung des Mundraumes zur Reduzierung der Keimbelastung
- Behandlung eines Risikopatienten z.B. Antikoagulationstherapie/ Bisphosphonatemedikamentation

4050

Begründungen

Überdurchschnittlicher Zeitaufwand aufgrund …	Überdurchschnittliche Schwierigkeiten aufgrund …	Besondere Umstände aufgrund …

- schonender Entfernung von Zahnstein und bakteriellem Biofilm bei Amelogenesis imperfecta
- aufwendiger Belagsentfernung mit Handinstrumenten wegen extremen Dentinhypersensibilitäten
- besonderen Aufwands wegen vorhandener Restaurationen/Apparaturen und/oder elongierten/protrudierten Zähnen und/oder Zahnfehlstellungen (nach buccal/palatinal/lingual gekippte, asymmetrischer Zahnrotationen usw.) und dadurch erschwerte Belagsentfernung
- starken Wangendrucks und /oder aktiver Zungenmuskulatur oder erhöhtem Muskeltonus/Wangentonus/Zungentonus und dadurch aufwendiger Freistellung des Behandlungsfeldes sowie notwendiger häufiger Behandlungspausen zur Entlastung/ Entspannung der Muskulatur
- erschwerter Erreichbarkeit/Freistellung des Behandlungsgebietes wegen einer extrem eingeschränkten Mundöffnung bedingt durch eine Verletzung im Bereich des Mundwinkels/Verletzung an der Lippe
- der schwierigen Kommunikation wegen geistiger Einschränkung/physischer Behinderung/eingeschränkter Hörfähigkeit/sprachlicher Verständigungsschwierigkeiten mit dem Patienten
- erschwerter Einsicht in das Behandlungsgebiet wegen der ausgeprägten Entzündung/stark infiziertes Behandlungsgebiet mit starker Blutungsneigung

GOZ-Position 4055

Leistungsbeschreibung	Faktor	
Entfernung harter und weicher Zahnbeläge gegebenenfalls einschließlich Polieren an einem mehrwurzeligen Zahn	1,0-fach:	0,73 €
	2,3-fach:	1,68 €
	2,8-fach:	2,05 €
	3,1-fach:	2,27 €
	3,5-fach:	2,56 €

Abrechnungsbestimmung

Die Leistungen nach den Nummern 4050 und 4055 sind für denselben Zahn innerhalb von 30 Tagen nur einmal berechnungsfähig.

Anmerkung

- berechnungsfähig:
  - für Entfernung harter und/oder weicher supragingivale Zahnbeläge
  - je mehrwurzeligen Zahn
  - für Belagsentfernung an Kronen auf mehrwurzeligen Zähnen
  - einmal innerhalb von 30 Tagen
  - bei Kindern, Jugendlichen und Erwachsenen
  - neben der GOZ Nr. 4075 (Parodontalchirurgische Therapie)
  - neben der GOZ-Nr. 4080 (Gingivektomie, Gingivoplastik)
- nicht berechnungsfähig:
  - für einen einwurzeligen Zahn (GOZ-Nr. 4050)
  - für ein Brückenglied (GOZ Nr. 4050)
  - für ein Implantat/-aufbau (GOZ Nr. 4050)
  - für nichtchirurgische subgingivalen Belagsentfernung (§ 6 Abs.1)
  - neben der GOZ Nr. 1040 (Professionelle Zahnreinigung)
  - neben der GOZ Nr. 4060 (Kontrolle nach Belagsentfernung)
  - neben der GOZ Nr. 4090/4100 (Lappenoperation)
  - mehrmals innerhalb von 30 Tagen
  - für die intraorale Reinigung an Verbindungselementen (z. B. Geschiebe, Stege usw.)

BZÄK-Kommentar zu der GOZ-Nr. 4055 (Stand August 2022)

Bei der Entfernung von harten und weichen Zahnbelägen handelt es sich im Sinne dieser Leistung um supragingivale Ablagerungen. Deren Entfernung kann manuell

4055

! Anmerkung

oder maschinell, z. B. mittels Ultraschall oder rotierender Instrumente erfolgen. Die anschließende Oberflächenpolitur ist Bestandteil der Leistung und kann in dieser Sitzung nicht gesondert berechnet werden. Die nichtchirurgische Belagentfernung an subgingivalen Oberflächen wird analog gemäß § 6 Abs. 1 GOZ berechnet.

Die Entfernung von fest haftenden Verfärbungen und oberflächlichen Einlagerungen (z. B. Tee-, Kaffee-, Rotwein-, Tabak-, Teerbeläge) mit besonderen Maßnahmen (z. B. Pulverstrahl) kann im Rahmen einer professionellen Zahnreinigung berechnet werden. Sofern es sich allein um die Entfernung von Verfärbungen ohne die Entfernung von harten und weichen Zahnbelägen als vorwiegend kosmetische Maßnahme handelt, ist die Leistung ggf. für medizinisch nicht notwendig einzustufen und entsprechend als Verlangensleistung nach § 2 Abs. 3 zu berechnen.

Die Zahnsteinentfernung nach dieser Gebührennummer bezieht sich nur auf mehrwurzelige Zähne. Die Häufigkeit der Leistungserbringung ist auf einmal innerhalb von 30 Tagen beschränkt. Sofern innerhalb dieses Zeitraums noch vorhandene oder neue Beläge entfernt werden müssen, ist hierzu die Nummer 4060 heranzuziehen. Die Leistung kann nicht in derselben Sitzung mit einer professionellen Zahnreinigung sowie der Nummer 4060 berechnet werden.

Begründungen

Überdurchschnittlicher Zeitaufwand aufgrund …	Überdurchschnittliche Schwierigkeiten aufgrund …	Besondere Umstände aufgrund …

- erschwerten Zugangs und Belagsentfernung an der offenen Bi-/Trifurkation
- schwer entfernbarer Zahnbeläge an der offenen Furkation/starker Wurzeleinziehung
- der schwierigen Kommunikation wegen geistiger Einschränkung/physischer Behinderung/eingeschränkter Hörfähigkeit/sprachlicher Verständigungsschwierigkeiten mit dem Patienten
- aufwendiger Zahnsteinentfernung mit eingeschränkter Sicht wegen erhöhter Blutungsneigung (hämorragischer Diathese /anhaltender Blutungen durch Einnahme gerinnungshemmender Medikamente/Antikoagulanzien
- schwer zu erreichender Zahnregion/Implantatregion
- aufwendiger Entfernung unter vorhandener festsitzender Rekonstruktion
- entzündlich verändertem Gebietes und dadurch erhöhter Sensibilität
- übermäßig starker/massiver Plaqueablagerungen
- anhaltender und schwer zu stillender Sulcusblutung / Papillenblutung
- erschwertem Mundzugangs und erschwerte Freistellung des Behandlungsfeldes bei erhöhtem Muskeltonus
- erschwerter Nasenatmung

Begründungen

Überdurchschnittlicher Zeitaufwand aufgrund …	Überdurchschnittliche Schwierigkeiten aufgrund …	Besondere Umstände aufgrund …

- Zahnengstandes/vorhandener Dysgnathie im behandelten Zahngebiet
- schwieriger Entfernung der Plaqueablagerung am Implantat-/Abutment/Aufbau
- schwieriger Entfernung der Plaqueablagerung bei festsitzenden kieferorthopädischen Apparaturen (z. B. an gebänderte oder mit Multiband- Apparatur versehende Zähne)
- extrem festanhaftender harter Zahnbeläge
- schwieriger Entfernung der Plaqueablagerung an Zähne mit einem Retainer/ geschienter Zähne
- erschwerte Zahnsteinentfernung im cervix dentis infolge starker Dentinhypersensibilität
- verschachtelter Zahnstellung
- besonders starker Blutung und damit einhergehende eingeschränkte Sicht
- instrumentellen Aufwands bei Durchführung unterschiedlicher Arbeitsschritte, Ultraschall, Handinstrumente, etc.
- Belagsentfernung im Bereich von schwer zugänglichen Stellen (z. B. Zahnersatzes, Engstand)
- aufwendiger Belagsentfernung an Oberflächeneinziehungen (z. B. Grübchen/ Fissuren)
- laufender kieferorthopädischer Behandlung mit festsitzenden Apparaturen dadurch schwieriger Zahnsteinentfernung wegen vorhandener Brackets und Bänder/ Multiband-Apparatur
- erschwerter Isolation und Trockenlegung bei vermehrter Nachblutung/Sulcusblutung/Salivation
- motorischer Unruhe des Patienten, verbunden mit mehrfach notwendigen Behandlungspausen
- erhöhtem Muskeltonus/Wangentonus/Zungentonus, dadurch erschwerter Freistellung des Behandlungsfeldes
- motorischer Instabilität der voluminöser/muskulöser Zunge/Makroglossie, dadurch erschwerter Freistellung des Behandlungsfeldes zum palatinalen/ lingualen Zahnbereich
- Einschränkung des Sichtbereiches, verursacht durch eingeschränkte Lagerfähigkeit des Patienten wegen Wirbelsäulenerkrankung/Muskelerkrankung/Herz-Kreislauferkrankung
- eingeschränkter Mundöffnung/ erschwerter Mundzugang wegen Mundsperre/ Kieferklemme/ Adipositas/ Herpes/ Rhagaden etc.
- häufige Unterbrechung und lange Dauer der Belagsentfernung bedingt durch sensorische/ reflektorischer Übererregbarkeit des Patienten
- erschwerten Zugangs zum palatinalen/ lingualen Zahnbereich wegen starken Brech-/Würgereizes

4055

Begründungen

Überdurchschnittlicher Zeitaufwand aufgrund …	Überdurchschnittliche Schwierigkeiten aufgrund …	Besondere Umstände aufgrund …

- erschwertem Entfernens von festanhaftenden Belägen und zeitaufwändige Politur zur Wiederherstellung der Schmelzmorphologie
- erhöhter Schwierigkeiten im parodontal geschädigten Gebiss/ bei stark gelockerten Zähnen mit zusätzlicher Spülung des Mundraumes zur Reduzierung der Keimbelastung
- Behandlung eines Risikopatienten z.B. Antikoagulationstherapie/ Bisphosphonatemedikamentation
- schonender Entfernung von Zahnstein und bakteriellem Biofilm bei Amelogenesis imperfecta
- aufwendiger Belagsentfernung mit Handinstrumenten wegen extremen Dentinhypersensibilitäten
- besonderen Aufwands wegen vorhandener Restaurationen/Apparaturen und/oder elongierten/protrudierten Zähnen und/oder Zahnfehlstellungen (nach buccal/palatinal/lingual gekippte, asymmetrischer Zahnrotationen usw.) und dadurch erschwerte Belagsentfernung
- starken Wangendrucks und/oder aktiver Zungenmuskulatur oder erhöhtem Muskeltonus/Wangentonus/Zungentonus und dadurch aufwendiger Freistellung des Behandlungsfeldes sowie notwendiger häufiger Behandlungspausen zur Entlastung/ Entspannung der Muskulatur
- erschwerter Erreichbarkeit/Freistellung des Behandlungsgebietes wegen einer extrem eingeschränkten Mundöffnung bedingt durch eine Verletzung im Bereich des Mundwinkels/Verletzung an der Lippe
- erschwerter Einsicht in das Behandlungsgebiet wegen der ausgeprägten Entzündung/stark infiziertes Behandlungsgebiet mit starker Blutungsneigung

GOZ-Position 4060

Leistungsbeschreibung	Faktor	
Kontrolle nach Entfernung harter und weicher Zahnbeläge oder professioneller Zahnreinigung nach der Nummer 1040 mit Nachreinigung einschließlich Polieren, je Zahn, oder Implantat, auch Brückenglied	1,0-fach:	0,39 €
	2,3-fach:	0,91 €
	2,8-fach:	1,10 €
	3,1-fach:	1,22 €
	3,5-fach:	1,38 €

Abrechnungsbestimmung

Die Leistung nach der Nummer 4060 ist neben den Leistungen nach den Nummern 1040, 4050 und 4055 nicht berechnungsfähig.

Anmerkung

- berechnungsfähig:
  - für die Kontrolle mit Nachreinigung nach Entfernung harter/weicher supragingivaler Zahnbeläge /professioneller Zahnreinigung
  - je Zahn
  - je Krone/Brückenglied
  - je Implantat/-aufbau
  - bei Kindern, Jugendlichen und Erwachsenen
  - neben parodontalchirurgischen Eingriff nach den GOZ-Nrn. 4070, 4075 und 4080
- nicht berechnungsfähig:
  - für Kontrolle ohne Nachreinigung
  - neben der GOZ Nr. 1040 (Professionelle Zahnreinigung)
  - neben der GOZ Nr. 4050/4055 (Belagsentfernung)
  - neben der GOZ Nr. 4090/4100 (Lappenoperation)
  - an herausnehmbaren Prothesen (zahntechnische Leistung gemäß § 9 GOZ)
  - für Kontrolle und Nachreinigung nach nichtchirurgischer subgingivaler Belagsentfernung (§ 6 Abs.1)
  - neben GOÄ Nr. Ä5 – für eine Verlaufskontrolle (im selben Gebiet)

BZÄK-Kommentar zu der GOZ-Nr. 4060 (Stand August 2022)

Die Leistung wird in einer getrennten Sitzung nach Erbringung der Nummern 4050 und 4055 durchgeführt und beinhaltet die Nachreinigung und Politur im supragingivalen Bereich. Die Belagsentfernung nach den Nummern 4050 und 4055 kann innerhalb von 30 Tagen nur einmal berechnet werden. Die Entfernung von Restbelägen

4060

Anmerkung

bzw. von neu entstandenen Belägen innerhalb dieses Zeitraums wird daher nach dieser Gebührennummer berechnet. Für diese Gebührennummer ist eine zeitliche Einschränkung der Berechnung nicht vorgegeben. Diese Gebührennummer unterscheidet nicht zwischen ein- und mehrwurzeligen Zähnen, sondern gilt für alle Zähne unterschiedslos. Sie kann auch für die „Kontrolle" an Implantaten und Brückengliedern herangezogen werden. Die Berechnung erfolgt je Zahn bzw. Implantat oder Brückenglied.

Die Leistung kann nicht in derselben Sitzung mit einer professionellen Zahnreinigung berechnet werden.

Nach einer professionellen Zahnreinigung kann in gesonderter Sitzung eine Kontrollbehandlung nach dieser Nummer durchgeführt werden. Die Kontrolle und Nachreinigung nach nichtchirurgischer subgingivaler Belagsentfernung entspricht nicht dem Leistungsinhalt der Nummer 4060, sondern ist analog zu berechnen.

Begründungen

Überdurchschnittlicher Zeitaufwand aufgrund ...	Überdurchschnittliche Schwierigkeiten aufgrund ...	Besondere Umstände aufgrund ...

- eingeschränkter Mundöffnung/erschwertem Mundzugangs wegen Mundsperre/Kieferklemme/Adipositas/Herpes/Rhagaden etc.
- aufwendiger Nachreinigung mit eingeschränkter Sicht wegen erhöhter Blutungsneigung (hämorragischer Diathese)/anhaltender Blutungen durch Einnahme gerinnungshemmender Medikamente/Antikoagulanzien
- schwer zu erreichender Zahnregion/Implantatregion
- ausgedehnter Entzündungen
- aufwendiger Entfernung unter vorhandener festsitzender Rekonstruktion
- Nachreinigung im entzündlich veränderten Gebiet und dadurch erhöhter Sensibilität
- schwer erreichbarer Beläge in der Furkationen/im posterioren Gebiet
- schwieriger Nachreinigung durch Zahnengstand und vorhandener Dysgnathie im behandelten Zahngebiet
- schwieriger Schleimhautverhältnisse
- anhaltender und schwer zu stillender Sulcusblutung/Papillenblutung schwierige Nachkontrolle/ Nachreinigung
- erschwerter Belagsentfernung/Plaque/Zahnsteinentfernung am cervix dentis infolge starker Dentinhypersensibilität
- erschwertem Entfernens von festanhaftenden Belägen und zeitaufwändige Politur zur Wiederherstellung der Schmelzmorphologie

Begründungen

Überdurchschnittlicher Zeitaufwand aufgrund …	Überdurchschnittliche Schwierigkeiten aufgrund …	Besondere Umstände aufgrund …

- erhöhter Schwierigkeiten im parodontal geschädigten Gebiss/bei stark gelockerten Zähnen mit zusätzlicher Spülung des Mundraumes zur Reduzierung der Keimbelastung
- schwieriger Nachreinigung bei freiliegender Bi-/Trifurkation
- hinzukommender Kontrolle und Nachreinigung der Approximalräume
- aufwendiger Nachreinigung unter vorhandener festsitzender Rekonstruktion
- erhöhtem Aufwands bei der Entfernung der Plaqueablagerung an der Oberfläche des Implantat-/Abutments/Aufbaus
- erschwerter Nachreinigung und Politur an Zähne mit einem Retainer/geschienter Zähne
- Non-Compliance
- überempfindlichen Zahnbeins
- laufender kieferorthopädischer Behandlung mit festsitzenden Apparaturen schwierige Nachreinigung wegen vorhandener Brackets und Bänder/ Multiband-Apparatur
- erschwerter Isolation und Trockenlegung bei vermehrter Nachblutung/Sulcusblutung/Salivation
- motorischer Unruhe des Patienten, verbunden mit mehrfach notwendigen Behandlungspausen
- erhöhtem Muskeltonus/Wangentonus/Zungentonus, dadurch erschwerter Freistellung des Behandlungsfeldes
- motorischer Instabilität der voluminöser/muskulöser Zunge/Makroglossie , dadurch erschwerter Freistellung des Behandlungsfeldes zum palatinalen/lingualen Zahnbereich
- Einschränkung des Sichtbereiches, verursacht durch eingeschränkte Lagerfähigkeit des Patienten wegen Wirbelsäulenerkrankung/Muskelerkrankung/Herz-Kreislauferkrankung
- häufiger Unterbrechung und lange Dauer der Plaque-/Zahnstein-/Belagsentfernung bedingt durch sensorischer/reflektorischer Übererregbarkeit des Patienten
- erschwerten Zugangs zur Zahninnenseite wegen starken Brech-/Würgereizes
- Behandlung eines Risikopatienten z. B. Antikoagulationstherapie/Bisphosphonatemedikamentation
- aufwendiger Zahnstein-/Belagsentfernung mit Handinstrumenten wegen extremen Dentinhypersensibilitäten
- besonderen Aufwands wegen vorhandener Restaurationen/ Apparaturen und/oder elongierten/protrudierten Zähnen und /oder Zahnfehlstellungen (nach buccal/palatinal/lingual gekippte, asymmetrischer Zahnrotationen usw.) und dadurch erschwerte Belagsentfernung

4060

Begründungen

Überdurchschnittlicher Zeitaufwand aufgrund …	Überdurchschnittliche Schwierigkeiten aufgrund …	Besondere Umstände aufgrund …

- starken Wangendrucks und/oder aktiver Zungenmuskulatur oder erhöhtem Muskeltonus/Wangentonus/Zungentonus und dadurch aufwendiger Freistellung des Behandlungsfeldes sowie notwendiger häufiger Behandlungspausen zur Entlastung/ Entspannung der Muskulatur
- instrumentellem Aufwands bei Durchführung unterschiedlicher Arbeitsschritte, Ultraschall, Handinstrumente, etc.
- erschwerter Erreichbarkeit/Freistellung des Behandlungsgebietes wegen einer extrem eingeschränkten Mundöffnung bedingt durch eine Verletzung im Bereich des Mundwinkels/Verletzung an der Lippe
- der schwierigen Kommunikation wegen geistiger Einschränkung/physischer Behinderung/eingeschränkter Hörfähigkeit/sprachlicher Verständigungsschwierigkeiten mit dem Patienten

GOZ-Position 4070

Leistungsbeschreibung	Faktor
Parodontalchirurgische Therapie (insbesondere Entfernung subgingivaler Konkremente und Wurzelglättung) an einem einwurzeligen Zahn oder Implantat, geschlossenes Vorgehen	1,0-fach: 5,62 € 2,3-fach: 12,94 € 2,8-fach: 15,75 € 3,1-fach: 17,44 € 3,5-fach: 19,68 €

Abrechnungsbestimmung

--

! Anmerkung

- berechnungsfähig:
  - für subgingivale Konkremententfernung (deep scaling) und Wurzelglättung (root planing)
  - je einwurzeligen Zahn
  - für das geschlossene Vorgehen
  - je Implantat
  - neben der GOZ-Nr. 4050 (für Entfernung harter/weicher supragingivaler Zahnbeläge)
  - neben der GOZ-Nr. 4080 (für Gingivektomie, Gingivoplastik)
  - neben der GOZ-Nr. 4025 (für subgingivale medikamentöse antibakterielle Lokalapplikation [Perio-Chip, Ligosan®])
  - neben GOZ Nr. 4110 für das Auffüllen von parodontalen Knochendefekten mit Aufbaumaterial (Knochen-/Knochenersatzmaterial), oder Einbringen von Proteinen
  - ggf. zzgl. Materialkosten
  - ggf. zzgl. Anwendung von wachstumsfaktorenreichem Plasma zur Regeneration § 6 Abs.1
  - ggf. zzgl. Full-mouth-therapy (FMT) § 6 Abs.1
  - ggf. zzgl. Wurzelflächen-Taschenentkeimung mittels Laser/Ozon § 6 Abs.1
- nicht berechnungsfähig:
  - für die subgingivale nichtchirurgische Belagsentfernung im Sinne einer PZR § 6 Abs. 1 GOZ
  - neben GOZ-Nr. 1040 – Professionelle Zahnreinigung
  - neben GOZ-Nr. 4090 Lappenoperation am selben Zahn

4070

! Anmerkung

BZÄK-Kommentar zu der GOZ-Nr. 4070 (Stand August 2022)

Diese Leistung ist die parodontalchirurgische Therapie im subgingivalen Bereich in einem „geschlossenen" Verfahren. Sie folgt in der Regel einer Initialtherapie, z. B. der supragingivalen Zahnstein- und Belagentfernung und/oder der professionellen Zahnreinigung. Das „geschlossene Vorgehen" bezeichnet die chirurgische Parodontaltherapie ohne Mobilisierung oder Aufklappung des Zahnfleisches bei Erhaltung der Gingivamanschette. Sie beinhaltet vor allem die Entfernung der Konkremente sowie die Reinigung und Glättung der Wurzeloberfläche. Eine ggf. notwendige Gingivakürettage zur Entfernung von Granulationsgewebe gehört ebenfalls zum Leistungsinhalt. Eine interne Gingivektomie fällt nicht unter diese Gebührennummer. Die Wurzeloberflächenbearbeitung kann mittels Handinstrumenten oder maschinell/mechanisch erfolgen.

Diese Gebührennummer bezieht sich auf Maßnahmen an einwurzeligen Zähnen und an Implantaten.

Die Leistung ist nicht in derselben Sitzung mit einer professionellen Zahnreinigung berechnungsfähig.

Begründungen

Überdurchschnittlicher Zeitaufwand aufgrund …	Überdurchschnittliche Schwierigkeiten aufgrund …	Besondere Umstände aufgrund …

- eingeschränkter Mundöffnung/erschwertem Mundzugangs wegen Mundsperre/Kieferklemme/Adipositas/ Herpes/ Rhagaden etc.
- aufwendiger Konkremententfernung/subgingivaler Zahnsteinentfernung und/oder Wurzelglättung mit eingeschränkter Sicht wegen erhöhter Blutungsneigung (hämorragischer Diathese)/anhaltender Blutungen durch Einnahme gerinnungshemmender Medikamente/Antikoagulanzien
- schwer zu erreichender Zahnregion/Implantatregion
- schwere Entfernung subgingivaler Konkremente und Wurzelglättung bei Lockerungsgrad….
- aufwendiger Konkremententfernung unter/ bei vorhandener festsitzender Rekonstruktion mit teilweise abstehenden Kronenränder
- entzündlich veränderten Gebietes/massiver ödematöse Schwellung der Gingiva und dadurch erhöhter Sensibilität
- besonders aufwendiger Kürettage wegen tiefer/tiefreichender/mehrwandiger Knochentasche
- besonders tiefreichender/sehr tiefer Tasche/ausgeprägter Taschenbildung von mehr als ….mm

Begründungen

Überdurchschnittlicher Zeitaufwand aufgrund …	Überdurchschnittliche Schwierigkeiten aufgrund …	Besondere Umstände aufgrund …

- schwieriger Entfernung von extrem fest anhaftenden Konkrementen
- schwieriger parodontalchirurgischer Behandlung wegen geschienter Zähne/Zähne mit Retainer
- schwieriger Parodontitis-Behandlung durch Zahnengstand/vorhandener Dysgnathie im behandelten Zahngebiet mit instrumentellen Mehraufwand
- anhaltender und schwer zu stillender Sulcusblutung/Sickerblutung/verstärkter Papillenblutung
- horizontalen und vertikalen Knochenabbaus von …mm
- erschwerter Kürettage wegen distal/mesial schwer zu erreichenden vertikalen Einbruchs
- erschwertem Mundzugangs und erschwerter Freistellung des Behandlungsfeldes bei erhöhtem Muskeltonus
- häufiger Behandlungsunterbrechungen wegen erschwerter Nasenatmung
- hohem instrumentellen Aufwands bei Durchführung unterschiedlicher Arbeitsschritte, Ultraschall, Handinstrumente etc.
- tiefreichender Rezession und dadurch erhöhter Sensibilität
- aufwendiger Glättung der Wurzeloberfläche mit Pulverstrahlsystem bei ungünstiger Zahnmorphologie
- besonders starker/übermäßig vieler Konkrementablagerungen
- entzündlich, chronisch veränderten Gebiets und dadurch erhöhte operativer Sensibilität/ starke Schmerzempfindlichkeit
- erschwerter Einsicht in das Operationsgebiet wegen der ausgeprägten Entzündung / stark infiziertes Behandlungsgebiet mit starker Blutungsneigung
- schwer erreichbarer/entfernbarer Konkremente bei Fehlstellung
- schwer entfernbarer Konkremente auf der Implantatoberfläche
- schwer entfernbarer Konkremente an Oberflächeneinziehungen/abnormer anatomischer Form/atypischer Länge der Wurzel/Wurzeleinziehung
- komplizierter Wurzelglättung wegen konkaver Wurzeloberfläche
- laufender kieferorthopädischer Behandlung mit festsitzenden Apparaturen schwierige Entfernung der Konkremente wegen vorhandener Brackets und Bänder/Multiband-Apparatur
- erschwerter Isolation und Trockenlegung bei vermehrter Nachblutung/Sulcusblutung/Salivation
- motorischer Unruhe des Patienten, verbunden mit mehrfach notwendigen Behandlungspausen
- erhöhtem Muskeltonus/Wangentonus/Zungentonus, dadurch erschwerter Freistellung des Behandlungsfeldes

4070

Begründungen

Überdurchschnittlicher Zeitaufwand aufgrund …	Überdurchschnittliche Schwierigkeiten aufgrund …	Besondere Umstände aufgrund …

- motorischer Instabilität der voluminöser/muskulöser Zunge/Makroglossie, dadurch erschwerter Freistellung des Behandlungsfeldes zum palatinalen/ lingualen Zahnbereich
- Einschränkung des Sichtbereiches, verursacht durch eingeschränkte Lagerfähigkeit des Patienten wegen Wirbelsäulenerkrankung/Muskelerkrankung/Herz-Kreislauferkrankung/ Schwangerschaft
- häufiger Unterbrechung und lange Dauer der Konkremententfernung bedingt durch sensorische/ reflektorischer Übererregbarkeit des Patienten
- erschwerten Zugangs zum palatinalen/ lingualen Zahnbereich wegen starken Brech-/Würgereizes
- erhöhter Schwierigkeiten bei stark gelockerten Zähnen mit zusätzlicher Spülung des Mundraumes zur Reduzierung der Keimbelastung
- Behandlung eines Risikopatienten z.B Antikoagulationstherapie/ Bisphosphonatemedikamentation/ Endokarditis
- aufwendiger Entfernung der Konkremente mit Handinstrumenten wegen extremen Dentinhypersensibilitäten
- besonderem apparativen Verfahrens wegen vorhandener Restaurationen/Apparaturen und/oder elongierte protrudierten Zähnen und /oder Zahnfehlstellungen (nach buccal/palatinal/lingual gekippte, asymmetrischer Zahnrotationen usw.) und dadurch erschwerte Konkremententfernung und Wurzelglättung
- sehr aufwendiger primären Wundversorgung, bei starker Nachblutungsgefahr durch Einnahme gerinnungshemmender Medikamente
- besonders aufwendiger primärer Wundversorgung zur Vermeidung von Wundheilungsstörungen infolge Allgemeinmedikation z.B. Bisphosphonattherapie, Diabetes
- häufiger Behandlungsunterbrechungen wegen des reduzierten Allgemeinzustandes und verminderter Belastbarkeit
- starken Wangendrucks und/oder aktiver Zungenmuskulatur oder erhöhtem Muskeltonus/Wangentonus/Zungentonus und dadurch aufwendiger Freistellung des Behandlungsfeldes sowie notwendiger häufiger Behandlungspausen zur Entlastung/ Entspannung der Muskulatur
- der schwierigen Kommunikation wegen geistiger Einschränkung/physischer Behinderung/eingeschränkter Hörfähigkeit/sprachlicher Verständigungsschwierigkeiten mit dem Patienten
- erschwerter Einsicht in das Behandlungsgebiet wegen der ausgeprägten Entzündung/stark infiziertes Behandlungsgebiet mit starker Blutungsneigung

GOZ-Position 4075

Leistungsbeschreibung	Faktor
Parodontalchirurgische Therapie (insbesondere Entfernung subgingivaler Konkremente und Wurzelglättung) an einem mehrwurzeligen Zahn, geschlossenes Vorgehen	1,0-fach: 7,31 € 2,3-fach: 16,82 € 2,8-fach: 20,47 € 3,1-fach: 22,67 € 3,5-fach: 25,59 €

Abrechnungsbestimmung

--

! Anmerkung

- berechnungsfähig:
  - für subgingivale Konkremententfernung (deep scaling) und Wurzelglättung (root planing)
  - je mehrwurzeligen Zahn
  - für das geschlossene Vorgehen
  - neben der GOZ-Nr. 4055 (Entfernung harter/weicher supragingivaler Zahnbeläge)
  - neben der GOZ-Nr. 4080 (für Gingivektomie, Gingivoplastik)
  - neben der GOZ-Nr. 4025 (für subgingivale medikamentöse antibakterielle Lokalapplikation [PerioChip®])
  - neben der GOZ-Nr. 4110 für das Auffüllen von parodontalen Knochendefekten mit Aufbaumaterial (Knochen-/Knochenersatzmaterial), oder Einbringen von Proteinen
  - ggf. zzgl. Materialkosten
  - ggf. zzgl. Anwendung von wachstumsfaktorenreichem Plasma zur Regeneration (§ 6 Abs.1)
  - ggf. zzgl. Full-mouth-therapy (FMT) (§ 6 Abs.1)
  - Wurzelflächen-/Taschenentkeimung mittels Laser/Ozon (§ 6 Abs.1)
- nicht berechnungsfähig:
  - für die subgingivale nichtchirurgische Belagsentfernung im Sinne einer PZR (§ 6 Abs. 1 GOZ)
  - neben der GOZ-Nr. 1040 (Professionelle Zahnreinigung)
  - neben der GOZ-Nr. 4100 (Lappenoperation am selben Zahn)
  - am Implantat (GOZ-Nr. 4070)

4075

! Anmerkung

BZÄK-Kommentar zu der GOZ-Nr. 4075 (Stand August 2022)

Diese Leistung ist die parodontalchirurgische Therapie im subgingivalen Bereich in einem „geschlossenen" Verfahren. Sie folgt in der Regel einer Initialtherapie, z. B. der supragingivalen Zahnstein- und Belagentfernung und/oder der professionellen Zahnreinigung. Das „geschlossene Vorgehen" bezeichnet die chirurgische Parodontaltherapie ohne Mobilisierung oder Aufklappung des Zahnfleisches bei Erhaltung der Gingivamanschette. Sie beinhaltet vor allem die Entfernung der Konkremente sowie die Reinigung und Glättung der Wurzeloberfläche. Eine ggf. notwendige Gingivakürettage zur Entfernung von Granulationsgewebe gehört ebenfalls zum Leistungsinhalt. Eine interne Gingivektomie fällt nicht unter diese Gebührennummer.

Die Wurzeloberflächenbearbeitung kann mittels Handinstrumenten oder maschinell/mechanisch erfolgen.

Diese Gebührennummer kann nicht bei Implantaten angewendet werden. Die Leistung ist nicht in derselben Sitzung mit einer professionellen Zahnreinigung berechnungsfähig.

Begründungen

Überdurchschnittlicher Zeitaufwand aufgrund …	Überdurchschnittliche Schwierigkeiten aufgrund …	Besondere Umstände aufgrund …

- eingeschränkter Mundöffnung/erschwertem Mundzugangs wegen Mundsperre/Kieferklemme/Adipositas/Herpes/Rhagaden etc.
- aufwendiger Konkremententfernung/subgingivaler Zahnsteinentfernung und/oder Wurzelglättung mit eingeschränkter Sicht wegen erhöhter Blutungsneigung (hämorragischer Diathese)/anhaltender Blutungen durch Einnahme gerinnungshemmender Medikamente / Antikoagulanzien
- schwer zu erreichender Zahnregion im distalen Bereich des Kiefers
- aufwendiger Konkremententfernung unter/ bei vorhandener festsitzender Rekonstruktion mit teilweise abstehenden Kronenrändern
- schwerer Entfernung subgingivaler Konkremente und Wurzelglättung bei Lockerungsgrad….
- entzündlich veränderten Gebiets/massiv ödematösre Schwellung der Gingiva und dadurch erhöhter Sensibilität
- besonders aufwendiger Kürettage wegen tiefer/ tiefreichender/mehrwandiger Knochentasche
- besonders tiefreichender/sehr tiefer Tasche/ausgeprägter Taschenbildung von mehr als ….mm
- sehr tiefreichender Furkationen/freiliegender Bi-/Trifurkation

Begründungen

Überdurchschnittlicher Zeitaufwand aufgrund …	Überdurchschnittliche Schwierigkeiten aufgrund …	Besondere Umstände aufgrund …

- schwieriger Entfernung von extrem fest anhaftender Konkremente
- schwieriger parodontalchirurgische Behandlung wegen geschienter Zähne/ Zähne mit Retainer
- schwieriger Parodontitis-Behandlung durch Zahnengstand / vorhandener Dysgnathie im behandelten Zahngebiet anhaltender und schwer zu stillender Sulcusblutung / Sickerblutung / verstärkter Papillenblutung
- horizontalem und vertikalem Knochenabbau von …mm
- erschwerter Kürettage wegen distal/mesial schwer zu erreichenden vertikalen Einbruchs
- erschwertem Mundzugangs und erschwerter Freistellung des Behandlungsfeldes bei erhöhtem Muskeltonus
- häufiger Behandlungsunterbrechungen wegen erschwerter Nasenatmung
- hohem instrumentellen Aufwands bei Durchführung unterschiedlicher Arbeitsschritte, Ultraschall, Handinstrumente etc.
- tiefreichender Rezession und dadurch erhöhter Sensibilität
- aufwendiger Glättung der Wurzeloberfläche mit Pulverstrahlsystem bei ungünstiger Zahnmorpholgie
- besonders starker/übermäßig vieler Konkrementablagerungen
- entzündlich, chronisch veränderten Gebiets und dadurch erhöhte operativer Sensibilität/ starke Schmerzempfindlichkeit
- erschwerter Einsicht in das Operationsgebiet wegen der ausgeprägten Entzündung / stark infiziertes Behandlungsgebiet mit starker Blutungsneigung
- schwer erreichbarer Konkremente bedingt durch Fehlstellung
- schwer entfernbarer Konkremente an Oberflächeneinziehungen/abnormer anatomischer Form/atypischer Länge der Wurzel/Wurzeleinziehung
- komplizierter Wurzelglättung wegen konkaver Wurzeloberfläche
- laufender kieferorthopädischer Behandlung mit festsitzenden Apparaturen schwierige Entfernung der Konkremente wegen vorhandener Brackets und Bänder/Multiband-Apparatur
- erschwerter, zeitaufwendige Isolation und Trockenlegung bei vermehrter Nachblutung/Sulcusblutung/Salivation
- motorischer Unruhe des Patienten, verbunden mit mehrfach notwendigen Behandlungspausen
- erhöhtem Muskeltonus/Wangentonus/Zungentonus, dadurch erschwerter Freistellung des Behandlungsfeldes
- motorischer Instabilität der voluminöser/muskulöser Zunge/Makroglossie, dadurch erschwerter Freistellung des Behandlungsfeldes zum palatinalen/ lingualen Zahnbereich

4075

Begründungen

Überdurchschnittlicher Zeitaufwand aufgrund …	Überdurchschnittliche Schwierigkeiten aufgrund …	Besondere Umstände aufgrund …

- Einschränkung des Sichtbereiches, verursacht durch eingeschränkte Lagerfähigkeit des Patienten wegen Wirbelsäulenerkrankung/Muskelerkrankung/Herz-Kreislauferkrankung/ Schwangerschaft
- häufiger Unterbrechung und lange Dauer der Konkremententfernung bedingt durch sensorische/ reflektorischer Übererregbarkeit des Patienten
- erschwerten Zugangs zum palatinalen/ lingualen Zahnbereich wegen starken Brech-/Würgereizes
- erhöhter Schwierigkeiten bei stark gelockerten Zähnen mit zusätzlicher Spülung des Mundraumes zur Reduzierung der Keimbelastung
- Behandlung eines Risikopatienten z. B Antikoagulationstherapie/ Bisphosphonatemedikamentation/ Endokarditis
- aufwendiger Entfernung der Konkremente mit Handinstrumenten wegen extremen Dentinhypersensibilitäten
- besonderen Aufwands wegen vorhandener Restaurationen/Apparaturen und/oder elongiertenprotrudierten Zähnen und /oder Zahnfehlstellungen (nach buccal/palatinal/lingual gekippte, asymmetrischer Zahnrotationen usw.) und dadurch erschwerte Konkremententfernung und Wurzelglättung
- sehr aufwendiger primären Wundversorgung, bei starker Nachblutungsgefahr durch Einnahme gerinnungshemmender Medikamente
- besonders aufwendiger primärer Wundversorgung zur Vermeidung von Wundheilungsstörungen infolge Allgemeinmedikation z. B. Bisphosphonattherapie, Diabetes
- häufiger Behandlungsunterbrechungen wegen des reduzierten Allgemeinzustandes und verminderter Belastbarkeit
- starken Wangendrucks und/oder aktiver Zungenmuskulatur oder erhöhtem Muskeltonus/Wangentonus/Zungentonus und dadurch aufwendiger Freistellung des Behandlungsfeldes sowie notwendiger häufiger Behandlungspausen zur Entlastung/ Entspannung der Muskulatur
- der schwierigen Kommunikation wegen geistiger Einschränkung/physischer Behinderung/eingeschränkter Hörfähigkeit/sprachlicher Verständigungsschwierigkeiten mit dem Patienten
- erschwerter Einsicht in das Behandlungsgebiet wegen der ausgeprägten Entzündung/stark infiziertes Behandlungsgebiet mit starker Blutungsneigung

GOZ-Position 4080

Leistungsbeschreibung	Faktor	
Gingivektomie, Gingivoplastik, je Parodontium	1,0-fach:	2,53 €
	2,3-fach:	5,82 €
	2,8-fach:	7,09 €
	3,1-fach:	7,85 €
	3,5-fach:	8,86 €

Abrechnungsbestimmung

--

! Anmerkung

- berechnungsfähig:
  - für eine Gingivektomie/Gingivoplastik
  - zur Eliminierung von Pseudotaschen
  - zur (Zahnfleisch-)Korrektur am Gingivalsaum
  - bei medikamenteninduzierter Gingivahyperplasie
  - je Parodontium
  - für elektrochirurgische Maßnahmen am Parodontium in Verbindung mit prothetischen oder konservierenden Maßnahmen (laut BZÄK)
  - ggf. zzgl. Zuschlag GOZ-Nr. 0120 (Laser)
  - neben GOZ- Nr. 4070, 4075 (geschlossene Parodontalchirurgische Therapie)
  - neben GOZ-Nr. 4025 (für subgingivale medikamentöse antibakterielle Lokalapplikation [Perio-Chip, Ligosan®])
  - neben GOZ-Nr. 4110 (für das Auffüllen von parodontalen Knochendefekten mit Aufbaumaterial [Knochen-/Knochenersatzmaterial], oder Einbringen von Proteinen)
  - ggf. zzgl. Materialkosten
  - ggf. zzgl. Anwendung von wachstumsfaktorenreichem Plasma zur Regeneration (§ 6 Abs.1)
  - ggf. zzgl. Full-mouth-therapy (FMT) (§ 6 Abs.1)
  - ggf. zzgl. Wurzelflächen-/Wundflächen-/Taschenentkeimung mittels Laser/Ozon (§ 6 Abs.1)
- nicht berechnungsfähig:
  - am Implantat (§ 6 Abs. 1 GOZ)
  - neben den GOZ Nrn. 4090, 4100 (Lappenoperation)
  - elektrochirurgische Maßnahmen in Verbindung mit konservierenden Maßnahmen (GOZ-Nr. 3070)

4080

Anmerkung

BZÄK-Kommentar zu der GOZ Nr. 4080 (Stand August 2022)

Die Gingivektomie ist das Abtragen von Zahnfleisch und kann zur Entfernung von überschüssiger Gingiva indiziert sein. Dies erfolgt z. B. zur Eliminierung von Pseudotaschen oder bei Medikamenten- induzierter Gingivahyperplasie. Auch eine interne Gingivektomie erfüllt den Leistungsinhalt.

Die Gingivoplastik ist eine subtraktive zahnfleischkorrigierende Maßnahme. Sie kann der Korrektur des Gingivalsaumes oder der Verlängerung der klinischen Krone dienen. Auch die gingivoplastische Korrektur im Rahmen einer Versorgung des Zahnes mit einer Krone gehört zu dieser Gebührennummer. Maßnahmen nach Art der Nummer 4080 sind an einem Implantat nicht berechnungsfähig, da kein Parodontium vorliegt. In Abhängigkeit vom Umfang der erbrachten Leistung ist in diesem Fall die Nummer 3070 oder 3080 zu berechnen. Die Nummer 4080 kann unabhängig vom Umfang der Maßnahme je Zahn nur einmal berechnet werden. Sie ist allerdings nicht im Zusammenhang mit einer Lappenoperation (offene PAR-Therapie) nach den Nummern 4090 oder 4100 berechnungsfähig.

Der Einsatz eines Lasers wird nach der Nummer 0120 berechnet.

Begründungen

Überdurchschnittlicher Zeitaufwand aufgrund …	Überdurchschnittliche Schwierigkeiten aufgrund …	Besondere Umstände aufgrund …

- eingeschränkter Mundöffnung/erschwertem Mundzugangs wegen Mundsperre/Kieferklemme/Adipositas/Herpes/Rhagaden etc.
- erschwerter Erreichbarkeit/Freistellung des Behandlungsgebietes wegen einer extrem eingeschränkten Mundöffnung bedingt durch eine Verletzung im Bereich des Mundwinkels/Verletzung an der Lippe
- erschwerter Erreichbarkeit/Freistellung und Sicht des Operationsgebietes durch andauernde Blutung verbunden mit stark eingeschränkter Mundöffnung durch eine extrem geringe Schneidekantendifferenz von …. mm
- aufwendiger Gingivektomie mit eingeschränkter Sicht wegen erhöhter Blutungsneigung (hämorragischer Diathese)/anhaltender Blutungen durch Einnahme erinnungshemmender Medikamente/Antikoagulanzien
- schwer zu erreichender Zahnregion im distalen Bereich des Kiefers
- schwer zu erreichender Kieferregion/im Bereich der des Tuber Maxillae und besonders großen Umfang der Gingivektomie
- aufwendiger Gingivektomie unter/ bei vorhandener festsitzender Rekonstruktion
- Gingivektomie/Gingivoplastik im entzündlich veränderten Gebiet und dadurch erhöhter Sensibilität

Begründungen

Überdurchschnittlicher Zeitaufwand aufgrund …	Überdurchschnittliche Schwierigkeiten aufgrund …	Besondere Umstände aufgrund …

- besonders aufwendige Gingivoplastik wegen tiefer/tiefreichender/mehrwandiger Knochentasche
- besonders tiefreichender/sehr tiefer Tasche/ausgeprägter Taschenbildung
- sehr tiefereichender Furkationen
- anhaltender und schwer zu stillender Sulcusblutung/Sickerblutung/verstärkter Papillenblutung
- horizontalen und vertikalen Knochenabbaus
- erschwerten Mundzugangs und erschwerter Freistellung des Behandlungsfeldes bei erhöhtem Muskeltonus
- häufiger Behandlungsunterbrechungen wegen erschwerter Nasenatmung
- tiefreichender Rezession und dadurch erhöhter Sensibilität
- entzündlich, chronisch veränderten Gebietes und dadurch erhöhte operativer Sensibilität/starke Schmerzempfindlichkeit
- erschwerter Einsicht in das Operationsgebiet wegen der ausgeprägten Entzündung/stark infiziertes Behandlungsgebiet mit starker Blutungsneigung
- komplizierter Gingivarandgestaltung an Oberflächeneinziehungen/abnormer anatomischer Form/atypischer Länge der Wurzel/Wurzeleinziehung
- komplizierter Gingivoplastik wegen konkaver Wurzeloberfläche
- negativer Papillenstruktur
- laufender kieferorthopädischer Behandlung mit festsitzenden Apparaturen schwierige Gingivoplastik wegen vorhandener Brackets und Bänder/Multiband-Apparatur
- erschwerter, zeitaufwendige Isolation und Trockenlegung bei vermehrter Nachblutung/Sulcusblutung
- motorischer Unruhe des Patienten, verbunden mit mehrfach notwendigen Behandlungspausen
- erhöhtem Muskeltonus/Wangentonus/Zungentonus, dadurch erschwerter Freistellung des Behandlungsfeldes
- motorischer Instabilität der Zunge/Makroglossie, dadurch erschwerter Freistellung des Behandlungsfeldes zum palatinalen/ lingualen Zahnbereich
- Einschränkung des Sichtbereiches, verursacht durch eingeschränkte Lagerfähigkeit des Patienten wegen Wirbelsäulenerkrankung/Muskelerkrankung/Herz-Kreislauferkrankung
- häufiger Unterbrechung und lange Dauer der Gingivektomie bedingt durch sensorische/ reflektorischer Übererregbarkeit des Patienten
- erschwerten Zugangs zum palatinalen/ lingualen Zahnbereich bei starkem Brech-/Würgereizes
- erhöhter Schwierigkeiten bei stark gelockerten Zähnen

4080

Begründungen

Überdurchschnittlicher Zeitaufwand aufgrund …	Überdurchschnittliche Schwierigkeiten aufgrund …	Besondere Umstände aufgrund …

- Behandlung eines Risikopatienten z. B Antikoagulationstherapie/ Bisphosphonatemedikamentation
- sehr aufwendiger Gingivektomie mit Handinstrumenten bei extremer Dentinhypersensibilitäten
- besonderen Umfangs der Gingivektomie mit zusätzlichem Einsatz von Elektrochirurgie/ eines Lasers
- besonderen Aufwands wegen vorhandener Restaurationen/Apparaturen und/oder elongierten/protrudierten Zähnen und/oder Zahnfehlstellungen (nach buccal/palatinal/lingual gekippte, asymmetrischer Zahnrotationen usw.) und dadurch erschwerte Gingivektomie/ Gingivoplastik
- sehr aufwendiger primärer Wundversorgung, bei starker Nachblutungsgefahr durch Einnahme gerinnungshemmender Medikamente
- besonders aufwendiger primärer Wundversorgung zur Vermeidung von Wundheilungsstörungen infolge Allgemeinmedikation z. B. Bisphosphonattherapie, Diabetes
- häufiger Behandlungsunterbrechungen wegen des reduzierten Allgemeinzustandes und verminderter Belastbarkeit
- starken Wangendrucks und/oder aktiver Zungenmuskulatur oder erhöhtem Muskeltonus/Wangentonus/Zungentonus und dadurch aufwendiger Freistellung des Behandlungsfeldes sowie notwendiger häufiger Behandlungspausen zur Entlastung/ Entspannung der Muskulatur
- der schwierigen Kommunikation wegen geistiger Einschränkung/physischer Behinderung/eingeschränkter Hörfähigkeit/sprachlicher Verständigungsschwierigkeiten mit dem Patienten
- erschwerter Einsicht in das Behandlungsgebiet wegen der ausgeprägten Entzündung/stark infiziertes Behandlungsgebiet mit starker Blutungsneigung

GOZ-Position 4090

Leistungsbeschreibung	Faktor
Lappenoperation, offene Kürettage einschließlich Osteoplastik an einem Frontzahn, je Parodontium	1,0-fach: 10,12 € 2,3-fach: 23,28 € 2,8-fach: 28,35 € 3,1-fach: 31,38 € 3,5-fach: 35,43 €

Abrechnungsbestimmung

Neben den Leistungen nach den Nummern 4090 und 4100 sind Leistungen nach den Nummern 4050 bis 4080 in der gleichen Sitzung nicht berechnungsfähig.

! Anmerkung

- berechnungsfähig:
  - für eine einfache Lappenoperation
  - für eine offene Kürettage
  - an Frontzähnen
  - je Parodontium
  - ggf. zzgl. Zuschläge: 0110 (Operationsmikroskop), 0120 (Laser)
  - zzgl. Zuschlag 0500 (250 bis 499 Punkte oder zu den Nrn. 4090 oder 4130)
  - zzgl. Materialkosten z. B. atraumatisches Nahtmaterial, PAR-Verband etc.
  - neben der GOZ-Nr. 4110 (Auffüllen parodontaler Knochendefekte, auch Einbringen von Proteinen)
  - neben der GOZ-Nr. 4130 (Gewinnung und Transplantation von Schleimhaut)
  - neben der GOZ-Nr. 4133 (Gewinnung und Transplantation von Bindegewebe)
  - neben der GOZ-Nr. 4138 (Verwendung einer Membran)
  - ggf. zzgl. Anwendung von wachstumsfaktorenreichem Plasma zur Regeneration (§ 6 Abs.1)
  - ggf. zzgl. Full mouth-therapy (FMT) (§ 6 Abs.1)
  - ggf. zzgl. Wurzelflächen-/Wundflächen-/Taschenentkeimung mittels Laser/Ozon (§ 6 Abs.1)
- nicht berechnungsfähig:
  - neben der GOZ-Nr. 1040 (Professionelle Zahnreinigung)
  - neben der GOZ-Nr. 4050 (Entfernung harter/weicher Zahnbeläge)
  - neben der GOZ-Nr. 4060 (Kontrolle und Nachreinigung nach Entfernung harter/weicher Zahnbeläge oder PZR)
  - neben der GOZ-Nr. 4070 (Parodontalchirurgische Therapie)

4090

! Anmerkung

- neben der GOZ-Nr. 4080 (Gingivektomie, Gingivoplastik)
- für eine Lappenoperation am Implantat (analog § 6 Abs. 1 GOZ)

BZÄK-Kommentar zu der GOZ-Nr. 4090 (Stand August 2022)

Diese Leistung ist die parodontalchirurgische Therapie im subgingivalen Bereich in einem „offenen" Verfahren. Sie beinhaltet die teilweise Mobilisierung der beweglichen und ggf. auch der befestigten („attached") Gingiva (Aufklappung) von der knöchernen Unterlage. Sie folgt in der Regel einer Vorbehandlung und/oder Initialtherapie, z. B. der supragingivalen Zahnstein- und Belagentfernung und/oder der professionellen Zahnreinigung. Die Leistung beinhaltet vor allem die Entfernung der Konkremente sowie die Reinigung und Glättung der Wurzeloberfläche. Eine ggf. notwendige Gingivakürettage zur Entfernung von Granulationsgewebe gehört ebenfalls zum Leistungsinhalt.

Die obligatorische Wurzeloberflächenbearbeitung kann mittels Handinstrumenten oder maschinell/mechanisch erfolgen. Ggf. erforderliche glättende Korrekturen am Knochen im Sinne einer Osteoplastik sind mit der Leistung abgegolten, ebenfalls sind resektive gingivoplastische Maßnahmen Leistungsbestandteil.

Diese Gebührennummer bezieht sich auf Maßnahmen an Frontzähnen. Die vergleichbare Leistung an einem Frontzahnimplantat wird nach § 6 Abs. 1 berechnet.

Mit der primären Wundversorgung sind gemäß den Abrechnungsbestimmungen zum Abschnitt E sowohl die Reposition des Zugangslappens in seine ursprünglichen Lage, als auch das Aufbringen und ggf. das Fixieren eines Wundverbandes abgegolten. Die Erneuerung in gesonderter Sitzung kann dagegen berechnet werden. Die Materialkosten für den PAR-Wundverband zur Geweberegeneration sind entsprechend den allgemeinen Bestimmungen in jedem Fall berechnungsfähig.

Bei dieser Leistung fällt zusätzlich der OP-Zuschlag nach der Nummer 0500 an, sofern es sich um die höchste zuschlagsfähige Leistung am Operationstag handelt und kein OP-Zuschlag aus der GOÄ zur Berechnung kommt.

Zahnreinigungsmaßnahmen bzw. Kontrollen nach Zahnreinigung nach den Nummern 4050 oder 4060 können in derselben Sitzung nicht berechnet werden.

Geschlossene PAR-Therapie und/oder gingivoplastische Maßnahmen nach den Nummern 4070 und/oder 4080 können in derselben Sitzung ebenfalls nicht berechnet werden. Die Taschensterilisation mit Ozon o. Ä. ist nach § 6 Abs. 1 zu berechnen.

Der Einsatz eines OP-Mikroskops wird nach der Nummer 0110 berechnet. Der Einsatz eines Lasers wird nach der Nummer 0120 berechnet.

Begründungen

Überdurchschnittlicher Zeitaufwand aufgrund …	Überdurchschnittliche Schwierigkeiten aufgrund …	Besondere Umstände aufgrund …

- eingeschränkter Mundöffnung/erschwertem Mundzugangs wegen Mundsperre/Kieferklemme/Adipositas/Herpes/Rhagaden etc.
- aufwendiger Lappenoperation mit eingeschränkter Sicht wegen erhöhter Blutungsneigung (hämorragischer Diathese)/anhaltender Blutungen durch Einnahme gerinnungshemmender Medikamente / Antikoagulanzien
- aufwendiger offene Kürettage unter/bei vorhandener festsitzender Rekonstruktion/extrakoronalen Verbindungselement
- offener Kürettage im entzündlich veränderten Gebiet und dadurch erhöhter Sensibilität
- besonders aufwendiger Osteoplastik wegen tiefer/tiefreichender/mehrwandiger Knochentasche
- besonders tiefreichender/sehr tiefer Tasche/ausgeprägter Taschenbildung
- besonders tiefer und schwer zu reinigender Knochenkrater
- erschwerter OP-Bedingung durch Zahnersatz
- schwieriger Entfernung von extrem fest anhaftenden Konkrementen
- schwieriger Parodontitis-Behandlung durch Zahnengstand
- schwieriger Schleimhautverhältnisse (dünner/fragiler/entzündlich veränderte Schleimhaut)
- anhaltender und schwer zu stillender Sulcusblutung/Sickerblutung/arterieller B-lutung
- horizontalem und vertikalem Knochenabbaus
- reduziertem Allgemeinzustands bei langer Dauer des operativen Eingriffs
- erschwertem Mundzugangs und erschwerter Freistellung des Behandlungsfeldes bei erhöhtem Muskeltonus
- häufiger Behandlungsunterbrechungen wegen erschwerter Nasenatmung
- hohen instrumentellen Aufwands bei Durchführung unterschiedlicher Arbeitsschritte, Ultraschall, Handinstrumente etc.
- mikrochirurgischer/besonders aufwendiger Nahttechnik
- erschwerter Lappenbildung wegen hoch angesetzter Mukogingivalgrenze/Mobilisation eines zusätzlichen Full- und Splitflaps
- zusätzlicher Odontoplastik zur Verbesserung der Wurzelmorphologie
- zusätzlicher ossärer Modellation/Lagerbildung/wegen des kraterförmigen Defekts/wegen nachfolgendem Auffüllen des Knochendefekts
- sehr aufwendiger primären Wundversorgung, bei starker Nachblutungsgefahr durch Einnahme gerinnungshemmender Medikamente
- tiefreichender Rezession/starker Einsenkung des Col-Epithels
- entzündlich, chronisch veränderten Gebietes und dadurch erhöhte operativer Sensibilität/ starke Schmerzempfindlichkeit

4090

Begründungen

Überdurchschnittlicher Zeitaufwand aufgrund …	Überdurchschnittliche Schwierigkeiten aufgrund …	Besondere Umstände aufgrund …

- erschwerter Einsicht in das Operationsgebiet wegen der ausgeprägten Entzündung / stark infiziertes Behandlungsgebiet mit starker Blutungsneigung
- besonders schwieriger Lappenbildung wegen fragiler Schleimhaut und /oder Schleimhautlazerationen
- gewebeschonender Lappenbildungstechnik/atraumatisches Vorgehen mit besondere Schnitt- und Nahttechnik zur Erhaltung eines optimalen ästhetischen Ergebnisses
- minimalinvasiver/atraumatischer Osteoplastik wegen naheliegender Nervenaustrittstelle/Gefährdung anatomischer Nachbarstrukturen
- minimalinvasiver Lappenoperation wegen naheliegender Nervenaustrittstelle und Vermeidung von Gefäßschädigungen/zur Erhaltung der Schleimhautstrukturen
- spezieller Schnittführungstechnik (z. B. Modified Papilla Preservation) zur Erhaltung der Papille
- komplizierter Lappenoperation an Oberflächeneinziehungen/abnormer anatomischer Form/atypischer Länge der Wurzel Wurzeleinziehung
- komplizierter Osteoplastik wegen konkaver Wurzeloberfläche
- negativer Papillenstruktur
- laufender kieferorthopädischer Behandlung mit festsitzenden Apparaturen schwierige Lappenoperation wegen vorhandener Brackets und Bänder/ Multiband-Apparatur
- erschwerter Isolation und Trockenlegung bei vermehrter Nachblutung/Sulcusblutung/Salivation
- motorischer Unruhe des Patienten, verbunden mit mehrfach notwendigen Behandlungspausen
- erhöhtem Muskeltonus/Wangentonus/Zungentonus, dadurch erschwerter Freistellung des Behandlungsfeldes
- motorischer Instabilität der Zunge/Makroglossie, dadurch erschwerter Freistellung des Behandlungsfeldes zum palatinalen/ lingualen Zahnbereich
- Einschränkung des Sichtbereiches, verursacht durch eingeschränkte Lagerfähigkeit des Patienten wegen Wirbelsäulenerkrankung/Muskelerkrankung/Herz-Kreislauferkrankung
- häufiger Unterbrechung und lange Dauer der offenen Kürettage bedingt durch sensorische/ reflektorischer Übererregbarkeit des Patienten
- erschwerten Zugangs zum palatinalen/lingualen Zahnbereich wegen des starken Brech-/Würgereizes
- erhöhter Schwierigkeiten bei stark gelockerten Zähnen
- Behandlung eines Risikopatienten z. B Antikoagulationstherapie/Bisphosphonatemedikamentation

Begründungen

Überdurchschnittlicher Zeitaufwand aufgrund …	Überdurchschnittliche Schwierigkeiten aufgrund …	Besondere Umstände aufgrund …

- sehr aufwendiger offene Kürettage mit Handinstrumenten wegen extremen Dentinhypersensibilitäten
- besonderen Aufwands wegen vorhandener Restaurationen/Apparaturen und/oder elongierten/protrudierten Zähnen und /oder Zahnfehlstellungen (nach buccal/palatinal/lingual gekippte, asymmetrischer Zahnrotationen usw.) und dadurch erschwerte Lappenoperation
- besonders aufwendiger primärer Wundversorgung zur Vermeidung von Wundheilungsstörungen infolge Allgemeinmedikation z.B. Bisphosphonattherapie, Diabetes
- umfangreicher Operation während einer Behandlung unter Sedierung, erhöhter Aufwand durch eingeschränktes und erschwertes Offenhalten des Behandlungsfeldes
- anhaltender Sickerblutung und erschwerte primären Wundversorgung, bei verbleibender starker Nachblutungsgefahr durch Einnahme von Antikoagulanzien
- häufiger Behandlungsunterbrechungen wegen des reduzierten Allgemeinzustandes und verminderter Belastbarkeit
- starkem Wangendrucks und/oder aktiver Zungenmuskulatur oder erhöhtem Muskeltonus/Wangentonus/Zungentonus und dadurch aufwendiger Freistellung des Behandlungsfeldes sowie notwendiger häufiger Behandlungspausen zur Entlastung/ Entspannung der Muskulatur
- aufwendiger Nahttechnik wegen Wunddehiszenzen bedingt durch umfangreicher Voroperationen
- starker Blutungsneigung eines erheblich vortraumatisierten Gewebes
- besonderer plastischer Schnittführung
- komplizierter Lappenplastik bei fragiler/sehr dünner Mukosa und sehr massiver Corticalisschicht
- besonders schwieriger Lappentechnik wegen hoch ansetzender Bänder/Lippenbändchen/sehr flacher vestibulärer Lippen-/Umschlagsfalte
- komplizierter Plastik wegen erschwerender anatomischer Besonderheiten im Operationsbereich

4100

GOZ-Position 4100

Leistungsbeschreibung	Faktor
Lappenoperation, offene Kürettage einschließlich Osteoplastik an einem Seitenzahn, je Parodontium	1,0-fach: 15,47 € 2,3-fach: 35,57 € 2,9-fach: 43,31 € 3,1-fach: 47,95 € 3,5-fach: 54,13 €

Abrechnungsbestimmung

Neben den Leistungen nach den Nummern 4090 und 4100 sind Leistungen nach den Nummern 4050 bis 4080 in der gleichen Sitzung nicht berechnungsfähig.

Anmerkung

- berechnungsfähig:
  - für eine einfache Lappenoperation
  - für eine offene Kürettage
  - nur an Seitenzähnen
  - je Parodontium
  - zzgl. Materialkosten z. B. atraumatisches Nahtmaterial, PAR-Verband etc.
  - ggf. zzgl. Zuschläge: 0110 (Operationsmikroskop), 0120 (Laser)
  - zzgl. Zuschlag 0500 (250 bis 499 Punkte)
  - neben der GOZ-Nr. 4110 (Auffüllen parodontaler Knochendefekte, auch Einbringen von Proteinen)
  - neben der GOZ-Nr. 4130 (Gewinnung und Transplantation von Schleimhaut)
  - neben GOZ-Nr. 4133 (Gewinnung und Transplantation von Bindegewebe)
  - neben GOZ-Nr. 4138 (Verwendung einer Membran)
  - ggf. zzgl. Anwendung von wachstumsfaktorenreichem Plasma zur Regeneration (§ 6 Abs.1)
  - ggf. zzgl. Full-mouth-therapy (FMT) (§ 6 Abs.1)
  - ggf. zzgl. Wurzelflächen-/Wundflächen-/Taschenentkeimung mittels Laser/Ozon (§ 6 Abs.1)
- nicht berechnungsfähig:
  - neben der GOZ-Nr. 1040 (Professionelle Zahnreinigung)
  - neben der GOZ-Nr. 4055 (Entfernung harter/weicher Zahnbeläge)
  - neben der GOZ-Nr. 4060 (Kontrolle und Nachreinigung nach Entfernung harter/weicher Zahnbeläge oder PZR)
  - neben der GOZ-Nr. 4075 (Parodontalchirurgische Therapie)
  - neben der GOZ-Nr. 4080 (Gingivektomie, Gingivoplastik)
  - für eine Lappenoperation am Implantat (analog § 6 Abs. 1 GOZ)

! Anmerkung

BZÄK-Kommentar zu der GOZ-Nr. 4100 (Stand August 2022)

Diese Leistung ist die parodontalchirurgische Therapie im subgingivalen Bereich in einem „offenen" Verfahren. Sie beinhaltet die teilweise Mobilisierung der beweglichen und ggf. auch der befestigten ("attached") Gingiva (Aufklappung) von der knöchernen Unterlage. Sie folgt in der Regel einer Vorbehandlung und/oder Initialtherapie, z. B. der supragingivalen Zahnstein- und Belagsentfernung und/oder der professionellen Zahnreinigung. Die Leistung beinhaltet vor allem die Entfernung der Konkremente sowie die Reinigung und Glättung der Wurzeloberfläche. Eine ggf. notwendige Gingivakürettage zur Entfernung von Granulationsgewebe gehört ebenfalls zum Leistungsinhalt.

Die obligatorische Wurzeloberflächenbearbeitung kann mittels Handinstrumenten oder maschinell/mechanisch erfolgen.

Ggf. erforderliche glättende Korrekturen am Knochen im Sinne einer Osteoplastik sind mit der Leistung abgegolten, ebenfalls sind resektive gingivoplastische Maßnahmen Leistungsbestandteil.

Diese Gebührennummer bezieht sich auf Maßnahmen an einem Seitenzahn. Die Seitenzähne beginnen mit dem Zahn 4. Die vergleichbare Leistung an einem Seitenzahnimplantat wird nach § 6 Abs. 1 berechnet.

Mit der primären Wundversorgung sind gemäß den Abrechnungsbestimmungen zum Abschnitt E sowohl die Reposition des Zugangslappens in seine ursprünglichen Lage, als auch das Aufbringen und ggf. das Fixieren eines Wundverbandes abgegolten. Die Erneuerung in gesonderter Sitzung kann dagegen berechnet werden. Die Materialkosten für den PAR-Wundverband zur Geweberegeneration sind entsprechend den allgemeinen Bestimmungen in jedem Fall berechnungsfähig.

Zahnreinigungsmaßnahmen bzw. Kontrollen nach Zahnreinigung nach den Nummern 4050, 4055 oder 4060 können in derselben Sitzung am selben Zahn nicht berechnet werden.

Eine geschlossene PAR-Therapie und / oder gingivoplastische Maßnahmen nach den Nummern 4070, 4075 und / oder 4080 können in derselben Sitzung am selben Zahn ebenfalls nicht berechnet werden. Die Taschensterilisation mit Ozon o. Ä. ist nach § 6 Abs. 1 zu berechnen.

Der Einsatz eines OP-Mikroskops wird nach der Nummer 0110 berechnet. Der Einsatz eines Lasers wird nach der Nummer 0120 berechnet. Für diese Leistung ist der Zuschlag für ambulantes Operieren nach der Nummer 0500 zusätzlich berechnungsfähig, sofern es sich um die höchste zuschlagsfähige Leistung am Operationstag handelt und kein OP-Zuschlag aus der GOÄ zur Berechnung kommt.

4100

Begründungen

Überdurchschnittlicher Zeitaufwand aufgrund …	Überdurchschnittliche Schwierigkeiten aufgrund …	Besondere Umstände aufgrund …

- eingeschränkter Mundöffnung/erschwertem Mundzugangs wegen Mundsperre/Kieferklemme/Adipositas/Herpes/Rhagaden etc.
- erschwerter Erreichbarkeit/Freistellung des Behandlungsgebietes wegen einer extrem eingeschränkten Mundöffnung bedingt durch eine Verletzung im Bereich des Mundwinkels/Verletzung an der Lippe
- erschwerter Erreichbarkeit/Freistellung und Sicht des Operationsgebietes durch andauernde Blutung verbunden mit stark eingeschränkter Mundöffnung durch eine extrem geringe Schneidekantendifferenz von …. mm
- aufwendiger Lappenoperation mit eingeschränkter Sicht wegen erhöhter Blutungsneigung (hämorragischer Diathese)/anhaltender Blutungen durch Einnahme gerinnungshemmender Medikamente / Antikoagulanzien
- schwer zu erreichender Zahnregion
- schwer zu erreichender Kieferregion
- aufwendiger offene Kürettage unter/bei vorhandener festsitzender Rekonstruktion/extrakoronalen Verbindungselement
- offener Kürettage im entzündlich veränderten Gebiet und dadurch erhöhter Sensibilität
- besonders aufwendiger Osteoplastik bei tiefer/tiefreichender/mehrwandiger Knochentasche
- besonders tiefer und schwer zu reinigender Knochenkrater
- besonders tiefreichender/sehr tiefer Tasche/ausgeprägter Taschenbildung
- besonders tiefer Knochentasche
- sehr tiefereichender Bi-, Tri-Furkationen
- erschwerter OP-Bedingung durch Zahnersatz
- schwieriger Entfernung von extrem fest anhaftenden Konkrementen
- schwieriger Parodontitis-Behandlung durch Zahnengstand
- schwieriger Schleimhautverhältnisse (dünner/fragiler/entzündlich veränderte Schleimhaut)
- Furkationsbeteiligung sowie Tunnelierung bei starker Blutung in schwer zu erreichender Zahnregion
- anhaltender und schwer zu stillender Sulcusblutung/Sickerblutung arterieller-Blutung
- horizontalem und vertikalem Knochenabbaus
- häufiger Behandlungsunterbrechungen wegen des reduzierten Allgemeinzustandes und verminderter Belastbarkeit bei langer Dauer des operativen Eingriffs
- erschwertem Mundzugangs und erschwerter Freistellung des Behandlungsfeldes bei erhöhtem Muskeltonus
- häufiger Behandlungsunterbrechungen wegen erschwerter Nasenatmung

Begründungen

Überdurchschnittlicher Zeitaufwand aufgrund …	Überdurchschnittliche Schwierigkeiten aufgrund …	Besondere Umstände aufgrund …

- hohen instrumentellen Aufwands bei Durchführung unterschiedlicher Arbeitsschritte, Ultraschall, Handinstrumente etc.
- mikrochirurgischer/besonders aufwendiger Nahttechnik
- erschwerter Lappenbildung bei hoch angesetzter Mukogingivalgrenze Mobilisation eines zusätzlichen Full- und Splitflaps
- zusätzlicher Odontoplastik zur Verbesserung der Wurzelmorphologie
- zusätzlicher ossärer Modellation/Lagerbildung/wegen des kraterförmigen Defekts/wegen nachfolgendem Auffüllen des Knochendefekts
- sehr aufwendiger primärer Wundversorgung, bei starker Nachblutungsgefahr durch Einnahme gerinnungshemmender Medikamente
- tiefreichender Rezession/starker Einsenkung des Col-Epithels
- entzündlich, chronisch veränderten Gebiets und dadurch erhöhte operativer Sensibilität/starke Schmerzempfindlichkeit
- erschwerter Einsicht in das Operationsgebiet wegen der ausgeprägten Entzündung/stark infiziertes Behandlungsgebiet mit starker Blutungsneigung
- gewebeschonender Lappenbildungstechnik/atraumatisches Vorgehen mit besondere Schnitt- und Nahttechnik zur Erhaltung eines optimalen ästhetischen Ergebnisses
- minimalinvasiver/atraumatischen Osteoplastik wegen naheliegender Nervenaustrittstelle/Gefährdung anatomischer Nachbarstrukturen
- minimalinvasiver Lappenoperation wegen naheliegender Nervenaustrittstelle und Vermeidung von Gefäßschädigungen/zur Erhaltung der Schleimhautstrukturen
- spezieller Schnittführungstechnik (z. B. Modified Papilla Preservation) zur Erhaltung der Papille
- besonders schwieriger Lappenbildung wegen fragiler Schleimhaut und /oder Schleimhautlazerationen
- erschwerter Einsicht in das Operationsgebiet wegen der ausgeprägten Entzündung / stark infiziertes Behandlungsgebiet mit starker Blutungsneigung
- komplizierter Lappenoperation an Oberflächeneinziehungen / abnormer anatomischer Form / atypischer Länge der Wurzel / Wurzeleinziehung
- komplizierter Osteoplastik bei konkaver Wurzeloberfläche
- negativer Papillenstruktur
- laufender kieferorthopädischer Behandlung mit festsitzenden Apparaturen schwierige Lappenoperation wegen vorhandener Brackets und Bänder/ Multiband-Apparatur
- erschwerter Isolation und Trockenlegung bei vermehrter Nachblutung/Sulcusblutung/Salivation

4100

Begründungen

Überdurchschnittlicher Zeitaufwand aufgrund …	Überdurchschnittliche Schwierigkeiten aufgrund …	Besondere Umstände aufgrund …

- motorischer Unruhe des Patienten, verbunden mit mehrfach notwendigen Behandlungspausen
- erhöhtem Muskeltonus/Wangentonus/Zungentonus, dadurch erschwerter Freistellung des Behandlungsfeldes
- starken Wangendrucks und /oder aktiver Zungenmuskulatur oder erhöhtem Muskeltonus/Wangentonus/Zungentonus und dadurch aufwendiger Freistellung des Behandlungsfeldes sowie notwendiger häufiger Behandlungspausen zur Entlastung/ Entspannung der Muskulatur
- motorischer Instabilität der Zunge/Makroglossie, dadurch erschwerter Freistellung des Behandlungsfeldes zum palatinalen/lingualen Zahnbereich
- Einschränkung des Sichtbereiches, verursacht durch eingeschränkte Lagerfähigkeit des Patienten wegen Wirbelsäulenerkrankung/Muskelerkrankung/Herz-Kreislauferkrankung
- häufiger Unterbrechung und lange Dauer der offenen Kürettage bedingt durch sensorische/ reflektorischer Übererregbarkeit des Patienten
- erschwerten Zugangs zum palatinalen/lingualen Zahnbereich wegen starken Brech-/Würgereizes
- erhöhter Schwierigkeiten bei stark gelockerten Zähnen
- Behandlung eines Risikopatienten z. B Antikoagulationstherapie/ Bisphosphonatemedikamentation
- sehr aufwendiger offene Kürettage mit Handinstrumenten bei extremen Dentinhypersensibilitäten
- besonderen Aufwands wegen vorhandener Restaurationen/ Apparaturen und/oder elongierten/ protrudierten Zähnen und /oder Zahnfehlstellungen (nach buccal/palatinal/lingual gekippte, asymmetrischer Zahnrotationen usw.) und dadurch erschwerte Lappenoperation
- besonders aufwendiger primärer Wundversorgung zur Vermeidung von Wundheilungsstörungen infolge Allgemeinmedikation z.B. Bisphosphonattherapie, Diabetes
- umfangreicher Operation während einer Behandlung unter Sedierung, erhöhter Aufwand durch eingeschränktes und erschwertes Offenhalten des Behandlungsfeldes
- anhaltender Sickerblutung und erschwerte primären Wundversorgung, bei verbleibender starker Nachblutungsgefahr durch Einnahme von Antikoagulanzien
- häufiger Behandlungsunterbrechungen wegen des reduzierten Allgemeinzustandes und verminderter Belastbarkeit
- aufwendiger Nahttechnik wegen Wunddehiszenzen bedingt durch umfangreicher Voroperationen

Begründungen

Überdurchschnittlicher Zeitaufwand aufgrund …	Überdurchschnittliche Schwierigkeiten aufgrund …	Besondere Umstände aufgrund …

- starker Blutungsneigung eines erheblich vortraumatisierten Gewebes
- besonderer plastischer Schnittführung
- komplizierter Lappenplastik bei fragiler/sehr dünner Mukosa und sehr massiver Corticalisschicht
- besonders schwieriger Lappentechnik wegen hoch ansetzender Bänder/Lippenbändchen/sehr flacher vestibulärer Lippen-/Umschlagsfalte
- komplizierter Plastik wegen erschwerender anatomischer Besonderheiten im Operationsbereich

4110

GOZ-Position 4110

Leistungsbeschreibung	Faktor
Auffüllen von parodontalen Knochendefekten mit Aufbaumaterial (Knochen- und/oder Knochenersatzmaterial), auch Einbringen von Proteinen, zur regenerativen Behandlung parodontaler Defekte, ggf. einschließlich Materialentnahme im Aufbaugebiet, je Zahn oder Parodontium oder Implantat	1,0-fach: 10,12 € 2,3-fach: 23,28 € 2,8-fach: 28,35 € 3,1-fach: 31,38 € 3,5-fach: 35,34 €

Abrechnungsbestimmung

Die Leistung nach der Nummer 4110 ist auch im Rahmen einer chirurgischen Behandlung berechnungsfähig.
Die Kosten eines einmal verwendbaren Knochenkollektors oder -schabers sind gesondert berechnungsfähig.

! Anmerkung

- berechnungsfähig:
  - für das Auffüllen parodontaler Knochendefekte mit Aufbaumaterial (Knochen- und/oder Knochenersatzmaterial)
  - für das Auffüllen eines Knochendefektes nach Zystektomie mittels autologer Knochen
  - für das Einbringen von Proteinen (z. B. Emdogain)
  - auch in Verbindung mit einem chirurgischen Eingriff
  - je Zahn
  - je Parodontium
  - zzgl. Materialkosten z. B. Einweg-Knochenkollektor oder-schaber, alloplastisches Material (z. B. Bio-Oss®) und/oder Proteine (z. B. Emdogain)
  - neben der GOZ-Nr. 9140 für eine Knochenentnahme autologer Knochen außerhalb des Operationsgebietes (z. B. retromolar)
  - ggf. zzgl. Anwendung von wachstumsfaktorenreichem Plasma zur Regeneration (§ 6 Abs.1)
  - ggf. zzgl. Wurzelflächen-/Wundflächen-/Taschenentkeimung mittels Laser/Ozon (§ 6 Abs.1)
  - neben den GOZ-Nrn. 4070/4075/4090/4100 (parodontologisch-chirurgische Leistungen)
  - neben der GOZ-Nr. 4130 (Gewinnung und Transplantation von Schleimhaut)
  - neben der GOZ-Nr. 4133 (Gewinnung und Transplantation von Bindegewebe)
  - neben der GOZ-Nr. 4138 (Verwendung einer Membran)

! Anmerkung

- neben GOZ Nr. 9090 (Knochengewinnung, Knochenaufbereitung und -implantation, bei zusätzlicher Weichteilunterfütterung mit autologen Knochen)
- neben GOÄ Nr. Ä2442 (Implantation alloplastischen Materials, bei zusätzlicher Weichteilunterfütterung mit alloplastischem Material oder einem collagen patch)

- nicht berechnungsfähig:
  - mehrmals je Zahn oder Parodontium
  - am Implantat (§ 6 Abs. 1 GOZ)
  - für das Auffüllen eines periimplantären Knochendefekts mittels Knochenersatzmaterial (§ 6 Abs. 1 GOZ)
  - für das Auffüllen eines periimplantären Knochendefekts mittels Eigenknochen (GOZ-Nr. 9090)
  - nicht zum Erhalt der anatomischen Struktur nach der Extraktion

BZÄK-Kommentar zu der GOZ-Nr. 4110 (Stand August 2022)

Die Leistung beinhaltet das Auffüllen knöcherner Defekte unter Beteiligung eines Parodontiums mit Knochen und/oder Knochenersatzmaterial. Auch das Einbringen regenerativer Proteine entspricht dem Leistungsinhalt. Die Gebührennummer stellt vorrangig auf die Therapie spalt- oder schüsselförmiger parodontaler Knochendefekte ab. Die Nummer 4110 ist jedoch auch neben chirurgischen Leistungen wie z. B. der Prämolarisierung, Wurzelspitzenresektionen, Zystektomien, die als parodontaler Defekt die Größe einer Zahnregion nicht übersteigen oder der Hemisektion und Teilextraktion berechnungsfähig.

Die Leistung ist gemäß der Leistungsbeschreibung auf die Region eines Zahnes begrenzt. Eine Volumenvermehrung oder Veränderung der Außenkontur des Alveolarknochens erfolgt nicht. Das Auffüllen knöcherner Defekte, die die Größe einer Zahnregion überschreiten, fällt nicht unter diese Nummer, da kein parodontaler Defekt, sondern ein Knochendefekt des Alveolarkammes/ Kieferkörpers vorliegt.

Die Bezugnahme zu einem Implantat in der Leistungsbeschreibung und somit zum Auffüllen eines periimplantären Knochendefektes ist fachlich obsolet, da kein Parodontium und somit kein parodontaler Defekt vorliegt. Das Auffüllen derartiger Defekte ist bei der Verwendung autologen Knochens mit der Nummer 9090 und/oder bei Einbringung von Knochenersatzmaterial analog zu berechnen.

Eine Knochenentnahme geringen Umfangs im Operationsgebiet ist Bestandteil der Leistung nach der Nummer 4110. Die Entnahme von Knochen aus einem getrennten Operationsgebiet berechtigt zum Ansatz der Nummer 9140.

4110

Anmerkung

Die Kosten für einen einmal verwendungsfähigen Knochenkollektor oder -schaber sind neben der Nummer 4110 gesondert berechnungsfähig.

Eine mit einer Volumenvermehrung einhergehende Augmentation mit Knochen und/oder Knochenersatzmaterial, z. B. als vorbereitende oder begleitende Maßnahme für eine Implantateinbringung entspricht den Nummern 9100 oder 9130. Ggf. treten die Nummern 9140 und 9150 hinzu.

Erfolgt neben der Leistung nach der Nummer 4110 eine Weichteilunterfütterung mit autologem Knochen, ist hierfür die 9090 berechnungsfähig. Wird hierbei Knochenersatzmaterial und/oder ein collagen patch verwendet, so entspricht diese Leistung der Nummer GOÄ 2442.

Die Leistung nach der Nummer 4110 wird je Zahn bzw. Parodontium einmal berechnet. Sie ist auch neben anderen parodontalchirurgischen Leistungen berechnungsfähig. Werden in einem Zahnzwischenraum die parodontalen Knochendefekte zweier benachbarter Zähne behandelt, kommt die Nummer zweimal zum Ansatz.

Begründungen

Überdurchschnittlicher Zeitaufwand aufgrund …	Überdurchschnittliche Schwierigkeiten aufgrund …	Besondere Umstände aufgrund …

- eingeschränkter Mundöffnung/erschwerter Mundzugang wegen Mundsperre/ Kieferklemme/ Adipositas/ Herpes/ Rhagaden etc.
- erschwerter Erreichbarkeit/Freistellung des Behandlungsgebietes wegen einer extrem eingeschränkten Mundöffnung bedingt durch eine Verletzung im Bereich des Mundwinkels/Verletzung an der Lippe
- erschwerter Erreichbarkeit/Freistellung und Sicht des Operationsgebietes durch andauernde Blutung verbunden mit stark eingeschränkter Mundöffnung durch eine extrem geringe Schneidekantendifferenz von …. mm
- aufwendigem Auffüllens/Einbringens mit eingeschränkter Sicht wegen erhöhter Blutungsneigung (hämorragischer Diathese)/anhaltender Blutungen durch Einnahme gerinnungshemmender Medikamente/Antikoagulanzien
- schwer zu erreichender Zahnregion im distalen Bereich des Kiefers
- schwer zu erreichender Kieferregion im posterioren Gebiet
- aufwendigem Auffüllens des parodontaler Defektes im entzündlich veränderten Gebiet und dadurch erhöhter Sensibilität
- aufwendigem Auffüllens parodontaler Knochendefekte unter/bei vorhandener festsitzender Rekonstruktion und/oder an extrakoronalen Verbindungselementen
- besonders umfangreichen Auffüllens wegen tiefer/tiefreichender/mehrwandiger Knochentasche

4110

Begründungen

Überdurchschnittlicher Zeitaufwand aufgrund …	Überdurchschnittliche Schwierigkeiten aufgrund …	Besondere Umstände aufgrund …

- besonderen Umfangs beim Auffüllen wegen Kombination verschiedener Aufbaumaterialien
- Einbringens von Proteinen zur Regeneration und Knochen/Knochenersatzmaterial zum Aufbau
- besonders tiefreichender/sehr tiefer Tasche/ausgeprägter Taschenbildung
- erschwertem Applizierens und Auffüllen von schwer erreichbaren Bi- und Trifurkationen
- erschwerten Auffüllens des Defektes bei schlecht erreichbarer Bi-/Trifurkation/ sehr tiefer Furkationen
- zusätzlicher Applikation eines Medikaments zur Konditionierung der Wurzeloberflächen
- Einbringens eines Gemisches verschiedener Augmentate wegen umfangreicher intraossärer/ tiefer und breiter intraossärer Knochendefekte
- Auffüllens eines mehrwandigen interdentalen Defektes
- entzündlich, chronisch veränderten Gebiets und dadurch erhöhte operativer Sensibilität/ starke Schmerzempfindlichkeit
- zusätzlicher Odontoplastik zur Verbesserung der Morphologie
- zusätzlicher modellierender Maßnahmen am Knochen
- erschwerter Einsicht in das Operationsgebiet wegen der ausgeprägten Entzündung/stark infiziertes Behandlungsgebiet mit starker Blutungsneigung
- komplizierter Applikation/Einbringung an Oberflächeneinziehungen/abnormer anatomischer Form/atypischer Länge der Wurzel/Wurzeleinziehung
- komplizierter Applikation von Proteinen bei konkaver Wurzeloberfläche
- laufender kieferorthopädischer Behandlung mit festsitzenden Apparaturen schwierige Lappenoperation wegen vorhandener Brackets und Bänder/ Multiband-Apparatur
- erschwerter Isolation und Trockenlegung bei vermehrter Nachblutung/Sulcusblutung/Salivation
- motorischer Unruhe des Patienten, verbunden mit mehrfach notwendigen Behandlungspausen
- erhöhtem Muskeltonus/Wangentonus/Zungentonus, dadurch erschwerter Freistellung des Behandlungsfeldes
- motorischer Instabilität der Zunge/Makroglossie, dadurch erschwerter Freistellung des Behandlungsfeldes zum palatinalen/ lingualen Zahnbereich
- Einschränkung des Sichtbereiches, verursacht durch eingeschränkte Lagerfähigkeit des Patienten wegen Wirbelsäulenerkrankung/Muskelerkrankung/Herz-Kreislauferkrankung
- häufiger Unterbrechung und lange Dauer des Vorgehens bedingt durch sensorische/ reflektorischer Übererregbarkeit des Patienten

4110

Begründungen

Überdurchschnittlicher Zeitaufwand aufgrund …	Überdurchschnittliche Schwierigkeiten aufgrund …	Besondere Umstände aufgrund …

- erschwerten Zugangs zum palatinalen/ lingualen Zahnbereich wegen starken Brech-/Würgereizes
- erhöhter Schwierigkeiten bei stark gelockerten Zähnen
- Behandlung eines Risikopatienten z. B Antikoagulationstherapie/ Bisphosphonatemedikamentation
- sehr aufwendigen Vorgehens wegen hoher Schmerzempfindlichkeit durch extremen Dentinhypersensibilitäten
- besonderen Aufwands wegen vorhandener Restaurationen/ Apparaturen und/oder elongierten/ protrudierten Zähnen und /oder Zahnfehlstellungen (nach buccal/palatinal/lingual gekippte, asymmetrischer Zahnrotationen usw.) und dadurch erschwertes Auffüllen des Defektes
- besonders aufwendiger primärer Wundversorgung zur Vermeidung von Wundheilungsstörungen infolge Allgemeinmedikation z.B. Bisphosphonattherapie, Diabetes
- umfangreicher Operation während einer Behandlung unter Sedierung, erhöhter Aufwand durch eingeschränktes und erschwertes Offenhalten des Behandlungsfeldes
- anhaltender Sickerblutung und erschwerte primären Wundversorgung, bei verbleibender starker Nachblutungsgefahr durch Einnahme von Antikoagulanzien
- häufiger Behandlungsunterbrechungen wegen des reduzierten Allgemeinzustandes und verminderter Belastbarkeit
- starken Wangendrucks und /oder aktiver Zungenmuskulatur oder erhöhtem Muskeltonus/Wangentonus/Zungentonus und dadurch aufwendiger Freistellung des Behandlungsfeldes sowie notwendiger häufiger Behandlungspausen zur Entlastung/ Entspannung der Muskulatur

GOZ-Position 4120

Leistungsbeschreibung	Faktor
Verlegen eines gestielten Schleimhautlappens, je Kieferhälfte oder Frontzahnbereich	1,0-fach: 15,47 € 2,3-fach: 35,57 € 2,8-fach: 43,31 € 3,1-fach: 47,95 € 3,5-fach: 54,13 €

Abrechnungsbestimmung

--

Anmerkung

- berechnungsfähig:
  - für das Verlegen eines gestielten Schleimhautlappens (z. B. apikal, koronal oder lateral)
  - z. B. für die Beseitigung/Reduktion pathologischer Zahnfleischtaschen/Deckung gingivaler Rezessionen
  - je Kieferhälfte oder Frontzahnbereich
  - zzgl. Materialkosten
  - neben den GOZ-Nrn. 4090/4100 (Lappenoperation)
  - neben der GOZ-Nr. 4130 (Gewinnung und Transplantation von Schleimhaut)
  - neben der GOZ-Nr. 4133 (Gewinnung und Transplantation von Bindegewebe)
  - ggf. zzgl. Anwendung von wachstumsfaktorenreichem Plasma zur Regeneration (§ 6 Abs.1)
  - ggf. zzgl. Wurzelflächen-/Wundflächen-/Taschenentkeimung mittels Laser/Ozon (§ 6 Abs.1)
- nicht berechnungsfähig:
  - mehr als einmal je Kieferhälfte oder Frontzahnbereich
  - je Zahn
  - neben der GOZ-Nr. 3100 (Plastische Deckung einschließlich Periostschlitzung)
  - neben der GOÄ-Nr. 2382 (schwierige Hautlappenplastik im selben Operationsgebiet)

BZÄK-Kommentar zu der GOZ-Nr. 4120 (Stand August 2022)

Im Gegensatz zur einfachen Lappenplastik (Nummer 2381 GOÄ) oder schwierigen Lappenplastik (Nummer 2382 GOÄ) beschreibt die Nummer 4120 keine vollständige Lappenplastik, sondern das Verlegen eines vorhandenen gestielten Schleimhautlap-

4120

! Anmerkung

pens. Diese Gebührennummer ist z. B. dann berechnungsfähig, wenn im Zusammenhang mit einer offenen parodontalchirurgischen Behandlung der vorhandene Schleimhautlappen nicht nur als Zugangslappen dient und im Sinn einer primären Wundversorgung in die ursprüngliche Position reponiert, sondern apikal, koronal oder lateral verlagert wird. Die Leistung kann u. a. der Deckung gingivaler Rezessionen oder der Beseitigung/Reduktion pathologischer Zahnfleischtaschen dienen. Das alleinige Einkürzen oder Umschneiden eines Schleimhautlappens erfüllt den Leistungsinhalt nicht. Die Periostschlitzung ist im Gegensatz zur Leistungsbeschreibung bei der Nummer 3100 nicht Leistungsvoraussetzung.

Unabhängig von der Größe des verlegten Schleimhautlappens ist die Gebührennummer nur einmal je Kieferhälfte oder Frontzahnbereich berechnungsfähig. Vestibulum-, Mundboden- oder Gingivaextensionsplastiken sind in Abhängigkeit von Umfang und Indikation nach der Nummer 3240 oder den Nummern 2675–2677 GOÄ zu berechnen.

Begründungen

Überdurchschnittlicher Zeitaufwand aufgrund …	Überdurchschnittliche Schwierigkeiten aufgrund …	Besondere Umstände aufgrund …

- eingeschränkter Mundöffnung/erschwerten Mundzugangs wegen Mundsperre/Kieferklemme/Adipositas/Herpes/Rhagaden etc.
- aufwendiger Lappenverlegung mit eingeschränkter Sicht wegen erhöhter Blutungsneigung (hämorragischer Diathese) / anhaltender Blutungen durch Einnahme gerinnungshemmender Medikamente / Antikoagulanzien
- besonderen Aufwands bei erschwerter Einsicht da OP-Bereich im schwer einsehbaren Gebiet (z. B. distalmolarer Bereich)
- besonderen Aufwands wegen zusätzlicher Odontoplastik/Furkationsplastik zur Verbesserung der Morphologie oder zusätzlicher ossärer Modellation
- schwer zu erreichender Kieferregion
- besonders umfangreicher Lappenverlegung, da umfangreiches Operationsgebiet
- besonders schwieriger Lappenverlegung wegen fragiler Schleimhaut und /oder Schleimhautlazerationen
- Eingriff unter akuten entzündlich veränderten Prozess und/oder akuter Schmerzzustand
- entzündlich, chronisch veränderten Gebiets und dadurch erhöhte operativer Sensibilität/starke Schmerzempfindlichkeit
- eingeschränkter Sicht durch anhaltende Blutungen/schwer zu stillender Sulcusblutung, starker diffuser Blutung, starker Papillenblutung/starker Sickerblutung durch Einnahme von Gerinnungshemmern

Begründungen

Überdurchschnittlicher Zeitaufwand aufgrund …	Überdurchschnittliche Schwierigkeiten aufgrund …	Besondere Umstände aufgrund …

- starken Wangendrucks und/oder aktiver Zungenmuskulatur oder erhöhtem Muskeltonus/Wangentonus/Zungentonus und dadurch aufwendiger Freistellung des Behandlungsfeldes sowie notwendiger häufiger Behandlungspausen zur Entlastung/ Entspannung der Muskulatur
- sehr aufwendiger Mobilisation und Fixierung des Schleimhautlappens wegen ungünstiger Perioststruktur
- häufiger Behandlungsunterbrechungen wegen des reduzierten Allgemeinzustandes und verminderter Belastbarkeit oder schwieriger Kreislaufverhältnisse – Ohnmachtsneigung
- sehr aufwendiger plastischer Schnittführung und schwieriger aufwendiger Nahttechnik
- motorischer Unruhe des Patienten, verbunden mit mehrfach notwendigen Behandlungspausen
- besonderer Maßnahmen zur Vermeidung von Gefäßschädigungen
- anatomischer Besonderheiten der Nervverhältnisse
- aufwendiger Rezessionsabdeckung unter/ bei vorhandener festsitzender Rekonstruktion
- reduziertem Allgemeinzustands wegen langer Dauer des operativen Eingriffs
- tiefreichender Rezession mit einhergehender umfangreicher/schwieriger Rezessionsabdeckung
- mikrochirurgischer/besonders aufwendiger Nahttechnik
- der primären Wundversorgung, bei starker Nachblutungsgefahr durch Einnahme gerinnungshemmender Medikamente
- besonders aufwendiger primärer Wundversorgung zur Vermeidung von Wundheilungsstörungen infolge Allgemeinmedikation z. B. Bisphosphonattherapie, Diabetes
- aufwendiger Wundversorgung wegen Wunddehiszenzen bedingt durch umfangreicher Voroperationen
- ausgedehnter Ödembildung/Keloidbildung im Operationsgebiet
- erschwerter Einsicht in das Operationsgebiet wegen der ausgeprägten Entzündung / stark infiziertes Behandlungsgebiet mit starker Blutungsneigung
- komplizierter Lappenverlegung an Oberflächeneinziehungen / abnormer anatomischer Form / atypischer Länge der Wurzel / Wurzeleinziehung
- komplizierter Lappenplastik wegen konkaver Wurzeloberfläche
- gewebeschonender Lappenverlegungstechnik/atraumatisches Vorgehen mit besondere Schnitt- und Nahttechnik zur Erhaltung eines optimalen ästhetischen Ergebnisses
- minimalinvasiver Behandlung wegen gefährdeter anatomischer Nachbarstrukturen (z. B. Nerven/Kieferhöhle/Wurzeln Nachbarzähne etc.)

4120

Begründungen

Überdurchschnittlicher Zeitaufwand aufgrund …	Überdurchschnittliche Schwierigkeiten aufgrund …	Besondere Umstände aufgrund …

- erhöhtem Muskeltonus/Wangentonus/Zungentonus, dadurch erschwerter Freistellung des Behandlungsfeldes
- motorischer Instabilität der Zunge/Makroglossie, dadurch erschwerter Freistellung des Behandlungsfeldes zum palatinalen/ lingualen Zahnbereich
- Einschränkung des Sichtbereiches, verursacht durch eingeschränkte Lagerfähigkeit des Patienten wegen Wirbelsäulenerkrankung/Muskelerkrankung/Herz-Kreislauferkrankung
- häufiger Unterbrechung und lange Dauer der Verlegung bedingt durch sensorische/reflektorischer Übererregbarkeit des Patienten
- erschwerten Zugangs zum palatinalen/lingualen Zahnbereich wegen starken Brech-/Würgereizes
- besonderen Aufwands wegen vorhandener Restaurationen/ Apparaturen und/oder elongierten/protrudierten Zähnen und/oder Zahnfehlstellungen (nach buccal/palatinal/lingual gekippte, asymmetrischer Zahnrotationen usw.) und dadurch erschwerte Lappenverlegung
- besonders aufwendiger primärer Wundversorgung zur Vermeidung von Wundheilungsstörungen infolge Allgemeinmedikation z. B. Bisphosphonattherapie, Diabetes
- schwieriger Deckung gingivaler Rezessionen wegen geschienter Zähne/ Zähne mit Retainer
- laufender kieferorthopädischer Behandlung mit festsitzenden Apparaturen schwierige Lappenverlegung wegen vorhandener Brackets und Bänder/ Multiband-Apparatur
- besonders umfangreicher Wundversorgung des Operationsgebietes zur Vermeidung von Keloidose
- mehrerer Rezessionsdeckungen/ Lappenverlegungen in einem Frontzahn- /Kieferhälftenbereich
- erschwerter Erreichbarkeit/Freistellung des Behandlungsgebietes wegen einer extrem eingeschränkten Mundöffnung bedingt durch eine Verletzung im Bereich des Mundwinkels/Verletzung an der Lippe
- erschwerter Erreichbarkeit/Freistellung und Sicht des Operationsgebietes durch andauernde Blutung verbunden mit stark eingeschränkter Mundöffnung durch eine extrem geringe Schneidekantendifferenz von …. mm
- umfangreicher Operation während einer Behandlung unter Sedierung, erhöhter Aufwand durch eingeschränktes und erschwertes Offenhalten des Behandlungsfeldes
- anhaltender Sickerblutung und erschwerte primären Wundversorgung, bei verbleibender starker Nachblutungsgefahr durch Einnahme von Antikoagulanzien

GOZ-Position 4130

Leistungsbeschreibung	Faktor
Gewinnung und Transplantation von Schleimhaut, gegebenenfalls einschließlich Versorgung der Entnahmestelle, je Transplantat	1,0-fach: 10,12 € 2,3-fach: 23,28 € 2,8-fach: 28,35 € 3,1-fach: 31,38 € 3,5-fach: 35,43 €

Abrechnungsbestimmung

--

Anmerkung

- berechnungsfähig:
  - für die Gewinnung und Transplantation von Schleimhaut
  - je Transplantat
  - zzgl. Materialkosten
  - neben der GOÄ-Nr. Ä2382 (Schwierige Hautlappenplastik)
  - neben der GOÄ-Nr. Ä2675 (Partielle Vestibulum-, Mundboden- oder große Tuberplastik)
  - neben der GOZ-Nr. 3240 (Vestibulum- oder Mundbodenplastik, kleineren Umfangs)
  - neben der GOÄ-Nr. Ä2676 (Totale Mundboden- oder Vestibulumplastik)
  - ggf. zzgl. der GOÄ-Nr. Ä2700 (Verbandsplatte)
  - auch neben allgemeinen chirurgische Leistungen der GOZ-Nrn. 3000 ff. berechenbar
  - auch neben parodontologisch-chirurgischen Leistungen der GOZ-Nrn. 4070 ff. berechenbar
  - auch neben implantologisch-chirurgischen Leistungen der GOZ-Nrn. 9010 ff. berechenbar
  - ggf. zzgl. Anwendung von wachstumsfaktorenreichem Plasma zur Regeneration (§ 6 Abs.1)
  - ggf. zzgl. Wurzelflächen-/Wundflächen-/Taschenentkeimung mittels Laser/Ozon (§ 6 Abs.1)
  - ggf. zzgl. OP Zuschlag 0500 (250 bis 499 Punkte oder zu den Nrn. 4090 oder 4130)
  - ggf. zzgl. Zuschläge:
    o 0110 (Anwendung eines OP-Mikroskops)
    o 0120 (Anwendung eines Lasers)

4130

! Anmerkung

- nicht berechnungsfähig:
  - für die Gewinnung und Transplantation von Bindegewebe (GOZ-Nr. 4133)
  - für die Schleimhauttransplantation einschließlich operativer Unterminierung der Entnahmestelle und plastischer Deckung (GOÄ-Nr. Ä2386)
  - neben der Implantation von alloplastischem Material zur Weichteilunterfütterung (GOÄ-Nr. Ä2442)

BZÄK-Kommentar zu der GOZ-Nr. 4130 (Stand August 2022)

Die Gebührennummer beschreibt die Transplantation von Gingiva oder anderer Mundschleimhaut, also die Entnahme einschließlich der Versorgung der Entnahmestelle sowie die Schaffung des Transplantatbettes und die Einpflanzung des Transplantats einschließlich dessen Befestigung. Für Schleimhauttransplantate, die die Größe einer Zahnbreite überschreiten, wird die Nr. 2386 GOÄ herangezogen.

Die Maßnahme kann z. B. im Rahmen eines mukogingivalen Eingriffs, bei einer parodontalchirurgischen Therapie oder bei implantologischen Behandlungen erfolgen.

Werden z. B. von zwei Entnahmestellen zwei Transplantate an einen Zielort transplantiert, ist die Leistung zweimal berechnungsfähig. Erfolgt die Entnahme von zwei Transplantaten an einer Stelle und werden diese an zwei Zielorte transplantiert, ist die Leistung ebenfalls zweimal berechnungsfähig. Maßgeblich ist allein die Anzahl der verwendeten Transplantate. Die Entnahme kann auf verschiedene Weisen erfolgen, z. B. mittels Skalpell oder Mukotom.

Die Nummer wird nicht für die Transplantation von Bindegewebe angewendet.

Der Einsatz eines OP-Mikroskops wird nach der Nummer 0110 berechnet. Der Einsatz eines Lasers wird nach der Nummer 0120 berechnet. Für diese Leistung ist der Zuschlag für ambulantes Operieren nach der Nummer 0500 zusätzlich berechnungsfähig, sofern es sich um die höchste zuschlagsfähige Leistung am Operationstag handelt und kein OP-Zuschlag aus der GOÄ zur Berechnung kommt.

4130

Begründungen

Überdurchschnittlicher Zeitaufwand aufgrund …	Überdurchschnittliche Schwierigkeiten aufgrund …	Besondere Umstände aufgrund …

- eingeschränkter Mundöffnung/erschwerten Mundzugangs wegen Mundsperre/Kieferklemme/Adipositas/Herpes/Rhagaden etc.
- aufwendiger Schleimhauttransplantation mit eingeschränkter Sicht wegen erhöhter Blutungsneigung (hämorragischer Diathese)/anhaltender Blutungen durch Einnahme gerinnungshemmender Medikamente/Antikoagulanzien
- besonderen Aufwands bei erschwerter Einsicht da OP- Bereich im schwer einsehbaren Gebiet (z. B. distalmolarer Bereich)
- aufwendiger erschwerter Schleimhautlappenbildung bei hoch angesetzter Mukogingivalgrenze /fragiler Schleimhautverhältnisse
- aufwendiger Mobilisation und Fixierung des Schleimhautlappens wegen ungünstiger Perioststruktur
- schwieriger Adaption des Schleimhauttransplantats im hinteren Drittel des cavum oris
- schwieriger Adaption des Schleimhauttransplantats bei gelockerten Zähnen
- eingeschränkter Sicht durch anhaltende Blutungen/schwer zu stillender Sulcusblutung/starker diffuser Blutung/arterieller Blutung/starker Sickerblutung durch Einnahme von Gerinnungshemmern
- starken Wangendrucks und/oder aktiver Zungenmuskulatur oder erhöhtem Muskeltonus/Wangentonus/Zungentonus und dadurch aufwendiger Freistellung des Behandlungsfeldes sowie notwendiger häufiger Behandlungspausen zur Entlastung/Entspannung der Muskulatur
- motorischer Unruhe des Patienten, verbunden mit mehrfach notwendigen wiederholter Behandlungspausen
- besonderer Maßnahmen zur Vermeidung von Gefäßschädigungen
- häufiger Behandlungsunterbrechungen wegen erschwerter Nasenatmung
- anatomischer Besonderheiten der Nervverhältnisse/Nervaustrittsstelle
- reduziertem Allgemeinzustands wegen langer Dauer des operativen Eingriffs
- besonders großem Schleimhauttransplantats
- besonders umfangreicher Wundversorgung der Entnahmestelle
- Kombinationen von verschiedenen Rekonstruktionsverfahren
- Gefährdung der Nachbarstrukturen (z. B. Blutgefäße) bei der Entnahme
- aufwendiger, schwieriger Adaption des Transplantats (z.B. Blutung, Salivation etc.)
- sehr aufwendiger plastischer Schnittführung und schwieriger aufwendiger Nahttechnik
- minimalinvasiver Lappenoperation an der Entnahmestelle wegen naheliegender Nervenaustrittstelle und Vermeidung von Gefäßschädigungen / zur Erhaltung der Schleimhautstrukturen

4130

Begründungen

Überdurchschnittlicher Zeitaufwand aufgrund …	Überdurchschnittliche Schwierigkeiten aufgrund …	Besondere Umstände aufgrund …

- besonders schwieriger Lappenbildung wegen fragiler Schleimhaut und /oder Schleimhautlazerationen
- komplizierter Lappenplastik im Entnahmebereich bei fragiler/sehr dünner Mukosa und sehr massiver Corticalisschicht
- sehr hohen instrumentellen Aufwands bei der Entnahme und aufwendige Adaptation wegen Kombination von verschiedenen Rekonstruktionsverfahren
- besonders schwieriger Lappentechnik wegen hoch ansetzender Bänder/Lippenbändchen/sehr flacher vestibulärer Lippen-/Umschlagsfalte
- mikrochirurgischer/besonders aufwendiger Nahttechnik
- der umfangreichen primären Wundversorgung, bei starker Nachblutungsgefahr durch Einnahme gerinnungshemmender Medikamente mit z. B. zusätzlichen Parodontalverband
- sehr aufwendiger Versorgung der Entnahmestelle wegen zusätzlicher Einbringung alloplastischen Materials
- besonders aufwendiger primärer Wundversorgung der Entnahmestelle zur Vermeidung von Wundheilungsstörungen infolge Allgemeinmedikation z.B. Bisphosphonattherapie, Diabetes
- aufwendiger Wundversorgung wegen Wunddehiszenzen bedingt durch umfangreicher Voroperationen
- ausgedehnter Ödembildung/Keloidbildung im Operationsgebiet
- erschwerter Einsicht in das Operationsgebiet wegen der ausgeprägten Entzündung / stark infiziertes Behandlungsgebiet mit starker Blutungsneigung
- komplizierter Adaption des Transplantates bei abnormer anatomischer Form
- gewebeschonender/atraumatischer Vorgehensweise mit besondere Schnitt- und Nahttechnik zur Erhaltung eines optimalen ästhetischen Ergebnisses
- minimalinvasiver Behandlung wegen gefährdeter anatomischer Nachbarstrukturen (z. B. Nerven/Kieferhöhle/Wurzeln Nachbarzähne etc.)
- erhöhtem Muskeltonus/Wangentonus/Zungentonus, dadurch erschwerter Freistellung des Behandlungsfeldes
- aufwendiger Entnahme/Adaptation des Schleimhauttransplantats unter vorhandener festsitzender Rekonstruktion
- motorischer Instabilität der Zunge/Makroglossie, dadurch erschwerter Freistellung des Behandlungsfeldes zum palatinalen/ lingualen Zahnbereich
- Einschränkung des Sichtbereiches, verursacht durch eingeschränkte Lagerfähigkeit des Patienten wegen Wirbelsäulenerkrankung/Muskelerkrankung/Herz-Kreislauferkrankung
- häufiger Unterbrechung und lange Dauer der Gewinnung und Verlegung des Transplantates bedingt durch sensorische/reflektorischer Übererregbarkeit des Patienten

4130

Begründungen

Überdurchschnittlicher Zeitaufwand aufgrund …	Überdurchschnittliche Schwierigkeiten aufgrund …	Besondere Umstände aufgrund …

- erschwerten Zugangs zum palatinalen/ lingualen Zahnbereich bei starken Brech-/Würgereizes
- besonderen Aufwands wegen vorhandener Restaurationen/ Apparaturen und/oder elongierten/ protrudierten Zähnen und /oder Zahnfehlstellungen (nach buccal/palatinal/lingual gekippte, asymmetrischer Zahnrotationen usw.) und dadurch erschwerte Transplantation
- besonders aufwendiger primärer Wundversorgung zur Vermeidung von Wundheilungsstörungen infolge Allgemeinmedikation z. B. Bisphosphonattherapie, Diabetes
- häufiger Behandlungsunterbrechungen wegen des reduzierten Allgemeinzustandes und verminderter Belastbarkeit oder schwieriger Kreislaufverhältnisse – Ohnmachtsneigung
- besonders umfangreicher Wundversorgung des Operationsgebietes zur Vermeidung von Keloidose
- aufwendiger Wundversorgung wegen Wunddehiszenzen bedingt durch umfangreicher Voroperationen
- erschwerter Erreichbarkeit/Freistellung des Behandlungsgebietes wegen einer extrem eingeschränkten Mundöffnung bedingt durch eine Verletzung im Bereich des Mundwinkels/Verletzung an der Lippe
- erschwerter Erreichbarkeit/Freistellung und Sicht des Operationsgebietes durch andauernde Blutung verbunden mit stark eingeschränkter Mundöffnung durch eine extrem geringe Schneidekantendifferenz von …. mm
- umfangreicher Operation während einer Behandlung unter Sedierung, erhöhter Aufwand durch eingeschränktes und erschwertes Offenhalten des Behandlungsfeldes
- anhaltender Sickerblutung und erschwerte primären Wundversorgung, bei verbleibender starker Nachblutungsgefahr durch Einnahme von Antikoagulanzien

4133

GOZ-Position 4133

Leistungsbeschreibung	Faktor
Gewinnung und Transplantation von Bindegewebe einschließlich Versorgung der Entnahmestelle, je Zahnzwischenraum	1,0-fach: 49,49 € 2,3-fach: 113,83 € 2,8-fach: 138,58 € 3,1-fach: 153,43 € 3,5-fach: 173,23 €

Abrechnungsbestimmung

--

Anmerkung

- berechnungsfähig:
  - für die Gewinnung und Transplantation von epithelialen/subepithelialen Bindegewebes
  - für das Einbringen des Transplantats (Transplantation)
  - je Zahnzwischenraum
  - zzgl. Materialkosten
  - zusätzliche Lagerbildung zur Schaffung des Transplantatbettes wird mit GOÄ-Nr. Ä2730 berechnet
  - neben GOÄ-Nr. Ä2382 (Schwierige Hautlappenplastik)
  - neben GOÄ-Nr. Ä2675 (Partielle Vestibulum-, Mundboden- oder große Tuberplastik)
  - neben GOZ-Nr. 3240 (Vestibulum- oder Mundbodenplastik, kleineren Umfangs)
  - neben GOÄ-Nr. Ä2730 (Operative Maßnahmen zur Lagerbildung beim Aufbau des Alveolarfortsatzes)
  - ggf. zzgl. GOÄ-Nr. Ä2700 (Verbandsplatte)
  - auch neben allgemeinen chirurgischen Leistungen (GOZ-Nrn. 3000 ff.) berechenbar
  - auch neben parodontologisch-chirurgischen Leistungen (GOZ-Nrn. 4070 ff.) berechenbar
  - auch neben implantologisch-chirurgischen Leistungen (GOZ-Nrn. 9010 ff.) berechenbar
  - ggf. zzgl. Anwendung von wachstumsfaktorenreichem Plasma zur Regeneration /§ 6 Abs.1)
  - ggf. zzgl. Wurzelflächen-/ Wundflächen-/ Taschenentkeimung mittels Laser/Ozon (§ 6 Abs.1)

! Anmerkung

  - ggf. zzgl. OP Zuschlag 0520 (800 bis 1199 Punkte)
  - ggf. zzgl. Zuschläge: 0110 (Anwendung eines OP-Mikroskops), 0120 (Anwendung eines Lasers)
- nicht berechnungsfähig:
  - für die Einbringung eines alloplastischen Collagen Patch (GOÄ-Nr. Ä2442)
  - neben der Implantation von alloplastischem Material zur Weichteilunterfütterung (GOÄ-Nr. Ä2442)
  - für die Gewinnung und Transplantation von Schleimhaut (GOZ-Nr. 4130)
  - für die Schleimhauttransplantation einschließlich operativer Unterminierung der Entnahmestelle und plastischer Deckung (GOÄ-Nr. Ä2386)
  - für eine Bindegewebstransplantation in einem zahnlosen Bereich, auch Implantat (§ 6 Abs. 1 GOZ)

BZÄK-Kommentar zu der GOZ-Nr. 4133 (Stand August 2022)

Die Gebührennummer beschreibt die Transplantation körpereigenen Bindegewebes in einen Zahnzwischenraum. Dabei wird Bindegewebe an anderer Stelle entnommen und z. B. mittels Envelope-Technik eingebracht. Die Schaffung des Transplantatbettes und die Einpflanzung des Transplantats einschließlich dessen Befestigung sind Bestandteil der Leistung.

Die Maßnahme kann als alleinige Leistung oder auch im Rahmen einer umfassenderen parodontalchirurgischen Therapie erfolgen.

Die Leistung nach dieser Nummer wird je Zahnzwischenraum berechnet – unabhängig von der Zahl der Transplantate. Die Transplantation von Bindegewebe an einen anderen Zielort als einen Zahnzwischenraum, z. B. in einen zahnlosen Bereich, ist analog zu berechnen. Für die Transplantation von Schleimhaut trifft diese Gebührennummer nicht zu. Die Implantation eines alloplastischen collagen patch wird von dieser Gebührennummer ebenfalls nicht erfasst, sondern unabhängig vom Zielort mit der GOÄ 2442 berechnet.

Der Einsatz eines OP-Mikroskops wird nach der Nummer 0110 berechnet. Der Einsatz eines Lasers wird nach der Nummer 0120 berechnet. Für diese Leistung ist der Zuschlag für ambulantes Operieren nach der Nummer 0520 zusätzlich berechnungsfähig, sofern es sich um die höchste zuschlagsfähige Leistung am Operationstag handelt und kein OP-Zuschlag aus der GOÄ zur Berechnung kommt.

4133

Begründungen

Überdurchschnittlicher Zeitaufwand aufgrund …	Überdurchschnittliche Schwierigkeiten aufgrund …	Besondere Umstände aufgrund …

- eingeschränkter Mundöffnung/erschwerten Mundzugangs wegen Mundsperre/Kieferklemme/Adipositas/Herpes/Rhagaden etc.
- besonderen Aufwands bei erschwerter Einsicht da OP- Bereich im schwer einsehbaren Gebiet (z. B. distalmolarer Bereich) wegen schwieriger Lage der Entnahmestelle/wegen schwer zugänglicher Empfängerregion
- aufwendiger Bindegewebstransplantation mit eingeschränkter Sicht wegen erhöhter Blutungsneigung (hämorragischer Diathese)/anhaltender Blutungen durch Einnahme gerinnungshemmender Medikamente/Antikoagulanzien
- erschwerter Schleimhautlappenbildung wegen hoch angesetzter Mukogingivalgrenze /fragiler Schleimhautverhältnisse
- aufwendiger Mobilisation und Fixierung des Schleimhautlappens wegen ungünstiger Perioststruktur
- schwieriger Adaption/Entnahme des Bindegewebstransplantats im hinteren Drittel des cavum oris
- schwieriger Adaption des Bindegewebstransplantats bei gelockerten Zähnen
- eingeschränkter Sicht durch anhaltende Blutungen/schwer zu stillender Sulcusblutung/starker diffuser Blutung/arterieller Blutung/starker Sickerblutung durch Einnahme von Gerinnungshemmern
- starken Wangendrucks und/oder aktiver Zungenmuskulatur oder erhöhtem Muskeltonus/Wangentonus/Zungentonus und dadurch aufwendiger Freistellung des Behandlungsfeldes sowie notwendiger häufiger Behandlungspausen zur Entlastung/ Entspannung der Muskulatur
- motorischer Unruhe des Patienten, verbunden mit mehrfach notwendigen wiederholter Behandlungspausen
- besonderer Maßnahmen zur Vermeidung von Gefäßschädigungen
- häufiger Behandlungsunterbrechungen wegen erschwerter Nasenatmung
- anatomischer Besonderheiten der Nervverhältnisse/ Nervaustrittsstelle
- aufwendiger Entnahme/Adaptation des Bindegewebstransplantats unter vorhandener festsitzender Rekonstruktion
- reduziertem Allgemeinzustands bei langer Dauer des operativen Eingriffs
- häufiger Behandlungsunterbrechungen wegen des reduzierten Allgemeinzustandes und verminderter Belastbarkeit oder schwieriger Kreislaufverhältnisse – Ohnmachtsneigung
- besonders großem/umfangreichen Bindegewebstransplantats und dadurch aufwendiger Versorgung der Entnahmestelle
- besonders umfangreicher Wundversorgung der Entnahmestelle (z. B. plastische Deckung, Blutstillung, Nahttechnik etc.)

Begründungen

Überdurchschnittlicher Zeitaufwand aufgrund …	Überdurchschnittliche Schwierigkeiten aufgrund …	Besondere Umstände aufgrund …

- Kombinationen von verschiedenen Rekonstruktionsverfahren
- sehr aufwendiger plastischer Schnittführung an der Entnahmestelle und schwieriger aufwendiger Nahttechnik
- umfangreichem Bindegewebstransplants, zusätzlicher instrumenteller Aufwand bei der Entnahme
- minimalinvasiver Operation an der Entnahmestelle wegen naheliegender Nervenaustrittstelle und Vermeidung von Gefäßschädigungen/ Gefährdung der Nachbarstrukturen (z. B. Blutgefäße)
- aufwendiger, schwieriger Adaption des Transplantats (z.B. Blutung, Salivation etc.)
- mikrochirurgischer/besonders aufwendiger Nahttechnik
- der umfangreichen primären Wundversorgung, bei starker Nachblutungsgefahr durch Einnahme gerinnungshemmender Medikamente mit z. B. zusätzlichen Parodontalverband
- sehr aufwendiger Versorgung der Entnahmestelle bei zusätzlicher Einbringung alloplastischen Materials/ Material zur Geweberegeneration
- besonders aufwendiger primärer Wundversorgung der Entnahmestelle zur Vermeidung von Wundheilungsstörungen infolge Allgemeinmedikation z.B. Bisphosphonattherapie, Diabetes
- aufwendiger Wundversorgung wegen Wunddehiszenzen bedingt durch umfangreicher Voroperationen
- ausgedehnter Ödembildung/Keloidbildung im Operationsgebiet
- erschwerter Einsicht in das Operationsgebiet wegen der ausgeprägten Entzündung / stark infiziertes Behandlungsgebiet mit starker Blutungsneigung
- komplizierter Adaption des Transplantates wegen abnormer anatomischer Form
- gewebeschonender Lappentechnik/atraumatisches Vorgehen mit besondere Schnitt- und Nahttechnik zur Erhaltung eines optimalen ästhetischen Ergebnisses
- minimalinvasiver Behandlung wegen gefährdeter anatomischer Nachbarstrukturen (z. B. Nerven/Kieferhöhle/Wurzeln Nachbarzähne etc.)
- erhöhtem Muskeltonus/Wangentonus/Zungentonus, dadurch erschwerter Freistellung des Behandlungsfeldes
- motorischer Instabilität der Zunge/Makroglossie, dadurch erschwerter Freistellung des Behandlungsfeldes zum palatinalen/ lingualen Zahnbereich
- Einschränkung des Sichtbereiches, verursacht durch eingeschränkte Lagerfähigkeit des Patienten wegen Wirbelsäulenerkrankung/Muskelerkrankung/Herz-Kreislauferkrankung

4133

Begründungen

Überdurchschnittlicher Zeitaufwand aufgrund …	Überdurchschnittliche Schwierigkeiten aufgrund …	Besondere Umstände aufgrund …

- häufiger Unterbrechung und lange Dauer der Gewinnung und Verlegung des Transplantates bedingt durch sensorische/ reflektorischer Übererregbarkeit des Patienten
- erschwerten Zugangs zum palatinalen/ lingualen Zahnbereich wegen starken Brech-/Würgereizes
- besonderen Aufwands wegen vorhandener Restaurationen/ Apparaturen und/oder elongierten/ protrudierten Zähnen und /oder Zahnfehlstellungen (nach buccal/palatinal/lingual gekippte, asymmetrischer Zahnrotationen usw.) und dadurch erschwerte Transplantation
- besonders aufwendiger primärer Wundversorgung zur Vermeidung von Wundheilungsstörungen infolge Allgemeinmedikation z. B. Bisphosphonattherapie, Diabetes
- besonders umfangreicher Wundversorgung des Operationsgebietes zur Vermeidung von Keloidose
- aufwendiger Wundversorgung wegen Wunddehiszenzen bedingt durch umfangreicher Voroperationen
- erschwerter Erreichbarkeit/Freistellung des Behandlungsgebietes wegen einer extrem eingeschränkten Mundöffnung bedingt durch eine Verletzung im Bereich des Mundwinkels/Verletzung an der Lippe
- erschwerter Erreichbarkeit/Freistellung und Sicht des Operationsgebietes durch andauernde Blutung verbunden mit stark eingeschränkter Mundöffnung durch eine extrem geringe Schneidekantendifferenz von …. mm
- umfangreicher Operation während einer Behandlung unter Sedierung, erhöhter Aufwand durch eingeschränktes und erschwertes Offenhalten des Behandlungsfeldes
- anhaltender Sickerblutung und erschwerte primären Wundversorgung, bei verbleibender starker Nachblutungsgefahr durch Einnahme von Antikoagulanzien

GOZ-Position 4136

Leistungsbeschreibung	Faktor
Osteoplastik, auch Kronenverlängerung, Tunnelierung oder Ähnliches je Zahn oder Parodontium, auch Implantat, als selbständige Leistung	1,0-fach: 11,25 € 2,3-fach: 25,87 € 2,8-fach: 31,50 € 3,1-fach: 34,87 € 3,5-fach: 39,37 €

Abrechnungsbestimmung

--

Anmerkung

- berechnungsfähig:
  - für eine Osteoplastik auch Kronenverlängerung, Tunnelierung o. Ä.
  - je Zahn oder Parodontium
  - je Implantat
  - als selbstständige Leistung
  - zzgl. Materialkosten
  - auch neben Entfernung harter und weicher Zahnbeläge (GOZ Nrn. 4050/4055) berechenbar
  - auch neben parodontologisch-chirurgischen Leistungen (GOZ-Nrn. 4070/4075) berechenbar
  - ggf. zzgl. Anwendung von wachstumsfaktorenreichem Plasma zur Regeneration (§ 6 Abs.1)
  - ggf. zzgl. Wurzelflächen-/Wundflächen-/Taschenentkeimung mittels Laser/Ozon (§ 6 Abs.1)
- nicht berechnungsfähig:
  - für osteoplastische Maßnahmen, die zur Formung des Prothesenlagers dienen (GOZ-Nr. 3230 oder 3250)
  - neben parodontalchirurgischen oder anderen chirurgischen Leistungen in derselben Sitzung am selben Zahn
  - neben den GOZ-Nrn. 4090, 4100 (Lappenoperation)

BZÄK-Kommentar zu der GOZ-Nr. 4136 (Stand August 2022)

Die Gebührennummer umfasst alle knochenmodellierenden Maßnahmen, die der Therapie am zahntragenden Alveolarfortsatz des Kiefers dienen. Beispielhaft sind dazu die Verlängerung der klinischen Krone durch Abtragung des Limbus alveolaris oder die Öffnung einer Furkation mittels Tunnelierung aufgeführt.

4136

! Anmerkung

Andere osteoplastische Maßnahmen, insbesondere Maßnahmen größeren Umfangs, z. B. die Entfernung von Exostosen oder Maßnahmen, die der Formung des Prothesenlagers dienen, unterfallen nicht dieser Gebührennummer, sondern werden ggf. nach den Nummer 3230, 3250 oder analog berechnet oder sie sind Leistungsbestandteil anderer Gebührennummern.

Diese Gebührennummer kann nur als selbstständige Leistung berechnet werden. Knochenmodellierende Maßnahmen wie die Formung einer parodontalen Knochentasche im Rahmen einer offenen Parodontaltherapie sind Bestandteil der Nummer 4090 bzw. 4100 und nicht gesondert berechnungsfähig

Begründungen

Überdurchschnittlicher Zeitaufwand aufgrund … | Überdurchschnittliche Schwierigkeiten aufgrund … | Besondere Umstände aufgrund …

- eingeschränkter Mundöffnung/erschwerter Mundzugang wegen Mundsperre/Kieferklemme/Adipositas/Herpes/Rhagaden etc.
- besonderen Aufwands bei erschwerter Einsicht da OP-Bereich im schwer einsehbarem Gebiet (z. B. distalmolarer Bereich)
- aufwendiger Osteoplastik mit eingeschränkter Sicht wegen erhöhter Blutungsneigung (hämorragischer Diathese)/anhaltender Blutungen durch Einnahme gerinnungshemmender Medikamente/Antikoagulanzien
- eingeschränkter Sicht durch anhaltende Blutungen/schwer zu stillender Sulcusblutung/starker diffuser Blutung/arterieller Blutung/ starker Sickerblutung durch Einnahme von Gerinnungshemmern
- starken Wangendrucks und/oder aktiver Zungenmuskulatur oder erhöhtem Muskeltonus/Wangentonus/Zungentonus und dadurch aufwendiger Freistellung des Behandlungsfeldes sowie notwendiger häufiger Behandlungspausen zur Entlastung/ Entspannung der Muskulatur
- motorischer Unruhe des Patienten, verbunden mit mehrfach notwendigen wiederholter Behandlungspausen
- besonderer Maßnahmen zur Vermeidung von Gefäßschädigungen
- häufiger Behandlungsunterbrechungen wegen erschwerter Nasenatmung
- anatomischer Besonderheiten der Nervverhältnisse/Nervenaustrittsstelle
- aufwendige Osteoplastik unter/bei vorhandener festsitzender Rekonstruktion/ extrakoronalen Verbindungselement
- reduzierten Allgemeinzustands wegen langer Dauer des operativen Eingriffs
- mikrochirurgischer Nahttechnik/besonders aufwendiger Nahttechnik
- der primären Wundversorgung, bei starker Nachblutungsgefahr durch Einnahme gerinnungshemmender Medikamente

Begründungen

Überdurchschnittlicher Zeitaufwand aufgrund …	Überdurchschnittliche Schwierigkeiten aufgrund …	Besondere Umstände aufgrund …

- besonders aufwendige Bifurkationsdeckung/Furkationsdeckung bei ossärer Modellation
- minimalinvasiver Vorgehensweise, zur Schonung des Gewebes bei einem Frontzahn
- minimalinvasiver/atraumatischer Osteoplastik wegen naheliegender Nervenaustrittstelle/Gefährdung anatomischer Nachbarstrukturen
- erschwerter Tunnelierung bei dreiwurzeligem Zahn und sehr tiefer Furkationskammer
- schwieriger Osteoplastik am Implantat mit ossärer Modellation
- erschwerter Einsicht in das Operationsgebiet wegen erschwerter Isolation und Trockenlegung des Operationsgebietes bei vermehrter Nachblutung/ arterieller Blutung/Knochenblutung/Salivation
- entzündlich, chronisch verändertem Gebiets und dadurch erhöhte operativer Sensibilität
- besonders aufwendiger primärer Wundversorgung des Operationsbereiches zur Vermeidung von Wundheilungsstörungen infolge Allgemeinmedikation z.B. Bisphosphonattherapie, Diabetes
- aufwendiger Wundversorgung wegen Wunddehiszenzen bedingt durch umfangreicher Voroperationen
- ausgedehnter Ödembildung/Keloidbildung im Operationsgebiet
- erschwerter Einsicht in das Operationsgebiet wegen der ausgeprägten Entzündung / stark infiziertes Behandlungsgebiet mit starker Blutungsneigung
- gewebeschonender Lappenbildungstechnik/atraumatisches Vorgehen der Osteoplastik mit besondere Schnitt- und Nahttechnik zur Erhaltung eines optimalen ästhetischen Ergebnisses
- minimalinvasiver Behandlung wegen gefährdeter anatomischer Nachbarstrukturen (z. B. Nerven/Kieferhöhle/Wurzeln der Nachbarzähne etc.)
- eingeschränkter Mundöffnung wegen starker präoperativer Schwellung des Weichgewebes
- erhöhtem Muskeltonus/Wangentonus/Zungentonus, dadurch erschwerter Freistellung des Behandlungsfeldes
- motorischer Instabilität der Zunge/Makroglossie, dadurch erschwerter Freistellung des Behandlungsfeldes zum palatinalen/lingualen Zahnbereich
- Einschränkung des Sichtbereiches, verursacht durch eingeschränkte Lagerfähigkeit des Patienten wegen Wirbelsäulenerkrankung/Muskelerkrankung/Herz-Kreislauferkrankung
- häufiger Unterbrechung und lange Dauer der Osteoplastik bedingt durch sensorische/ reflektorischer Übererregbarkeit des Patienten

4136

Begründungen

Überdurchschnittlicher Zeitaufwand aufgrund …	Überdurchschnittliche Schwierigkeiten aufgrund …	Besondere Umstände aufgrund …

- erschwerten Zugangs zum palatinalen lingualen Zahnbereich bei starken Brech-/Würgereizes
- besonderen Aufwands wegen vorhandener Restaurationen/ Apparaturen und/oder elongierten/protrudierten Zähnen und/oder Zahnfehlstellungen (nach buccal/palatinal/lingual gekippte, asymmetrischer Zahnrotationen usw.) und dadurch erschwerte Osteoplastik
- besonders aufwendiger primärer Wundversorgung zur Vermeidung von Wundheilungsstörungen infolge Allgemeinmedikation z.B. Bisphosphonattherapie, Diabetes
- häufiger Behandlungsunterbrechungen wegen des reduzierten Allgemeinzustandes und verminderter Belastbarkeit oder schwieriger Kreislaufverhältnisse – Ohnmachtsneigung
- besonders umfangreicher Wundversorgung des Operationsgebietes zur Vermeidung von Keloidose
- besonders schwieriger Kronenverlängerung wegen fragiler Schleimhaut und /oder Schleimhautlazerationen
- komplizierte Kronenverlängerung an Oberflächeneinziehungen/abnormer anatomischer Form/atypischer Länge der Wurzel/Wurzeleinziehung
- aufwendiger Nahttechnik wegen Wunddehiszenzen bedingt durch umfangreicher Voroperationen
- starker Blutungsneigung eines erheblich vortraumatisierten Gewebes
- besonderer plastischer Schnittführung
- komplizierter Osteoplastik bei fragiler/sehr dünner Mukosa und sehr massiver Corticalisschicht
- komplizierter Plastik wegen erschwerender anatomischer Besonderheiten im Operationsbereich
- sehr umfangreichem und kompliziert zu modellierendem Kronenverlaufs, schwierig entsprechend dreidimensional die Form zu verleihen
- erschwerter Erreichbarkeit/Freistellung des Behandlungsgebietes wegen einer extrem eingeschränkten Mundöffnung bedingt durch eine Verletzung im Bereich des Mundwinkels/Verletzung an der Lippe
- erschwerter Erreichbarkeit/Freistellung und Sicht des Operationsgebietes durch andauernde Blutung verbunden mit stark eingeschränkter Mundöffnung durch eine extrem geringe Schneidekantendifferenz von …. mm
- umfangreicher Operation während einer Behandlung unter Sedierung, erhöhter Aufwand durch eingeschränktes und erschwertes Offenhalten des Behandlungsfeldes
- anhaltender Sickerblutung und erschwerte primären Wundversorgung, bei verbleibender starker Nachblutungsgefahr durch Einnahme von Antikoagulanzien

GOZ-Position 4138

Leistungsbeschreibung	Faktor
Verwendung einer Membran zur Behandlung eines Knochendefektes einschließlich Fixierung, je Zahn, je Implantat	1,0-fach: 12,37 € 2,3-fach: 28,46 € 2,8-fach: 34,65 € 3,1-fach: 38,36 € 3,5-fach: 43,31 €

Abrechnungsbestimmung

--

Anmerkung

- berechnungsfähig:
  - für das Einbringen und Fixieren einer resorbierbaren oder nicht resorbierbaren Membran zur Behandlung eines Knochendefektes
  - je Zahn
  - je Implantat
  - zweimal, wenn eine Membran über ein Gebiet von zwei Zähnen/Implantaten fixiert wird
  - zzgl. Materialkosten z. B. Membran, Material zur Membran-Fixierung, atraumatisches Nahtmaterial etc.
  - ggf. zzgl. Anwendung von wachstumsfaktorenreichem Plasma zur Regeneration (§ 6 Abs.1)
  - ggf. zzgl. Wurzelflächen-/Wundflächen-/Taschenentkeimung mittels Laser/Ozon (§ 6 Abs.1)
  - ggf. zzgl. GOÄ-Nr. Ä2700 (Verbandsplatte)
  - auch neben allgemeinen chirurgischen Leistungen (GOZ-Nrn. 3000 ff.) berechenbar
  - auch neben parodontologisch-chirurgischen Leistungen (GOZ-Nrn. 4090 ff.) berechenbar
  - auch neben implantologisch-chirurgischen Leistungen (GOZ-Nrn. 9010 ff.) berechenbar
- nicht berechnungsfähig:
  - in zahnlosen Kieferabschnitten GOZ-Nr. 9100– (Aufbau des Alveolarfortsatzes)
  - je Membran
  - neben der GOZ-Nr. 9120 (Externer Sinuslift)
  - neben der GOZ-Nr. 9130 (Spaltung und Spreizung von Knochensegmenten)
  - für die Rekonstruktion der Schneiderschen Membran

4138

Anmerkung

BZÄK-Kommentar zu der GOZ-Nr. 4138 (Stand August 2022)

Das Einbringen einer Membran dient der Schaffung einer Barriere zwischen Schleimhaut / Bindegewebe und Knochen. Die Leistung unterstützt die Regeneration des Knochens und vermeidet die ungewollte Bildung von Bindegewebe im Operationsgebiet. Die Maßnahmen umfassen das Anpassen und die Formung der Membran sowie deren Auflagerung und ggf. Befestigung auf dem Defekt. Dabei kann es sich um resorbierbare oder nicht resorbierbare Membranen handeln.

Bei der Behandlung eines parodontalen Knochendefektes zwischen zwei Zähnen und/oder Implantaten kommt die Gebührennummer zweimal zur Anwendung.

Die Leistung kann ggf. auch im Rahmen der zusätzlichen Wundversorgung nach einer Zystenoperation indiziert sein.

Die ggf. notwendige Entfernung der Membran ist nicht Bestandteil der Leistung, sondern wird nach der Nummer 9160 berechnet.

Augmentationen an zahnlosen Kieferabschnitten werden nach der Nummer 9100 berechnet.

Begründungen

Überdurchschnittlicher Zeitaufwand aufgrund …	Überdurchschnittliche Schwierigkeiten aufgrund …	Besondere Umstände aufgrund …

- eingeschränkter Mundöffnung/erschwerter Mundzugang wegen Mundsperre/Kieferklemme/Adipositas/Herpes/Rhagaden etc.
- besonderen Aufwands bei erschwerter Einsicht da OP Bereich im schwer einsehbarem Gebiet (z. B. distalmolarer Bereich)
- aufwendiger Anpassung und Formung der Membran durch eingeschränkter Sicht wegen erhöhter Blutungsneigung (hämorragischer Diathese)/anhaltender Blutungen durch Einnahme gerinnungshemmender Medikamente/Antikoagulanzien
- wiederholter Stillung einer Sulcusblutung schwieriger Fixierung der Membran an schwer zu erreichender Kieferregion
- schwieriger Fixierung der Membran an schwer zu erreichender Zahnregion
- erhöhten Aufwands bei der Adaptation und Fixierung der Membran wegen starker Lockerung des Zahnes
- eingeschränkter Sicht durch anhaltende Blutungen und erhöhter Zeitaufwand wegen wiederholender Stillung

Begründungen

Überdurchschnittlicher Zeitaufwand aufgrund …	Überdurchschnittliche Schwierigkeiten aufgrund …	Besondere Umstände aufgrund …

- starken Wangendrucks und /oder aktiver Zungenmuskulatur oder erhöhtem Muskeltonus/Wangentonus/Zungentonus und dadurch aufwendiger Freistellung des Behandlungsfeldes sowie notwendiger häufiger Behandlungspausen zur Entlastung/ Entspannung der Muskulatur
- motorischer Unruhe des Patienten, verbunden mit mehrfach notwendigen wiederholter Behandlungspausen
- erschwerter aufwendiger Fixierung der Membran bei freiliegender Bi-/Trifurkation
- erschwerter Fixierung der Membran wegen erschwerter Trockenlegung bei anhaltender Blutung/ Salivation
- schwieriger Adaption/Fixierung mehrerer Membranen in demselben OP Gebiet
- schwieriger/aufwendiger Adaption der Membran durch Fixierung mittels Osteosynthesemaßnahmen
- besonderer Maßnahmen zur Vermeidung von Gefäßschädigungen
- anatomischer Besonderheiten der Nervverhältnisse/Nervenaustrittstelle
- aufwendige Adaptation/Fixierung der Membran unter/bei vorhandener festsitzender Rekonstruktion/ extrakoronalen Verbindungselement
- reduzierten Allgemeinzustands wegen langer Dauer des operativen Eingriffs
- schwieriger Fixierung der Membran im Approximalbereich
- schwieriger Adaption der Membran bei ausgedehnter/tiefer Knochentasche mit zusätzlicher Fixation mittels Schrauben/Pins
- komplizierte Fixierung an Oberflächeneinziehungen/abnormer anatomischer Form/atypischer Länge der Wurzel/Wurzeleinziehung/erschwerter Knochentaschentopografie
- sehr aufwendiger Adaptation und Fixierung der Membran wegen aufwendige Bifurkationsdeckung /Furkationsdeckung
- erschwerter Einsicht in das Operationsgebiet wegen der ausgeprägten Entzündung / stark infiziertes Behandlungsgebiet mit starker Blutungsneigung
- erschwerter Einsicht in das Operationsgebiet wegen erschwerter Isolation und Trockenlegung des Operationsgebietes bei vermehrter Nachblutung/arterieller Blutung/Knochenblutung/Salivation
- eingeschränkter Mundöffnung wegen starker präoperativer Schwellung des Weichgewebes
- erhöhtem Muskeltonus/Wangentonus/Zungentonus, dadurch erschwerter Freistellung des Behandlungsfeldes
- motorischer Instabilität der Zunge/Makroglossie, dadurch erschwerter Freistellung des Behandlungsfeldes zum palatinalen/lingualen Zahnbereich

4138

Begründungen

Überdurchschnittlicher Zeitaufwand aufgrund …	Überdurchschnittliche Schwierigkeiten aufgrund …	Besondere Umstände aufgrund …

- Einschränkung des Sichtbereiches, verursacht durch eingeschränkte Lagerfähigkeit des Patienten wegen Wirbelsäulenerkrankung/Muskelerkrankung/Herz-Kreislauferkrankung
- ausgedehnter Ödembildung/Keloidbildung im Operationsgebiet
- minimalinvasiver Behandlung wegen gefährdeter anatomischer Nachbarstrukturen (z. B. Nerven/Kieferhöhle/Wurzeln der Nachbarzähne etc.
- aufwendiger Anpassung und Fixierung der Membran wegen ungünstiger Perioststruktur
- aufwendiger erschwerter Einbringung/ Fixierung wegen fragiler Schleimhautverhältnisse/Schleimhautlazerationen
- aufwendiger Adaption wegen Wunddehiszenzen/ starker Vernarbungen bedingt durch umfangreicher Voroperationen im Operationsgebiet
- komplizierter Adaption der Membran wegen abnormer anatomischem Knochendefekt/ Wurzelanatomie
- besonderen Aufwands wegen vorhandener Restaurationen/ Apparaturen und/oder elongierten/protrudierten Zähnen und/oder Zahnfehlstellungen (nach buccal/palatinal/lingual gekippte, asymmetrischer Zahnrotationen usw.) und dadurch erschwerte Adaption und Fixierung der Membran
- häufiger Unterbrechung und lange Dauer der Adaption und Einbringung/Fixierung bedingt durch sensorische/reflektorischer Übererregbarkeit des Patienten
- erschwerten Zugangs zum palatinalen/ lingualen Zahnbereich wegen starken Brech-/Würgereizes
- häufiger Behandlungsunterbrechungen wegen des reduzierten Allgemeinzustandes und verminderter Belastbarkeit oder schwieriger Kreislaufverhältnisse – Ohnmachtsneigung
- umfangreicher Operation während einer Behandlung unter Sedierung, erhöhter Aufwand durch eingeschränktes und erschwertes Offenhalten des Behandlungsfeldes
- erschwerter Erreichbarkeit/Freistellung des Behandlungsgebietes wegen einer extrem eingeschränkten Mundöffnung bedingt durch eine Verletzung im Bereich des Mundwinkels/Verletzung an der Lippe
- erschwerter Erreichbarkeit/Freistellung und Sicht des Operationsgebietes durch andauernde Blutung verbunden mit stark eingeschränkter Mundöffnung durch eine extrem geringe Schneidekantendifferenz von .... mm

GOZ-Position 4150

Leistungsbeschreibung	Faktor	
Kontrolle/Nachbehandlung nach parodontalchirurgischen Maßnahmen, je Zahn, Implantat oder Parodontium	1,0-fach:	0,39 €
	2,3-fach:	0,91 €
	2,8-fach:	1,10 €
	3,1-fach:	1,22 €
	3,5-fach:	1,38 €

Abrechnungsbestimmung

--

Anmerkung

- berechnungsfähig:
  - für alle Nachbehandlungen nach parodontal-chirurgischen Maßnahmen (GOZ-Nr. 4070 ff.)
    - Applikation von Medikamenten
    - Nahtentfernung
    - Wundreinigung
    - chirurgische Wundrevision
  - auch nur für die Kontrolle nach parodontal-chirurgischem Eingriff
  - je Zahn
  - je Parodontium
  - je Implantat
  - ggf. zzgl. Materialkosten
  - neben der GOZ-Nr. 4025(Subgingivale medikamentöse antibakterielle Lokalapplikation)
  - ggf. Anwendung von wachstumsfaktorenreichem Plasma zur Regeneration (§ 6 Abs.1)
  - ggf. Wundflächenentkeimung mittels Laser (§ 6 Abs.1)
  - ggf. auch neben den GOZ-Nrn. 4050/4055/4060 abrechenbar
  - neben der GOÄ-Nr. Ä200 für einen neuen Verband
  - neben der GOÄ Nr. Ä267/268 (medikamentöse Injektion zur postoperativen Schmerz-/Schwellungsprophylaxe)
- nicht berechnungsfähig:
  - neben Kontrolle nach chirurgischem Eingriff (im selben OP-Gebiet) (GOZ-Nr. 3290)

4150

Anmerkung

- neben Nachbehandlung nach chirurgischem Eingriff (im selben OP-Gebiet) (GOZ-Nr. 3300)
- neben chirurgische Wundrevision (im selben OP-Gebiet) (GOZ-Nr. 3310)
- neben Lokalbehandlung von Mundschleimhauterkrankungen (an derselben Stelle) (GOZ-Nr. 4020)
- neben der GOÄ-Nr. Ä5 für eine Verlaufskontrolle
- am Implantat nach vorangegangener offener Therapie (Lappen-OP) (GOZ-Nrn. 3290, 3300 und/oder 3310)
- für Nachbehandlungen an der Entnahmestelle nach den GOZ Nrn. 4130, 4133 oder den GOZ-Nrn. 3290, 3300, 3310

BZÄK-Kommentar zu der GOZ-Nr. 4150 (Stand August 2022)

Die Leistung betrifft Maßnahmen des Abschnitts E der GOZ. Die Maßnahmen beinhalten in der Regel die Wundkontrolle und ggf. -reinigung und das Entfernen von Fäden, sofern auch parodontalchirurgische Maßnahmen erfolgt sind. Nachbehandlungsmaßnahmen nach sonstigen chirurgischen Leistungen nach den Abschnitten D und K der GOZ werden nicht nach dieser Nummer, sondern nach den Nummern 3290 ff. berechnet und können ggf. mit dieser Leistung zusammen berechnet werden.

Begründungen

Überdurchschnittlicher Zeitaufwand aufgrund …	Überdurchschnittliche Schwierigkeiten aufgrund …	Besondere Umstände aufgrund …

- eingeschränkter Mundöffnung wegen Mundsperre/Kieferklemme/Adipositas/Herpes/Rhagaden etc.
- aufwendiger Nachbehandlung mit eingeschränkter Sicht wegen erhöhter Blutungsneigung/anhaltender Blutungen durch Einnahme gerinnungshemmender Medikamente
- erschwerter Isolation und aufwendiger Trockenlegung des Behandlungsgebietes bei vermehrter Salivation/Hypersalivation
- besonderen Aufwands bei erschwerter Einsicht da Wundgebiet im schwer zu erreichender/einsehbarer Zahnregion
- schwer zu erreichender Kieferregion und schwieriges Applizieren des Medikamentes
- erschwerten Zugangs/eingeschränkte Mundöffnung wegen starker Schwellung des umliegenden Weichgewebes

4150

Begründungen

Überdurchschnittlicher Zeitaufwand aufgrund … | Überdurchschnittliche Schwierigkeiten aufgrund … | Besondere Umstände aufgrund …

- häufiger Behandlungsunterbrechungen wegen des reduzierten Allgemeinzustandes/ verminderter Belastbarkeit oder schwieriger Kreislaufverhältnisse – Ohnmachtsneigung
- aufwendiger Nachbehandlung mit eingeschränkter Sicht wegen erhöhter Blutungsneigung/anhaltender Blutungen durch Einnahme gerinnungshemmender Medikamente
- Einschränkung des Sichtbereiches, verursacht durch eingeschränkte Lagerfähigkeit des Patienten wegen Wirbelsäulenerkrankung/Muskelerkrankung/Herz-Kreislauferkrankung
- erschwerter Durchführung wegen entzündlich veränderten Gebiet und dadurch erhöhter postoperativer Sensibilität
- besonders vorsichtigen Vorgehens wegen Infektion mit einhergehender Schmerzsensation im Wundgebiet
- besonderen Aufwands im akut entzündetem Gebiet/akuter Schmerzzustand
- erhöhten Aufwands wegen mehrerer unterschiedlicher Nachbehandlungsmaßnahmen (z. B. Nahtentfernung, Spülen der Taschen etc.)
- behutsamer Nachbehandlung bei extremer postoperativer Empfindlichkeit
- schwieriger Kontrolle/Nachbehandlung einer tiefreichenden/mehrwandiger Knochentasche
- schwieriger Kontrolle/Nachbehandlung einer tiefreichenden Zahnfleischtasche
- schwer erreichbarer Furkationen
- hypoplastischer Schleimhautverhältnisse
- besonders schwieriger Entfernung des Parodontalverbandes und Reinigung des Wundgebietes bei hoher postoperativer Sensibilität
- anhaltender und schwer zu stillender Sulcusblutung wiederholter Trockenlegung bei der Nachbehandlung notwendig
- erschwerter Durchführung wegen enormen Lockerungsgrad der Zähne
- schwieriger Nachbehandlung bei freiliegender Bi-/Trifurkation
- schwieriger Nachbehandlung der Approximalräume durch Zahnengstand
- Non-Compliance
- sehr tiefer Taschen, zusätzliche Spülungen erforderlich
- sehr umfangreicher Maßnahmen im Operationsgebiet notwendig wegen des Operationsumfangs
- stark eingeschränkter Sicht durch andauernde Sickerblutung in Verbindung mit starker Schwellung des Weichgewebes
- besonders aufwendiger Wundversorgung wegen akuten Wundheilungsstörungen infolge Allgemeinmedikation z.B. Bisphosphonattherapie, Diabetes

4150

Begründungen

Überdurchschnittlicher Zeitaufwand aufgrund …	Überdurchschnittliche Schwierigkeiten aufgrund …	Besondere Umstände aufgrund …

- aufwendiger Nachbehandlung wegen möglicher Wunddehiszenzen/starker Vernarbungen bedingt durch umfangreicher Voroperationen
- schwieriger Nachbehandlung/Nahtentfernung unter festsitzender Restauration
- schwieriger Entfernung der Naht/Verband und Reinigung des Wundgebietes bei hoher postoperativer Sensibilität
- motorischer Unruhe des Patienten, verbunden mit wiederholt erforderlicher Trockenlegung/Blutstillung und mehrfach notwendigen Behandlungspausen
- erhöhtem Muskeltonus/Wangentonus/Zungentonus, dadurch erschwerte Freistellung des Behandlungsfeldes
- motorischer Instabilität der Zunge/Makroglossie, dadurch erschwerte Freistellung des Behandlungsfeldes
- starken Wangendrucks und/oder aktiver Zungenmuskulatur oder erhöhtem Muskeltonus/Wangentonus/Zungentonus und dadurch aufwendiger Freistellung des Behandlungsfeldes sowie notwendiger häufiger Behandlungspausen zur Entlastung/ Entspannung der Muskulatur
- besonderen Aufwands wegen vorhandener Restaurationen/Apparaturen und/oder elongierten/protrudierten Zähnen und/oder Zahnfehlstellungen (nach buccal/palatinal/lingual gekippte, asymmetrischer Zahnrotationen usw.) und dadurch erschwerte Applikation/Spülung/Nachbehandlung
- stark eingeschränkter Sicht durch andauernde Sulcusblutung und erforderlicher Trockenlegung zur Applikation
- langer Dauer inkl. Instruktion und Unterweisung zum Einsatz von Medikamenten/ Spülungen zur häuslichen Anwendung
- besonders intensiver Aufklärung/ausführlicher Besprechung der weiteren Wundbetreuung/Heilungsverlauf und Erläuterung der Verhaltensmaßregeln wegen großen Operationsumfangs
- besonders vorsichtigen Vorgehens bei der Nachbehandlung im akut entzündlichen/ entzündlich veränderten Gebiet
- erschwerter Erreichbarkeit/Freistellung des Wundgebietes wegen einer extrem eingeschränkten Mundöffnung bedingt durch eine Verletzung im Bereich des Mundwinkels/Verletzung an der Lippe

7

7

F Prothetische Leistungen

GOZ 5000–5340

GOZ-Position 5000

Leistungsbeschreibung	Faktor
Versorgung eines Lückengebisses durch eine Brücke oder Prothese: je Pfeilerzahn oder Implantat als Brücken- oder Prothesenanker mit einer Vollkrone (Tangentialpräparation)	1,0-fach: 57,14 € 2,3-fach: 131,43 € 2,8-fach: 160,00 € 3,1-fach: 177,14 € 3,5-fach: 200,00 €

Abrechnungsbestimmung

Durch die Leistungen nach den Nummern 5000 bis 5040 sind folgende zahnärztliche Leistungen abgegolten: Präparieren des Zahnes oder Implantates, Relationsbestimmung, Abformungen, Einproben, provisorisches Eingliedern, festes Einfügen der Krone, der Einlagefüllung, der Teilkrone o. a. Nachkontrolle und Korrekturen. Zu den Kronen nach den Nummern 5000 bis 5040 gehören Kronen (Voll-, Teil- und Teleskopkronen, sowie Wurzelstiftkappen) jeder zahntechnischen Ausführung. Zu den Leistungen nach den Nummern 5000 bis 5040 gehören Brücken- oder Prothesenanker mit Verbindungselementen jeder Ausführung.
Die Leistungen nach den Nummern 5000 und 5030 umfassen auch die Verschraubung und Abdeckung mit Füllungsmaterial.

Anmerkung

- berechnungsfähig:
  - für eine Vollkrone als Brücken- oder Prothesenanker jeder zahntechnischen Ausführung mit Tangentialpräparation
  - zur Versorgung eines Implantats als Brücken- oder Prothesenanker unabhängig, ob konfektioniert, bzw. welcher Präparationsart des Abutments
  - für eine Stiftkrone als Brückenanker als definitive Versorgung (alternativ § 6 Abs. 1 GOZ)
  - je Krone als Brücken- oder Prothesenanker
  - für eine Krone mit einem Verbindungselement nach der GOZ-Nr. 5080
  - zzgl. Materialkosten (z. B. Abformmaterial)
  - zzgl. zahntechnische Leistungen gemäß § 9 GOZ
  - bei Abformung auf optisch-elektronischer Weise zzgl. GOZ Nr. 0065
  - neben Aufbaufüllungen für den zu überkronenden Zahn, in der Präparationssitzung (GOZ-Nrn. 2180 und ggf. 2197)
  - ggf. zzgl. Dentinadhäsive Rekonstruktion in Mehrschichttechnik zur Aufnahme einer Krone (§ 6 Abs.1 GOZ)
  - ggf. bei Eingliederung mit Adhäsivtechnik zzgl. GOZ Nr. 2197

5000

! Anmerkung

  - die Verschraubung der implantatgetragene Krone und der Verschluss des Schraubenkanals mit Füllungsmaterial sind Bestandteil der Leistung ggf. ist die GOZ-Nr. 2197 zusätzlich berechenbar, wenn die Abdeckung des Schraubenkanals/Eingliederung der Krone mittels Adhäsivtechnik erfolgt
  - ggf. zzgl. Abformung mit individuellem Löffel für nicht in der Leistungsbeschreibung der GOZ-Nr. 5170 genannte Indikationen (§ 6 Abs. 1 GOZ)
- nicht berechnungsfähig:
  - für eine Vollkrone als Brücken- oder Prothesenanker mit Hohlkehl- und Stufenpräparation (GOZ-Nr. 5010)
  - für eine Einlagefüllung als Brücken- oder Prothesenanker (GOZ-Nr. 5010)
  - für eine Teilkrone als Brücken- oder Prothesenanker (GOZ-Nr. 5020)
  - für eine Wurzelkappe mit Stift (GOZ-Nr. 5030)
  - für eine Teleskopkrone (GOZ-Nr. 5040)
  - für ein neues Sekundärteil einer Teleskopkrone (GOZ-Nr. 5100)
  - für Einzelkronen oder nicht mit den Brückengliedern verbundene Kronen im Brückenverband (GOZ-Nrn. 2200 bis 2220)
  - neben den GOZ-Nrn. 2050 ff. (Füllungen)
  - neben der GOZ-Nr. 2130 (Polieren einer Restauration)

BZÄK-Kommentar zu der GOZ-Nr. 5000 (Stand August 2022)

Versorgung eines tangential zu präparierenden Zahnes mit einer Vollkrone (verblendet oder unverblendet) oder eines Implantats im Zusammenhang mit der Versorgung eines teil- oder restbezahnten Kiefers durch Brücke(n) oder Teilprothese. Als Brückenanker gelten nur Kronen, die unmittelbar den Lücken benachbart und mit dem/den Brückenglied(ern) verbunden sind. Weitere Kronen im Brückenverband sind nach den Nummern 2200 bis 2220 zu berechnen. Gleiches gilt für Freiend- und Extensionsbrücken.

Als Prothesenanker gelten Kronen, die ein Verbindungselement nach Nummer 5080 aufweisen.

Kronen, die nicht als Brücken- oder Prothesenanker dienen, sondern gegossene oder gebogene Halte- oder Stützelemente tragen, werden nach den Nummern 2200 bis 2220 berechnet.

Die Versorgung eines Implantats mit einem Brücken- oder Prothesenanker wird unabhängig von einer eventuellen Präparation des Implantats oder Implantataufbaus immer mit einer Krone nach der Nummer 5000 berechnet.

Sofern die Verankerung einer Prothese mittels eines konfektionieren Abutments auf dem Implantat und einer konfektionierten Verbindungskrone in der Prothese erfolgt, wird die Versorgung des Implantates mit der Nummer 5000 und die entsprechende Verankerung durch die Verbindungskrone in der Prothese nach 5080 GOZ berechnet.

Die Verschraubung von Implantat und Suprakonstruktion sowie der Verschluss eines Schraubenkanals mit Füllungsmaterial sind nicht gesondert berechnungsfähig.

Nachkontrollen und ggf. Korrekturen im zeitlichen Zusammenhang mit der Behandlung sind Bestandteil der Leistung.

Begründungen

Überdurchschnittlicher Zeitaufwand aufgrund …	Überdurchschnittliche Schwierigkeiten aufgrund …	Besondere Umstände aufgrund …

- schwieriger Kauflächen/Kontaktgestaltung wegen besonders schwieriger Verzahnung und wegen ungünstiger antagonistischer Beziehungen
- extrem asymmetrischer Zahnrotation, Kippung von Pfeilerzahn/-zähnen, Lingual-/Palatinalstand der Zähne
- ungünstig gelegener/anatomisch schwer zugänglicher/schwierig zu erreichender Zahnregion
- tiefem approximalen Defekts im Bereich der biologischen Breite, dadurch sehr schwierige Präparation und Darstellung der tief subgingivalen Präparationsgrenze
- zeitaufwendiger indirekter Spiegelpräparation unter Lupeneinsicht zum Definieren der approximal/tief subgingivalen exakten Präparationsgrenze mit schwieriger Beherrschung der Papillenblutung mittels zeitaufwendiger Maßnahmen um intermittierend zu präparieren
- erschwerter Retentionsgewinnung wegen einer kurzen/extrem langen klinischen Krone/Stumpfes
- erschwerten Vorgehens bei der Präparation und Eingliederung durch Bissanomalien/Zahnstellungsanomalien
- schwieriger subgingivaler Präparation bei starker Wurzeleinziehung und dadurch bedingter erhöhter Blutungsneigung
- besonders schwieriger Gestaltung im Kontaktbereich zum Nachbarzahn …. (Zahn einfügen) /Zahnengstand oder ausladender Kontaktpunktgestaltung/ wegen abnormer anatomischer Form
- mehrfach einzelner Präparationsschritte vom Abutment bei Übertragung und Gerüsteinproben wegen extrem schwieriger Anpassung an das natürliche Gebiss
- schwieriger Kauflächengestaltung unter Beachtung gnathologischer sowie zahntechnischer Aspekte/okklusaler Feinjustierung
- mehrphasiger Versorgung bei extrem abgesunkenem Biss
- außergewöhnlich erschwerter Isolation und aufwendiger Trockenlegung zur Abformung des Behandlungsgebietes und/oder Eingliederung der Rekonstruktion bei vermehrter Salivation/Hypersalivation
- außergewöhnlich hohen Aufwands zur Gewinnung retentiver Areale bei hohem Substanzverlust
- schwieriger Anpassung an vorhandene Rekonstruktionen, individueller Mehraufwand bei zusätzlichen Einproben
- besonders schwieriger Anpassung an das Abrasionsgebiss/Schlifffacetten/ausgedehnte Konkavität zur Bisslageveränderung
- erhöhten Präparationsaufwands nach Hemisektion
- mehrfach einzelner Präparationsschritte vom Abutment bei Übertragung und Gerüsteinproben als auch bei der definitiven Eingliederung wegen extrem schwieriger Anpassung an das natürliche Gebiss

5000

Begründungen

Überdurchschnittlicher Zeitaufwand aufgrund …	Überdurchschnittliche Schwierigkeiten aufgrund …	Besondere Umstände aufgrund …

- besonders schonender Präparation zur Vermeidung einer Pulpenschädigung und dadurch erschwerter Parallelisierung bei Pfeilerdivergenzen
- erschwerter Parallelisierung bei Pfeilerdivergenzen/Konvergenz der Ankerzähne bei ungünstiger Pfeilerverteilung
- schwieriger Abformung wegen parodontal vorgeschädigter/gelockerter Zähne, elongierte Zähne, inserierende Bänder oder sehr lange Zähne
- mehrfacher Behandlungspausen bei Kreislauflabilität
- ausgeprägter Mundatmung und dadurch notweniger Behandlungspausen
- geringer Mundöffnung (Schneidekantendifferenz = xx mm) und erhöhtem Muskeltonus der Wangen- Zungenmuskulatur
- besonders schwieriger Präparation eines parodontal vorgeschädigten Zahnes
- erschwerter Erreichbarkeit/Freistellung des Behandlungsfeldes durch eine extrem eingeschränkte Mundöffnung
- extrem tiefen Defektes im furkalen Bereich mit entsprechend schwieriger Darstellung des Kronenrandes
- erschwerter Abformung z. B. wegen Stellungsanomalie, inserierende Bänder, Würgereiz, Ausblockmaßnahmen bei vorhandenem festsitzendem Zahnersatz/Unterschnitten/Interdentalräume/Multibandapparatur etc. erforderlich
- von Schwierigkeiten bei der Inkorporation von Zahnersatz wegen schwieriger Farbanpassung, dadurch vermehrte Anproben notwendig
- Mehrfacheinproben vor der Eingliederung mit Überprüfung der Passgenauigkeit mittels Abformmaterial
- langwierigen Einpassens zur Überprüfung der Gingivadurchblutung/druckloses Einbetten/Korrekturen
- besonderer Schwierigkeit der Artikulation durch fehlende Eckzahnführung und vollständiger Wiederherstellung der palatinalen Führungsfläche
- erschwerter Präparation wegen vorhandener Vorpräparation/vorhandener Wurzelkaries/vorhandener Zementkaries/bei Zahnengstand oder Fehlstellung der Zähne
- von Präparation und okklusalen Feineinschleifens nach gnathologischen Kriterien zur optimalen Belastung des Kauorgans
- motorischer Instabilität der Zunge/Makroglossie, dadurch erschwerter Freistellung des Behandlungsfeldes
- häufiger Behandlungsunterbrechungen wegen des reduzierten Allgemeinzustandes und verminderter Belastbarkeit
- Einschränkung des Sichtbereiches, verursacht durch eingeschränkte Lagerfähigkeit des Patienten wegen Wirbelsäulenerkrankung/Muskelerkrankung/Herz-Kreislauferkrankung/Schwangerschaft

Begründungen

Überdurchschnittlicher Zeitaufwand aufgrund …	Überdurchschnittliche Schwierigkeiten aufgrund …	Besondere Umstände aufgrund …

- eingeschränkter Mundöffnung/erschwerter Mundzugang wegen Mundsperre/Kieferklemme/Adipositas/Herpes/Rhagaden etc.
- besonderen Aufwands wegen vorhandener Restaurationen/Apparaturen und/oder elongierten/protrudierten Zähnen und/oder Zahnfehlstellungen (nach buccal/palatinal/lingual gekippte, asymmetrischer Zahnrotationen usw.) und dadurch erschwerte Adaption der Brücke
- reflektorischer Übererregbarkeit z. B. starkem Husten-, Schluck-, oder/und Brechreizneigung mit häufigen Behandlungspausen und notwendiger wiederholt erforderlicher Trockenlegung bei der Präparation und/oder Eingliederung
- motorischer Unruhe des Patienten, verbunden mit wiederholt erforderlicher Trockenlegung und/oder Mehrfachabformung und notwendigen Behandlungspausen
- erschwerter Anpassung der Halte- und Stützvorrichtungen des herausnehmbaren Zahnersatzes/Bildung von Auflageflächen
- starken Wangendrucks und/oder aktiver Zungenmuskulatur und dadurch aufwendiger Fixierung der verwendeten Hilfsmittel sowie notwendiger häufiger Behandlungspausen zur Entlastung/Entspannung der Muskulatur
- schwieriger Retensionsfindung bei maximaler Substanzschonung und sehr geringer Restzahnsubstanz/umfangreicher Destruktion der klinischen Krone
- stark eingeschränkter Sicht durch andauernde Sulkusblutung in Verbindung mit starker Zungenmotorik/mit eingeschränkter Mundöffnung/mit starker Aktivität des M. masseter
- erschwerender anatomischer Verhältnisse mit erschwertem Zugang bei der Verschraubung und/oder Abdeckung des Schraubenkanals
- atypischen Schraubenkanals mit zusätzlicher Fotodokumentation vom Modell und Zugang
- erhöhter Blutungsneigung in sämtlichen Therapieschritten durch die Einnahme von Antikoagulantien
- erschwerter Erreichbarkeit/Freistellung des Behandlungsfeldes wegen einer extrem eingeschränkten Mundöffnung bedingt durch eine Verletzung im Bereich des Mundwinkels/Verletzung an der Lippe
- erheblicher Einwucherung und Blutung bei tief unter der Gingiva reichende Kavität- Präparationsgrenze/Wurzelkaries am Pfeilerzahn
- besonderer Anforderungen an die ästhetische Anpassung mit aufwendiger optoelektronischer Farbbestimmung wegen spezieller Farbgestaltung mit individueller Farbcharakterisierung
- manuellen/mechanischen und besonders vorsichtigen Präparierens wegen Trypanophobie/Belonophobie – Anästhesierung nicht möglich

5000

Begründungen

Überdurchschnittlicher Zeitaufwand aufgrund …	Überdurchschnittliche Schwierigkeiten aufgrund …	Besondere Umstände aufgrund …

- hohen instrumentellen Aufwands wegen Verwendung oszillierender, ultraschallgetriebener oder lasergestützter Präparationsinstrumente
- besonderen Aufwands bei der Kauflächengestaltung und komplexe Überprüfung der dynamischen und statischen Okklusion wegen sehr schwieriger Bissverhältnisse
- besonderen Aufwands wegen zusätzlicher Anwendung chemomechanischer Mittel zur Kariesentfernung oder besonderer Methoden zur Überprüfung der vollständigen Kariesentfernung (wenn nicht nach § 6 Abs.1 berechnet wird)
- mehrerer Anproben (Gerüst, Rohbrand) wegen besonders schwieriger ästhetischer Anpassung im anterioren Bereich
- besonderen Aufwands bei zusätzlicher Versorgung mit Verbindungselement

GOZ-Position 5010

Leistungsbeschreibung	Faktor
Versorgung eines Lückengebisses durch eine Brücke oder Prothese: je Pfeilerzahn als Brücken oder Prothesenanker mit einer Vollkrone (Hohlkehl- und Stufenpräparation) oder Einlagefüllung	1,0-fach: 83,41 € 2,3-fach: 191,84 € 2,8-fach: 233,54 € 3,1-fach: 258,56 € 3,5-fach: 291,92 €

Abrechnungsbestimmung

Durch die Leistungen nach den Nummern 5000 bis 5040 sind folgende zahnärztliche Leistungen abgegolten

- Präparieren des Zahnes oder Implantates,
- Relationsbestimmung,
- Abformungen,
- Einproben,
- provisorisches Eingliedern,
- festes Einfügen der Krone, der Einlagefüllung, der Teilkrone o. a.
- Nachkontrolle und Korrekturen.

Zu den Kronennach den Nummern 5000 bis 5040 gehören Kronen (Voll-, Teil- und Teleskopkronen, sowie Wurzelstiftkappen) jeder zahntechnischen Ausführung.
Zu den Leistungen nach den Nummern 5000 bis 5040 gehören Brücken- oder Prothesenanker mit Verbindungselementen jeder Ausführung.
Die Leistungen nach den Nummern 5000 und 5030 umfassen auch die Verschraubung und Abdeckung mit Füllungsmaterial.
Die Leistungen nach den Nummern 5010 und 5020 sind im Zusammenhang mit Implantaten nicht berechnungsfähig.

! Anmerkung

- berechnungsfähig:
  - für eine Vollkrone als Brücken- oder Prothesenanker jeder zahntechnischen Ausführung mit Hohlkehl- oder Stufenpräparation
  - für eine Stiftkrone als definitive Versorgung (alternativ § 6 Abs. 1 GOZ)
  - je Krone als Brücken- oder Prothesenanker
  - für eine Einlagefüllung als Brücken- oder Prothesenanker
  - für eine Krone mit einem Verbindungselement nach der GOZ-Nr. 5080
  - zzgl. Materialkosten z. B. Abformmaterial
  - zzgl. zahntechnische Leistungen gemäß § 9 GOZ
  - bei Abformung auf optisch-elektronischer Weise zzgl. GOZ Nr. 0065

5010

Anmerkung

- Aufbaufüllungen für den zu überkronenden Zahn in der Präparationssitzung werden nach den GOZ-Nrn. 2180 und ggf. 2197 berechnet oder Dentinadhäsive Rekonstruktion in Mehrschichttechnik zur Aufnahme einer Krone nach GOZ § 6Abs. 1
- bei Eingliederung mit Adhäsivtechnik zzgl. GOZ Nr. 2197
- ggf. zzgl. Abformung mit individuellem Löffel für nicht in der Leistungsbeschreibung der GOZ-Nr. 5170 genannte Indikationen (§ 6 Abs. 1 GOZ)

- nicht berechnungsfähig:
  - für ein neues Sekundärteil einer Teleskopkrone (GOZ-Nr. 5100)
  - für einen Brücken- oder Prothesenanker auf Implantat (GOZ-Nr. 5000)
  - für eine Einlagefüllung (die nicht mit einem Brückenglied verbunden ist) (GOZ-Nrn. 2150, 2160, 2170)
  - für eine Stütz- oder Schutzkrone (Einzelkrone) (GOZ-Nr. 2200 bis 2220)
  - für eine Teilkrone als Brücken- oder Prothesenanker (GOZ-Nr. 5020)
  - für eine Teleskopkrone (GOZ-Nr. 5040)
  - für eine Vollkrone als Brücken- oder Prothesenanker mit Tangentialpräparation (GOZ-Nr. 5000)
  - für eine Wurzelkappe mit Stift (GOZ-Nr. 5030)
  - neben der GOZ-Nr. 2130 (Polieren einer Restauration am selben Zahn)

BZÄK-Kommentar zu der GOZ-Nr. 5010 (Stand August 2022)

Versorgung eines Zahnes, der mit einer präparierten Stufe versehen ist, mit einer Vollkrone (verblendet oder unverblendet) im Zusammenhang mit der Versorgung eines teil- oder restbezahnten Kiefers durch Brücke(n) oder Teilprothese.

Als Brückenanker gelten nur Kronen, die unmittelbar den Lücken benachbart und mit dem/den Brückenglied(-ern) verbunden sind. Weitere Kronen im Brückenverband sind nach den Nummern 2200 bis 2220 zu berechnen. Gleiches gilt für Freiend- und Extensionsbrücken. Als Prothesenanker gelten Kronen, die ein Verbindungselement nach Nummer 5080 aufweisen. Kronen, die nicht als Brücken- oder Prothesenanker dienen, sondern gegossene oder gebogene Halte- oder Stützelemente tragen, werden nach den Nummern 2200 bis 2220 berechnet.

Nachkontrollen und ggf. Korrekturen im zeitlichen Zusammenhang mit der Behandlung sind Bestandteil der Leistung. Einlagefüllungen, die als Brückenanker dienen, sind nicht nach den Nummern 2160, 2170, sondern nach 5010 zu berechnen.

Begründungen

Überdurchschnittlicher Zeitaufwand aufgrund …	Überdurchschnittliche Schwierigkeiten aufgrund …	Besondere Umstände aufgrund …

- schwieriger Kauflächen/Kontaktgestaltung wegen besonders schwieriger Verzahnung und wegen ungünstiger antagonistischer Beziehungen
- extrem asymmetrischer Zahnrotation, Kippung von Pfeilerzahn/-zähnen, Lingual-Palatinalstand der Zähne
- tiefem approximalen Defekts im Bereich der biologischen Breite, dadurch sehr schwierige Präparation und Darstellung der tief subgingivalen Präparationsgrenze
- zeitaufwendiger indirekter Spiegelpräparation unter Lupeneinsicht zum Definieren der approximal tief subgingivalen exakten Präparationsgrenze mit schwieriger Beherrschung der Papillenblutung, mittels zeitaufwendiger Maßnahmen um intermittierend zu präparieren
- erschwerter Retentionsgewinnung wegen einer kurzen/extrem langen klinische Krone/Stumpfes
- erschwerten Vorgehens bei der Präparation und Eingliederung durch Bissanomalien/Zahnstellungsanomalien
- ungünstig gelegener/anatomisch schwer zugänglich/schwierig zu erreichender Zahnregion
- schwieriger subgingivaler Präparation bei starker Wurzeleinziehung und dadurch bedingter erhöhter Blutungsneigung
- besonders schwieriger Gestaltung im Kontaktbereich zum Nachbarzahn …. (Zahn einfügen) /Zahnengstand oder ausladender Kontaktpunktgestaltung/ wegen abnormer anatomischer Form
- schwieriger Kauflächengestaltung unter Beachtung gnathologischer wie zahntechnischer Aspekte/okklusaler Feinjustierung
- mehrphasiger Versorgung bei extrem abgesunkenem Biss
- außergewöhnlich erschwerter Isolation und aufwendiger Trockenlegung zur Abformung des Behandlungsgebietes und/oder Eingliederung der Rekonstruktion bei vermehrter Salivation/Hypersalivation
- besonderen Präparationsaufwands bei einer Vollkeramikkrone bei ästhetischen Vorgaben des Patienten und besondere Maßnahmen zur Farbbestimmung (dann ist keine Farbbestimmung nach § 9 GOZ möglich)
- außergewöhnlich hohen Aufwands zur Gewinnung retentiver Areale bei hohem Substanzverlust
- vermehrter Behandlungspausen durch muskuläre Verspannung
- schwieriger Anpassung an vorhandene Rekonstruktionen mit individuellem Mehraufwand bei zusätzlichem Einproben
- individuellen Mehraufwands an die Ästhetik, durch die schwierige Form- und Farbgestaltung bei der Vollkeramikkronen-Versorgungen

5010

Begründungen

Überdurchschnittlicher Zeitaufwand aufgrund …	Überdurchschnittliche Schwierigkeiten aufgrund …	Besondere Umstände aufgrund …

- umfangreiches und zeitaufwendiges Einsetzverfahren durch individueller Farbanpassung des Befestigungskomposits
- minimalinvasiver Präparation zur Schonung der Zahnhartsubstanz zur Vermeidung einer Fraktur der dünnen Kavitätenwände
- besonders schwieriger Anpassung an das Abrasionsgebiss/Schlifffacetten/ausgedehnte Konkavität zur Bisslageveränderung
- besonders schonender Präparation zur Vermeidung einer Pulpenschädigung und dadurch erschwerter Parallelisierung bei Pfeilerdivergenzen
- erschwerter Parallelisierung bei Pfeilerdivergenzen/Konvergenz der Ankerzähne bei ungünstiger Pfeilerverteilung
- schwieriger Abformung wegen parodontal vorgeschädigter/gelockerter Zähne, elongierte Zähne, inserierende Bänder oder sehr lange Zähne
- mehrfacher Behandlungspausen bei Kreislauflabilität
- ausgeprägter Mundatmung und dadurch notweniger Behandlungspausen
- geringer Mundöffnung (Schneidekantendifferenz = xx mm) und erhöhtem Muskeltonus der Wangen- Zungenmuskulatur
- besonders schwieriger Präparation eines parodontal vorgeschädigten Zahnes
- erschwerter Erreichbarkeit/Freistellung des Behandlungsfeldes durch eine extrem eingeschränkte Mundöffnung
- extrem tiefen Defektes im furkalen Bereich mit entsprechend schwieriger Darstellung des Kronenrandes
- erschwerter Abformung z.B. wegen Stellungsanomalie, inserierende Bänder, Würgereiz, Ausblockmaßnahmen bei vorhandenem festsitzendem Zahnersatz/Unterschnitten/Interdentalräume/Multibandapparatur etc. erforderlich
- von Schwierigkeiten bei der Inkorporation von Zahnersatz wegen schwieriger Farbanpassung, dadurch vermehrte Anproben notwendig
- von Mehrfacheinproben vor der Eingliederung mit Überprüfung der Passgenauigkeit mittels Abformmaterial
- langwierigen Einpassens zur Überprüfung der Gingivadurchblutung/druckloses Einbetten/Korrekturen
- erhöhten Aufwands bei der Präparation und schwieriger Eingliederung des Brücken-/Prothesenankers wegen metallfreier Keramikstufe/Schulter
- besonderer Schwierigkeit der Artikulation durch fehlende Eckzahnführung und vollständiger Wiederherstellung der palatinalen Führungsfläche
- erschwerter Präparation wegen vorhandener Vorpräparation/vorhandener Wurzelkaries/vorhandener Zementkaries/bei Zahnengstand oder Fehlstellung der Zähne
- von Präparation und okklusalen Feineinschleifens nach gnathologischen Kriterien zur optimalen Belastung des Kauorgans

Begründungen

Überdurchschnittlicher Zeitaufwand aufgrund …	Überdurchschnittliche Schwierigkeiten aufgrund …	Besondere Umstände aufgrund …

- motorischer Instabilität der Zunge/Makroglossie, dadurch erschwerter Freistellung des Behandlungsfeldes
- häufiger Behandlungsunterbrechungen wegen des reduzierten Allgemeinzustandes und verminderte Belastbarkeit
- der Einschränkung des Sichtbereiches, verursacht durch eingeschränkte Lagerfähigkeit des Patienten wegen Wirbelsäulenerkrankung/Muskelerkrankung/Herz-Kreislauferkrankung/Schwangerschaft
- eingeschränkter Mundöffnung/erschwerten Mundzugangs wegen Mundsperre/Kieferklemme/Adipositas/Herpes/Rhagaden etc.
- besonderen Aufwands wegen vorhandener Restaurationen/Apparaturen und/oder elongierten/protrudierten Zähnen und /oder Zahnfehlstellungen (nach buccal/palatinal/lingual gekippte, asymmetrischer Zahnrotationen usw.) und dadurch erschwerte Adaption der Brücke
- reflektorischer Übererregbarkeit z.B. starkem Husten-, Schluck-, oder/und Brechreizneigung mit häufigen Behandlungspausen und notwendiger wiederholt erforderlicher Trockenlegung bei der Präparation und/oder Eingliederung
- motorischer Unruhe des Patienten, verbunden mit wiederholt erforderlicher Trockenlegung und/oder Mehrfachabformung und notwendigen Behandlungspausen
- erschwerter Anpassung der Halte- und Stützvorrichtungen des herausnehmbaren Zahnersatzes/Bildung von Auflageflächen
- starken Wangendrucks und/oder aktiver Zungenmuskulatur und dadurch aufwendiger Fixierung der verwendeten Hilfsmittel sowie notwendiger häufiger Behandlungspausen zur Entlastung/Entspannung der Muskulatur
- schwieriger Retensionsfindung bei maximaler Substanzschonung und sehr geringer Restzahnsubstanz/umfangreicher Destruktion der klinischen Krone
- stark eingeschränkter Sicht durch andauernde Sulkusblutung in Verbindung mit starker Zungenmotorik/mit eingeschränkter Mundöffnung/mit starker Aktivität des M. masseter
- erhöhter Blutungsneigung in sämtlichen Therapieschritten durch die Einnahme von Antikoagulantien
- erschwerter Erreichbarkeit/Freistellung des Behandlungsfeldes wegen einer extrem eingeschränkten Mundöffnung bedingt durch eine Verletzung im Bereich des Mundwinkels/Verletzung an der Lippe
- erheblicher Einwucherung und Blutung bei tief unter der Gingiva reichende Kavität- Präparationsgrenze/Wurzelkaries am Pfeilerzahn
- besonderer Anforderungen an die ästhetische Anpassung mit aufwendiger optoelektronischer Farbbestimmung wegen spezieller Farbgestaltung mit individueller Farbcharakterisierung

5010

Begründungen

Überdurchschnittlicher Zeitaufwand aufgrund …	Überdurchschnittliche Schwierigkeiten aufgrund …	Besondere Umstände aufgrund …

- manuellen/mechanischen und besonders vorsichtigen Präparierens wegen Trypanophobie/Belonophobie – Anästhesierung nicht möglich
- hohen instrumentellen Aufwands wegen Verwendung oszillierender, ultraschallgetriebener oder lasergestützter Präparationsinstrumente
- besonderen Aufwands bei der Kauflächengestaltung und komplexe Überprüfung der dynamischen und statischen Okklusion wegen sehr schwieriger Bissverhältnisse
- besonderen Aufwands wegen zusätzlicher Anwendung chemomechanischer Mittel zur Kariesentfernung oder besonderer Methoden zur Überprüfung der vollständigen Kariesentfernung (wenn nicht nach § 6 Abs. 1 berechnet wird)
- mehrerer Anproben (Gerüst, Rohbrand) wegen besonders schwieriger ästhetischer Anpassung im anterioren Bereich
- besonderen Aufwands bei zusätzlicher Versorgung mit Verbindungselement

GOZ-Position 5020

Leistungsbeschreibung	Faktor
Versorgung eines Lückengebisses durch eine Brücke oder Prothese: je Pfeilerzahn als Brücken- oder Prothesenanker mit einer Teilkrone mit Retentionsrillen oder -kasten oder mit Pinledges einschließlich Rekonstruktion der Kaufläche	1,0-fach: 112,32 € 2,3-fach: 258,33 € 2,8-fach: 314,48 € 3,1-fach: 348,18 € 3,5-fach: 393,10 €

Abrechnungsbestimmung

Durch die Leistungen nach den Nummern 5000 bis 5040 sind folgende zahnärztliche Leistungen abgegolten

- Präparieren des Zahnes oder Implantates,
- Relationsbestimmung,
- Abformungen,
- Einproben,
- provisorisches Eingliedern,
- festes Einfügen der Krone, der Einlagefüllung, der Teilkrone o. a.
- Nachkontrolle und Korrekturen.

Zu den Kronen nach den Nummern 5000 bis 5040 gehören Kronen (Voll-, Teil- und Teleskopkronen, sowie Wurzelstiftkappen) jeder zahntechnischen Ausführung.
Zu den Leistungen nach den Nummern 5000 bis 5040 gehören Brücken- oder Prothesenanker mit Verbindungselementen jeder Ausführung.
Die Leistungen nach den Nummern 5000 und 5030 umfassen auch die Verschraubung und Abdeckung mit Füllungsmaterial.
Die Leistungen nach den Nummern 5010 und 5020 sind im Zusammenhang mit Implantaten nicht berechnungsfähig.

Anmerkung

- berechnungsfähig:
  - für eine Teilkrone als Brückenanker mit Rekonstruktion der gesamten Kaufläche jeder zahntechnischen Ausführung
  - je Pfeilerzahn
  - zzgl. Materialkosten (z. B. Abformmaterial)
  - zzgl. zahntechnische Leistungen gemäß § 9 GOZ
  - bei Abformung auf optisch-elektronischer Weise zzgl. GOZ Nr. 0065
  - Aufbaufüllungen für den zu überkronenden Zahn in der Präparationssitzung werden nach den GOZ-Nrn. 2180 und ggf. 2197 berechnet oder ggf. Dentinadhäsive Rekonstruktion in Mehrschichttechnik zur Aufnahme einer Krone nach § 6Abs. 1 GOZ

5020

Anmerkung

- bei Eingliederung mit Adhäsivtechnik zzgl. GOZ-Nr. 2197
- ggf. zzgl. Abformung mit individuellem Löffel für nicht in der Leistungsbeschreibung der GOZ-Nr. 5170 genannte Indikationen (§ 6 Abs. 1 GOZ)

- nicht berechnungsfähig:
  - für eine Teilkrone als Stütz- oder Schutzkrone (ohne Verbindung mit dem Brückenglied) (GOZ-Nr. 2220)
  - für eine Einlagefüllung (GOZ-Nr. 2150, 2160, 2170)
  - ohne Rekonstruktion der gesamten Kaufläche-/Einlagefüllung (GOZ-Nr. 5010)
  - neben der GOZ-Nr. 2130 (Polieren einer Restauration am selben Zahn)

BZÄK-Kommentar zu der GOZ-Nr. 5020 (Stand August 2022)
Versorgung eines Zahnes, der mit einer präparierten Stufe versehen ist, mit einer Teilkrone (verblendet oder unverblendet) im Zusammenhang mit der Versorgung eines teil- oder restbezahnten Kiefers durch Brücke(n) oder Teilprothese.
Als Brückenanker gelten nur Teilkronen, die unmittelbar den Lücken benachbart und mit dem/den Brückenglied(-ern) verbunden sind, oder Prothesenanker die mindestens ein Verbindungselement nach Nummer 5080 aufweisen. Weitere Teilkronen im Brückenverband sind nach der Nummer 2220 zu berechnen. Gleiches gilt für Freiend- und Extensionsbrücken.
Teilkronen, die nicht als Brücken- oder Prothesenanker dienen, sondern gegossene oder gebogene Halte- oder Stützelemente tragen, werden nach der Nummer 2220 berechnet.
Einlagefüllungen, die als Brückenanker dienen, sind nicht nach den Nummern 2160, 2170, sondern nach 5010 zu berechnen.
Nachkontrollen und ggf. Korrekturen im zeitlichen Zusammenhang mit der Behandlung sind Bestandteil der Leistung.

Begründungen

Überdurchschnittlicher Zeitaufwand aufgrund …	Überdurchschnittliche Schwierigkeiten aufgrund …	Besondere Umstände aufgrund …

- schwieriger Kauflächen/Kontaktgestaltung wegen besonders schwieriger Verzahnung und wegen ungünstiger antagonistischer Beziehungen
- extrem asymmetrischer Zahnrotation, Kippung von Pfeilerzahn/-zähnen, Lingual-/Palatinalstand der Zähne
- zeitaufwendiger indirekter Spiegelpräparation unter Lupeneinsicht zum Definieren der approximalen exakten Präparationsgrenze mit schwieriger Beherrschung der Papillenblutung mittels zeitaufwendiger Maßnahmen um intermittierend zu präparieren
- erschwerter Retentionsgewinnung wegen einer kurzen/extrem langen klinische Krone/Stumpfes

Begründungen

Überdurchschnittlicher Zeitaufwand aufgrund …	Überdurchschnittliche Schwierigkeiten aufgrund …	Besondere Umstände aufgrund …

- ungünstig gelegener/anatomisch schwer zugänglicher/schwierig zu erreichender Zahnregion
- besonders schwieriger Gestaltung im Kontaktbereich zum Nachbarzahn …. (Zahn einfügen) /Zahnengstand oder ausladender Kontaktpunktgestaltung/wegen abnormer anatomischer Form
- schwieriger Kauflächengestaltung unter Beachtung gnathologischer wie zahntechnischer Aspekte/okklusaler Feinjustierung
- mehrphasiger Versorgung bei extrem abgesunkenem Biss
- außergewöhnlich erschwerter Isolation und aufwendiger Trockenlegung zur Abformung des Behandlungsgebietes und/oder Eingliederung der Rekonstruktion bei vermehrter Salivation/Hypersalivation
- besonderen Präparationsaufwands bei einer Vollkeramikkrone bei ästhetischen Vorgaben des Patienten und besondere Maßnahmen zur Farbbestimmung (dann ist keine Farbbestimmung nach § 9 GOZ möglich)
- außergewöhnlich hohen Aufwands zur Gewinnung retentiver Areale bei hohem Substanzverlust
- vermehrter Behandlungspausen durch muskuläre Verspannung
- schwieriger Anpassung an vorhandene Rekonstruktionen mit individuellem Mehraufwand bei zusätzlichen Einproben
- individuellen Mehraufwands an die Ästhetik, durch die schwierige Form- und Farbgestaltung bei der Vollkeramikkronen-Versorgungen
- umfangreichen und zeitaufwendigen Einsetzverfahrens durch individueller Farbanpassung des Befestigungskomposits
- besonders schwieriger Anpassung an das Abrasionsgebiss/Schlifffacetten/ausgedehnte Konkavität zur Bisslageveränderung
- erschwerten Vorgehens bei der Präparation und Eingliederung durch Bissanomalien/Zahnstellungsanomalien
- besonderen Präparationsaufwands bei Zirkonkronen und besonderer Maßnahmen zur Farbbestimmung (dann ist keine Farbbestimmung nach § 9 GOZ möglich)
- besonders schonender Präparation zur Vermeidung einer Pulpenschädigung und dadurch erschwerter Parallelisierung bei Pfeilerdivergenzen
- minimalinvasiver Präparation zur Schonung der Zahnhartsubstanz zur Vermeidung einer Fraktur der dünnen Kavitätenwände
- erschwerter Parallelisierung bei Pfeilerdivergenzen/Konvergenz der Ankerzähne bei ungünstiger Pfeilerverteilung
- mehrfacher Behandlungspausen bei Kreislauflabilität
- ausgeprägter Mundatmung und dadurch notweniger Behandlungspausen

5020

Begründungen

Überdurchschnittlicher Zeitaufwand aufgrund …	Überdurchschnittliche Schwierigkeiten aufgrund …	Besondere Umstände aufgrund …

- geringer Mundöffnung (Schneidekantendifferenz = xx mm) und erhöhtem Muskeltonus der Wangen- Zungenmuskulatur
- besonders schwieriger Präparation eines parodontal vorgeschädigten Zahnes
- erschwerter Erreichbarkeit/Freistellung des Behandlungsfeldes durch eine extrem eingeschränkte Mundöffnung
- schwieriger Abformung wegen parodontal vorgeschädigter/gelockerter Zähne, elongierte Zähne, inserierende Bänder oder sehr lange Zähne
- erschwerter Abformung z.B. wegen Stellungsanomalie, inserierende Bänder, Würgereiz, Ausblockmaßnahmen bei vorhandenem festsitzendem Zahnersatz/Unterschnitten/Multibandapparatur/Interdentalräume etc. erforderlich
- von Schwierigkeiten bei der Inkorporation von Zahnersatz wegen schwieriger Farbanpassung, dadurch vermehrte Anproben notwendig
- von Mehrfacheinproben vor der Eingliederung mit Überprüfung der Passgenauigkeit mittels Abformmaterial
- langwierigen Einpassens zur Überprüfung der Gingivadurchblutung/druckloses Einbetten/Korrekturen
- erhöhten Aufwands bei der Präparation und schwieriger Eingliederung des Brücken-/Prothesenankers wegen metallfreier Keramikstufe.
- besonderer Schwierigkeit der Artikulation durch fehlende Eckzahnführung und vollständiger Wiederherstellung der palatinalen Führungsfläche
- erschwerter Präparation wegen vorhandener Vorpräparation/vorhandener Wurzelkaries/vorhandener Zementkaries/bei Zahnengstand oder Fehlstellung der Zähne
- Präparation und okklusalen Feineinschleifens nach gnathologischen Kriterien zur optimalen Belastung des Kauorgans
- erhöhten Eingliederungsaufwands wegen funktionsorientierter morphologisch gestalteter Kaufläche
- erschwerten Vorgehens bei der Präparation und Eingliederung durch Bissanomalien/Zahnstellungsanomalien
- motorischer Instabilität der Zunge/Makroglossie, dadurch erschwerter Freistellung des Behandlungsfeldes
- häufiger Behandlungsunterbrechungen wegen des reduzierten Allgemeinzustandes und verminderte Belastbarkeit
- der Einschränkung des Sichtbereiches, verursacht durch eingeschränkte Lagerfähigkeit des Patienten wegen Wirbelsäulenerkrankung/Muskelerkrankung/Herz-Kreislauferkrankung/Schwangerschaft
- eingeschränkter Mundöffnung/erschwerter Mundzugang wegen Mundsperre/Kieferklemme/Adipositas/Herpes/Rhagaden etc.

Begründungen

Überdurchschnittlicher Zeitaufwand aufgrund …	Überdurchschnittliche Schwierigkeiten aufgrund …	Besondere Umstände aufgrund …

- besonderen Aufwands wegen vorhandener Restaurationen/Apparaturen und/oder elongierten/protrudierten Zähnen und/oder Zahnfehlstellungen (nach buccal/palatinal/lingual gekippte, asymmetrischer Zahnrotationen usw.) und dadurch erschwerte Adaption der Teilkrone
- reflektorischer Übererregbarkeit z.B. starkem Husten-, Schluck-, oder/und Brechreizneigung mit häufigen Behandlungspausen und notwendiger wiederholt erforderlicher Trockenlegung bei der Präparation und/oder Eingliederung
- motorischer Unruhe des Patienten, verbunden mit wiederholt erforderlicher Trockenlegung und/oder Mehrfachabformung und notwendigen Behandlungspausen
- erschwerter Anpassung der Halte- und Stützvorrichtungen des herausnehmbaren Zahnersatzes/Bildung von Auflageflächen
- starken Wangendrucks und/oder aktiver Zungenmuskulatur und dadurch aufwendiger Fixierung der verwendeten Hilfsmittel sowie notwendiger häufiger Behandlungspausen zur Entlastung/Entspannung der Muskulatur
- schwieriger Retentionsfindung bei maximaler Substanzschonung und sehr geringer Restzahnsubstanz/umfangreicher Destruktion der klinischen Krone
- erschwerter Präparation wegen vorhandener Vorpräparation/hochkomplizierter Kavitätenform
- stark eingeschränkter Sicht durch andauernde Sulkusblutung in Verbindung mit starker Zungenmotorik/mit eingeschränkter Mundöffnung/mit starker Aktivität des M. masseter
- erhöhter Blutungsneigung in sämtlichen Therapieschritten durch die Einnahme von Antikoagulantien
- erschwerter Erreichbarkeit/Freistellung des Behandlungsfeldes wegen einer extrem eingeschränkten Mundöffnung bedingt durch eine Verletzung im Bereich des Mundwinkels/Verletzung an der Lippe
- erheblicher Einwucherung und Blutung bei tief unter der Gingiva reichende Kavität- Präparationsgrenze/Wurzelkaries am Pfeilerzahn
- besonderer Anforderungen an die ästhetische Anpassung mit aufwendiger optoelektronischer Farbbestimmung wegen spezieller Farbgestaltung mit individueller Farbcharakterisierung
- manuellen/mechanischen und besonders vorsichtigen Präparierens wegen Trypanophobie/Belonophobie – Anästhesierung nicht möglich
- hohen instrumentellen Aufwands wegen Verwendung oszillierender, ultraschallgetriebener oder lasergestützter Präparationsinstrumente

5020

Begründungen

Überdurchschnittlicher Zeitaufwand aufgrund …	Überdurchschnittliche Schwierigkeiten aufgrund …	Besondere Umstände aufgrund …

- besonderen Aufwands bei der Kauflächengestaltung und komplexe Überprüfung der dynamischen und statischen Okklusion wegen sehr schwieriger Bissverhältnisse
- besonderen Aufwands wegen zusätzlicher Anwendung chemomechanischer Mittel zur Kariesentfernung oder besonderer Methoden zur Überprüfung der vollständigen Kariesentfernung (wenn nicht nach § 6 Abs. 1 berechnet wird)
- mehrerer Anproben (Gerüst, Rohbrand) wegen besonders schwieriger ästhetischer Anpassung im anterioren Bereich
- besonderen Aufwands bei zusätzlicher Versorgung mit Verbindungselement

GOZ-Position 5030

Leistungsbeschreibung	Faktor
Versorgung eines Lückengebisses durch eine Brücke oder Prothese: je Pfeilerzahn oder Implantat als Brücken- oder Prothesenanker mit einer Wurzelkappe mit Stift, gegebenenfalls zur Aufnahme einer Verbindungsvorrichtung oder anderer Verbindungselemente	1,0-fach: 83,41 € 2,3-fach: 191,84 € 2,8-fach: 233,54 € 3,1-fach: 258,56 € 3,5-fach: 291,92 €

Abrechnungsbestimmung

Durch die Leistungen nach den Nummern 5000 bis 5040 sind folgende zahnärztliche Leistungen abgegolten

- Präparieren des Zahnes oder Implantates,
- Relationsbestimmung,
- Abformungen,
- Einproben,
- provisorisches Eingliedern,
- festes Einfügen der Krone, der Einlagefüllung, der Teilkrone o. a.
- Nachkontrolle und Korrekturen.

Zu den Kronen nach den Nummern 5000 bis 5040 gehören Kronen(Voll-, Teil- und Teleskopkronen, sowie Wurzelstiftkappen) jeder zahntechnischen Ausführung.
Zu den Leistungen nach den Nummern 5000 bis 5040 gehören Brücken- oder Prothesenanker mit Verbindungselementen jeder Ausführung.
Die Leistungen nach den Nummern 5000 und 5030 umfassen auch die Verschraubung und Abdeckung mit Füllungsmaterial.

! Anmerkung

- berechnungsfähig:
  - je Pfeilerzahn als Prothesenanker mit einer Wurzelkappe mit Stift
  - je Implantat als Prothesenanker mit einer Kappe
  - für ein Primärteil eines Locators
  - zzgl. Materialkosten z.B. Abformmaterial
  - zzgl. zahntechnische Leistungen gemäß § 9 GOZ
  - bei Eingliederung mit Adhäsivtechnik zzgl. GOZ Nr. 2197
  - ggf. zzgl. GOZ-Nr. 5080 für andere/zusätzliche Verbindungsvorrichtungen/ Verbindungselemente

5030

Anmerkung

- die Verschraubung der implantatgetragene Kappe und der Verschluss des Schraubenkanals mit Füllungsmaterial sind Bestandteil der Leistung ggf. ist die GOZ-Nr. 2197 zusätzlich berechenbar, wenn die Abdeckung des Schraubenkanals mittels Adhäsivtechnik erfolgt
- bei Abformung auf optisch-elektronischer Weise zzgl. GOZ Nr. 0065

- nicht berechnungsfähig:
  - für ein konfektioniertes bzw. individualisiertes Primärteil und individuell hergestelltes Sekundärteil auf Implantat § 6 Abs. 1 GOZ
  - für Wurzelkappen ohne Stift § 6 Abs.1 GOZ

BZÄK-Kommentar zu der GOZ-Nr. 5030 (Stand August 2022)

Versorgung eines koronal zerstörten, ggf. mit einer Wurzelfüllung versehenen Zahnes mit einer Wurzelkappe im Zusammenhang mit der Versorgung eines teil- oder restbezahnten Kiefers durch Brücke(n), Teilprothese oder Deckprothese. Diese Gebührennummer ist auch für die Versorgung eines Implantats mit einem wurzelkappenartigen Aufbau mit Stift berechnungsfähig.

Die Berechnungsfähigkeit der Geb.-Nr. 5030 GOZ ist unabhängig davon, ob es sich um eine zahntechnisch hergestellte, oder industriell gefertigte Suprakonstruktion handelt. Weitere Wurzelkappen, auch in einem Brückenverband, werden ebenfalls nach der Nummer 5030 berechnet. Weitere Kronen im Brückenverband, die nicht unmittelbar den Lücken benachbart und mit dem/den Brückenglied(-ern) verbunden sind, sind nach den Nummern 2200 bis 2220 zu berechnen. Gleiches gilt für Freiend- und Extensionsbrücken.

Als Prothesenanker gilt eine Wurzelkappe, die ein Verbindungselement nach Nummer 5080 aufweist.

Wurzelkappen ohne Stift sind im Leistungsverzeichnis der GOZ nicht gesondert aufgeführt. Sie sind daher analog zu berechnen.

Die Verschraubung von Implantat und Suprakonstruktion sowie der Verschluss eines Schraubenkanals mit Füllungsmaterial sind nicht gesondert berechnungsfähig (siehe Abrechnungsbestimmung).

Nachkontrollen und ggf. Korrekturen im zeitlichen Zusammenhang mit der Behandlung sind Bestandteil der Leistung.

Begründungen

Überdurchschnittlicher Zeitaufwand aufgrund …	Überdurchschnittliche Schwierigkeiten aufgrund …	Besondere Umstände aufgrund …

- mehrfacher Korrektur des Abutments nach zusätzlicher Präparation sowohl bei der Gerüstanprobe als auch bei der definitiven Eingliederung
- erschwerender anatomischer Verhältnisse mit erschwertem Zugang bei der Verschraubung und/oder Abdeckung des Schraubenkanals
- atypischen Schraubenkanals mit zusätzlicher Fotodokumentation vom Modell und Zugang
- extrem asymmetrischer Zahnrotation, Kippung von Pfeilerzahn/-zähnen, Lingual-Palatinalstand der Zähne
- tiefen approximalen Defekts im Bereich der biologischen Breite, dadurch sehr schwierige Präparation und Darstellung der tief subgingivalen Präparationsgrenze
- zeitaufwendiger indirekter Spiegelpräparation unter Lupeneinsicht zum Definieren der approximal tief subgingivalen exakten Präparationsgrenze mit schwieriger Beherrschung der Papillenblutung mittels zeitaufwendiger Maßnahmen um intermittierend zu präparieren
- erschwerter Retentionsgewinnung wegen einer extrem kurzen klinischen Krone/Stumpfes
- erschwerten Vorgehens bei der Präparation und Eingliederung durch Zahnstellungsanomalien
- ungünstig gelegener/anatomisch schwer zugänglicher/schwierig zu erreichender Zahnregion
- schwieriger subgingivaler Präparation bei starker Wurzeleinziehung und erhöhter Blutungsneigung
- besonders schwieriger Gestaltung im Kontaktbereich zum Nachbarzahn …. (Zahn einfügen) /Zahnengstand/wegen abnormer anatomischer Form
- außergewöhnlich erschwerter Isolation und aufwendiger Trockenlegung zur Abformung des Behandlungsgebietes und/oder Eingliederung der Wurzelstiftkappe bei vermehrter Salivation/Hypersalivation
- außergewöhnlich hohen Aufwands zur Gewinnung retentiver Areale bei hohem Substanzverlust
- vermehrter Behandlungspausen durch muskuläre Verspannung
- schwieriger Anpassung an vorhandene Rekonstruktionen mit individuellem Mehraufwand bei zusätzlichen Einproben
- mehrphasiger Versorgung bei extrem abgesunkenem Biss
- minimalinvasiver Präparation zur Schonung der Zahnhartsubstanz zur Vermeidung einer Fraktur der dünnen Kavitätenwände
- besonders schwieriger Anpassung an das Abrasionsgebiss/Schlifffacetten/ausgedehnte Konkavität zur Bisslageveränderung

5030

Begründungen

Überdurchschnittlicher Zeitaufwand aufgrund …	Überdurchschnittliche Schwierigkeiten aufgrund …	Besondere Umstände aufgrund …

- erschwerter Parallelisierung bei Pfeilerdivergenzen/Konvergenz der Ankerzähne bei ungünstiger Pfeilerverteilung sowie ein erhöhter Aufwand bei der Eingliederung der Versorgung
- schwieriger Abformung wegen parodontal vorgeschädigter/gelockerter Zähne, elongierte Zähne, inserierende Bänder oder sehr lange Zähne
- mehrfacher Behandlungspausen bei Kreislauflabilität
- ausgeprägter Mundatmung und dadurch notweniger Behandlungspausen
- geringer Mundöffnung (Schneidekantendifferenz = xx mm) und erhöhtem Muskeltonus der Wangen- Zungenmuskulatur
- besonders schwieriger Präparation des Wurzelkanals vom parodontal vorgeschädigten Zahn
- erschwerter Erreichbarkeit/Freistellung des Behandlungsfeldes durch eine extrem eingeschränkte Mundöffnung
- extrem tiefen Defektes im furkalen Bereich mit entsprechend schwieriger Darstellung des Randes
- erschwerter Abformung z.B. wegen Stellungsanomalie, inserierende Bänder, Würgereiz, Ausblockmaßnahmen bei vorhandenem festsitzendem Zahnersatz/Unterschnitten/Interdentalräume/Multibandapparatur etc. erforderlich
- von Schwierigkeiten bei der Inkorporation von Zahnersatz, dadurch vermehrte Anproben notwendig
- von Mehrfacheinproben vor der Eingliederung mit Überprüfung der Passgenauigkeit mittels Abformmaterial
- langwierigen Einpassens zur Überprüfung der Gingivadurchblutung /druckloses Einbetten/Korrekturen
- erhöhten Aufwands bei der Präparation und schwieriger Eingliederung des Brücken-/Prothesenankers wegen metallfreier Keramikstufe /Schulter
- erschwerter Präparation wegen vorhandener Vorpräparation/vorhandener Wurzelkaries/vorhandener Zementkaries/bei Zahnengstand oder Fehlstellung der Zähne
- motorischer Instabilität der Zunge/Makroglossie, dadurch erschwerter Freistellung des Behandlungsfeldes
- häufiger Behandlungsunterbrechungen wegen des reduzierten Allgemeinzustandes und verminderte Belastbarkeit
- der Einschränkung des Sichtbereiches, verursacht durch eingeschränkte Lagerfähigkeit des Patienten wegen Wirbelsäulenerkrankung/Muskelerkrankung/Herz-Kreislauferkrankung
- eingeschränkter Mundöffnung/erschwerter Mundzugang wegen Mundsperre/Kieferklemme/Adipositas/Herpes/Rhagaden etc.

Begründungen

Überdurchschnittlicher Zeitaufwand aufgrund …	Überdurchschnittliche Schwierigkeiten aufgrund …	Besondere Umstände aufgrund …

- besonderen Aufwands wegen vorhandener Restaurationen/Apparaturen und/oder elongierten/protrudierten Zähnen und/oder Zahnfehlstellungen (nach buccal/palatinal/lingual gekippte, asymmetrischer Zahnrotationen usw.) und dadurch erschwerte Adaption der Wurzelstiftkappe
- reflektorischer Übererregbarkeit z.B. starkem Husten-, Schluck-, oder/und Brechreizneigung mit häufigen Behandlungspausen und notwendiger wiederholt erforderlicher Trockenlegung bei der Präparation und/oder Eingliederung
- motorischer Unruhe des Patienten, verbunden mit wiederholt erforderlicher Trockenlegung und/oder Mehrfachabformung und notwendigen Behandlungspausen
- starken Wangendrucks und/oder aktiver Zungenmuskulatur und dadurch aufwendiger Fixierung der verwendeten Hilfsmittel sowie notwendiger häufiger Behandlungspausen zur Entlastung/Entspannung der Muskulatur
- erschwerter Retensionfindung durch extrem tiefen Zerstörungsgrad des Zahnes und minimal zur Verfügung stehender Restzahnsubstanz
- stark eingeschränkter Sicht durch andauernde Sulkusblutung in Verbindung mit starker Zungenmotorik/mit eingeschränkter Mundöffnung/mit starker Aktivität des M. masseter
- erhöhter Blutungsneigung in sämtlichen Therapieschritten durch die Einnahme von Antikoagulantien
- extremer Zahnzerstörung und komplizierter Kavitätenform
- erschwerter Erreichbarkeit/Freistellung des Behandlungsfeldes wegen einer extrem eingeschränkten Mundöffnung bedingt durch eine Verletzung im Bereich des Mundwinkels/Verletzung an der Lippe
- erheblicher Einwucherung und Blutung bei tief unter der Gingiva reichende Kavität- Präparationsgrenze/Wurzelkaries
- hohen instrumentellen Aufwands wegen Verwendung oszillierender, ultraschallgetriebener oder lasergestützter Präparationsinstrumente
- besonderen Aufwands bei zusätzlicher Versorgung mit Verbindungselement
- aufwendiger Adaptation der Wurzelstiftkappe wegen abnormer anatomischer Form der Restzahnsubstanz/des Wurzelkanals
- besonderen Aufwands wegen zusätzlicher Anwendung chemomechanischer Mittel zur Kariesentfernung oder besonderer Methoden zur Überprüfung der vollständigen Kariesentfernung (wenn nicht nach § 6 Abs.1 berechnet wird)
- schwieriger Präparation wegen starker Papillenblutung/erhöhter Blutungsneigung (hämorragischer Diathese) durch Einnahme gerinnungshemmender Medikamente/wegen Bisphosphonatemedikation/entzündlich veränderten Gebiet und wiederholter Trockenlegung
- besonders aufwendiger Präparationsart des Wurzelkanals

5040

GOZ-Position 5040

Leistungsbeschreibung	Faktor
Versorgung eines Lückengebisses durch eine Brücke oder Prothese: je Pfeilerzahn oder Implantat als Brücken- oder Prothesenanker mit einer Teleskopkrone, auch Konuskrone	1,0-fach: 146,51 € 2,3-fach: 336,97 € 2,8-fach: 410,23 € 3,1-fach: 454,18 € 3,5-fach: 512,79 €

Abrechnungsbestimmung

Durch die Leistungen nach den Nummern 5000 bis 5040 sind folgende zahnärztliche Leistungen abgegolten

- Präparieren des Zahnes oder Implantates,
- Relationsbestimmung,
- Abformungen,
- Einproben,
- provisorisches Eingliedern,
- festes Einfügen der Krone, der Einlagefüllung, der Teilkrone o. a.
- Nachkontrolle und Korrekturen.

Zu den Kronen nach den Nummern 5000 bis 5040 gehören Kronen (Voll-, Teil- und Teleskopkronen, sowie Wurzelstiftkappen) jeder zahntechnischen Ausführung.
Zu den Leistungen nach den Nummern 5000 bis 5040 gehören Brücken- oder Prothesenanker mit Verbindungselementen jeder Ausführung.

Anmerkung

- berechnungsfähig:
  - als Brücken- oder Prothesenanker mit einem individuell hergestellten Primärteil und Sekundärteil
  - als Brücken- oder Prothesenanker mit einem individuell hergestellten Primärteil und konfektionierten Sekundärteil
  - je Pfeilerzahn
  - je Implantat
  - zzgl. Materialkosten z.B. Abformmaterial
  - zzgl. zahntechnische Leistungen gemäß § 9 GOZ
  - die Verschraubung der implantatgetragene Primärkrone/des Abutments und der Verschluss des Schraubenkanals mit Füllungsmaterial sind Bestandteil der Leistung, erfolgt die Maßnahme in Adhäsivtechnik ist die GOZ-Nr. 2197 zzgl. berechenbar
  - bei Abformung auf optisch-elektronischer Weise zzgl. GOZ Nr. 0065
  - Aufbaufüllungen für den zu überkronenden Zahn in der Präparationssitzung werden nach den GOZ-Nrn. 2180 und ggf. 2197 berechnet oder ggf. Dentinadhäsive Rekonstruktion in Mehrschichttechnik zur Aufnahme einer Krone nach § 6 Abs.1 GOZ

! Anmerkung

- bei Eingliederung mit Adhäsivtechnik zzgl. GOZ-Nr. 2197
- neben Aufbaufüllungen für den zu überkronenden Zahn, in der Präparationssitzung GOZ-Nrn. 2180 und ggf. 2197

• nicht berechnungsfähig:
  - für ein konfektioniertes bzw. individualisiertes Primärteil und individuell hergestelltes Sekundärteil auf Implantat § 6 Abs. 1 GOZ
  - für Stütz- oder Schutzkronen GOZ-Nrn. 2200, 2210
  - für Brücken- oder Prothesenanker mit einer Vollkrone GOZ-Nrn. 5000, 5010
  - für eine Teilkrone als Brückenanker GOZ-Nr. 5020
  - für Brücken- oder Prothesenanker mit einer Wurzelkappe mit Stift GOZ-Nr. 5030
  - für die Erneuerung einer Primärteleskopkrone § 6 Abs. 1 GOZ
  - für die Erneuerung einer Sekundärteleskopkrone GOZ-Nr. 5100
  - neben GOZ-Nr. 2130 – Polieren einer Restauration
  - neben GOZ-Nr. 5080 – Verbindungselement

BZÄK-Kommentar zu der GOZ-Nr. 5040 (Stand August 2022)

Die Leistung umfasst die Versorgung eines Zahnes oder eines Implantats mit einer Teleskop- oder Konuskrone (verblendet oder unverblendet bzw. jeder anderen zahntechnischen Ausführung) im Zusammenhang mit der Versorgung eines teil- oder restbezahnten Kiefers durch Brücke(n) oder Teilprothese oder Deckprothese.
Beim Vorliegen einer abnehmbaren Brücke, die mittels Teleskop- oder Konuskronen mit dem Restgebiss verbunden ist, wird jede einzelne Doppelkrone nach der Nummer 5040 berechnet. Gleiches gilt für Freiend- und Extensionsbrücken.
Die den Nummern 5040/5080 nachgelagerten Abrechnungsbestimmungen schließen die Nebeneinanderberechnung der beiden Gebührennummern aus. Eine Nebeneinanderberechnung liegt jedoch in folgenden Fällen nicht vor:

1. Zwei oder mehrere nicht unmittelbar benachbarte Primärkronen werden mittels einer Stegkonstruktion verbunden. Übernimmt die Stegkonstruktion durch retentive oder friktive Wirkung die Funktion eines oder mehrerer Verbinungselemente, so ist die Nummer 5080 je Stegsegment neben der Nummer 5040 zwar sitzungs- jedoch nicht zahngleich berechnungsfähig.
2. Wird eine Doppelkrone nicht im Zuge der Eingliederung sondern zu einem späteren Zeitpunkt mit einem Verbindungselement versehen, so ist hierfür die Nummer 5080 berechnungsfähig.
3. Wird bei Erneuerung einer Sekundärkrone nach der Nummer 5100 die Doppelkrone mit einem Verbindungselement versehen oder wird durch die Eingliederung der Sekundärkrone ein Verbindungselement geschaffen, so ist hierfür die Nummer 5080 berechnungsfähig. Sinngemäß gilt dies bei der analog zu bewertenden Erneuerung einer Primärkrone.

5040

! Anmerkung

Nachkontrollen und ggf. Korrekturen im zeitlichen Zusammenhang mit der Behandlung sind Bestandteil der Leistung.
Mesostrukturen aller Art, also Zwischenelemente zum Ausgleich von Pfeilerdivergenzen, sind im Leistungsverzeichnis der GOZ nicht aufgeführt und werden analog berechnet.
Die alleinige Erneuerung eines Innenteleskops ist in der Gebührenordnung nicht beschrieben und ist daher nach § 6 Abs. 1 zu berechnen. In diesem Fall ist auch die Nummer 5080 für die Herstellung der Verbindung zum alten Außenteleskop berechnungsfähig.

Begründungen

Überdurchschnittlicher Zeitaufwand aufgrund …	Überdurchschnittliche Schwierigkeiten aufgrund …	Besondere Umstände aufgrund …

- mehrfacher Korrektur des Abutments nach zusätzlicher Stufenpräparation sowohl bei der Gerüstanprobe als auch bei der definitiven Eingliederung
- erschwerender anatomischer Verhältnisse mit erschwertem Zugang bei der Verschraubung und/oder Abdeckung des Schraubenkanals
- atypischen Schraubenkanals mit zusätzlicher Fotodokumentation vom Modell und Zugang
- schwieriger Kauflächen/Kontaktgestaltung wegen besonders schwieriger Verzahnung und wegen ungünstiger antagonistischer Beziehungen
- extrem asymmetrischer Zahnrotation, Kippung von Pfeilerzahn/-zähnen, Lingual-Palatinalstand der Zähne
- tiefen approximalen Defekts im Bereich der biologischen Breite, dadurch sehr schwierige Präparation und Darstellung der tief subgingivalen Präparationsgrenze
- zeitaufwendiger indirekter Spiegelpräparation unter Lupeneinsicht zum Definieren der approximal tief subgingivalen exakten Präparationsgrenze mit schwieriger Beherrschung der Papillenblutung mittels zeitaufwendiger Maßnahmen um intermittierend zu präparieren
- erschwerter Retentionsgewinnung wegen einer kurzen/überlanger klinische Krone/Stumpfes
- erschwerten Vorgehens bei der Präparation und Eingliederung durch Bissanomalien/Zahnstellungsanomalien
- ungünstig gelegener/anatomisch schwer zugänglich/schwierig zu erreichender Zahnregion
- schwieriger subgingivaler Präparation bei starker Wurzeleinziehung und dadurch bedingter erhöhter Blutungsneigung

5040

Begründungen

Überdurchschnittlicher Zeitaufwand aufgrund …	Überdurchschnittliche Schwierigkeiten aufgrund …	Besondere Umstände aufgrund …

- besonders schwieriger Gestaltung im Kontaktbereich zum Nachbarzahn …. (Zahn einfügen) /Zahnengstand oder ausladender Kontaktpunktgestaltung/ wegen abnormer anatomischer Form
- schwieriger Kauflächengestaltung unter Beachtung gnathologischer wie zahntechnischer Aspekte/okklusaler Feinjustierung
- außergewöhnlich erschwerter Isolation und aufwendiger Trockenlegung zur Abformung des Behandlungsgebietes und/oder Eingliederung der Rekonstruktion bei vermehrter Salivation/Hypersalivation
- außergewöhnlich hohen Aufwands zur Gewinnung retentiver Areale bei hohem Substanzverlust
- schwieriger Anpassung an vorhandene Rekonstruktionen mit individuellem Mehraufwand bei zusätzlichen Einproben
- individuellen Mehraufwands an die Ästhetik, durch die schwierige Form- und Farbgestaltung bei der Vollkeramik-Versorgungen
- umfangreichen und zeitaufwendigen Einsetzverfahrens durch individueller Farbanpassung des Befestigungskomposits – z. B. bei Vollkeramik-Primärteleskopen
- minimalinvasiver Präparation zur Schonung der Zahnhartsubstanz zur Vermeidung einer Fraktur der dünnen Kavitätenwände
- besonders schwieriger Anpassung an das Abrasionsgebiss/Schlifffacetten/ausgedehnte Konkavität zur Bisslageveränderung
- besonders schonender Präparation zur Vermeidung einer Pulpenschädigung und dadurch erschwerter Parallelisierung bei Pfeilerdivergenzen
- erschwerter Parallelisierung bei Pfeilerdivergenzen/Konvergenz der Ankerzähne bei ungünstiger Pfeilerverteilung
- intensiver Abstimmung mit dem Zahntechniker und Zwischenanproben wegen insertionsbedingten Divergenzen der prothetischen Achse des Sekundärteiles
- schwieriger Abformung wegen parodontal vorgeschädigter/gelockerter Zähne, elongierte Zähne, inserierende Bänder oder sehr lange Zähne
- ausgeprägter Mundatmung und dadurch notweniger Behandlungspausen
- geringer Mundöffnung (Schneidekantendifferenz = xx mm) und erhöhtem Muskeltonus der Wangen- Zungenmuskulatur
- besonders schwieriger Präparation eines parodontal vorgeschädigten Zahnes/ erschwertes Vorgehen bei parodontal ungünstigen Belastungsverhältnissen
- erschwerter Erreichbarkeit/Freistellung des Behandlungsfeldes durch eine extrem eingeschränkte Mundöffnung
- extrem tiefen Defektes im furkalen Bereich mit entsprechend schwieriger Darstellung des Kronenrandes
- erschwerter Abformung z.B. wegen Stellungsanomalie, inserierende Bänder, Würgereiz, Ausblockmaßnahmen bei vorhandenem festsitzendem Zahnersatz/ Unterschnitten/Interdentalräume etc. erforderlich

5040

Begründungen

Überdurchschnittlicher Zeitaufwand aufgrund …	Überdurchschnittliche Schwierigkeiten aufgrund …	Besondere Umstände aufgrund …

- von Schwierigkeiten bei der Inkorporation von Zahnersatz wegen schwieriger Farbanpassung, dadurch vermehrte Anproben notwendig
- von Mehrfacheinproben vor der Eingliederung mit Überprüfung der Passgenauigkeit mittels Abformmaterial
- langwierigen Einpassens zur Überprüfung der Gingivadurchblutung/druckloses Einbetten/Korrekturen
- besonderer Schwierigkeit der Artikulation durch fehlende Eckzahnführung und vollständiger Wiederherstellung der palatinalen Führungsfläche
- erschwerter Präparation wegen vorhandener Vorpräparation/vorhandener Wurzelkaries/vorhandener Zementkaries/bei Zahnengstand oder Fehlstellung der Zähne
- Präparation und okklusalen Feineinschleifens nach gnathologischen Kriterien zur optimalen Belastung des Kauorgans
- schwieriger Kauflächengestaltung unter Beachtung gnathologischer sowie zahntechnischer Aspekte/okklusaler Feinjustierung
- mehrphasiger Versorgung bei extrem abgesunkenem Biss
- motorischer Instabilität der Zunge/Makroglossie, dadurch erschwerter Freistellung des Behandlungsfeldes
- häufiger Behandlungsunterbrechungen wegen des reduzierten Allgemeinzustandes/Kreislauflabilität und verminderte Belastbarkeit
- Einschränkung des Sichtbereiches, verursacht durch eingeschränkte Lagerfähigkeit des Patienten wegen Wirbelsäulenerkrankung/Muskelerkrankung/Herz-Kreislauferkrankung/Schwangerschaft
- eingeschränkter Mundöffnung/erschwerter Mundzugang wegen Mundsperre/Kieferklemme/Adipositas/Herpes/Rhagaden etc.
- besonderen Aufwands wegen vorhandener Restaurationen/Apparaturen und/oder elongierten/protrudierten Zähnen und/oder Zahnfehlstellungen (nach buccal/palatinal/lingual gekippte, asymmetrischer Zahnrotationen usw.) und dadurch erschwerte Adaption der Teleskopkrone
- reflektorischer Übererregbarkeit z.B. starkem Husten-, Schluck-, oder/und Brechreizneigung mit häufigen Behandlungspausen und notwendiger wiederholt erforderlicher Trockenlegung bei der Präparation und/oder Eingliederung
- motorischer Unruhe des Patienten, verbunden mit wiederholt erforderlicher Trockenlegung und/oder Mehrfachabformung und mehrfach notwendigen Behandlungspausen
- starken Wangendrucks und/oder aktiver Zungenmuskulatur und dadurch aufwendiger Fixierung der verwendeten Hilfsmittel sowie notwendiger häufiger Behandlungspausen zur Entlastung/Entspannung der Muskulatur
- schwieriger Retensionsfindung bei maximaler Substanzschonung und sehr geringer Restzahnsubstanz/umfangreicher Destruktion der klinischen Krone

Begründungen

Überdurchschnittlicher Zeitaufwand aufgrund …	Überdurchschnittliche Schwierigkeiten aufgrund …	Besondere Umstände aufgrund …

- stark eingeschränkter Sicht durch andauernde Sulkusblutung in Verbindung mit starker Zungenmotorik/mit eingeschränkter Mundöffnung/mit starker Aktivität des M. masseter
- erhöhter Blutungsneigung in sämtlichen Therapieschritten durch die Einnahme von Antikoagulantien
- erhöhten Präzisionsaufwands der Teleskope mit zusätzlichen Verbindungselementen
- erhöhter Blutungsneigung in sämtlichen Therapieschritten durch die Einnahme von Antikoagulantien
- erschwerter Erreichbarkeit/Freistellung des Behandlungsfeldes wegen einer extrem eingeschränkten Mundöffnung bedingt durch eine Verletzung im Bereich des Mundwinkels/Verletzung an der Lippe
- erheblicher Einwucherung und Blutung bei tief unter der Gingiva reichende Kavität-/Präparationsgrenze/Wurzelkaries am Teleskopzahn
- besonderer Anforderungen an die ästhetische Anpassung mit aufwendiger optoelektronischer Farbbestimmung wegen spezieller Farbgestaltung mit individueller Farbcharakterisierung
- manuellen/mechanischen und besonders vorsichtigen Präparierens wegen Trypanophobie/Belonophobie – Anästhesierung nicht möglich
- hohen instrumentellen Aufwands wegen Verwendung oszillierender, ultraschallgetriebener oder lasergestützter Präparationsinstrumente
- besonderen Aufwands bei der Kauflächengestaltung und komplexe Überprüfung der dynamischen und statischen Okklusion wegen sehr schwieriger Bissverhältnisse
- besonderen Aufwands wegen zusätzlicher Anwendung chemomechanischer Mittel zur Kariesentfernung oder besonderer Methoden zur Überprüfung der vollständigen Kariesentfernung (wenn nicht nach § 6 Abs.1 berechnet wird)
- mehrerer Anproben (Gerüst, Rohbrand) wegen besonders schwieriger ästhetischer Anpassung im anterioren Bereich
- besonderen Aufwands bei zusätzlicher Versorgung mit Verbindungselement

5070

GOZ-Position 5070

Leistungsbeschreibung	Faktor
Versorgung eines Lückengebisses durch eine Brücke oder Prothese: Verbindung von Kronen oder Einlagefüllungen durch Brückenglieder, Prothesenspannen oder Stege, je zu überbrückende Spanne oder Freiendsattel	1,0-fach: 22,50 € 2,3-fach: 51,74 € 2,8-fach: 62,99 € 3,1-fach: 69,74 € 3,5-fach: 78,74 €

Abrechnungsbestimmung

--

Anmerkung

- berechnungsfähig:
  - bei Verbindung von Kronen oder Einlagefüllungen durch Brückenglieder oder Stege
  - bei festsitzenden, abnehmbaren oder bedingt abnehmbaren Brücken
  - bei Freiendbrücken
  - je zu überbrückende Spanne oder je Freiendsattel
  - auch für Brückenspannen oder Prothesenspannen über dem Steg
  - 1 x je Spanne unabhängig von der Zahl der Brückenglieder innerhalb der Spanne
  - 1 x je Spanne unabhängig von der Zahl der ersetzten Zähne innerhalb der Spanne/des Prothesensattels
  - neben den GOZ-Nrn. 5200 oder 5210 je Prothesenspanne und/oder Prothesensattel
  - neben der GOZ-Nr. 5260, für einen neu geplanten Prothesensattel und/oder wenn an die bestehende Prothese ein Prothesensattel angefügt wird
  - neben den GOZ-Nrn. 5220 oder 5230 (Deckprothesen) je Prothesenspanne und/oder Prothesensattel, wenn Verbindungselemente (z. B. Teleskopkronen) die Kauebene/Prothesenzahnaufstellung unterbrechen
  - zzgl. Materialkosten (z. B. Abformmaterial)
  - zzgl. zahntechnische Leistungen gemäß § 9 GOZ
- nicht berechnungsfähig:
  - bei Adhäsivbrücken (GOZ-Nrn. 5150, 5160)
  - bei totalen Prothesen für die Prothesenspanne
  - bei Deckprothesen für die Prothesenspanne bzw. den Prothesensattel, wenn Verbindungselemente (z. B. Locatoren, Kugelknopfanker) die Kauebene/Prothesenzahnaufstellung nicht unterbrechen
  - je zu ersetzenden Zahn

Anmerkung

BZÄK-Kommentar zu der GOZ-Nr. 5070 (Stand August 2022)
Diese Gebührennummer wird für die Versorgung eines teilbezahnten Kiefers mit einer abnehmbaren oder festsitzenden Brücke (verblendet oder unverblendet) im Zusammenhang mit der Anfertigung von Kronen nach den Nummern 5000 bis 5040 oder Einlagefüllungen als Brückenanker nach Nummer 5010 berechnet. Die Nummer 5070 ist je zu überbrückender Spanne oder Sattel, auch Freiendsattel berechnungsfähig.
Dies gilt ebenso bei der Versorgung mit einer Teilprothese, auch wenn die Ankerzähne nicht überkront werden.
Wird eine Lücke oder Freiendsituation sowohl mit einem Steg, als auch mit einem steggetragenen Brückenglied bzw. Prothesensattel versorgt, kommt die Geb.Nr. 5070 GOZ zweifach zum Ansatz.
Nachkontrollen und ggf. Korrekturen im zeitlichen Zusammenhang mit der Behandlung sind Bestandteil der Leistung. Leistungen nach den Nummern 5150 und 5160 sind neben der Nummer 5070 nicht berechnungsfähig.
Im Reparaturfall kann neben der Nummer 5070 die Nummer 5260 GOZ berechnet werden, sofern eine Lücke oder Freiendsituation neu versorgt wird.

Begründungen

Überdurchschnittlicher Zeitaufwand aufgrund …	Überdurchschnittliche Schwierigkeiten aufgrund …	Besondere Umstände aufgrund …

- schwieriger Kauflächen/Kontaktgestaltung wegen besonders schwieriger Verzahnung und wegen ungünstiger antagonistischer Beziehungen
- funktionsorientierter morphologischer Kauflächengestaltung der Brückenspanne unter Beachtung gnathologischer Aspekte mit okklusaler Feinjustierung zur optimalen Belastung des Kauorgans
- erschwerter Isolation und aufwendiger Trockenlegung des Abformungs- und Eingliederungsgebietes bei vermehrter Salivation/Hypersalivation
- starken Wangendrucks und/oder aktiver Zungenmuskulatur oder erhöhtem Muskeltonus/Wangentonus/Zungentonus und dadurch aufwendiger Freistellung des Behandlungsfeldes sowie notwendiger häufiger Behandlungspausen zur Entlastung/Entspannung der Muskulatur
- schwieriger Anpassung an vorhandene Rekonstruktionen mit individuellem Mehraufwand bei zusätzlichen Einproben
- erschwerter Erreichbarkeit/Freistellung des Behandlungsfeldes durch eine extrem eingeschränkte Mundöffnung

5070

Begründungen

Überdurchschnittlicher Zeitaufwand aufgrund …	Überdurchschnittliche Schwierigkeiten aufgrund …	Besondere Umstände aufgrund …

- erschwerter Abformung z. B. bei untersichgehenden Kieferabschnitten, Stellungsanomalie, inserierende Bänder, Würgereiz, Ausblockmaßnahmen bei vorhandenem festsitzendem Zahnersatz/Unterschnitten/Interdentalräume etc. erforderlich
- schwieriger Abformung wegen parodontal vorgeschädigter/gelockerter Zähne, elongierte Zähne, inserierende Bänder oder sehr lange Zähne
- besonders schwieriger Anpassung an das Abrasionsgebiss bei Bisslagenveränderung
- mehrphasiger Versorgung bei extrem abgesunkenem Biss
- erschwerter Adaptation der Prothesenspanne durch Bissanomalien/Zahnstellungsanomalien
- geringer Mundöffnung (Schneidekantendifferenz = xx mm) und erhöhtem Muskeltonus der Wangen- Zungenmuskulatur
- Einschränkung des Sichtbereiches, verursacht durch eingeschränkte Lagerfähigkeit des Patienten wegen Wirbelsäulenerkrankung/Muskelerkrankung/Herz-Kreislauferkrankung
- eingeschränkter Mundöffnung/erschwerter Mundzugang wegen Mundsperre/Kieferklemme/Adipositas/Herpes/Rhagaden etc.
- besonderen Aufwands wegen vorhandener Restaurationen/Apparaturen und/oder elongierten/protrudierten Zähnen und /oder Zahnfehlstellungen (nach buccal/palatinal/lingual gekippte, asymmetrischer Zahnrotationen usw.) und dadurch erschwerte Adaption der Spanne
- reflektorischer Übererregbarkeit z. B. starkem Husten-, Schluck-, oder/und Brechreizneigung mit häufigen Behandlungspausen und notwendiger wiederholt erforderlicher Trockenlegung bei den Einproben und/oder Eingliederung
- motorischer Unruhe des Patienten, verbunden mit wiederholt erforderlicher Trockenlegung und mehrfach notwendigen Behandlungspausen
- erschwerter Anpassung der Halte- und Stützvorrichtungen an vorhandenen Restaurationen/Bildung von Auflageflächen
- schwieriger Anpassung wegen großer zu überbrückender Spanne
- großer ausgedehnter Prothesen- oder Stegspanne
- der Wiederholung von Abformungen/Einproben/Gerüstanproben
- schwieriger Abstützungsverhältniss /schwieriger Platzierung von Verbindungs- und Halte- und Stützelementen bei festsitzendem/abnehmbarem Zahnersatz durch sehr stark abweichender Zahnstellung ungünstiger Neigung der Ankerzähne
- schwieriger Form/Gestaltung durch fortgeschrittene Kieferkammatrophie
- erschwerter Parallelisierung bei voneinander abweichenden Pfeilern und ungünstiger Pfeiler- oder Ankerverteilung

Begründungen

Überdurchschnittlicher Zeitaufwand aufgrund … | Überdurchschnittliche Schwierigkeiten aufgrund … | Besondere Umstände aufgrund …

- schwieriger Gestaltung des Brückengliedes basal (z. B. bei Papillenformung)
- schwieriger Adaption der Spanne an den Kieferkamm durch abnorme Kieferformen
- äußerst schwieriger prothetischer Zwischenproben mit mehrfachen Abformungen zur Entlastung scharfer Knochenleisten
- aufwendiger Ausarbeitung zur Schaffung einer optimal hygienefähigen Brückenspanne zum Schutz des Weichgewebes
- besonders schwieriger Gestaltung im Kontaktbereich zum Nachbarzahn/Zahnengstand oder ausladender Kontaktpunktgestaltung/wegen abnormer anatomischer Form
- erschwerten Ausgleichs der Mittellinie durch komplizierte Anpassung an vorhandenen Nachbarzahn bei sehr stark abweichender Zahnstellung
- erschwerter Anpassung des Brückengliedes an anatomisch abnorme schwierige Schleimhaut-/Kieferverhältnisse
- besonderer Schwierigkeit der Artikulation durch fehlende Eckzahnführung und vollständiger Wiederherstellung der palatinalen Führungsfläche
- besonderen Aufwands bei der Kauflächengestaltung und komplexe Überprüfung der dynamischen und statischen Okklusion wegen sehr schwieriger Bissverhältnisse
- mehrerer Anproben (Gerüst, Rohbrand) wegen besonders schwieriger ästhetischer Anpassung im anterioren Bereich

5080

GOZ-Position 5080

Leistungsbeschreibung	Faktor
Versorgung eines Lückengebisses durch eine zusammengesetzte Brücke oder Prothese, je Verbindungselement. **Matrize und Patrize gelten als ein Verbindungs-element.**	1,0-fach: 12,94 € 2,3-fach: 29,75 € 2,8-fach: 36,22 € 3,1-fach: 40,10 € 3,5-fach: 45,27 €

Abrechnungsbestimmung

Die Leistung nach der Nummer 5080 ist neben der Leistung nach der Nummer 5040 nicht berechnungsfähig.

Anmerkung

- berechnungsfähig:
  - Matrize und Patrize gelten als ein Verbindungselement
  - für ein individuelles oder konfektioniertes Verbindungselement
  - bei Versorgung eines Lückengebisses durch eine zusammengesetzte Brücke/Prothese
  - bei geteilten Brücken
  - für alle Verbindungselemente – Geschiebe, Stegreiter, Riegel, Kugelköpfe, Druckköpfe o. Ä.
  - je Verbindungselement-/einheit
  - je Verschraubung
  - für die Erneuerung eines Geschiebes (Matrize und/oder Patrize)
  - bei nachträglicher Einarbeitung eines Verbindungselements in eine vorhandene Teleskopkrone
  - für eine Verschraubung einer Prothese oder Mesostruktur (z. B. Steg mit einer Kappe/Abutment)
  - bei mehreren Verbindungselementen an einer Krone auch mehrfach
  - mehrfach, wenn sich auf einem Steg (GOZ-Nr. 5070) mehrere Stegverbindungen befinden
  - bei Erneuerung eines Sekundärteleskops (GOZ-Nr. 5100) oder Primärteleskops (§ 6 Abs.1) für die Verbindungsfunktion oder für ein zusätzliches Verbindungselement
  - ggf. neben Wiederherstellung der Krone (GOZ-Nr. 2320)
  - zzgl. Materialkosten (Abformmaterial)
  - zzgl. zahntechnische Leistungen gemäß § 9 GOZ

! Anmerkung

- nicht berechnungsfähig:
  - für eine Wiederherstellung (z. B. Aktivieren/Adjustieren) der Funktion eines Verbindungselements GOZ-Nr. 5090
  - neben Wiederherstellung der Funktion eines Verbindungselements (GOZ-Nr. 5090)
  - neben Teleskopkronen/Konuskronen auch auf Implantaten (GOZ-Nr. 5040)
  - neben Kronen (GOZ-Nrn. 2200, 2210, 2220)
  - neben Kronen auf Implantat (GOZ-Nr. 2200)
  - für Halte- und Stützelemente (Klammern)
  - für die Verschraubung einer Suprakonstruktion mit dem Implantat
  - für die direkte Verschraubung einer Mesostruktur (z. B. Steg) mit dem Implantat
  - für die intraorale Verklebung des Tertiärgerüstes mit den Galvano-Sekundärkronen (§ 6 Abs.1 GOZ)

BZÄK-Kommentar zu der GOZ-Nr. 5080 (Stand August 2022)

Die Gebührennummer wird angewendet, wenn abnehmbare Prothesen- oder Brückenanteile mit fest einzugliedernden Kronen oder Brücken verbunden werden sollen.
Auch Stegverbindungen (Steg/Stegreiter) werden nach dieser Nummer berechnet. Die Leistung wird ebenfalls angewendet, um Brückenversorgungen trotz stark konvergierender oder divergierender Pfeilerzähne durch die Einarbeitung von Geschieben zu ermöglichen.
Die den Nummern 5040/5080 nachgelagerten Abrechnungsbestimmungen schließen die Nebeneinanderberechnung der beiden Gebührennummern aus. Eine Nebeneinanderberechnung liegt jedoch in folgenden Fällen nicht vor:

1. Zwei oder mehrere nicht unmittelbar benachbarte Primärkronen werden mittels einer Stegkonstruktion verbunden. Übernimmt die Stegkonstruktion durch retentive oder friktive Wirkung die Funktion eines oder mehrerer Verbinungselemente, so ist die Nummer 5080 je Stegsegment neben der Nummer 5040 zwar sitzungs- jedoch nicht zahngleich berechnungsfähig.
2. Wird an einer Doppelkrone nicht im Zuge der Eingliederung, sondern zu einem späteren Zeitpunkt eine retentionssteigernde Maßnahme durchgeführt, ist hierfür die Geb.-Nr. 5080 berechnungsfähig. Nach erneutem Retentionsverlust werden diesbezügliche Wiederherstellungsmaßnahmen nach der Geb.-Nr. 5090 GOZ berechnet.
3. Wird bei Erneuerung einer Sekundärkrone nach der Nummer 5100 die Doppelkrone mit einem Verbindungselement versehen oder wird durch die Eingliederung der Sekundärkrone ein Verbindungselement geschaffen, so ist hierfür die Nummer 5080 berechnungsfähig. Sinngemäß gilt dies bei der analog zu bewertenden Erneuerung einer Primärkrone.

5080

! Anmerkung

Die Wiederherstellung der Funktion eines Verbindungselements nach der Nummer 5080 wird mit der Nummer 5090 berechnet. Als Verbindungselemente gelten unter anderem: Geschiebe, Stegreiter, Riegel, Verschraubungen, Druckknöpfe, Federknöpfe oder Kugelköpfe. Die Gebührennummer kann für jede einzelne Verbindungsvorrichtung berechnet werden. Die Nummer 5080 ist für gebogene oder gegossene Klammern oder für Auflagen nicht berechnungsfähig, da diese Elemente mit den Gebühren nach Nummern 5200 und 5210 abgegolten sind.

Die Verschraubung einer Suprakonstruktion mit einem Implantat erfüllt nicht den Leistungsinhalt der Nummer 5080. Gleiches gilt für die direkte Verschraubung einer Mesostruktur mit dem zugehörigen Implantat.

Begründungen

Überdurchschnittlicher Zeitaufwand aufgrund …	Überdurchschnittliche Schwierigkeiten aufgrund …	Besondere Umstände aufgrund …

- schwieriger Platzierung von Verbindungselementen
- erhöhten Planungsaufwands bei höherer Anzahl der Verbindungselemente
- erschwerten Vorgehens wegen einer kurzen klinischen Anker- oder Pfeilerkrone
- ungünstig gelegener, schwierig zu erreichender Zahnregion
- vermehrter Behandlungspausen durch muskuläre Verspannung
- schwieriger Anpassung/schwieriger Platzierung vom Verbindungselement an vorhandenen fest sitzenden/abnehmbaren Rekonstruktionen mit individuellem Mehraufwand bei zusätzlichem Einproben
- schwieriger Fixierung des Sekundärteils eines Geschiebes vor der Abformung
- besonders schwieriger Fixierung des Primärteils bei der Abformung
- extremen Ausmaß bei Pfeilerdivergenzen/Konvergenz der Ankerzähne/bei ungünstiger Pfeilerverteilung
- häufiger Behandlungsunterbrechungen wegen des reduzierten Allgemeinzustandes/Kreislauflabilität
- ausgeprägter Mundatmung und dadurch notweniger Behandlungspausen
- geringer Mundöffnung (Schneidekantendifferenz = xx mm) und erhöhtem Muskeltonus der Wangen- Zungenmuskulatur
- erschwerter Erreichbarkeit/Freistellung des Behandlungsfeldes durch eine extrem eingeschränkte Mundöffnung
- besonders schwieriger Zwischeneinproben

Begründungen

Überdurchschnittlicher Zeitaufwand aufgrund …	Überdurchschnittliche Schwierigkeiten aufgrund …	Besondere Umstände aufgrund …

- der Schwierigkeiten bei der Inkorporation dadurch bedingten individuellen Mehraufwands für zusätzliche Zwischeneinproben
- erschwerter Abformung z. B. wegen Stellungsanomalie, inserierende Bänder, Würgereiz
- erschwerten Vorgehens bei parodontal ungünstigen Belastungsverhältnissen
- mehrphasiger Versorgung bei extrem abgesunkenem Biss
- besonders schwieriger Gestaltung im Kontaktbereich zum Nachbarzahn durch Zahnengstand oder ausladender Kontaktpunkt/wegen abnormer anatomischer Form
- Einschränkung des Sichtbereiches, verursacht durch eingeschränkte Lagerfähigkeit des Patienten wegen Wirbelsäulenerkrankung/Muskelerkrankung/Herz-Kreislauferkrankung
- eingeschränkter Mundöffnung/erschwerter Mundzugang wegen Mundsperre/Kieferklemme/Adipositas/Herpes/Rhagaden etc.
- besonderen Aufwands wegen vorhandener Restaurationen/Apparaturen und/oder elongierten/protrudierten Zähnen und /oder Zahnfehlstellungen (nach buccal/palatinal/lingual gekippte, asymmetrischer Zahnrotationen usw.) und dadurch erschwerte Positionierung des Geschiebes
- reflektorischer Übererregbarkeit z. B. starkem Husten-, Schluck-, oder/und Brechreizneigung mit häufigen Behandlungspausen und notwendiger wiederholt erforderlicher Trockenlegung bei der Einprobe und/oder Verkleben vom Tertiärgerüst
- starken Wangendrucks und/oder aktiver Zungenmuskulatur und dadurch aufwendiger Fixierung der verwendeten Hilfsmittel sowie notwendiger häufiger Behandlungspausen zur Entlastung/Entspannung der Muskulatur
- schwieriger Versorgung mit Hybridkonstruktionen
- komplizierter Behandlung bei Gebissfehlstellungen/starker Kippung zur Eingliederungsachse, Kippung von Pfeilerzahn/-zähnen, Lingual-/Palatinalstand der Ankerzähne
- schwieriger intraoraler Verklebung in Suprakonstruktion bei Implantatversorgung (in Verbindung mit der GOZ-Nr. 5030)
- äußerst zeitintensiver und aufwendiger Verklebung des Tertiärgerüstes bei Galvanotechnik (in der Verbindung mit der GOZ-Nr. 5030)
- außergewöhnlich erschwerter Isolation und aufwendiger Trockenlegung zur Abformung des Behandlungsgebietes und/oder der Adaptation des Verbindungselementes bei vermehrter Salivation/Hypersalivation

5080

Begründungen

Überdurchschnittlicher Zeitaufwand aufgrund …	Überdurchschnittliche Schwierigkeiten aufgrund …	Besondere Umstände aufgrund …

- motorischer Unruhe des Patienten, verbunden mit wiederholt erforderlicher Trockenlegung und/oder Mehrfachabformung und notwendigen Behandlungspausen
- erschwerter Erreichbarkeit/Freistellung des Behandlungsfeldes wegen einer extrem eingeschränkten Mundöffnung bedingt durch eine Verletzung im Bereich des Mundwinkels/Verletzung an der Lippe
- erschwerten Zugangs bei der Einprobe oder Eingliederung zum palatinalen/lingualen Zahnbereich wegen starken Brech-/Würgereizes

GOZ-Position 5090

Leistungsbeschreibung	Faktor
Wiederherstellung der Funktion eines Verbindungselements nach der Nummer 5080	1,0-fach: 6,19 € 2,3-fach: 14,23 € 2,8-fach: 17,32 € 3,1-fach: 19,18 € 3,5-fach: 21,65 €

Abrechnungsbestimmung

--

Anmerkung

- berechnungsfähig:
  - bei Wiederherstellung der Funktion eines Verbindungselements nach der GOZ-Nr. 5080
  - je Verbindungselement
  - für das Aktivieren oder Adjustieren von Geschiebe, Anker, Riegel, Gelenk, Schrauben, Federstiften etc.
  - für das Aktivieren von Stegverbindungsvorrichtung (Stegreiter)
  - für das Austauschen/Auswechseln eines Verschleißteils (z. B. Geschiebehülsen, Ankerknöpfe, Stegreiter, Retentionsring bei Locator)
  - für die Wiederbefestigung einer Matrize oder Patrize
  - für die Wiederherstellung der Friktion einer Sekundärteleskopkrone (z. B. Friktionserhöhung)
  - auch neben Wiederherstellung der Funktion einer herausnehmbaren Prothese oder Unterfütterung GOZ-Nr. 5250 ff
  - neben der Erneuerung einer Primärteleskopkrone § 6 Abs. 1 GOZ
  - zzgl. Materialkosten (z.B. Abformmaterial, Verschleißteile etc.)
  - zzgl. zahntechnische Leistungen gemäß § 9 GOZ
- nicht berechnungsfähig:
  - für Neuanfertigung eines Verbindungselementes GOZ-Nr. 5080
  - für Erneuerung eines Geschiebes, auch wenn nur das Primär- oder Sekundärteil erneuert wird (GOZ-Nr. 5080)
  - für Erneuerung des Sekundärteils einer Teleskopkrone (GOZ-Nr. 5100)
  - für das Aktivieren von Halte- und Stützelementen (Klammern) (GOZ-Nr. 5250)

5090

Anmerkung

BZÄK-Kommentar zu der GOZ-Nr. 5090 (Stand August 2022)

Maßnahmen, die nach dieser Gebührennummer berechnet werden, sollen dem Wiederherstellen der hinreichenden Haltekraft eines Verbindungselements dienen.
Die Leistung wird angewendet bei der Wiederbefestigung eines Primär- oder Sekundärteils (z. B. Matritze oder Patritze) an einem Verbindungselement oder bei der Erneuerung des Primär- oder Sekundärteils eines Verbindungselements. Wird an einer Doppelkrone nicht im Zuge der Eingliederung, sondern zu einem späteren Zeitpunkt eine retentionssteigernde Maßnahme durchgeführt, ist hierfür die Geb.-Nr. 5080 berechnungsfähig. Nach erneutem Retentionsverlust werden diesbezügliche Wiederherstellungsmaßnahmen nach der Geb.-Nr. 5090 GOZ berechnet.
Die Leistung kann im Zusammenhang mit einer Neuversorgung nicht berechnet werden.

Begründungen

Überdurchschnittlicher Zeitaufwand aufgrund …	Überdurchschnittliche Schwierigkeiten aufgrund …	Besondere Umstände aufgrund …

- erschwerter Abformung z. B. Stellungsanomalie, inserierende Bänder, Würgereiz
- erschwerter Wiederherstellung der Verbindungsfunktion bei extrem kurzer Krone
- schwieriger Wiederherstellung/erschwerten Vorgehens bei abgesunkenem Biss/Dysgnathen Verhältnissen/Abrasionsgebiss
- eingeschränkter Mundöffnung/erschwerter Mundzugang wegen Mundsperre/Kieferklemme/Adipositas/Herpes/Rhagaden etc.
- besonderen Aufwands wegen vorhandener Restaurationen/Apparaturen und/oder elongierten/protrudierten Zähnen und /oder Zahnfehlstellungen (nach buccal/palatinal/lingual gekippte, asymmetrischer Zahnrotationen usw.) und dadurch erschwerte Wiederherstellung
- erschwerten Vorgehens bei parodontal ungünstigen Belastungsverhältnissen
- ungünstig gelegener, schwierig zu erreichender Zahnregion
- schwieriger Anpassung/schwierige Fixierung vom Verbindungselement an vorhandenen fest sitzenden/abnehmbaren Rekonstruktionen mit individuellem Mehraufwand bei zusätzlichem Einproben
- besonders schwieriger Fixierung des Primärteils/Sekundärteils vor der Abformung
- extremen Ausmaß bei Pfeilerdivergenzen/Konvergenz der Ankerzähne/bei ungünstiger Pfeilerverteilung
- häufiger Behandlungsunterbrechungen wegen des reduzierten Allgemeinzustandes/Kreislauflabilität
- geringer Mundöffnung (Schneidekantendifferenz = xx mm) und erhöhtem Muskeltonus der Wangen-Zungenmuskulatur

Begründungen

Überdurchschnittlicher Zeitaufwand aufgrund …	Überdurchschnittliche Schwierigkeiten aufgrund …	Besondere Umstände aufgrund …

- erschwerter Erreichbarkeit/Freistellung des Behandlungsfeldes durch eine extrem eingeschränkte Mundöffnung
- komplizierter Behandlung bei Gebissfehlstellungen/bei starker Kippung zur Eingliederungsachse, Kippung von Pfeilerzahn/-zähnen, Lingual-/Palatinalstand der Ankerzähne
- reflektorischer Übererregbarkeit z. B. starkem Husten-, Schluck-, oder/und Brechreizneigung mit häufigen Behandlungspausen und schwieriger Fixierung des Sekundärteils
- starken Wangendrucks und/oder aktiver Zungenmuskulatur und dadurch aufwendiger Fixierung der verwendeten Hilfsmittel sowie notwendiger häufiger Behandlungspausen zur Entlastung/Entspannung der Muskulatur
- schwieriger intraoraler Verklebung in Suprakonstruktion bei Implantatversorgungen
- umfangreicher Aktivierung von Verbindungselementen bei festsitzendem Zahnersatz
- individueller Veränderung vom Sekundärteil bei der Adaptation
- der Schwierigkeiten bei der Inkorporation dadurch bedingten individuellen Mehraufwands für zusätzliche Zwischeneinproben
- der Einschränkung des Sichtbereiches, verursacht durch eingeschränkte Lagerfähigkeit des Patienten wegen Wirbelsäulenerkrankung/Muskelerkrankung/Herz-Kreislauferkrankung
- außergewöhnlich erschwerter Isolation und aufwendiger Trockenlegung zur Abformung des Behandlungsgebietes und/oder der Wiederherstellung/Fixierung des Verbindungselementes bei vermehrter Salivation/Hypersalivation
- erschwerter Erreichbarkeit/Freistellung des Behandlungsfeldes wegen einer extrem eingeschränkten Mundöffnung bedingt durch eine Verletzung im Bereich des Mundwinkels/Verletzung an der Lippe
- erschwerten Zugangs bei der Wiederherstellung zum palatinalen/lingualen Zahnbereich wegen starken Brech-/Würgereizes
- der Wiederherstellung mehrerer unterschiedlicher Sekundärteile

5100

GOZ-Position 5100

Leistungsbeschreibung	Faktor
Erneuern des Sekundärteils einer Teleskopkrone einschließlich Abformung	1,0-fach: 25,31 € 2,3-fach: 58,21 € 2,8-fach: 70,87 € 3,1-fach: 78,46 € 3,5-fach: 88,58 €

Abrechnungsbestimmung

--

Anmerkung

- berechnungsfähig:
  - für Erneuern des Sekundärteils (Außenteleskop) einer Teleskopkrone
  - je Sekundärteil
  - zzgl. Materialkosten z.B. Abformmaterial
  - zzgl. zahntechnische Leistungen gemäß § 9 GOZ
  - bei der Abformung auf optisch-elektronischer Weise zzgl. GOZ Nr. 0065
  - zzgl. das Einarbeiten des Sekundärteils in die herausnehmbare Prothese GOZ-Nr. 5260
  - wenn das Sekundärteil mit einem Verbindungselement versehen wird oder wird durch die Eingliederung der Sekundärkrone ein Verbindungselement geschaffen, so ist hierfür zzgl. die GOZ-Nr. 5080 berechenbar
- nicht berechnungsfähig:
  - für die Erneuerung einer Primärteleskopkrone § 6 Abs. 1 GOZ

BZÄK-Kommentar zu der GOZ-Nr. 5100 (Stand August 2022)
Die Leistung wird erbracht, wenn ein Außenteleskop erneuert werden muss, das zugehörige Innenteleskop jedoch noch funktionstüchtig ist. Erforderliche Abformungen sowie eine einfache Bissnahme können nicht gesondert berechnet werden. Im Zusammenhang mit dieser Leistung kann auch die Verbindung zum vorhandenen Zahnersatz wiederhergestellt und gesondert berechnet werden.
Bei der Anfertigung einer Sekundärkrone ist in der Regel die Verbindung zwischen Primär- und Sekundärkrone neu herzustellen und neben der 5100 mit der Nummer 5080 zusätzlich berechnungsfähig.

Begründungen

Überdurchschnittlicher Zeitaufwand aufgrund … | Überdurchschnittliche Schwierigkeiten aufgrund … | Besondere Umstände aufgrund …

- schwieriger Kauflächen/Kontaktgestaltung wegen besonders schwieriger Verzahnung und wegen ungünstiger antagonistischer Beziehungen
- erschwerter Erneuerung wegen einer kurzen/überlanger klinische Primärkrone
- von Divergenzen wegen langer Wartezeit vom Patienten bis zur Neuanfertigung nach Verlust des Sekundärteils
- ungünstig gelegener, schwierig zu erreichender Zahnregion
- besonders schwieriger Gestaltung im Kontaktbereich zum Nachbarzahn …. (Zahn einfügen) /Zahnengstand oder ausladender Kontaktpunktgestaltung/wegen abnormer anatomischer Form
- schwieriger Kauflächengestaltung unter Beachtung gnathologischer wie zahntechnischer Aspekte/okklusaler Feinjustierung zur optimalen Belastung des Kauorgans
- erschwerter Eingliederung mit okklusalen Feineinschleifens nach gnathologischen Kriterien zur optimalen Belastung des Kauorgans
- besonderen Aufwands bei der Kauflächengestaltung und komplexe Überprüfung der dynamischen und statischen Okklusion wegen sehr schwieriger Bissverhältnisse
- erschwerter Isolation und Trockenlegung bei vermehrter Salivation bei Eingliederung der Rekonstruktion
- schwieriger Anpassung an vorhandene Rekonstruktionen mit individuellem Mehraufwand bei zusätzlichen Einproben
- individuellen Mehraufwands an die Ästhetik, durch die schwierige Form- und Farbgestaltung
- besonders schwieriger Anpassung an das Abrasionsgebiss/Schlifffacetten/ausgedehnte Konkavität zur Bisslageveränderung
- erschwerter Parallelisierung bei Pfeilerdivergenzen/Konvergenz der Ankerzähne bei ungünstiger Pfeilerverteilung im Restgebiss
- mehrerer Anproben (Gerüst, Rohbrand) wegen besonders schwieriger ästhetischer Anpassung im anterioren Bereich
- erschwerten Vorgehens bei parodontal ungünstigen Belastungsverhältnissen
- schwieriger Abformung wegen parodontal vorgeschädigter/gelockerter Zähne, elongierte Zähne, inserierende Bänder oder sehr lange Zähne
- erhöhten Zeitaufwands durch Mehrfachabformung und/oder besonders schwieriger Fixierung der Abformung
- ausgeprägter Mundatmung und dadurch notweniger Behandlungspausen
- geringer Mundöffnung (Schneidekantendifferenz = xx mm) und erhöhtem Muskeltonus der Wangen- Zungenmuskulatur
- erschwerter Erreichbarkeit/Freistellung des Behandlungsfeldes durch eine extrem eingeschränkte Mundöffnung

5100

Begründungen

Überdurchschnittlicher Zeitaufwand aufgrund …	Überdurchschnittliche Schwierigkeiten aufgrund …	Besondere Umstände aufgrund …

- erschwerter Abformung z.B. wegen wegen Stellungsanomalie, inserierende Bänder, Würgereiz, Ausblockmaßnahmen bei vorhandenem festsitzendem Zahnersatz/Unterschnitten/Interdentalräume etc. erforderlich
- von Schwierigkeiten bei der Inkorporation von Zahnersatz wegen schwieriger Farbanpassung, dadurch vermehrte Anproben notwendig
- von Mehrfacheinproben vor der Eingliederung mit Überprüfung der Passgenauigkeit mittels Abformmaterial
- schwieriger Fixierung des Sekundärteils bei der Abformung wegen Hyperaktivität der Zunge, erhöhtem Speichelfluss oder Würgereiz
- langwierigen Einpassens zur Überprüfung der Gingivadurchblutung/druckloses Einbetten/Korrekturen
- erhöhten Aufwands und schwieriger Eingliederung des Sekundärteleskopes wegen erschwerter Integration im bestehenden Zahnersatz
- besonderer Schwierigkeit der Artikulation durch fehlende Eckzahnführung und vollständiger Wiederherstellung der palatinalen Führungsfläche
- intensiver Abstimmung mit dem Zahntechniker und Zwischenanproben wegen insertionsbedingten Divergenzen der prothetischen Achse des Sekundärteiles
- motorischer Instabilität der Zunge/Makroglossie, dadurch erschwerter Freistellung des Behandlungsfeldes
- häufiger Behandlungsunterbrechungen wegen des reduzierten Allgemeinzustandes/Kreislauflabilität und verminderter Belastbarkeit
- der Einschränkung des Sichtbereiches, verursacht durch eingeschränkte Lagerfähigkeit des Patienten wegen Wirbelsäulenerkrankung/Muskelerkrankung/Herz-Kreislauferkrankung/Schwangerschaft
- eingeschränkter Mundöffnung/erschwerter Mundzugang wegen Mundsperre/Kieferklemme/Adipositas/Herpes/Rhagaden etc.
- besonderen Aufwands wegen vorhandener Restaurationen/Apparaturen und/oder elongierten/protrudierten Zähnen und/oder Zahnfehlstellungen (nach buccal/palatinal/lingual gekippte, asymmetrischer Zahnrotationen usw.) und dadurch erschwerte Adaption der Sekundärteleskopkrone
- reflektorischer Übererregbarkeit z. B. starkem Husten-, Schluck-, oder/und Brechreizneigung mit häufigen Behandlungspausen und notwendiger wiederholt erforderlicher Trockenlegung bei der Abformung/Einprobe und/oder Eingliederung
- motorischer Unruhe des Patienten, verbunden mit wiederholt erforderlicher Trockenlegung und mehrfach notwendigen Behandlungspausen
- starken Wangendrucks und/oder aktiver Zungenmuskulatur und dadurch aufwendiger Fixierung der verwendeten Hilfsmittel sowie notwendiger häufiger Behandlungspausen zur Entlastung/Entspannung der Muskulatur

Begründungen

Überdurchschnittlicher Zeitaufwand aufgrund …	Überdurchschnittliche Schwierigkeiten aufgrund …	Besondere Umstände aufgrund …

- stark eingeschränkter Sicht durch andauernde Sulkusblutung in Verbindung mit starker Zungenmotorik/mit eingeschränkter Mundöffnung/mit starker Aktivität des M. masseter
- erhöhter Blutungsneigung in sämtlichen Therapieschritten durch die Einnahme von Antikoagulantien
- erschwerter Erneuerung durch sehr schwierigen Ausgleich der Mittellinie/großer sagittaler Stufe/ungünstiger Neigung oder Kippung von Pfeilerzahn/-zähnen/sehr stark abweichender Zahnstellung/starker Kippung zur Eingliederungsachse
- intensiver Abstimmung mit dem Zahntechniker und Zwischenanproben wegen insertionsbedingten Divergenzen der prothetischen Achse des Sekundärteiles
- erhöhten Präzisionsaufwands der Sekundärteleskopkrone mit zusätzlichen Verbindungselementen
- erschwerter Erreichbarkeit/Freistellung des Behandlungsfeldes wegen einer extrem eingeschränkten Mundöffnung bedingt durch eine Verletzung im Bereich des Mundwinkels/Verletzung an der Lippe
- besonderer Anforderungen an die ästhetische Anpassung mit aufwendiger optoelektronischer Farbbestimmung wegen spezieller Farbgestaltung mit individueller Farbcharakterisierung

5110

GOZ-Position 5110

Leistungsbeschreibung	Faktor
Wiedereingliederung einer endgültigen Brücke nach Wiederherstellung der Funktion	1,0-fach: 20,25 € 2,3-fach: 46,57 € 2,8-fach: 56,69 € 3,1-fach: 62,77 € 3,5-fach: 70,87 €

Abrechnungsbestimmung

--

! Anmerkung

- berechnungsfähig:
  - für die definitive Wiedereingliederung einer:
    - festsitzenden endgültigen Brücke
    - festsitzenden endgültigen Brücke mit einer Stiftkrone als Brückenanker (alternativ § 6 Abs. 1 GOZ)
    - festsitzenden endgültigen Adhäsivbrücke/Marylandbrücke
    - bedingt abnehmbaren Suprakonstruktion
  - je Brücke, unabhängig von der Anzahl der Anker
  - mit und ohne Wiederherstellungsmaßnahmen an der Brücke
  - ggf. zzgl. für die Wiederherstellung GOZ-Nr. 2320, wenn Brückenanker oder damit verbundene Kronen repariert werden müssen (z. B. nach Aufschlitzen,Trepanation) bzw. wenn Verblendungen an der Brücke repariert werden neben der Wiedereingliederung der "restlichen" Brücke"
  - Aufbaufüllungen für den Brückenanker werden nach den GOZ-Nrn. 2180 und ggf. 2197 berechnet oder ggf. dentinadhäsive Rekonstruktion in Mehrschichttechnik zur Aufnahme einer Krone nach § 6 Abs.1 GOZ
  - auch neben GOZ-Nr. 2310, wenn mit der Pfeilerkrone weitere Kronen (keine lückenbegrenzenden Pfeilerkronen), wiedereingegliedert werden
  - auch neben Auswechseln von Aufbauelementen im Reparaturfall (GOZ-Nr. 9060)
  - bei Eingliederung mit Adhäsivtechnik zzgl. GOZ Nr. 2197
  - zzgl. zahntechnische Leistungen gemäß § 9 GOZ
- nicht berechnungsfähig:
  - für die Verwendung einer vorhandenen Brücke als provisorische Brücke (ohne Umarbeitung) (§ 6 Abs. 1 GOZ)
  - für die Verwendung einer vorhandenen Brücke als provisorische Brücke (mit Umarbeitung) (GOZ-Nrn. 5120/5140)
  - für Wiedereingliederung einer Krone (GOZ-Nr. 2310)

! Anmerkung

- für Wiederherstellung und Wiedereingliederung einer Krone (nicht Ankerkrone) (GOZ-Nr. 2320)
- für das Wiedereinsetzen einer provisorischen Brücke
- für alio loco angefertigten provisorischen Brücke (§ 6 Abs. 1)
- für die temporäre Wiedereingliederung einer definitiven Versorgung (§ 6 Abs.1 GOZ)

BZÄK-Kommentar zu der GOZ-Nr. 5110 (Stand August 2022)

Die 5110 stellt auf die Wiedereingliederung nach Wiederherstellung ab, beinhaltet diese jedoch nicht. Die Leistung wird berechnet, wenn eine definitive Brücke auf ihren Ankerzähnen erneut befestigt wird.

Die Leistung wird berechnet, wenn eine definitive Brücke auf ihren Ankerzähnen erneut befestigt wird. Eventuell notwendige Wiederherstellungsmaßnahmen sind gesondert berechnungsfähig.

Die Wiedereingliederung einer alio loco angefertigten provisorischen Brücke wird nach § 6 Abs. 1 berechnet.

Auch die Wiederbefestigung einer implantatgestützten Brücke auf Grund einer gelockerten Verschraubung fällt unter diese Leistung. Das Auswechseln einer beschädigten Befestigungsschraube wird zusätzlich nach der Geb.-Nr. 9060 GOZ berechnet.

Begründungen

Überdurchschnittlicher Zeitaufwand aufgrund …	Überdurchschnittliche Schwierigkeiten aufgrund …	Besondere Umstände aufgrund …

- erschwerter Isolation und Trockenlegung bei vermehrter Salivation bei Eingliederung der Rekonstruktion
- erschwerten Eingliederns der Versorgung wegen starker Zahnkippung nach langer Dauer bis zum Wiedereinsetzen
- erschwerten Eingliederns wegen neuer Zahnaufbauten nach Aufbau- oder Zahnfraktur
- umfangreichen und zeitaufwendigen Einsetzverfahrens durch individueller Farbanpassung des Befestigungskomposits
- besonders schwieriger Anpassung an das Abrasionsgebiss bei Bisslagenveränderung
- erschwerter Erreichbarkeit/Freistellung des Behandlungsfeldes durch eine extrem eingeschränkte Mundöffnung
- von Wiedereingliederung und okklusalen Feineinschleifens nach gnathologischen Kriterien zur optimalen Belastung des Kauorgans
- motorischer Instabilität der Zunge/Makroglossie, dadurch erschwerter Freistellung des Behandlungsfeldes

5110

Begründungen

Überdurchschnittlicher Zeitaufwand aufgrund …	Überdurchschnittliche Schwierigkeiten aufgrund …	Besondere Umstände aufgrund …

- häufiger Behandlungsunterbrechungen wegen des reduzierten Allgemeinzustandes
- der Einschränkung des Sichtbereiches, verursacht durch eingeschränkte Lagerfähigkeit des Patienten wegen Wirbelsäulenerkrankung/Muskelerkrankung/Herz-Kreislauferkrankung
- eingeschränkter Mundöffnung/erschwerten Mundzugangs wegen Mundsperre/Kieferklemme/Adipositas/Herpes/Rhagaden etc.
- reflektorischer Übererregbarkeit z. B. starkem Husten-, Schluck-, oder/und Brechreizneigung mit häufigen Behandlungspausen und notwendiger wiederholt erforderlicher Trockenlegung bei der Eingliederung
- motorischer Unruhe des Patienten, verbunden mit wiederholt erforderlicher Trockenlegung bei der Wiedereingliederung und mehrfach notwendigen Behandlungspausen
- starken Wangendrucks und/oder aktiver Zungenmuskulatur und dadurch aufwendiger Fixierung der verwendeten Hilfsmittel sowie notwendiger häufiger Behandlungspausen zur Entlastung/Entspannung der Muskulatur
- stark eingeschränkter Sicht durch andauernde Sulkusblutung in Verbindung mit starker Zungenmotorik/mit eingeschränkter Mundöffnung/mit starker Aktivität des M. masseter
- erhöhter Blutungsneigung bei Wiedereingliederung durch die Einnahme von Antikoagulantien
- schwieriger Wiederherstellung /erschwertes Vorgehen bei abgesunkenem Biss/Dysgnathen Verhältnissen/Abrasionsgebiss
- erschwerter Retentionsgewinnung wegen einer kurzen/extrem langen klinische Krone/Stumpfes
- langwierigen Einpassens zur Überprüfung der Gingivadurchblutung /druckloses Einbetten/Korrekturen
- besonderen Aufwands wegen vorhandener Restaurationen/Apparaturen und/oder elongierten/protrudierten Zähnen und /oder Zahnfehlstellungen (nach buccal/palatinal/lingual gekippte, asymmetrischer Zahnrotationen usw.) und dadurch erschwerte Wiedereingliederung/Adaptation
- erschwerter Wiedereingliederung einer großspannigen Brücke nach Verlust eines Pfeilerzahnes
- größeren Aufwands wegen mehr als zwei Pfeilerzähne/großspanniger Brücke
- divergierender Zahnstellung, da umfangreiche Verblockung von Einzelpfeilern
- überstehenden Kronenrandes als Fremdreiz; aufwendige Modellierung der Rekonstruktion einschließlich aufwendiger Politurmaßnahmen

Begründungen

Überdurchschnittlicher Zeitaufwand aufgrund …	Überdurchschnittliche Schwierigkeiten aufgrund …	Besondere Umstände aufgrund …

- besonders aufwendiger Wiedereingliederung einer Suprakonstruktion mit Korrektur des Abutments/erschwerende anatomische Verhältnisse mit erschwertem Zugang bei der Verschraubung und/oder Abdeckung des Schraubenkanals
- erhöhten Aufwands wegen besonders aufwendiger Zementrestentfernung (z. B. Circular Crisscross Flossing) und umfangreiche Nachkontrollen
- besonders umfangreicher Entfernung alter Zementreste vom Zahn oder aus der Krone mit umfangreicher Reinigung und Desinfektion des Zahnes bzw. der Rekonstruktion
- besonders aufwendiger Entfernung des Frakturstückes (Aufbau oder Zahn) aus der Krone mit umfangreicher Reinigung und Desinfektion des Zahnes bzw. der Rekonstruktion (wenn nicht nach § 9 GOZ berechnet)
- erschwerter Erreichbarkeit/Freistellung des Behandlungsfeldes wegen einer extrem eingeschränkten Mundöffnung bedingt durch eine Verletzung im Bereich des Mundwinkels/Verletzung an der Lippe
- außergewöhnlich hohen Mehraufwands bei Patienten …XY… bei schwieriger Wiederherstellung einer funktionsorientierten, morphologisch gestalteten Kaufläche, erforderlich durch atypische antagonistische Situation

5120

GOZ-Position 5120

Leistungsbeschreibung	Faktor
Provisorische Brücke im direkten Verfahren mit Abformung, je Zahn oder Implantat, einschließlich Entfernung	1,0-fach: 13,50 € 2,3-fach: 31,05 € 2,8-fach: 37,79 € 3,1-fach: 41,84 € 3,5-fach: 47,24 €

Abrechnungsbestimmung

Das Wiedereingliedern derselben provisorischen Brücke, gegebenenfalls auch mehrmals, einschließlich Entfernung ist mit den Gebühren nach den Nummern 5120 bis 5140 abgegolten.

! Anmerkung

- berechnungsfähig:
  - für die Eingliederung einer im direkten Verfahren hergestellten provisorischen Brücke einschließlich Entfernung und ggf. Wiedereingliederung
  - je provisorischer Ankerkrone/Ankerteilkrone oder Inlay
  - je provisorischen Implantat-Brückenanker
  - bei Erneuerung einer provisorischen Ankerkrone nach Verlust oder Zerstörung
  - für eine laborgefertigte provisorische Brücke bei einer Tragedauer unter 3 Monaten (alternativ § 6 Abs. 1 GOZ)
  - für die Verwendung einer vorhandenen Brücke als provisorische Brücke (mit Umarbeitung)
  - neben eine provisorische Brückenspanne/Freiendbrücke (GOZ-Nr. 5140)
  - für eine provisorische Brücke mit einer Stiftkrone als Brückenanker (alternativ § 6 Abs. 1 GOZ)
  - zzgl. Materialkosten z. B. Abformmaterial
  - zzgl. zahntechnische Leistungen gemäß § 9 GOZ
  - bei Eingliederung mit Adhäsivtechnik zzgl. GOZ Nr. 2197
  - ggf. Entfernung eines notwendigerweise fest zementierten Provisoriums (GOZ-Nr. 2290)
- nicht berechnungsfähig:
  - wenn eine vorhandene Brücke als provisorische Brücke verwendet wird (ohne Umarbeitung) (GOZ-Nr. 5110 oder alternativ § 6 Abs. 1 GOZ)
  - für die Wiedereingliederung einer provisorischen Brücke durch eine andere Praxis, z. B. im Notdienst/Vertretung (§ 6 Abs. 1 GOZ)

Anmerkung

- wenn die provisorische Krone nicht mit dem provisorischem Brückenglied benachbart ist (GOZ-Nr. 2270)
- für die Wiedereingliederung bzw. Entfernung desselben Provisoriums
- wenn keine provisorischen Brückenglieder/Spannen angefertigt werden (GOZ-Nrn. 2260, 2270)
- für laborgefertigte provisorische Brücken (bei einer Tragezeit von mindestens 3 Monaten) (GOZ-Nrn. 7080, 7090)

BZÄK-Kommentar zu der GOZ-Nr. 5120 (Stand August 2022)
Diese Art der provisorischen Versorgung ist auch als „Sofortprovisorium" bekannt und wird in der Regel mithilfe einer zuvor durchgeführten Abformung oder einer vorbereiteten Tiefziehfolie (Formteil) hergestellt. Sie dient dem Schutz eines beschliffenen Zahnes und der temporären Sicherung der Kaufunktion. Die Einschränkung der Abrechnungsbestimmung im Hinblick auf die eingeschlossene Entfernung des Provisoriums trifft nicht zu, wenn die provisorische Brücke definitiv befestigt werden musste. In diesem Fall ist die Entfernung der Brücke gesondert berechnungsfähig, da sie dem Leistungsumfang der Nummer 2290 entspricht.
Provisorische Brückenanker, die nicht unmittelbar an die Lücke angrenzen, werden nach der Nummer 2270 berechnet.
Die Anfertigung einer provisorischen Stiftkrone im Zusammenhang mit einer provisorischen Brücke ist in der Leistungsbeschreibung der GOZ nicht aufgeführt. Sie wird daher nach § 6 Abs. 1 berechnet. Provisorische Brückenanker in Form von Inlays oder Teilkronen sind nach dieser Nummer zu berechnen.
Eine Neuanfertigung infolge Verlust oder Defekt erfordert den erneuten Ansatz der Gebührennummer.
Die Wiedereingliederung einer alio loco angefertigten provisorischen Brücke ist analog berechnungsfähig.
Die zahnärztlichen Maßnahmen bei dieser Gebührennummer umfassen die Abformung, Anprobe, okklusale Anpassung, ggf. notwendige Korrekturen und die Eingliederung. Treten zusätzliche zahntechnische Laborleistungen hinzu, sind diese nach § 9 berechnungsfähig.

5120

Begründungen

Überdurchschnittlicher Zeitaufwand aufgrund …	Überdurchschnittliche Schwierigkeiten aufgrund …	Besondere Umstände aufgrund …

- geringer Mundöffnung (Schneidekantendifferenz = xx mm) und erhöhtem Muskeltonus der Wangen- Zungenmuskulatur
- individueller Form-/Oberflächengestaltung des Frontzahnprovisoriums und Ausformen der Ränder mit fließfähigem Kunststoff
- erforderlicher aufwendiger Anpassung und Ausarbeitung der Ränder durch vorhandene parodontale Vorschädigung
- von Mehraufwand bei der Herstellung und Eingliederung einer provisorischen Stiftkrone (wenn nicht analog berechnet)
- häufigen Abnehmens und Wiederbefestigens des Provisoriums wegen mehrerer Anproben des definitiven Zahnersatzes, sowie jeweils Überarbeiten des Randes zum Gingivaschutz
- schwierigen Einpassens der provisorischen Versorgung im frischen Operationsgebiet-sehr vorsichtiges Vorgehen
- aufwendiger hygienefähiger Ausarbeitung der Zahnzwischenräume
- schwieriger Kauflächen/Kontaktgestaltung wegen besonders schwieriger Verzahnung und wegen ungünstiger antagonistischer Beziehungen
- schwieriger Anpassung des Provisoriums wegen extrem asymmetrischer Zahnrotation/Kippung von Pfeilerzahn/-zähnen zur Eingliederungsachse/Lingual-Palatinalstand der Zähne
- individualisierten Provisorien durch Farb- und Formgebung, Bearbeitung mit Glanzlack (möglich, wenn die Lackierung und Ofenhärtung nicht nach § 9 GOZ berechnet wird)
- der Ausformung des Emergenzprofils mit dem Provisorium zum Erhalt und zum Stützen der Papillen und gingivalen Strukturen; die Form des Provisoriums musste mehrfach angepasst und überarbeitet werden
- subgingivaler Ausdehnung der Präparationsgrenze dadurch erforderlicher individuelle Mehraufwand zur Anpassung des Provisoriums mit sehr schwieriger Gestaltung an der Präparationsgrenze
- erschwerter Retentionsgewinnung wegen einer kurzen/extrem langen klinische Krone/Stumpfes und dadurch bedingtes häufiges Wiederbefestigen
- ungünstig gelegener, schwierig zu erreichender Zahnregion
- erschwerter Anpassung und besonders schwieriger Gestaltung des Provisoriums im Kontaktbereich zum Nachbarzahn wegen Zahnengstand durch Platzmangel (aufgewanderter Nachbarzahn) oder ausladender Kontaktpunktgestaltung
- stark eingeschränkter Sicht durch andauernde Sulkusblutung/vermehrter Papillenblutung in Verbindung mit erschwerter Isolation und Trockenlegung bei der Eingliederung

5120

Begründungen

Überdurchschnittlicher Zeitaufwand aufgrund …	Überdurchschnittliche Schwierigkeiten aufgrund …	Besondere Umstände aufgrund …

- außergewöhnlich erschwerter Isolation und aufwendiger Trockenlegung zur Anpassung und/oder Eingliederung der provisorischen Brücke bei vermehrter Salivation/Hypersalivation
- erschwerter Abformung z. B. Stellungsanomalie, inserierende Bänder, Würgereiz, Ausblockmaßnahmen bei vorhandenem festsitzendem Zahnersatz erforderlich
- individuellen Mehraufwands an die Ästhetik, durch die schwierige Form- und Farbgestaltung bei der Frontzahnbrücke
- schwieriger Versorgung eines Abrasionsgebisses mit erhöhten Anforderungen an Ein- und Anpassung durch temporär erforderliche Neueinstellung
- erschwerter Parallelisierung bei Pfeilerdivergenzen/Konvergenz der Ankerzähne bei ungünstiger Pfeilerverteilung
- schwieriger Abformung wegen parodontal vorgeschädigter/gelockerter Zähne, elongierte Zähne, inserierende Bänder oder sehr lange Zähne
- motorischer Instabilität der Zunge/Makroglossie, dadurch erschwerter Freistellung des Behandlungsfeldes
- häufiger Behandlungsunterbrechungen wegen des reduzierten Allgemeinzustandes und verminderte Belastbarkeit
- der Einschränkung des Sichtbereiches, verursacht durch eingeschränkte Lagerfähigkeit des Patienten wegen Wirbelsäulenerkrankung/Muskelerkrankung/Herz-Kreislauferkrankung
- eingeschränkter Mundöffnung/erschwerter Mundzugang wegen Mundsperre/Kieferklemme/Adipositas/Herpes/Rhagaden etc.
- erschwerter Anpassung der Halte- und Stützvorrichtungen des herausnehmbaren Zahnersatzes/Bildung von Auflageflächen
- reflektorischer Übererregbarkeit z. B. starkem Husten-, Schluck-, oder/und Brechreizneigung mit häufigen Behandlungspausen und notwendiger wiederholt erforderlicher Trockenlegung bei der Anpassung und/oder Eingliederung
- erschwerter Erreichbarkeit der Zahnregion wegen einer extrem eingeschränkten Mundöffnung bedingt durch eine Verletzung im Bereich des Mundwinkels/Verletzung an der Lippe
- schwieriger Versorgung eines Abrasionsgebisses mit erhöhten Anforderungen an Ein- und Anpassung durch temporär erforderliche Neueinstellung

5140

GOZ-Position 5140

Leistungsbeschreibung	Faktor
Provisorische Brücke im direkten Verfahren mit Abformung, je Brückenspanne oder Freiendsattel, einschließlich Entfernung	1,0-fach: 4,50 € 2,3-fach: 10,35 € 2,8-fach: 12,60 € 3,1-fach: 13,95 € 3,5-fach: 15,75 €

Abrechnungsbestimmung

Das Wiedereingliedern derselben provisorischen Brücke, gegebenenfalls auch mehrmals, einschließlich Entfernung ist mit den Gebühren nach den Nummern 5120 bis 5140 abgegolten.

! Anmerkung

- berechnungsfähig:
  - für die Eingliederung einer im direkten Verfahren hergestellten provisorischen Brücke einschließlich Entfernung
  - je zu überbrückender Spanne oder Freiendsattel
  - bei Erneuerung einer provisorischen Brücke nach Verlust oder Zerstörung
  - für eine laborgefertigte provisorische Brücke bei einer Tragedauer unter 3 Monaten (alternativ § 6 Abs. 1 GOZ)
  - für die Verwendung einer vorhandenen Brücke als provisorische Brücke (mit Umarbeitung)
  - neben provisorischen Brückenanker im direkten Verfahren mit Abformung (GOZ-Nr. 5120)
  - für eine provisorische Brücke mit einer Stiftkrone als Brückenanker (alternativ § 6 Abs. 1 GOZ)
  - zzgl. Materialkosten z.B. Abformmaterial
  - zzgl. zahntechnische Leistungen gemäß § 9 GOZ

  ***Hinweis:** ggf. zzgl. Materialkosten – (mit den Gebühren der GOZ sind grundsätzlich gemäß § 4 Abs. 3 GOZ alle Auslagen abgegolten, soweit im Gebührenverzeichnis nichts anderes bestimmt ist. Darüber hinaus sind – bezugnehmend auf das BGH-Urteil vom 27. Mai 2004 (Az.: III ZR 264/03) Materialien berechenbar, wenn diese unter die Unzumutbarkeitsregelung fallen) – bei einer sehr umfangreichen Spanne übersteigen die Materialkosten ggf. das Honorar*
- nicht berechnungsfähig:
  - je zu ersetzendem Zahn
  - wenn eine vorhandene Brücke als provisorische Brücke verwendet wird (ohne Umarbeitung) (GOZ-Nr. 5110 [alternativ § 6 Abs. 1 GOZ])

Anmerkung

- für die Wiedereingliederung einer provisorischen Brücke durch eine andere Praxis, z. B. im Notdienst/Vertretung § 6 Abs. 1 GOZ
- für die Wiedereingliederung bzw. Entfernung desselben Provisoriums
- für laborgefertigte provisorische Brücken (bei einer Tragezeit von mindestens 3 Monaten) (GOZ-Nrn. 7080, 7090)

BZÄK-Kommentar zu der GOZ-Nr. 5140 (Stand August 2022)

Diese Art der provisorischen Versorgung ist auch als „Sofortprovisorium" bekannt und wird in der Regel mithilfe einer zuvor durchgeführten Abformung oder einer vorbereiteten Tiefziehfolie (Formteil) hergestellt und dient dem Schutz vor Zahnstellungsveränderungen sowie der temporären Sicherung der Kaufunktion.

Die Einschränkung der Abrechnungsbestimmung im Hinblick auf die eingeschlossene Entfernung des Provisoriums trifft nicht zu, wenn die provisorische Brücke definitiv befestigt werden musste. In diesem Fall ist die Entfernung der Brücke gesondert berechnungsfähig.

Eine Neuanfertigung infolge Verlust oder Defekt erfordert den erneuten Ansatz der Gebührennummer.

Die Wiedereingliederung einer alio loco angefertigten provisorischen Brücke ist analog berechnungsfähig.

Die zahnärztlichen Maßnahmen bei dieser Gebührennummer umfassen die Abformung, Anprobe, okklusale Anpassung, ggf. notwendige Korrekturen und die Eingliederung.

Treten zusätzliche zahntechnische Laborleistungen hinzu, sind diese nach § 9 berechnungsfähig.

Begründungen

Überdurchschnittlicher Zeitaufwand aufgrund ...	Überdurchschnittliche Schwierigkeiten aufgrund ...	Besondere Umstände aufgrund ...

- großspanniger Brücken
- schwieriger Gestaltung durch fortgeschrittene Kieferkammatrophie, ausgedehnter Spanne bei ungünstiger Pfeilerverteilung
- schwieriger Gestaltung des Brückengliedes basal (z. B. bei Papillenformung)
- schwieriger Adaption des Brückengliedes an den Kieferkamm/schwieriger Abstützungsverhältnisse
- aufwendiger Ausarbeitung zur Schaffung einer optimal hygienefähigen Brückenspanne zum Schutz des Weichgewebes
- schwieriger Formgestaltung durch fortgeschrittener Kieferkammatrophie
- aufwendiger hygienefähige Ausarbeitung der Zahnzwischenräume und aufwendiger Anpassung der Spanne durch vorhandene parodontale Vorschädigung

5140

Begründungen

Überdurchschnittlicher Zeitaufwand aufgrund …	Überdurchschnittliche Schwierigkeiten aufgrund …	Besondere Umstände aufgrund …

- geringer Mundöffnung (Schneidekantendifferenz = xx mm) und erhöhtem Muskeltonus der Wangen- Zungenmuskulatur
- individueller Form-/Oberflächengestaltung des Frontzahnprovisoriums und Ausformen des Brückengliedes
- häufigen Abnehmens und Wiederbefestigens des Provisoriums wegen mehrerer Anproben des definitiven Zahnersatzes, sowie jeweiliges Überarbeiten
- mehrmals wiederholten Wiederbefestigens der provisorischen Brücke bei langer Tragedauer
- schwierigen Einpassens der provisorischen Versorgung im frischen Operationsgebiet-sehr vorsichtiges Vorgehen
- schwieriger Kauflächen/Kontaktgestaltung wegen besonders schwieriger Verzahnung und wegen ungünstiger antagonistischer Beziehungen
- schwieriger Anpassung des Provisoriums wegen extrem asymmetrischer Zahnrotation/Kippung von Pfeilerzahn/-zähnen zur Eingliederungsachse/Lingual-Palatinalstand/Engstand der Pfeiler
- individualisierten Provisorien durch Farb- und Formgebung, Bearbeitung mit Glanzlack (möglich, wenn die Lackierung und Ofenhärtung nicht nach § 9 GOZ berechnet wird)
- der Ausformung der Pontic des Provisoriums zum Erhalt und zum Stützen der Papillen und gingivalen Strukturen; die Form des Provisoriums musste mehrfach angepasst und überarbeitet werden
- ungünstig gelegener, schwierig zu erreichender Zahnregion
- erschwerter Anpassung und besonders schwieriger Gestaltung des Provisoriums im Kontaktbereich zum Nachbarzahn wegen Zahnengstand durch Platzmangel (aufgewanderter Nachbarzahn) oder ausladender Kontaktpunktgestaltung
- stark eingeschränkter Sicht durch andauernde Sulkusblutung/vermehrter Papillenblutung in Verbindung mit erschwerter Isolation und Trockenlegung bei der Eingliederung
- außergewöhnlich erschwerter Isolation und aufwendiger Trockenlegung zur Anpassung und/oder Eingliederung der provisorischen Brücke bei vermehrter Salivation/Hypersalivation
- erschwerter Abformung z. B. Stellungsanomalie, inserierende Bänder, Würgereiz, Ausblockmaßnahmen bei vorhandenem festsitzendem Zahnersatz erforderlich
- individuellen Mehraufwands an die Ästhetik, durch die schwierige Form- und Farbgestaltung bei der Frontzahnbrücke
- extrem komplizierter Formangleichung des Freiendbrückengliedes an die Nachbarzähne/an vorhandene Restauration

Begründungen

Überdurchschnittlicher Zeitaufwand aufgrund …	Überdurchschnittliche Schwierigkeiten aufgrund …	Besondere Umstände aufgrund …

- schwieriger Versorgung eines Abrasionsgebisses mit erhöhten Anforderungen an Ein- und Anpassung durch temporär erforderliche Neueinstellung
- schwieriger Abformung wegen parodontal vorgeschädigter/gelockerter Zähne, elongierte Zähne, inserierende Bänder oder sehr lange Zähne
- motorischer Instabilität der Zunge/Makroglossie, dadurch erschwerter Freistellung des Behandlungsfeldes
- häufiger Behandlungsunterbrechungen wegen des reduzierten Allgemeinzustandes und verminderter Belastbarkeit
- Einschränkung des Sichtbereiches, verursacht durch eingeschränkte Lagerfähigkeit des Patienten wegen Wirbelsäulenerkrankung/Muskelerkrankung/Herz-Kreislauferkrankung
- eingeschränkter Mundöffnung/erschwerter Mundzugang wegen Mundsperre/Kieferklemme/Adipositas/Herpes/Rhagaden etc.
- erschwerter Anpassung der Halte- und Stützvorrichtungen des herausnehmbaren Zahnersatzes/Bildung von Auflageflächen
- reflektorischer Übererregbarkeit z. B. starkem Husten-, Schluck-, oder/und Brechreizneigung mit häufigen Behandlungspausen und notwendiger wiederholt erforderlicher Trockenlegung bei der Anpassung und/oder Eingliederung
- erschwerter Erreichbarkeit der Zahnregion wegen einer extrem eingeschränkten Mundöffnung bedingt durch eine Verletzung im Bereich des Mundwinkels/Verletzung an der Lippe
- schwieriger Versorgung eines Abrasionsgebisses mit erhöhten Anforderungen an Ein- und Anpassung durch temporär erforderliche Neueinstellung

5150

GOZ-Position 5150

Leistungsbeschreibung	Faktor
Versorgung eines Lückengebisses mit Hilfe einer durch Adhäsivtechnik befestigten Brücke, für die erste zu überbrückende Spanne	1,0-fach: 41,06 € 2,3-fach: 94,43 € 2,8-fach: 114,96 € 3,1-fach: 127,28 € 3,5-fach: 143,70 €

Abrechnungsbestimmung

—

Anmerkung

- berechnungsfähig:
  - für Versorgung einer Schaltlücke mit Hilfe einer durch Adhäsivtechnik befestigten Brücke
  - für die erste zu überbrückende Spanne
  - für „Maryland-Brücken" oder „Klebe-Brücken"
  - ein- oder mehrflügelige vollkeramische Klebebrücke
  - zzgl. Materialkosten z. B. Abformmaterial
  - zzgl. zahntechnische Leistungen gemäß § 9 GOZ
  - ggf. zzgl. GOZ-Nr. 0065 bei Abformung auf optisch-elektronischer Weise
- nicht berechnungsfähig:
  - für jede weitere zu überbrückende Spanne (GOZ-Nr. 5160)
  - bei anderen Brücken (GOZ-Nrn. 5000, 5010, 5020, 5030, 5040, 5070)
  - bei Präparation der Brückenpfeiler in Form einer Einlagefüllung (GOZ-Nrn. 5010)
  - bei Präparation der Brückenpfeiler in Form einer Teilkrone (GOZ-Nrn. 5020)
  - neben der adhäsiven Befestigung (GOZ-Nr. 2197)
  - neben Brückenspannen (GOZ-Nr. 5070)

BZÄK-Kommentar zu der GOZ-Nr. 5150 (Stand August 2022)

Die Adhäsivbrücke (z. B. Marylandbrücke) oder ein- oder mehrflügelige vollkeramische Klebebrücke) stellt eine Form der Versorgung von Schaltlücken dar. Dabei handelt es sich in der Regel um eine minimalinvasive Überbrückung einer Einzelzahnlücke ohne Kronen- oder Teilkronenpräparation. Die Adhäsivbrücke wird mittels Säureätztechnik befestigt. Die Befestigung kann an einem oder mehreren Nachbarzähnen erfolgen. Dabei stellen Retentionsflügel die Verbindung zwischen dem Brückenkörper und den nicht beschliffenen, konditionierten Ankerzähnen her.

Anmerkung

Die Versorgung einer Schaltlücke kann auch mit einem Freiendbrückenglied mittels Verankerung an nur einem Pfeilerzahn erfolgen.
Sofern ein Beschleifen kaufunktionstragender Zahnflächen zur Herstellung der Retention am Pfeilerzahn/-zähnen erforderlich wird, ist anstelle der Nummer 5150 die Nummer 5020 (Teilkrone) oder die Nummer 5010 (Inlay als Brückenanker) in Verbindung mit Nummer 5070 anzusetzen.
Teilleistungen werden nach § 6 Abs. 1 und nicht nach der Nummer 5050 oder 5060 berechnet.

Begründungen

Überdurchschnittlicher Zeitaufwand aufgrund …	Überdurchschnittliche Schwierigkeiten aufgrund …	Besondere Umstände aufgrund …

- schwieriger Kontaktgestaltung wegen besonders schwieriger Verzahnung und wegen ungünstiger antagonistischer Beziehungen
- erschwerten Vorgehens wegen kurzer klinischer Zahnkrone als Träger der Flügel
- besonders schwieriger Gestaltung im Kontaktbereich zum Nachbarzahn/Zahnengstand oder ausladender Kontaktpunktgestaltung/wegen abnormer anatomischer Form
- erschwerter Isolation und aufwendiger Trockenlegung bei vermehrter Salivation/Hypersalivation bei Eingliederung der Rekonstruktion
- individuellen Mehraufwands an die Ästhetik, durch die schwierige Form- und Farbgestaltung bei der Maryland-Versorgungen
- schwieriger Anpassung an vorhandene Rekonstruktionen mit individuellem Mehraufwand bei zusätzlichen Einproben
- umfangreichen und zeitaufwendigen Einsetzverfahrens durch individueller Farbanpassung des Befestigungskomposits
- erschwerter Erreichbarkeit/Freistellung des Behandlungsfeldes durch eine extrem eingeschränkte Mundöffnung
- linguale oder palatinale Präparation für die Retentionen an den „Anker"zähnen (Träger der Flügel)
- von Schwierigkeiten bei der Inkorporation von Zahnersatz wegen schwieriger Farbanpassung, dadurch vermehrte Anproben notwendig
- erschwerter Abformung z. B. wegen Stellungsanomalie, inserierende Bänder, Würgereiz, Ausblockmaßnahmen bei vorhandenem festsitzendem Zahnersatz/Unterschnitten/Interdentalräume etc. erforderlich
- motorischer Instabilität der Zunge/Makroglossie, dadurch erschwerter Freistellung des Behandlungsfeldes
- häufiger Behandlungsunterbrechungen wegen des reduzierten Allgemeinzustandes/Kreislauflabilität und reduzierter Belastbarkeit

5150

Begründungen

Überdurchschnittlicher Zeitaufwand aufgrund …	Überdurchschnittliche Schwierigkeiten aufgrund …	Besondere Umstände aufgrund …

- der Einschränkung des Sichtbereiches, verursacht durch eingeschränkte Lagerfähigkeit des Patienten wegen Wirbelsäulenerkrankung/Muskelerkrankung/Herz-Kreislauferkrankung/Schwangerschaft
- eingeschränkter Mundöffnung/erschwerter Mundzugang wegen Mundsperre/Kieferklemme/Adipositas/Herpes/iRhagaden etc.
- besonders schwieriger Anpassung an das Abrasionsgebiss
- besonderen Aufwands wegen vorhandener Restaurationen/Apparaturen und/oder elongierten/protrudierten Zähnen und /oder Zahnfehlstellungen (nach buccal/palatinal/lingual gekippte, asymmetrischer Zahnrotationen usw.) und oder sagittaler Stufe und dadurch erschwerte Adaption der Marylandbrücke
- reflektorischer Übererregbarkeit z. B. starkem Husten-, Schluck-, oder/und Brechreizneigung mit häufigen Behandlungspausen und notwendiger wiederholt erforderlicher Trockenlegung bei der Eingliederung
- motorischer Unruhe des Patienten, verbunden mit wiederholt erforderlicher Trockenlegung und mehrfach notwendigen Behandlungspausen
- starken Wangendrucks und /oder aktiver Zungenmuskulatur und dadurch aufwendiger Fixierung der verwendeten Hilfsmittel sowie notwendiger häufiger Behandlungspausen zur Entlastung/Entspannung der Muskulatur
- ausgeprägter Mundatmung und dadurch notweniger Behandlungspausen
- geringer Mundöffnung (Schneidekantendifferenz = xx mm) und erhöhtem Muskeltonus der Wangen- Zungenmuskulatur
- schwieriger Formangleichung einer Adhäsivbrücke bei erschwertem Ausgleich der Mittellinie
- Mehrfacheinproben vor der Eingliederung mit Überprüfung der Passgenauigkeit mittels Abformmaterial
- aufwendiger Ausarbeitung zur Schaffung einer optimal hygienefähigen Brückenspanne zum Schutz des Weichgewebes
- von der Verankerung der Klebebrücke an mehreren Pfeilerzähnen
- schwieriger Versorgung, erschwerter Parallelisierung bei Pfeilerdivergenzen/Konvergenz der Ankerzähne bei ungünstiger Pfeilerverteilung bei mehrspanniger Adhäsivbrücke
- schwieriger Gestaltung des Brückengliedes basal (z. B. bei Papillenformung)
- schwieriger Adaption des Brückengliedes an den Kieferkamm durch abnorme Kieferformen
- erschwerter Anpassung des Brückengliedes an anatomisch abnorme schwierige Schleimhaut-/Kieferverhältnisse
- erschwerter Retention bei einflügeliger Adhäsivbrücke im Frontzahngebiet
- zusätzlicher Verwendung von Mehrflaschen-Adhäsivtechnik

GOZ-Position 5160

Leistungsbeschreibung	Faktor
Versorgung eines Lückengebisses nach der Nummer 5150, für jede weitere zu überbrückende Spanne	1,0-fach: 20,25 € 2,3-fach: 46,57 € 2,8-fach: 56,69 € 3,1-fach: 62,77 € 3,5-fach: 70,87 €

Abrechnungsbestimmung

—

Anmerkung

- berechnungsfähig:
  - für Versorgung einer Schaltlücke mit Hilfe einer durch Adhäsivtechnik befestigten Brücke neben der GOZ-Nr. 5150
  - für jede weitere zu überbrückende Spanne ggf. auch mehrfach
  - für „Maryland-Brücken" oder „Klebe-Brücken"
  - ein- oder mehrflügelige vollkeramische Klebebrücke
  - zzgl. Materialkosten z.B. Abformmaterial
  - zzgl. zahntechnische Leistungen gemäß § 9 GOZ
  - bei Abformung auf optisch-elektronischer Weise zzgl. GOZ Nr. 0065
- nicht berechnungsfähig:
  - für die erste zu überbrückende Spanne (GOZ-Nr. 5150)
  - bei anderen Brücken (GOZ-Nrn. 5000, 5010, 5020, 5030, 5040, 5070)
  - bei Präparation der Brückenpfeiler in Form einer Einlagefüllung (GOZ-Nrn. 5010 und 5070)
  - bei Präparation der Brückenpfeiler in Form einer Teilkrone (GOZ-Nrn. 5020 und 5070)
  - neben der adhäsiven Befestigung (GOZ-Nr. 2197)
  - neben Brückenspannen (GOZ-Nr. 5070)

BZÄK-Kommentar zu der GOZ-Nr. 5160 (Stand August 2022)
Die Nummer 5160 kann nur in Verbindung mit der Nummer 5150 genutzt werden. Sie wird berechnet, wenn eine zusammenhängende Adhäsivbrücke eine weitere Spanne überbrückt. Die Leistung kann mehrfach anfallen.

5160

Begründungen

Überdurchschnittlicher Zeitaufwand aufgrund …	Überdurchschnittliche Schwierigkeiten aufgrund …	Besondere Umstände aufgrund …

- schwieriger Kontaktgestaltung wegen besonders schwieriger Verzahnung und wegen ungünstiger antagonistischer Beziehungen
- erschwerten Vorgehens wegen kurzer klinischer Zahnkrone als Träger der Flügel
- besonders schwieriger Gestaltung im Kontaktbereich zum Nachbarzahn/Zahnengstand oder ausladender Kontaktpunktgestaltung/wegen abnormer anatomischer Form
- erschwerter Isolation und aufwendiger Trockenlegung bei vermehrter Salivation/Hypersalivation bei Eingliederung der Rekonstruktion
- individuellen Mehraufwands an die Ästhetik, durch die schwierige Form- und Farbgestaltung bei der Maryland-Versorgungen
- schwieriger Anpassung an vorhandene Rekonstruktionen mit individuellem Mehraufwand bei zusätzlichen Einproben
- umfangreichen und zeitaufwendigen Einsetzverfahrens durch individueller Farbanpassung des Befestigungskomposits
- erschwerter Erreichbarkeit/Freistellung des Behandlungsfeldes durch eine extrem eingeschränkte Mundöffnung
- Schwierigkeiten bei der Inkorporation von Zahnersatz wegen schwieriger Farbanpassung, dadurch vermehrte Anproben notwendig
- linguale oder palatinale Präparation für die Retentionen an den „Anker"zähnen (Träger der Flügel)
- erschwerter Abformung z. B. wegen Stellungsanomalie, inserierende Bänder, Würgereiz, Ausblockmaßnahmen bei vorhandenem festsitzendem Zahnersatz/Unterschnitten/Interdentalräume etc. erforderlich
- motorischer Instabilität der Zunge/Makroglossie, dadurch erschwerter Freistellung des Behandlungsfeldes
- häufiger Behandlungsunterbrechungen wegen des reduzierten Allgemeinzustandes/Kreislauflabilität und reduzierter Belastbarkeit
- der Einschränkung des Sichtbereiches, verursacht durch eingeschränkte Lagerfähigkeit des Patienten wegen Wirbelsäulenerkrankung/Muskelerkrankung/Herz-Kreislauferkrankung/Schwangerschaft
- eingeschränkter Mundöffnung/erschwerter Mundzugang wegen Mundsperre/Kieferklemme/Adipositas/Herpes/Rhagaden etc.
- besonders schwieriger Anpassung an das Abrasionsgebiss
- besonderen Aufwands wegen vorhandener Restaurationen/Apparaturen und/oder elongierten/protrudierten Zähnen und /oder Zahnfehlstellungen (nach buccal/palatinal/lingual gekippte, asymmetrischer Zahnrotationen usw.) und oder sagittaler Stufe und dadurch erschwerte Adaption der Marylandbrücke

Begründungen

Überdurchschnittlicher Zeitaufwand aufgrund …	Überdurchschnittliche Schwierigkeiten aufgrund …	Besondere Umstände aufgrund …

- reflektorischer Übererregbarkeit z. B. starkem Husten-, Schluck-, oder/und Brechreizneigung mit häufigen Behandlungspausen und notwendiger wiederholt erforderlicher Trockenlegung bei der Eingliederung
- motorischer Unruhe des Patienten, verbunden mit wiederholt erforderlicher Trockenlegung und mehrfach notwendigen Behandlungspausen
- starken Wangendrucks und/oder aktiver Zungenmuskulatur und dadurch aufwendiger Fixierung der verwendeten Hilfsmittel sowie notwendiger häufiger Behandlungspausen zur Entlastung/Entspannung der Muskulatur
- ausgeprägter Mundatmung und dadurch notweniger Behandlungspausen
- geringer Mundöffnung (Schneidekantendifferenz = xx mm) und erhöhtem Muskeltonus der Wangen- Zungenmuskulatur
- schwieriger Formangleichung einer Adhäsivbrücke bei erschwertem Ausgleich der Mittellinie
- von Mehrfacheinproben vor der Eingliederung mit Überprüfung der Passgenauigkeit mittels Abformmaterial
- aufwendiger Ausarbeitung zur Schaffung einer optimal hygienefähigen Brückenspanne zum Schutz des Weichgewebes
- von der Verankerung der Klebebrücke an mehreren Pfeilerzähnen
- schwieriger Versorgung, erschwerter Parallelisierung bei Pfeilerdivergenzen/Konvergenz der Ankerzähne bei ungünstiger Pfeilerverteilung bei mehrspanniger Adhäsivbrücke
- schwieriger Gestaltung des Brückengliedes basal (z. B. bei Papillenformung)
- schwieriger Adaption des Brückengliedes an den Kieferkamm durch abnorme Kieferformen
- erschwerter Anpassung des Brückengliedes an anatomisch abnorme schwierige Schleimhaut-/Kieferverhältnisse
- zusätzlicher Verwendung von Mehrflaschen-Adhäsivtechnik

5170

GOZ-Position 5170

Leistungsbeschreibung	Faktor
Anatomische Abformung des Kiefers mit individuellem Löffel bei ungünstigen Zahnbogen- und Kieferformen und/oder tief ansetzenden Bändern oder spezielle Abformung zur Remontage, je Kiefer	1,0-fach: 14,06 € 2,3-fach: 32,34 € 2,8-fach: 39,37 € 3,1-fach: 43,59 € 3,5-fach: 49,21 €

Abrechnungsbestimmung

—

! Anmerkung

- berechnungsfähig:
  - für die konventionelle Abformung des Kiefers mit individuellem oder individualisiertem Löffel
  - nur bei ungünstigen Zahnbogen- und Kieferformen und/oder tief ansetzenden Bändern
  - auch für eine spezielle Abformung zur Remontage
  - auch für eine offene/geschlossene Implantatabformung (bei Indikationsvorlage)
  - bei Herstellung einer Interimsprothese/Teilprothese/Deckprothese (z. B. Cover-Denture-Prothese) oder Totalprothese/Krone/Brücke
  - je Kiefer, auch mehrfach
  - auch neben Wiederherstellung von Kronen, Brücken (GOZ-Nr. 2320) und herausnehmbarem Zahnersatz (mit Abformung GOZ-Nr. 5260)
  - neben den GOZ-Nrn. 5180 und 5190 (funktionelle Abformung [z. B. bei Kombinationszahnersatz])
  - zzgl. Materialkosten (z. B. Abformmaterial)
  - zzgl. zahntechnische Leistungen gemäß § 9 GOZ z. B. Umarbeiten eines konfektionierten Löffels zum individuellen Löffel
- nicht berechnungsfähig:
  - für eine funktionelle Abformung mit individuellem Löffel (GOZ-Nrn. 5180, 5190)
  - für eine Abformung mit individuellem Löffel für nicht in der Leistungsbeschreibung der GOZ-Nr. 5170 genannte Indikationen (§ 6 Abs. 1 GOZ)
  - für eine optisch-elektronische Abformung (GOZ-Nr. 0065)
  - neben der GOZ-Nr. 0065 – Optisch-elektronische Abformung (in derselben Kieferhälfte oder demselben Frontzahnbereich)

Anmerkung

BZÄK-Kommentar zu der GOZ-Nr. 5170 (Stand August 2022)

Durch eine anatomische Abformung mit individuellem Löffel ist insbesondere bei ungünstigen Zahnbogen- und Kieferformen und/oder tief ansetzenden Bändern ein hohes Maß an Genauigkeit erzielbar.

Die Individualisierung eines Konfektionslöffels, z. B. durch Abdämmung, Anbringen von Stopps o. Ä. erfüllt die Anforderungen an einen individuellen Löffel. Der individualisierte Abformlöffel kann daher ebenso für eine Abformung nach der Nummer 5170 verwendet werden.

Auch anatomische Abformungen mit individuellen oder individualisierten Teillöffeln erfüllen den Leistungsinhalt der Gebührennummer.

Die Leistung nach der Nummer 5170 kann auch ohne das Vorliegen anatomischer Besonderheiten verwendet werden, sofern eine Abformung mit dem Ziel einer Remontage durchgeführt wird.

Die Leistung kann ggf. mehrfach anfallen und daher je notwendiger Abformung berechnet werden. Abformungen mit individuellem Löffel für andere als die in der Leistungsbeschreibung genannten Indikationen sind analog zu berechnen.

Die Abdruckdesinfektion ist als zahntechnische Leistung nach § 9 berechnungsfähig. Das hat auch dann zu gelten, wenn die Abformung Leistungsbestandteil einer anderen Leistung und nicht gesondert berechnungsfähig ist.

Begründungen

Überdurchschnittlicher Zeitaufwand aufgrund …	Überdurchschnittliche Schwierigkeiten aufgrund …	Besondere Umstände aufgrund …

- besonderen Aufwands bei erschwerter Abformung z. B. Stellungsanomalie, inserierende Bänder, Würgereiz, zusätzliche Ausblockmaßnahmen bei vorhandenem festsitzendem Zahnersatz /Unterschnitten/Interdentalräume etc. erforderlich
- motorischer Instabilität der Zunge/Makroglossie, dadurch erschwerter Freistellung des Behandlungsfeldes
- häufiger Behandlungsunterbrechungen und erhöhten Zeitaufwands durch Mehrfachabformung wegen des reduzierten Allgemeinzustandes
- der Einschränkung des Sichtbereiches, verursacht durch eingeschränkte Lagerfähigkeit des Patienten wegen Wirbelsäulenerkrankung/Muskelerkrankung/Herz-Kreislauferkrankung/Schwangerschaft
- eingeschränkter Mundöffnung/erschwerter Mundzugang wegen Mundsperre/Kieferklemme/Adipositas/Herpes/Rhagaden etc.
- vorhandener Restaurationen/Apparaturen und/oder elongierten/protrudierten Zähnen und/oder Zahnfehlstellungen (nach buccal/palatinal/lingual gekippte, asymmetrischer Zahnrotationen usw.) und dadurch erschwerte Applikation des Abdrucklöffels

5170

Begründungen

Überdurchschnittlicher Zeitaufwand aufgrund …	Überdurchschnittliche Schwierigkeiten aufgrund …	Besondere Umstände aufgrund …

- reflektorischer Übererregbarkeit z.B. starkem Husten-, Schluck-, oder/und Brechreizneigung mit häufigen Behandlungspausen und notwendiger wiederholt erforderlicher Trockenlegung bei Mehrfachabformung
- starken Wangendrucks und /oder aktiver Zungenmuskulatur und dadurch aufwendige Fixierung der verwendeten Hilfsmittel
- erschwerten Mundzugangs und erschwerter Freistellung des Behandlungsfeldes bei erhöhtem Muskeltonus
- erhöhtem Muskeltonus/Wangentonus/Zungentonus, dadurch erschwerter Freistellung des Behandlungsfeldes
- geringer Mundöffnung (Schneidekantendifferenz = xx mm) und erhöhtem Muskeltonus der Wangen- Zungenmuskulatur
- schwieriger Abformung wegen parodontal vorgeschädigter/gelockerter Zähne/elongierte Zähne/Kippung von Pfeilerzahn/-zähnen oder sehr lange Zähne
- erschwerter Isolation und Trockenlegung bei vermehrter Salivation
- erhöhter Blutungsneigung (hämorrhagischer Diathese) /anhaltender Blutungen durch Einnahme gerinnungshemmender Medikamente/Antikoagulanzien erschwerte Trockenlegung für die Abformung
- ausgeprägter Mundatmung und dadurch extrem schwierige Abformung
- erschwerter Erreichbarkeit/Freistellung des Behandlungsfeldes durch eine extrem eingeschränkte Mundöffnung
- stark eingeschränkter Sicht durch andauernde Sulkusblutung in Verbindung mit starker Zungenmotorik/mit eingeschränkter Mundöffnung/mit starker Aktivität des M. masseter
- Exostosen
- tiefem approximalem Defekts im Bereich der biologischen Breite, dadurch sehr schwierige Abformung der tief subgingivalen Präparationsgrenze
- erhöhter operativer Sensibilität/starker Schmerzempfindlichkeit bei der Abformung nach chirurgischem Eingriff
- erschwerter Abformung durch abnorme Kieferformen; extrem flachem Gaumendach; flachen/hohen Palatum; extrem flachem/hohem Kiefer; hochansetzender Mundbodenmuskulatur/Muskulatur
- schwieriger Schleimhautverhältnisse
- in Kieferkammnähe ansetzender Bänder/tief inserierende Bänder/hoch ansetzende Bänder/Insertion im Behandlungsfeld und dadurch schwierige Abdrucknahme
- Schlotterkamm
- weit fortgeschrittener Atrophie des Kieferkamms

Begründungen

Überdurchschnittlicher Zeitaufwand aufgrund …	Überdurchschnittliche Schwierigkeiten aufgrund …	Besondere Umstände aufgrund …

- aufwendiger Anpassung des Abdruck-/individuellen Löffels bei ungünstiger Zahnbogenmorphologie
- schwieriger Darstellung der anatomischen Feinstrukturen
- erschwerter Trockenlegung des Abdruckgebietes bei extremer Salivation/Sulcus-blutung
- komplizierten Abdruckverfahrens mit implantatspezifischen Sekundärteilen und zusätzlichen vorbereitenden Maßnahmen (z. B. Verblockung/Fixierung der Sekundärteile)
- besonders schwieriger Fixierung der Abformung/erschwerter Gestaltung der Auflageflächen an den natürlichen Zähnen
- zusätzlicher aufwendiger Individualisierungsmaßnahmen am Abdrucklöffel vor der Abformung
- mehrfacher Blutstillung, bei Abdrucknahme nach chirurgischem Eingriff

GOZ-Position 5180

Leistungsbeschreibung	Faktor
Funktionelle Abformung des Oberkiefers mit individuellem Löffel	1,0-fach: 25,31 € 2,3-fach: 58,21 € 2,8-fach: 70,87 € 3,1-fach: 78,46 € 3,5-fach: 88,58 €

Abrechnungsbestimmung

—

Anmerkung

- berechnungsfähig:
  - für die funktionelle Abformung des Oberkiefers mit individuellem Löffel
  - auch bei Verwendung einer vorhandenen Prothese als Funktionslöffel
  - bei Herstellung einer Interimsprothese oder Immediatprothese/Teilprothese/Deckprothese (z. B. Cover-Denture-Prothese) oder Totalprothese
  - je Kiefer, auch mehrfach
  - auch neben Wiederherstellungsmaßnahmen z. B. bei vollständiger Unterfütterung – GOZ-Nr. 5280/5290
  - neben der GOZ-Nr. 5170 – Abformung mit individuellem Löffel (z. B. bei Kombinationszahnersatz)
  - zzgl. Materialkosten (Abformmaterial)
  - zzgl. zahntechnische Leistungen gemäß § 9 GOZ z.B. Umarbeiten einer vorhandenen Prothese zum funktionellen Löffel
- nicht berechnungsfähig:
  - für eine funktionelle Abformung des Unterkiefers mit individuellem Löffel GOZ-Nr. 5190
  - für eine optisch-elektronische Abformung GOZ-Nr. 0065
  - neben der GOZ-Nr. 0065 – Optisch-elektronische Abformung (in derselben Kieferhälfte oder demselben Frontzahnbereich)

BZÄK-Kommentar zu der GOZ-Nr. 5180 (Stand Oktober 2018)
Die Durchführung einer funktionellen Abformung ist im Rahmen der Herstellung einer totalen Oberkieferprothese oder einer Oberkiefer-Deckprothese (Cover-Denture) erforderlich. Durch sie wird u. a. der Übergang von beweglicher zu unbeweglicher Schleimhaut dargestellt, um einen Ventilrand herstellen und damit die Saugwirkung einer Prothese erzielen zu können. Als individueller Löffel kann auch eine entsprechend vorbereitete vorhandene Prothese dienen.

Begründungen

Überdurchschnittlicher Zeitaufwand aufgrund …	Überdurchschnittliche Schwierigkeiten aufgrund …	Besondere Umstände aufgrund …

- aufwendiger Anpassung des Abdruck-/individuellen Löffels bei ungünstiger Zahnbogenmorphologie
- schwieriger Darstellung der anatomischen Feinstrukturen
- erschwerter Trockenlegung des Abdruckgebietes bei extremer Salivation/Sulcus-blutung
- komplizierten Abdruckverfahrens mit implantatspezifischen Sekundärteilen und zusätzlichen vorbereitenden Maßnahmen (z. B. Verblockung/Fixierung der Sekundärteile)
- besonders schwieriger Fixierung der Abformung/erschwerter Gestaltung der Auflageflächen an den natürlichen Zähnen
- zusätzlicher aufwendiger Individualisierungsmaßnahmen am Abdrucklöffel vor der Abformung
- mehrfacher Blutstillung, bei Abdrucknahme nach chirurgischem Eingriff

5180

GOZ-Position 5180

Leistungsbeschreibung	Faktor
Funktionelle Abformung des Oberkiefers mit individuellem Löffel	1,0-fach: 25,31 € 2,3-fach: 58,21 € 2,8-fach: 70,87 € 3,1-fach: 78,46 € 3,5-fach: 88,58 €

Abrechnungsbestimmung

—

Anmerkung

- berechnungsfähig:
  - für die funktionelle Abformung des Oberkiefers mit individuellem Löffel
  - auch bei Verwendung einer vorhandenen Prothese als Funktionslöffel
  - bei Herstellung einer Interimsprothese oder Immediatprothese/Teilprothese/ Deckprothese (z. B. Cover-Denture-Prothese) oder Totalprothese
  - je Kiefer, auch mehrfach
  - auch im reduzierten Restzahngebiss, wenn mehr als 3 Zähne vorhanden sind
  - auch neben Wiederherstellungsmaßnahmen z. B. bei vollständiger Unterfütterung – GOZ-Nr. 5280/5290
  - neben der GOZ-Nr. 5170 - Abformung mit individuellem Löffel (z. B. bei Kombinationszahnersatz)
  - zzgl. Materialkosten (Abformmaterial)
  - zzgl. zahntechnische Leistungen gemäß § 9 GOZ z.B. Umarbeiten einer vorhandenen Prothese zum funktionellen Löffel
- nicht berechnungsfähig:
  - für eine funktionelle Abformung des Unterkiefers mit individuellem Löffel GOZ-Nr. 5190
  - für eine optisch-elektronische Abformung GOZ-Nr. 0065
  - neben der GOZ-Nr. 0065 – Optisch-elektronische Abformung (in derselben Kieferhälfte oder demselben Frontzahnbereich)
  - neben Brücken und Einzelzahnkronen

BZÄK-Kommentar zu der GOZ-Nr. 5180 (Stand August 2022)

Die Durchführung einer funktionellen Abformung ist im Rahmen der Herstellung einer totalen Oberkieferprothese oder einer Oberkiefer-Deckprothese (Cover-Denture) erforderlich. Durch sie wird u. a. der Übergang von beweglicher zu unbeweglicher Schleimhaut dargestellt, um einen Ventilrand herstellen und damit die Saugwirkung

Anmerkung

einer Prothese erzielen zu können. Als individueller Löffel kann auch eine entsprechend vorbereitete vorhandene Prothese dienen.
Auch bei der Herstellung von Teilprothesen kann eine Funktionsabformung zur Darstellung der Weichgewebe notwendig werden.
Ebenso kann bei der Rebasierung von abnehmbarem Zahnersatz sowie bei Erweiterungen von Prothesen mit funktioneller Randgestaltung die funktionelle Abformung nach dieser Gebührennummer erforderlich werden.
Die Abdruckdesinfektion ist als zahntechnische Leistung nach § 9 berechnungsfähig. Das hat auch dann zu gelten, wenn die Abformung Leistungsbestandteil einer anderen Leistung und nicht gesondert berechnungsfähig ist.

Begründungen

Überdurchschnittlicher Zeitaufwand aufgrund …	Überdurchschnittliche Schwierigkeiten aufgrund …	Besondere Umstände aufgrund …

- aufwendiger Anpassung des Abdruck-/Funktionslöffels bei ungünstiger Zahnbogenmorphologie
- unzureichender Fixationsmöglichkeit wegen des stark atrophierten Kiefers
- erhöhten Aufwands wegen myo-dynamischer Abformung zur optimalen Darstellung des Muskel-Schleimhaut-Reliefs
- erschwerter Abformung z. B. Stellungsanomalie, inserierende Bänder, Würgereiz, fibromatöse Veränderungen, Exostosen
- erschwerter Abformung bei dem vorhandenen festsitzenden Zahnersatz mit zusätzlichem Ausblockmaßnahmen bei Unterschnitten/ Interdentalräume etc.
- motorischer Instabilität der Zunge/Makroglossie, dadurch erschwerter Freistellung des Behandlungsfeldes/ Applikation des Abdrucklöffels
- erschwerter Abformung bei unter sich gehenden Kieferabschnitten
- häufiger Behandlungsunterbrechungen und erhöhten Zeitaufwands durch Mehrfachabformung wegen des reduzierten Allgemeinzustandes und verminderte Belastbarkeit
- erhöhten Aufwands an Material und Zeit durch notwendiger mehrfacher Abformung wegen schwieriger Detaildarstellung zur Erhaltung von optimaler Präzision
- Einschränkung des Sichtbereiches, verursacht durch eingeschränkte Lagerfähigkeit des Patienten wegen Wirbelsäulenerkrankung/Muskelerkrankung/Herz-Kreislauferkrankung
- eingeschränkter Mundöffnung/erschwertem Mundzugangs wegen Mundsperre/Kieferklemme/Adipositas/Herpes/Rhagaden etc.

5180

Begründungen

Überdurchschnittlicher Zeitaufwand aufgrund …	Überdurchschnittliche Schwierigkeiten aufgrund …	Besondere Umstände aufgrund …

- besonderen Aufwands wegen vorhandener Restaurationen/Apparaturen und/oder elongierten protrudierten Zähnen und/oder Zahnfehlstellungen (nach buccal/palatinal/lingual gekippte, asymmetrischer Zahnrotationen usw.) und dadurch erschwerte Applikation des Abdrucklöffels
- reflektorischer Übererregbarkeit z. B. starkem Husten-, Schluck-, oder/und Brechreizneigung mit häufigen Behandlungspausen und notwendiger wiederholt erforderlicher Trockenlegung bei Mehrfachabformung
- starken Wangendrucks und/oder aktiver Zungenmuskulatur und dadurch aufwendige Fixierung der verwendeten Hilfsmittel
- erschwerten Mundzugangs und erschwerter Freistellung des Behandlungsfeldes bei erhöhtem Muskeltonus
- erhöhtem Muskeltonus/Wangentonus/Zungentonus, dadurch erschwerter Freistellung des Behandlungsfeldes
- geringer Mundöffnung (Schneidekantendifferenz = xx mm) und erhöhtem Muskeltonus der Wangen- Zungenmuskulatur
- schwieriger Abformung wegen parodontal vorgeschädigter/gelockerter Zähne, elongierte Zähne, Kippung von Pfeilerzahn/-zähnen oder sehr lange Zähne
- erhöhter Blutungsneigung (hämorrhagischer Diathese) /anhaltender Blutungen durch Einnahme gerinnungshemmender Medikamente/Antikoagulanzien erschwerte Trockenlegung für die Abformung
- ausgeprägter Mundatmung und dadurch extrem schwierige Abformung
- erschwerter Erreichbarkeit/Freistellung des Behandlungsfeldes durch eine extrem eingeschränkte Mundöffnung
- stark eingeschränkter Sicht durch andauernde Sulkusblutung in Verbindung mit starker Zungenmotorik/ mit eingeschränkter Mundöffnung / mit starker Aktivität des M. masseter
- bei der Abformung nach chirurgischem Eingriff mit erhöhter operativer Sensibilität/starke Schmerzempfindlichkeit
- erschwerter Abformung durch abnorme Kieferformen; extrem flachem Gaumendach; flachen/hohen Palatum; extrem flachem/ hohem Kiefer; hochansetzender Muskulatur/mobiler oder ausgeprägter Tubera usw.
- schwieriger Schleimhautverhältnisse
- in Kieferkammnähe ansetzender Bänder/tief inserierende Bänder
- hoch ansetzende Bänder/ Isertion im Behandlungsfeld und dadurch schwierige Abdrucknahme
- Schlotterkamm
- Exostosen
- besonders schwieriger Fixierung der Abformung/erschwerter Gestaltung der Auflageflächen an den natürlichen Zähnen

Begründungen

Überdurchschnittlicher Zeitaufwand aufgrund …	Überdurchschnittliche Schwierigkeiten aufgrund …	Besondere Umstände aufgrund …

- zusätzlicher Individualisierungsmaßnahmen am Abdrucklöffel vor der Abformung (z. B. Optimierung des Löffelrandes)
- weit fortgeschrittener Atrophie des Kieferkamms
- schwieriger Darstellung der anatomischen Feinstrukturen
- erschwerter Trockenlegung des Scangebietes bei extremer Salivation/Sulcusblutung
- kompliziertem Abdruckverfahrens mit implantatspezifischen Sekundärteilen und zusätzlichen vorbereitenden Maßnahmen (z. B. Verblockung/ Fixierung der Sekundärteile)
- erschwerten Vorgehens bei Mundtrockenheit, Sklerodermie usw.
- mehrfacher Blutstillung, bei Abdrucknahme nach chirurgischem Eingriff
- bei der Abformung wegen erhöhten Aufwands bei mehrphasigen Abformverfahren
- außergewöhnlich erschwerter Isolation und aufwendiger Trockenlegung zur Abformung bei vermehrter Salivation/Hypersalivation

5190

GOZ-Position 5190

Leistungsbeschreibung	Faktor
Funktionelle Abformung des Unterkiefers mit individuellem Löffel	1,0-fach: 30,37 € 2,3-fach: 69,85 € 2,8-fach: 85,04 € 3,1-fach: 94,15 € 3,5-fach: 106,30 €

Abrechnungsbestimmung

—

Anmerkung

- berechnungsfähig:
  - für eine funktionelle Abformung des Unterkiefers mit individuellem Löffel
  - auch bei Verwendung einer vorhandenen Prothese als Funktionslöffel
  - bei Herstellung einer Interimsprothese oder Immediatprothese/Teilprothese/Deckprothese (z. B. Cover-Denture-Prothese) oder Totalprothese
  - je Kiefer, auch mehrfach
  - auch im reduzierten Restzahngebiss, wenn mehr als 3 Zähne vorhanden sind
  - auch neben Wiederherstellungsmaßnahmen z. B. bei vollständiger Unterfütterung - GOZ-Nr. 5280/5300
  - neben der GOZ-Nr. 5170 - Abformung mit individuellem Löffel (z. B. bei Kombinationszahnersatz)
  - zzgl. Materialkosten (Abformmaterial)
  - zzgl. zahntechnische Leistungen gemäß § 9 GOZ Umarbeiten einer vorhandenen Prothese zum funktionellen Löffel
- nicht berechnungsfähig:
  - für die funktionelle Abformung des Oberkiefers mit individuellem Löffel (GOZ-Nr. 5180)
  - für eine optisch-elektronische Abformung (GOZ-Nr. 0065)
  - neben der GOZ-Nr. 0065 – Optisch-elektronische Abformung (in derselben Kieferhälfte oder demselben Frontzahnbereich)
  - neben Brücken und Einzelzahnkronen

BZÄK-Kommentar zu der GOZ-Nr. 5190 (Stand August 2022)

Die Durchführung einer funktionellen Abformung ist im Rahmen der Herstellung einer totalen Unterkieferprothese oder einer Unterkiefer-Deckprothese (Cover-Denture) erforderlich. Durch sie wird u. a. der Übergang von beweglicher zu unbeweglicher

! Anmerkung

Schleimhaut dargestellt, um einen Ventilrand herstellen und damit die Saugwirkung einer Prothese erzielen zu können. Als individueller Löffel kann auch eine entsprechend vorbereitete vorhandene Prothese dienen.
Auch bei der Herstellung von Teilprothesen kann eine Funktionsabformung zur Darstellung der Weichgewebe notwendig werden.
Ebenso kann bei der Rebasierung von abnehmbarem Zahnersatz sowie bei Erweiterungen von Prothesen mit funktioneller Randgestaltung die funktionelle Abformung nach dieser Gebührennummer erforderlich werden.
Die Abdruckdesinfektion ist als zahntechnische Leistung nach § 9 berechnungsfähig. Das hat auch dann zu gelten, wenn die Abformung Leistungsbestandteil einer anderen Leistung und nicht gesondert berechnungsfähig ist.

Begründungen

Überdurchschnittlicher Zeitaufwand aufgrund …	Überdurchschnittliche Schwierigkeiten aufgrund …	Besondere Umstände aufgrund …

- aufwendiger Anpassung des Abdruck-/Funktionslöffels bei ungünstiger Zahnbogenmorphologie
- unzureichender Fixationsmöglichkeit wegen des stark atrophierten Kiefers
- erhöhten Aufwands wegen myo-dynamischer Abformung zur optimalen Darstellung des Muskel- Schleimhaut-Reliefs
- erschwerter Abformung z. B. Stellungsanomalie, inserierende Bänder, Würgereiz, fibromatöse Veränderungen, Exostosen
- erschwerter Abformung bei dem vorhandenen festsitzenden Zahnersatz mit zusätzlichen Ausblockmaßnahmen bei Unterschnitten/Interdentalräume etc.
- motorischer Instabilität der Zunge/Makroglossie, dadurch erschwerter Freistellung des Behandlungsfeldes/Applikation des Abdrucklöffels
- erschwerter Abformung bei unter sich gehenden Kieferabschnitten
- häufiger Behandlungsunterbrechungen und erhöhten Zeitaufwands durch Mehrfachabformung wegen des reduzierten Allgemeinzustandes und verminderte Belastbarkeit
- erhöhten Aufwands an Material und Zeit durch notwendiger mehrfacher Abformung wegen schwieriger Detaildarstellung zur Erhaltung von optimaler Präzision
- Einschränkung des Sichtbereiches, verursacht durch eingeschränkte Lagerfähigkeit des Patienten wegen Wirbelsäulenerkrankung/Muskelerkrankung/Herz-Kreislauferkrankung
- eingeschränkter Mundöffnung/ erschwerter Mundzugang wegen Mundsperre/Kieferklemme/Adipositas/Herpes/Rhagaden etc.

5190

Begründungen

Überdurchschnittlicher Zeitaufwand aufgrund …	Überdurchschnittliche Schwierigkeiten aufgrund …	Besondere Umstände aufgrund …

- besonderen Aufwands wegen vorhandener Restaurationen/ Apparaturen und/oder elongierten/ protrudierten Zähnen und /oder Zahnfehlstellungen (nach buccal/palatinal/lingual gekippte, asymmetrischer Zahnrotationen usw.) und dadurch erschwerte Applikation des Abdrucklöffels
- reflektorischer Übererregbarkeit z.B. starkem Husten-, Schluck-, oder/und Brechreizneigung mit häufigen Behandlungspausen und notwendiger wiederholt erforderlicher Trockenlegung bei Mehrfachabformung
- starken Wangendrucks und/oder aktiver Zungenmuskulatur und dadurch aufwendige Fixierung der verwendeten Hilfsmittel
- erschwerten Mundzugangs und erschwerter Freistellung des Behandlungsfeldes bei erhöhtem Muskeltonus
- erhöhtem Muskeltonus/Wangentonus/Zungentonus, dadurch erschwerter Freistellung des Behandlungsfeldes
- geringer Mundöffnung (Schneidekantendifferenz = xx mm) und erhöhtem Muskeltonus der Wangen-/Zungenmuskulatur
- schwieriger Abformung wegen parodontal vorgeschädigter/gelockerter Zähne, elongierte Zähne, Kippung von Pfeilerzahn/-zähnen oder sehr lange Zähne
- außergewöhnlich erschwerter Isolation und aufwendiger Trockenlegung zur Abformung bei vermehrter Salivation/Hypersalivation
- erhöhter Blutungsneigung (hämorrhagischer Diathese)/anhaltender Blutungen durch Einnahme gerinnungshemmender Medikamente/Antikoagulanzien erschwerte Trockenlegung für die Abformung
- ausgeprägter Mundatmung und dadurch extrem schwierige Abformung
- erschwerter Erreichbarkeit/Freistellung des Behandlungsfeldes durch eine extrem eingeschränkte Mundöffnung
- stark eingeschränkter Sicht durch andauernde Sulkusblutung in Verbindung mit starker Zungenmotorik/mit eingeschränkter Mundöffnung / mit starker Aktivität des M. masseter
- bei der Abformung nach chirurgischem Eingriff mit erhöhter operativer Sensibilität/starke Schmerzempfindlichkeit
- schwieriger Schleimhautverhältnisse
- in Kieferkammnähe ansetzender Bänder tief inserierende Bänder
- hoch ansetzende Bänder/ nsertion im Behandlungsfeld und dadurch schwierige Abdrucknahme
- Schlotterkamm
- Exostosen
- besonders schwieriger Fixierung der Abformung/erschwerter Gestaltung der Auflageflächen an den natürlichen Zähnen
- zusätzlicher Individualisierungsmaßnahmen am Abdrucklöffel vor der Abformung (z. B. Optimierung des Löffelrandes)

5190

Begründungen

Überdurchschnittlicher Zeitaufwand aufgrund …	Überdurchschnittliche Schwierigkeiten aufgrund …	Besondere Umstände aufgrund …

- weit fortgeschrittener Atrophie des Kieferkamms
- schwieriger Darstellung der anatomischen Feinstrukturen
- erschwerter Trockenlegung des Scangebietes bei extremer Salivation/ Sulcusblutung
- kompliziertem Abdruckverfahrens mit implantatspezifischen Sekundärteilen und zusätzlichen vorbereitenden Maßnahmen (z. B. Verblockung/ Fixierung der Sekundärteile)
- erschwerten Vorgehens bei Mundtrockenheit, Sklerodermie usw.
- mehrfacher Blutstillung, bei Abdrucknahme nach chirurgischem Eingriff
- bei der Abformung wegen erhöhten Aufwands bei mehrphasigen Abformverfahren

5200

GOZ-Position 5200

Leistungsbeschreibung	Faktor
Versorgung eines teilbezahnten Kiefers durch eine Teilprothese mit einfachen, gebogenen Haftelementen einschließlich Einschleifen der Auflagen	1,0-fach: 39,37 € 2,3-fach: 90,55 € 2,8-fach: 110,23 € 3,1-fach: 122,05 € 3,5-fach: 137,79 €

Abrechnungsbestimmung

Durch die Leistungen nach den Nummern 5200 bis 5230 sind folgende Leistungen abgegolten

- Anatomische Abformungen (auch des Gegenkiefers),
- Bestimmung der Kieferrelation,
- Einproben,
- Einpassen bzw. Einfügen,
- Nachkontrolle und Korrekturen.

Maßnahmen zur Weichteilstützung sind mit den Leistungen nach den Nummern 5200 bis 5340 abgegolten.

! Anmerkung

- berechnungsfähig:
  - für Versorgung eines teilbezahnten Kiefers durch eine Teilprothese aus Kunststoff mit einfachen, gebogenen Halteelementen
  - je Teilprothese
  - für Interimsprothese
  - für Kinderprothese
  - zusätzlich zur GOZ-Nr. 5070 (Versorgung eines Lückengebisses, je Spanne, Freiendsattel)
  - zzgl. Materialkosten (Abformmaterial)
  - zzgl. zahntechnische Leistungen gemäß § 9 GOZ
- nicht berechnungsfähig:
  - für metallfreie Interimsprothese – Nylon-/Polyamidprothese (§ 6 Abs. 1 GOZ)
  - für metallfreie Interimsprothese – PEEK-Prothese (§ 6 Abs. 1 GOZ)
  - für Kunststoffteilprothese mit gegossenen Halte- und Stützelementen (GOZ-Nr. 5210)
  - für Interimsprothese mit einer Metallbasis (GOZ-Nr. 5210)
  - bei Verwendung von Verbindungsvorrichtungen
  - bei Verwendung von Teleskop-/Konuskronen

Anmerkung

- für partielle Immediatprothese (GOZ-Nrn. 5210 und 5070)
- für totale Prothese oder Deckprothese (GOZ-Nrn. 5220, 5230)

BZÄK-Kommentar zu der GOZ-Nr. 5200 (Stand August 2022)

Die Teilprothese nach dieser Nummer stellt die einfachste Form eines abnehmbaren Ersatzes fehlender Zähne in einem Lücken- bzw. Restgebiss dar. Sie kann indikationsabhängig dental abgestützt oder schleimhautgelagert sein. Sie kann auch als Interims- oder Immediatersatz dienen.
Die Prothesenbasis besteht ausschließlich aus Kunststoff. Bei den einfachen Halteelementen handelt es sich um gebogene Klammern, ggf. mit Auflage. Die Anzahl der gebogenen Klammern ist befundabhängig.
Eine kunststoffbasierte Prothese mit gegossenen Halte- und / oder Stützelementen wird nicht nach dieser Nummer, sondern nach der Nummer 5210 berechnet.
Einfache Teilprothesen ohne Halteelemente oder mit metallfreien Halteelementen stellen keinen Zahnersatz im Sinne dieser Gebührennummer dar sondern, sind nach § 6 Abs. 1 zu berechnen. Die Eingliederung einer Schiene zum Zwecke einer Interimsversorgung mit eingearbeiteten Prothesenzähnen oder Brückengliedern ist im Leistungsverzeichnis nicht beschrieben und daher analog berechnungsfähig.
Metallfreie flexible Teilprothesen ohne gebogene Klammern werden analog nach § 6 Abs. 1 GOZ berechnet.

Begründungen

Überdurchschnittlicher Zeitaufwand aufgrund …	Überdurchschnittliche Schwierigkeiten aufgrund …	Besondere Umstände aufgrund …

- erschwerter Abformung und Anpassung durch abnorme Kieferformen; extrem flachem Gaumendach; flachen/hohen Palatum; extrem flachem/hohem Kiefer; hochansetzender Mundbodenmuskulatur/Muskulatur
- besonders schwieriger Fixierung der Abformung/erschwerter Gestaltung der Auflageflächen an den natürlichen Zähnen
- weit fortgeschrittener Atrophie des Kieferkamms und erschwerter Entlastung scharfer Knochenleisten/von Knochenvorsprüngen
- in Kieferkammnähe ansetzender Bänder/tief inserierende Bänder/hoch ansetzende Bänder/Insertion im Behandlungsfeld und dadurch schwierige Abdrucknahme und Adaption der Teilprothese
- erschwerter Anpassung der Teilprothese bei Schlotterkamm/schwieriger Schleimhautverhältnisse (z.B. Schleimhautduplikaturen)
- weit fortgeschrittener Atrophie des Kieferkamms mit erschwerter Adaption der Interimsprothese
- bei der Abformung und Eingliederung nach chirurgischem Eingriff (frische Extraktionswunden) mit erhöhter operativer Sensibilität/starke Schmerzempfindlichkeit

5200

Begründungen

Überdurchschnittlicher Zeitaufwand aufgrund …	Überdurchschnittliche Schwierigkeiten aufgrund …	Besondere Umstände aufgrund …

- erschwerter Erreichbarkeit/Freistellung des Behandlungsfeldes durch eine extrem eingeschränkte Mundöffnung (Schneidekantendifferenz = xx mm) und äußerst schwierigen prothetischen Einproben
- erschwerten Zugangs wegen starker postoperativer Schwellung des umliegenden Weichgewebes
- besonderen Aufwands wegen vorhandener Restaurationen/Apparaturen und/oder divergierender/konvergierender oder elongierter/protrudierten Zähnen und/oder Zahnfehlstellungen (nach buccal/palatinal/lingual gekippte, asymmetrischer Zahnrotationen usw.) und dadurch erschwerte Abformung und Adaption der Prothese
- reflektorischer Übererregbarkeit z. B. starkem Husten-, Schluck-, oder/und Brechreizneigung mit häufigen Behandlungspausen und notwendiger wiederholt erforderlicher Trockenlegung bei Mehrfachabformung
- erschwerter Abformung z. B. Stellungsanomalie, inserierende Bänder, Würgereiz, Ausblockmaßnahmen bei vorhandenem festsitzendem Zahnersatz/Unterschnitten/Interdentalräume etc. erforderlich
- motorischer Instabilität der Zunge/Makroglossie, dadurch erschwerter Freistellung des Behandlungsfeldes bei Abformung/Einproben/Eingliederung
- häufiger Behandlungsunterbrechungen und erhöhten Zeitaufwands durch Mehrfachabformung/Mehrfacheinproben wegen des reduzierten Allgemeinzustandes/Kreislauflabilität
- von Mehrfacheinproben vor der Eingliederung mit Überprüfung der schwieriger Kieferkammbestimmung und Anpassung mittels Abformmaterial
- Einschränkung des Sichtbereiches, verursacht durch eingeschränkte Lagerfähigkeit des Patienten wegen Wirbelsäulenerkrankung/Muskelerkrankung/Herz-Kreislauferkrankung
- eingeschränkter Mundöffnung/erschwerter Mundzugang wegen Mundsperre/Kieferklemme/Adipositas/Herpes/Rhagaden etc.
- erschwerten Mundzugangs und erschwerter Freistellung des Behandlungsfeldes bei erhöhtem Muskeltonus
- erhöhtem Muskeltonus/Wangentonus/Zungentonus, dadurch erschwerte Freistellung der Behandlungsfelder bei mehreren Schaltlücken
- schwieriger Anpassung wegen parodontal vorgeschädigter/gelockerter Zähne, elongierte Zähne, Kippung von Pfeilerzahn/-zähnen oder sehr lange Zähne
- besonders schwieriger Anpassung im Kontaktbereich zum Nachbarzahn/Zahnengstand oder zum ausladenden Kontaktpunkt/wegen abnormer anatomischer Form
- besonderer Schwierigkeit der Artikulation durch fehlende Eckzahnführung und vollständiger Wiederherstellung der palatinalen Führungsfläche

Begründungen

Überdurchschnittlicher Zeitaufwand aufgrund …	Überdurchschnittliche Schwierigkeiten aufgrund …	Besondere Umstände aufgrund …

- schwieriger und zeitaufwendiger Bissnahme und Adaptation bei Deckbiss/tiefen Biss/offenen Biss und schwer zu fixierender Schlussbisslage
- schwieriger Formangleichung der Teilprothese wegen sehr stark abweichender Zahnstellung/ starker Kippung zur Eingliederungsachse bei erschwertem Ausgleich der Mittellinie
- umfangreicher Weichteilstützung
- erhöhter Blutungsneigung (hämorrhagischer Diathese)/anhaltender Blutungen durch Einnahme gerinnungshemmender Medikamente/Antikoagulanzien dadurch erschwerte Trockenlegung für die Abformung/ Adaptation der Prothese
- erschwerter Trockenlegung für die Abformung/Eingliederung nach chirg. Eingriff
- schwieriger Versorgung bei extremem Ausmaß von Pfeilerdivergenzen/Konvergenz der Pfeilerzähne/bei ungünstiger Pfeilerverteilung/Verteilung der Restbezahnung
- erschwerten Vorgehens bei Exostosen/fehlender/flacher/mobiler/stark ausgeprägte Tubera
- ungünstiger Abstützungsverhältnisse Verwendung von Doppelarmklammern/mehr als zwei gebogene Halteelemente und einhergehende schwierige Anpassung derer
- erschwerter Retensionsgewinnung bei fehlendem prothetischem Äquator
- erschwerter Retentionsgewinnung der Halteelemente durch kurze klinische Krone
- schwieriger Anpassung bei Einbeziehung vorhandener Rekonstruktion mit zusätzlichem Einproben
- besonderer Berücksichtigung der schwierigen antagonistischen Verhältnisse
- besonderer ästhetischer Anforderungen an die Prothesengestaltung mit Individualisierungen bei mehrfachen Anproben und individuellen Mehraufwand bei Änderungen
- erschwerten Vorgehens und besonders schwieriger Anpassung vom abgesunkenen Biss/Abrasionsgebiss bei Bisslagenveränderung
- Mehrfachanproben wegen phonetisch bedingter mehrfacher Änderungen der Zahnstellung
- schwierigen Eingliederns, viel Nachkorrekturen wegen ungünstiger Kieferform, vermehrte Druckstellenbeseitigung
- schwieriger Bissnahme/Adaptation/Eingliederung bei Abweichung des Unterkiefers zu einer Seite (Laterognathie) mit seitenungleicher Bisslage und Verschiebung der Mittellinie
- individuellen Mehraufwands bei wiederholten Einproben wegen schwieriger Laterotrusionsbewegung/nicht eindeutig zu bestimmender Schlussbisslage/ ungünstige Abstützverhältnisse/dysgnathen Verhältnissen
- außergewöhnlich erschwerter Isolation und aufwendiger Trockenlegung zur Abformung des Behandlungsgebietes und/oder Eingliederung bei vermehrter Salivation/Hypersalivation

5210

GOZ-Position 5210

Leistungsbeschreibung	Faktor
Versorgung eines teilbezahnten Kiefers durch eine Modellgussprothese mit gegossenen Halte- und Stützelementen einschließlich Einschleifen der Auflagen	1,0-fach: 78,74 € 2,3-fach: 181,10 € 2,8-fach: 220,47 € 3,1-fach: 244,09 € 3,5-fach: 275,59 €

Abrechnungsbestimmung

Durch die Leistungen nach den Nummern 5200 bis 5230 sind folgende Leistungen abgegolten

- Anatomische Abformungen (auch des Gegenkiefers),
- Bestimmung der Kieferrelation,
- Einproben,
- Einpassen bzw. Einfügen,
- Nachkontrolle und Korrekturen.

Maßnahmen zur Weichteilstützung sind mit den Leistungen nach den Nummern 5200 bis 5340 abgegolten.

Anmerkung

- berechnungsfähig:
  - für Versorgung eines teilbezahnten Kiefers durch eine Modellgussprothese mit gegossenen Halte- und Stützelementen
  - je Modellgussprothese
  - für partielle Immediatprothese
  - für teleskopgestützte Teilprothese
  - für ein Monoreduktor
  - für Teilprothese mit Kunststoffbasis und gegossenen Halte- und Stützelementen
  - für Modellgussprothese ausschließlich auf Implantaten (alternativ § 6 Abs. 1 GOZ)
  - bei Verwendung der alten Metallbasis einschließlich komplizierter Halte- und Stützelemente, wenn ansonsten alle Prothesenteile erneuert werden
  - bei Austausch einer Metallbasis, wenn alle anderen Prothesenteile weiter verwendet werden können
  - zusätzlich GOZ-Nr. 5070 (Versorgung eines Lückengebisses, je Spanne, Freiendsattel)
  - zzgl. Materialkosten (Abformmaterial)
  - zzgl. zahntechnische Leistungen gemäß § 9 GOZ
  - ggf. zzgl. Abformung individuellen Löffel (GOZ Nr.5170) oder funktionelle Abformung (GOZ Nr. 5180/5190)

Anmerkung

- nicht berechnungsfähig:
  - bei Verwendung von einfachen, gebogenen Halteelementen
  - für Interimsprothese mit Kunststoffbasis und einfachen, gebogenen Halteelementen (GOZ-Nrn. 5200 und 5070)
  - für Modellgussprothese ausschließlich auf Implantaten (§ 6 Abs. 1 GOZ)
  - für metallfreie Teilprothese – Nylon-/Polyamidprothese GOZ-Nr. 5200 und 5070 (alternativ § 6 Abs. 1 GOZ)
  - für metallfreie Teilprothese – PEEK-Prothese GOZ-Nr. 5200 und 5070 (alternativ § 6 Abs. 1 GOZ)
  - für totale Prothese oder Deckprothese (GOZ-Nrn. 5220, 5230)

BZÄK-Kommentar zu der GOZ-Nr. 5210 (Stand August 2022)

Die Teilprothese nach dieser Nummer ist eine Form von abnehmbarem Ersatz fehlender Zähne in einem Lücken- bzw. Restgebiss.

Sie ist über dentale Auflagen parodontal abgestützt und dient als definitiver Ersatz.

Das Prothesengerüst mit seinen Halte- und Stützelementen besteht aus einer Metalllegierung und wird im Einstückgussverfahren hergestellt. Bei den komplizierten Halte- und Stützelementen handelt es sich um gegossene Klammern mit oder ohne Auflagen in unterschiedlichsten Ausführungen. Eine starke Vorschädigung oder konische Anatomie eines Pfeilerzahnes macht ggf. zusätzlich eine Überkronung erforderlich.

Die Versorgung eines ausschließlich mit Implantaten versorgten zahnlosen Kiefers erfüllt den Leistungsinhalt dieser Nummer nicht und wird daher analog berechnet.

Metallfreie flexible Teilprothesen ohne gegossene Klammern werden analog nach § 6 Abs. 1 GOZ berechnet.

Begründungen

Überdurchschnittlicher Zeitaufwand aufgrund …	Überdurchschnittliche Schwierigkeiten aufgrund …	Besondere Umstände aufgrund …

- schwieriger Platzierung von Verbindungselementen
- erhöhtem Mess- und Planungsaufwand, bedingt durch die Zahl der Halte- und Stützelemente
- erschwerter Abformung und Anpassung durch abnorme Kieferformen; extrem flachem Gaumendach; flachen/hohen Palatum; extrem flachem/hohem Kiefer; hochansetzender Mundbodenmuskulatur/Muskulatur
- besonders schwieriger Fixierung der Abformung/erschwerter Gestaltung der Auflageflächen an den natürlichen Zähnen
- weit fortgeschrittener Atrophie des Kieferkamms und erschwerter Entlastung scharfer Knochenleisten/von Knochenvorsprüngen

5210

Begründungen

Überdurchschnittlicher Zeitaufwand aufgrund …	Überdurchschnittliche Schwierigkeiten aufgrund …	Besondere Umstände aufgrund …

- in Kieferkammnähe ansetzender Bänder/tief inserierende Bänder/hoch ansetzende Bänder/Insertion im Behandlungsfeld und dadurch schwierige Abdrucknahme und Adaption der Modellgußprothese
- erschwerter Anpassung der Modellgussprothese bei Schlotterkamm/ schwieriger Schleimhautverhältnisse (z.B. Schleimhautduplikaturen)
- weit fortgeschrittener Atrophie des Kieferkamms mit erschwerter Adaption der Prothese
- bei der Abformung und Eingliederung nach chirurgischen/implantologischen Eingriffs (z. B. frische Extraktions-Implantationswunden) mit erhöhter operativer Sensibilität/starker Schmerzempfindlichkeit
- erschwerter Erreichbarkeit/Freistellung des Behandlungsfeldes durch eine extrem eingeschränkte Mundöffnung (Schneidekantendifferenz = xx mm) und äußerst schwierigen prothetischen Einproben
- besonderen Aufwands wegen vorhandener Restaurationen/Apparaturen und/oder divergierender/konvergierender oder elongierter/protrudierten Zähnen und/oder Zahnfehlstellungen (nach buccal/palatinal/lingual gekippte, asymmetrischer Zahnrotationen usw.) und dadurch erschwerte Abformung und Adaption der Prothese
- reflektorischer Übererregbarkeit z. B. starkem Husten-, Schluck-, oder/und Brechreizneigung mit häufigen Behandlungspausen und notwendiger wiederholt erforderlicher Trockenlegung bei Mehrfachabformung
- erschwerter Abformung z.B. Stellungsanomalie, inserierende Bänder, Würgereiz, Ausblockmaßnahmen bei vorhandenem festsitzendem Zahnersatz/Unterschnitten/Interdentalräume etc. erforderlich
- motorischer Instabilität der Zunge/Makroglossie, dadurch erschwerter Freistellung des Behandlungsfeldes bei Abformung/Einproben/Eingliederung
- häufiger Behandlungsunterbrechungen und erhöhten Zeitaufwands durch Mehrfachabformung/Mehrfacheinproben wegen des reduzierten Allgemeinzustandes/Kreislauflabilität
- wiederholten Einproben wegen nicht eindeutig zu bestimmender Schlussbisslage mit mehrfache Bissbestimmung/Bissrelation/Mesio-Laterotrusionsbestimmungen
- von Mehrfacheinproben vor der Eingliederung mit Überprüfung der schwieriger Kieferkammbestimmung und Anpassung mittels Abformmaterial
- Einschränkung des Sichtbereiches, verursacht durch eingeschränkte Lagerfähigkeit des Patienten wegen Wirbelsäulenerkrankung/Muskelerkrankung/Herz-Kreislauferkrankung

Begründungen

Überdurchschnittlicher Zeitaufwand aufgrund ...	Überdurchschnittliche Schwierigkeiten aufgrund ...	Besondere Umstände aufgrund ...

- eingeschränkter Mundöffnung/erschwerter Mundzugang wegen Mundsperre/ Kieferklemme/ Adipositas/ Herpes/ Rhagaden etc.
- erschwerten Mundzugangs und erschwerter Freistellung des Behandlungsfeldes bei erhöhtem Muskeltonus
- erhöhtem Muskeltonus/Wangentonus/Zungentonus, dadurch erschwerte Freistellung der Behandlungsfelder bei mehreren Schaltlücken
- schwieriger Anpassung wegen parodontal vorgeschädigter/gelockerter Zähne, elongierte Zähne, Kippung von Pfeilerzahn/-zähnen oder sehr lange Zähne
- besonders schwieriger Anpassung im Kontaktbereich zum Nachbarzahn/Zahnengstand oder zum ausladenden Kontaktpunkt/wegen abnormer anatomischer Form
- besonderer Schwierigkeit der Artikulation durch fehlende Eckzahnführung und vollständiger Wiederherstellung der palatinalen Führungsfläche
- schwieriger Formangleichung der Modellgussprothese wegen sehr stark abweichender Zahnstellung/starker Kippung zur Eingliederungsachse bei erschwertem Ausgleich der Mittellinie
- umfangreicher Weichteilstützung
- erhöhter Blutungsneigung (hämorrhagischer Diathese) anhaltender Blutungen durch Einnahme gerinnungshemmender Medikamente/Antikoagulanzien dadurch erschwerte Trockenlegung für die Abformung/Adaptation der Prothese
- schwieriger Versorgung bei extremem Ausmaß von Pfeilerdivergenzen/Konvergenz der Pfeilerzähne/ bei ungünstiger Pfeilerverteilung/ Verteilung der Restbezahnung
- erschwerten Vorgehens bei Exostosen/fehlender/flacher/mobiler/stark ausgeprägte Tubera
- ungünstiger Abstützungsverhältnisse Verwendung von Bonyhard-Klammer, J-Klammer/mehr als zwei gegossene Halte- und Stützelemente und einhergehende schwierige Adaption derer
- erschwerte Retensionsgewinnung bei fehlendem prothetischem Äquator
- schwieriger Anpassung bei Einbeziehung vorhandener Rekonstruktion mit zusätzlichem Einproben
- besonderer Berücksichtigung der schwierigen antagonistischen Verhältnisse und daher schwierige Gestaltung der Auflageflächen an den natürlichen Zähnen
- besonderer ästhetischer Anforderungen an die Prothesengestaltung mit Individualisierungen bei mehrfachen Anproben und individuellen Mehraufwand bei Änderungen
- erschwerten Vorgehens und besonders schwieriger Anpassung vom abgesunkenen Biss/ Abrasionsgebiss bei Bisslagenveränderung

5210

Begründungen

Überdurchschnittlicher Zeitaufwand aufgrund …	Überdurchschnittliche Schwierigkeiten aufgrund …	Besondere Umstände aufgrund …

- Mehrfachanproben wegen phonetisch bedingter mehrfacher Änderungen der Zahnstellung
- schwierigen Eingliederns, viel Nachkorrekturen wegen ungünstiger Kieferform, vermehrte Druckstellenbeseitigung
- zeitaufwändigen Anpassens, durch die erforderliche Bisshebung in Kombination z.B. mit einer gaumenfreien Arbeit, mehrere Gerüsteinproben erforderlich, um eine stabile Konstruktion bei indifferenter Schleimhautresilienz zu erzielen
- okklusalen Feineinschleifens nach gnathologischen Kriterien zur optimalen Belastung des Kauorgans
- schwierige Bissnahme/Adaptation/Eingliederung bei Abweichung des Unterkiefers zu einer Seite (Laterognathie) mit seitenungleicher Bisslage und Verschiebung der Mittellinie
- individuellen Mehraufwands bei wiederholten Einproben wegen schwieriger Laterotrusionsbewegung/nicht eindeutig zu bestimmender Schlussbisslage/ ungünstige Abstützverhältnisse/ dysgnathen Verhältnissen
- erhöhten Aufwands bei individuellen zusätzlichen Einproben wegen hoher Anzahl der zu ersetzenden Zähne
- besonders eingehender Decubiti-Prophylaxe (z. B. bei Autoimmuntherapie, Bisphosphonattherapie, chronischer Schmerztherapie etc.)
- außergewöhnlich erschwerter Isolation und aufwendiger Trockenlegung zur Abformung des Behandlungsgebietes und/oder Eingliederung bei vermehrter Salivation/Hypersalivation

GOZ-Position 5220

Leistungsbeschreibung	Faktor
Versorgung eines zahnlosen Kiefers durch eine totale-Prothese oder Deckprothese bei Verwendung einer Kunststoff- oder Metallbasis, im Oberkiefer	1,0-fach: 104,05 € 2,3-fach: 239,31 € 2,8-fach: 291,33 € 3,1-fach: 322,55 € 3,5-fach: 364,17 €

Abrechnungsbestimmung

Eine Deckprothese setzt eine Basisgestaltung wie bei einer totalen Prothese voraus.

Durch die Leistungen nach den Nummern 5200 bis 5230 sind folgende Leistungen abgegolten

- Anatomische Abformungen (auch des Gegenkiefers),
- Bestimmung der Kieferrelation,
- Einproben,
- Einpassen bzw. Einfügen,
- Nachkontrolle und Korrekturen.

Maßnahmen zur Weichteilstützung sind mit den Leistungen nach den Nummern 5200 bis 5340 abgegolten.

Anmerkung

- berechnungsfähig:
  - für eine totale Prothese im zahnlosen Kiefer bei Verwendung einer Kunststoff- oder Metallbasis
  - im Oberkiefer
  - für Versorgung mit einer Deckprothese (z. B. Cover-Denture-Prothese) im Oberkiefer
  - für metallfreie Totalprothese aus PEEK im Oberkiefer
  - für totale Immediatprothese im Oberkiefer
  - für totale Interimsprothese im Oberkiefer
  - für Funktionsprothese (z.B. nach der Ludwigstechnik)
  - für totale Kinderprothese
  - für implantatgetragene Deckprothese (Alternativ GOZ §6 Abs.1 GOZ)
  - bei Deckprothesen zzgl. GOZ-Nr. 5070 je Prothesenspanne und/oder Prothesensattel, wenn Verbindungselemente (z. B. Teleskopkronen) die Kauebene/Prothesenzahnaufstellung unterbrechen
  - zzgl. Materialkosten (Abformmaterial)
  - zzgl. zahntechnische Leistungen gemäß § 9 GOZ
  - ggf. zzgl. GOZ 8000 ff. (FAL/FTL)

5220

Anmerkung

- nicht berechnungsfähig:
  - für Kunststoff- oder Modellguss-Teilprothese (GOZ-Nrn. 5200 oder 5210 und 5070)
  - für Modellgussprothese ausschließlich auf Implantaten (GOZ § 6 Abs. 1)
  - für totale Prothese im Unterkiefer (GOZ-Nr. 5230)
  - für Cover-Denture Prothesen bei vorhandener Restbezahnung (GOZ § 6 Abs.1)

BZÄK-Kommentar zu der GOZ-Nr. 5220 (Stand August 2022)
Diese Gebührennummer beschreibt die Versorgung des zahnlosen Oberkiefers mit einer Totalprothese. Die Gebührennummer ist auch dann anzuwenden, wenn Implantate und deren Suprastrukturen (Doppelkronen, wurzelkappenartige Aufbauten mit/ohne Stiftverankerung, verbindende Stege) in die Versorgung einbezogen werden, die Prothese ihrer zahntechnischen Ausführung nach (Basisgestaltung, umlaufender Funktions-/Ventilrand) jedoch einer Totalprothese gleicht.
Die Prothese kann mit oder ohne Metallbasis hergestellt werden.
Cover denture Prothesen bei vorhandener Restbezahnung entsprechen nicht dem Leistungsinhalt der Nummer 5220/5230, da kein zahnloser Kiefer vorliegt. Derartige Prothesen sind daher analog zu berechnen.
Unter Rekonstruktion der vertikalen und horizontalen Relation von Ober- und Unterkiefer dient die Prothese der Wiederherstellung der Kaufunktion, der Unterstützung der Lautbildung und der Kompensation der ästhetischen Defizite eines zahnlosen Kiefers.

Der Halt der Prothese entsteht durch Saugwirkung und Aufstellung der Ersatzzähne unter statischen Gesichtspunkten, unterstützt durch Muskelkräfte. Zusätzliche Verbindungselemente (Kugelkopfanker, Magnete, Stegkonstruktionen, usw.) tragen ebenso wie Konus-/Teleskopkronen durch kohäsive, adhäsive, retentive oder friktive Wirkung zur Lagestabilisierung der Prothese bei.
Wurzelkappenartige Aufbauten mit Stiftverankerung sind mit der Nummer 5030 zu berechnen. Wurzelkappenartige Aufbauten ohne Stiftverankerung sind in der GOZ nicht beschrieben und daher analog zu bewerten. Verbindungselemente lösen entsprechend ihrer Anzahl die Nummer 5080 aus. Doppelkronen sind mit der Nummer 5040 zu berechnen.

Begründungen

Überdurchschnittlicher Zeitaufwand aufgrund …	Überdurchschnittliche Schwierigkeiten aufgrund …	Besondere Umstände aufgrund …

- extremen Aufwands durch Implantatprothetik/Mesokonstruktion bei Deckprothesen
- erschwerten Vorgehens bei Mundtrockenheit, Sklerodermie etc.
- erhöhten Aufwands wegen Einbeziehung von Suprakonstruktionen (Doppelkronen, wurzelkappenartige Aufbauten mit/ohne Stiftverankerung, verbindende Stege)
- erschwerter Abformung und Anpassung durch abnorme Kieferformen; extrem flachem Gaumendach; flachen/hohen Palatum; extrem flachem/hohem Kiefer; hochansetzender Muskulatur
- wiederholten Einprobens wegen nicht eindeutig zu bestimmender Schlussbisslage mit mehrfache Bissbestimmung/Bissrelation/Mesio-Laterotrusionsbestimmungen
- weit fortgeschrittener Atrophie des Kieferkamms und erschwerter Entlastung scharfer Knochenleisten/von Knochenvorsprüngen
- in Kieferkammnähe ansetzender Bänder/tief inserierende Bänder/hoch ansetzende Bänder/Insertion im Behandlungsfeld und dadurch schwierige Abdrucknahme und Adaption der Prothese
- erschwerter Anpassung der Total- / Deckprothese bei Schlotterkamm/schwieriger Schleimhautverhältnisse (z.B. Schleimhautduplikaturen)
- weit fortgeschrittener Atrophie des Kieferkamms mit erschwerter Adaption der Prothese
- erschwerter Vorgehensweise nach umfangreichen chirurgischen Massnahmen mit erhöhter operativer Sensibilität/starke Schmerzempfindlichkeit
- erschwerten Zugangs wegen starker postoperativer Schwellung des umliegenden Weichgewebes
- okklusalen Feineinschleifens nach gnathologischen Kriterien zur optimalen Belastung des Kauorgans
- erschwerter Erreichbarkeit/Freistellung des Behandlungsfeldes durch eine extrem eingeschränkte Mundöffnung (Schneidekantendifferenz = xx mm) und äußerst schwierigen prothetischen Einproben
- besonderen Aufwands wegen vorhandener Suprakonstruktionen und/oder Implantaten (nach buccal/palatinal/lingual gekippte usw.) und dadurch erschwerte Abformung und Adaption der Cover-denture Prothese
- reflektorischer Übererregbarkeit z. B. starkem Husten-, Schluck-, oder/und Brechreizneigung mit häufigen Behandlungspausen und notwendiger wiederholt erforderlicher Trockenlegung bei Mehrfachabformung
- erschwerter Abformung z. B. Stellungsanomalie, inserierende Bänder, Würgereiz
- motorischer Instabilität der Zunge/Makroglossie, dadurch erschwerter Freistellung des Behandlungsfeldes bei Abformung/Einproben/Eingliederung

5220

Begründungen

Überdurchschnittlicher Zeitaufwand aufgrund …	Überdurchschnittliche Schwierigkeiten aufgrund …	Besondere Umstände aufgrund …

- häufiger Behandlungsunterbrechungen und erhöhten Zeitaufwands durch Mehrfachabformung/Mehrfacheinproben wegen des reduzierten Allgemeinzustandes/Kreislauflabilität
- von Mehrfacheinproben vor der Eingliederung mit Überprüfung der schwierigen Kieferkammbestimmung und Anpassung mittels Abformmaterial
- Einschränkung des Sichtbereiches, verursacht durch eingeschränkte Lagerfähigkeit des Patienten wegen Wirbelsäulenerkrankung/Muskelerkrankung/Herz-Kreislauferkrankung
- eingeschränkter Mundöffnung/erschwerter Mundzugang wegen Mundsperre/Kieferklemme/Adipositas/Herpes/Rhagaden etc.
- erschwerten Mundzugangs und erschwerter Freistellung des Behandlungsfeldes bei erhöhtem Muskeltonus/Wangentonus/Zungentonus
- besonderer Schwierigkeit der Artikulation durch fehlende Eckzahnführung und vollständiger Wiederherstellung der palatinalen Führungsfläche
- schwieriger Formangleichung der Cover-Denture Prothese wegen sehr stark abweichender Implantatstellung/starker Kippung zur Eingliederungsachse bei erschwertem Ausgleich der Mittellinie
- umfangreicher Weichteilstützung
- erhöhter Blutungsneigung (hämorrhagischer Diathese) /anhaltender Blutungen durch Einnahme gerinnungshemmender Medikamente/Antikoagulanzien erschwerte Trockenlegung für die Abformung/Bisslagenbestimmung
- schwieriger Versorgung bei extremem Ausmaß von Pfeilerdivergenzen/ Konvergenz der Implantatpfeiler/bei ungünstiger Pfeilerverteilung
- erschwerten Vorgehens bei Exostosen/fehlender/flacher/mobiler/stark ausgeprägter/bindegewebig veränderter Tubera
- der Verwendung einer Metallbasis wegen patientenindividueller Gegebenheiten
- schwieriger Anpassung bei Einbeziehung vorhandener Rekonstruktion mit zusätzlichem Einproben
- besonderer Berücksichtigung der schwierigen antagonistischen Verhältnisse
- besonderer ästhetischer Anforderungen an die Prothesengestaltung mit Individualisierungen bei mehrfachen Anproben und individuellen Mehraufwand bei Änderungen
- erschwertes Vorgehen und besonders schwieriger Anpassung vom abgesunkenen Biss/Abrasionsgebiss bei Bisslagenveränderung
- von Mehrfacheinproben wegen phonetisch bedingter mehrfacher Änderungen der Zahnstellung
- schwierigen Eingliederns, viele Nachkorrekturen wegen ungünstiger Kieferform, vermehrte Druckstellenbeseitigung

5220

Begründungen

Überdurchschnittlicher Zeitaufwand aufgrund …	Überdurchschnittliche Schwierigkeiten aufgrund …	Besondere Umstände aufgrund …

- zeitaufwändigen Anpassens, durch die erforderliche Bisshebung, mehrere Einproben erforderlich, um eine stabile Konstruktion bei indifferenter Schleimhautresilienz zu erzielen
- schwieriger Bissnahme/ Adaptation/ Eingliederung bei Abweichung des Unterkiefers zu einer Seite (Laterognathie) mit seitenungleicher Bisslage und Verschiebung der Mittellinie
- individuellen Mehraufwands bei wiederholten Einproben wegen schwieriger Laterotrusionsbewegung/nicht eindeutig zu bestimmender Schlussbisslage/ ungünstige Abstützverhältnisse/dysgnathen Verhältnissen
- besonders eingehender Decubiti-Prophylaxe (z. B. bei Autoimmuntherapie, Bisphosphonattherapie, chronischer Schmerztherapie etc.)
- erhöhten Aufwands bei ungünstiger Restzahnverteilung und oder bei parodontal ungünstigen Verhältnissen derer
- außergewöhnlich erschwerter Isolation und aufwendiger Trockenlegung zur Abformung des Behandlungsgebietes und/oder Eingliederung der Total-/Deckprothese bei vermehrter Salivation/Hypersalivation

5230

GOZ-Position 5230

Leistungsbeschreibung	Faktor
Versorgung eines zahnlosen Kiefers durch eine totale Prothese oder Deckprothese bei Verwendung einer Kunststoff- oder Metallbasis, im Unterkiefer	1,0-fach: 123,73 € 2,3-fach: 284,59 € 2,8-fach: 346,45 € 3,1-fach: 383,57 € 3,5-fach: 433,06 €

Abrechnungsbestimmung

Eine Deckprothese setzt eine Basisgestaltung wie bei einer totalen Prothese voraus.

Durch die Leistungen nach den Nummern 5200 bis 5230 sind folgende Leistungen abgegolten

- Anatomische Abformungen (auch des Gegenkiefers),
- Bestimmung der Kieferrelation,
- Einproben,
- Einpassen bzw. Einfügen,
- Nachkontrolle und Korrekturen.

Maßnahmen zur Weichteilstützung sind mit den Leistungen nach den Nummern 5200 bis 5340 abgegolten.

Anmerkung

- berechnungsfähig:
  - für Versorgung eines zahnlosen Kiefers durch eine totale Prothese bei Verwendung einer Kunststoff- oder Metallbasis im Unterkiefer
  - für Versorgung mit einer Deckprothese (z. B. Cover-Denture-Prothese) im Unterkiefer
  - für metallfreie Totalprothese aus PEEK im Unterkiefer
  - für totale Immediatprothese im Unterkiefer
  - für totale Interimsprothese im Unterkiefer
  - für Funktionsprothese (z. B. nach der Ludwigstechnik)
  - für totale Kinderprothese
  - für implantatgetragene Deckprothese (Alternativ GOZ § 6 Abs.1 GOZ)
  - bei Deckprothesen zzgl. GOZ-Nr. 5070 je Prothesenspanne und/oder Prothesensattel, wenn Verbindungselemente (z. B. Teleskopkronen) die Kauebene/Prothesenzahnaufstellung unterbrechen
  - ggf. zzgl. GOZ Nr. 8000 ff. (FAL/FTL)
  - zzgl. Materialkosten (siehe auch Materialliste)
  - zzgl. zahntechnische Leistungen gemäß § 9 GOZ

Anmerkung

- nicht berechnungsfähig
  - für Kunststoff- oder Modellguss-Teilprothese (GOZ-Nrn. 5200 und 5070 oder 5210 und 5070)
  - für Modellgussprothese ausschließlich auf Implantaten GOZ § 6 Abs. 1
  - für totale Prothese im Oberkiefer (GOZ-Nr. 5220)
  - für Cover-Denture Prothesen bei vorhandener Restbezahnung GOZ § 6 Abs. 1

BZÄK-Kommentar zu der GOZ-Nr. 5230 (Stand August 2022)

Diese Gebührennummer beschreibt die Versorgung des zahnlosen Unterkiefers mit einer Totalprothese. Die Gebührennummer ist auch dann anzuwenden, wenn Implantate und deren Suprastrukturen (Doppelkronen, wurzelkappenartige Aufbauten mit/ohne Stiftverankerung, verbindende Stege) in die Versorgung einbezogen werden, die Prothese ihrer zahntechnischen Ausführung nach (Basisgestaltung, umlaufender Funktions-/Ventilrand) jedoch einer Totalprothese gleicht.

Die Prothese kann mit oder ohne Metallbasis hergestellt werden.

Cover denture Prothesen bei vorhandener Restbezahnung entsprechen nicht dem Leistungsinhalt der Nummer 5220/5230, da kein zahnloser Kiefer vorliegt. Derartige Prothesen sind daher analog zu berechnen.

Unter Rekonstruktion der vertikalen und horizontalen Relation von Ober- und Unterkiefer dient die Prothese der Wiederherstellung der Kaufunktion, der Unterstützung der Lautbildung und der Kompensation der ästhetischen Defizite eines zahnlosen Kiefers.

Der Halt der Prothese entsteht durch Saugwirkung und Aufstellung der Ersatzzähne unter statischen Gesichtspunken, unterstützt durch Muskelkräfte. Zusätzliche Verbindungselemente (Kugelkopfanker, Magnete, Stegkonstruktionen, usw.) tragen ebenso wie Konus-/Teleskopkronen durch kohäsive, adhäsive, retentive oder friktive Wirkung zur Lagestabilisierung der Prothese bei.

Wurzelkappenartige Aufbauten mit Stiftverankerung sind mit der Nummer 5030 zu berechnen. Wurzelkappenartige Aufbauten ohne Stiftverankerung sind in der GOZ nicht beschrieben und daher analog zu bewerten. Verbindungselemente lösen entsprechend ihrer Anzahl die Nummer 5080 aus. Doppelkronen sind mit der Nummer 5040 zu berechnen.

5230

Begründungen

Überdurchschnittlicher Zeitaufwand aufgrund …	Überdurchschnittliche Schwierigkeiten aufgrund …	Besondere Umstände aufgrund …

- extremen Aufwands durch Implantatprothetik/Mesokonstruktion bei Deckprothesen
- erschwerten Vorgehens bei Mundtrockenheit, Sklerodermie etc.
- erhöhten Aufwands wegen Einbeziehung von Suprakonstruktionen (Doppelkronen, wurzelkappenartige Aufbauten mit/ohne Stiftverankerung, verbindende Stege)
- erschwerter Abformung und Anpassung durch abnorme Kieferformen; extrem flachem/ hohem Kiefer; hochansetzender Mundbodenmuskulatur/ Muskulatur
- wiederholten Einprobens wegen nicht eindeutig zu bestimmender Schlussbisslage mit mehrfache Bissbestimmung/Bissrelation/ Mesio-Laterotrusionsbestimmungen
- weit fortgeschrittener Atrophie des Kieferkamms und erschwerter Entlastung scharfer Knochenleisten/von Knochenvorsprüngen
- in Kieferkammnähe ansetzender Bänder/tief inserierende Bänder/hoch ansetzende Bänder/Insertion im Behandlungsfeld und dadurch schwierige Abdrucknahme und Adaption der Prothese
- erschwerter Anpassung der Totalprothese bei Schlotterkamm/schwieriger Schleimhautverhältnisse (z.B. Schleimhautduplikaturen)
- weit fortgeschrittener Atrophie des Kieferkamms mit erschwerter Adaption der Prothese
- erschwerter Vorgehensweise nach umfangreichen chirurgischen Massnahmen mit erhöhter operativer Sensibilität/starke Schmerzempfindlichkeit
- erschwerten Zugangs wegen starker postoperativer Schwellung des umliegenden Weichgewebes
- okklusalen Feineinschleifens nach gnathologischen Kriterien zur optimalen Belastung des Kauorgans
- erschwerter Erreichbarkeit/Freistellung des Behandlungsfeldes durch eine extrem eingeschränkte Mundöffnung (Schneidekantendifferenz = xx mm) und äußerst schwierigen prothetischen Einproben
- besonderen Aufwands wegen vorhandener Suprakonstruktionen und/oder Implantaten (nach buccal/palatinal/lingual gekippte usw.) und dadurch erschwerte Abformung und Adaption der Cover-denture Prothese
- reflektorischer Übererregbarkeit z. B. starkem Husten-, Schluck-, oder/und Brechreizneigung mit häufigen Behandlungspausen und notwendiger wiederholt erforderlicher Trockenlegung bei Mehrfachabformung
- erschwerter Abformung z. B. Stellungsanomalie, inserierende Bänder, Würgereiz
- motorischer Instabilität der Zunge/Makroglossie , dadurch erschwerter Freistellung des Behandlungsfeldes bei Abformung/Einproben/Eingliederung

5230

Begründungen

Überdurchschnittlicher Zeitaufwand aufgrund …	Überdurchschnittliche Schwierigkeiten aufgrund …	Besondere Umstände aufgrund …

- häufiger Behandlungsunterbrechungen und erhöhten Zeitaufwands durch Mehrfachabformung/Mehrfacheinproben wegen des reduzierten Allgemeinzustandes/Kreislauflabilität
- von Mehrfacheinproben vor der Eingliederung mit Überprüfung der schwierigen Kieferkammbestimmung und Anpassung mittels Abformmaterial
- Einschränkung des Sichtbereiches, verursacht durch eingeschränkte Lagerfähigkeit des Patienten wegen Wirbelsäulenerkrankung/Muskelerkrankung/Herz-Kreislauferkrankung
- eingeschränkter Mundöffnung/erschwerter Mundzugang wegen Mundsperre/Kieferklemme/Adipositas/ Herpes/ Rhagaden etc.
- erschwerten Mundzugangs und erschwerter Freistellung des Behandlungsfeldes bei erhöhtem Muskeltonus/Wangentonus/Zungentonus
- besonderer Schwierigkeit der Artikulation durch fehlende Eckzahnführung und vollständiger Wiederherstellung der palatinalen Führungsfläche
- schwieriger Formangleichung der Cover-Denture Prothese wegen sehr stark abweichender Implantatstellung/starker Kippung zur Eingliederungsachse bei erschwertem Ausgleich der Mittellinie
- umfangreicher Weichteilstützung
- erhöhter Blutungsneigung (hämorrhagischer Diathese) /anhaltender Blutungen durch Einnahme gerinnungshemmender Medikamente/Antikoagulanzien erschwerte Trockenlegung für die Abformung/Bisslagenbestimmung
- schwieriger Versorgung bei extremem Ausmaß von Pfeilerdivergenzen/Konvergenz der Implantatpfeiler/bei ungünstiger Pfeilerverteilung
- erschwerten Vorgehens bei Exostosen/fehlender/flacher/mobiler/stark ausgeprägter/bindegewebig veränderter Tubera
- Verwendung einer Metallbasis wegen patientenindividueller Gegebenheiten
- schwieriger Anpassung bei Einbeziehung vorhandener Rekonstruktion mit zusätzlichen Einproben
- besonderer Berücksichtigung der schwierigen antagonistischen Verhältnisse
- besonderer ästhetischer Anforderungen an die Prothesengestaltung mit Individualisierungen bei mehrfachen Anproben und individuellen Mehraufwand bei Änderungen
- erschwerten Vorgehens und besonders schwieriger Anpassung vom abgesunkenen Biss/Abrasionsgebiss bei Bisslagenveränderung
- Mehrfacheinproben wegen phonetisch bedingter mehrfacher Änderungen der Zahnstellung
- schwierigen Eingliederns, viele Nachkorrekturen wegen ungünstiger Kieferform, vermehrte Druckstellenbeseitigung

5230

Begründungen

Überdurchschnittlicher Zeitaufwand aufgrund …	Überdurchschnittliche Schwierigkeiten aufgrund …	Besondere Umstände aufgrund …

- zeitaufwändigen Anpassens, durch die erforderliche Bisshebung, mehrere Einproben erforderlich, um eine stabile Konstruktion bei indifferenter Schleimhautresilienz zu erzielen
- individuellen Mehraufwands bei wiederholten Einproben wegen schwieriger Laterotrusionsbewegung/nicht eindeutig zu bestimmender Schlussbisslage/ungünstiger Abstützverhältnisse/dysgnathen Verhältnissen
- besonders eingehender Decubiti-Prophylaxe (z. B. bei Autoimmuntherapie, Bisphosphonattherapie, chronischer Schmerztherapie etc.)
- erhöhten Aufwands bei ungünstiger Restzahnverteilung und oder bei parodontal ungünstigen Verhältnissen derer
- außergewöhnlich erschwerter Isolation und aufwendiger Trockenlegung zur Abformung des Behandlungsgebietes und/oder Eingliederung der Prothese bei vermehrter Salivation/Hypersalivation

GOZ-Position 5250

Leistungsbeschreibung	Faktor
Maßnahmen zur Wiederherstellung der Funktion oder zur Erweiterung einer abnehmbaren Prothese (ohne Abformung)	1,0-fach: 7,87 € 2,3-fach: 18,11 € 2,8-fach: 22,05 € 3,1-fach: 34,41 € 3,5-fach: 27,56 €

Abrechnungsbestimmung

Maßnahmen zur Weichteilstützung sind mit den Leistungen nach den Nummern 5200 bis 5340 abgegolten.

Anmerkung

- berechnungsfähig:
  - für Maßnahmen zur Wiederherstellung der Funktion einer abnehmbaren Prothese ohne Abformung, z. B.
    - o Aktivieren einer gegossenen oder gebogenen Klammer
    - o Adaptation von einfachen oder komplizierten Halte- oder Stützvorrichtungen
    - o Erneuern eines Zahnes
    - o Sprung- und/oder Bruchreparatur
    - o Wiederbefestigen eines Zahnes
    - o Auffüllen von Sekundärteleskopkronen mittels Kunststoff (direkt)
    - o für das Abtrennen von Halteelementen an einer Prothese, z. B. nach Extraktion
  - für Maßnahmen zur Erweiterung einer abnehmbaren Prothese ohne Abformung
  - auch zweimal an einer Prothese, einmal zur Wiederherstellung der Funktion einer Prothese (z. B. Sprungreparatur) und einmal für Erweiterung einer Prothese
  - auch neben Unterfütterungen nach den GOZ-Nrn. 5270, 5280, 5290, 5300, 5310, wenn es sich um zeitlich getrennte Verrichtungen handelt
  - auch neben Wiederherstellung der Funktion eines Verbindungselements (GOZ-Nr. 5090) z. B. für das Aktivieren eines Verbindungselements/Austausch eines Verschleißteils/Konfektionsteils
  - zzgl. zahntechnische Leistungen gemäß § 9 GOZ
- nicht berechnungsfähig:
  - für Maßnahmen zur Wiederherstellung der Funktion oder zur Erweiterung mit Abformung (GOZ-Nr. 5260)

5250

Anmerkung

- für Wiederherstellung einer Verblendschale (z. B. Rückenschutzplatte) an herausnehmbarem Zahnersatz (GOZ-Nr. 2310)
- im zeitlichen Zusammenhang mit Unterfütterungen nach den GOZ-Nrn. 5270, 5280, 5290, 5300, 5310
- für Maßnahmen zur Wiederherstellung von KFO-Geräten (GOZ-Nr. 6180)
- für Wiederherstellung der Funktion eines Aufbissbehelfs (GOZ-Nr. 7030)
- für die Reinigung einer Prothese (§ 6 Abs. 1 GOZ)

BZÄK-Kommentar zu der GOZ-Nr. 5250 (Stand August 2022)
Nach dieser Gebührennummer werden Wiederherstellungsmaßnahmen an abnehmbarem Zahnersatz berechnet, die ohne Abformung durchgeführt werden können. Zu diesen Maßnahmen zählen Reparaturen von Sprüngen im Kunststoff, glatten Brüchen an Prothesenbasen,-sätteln oder -rändern sowie die Wiederbefestigung bzw. Erneuerung eines oder mehrerer Prothesenzähne o. Ä.
Ebenso fallen Maßnahmen zur Verbesserung der Haltefunktion einer Teilprothese unter diese Gebührennummer. Hierzu zählen die erneute Adaptation von einfachen oder komplizierten Halte- oder Stützvorrichtungen sowie das Aktivieren von gegossenen oder gebogenen Halteelementen.
Mehrere Wiederherstellungsmaßnahmen an derselben Prothese in einem Arbeitsgang berechtigen nicht zum mehrfachen Ansatz der Gebührennummer.
Die Berechnung der Nummer 5250 im Zusammenhang mit einer der Nummern 5270-5310 ist nur dann möglich, wenn die Leistungen zeitlich getrennt, ggf. jedoch auch sitzungsgleich, erbracht werden, d. h. dass der Leistungsinhalt einer der konkurrierenden Gebührennummern vollständig erbracht sein muss, bevor der Leistungsinhalt der anderen Gebührennummer erbracht wird.
Die professionelle Reinigung und Desinfektion einer Prothese bzw. abnehmbarem Zahnersatz sind nicht in der Gebührenordnung beschrieben und werden daher nach § 6 Absatz 1 analog berechnet. Eine Berechnung nach § 9 bleibt unberührt.

Begründungen

Überdurchschnittlicher Zeitaufwand aufgrund …	Überdurchschnittliche Schwierigkeiten aufgrund …	Besondere Umstände aufgrund …

- ausgeprägter Mundatmung und dadurch notweniger Behandlungspausen
- geringer Mundöffnung (Schneidekantendifferenz = xx mm) und erhöhtem Muskeltonus der Wangenmuskulatur
- Einschränkung des Sichtbereiches, verursacht durch eingeschränkte Lagerfähigkeit des Patienten wegen Wirbelsäulenerkrankung/Muskelerkrankung/Herz-Kreislauferkrankung

5250

Begründungen

Überdurchschnittlicher Zeitaufwand aufgrund …	Überdurchschnittliche Schwierigkeiten aufgrund …	Besondere Umstände aufgrund …

- eingeschränkter Mundöffnung/erschwerter Mundzugang wegen Mundsperre/Kieferklemme/Adipositas/Herpes/Rhagaden etc.
- starken Wangendrucks und/oder aktiver Zungenmuskulatur und dadurch aufwendiger Freistellung des Behandlungsfeldes sowie notwendiger häufiger Behandlungspausen zur Entlastung/Entspannung der Muskulatur
- erschwerter Erreichbarkeit/Freistellung des Behandlungsfeldes durch eine extrem eingeschränkte Mundöffnung
- erschwerter Wiederherstellung durch schweren Schwund (Atrophie) des Kieferkamms/ weit fortgeschrittener Atrophie des Kieferkamms
- beim Auffüllen von Sekundärteleskopkronen und Eingliederung nach chirurgischem Eingriff (frische Extraktionswunden) mit erhöhter operativer Sensibilität/starke Schmerzempfindlichkeit
- erschwerten Zugangs wegen starker postoperativer Schwellung des umliegenden Weichgewebes
- aufwendiger Umarbeitung von alten Prothesen zur Wiederherstellung der Kaufunktion
- mehrerer wiederherzustellender Maßnahmen an derselben Prothese/Teilprothese
- mehrerer Brüche/Sprünge an derselben Totalprothese/Deckprothese/Modellgussprothese/Teilprothese
- mehrere zu aktivierende Halte- und Stützelemente/Adaptationen von einfachen oder komplizierten Halte- oder Stützvorrichtungen
- schwieriger Aktivierung von Verbindungselementen bei festsitzendem Zahnersatz
- erschwerter Fixierung der Prothesenfragmente bei kompliziertem Bruch
- erhöhten Aufwands bei intraoraler Fixierung von Bruchstücken
- schwieriger Resorption des herausgebrochenen Zahnes
- eingehender Decubiti-Prophylaxe (z. B. bei Autoimmuntherapie, Bisphosphonattherapie etc.)
- besonderen Aufwands wegen vorhandener Restaurationen/Apparaturen und/oder elongierten/protrudierten Zähnen und/oder Zahnfehlstellungen (nach buccal/palatinal/lingual gekippte, asymmetrischer Zahnrotationen usw.)
- Protrusion/Dysgnathie und dadurch erschwerter Adaption von einfachen oder komplizierten Halte- oder Stützvorrichtunge

5260

GOZ-Position 5260

Leistungsbeschreibung	Faktor
Maßnahmen zur Wiederherstellung der Funktion oder zur Erweiterung einer abnehmbaren Prothese (mit Abformung) einschließlich Halte- und Stützvorrichtungen	1,0-fach: 15,19 € 2,3-fach: 34,93 € 2,8-fach: 42,52 € 3,1-fach: 47,07 € 3,5-fach: 53,15 €

Abrechnungsbestimmung

Maßnahmen zur Weichteilstützung sind mit den Leistungen nach den Nummern 5200 bis 5340 abgegolten.

Anmerkung

- berechnungsfähig:
  - für Maßnahmen zur Wiederherstellung der Funktion einer abnehmbaren Prothese mit Abformung, z. B.
    - Erweiterung / Erneuerung eines Verbindungselementes
    - Brüche von Prothesenbasen, Metallteile an einer Prothese
    - Wiederherstellung der Funktion von Halte- und Stützvorrichtungen
    - Neuaufstellung von Prothesenzähne unter Erhalt der Basis
    - Auffüllen von Sekundärteleskopkronen mittels Kunststoff (indirekt)
  - für Maßnahmen zur Erweiterung einer Prothese mit Abformung
  - bei Einarbeitung zusätzlicher neuer Halte- und Stützelemente
  - für Erneuerung einer Verblendschale an herausnehmbarem ZE mit Abformung
  - für Maßnahmen zur Erweiterung einer abnehmbaren Prothese mit Abformung, auch durch Erweitern mit vorhandenen Kronen/Brücken (nach Zahnextraktion)
  - für Maßnahmen zum Umarbeiten einer teleskopierenden Brücke zu einer teleskopierenden Prothese
  - auch zweimal an einer Prothese, einmal zur Wiederherstellung der Funktion einer Prothese (z. B. Sprungreparatur) und einmal für Erweiterung einer Prothese
  - auch neben Unterfütterungen nach den GOZ-Nrn. 5270, 5280, 5290, 5300, 5310, wenn es sich um zeitlich getrennte Verrichtungen handelt
  - auch neben Wiederherstellung der Funktion eines Verbindungselements GOZ-Nr. 5090 z. B. für das Aktivieren eines Verbindungselements/ Austausch eines Verschleißteils/Konfektionsteils
  - zzgl. Materialkosten (Abformmaterial)
  - zzgl. zahntechnische Leistungen gemäß § 9 GOZ
  - ggf. zzgl. GOZ-Nr. 5070 für eine neue Prothesenspanne oder neuen Prothesensattel

! Anmerkung

- nicht berechnungsfähig:
  - für Maßnahmen zur Wiederherstellung der Funktion oder zur Erweiterung ohne Abformung (GOZ-Nr. 5250)
  - neben der GOZ-Nr. 5070, wenn ein bestehender Prothesensattel um weitere Zähne erweitert wird
  - im zeitlichen Zusammenhang mit Unterfütterungen nach den GOZ-Nrn. 5270, 5280, 5290, 5300, 5310
  - für Maßnahmen zur Wiederherstellung von KFO-Geräten (GOZ-Nr. 6180)
  - für Wiederherstellung der Funktion eines Aufbissbehelfs (GOZ-Nr. 7030)
  - für die Reinigung einer Prothese (§ 6 Abs. 1 GOZ)

BZÄK-Kommentar zu der GOZ-Nr. 5260 (Stand August 2022)

Nach dieser Nummer werden Wiederherstellungsmaßnahmen an abnehmbarem Zahnersatz berechnet, die eine Abformung erfordern.
Zu derartigen Maßnahmen zählen Reparaturen von Brüchen an Prothesenbasen, -sätteln bzw. -rändern oder Brüchen an Metallanteilen einer Prothese / Teilprothese o. Ä. Ebenso werden Erweiterungen um zusätzliche Prothesenzähne bzw. Halte- oder Stützelemente unter dieser Nummer berechnet. Auch die Neuaufstellung von Prothesenzähnen unter Erhaltung der Prothesenbasis wird unter dieser Nummer berechnet. Die Berechnung der Nummer 5260 im Zusammenhang mit einer der Nummern 5270-5310 ist nur dann möglich, wenn die Leistungen zeitlich getrennt, ggf. jedoch auch sitzungsgleich, erbracht werden, d. h. dass der Leistungsinhalt einer der konkurrierenden Gebührennummern vollständig erbracht sein muss, bevor der Leistungsinhalt der anderen Gebührennummer erbracht wird.
Diese Leistung kann als zusätzliche Maßnahme u. a. bei der Erneuerung von Verbindungselementen, Teleskopkonstruktionen oder Verblendungen erforderlich werden.
Mehrere Wiederherstellungsmaßnahmen an derselben Prothese in einem Arbeitsgang berechtigen nicht zum mehrfachen Ansatz der Gebührennummer.
Wird im Rahmen einer Prothesenerweiterung ein neuer Prothesensattel hergestellt, wird diese Maßnahme nach der Nummer 5070 berechnet. Wird im Rahmen derselben Reparaturmaßnahme der Zahnersatz mit einer Spanne oder einem Freiendsattel versehen, so ist die Nummer 5070 GOZ zusätzlich berechnungsfähig.
Die professionelle Reinigung und Desinfektion einer Prothese bzw. abnehmbarem Zahnersatz sind nicht in der Gebührenordnung beschrieben und werden daher nach § 6 Absatz 1 analog berechnet. Eine Berechnung nach § 9 bleibt unberührt.
Die Abdruckdesinfektion ist als zahntechnische Leistung nach § 9 berechnungsfähig.

5260

Begründungen

Überdurchschnittlicher Zeitaufwand aufgrund …	Überdurchschnittliche Schwierigkeiten aufgrund …	Besondere Umstände aufgrund …

- erschwerter Abformung und Anpassung durch abnorme Kieferformen; extrem flachem Gaumendach; flachen/hohen Palatum; extrem flachem/hohem Kiefer; hochansetzender Mundbodenmuskulatur/Muskulatur
- weit fortgeschrittener Atrophie des Kieferkamms und erschwerter Entlastung scharfer Knochenleisten/von Knochenvorsprüngen
- in Kieferkammnähe ansetzender Bänder/tief inserierende Bänder/hoch ansetzende Bänder/Insertion im Behandlungsfeld und dadurch schwierige Abdrucknahme
- erschwerter Anpassung der Prothese nach Erweiterung bei Schlotterkamm/ schwieriger Schleimhautverhältnisse (z. B. Schleimhautduplikaturen)
- schwieriger Formangleichung bei der Erweiterung wegen sehr stark abweichender Zahnstellung/starker Kippung zur Eingliederungsachse bei erschwertem Ausgleich der Mittellinie
- umfangreicher Weichteilstützung
- erhöhter Blutungsneigung (hämorrhagischer Diathese) /anhaltender Blutungen durch Einnahme gerinnungshemmender Medikamente/Antikoagulanzien erschwerte Trockenlegung für die Abformung/ Eingliederung nach chirurgischem Eingriff
- erschwerter Abformung z. B. Stellungsanomalie, inserierende Bänder, Würgereiz, Ausblockmaßnahmen bei vorhandenem festsitzendem Zahnersatz/Unterschnitten/Interdentalräume etc. erforderlich
- motorischer Instabilität der Zunge/Makroglossie , dadurch erschwerter Freistellung des Behandlungsfeldes bei Abformung/Eingliederung
- schwieriger Erweiterung bei besonders stark divergierender Zahnstellung
- schwieriger Erweiterung bei Schlotterkammbildung
- ausgeprägter Mundatmung und dadurch notweniger Behandlungspausen
- geringer Mundöffnung und erhöhtem Muskeltonus der Wangenmuskulatur
- Einschränkung des Sichtbereiches, verursacht durch eingeschränkte Lagerfähigkeit des Patienten wegen Wirbelsäulenerkrankung/Muskelerkrankung/Herz-Kreislauferkrankung
- eingeschränkter Mundöffnung/erschwerter Mundzugang wegen Mundsperre/Kieferklemme/Adipositas/Herpes/Rhagaden etc.
- starken Wangendrucks und/oder aktiver Zungenmuskulatur und dadurch aufwendiger Freistellung des Behandlungsfeldes sowie notwendiger häufiger Behandlungspausen zur Entlastung/Entspannung der Muskulatur
- erschwerter Erreichbarkeit/Freistellung des Behandlungsfeldes durch eine extrem eingeschränkte Mundöffnung (Schneidekantendifferenz = xx mm)

Begründungen

Überdurchschnittlicher Zeitaufwand aufgrund …	Überdurchschnittliche Schwierigkeiten aufgrund …	Besondere Umstände aufgrund …

- erschwerter Wiederherstellung/Erweiterung durch schweren Schwund (Atrophie) des Kieferkamms/weit fortgeschrittener Atrophie des Kieferkamms/hohem Gaumen
- erhöhter operativer Sensibilität/starke Schmerzempfindlichkeit bei der Abformung und Eingliederung nach chirurgischem Eingriff (frische Extraktionswunden)
- erschwerten Zugangs wegen starker postoperativer Schwellung des umliegenden Weichgewebes
- aufwendiger Umarbeitung von alten Prothesen zur Wiederherstellung der Kaufunktion
- mehrerer wiederherzustellender Maßnahmen an derselben Prothese/Teilprothese
- mehrerer Brüche/Sprünge an derselben Totalprothese/Deckprothese/Modellgussprothese/Teilprothese
- Wiederherstellung mehrerer einfachen oder komplizierten Halte- oder Stützvorrichtungen und schwierige Adaptation
- erschwerter Fixierung der Prothesenfragmente bei kompliziertem Bruch vor Abdrucknahme
- erhöhten Aufwands bei intraoraler Fixierung von Bruchstücken
- eingehender Decubiti-Prophylaxe (z. B. bei Autoimmuntherapie, Bisphosphonattherapie etc.)
- besonderen Aufwands wegen vorhandener Restaurationen/Apparaturen und/oder elongierten/protrudierten Zähnen und /oder Zahnfehlstellungen (nach buccal/palatinal/lingual gekippte, asymmetrischer Zahnrotationen usw.)
- Protrusion/Dysgnathie und dadurch erschwerte Adaption der Erweiterung
- erschwerten Vorgehens bei Mundtrockenheit, Sklerodermie etc.
- außergewöhnlich erschwerter Isolation und aufwendiger Trockenlegung zur Abformung des Behandlungsgebietes und/oder Eingliederung der Reparatur bei vermehrter Salivation/Hypersalivation

5270

GOZ-Position 5270

Leistungsbeschreibung	Faktor
Teilunterfütterung einer Prothese	1,0-fach: 10,12 € 2,3-fach: 23,28 € 2,8-fach: 26,35 € 3,1-fach: 31,38 € 3,5-fach: 35,43 €

Abrechnungsbestimmung

Im Zusammenhang mit Leistungen nach den Nummern 5270 bis 5310 dürfen Leistungen nach den Nummern 5250 und 5260 nur berechnet werden, wenn es sich um zeitlich getrennte Verrichtungen handelt.
Leistungen nach den Nummern 5270 bis 5310 sind nur als Maßnahmen zur Wiederherstellung der Funktion einer abnehmbaren Prothese berechnungsfähig.

Maßnahmen zur Weichteilstützung sind mit den Leistungen nach den Nummern 5200 bis 5340 abgegolten.

Anmerkung

- berechnungsfähig:
  - für Teilunterfütterung einer Teil-/Total-/Deck- oder Defektprothese
  - Teilunterfütterung im direkten Verfahren z. B. mit weichbleibendem Material
  - Teilunterfütterung im indirekten Verfahren
  - auch für das Auffüllen von Sekundärteleskopkronen mittels Kunststoff im Rahmen einer Teilunterfütterung
  - je Teilunterfütterung mehrfach nebeneinander, wenn keine gemeinsame Planung möglich
  - auch neben Wiederherstellungsmaßnahmen nach den GOZ-Nrn. 5250 und 5260, wenn es sich um zeitlich getrennte Verrichtungen handelt
  - zzgl. Materialkosten (Abformmaterial, direktes weichbleibendes Unterfütterungsmaterial)
  - zzgl. zahntechnische Leistungen gemäß § 9 GOZ (z. B. Ausarbeiten und Polieren nach direkter Unterfütterung)
  - ggf. zzgl. individueller Abformung (GOZ Nr. 5170)
- nicht berechnungsfähig:
  - für die vollständige Unterfütterung einer Prothese (GOZ-Nr. 5280)
  - für Maßnahmen zur Wiederherstellung von KFO-Geräten (GOZ-Nr. 6180)
  - für die Wiederherstellung der Funktion eines Aufbissbehelfs (GOZ-Nr. 7030)

! Anmerkung

- für die "Unterfütterung" von Brückengliedern z. B. bei teleskopierenden abnehmbaren Brücke (GOZ-Nr. 2320)
- im zeitlichen Zusammenhang mit Wiederherstellungsmaßnahmen nach den GOZ-Nrn. 5250 und 5260

BZÄK-Kommentar zu der GOZ-Nr. 5270 (Stand August 2022)
Teilunterfütterungen können nach Extraktionen oder lokal begrenzten chirurgischen Eingriffen u. Ä. erforderlich sein. Sie gleichen eine Inkongruenz zwischen Prothesenlager und Prothesenbasis aus. Die Maßnahmen umfassen lediglich bestimmte Abschnitte der Basis eines abnehmbaren Zahnersatzes. Dabei ist es unerheblich, ob es sich um eine Teil-, Total-, Deck- oder Defektprothese handelt. Bei Leistungen nach dieser Nummer muss kein Funktionsrand angelegt werden. Teilunterfütterungen können im direkten Verfahren (mittels Aufbringen von selbsthärtendem Prothesenkunststoff) wie auch im indirekten Verfahren (nach Abformung mit Silikon o. Ä.) durchgeführt werden. Die Leistung kann je Prothese / Teilprothese und Sitzung nur einmal berechnet werden.
Unterfütternde Ergänzungen unter Brückengliedern bei teleskopierenden Brücken werden analog berechnet.
Teilunterfütterungen können auch mit weichbleibenden (elastischen) Materialien durchgeführt werden.
Die Berechnung der Nummer 5270 im Zusammenhang mit einer der Nummern 5250, 5260 ist nur dann möglich, wenn die Leistungen zeitlich getrennt, ggf. jedoch auch sitzungsgleich, erbracht werden, d. h. dass der Leistungsinhalt einer der konkurrierenden Gebührennummern vollständig erbracht sein muss, bevor der Leistungsinhalt der anderen Gebührennummer erbracht wird.
Material- und Laborkosten sind auch bei direkter Teilunterfütterung berechnungsfähig.

5270

Begründungen

Überdurchschnittlicher Zeitaufwand aufgrund … | Überdurchschnittliche Schwierigkeiten aufgrund … | Besondere Umstände aufgrund …

- bei der Abformung und Eingliederung nach chirurgischem Eingriff mit erhöhter operativer Sensibilität/starke Schmerzempfindlichkeit
- aufwendiger Individualisierungsmaßnahmen in der Vorbereitung zur Abformung im Unterfütterungsareal
- aufwendiger Individualisierungsmaßnahmen in der Vorbereitung der Unterfütterung im direkten weichbleibenden Verfahren
- umfangreichen Ausschleifens der Prothese zur Vorbereitung der Abdrucknahme
- eingehender Decubiti-Prophylaxe (z. B. bei Autoimmuntherapie, Bisphosphonattherapie etc.)
- erschwerter Unterfütterungsabformung bei starker Atrophie des Alveolarkammer
- besonderen Aufwands wegen erschwerter Abformung z.B. Stellungsanomalie, inserierende Bänder, Würgereiz, Ausblockmaßnahmen bei vorhandenem festsitzendem Zahnersatz/Unterschnitten etc.
- schwieriger Abformung wegen parodontal vorgeschädigter/gelockerter Zähne, elongierte Zähne, inserierende Bänder oder sehr lange Zähne
- motorischer Instabilität der Zunge/Makroglossie, dadurch erschwerter Freistellung des Behandlungsfeldes
- Einschränkung des Sichtbereiches, verursacht durch eingeschränkte Lagerfähigkeit des Patienten wegen Wirbelsäulenerkrankung/Muskelerkrankung/Herz-Kreislauferkrankung/Schwangerschaft
- eingeschränkter Mundöffnung/erschwerter Mundzugang wegen Mundsperre/Kieferklemme/Adipositas/Herpes/Rhagaden etc.
- erschwerter Abformung durch abnorme Kieferformen; extrem flachem Gaumendach; flachen/hohen Palatum; extrem flachem/ hohem Kiefer; hochansetzender Mundbodenmuskulatur/ Muskulatur
- in Kieferkammnähe ansetzender Bänder/tief inserierende Bänder/hoch ansetzende Bänder/Insertion im Behandlungsfeld und dadurch schwierige Abdrucknahme
- erschwerter Unterfütterung der Prothese bei schwieriger anatomischer Situation, Schlotterkamm/schwieriger Schleimhautverhältnisse (z.B. Schleimhautduplikaturen), beweglicher Kieferkamm
- schwieriger Teilunterfütterung bei weit fortgeschrittener Atrophie des Kieferkamms
- umfangreicher notwendiger Weichteilstützung
- erschwerter Teilunterfütterung bei vorhandener Metallbasis
- zeitaufwändigen Anpassens der weichbleibenden Unterfütterung für eine stabile Konstruktion bei indifferenter Schleimhautresilienz

Begründungen

Überdurchschnittlicher Zeitaufwand aufgrund …	Überdurchschnittliche Schwierigkeiten aufgrund …	Besondere Umstände aufgrund …

- erschwerten Vorgehens bei Exostosen / fehlender/flacher/mobiler/stark ausgeprägte Tubera
- ausgeprägter Mundatmung und dadurch extrem schwierige Abformung
- erschwerten Vorgehens bei Mundtrockenheit, Sklerodermie usw.
- erschwerter Unterfütterungsabformung bei starker Atrophie des Alveolarkamms
- erschwerter Erreichbarkeit/Freistellung des Behandlungsfeldes durch eine extrem eingeschränkte Mundöffnung (Schneidekantendifferenz = xx mm)
- häufiger Behandlungsunterbrechungen und erhöhten Zeitaufwands durch Mehrfachabformung wegen des reduzierten Allgemeinzustandes/extrem ausgeprägten Brech-/Würgereiz
- erhöhten Aufwands bei zusätzlicher Herstellung eines Funktionsrandes
- Wiederherstellung in mehreren technisch bedingten Arbeitsschritten
- erschwerten Vorgehens unter Einbeziehung von Implantaten/Kugelköpfen/ Wurzelstiftkappen/ Teleskopkronen
- außergewöhnlich erschwerter Isolation und aufwendiger Trockenlegung zur Abformung des Unterfütterungsareals und/oder Eingliederung bei vermehrter Salivation/Hypersalivation
- schwierigen Eingliederns, viel Nachkorrekturen wegen ungünstiger Kieferform, vermehrte Druckstellenbeseitigung

5280

GOZ-Position 5280

Leistungsbeschreibung	Faktor
Vollständige Unterfütterung einer Prothese	1,0-fach: 15,19 € 2,3-fach: 34,93 € 2,8-fach: 42,52 € 3,1-fach: 47,07 € 3,5-fach: 53,15 €

Abrechnungsbestimmung

Im Zusammenhang mit Leistungen nach den Nummern 5270 bis 5310 dürfen Leistungen nach den Nummern 5250 und 5260 nur berechnet werden, wenn es sich um zeitlich getrennte Verrichtungen handelt.
Leistungen nach den Nummern 5270 bis 5310 sind nur als Maßnahmen zur Wiederherstellung der Funktion einer abnehmbaren Prothese berechnungsfähig.

Maßnahmen zur Weichteilstützung sind mit den Leistungen nach den Nummern 5200 bis 5340 abgegolten.

Anmerkung

- berechnungsfähig:
  - für vollständige Unterfütterung einer Teil-, Total-, Deck- oder Defektprothese
  - im direkten oder indirekten Verfahren
  - auch für vollständige Unterfütterung mit weichbleibendem Material
  - auch neben Wiederherstellungsmaßnahmen nach den GOZ-Nrn. 5250 und 5260, wenn es sich um zeitlich getrennte Verrichtungen handelt
  - ggf. zzgl. individueller Abformung nach GOZ Nr. 5170
  - ggf. zzgl. Funktionsabformung im Ober- oder Unterkiefer nach den GOZ-Nrn. 5180 bzw. 5190 (auch mit vorhandener Prothese)
  - zzgl. Materialkosten (Abformmaterial, direktes weichbleibendes Unterfütterungsmaterial)
  - zzgl. zahntechnische Leistungen gemäß § 9 GOZ (z. B. Ausarbeiten und Polieren nach direkter Unterfütterung)
- nicht berechnungsfähig:
  - für Teilunterfütterung einer Prothese (GOZ-Nr. 5270)
  - für Maßnahmen zur Wiederherstellung von KFO-Geräten (GOZ-Nr. 6180)
  - für Wiederherstellung der Funktion eines Aufbissbehelfs (GOZ-Nr. 7030)
  - für "Unterfütterung" von Brückengliedern z. B. bei teleskopierenden abnehmbaren Brücke (GOZ-Nr. 2320)
  - im zeitlichen Zusammenhang mit Wiederherstellungsmaßnahmen nach den GOZ-Nrn. 5250 und 5260
  - für Rebasierung (GOZ § 6 Abs.1)

! Anmerkung

BZÄK-Kommentar zu der GOZ-Nr. 5280 (Stand August 2022)

Vollständige Unterfütterungen gleichen die Inkongruenz zwischen Prothesenlager und Prothesenbasis aus. Diese entsteht u. a. durch Atrophie des Kieferkamms, nach Zahnentfernungen oder operativen Eingriffen am Kieferknochen. Die Maßnahmen umfassen die gesamte Basis eines abnehmbaren Zahnersatzes. Dabei ist es unerheblich, ob es sich um eine Teil-, Total-, Deck- oder Defektprothese handelt. Bei Leistungen nach dieser Nummer wird kein Funktionsrand angelegt. Vollständige Unterfütterungen können im direkten Verfahren (mittels Aufbringen von selbsthärtendem Prothesenkunststoff) wie auch im indirekten Verfahren (nach Abformung mit Silikon o. Ä.) durchgeführt werden.

Die Rebasierung ist in der GOZ nicht beschrieben und wird daher analog berechnet. Vollständige Unterfütterungen können auch mit weichbleibenden (elastischen) Materialien durchgeführt werden.

Die Berechnung der Nummer 5280 im Zusammenhang mit einer der Nummern 5250, 5260 ist nur dann möglich, wenn die Leistungen zeitlich getrennt, ggf. jedoch auch sitzungsgleich, erbracht werden, d. h. dass der Leistungsinhalt einer der konkurrierenden Gebührennummern vollständig erbracht sein muss, bevor der Leistungsinhalt der anderen Gebührennummer erbracht wird.

Material- und Laborkosten sind auch bei direkter Unterfütterung berechnungsfähig.

Begründungen

Überdurchschnittlicher Zeitaufwand aufgrund …	Überdurchschnittliche Schwierigkeiten aufgrund …	Besondere Umstände aufgrund …

- erhöhter operativer Sensibilität/starke Schmerzempfindlichkeit bei der Abformung und Eingliederung nach chirurgischem Eingriff
- aufwendiger Individualisierungsmaßnahmen in der Vorbereitung zur Abformung
- aufwendiger Individualisierungsmaßnahmen in der Vorbereitung der Unterfütterung im direkten weichbleibenden Verfahren
- umfangreichen Ausschleifens der Prothese zur Vorbereitung der Abdrucknahme
- eingehender Decubiti-Prophylaxe (z. B. bei Autoimmuntherapie, Bisphosphonattherapie etc.)
- erschwerter Unterfütterungsabformung bei starker Atrophie des Alveolarkammer
- besonderen Aufwands wegen erschwerter Abformung z. B. Stellungsanomalie, inserierende Bänder, Würgereiz, Ausblockmaßnahmen bei vorhandenem festsitzendem Zahnersatz/Unterschnitten etc.
- schwieriger Abformung wegen parodontal vorgeschädigter/gelockerter Zähne, elongierte Zähne, inserierende Bänder oder sehr lange Zähne
- motorischer Instabilität der Zunge/Makroglossie, dadurch erschwerter Freistellung des Behandlungsfeldes

5280

Begründungen

Überdurchschnittlicher Zeitaufwand aufgrund …	Überdurchschnittliche Schwierigkeiten aufgrund …	Besondere Umstände aufgrund …

- Einschränkung des Sichtbereiches, verursacht durch eingeschränkte Lagerfähigkeit des Patienten wegen Wirbelsäulenerkrankung/Muskelerkrankung/Herz-Kreislauferkrankung/Schwangerschaft
- eingeschränkter Mundöffnung/erschwerter Mundzugang wegen Mundsperre/Kieferklemme/Adipositas/Herpes/Rhagaden etc.
- erschwerter Abformung durch abnorme Kieferformen; extrem flachem Gaumendach; flachen/hohen Palatum; extrem flachem/hohem Kiefer; hochansetzender Mundbodenmuskulatur/Muskulatur
- in Kieferkammnähe ansetzender Bänder/tief inserierende Bänder/ hoch ansetzende Bänder/Insertion im Behandlungsfeld und dadurch schwierige Abdrucknahme
- erschwerter Unterfütterung der Prothese bei schwieriger anatomischer Situation, Schlotterkamm/ schwieriger Schleimhautverhältnisse (z. B. Schleimhautduplikaturen), beweglicher Kieferkamm
- schwieriger Unterfütterung bei weit fortgeschrittener Atrophie des Kieferkamms
- umfangreicher notwendiger Weichteilstützung
- erschwerter Unterfütterung bei vorhandener Metallbasis
- zeitaufwändigen Anpassens der weichbleibenden Unterfütterung für eine stabile Konstruktion bei indifferenter Schleimhautresilienz
- erschwerten Vorgehens bei Exostosen/fehlender/flacher/mobiler/stark ausgeprägte Tubera
- ausgeprägter Mundatmung und dadurch extrem schwierige Abformung
- erschwerten Vorgehen bei Mundtrockenheit, Sklerodermie usw.
- erschwerter Unterfütterungsabformung bei starker Atrophie des Alveolarkamms
- erschwerter Erreichbarkeit/Freistellung des Behandlungsfeldes durch eine extrem eingeschränkte Mundöffnung (Schneidekantendifferenz = xx mm)
- häufiger Behandlungsunterbrechungen und erhöhten Zeitaufwands durch Mehrfachabformung wegen des reduzierten Allgemeinzustandes/ extrem ausgeprägten Brech-/Würgereiz
- erhöhten Aufwands bei schwieriger Unterfütterung durch Pfeilerdivergenzen/Konvergenz der Pfeilerzähne/bei ungünstiger Pfeilerverteilung/Verteilung der Restbezahnung
- Wiederherstellung in mehreren technisch bedingten Arbeitsschritten
- erschwerten Vorgehens unter Einbeziehung von Implantaten/Kugelköpfen/ Wurzelstiftkappen/ Teleskopkronen
- außergewöhnlich erschwerter Isolation und aufwendiger Trockenlegung zur Abformung des Unterfütterungsareals und/oder Eingliederung bei vermehrter Salivation/ Hypersalivation
- schwierigen Eingliederns, viel Nachkorrekturen wegen ungünstiger Kieferform, vermehrte Druckstellenbeseitigung

GOZ-Position 5290

Leistungsbeschreibung	Faktor
Vollständige Unterfütterung einer Prothese einschließlich funktioneller Randgestaltung, im Oberkiefer	1,0-fach: 25,31 € 2,3-fach: 58,21 € 2,8-fach: 70,87 € 3,1-fach: 78,46 € 3,5-fach: 88,58 €

Abrechnungsbestimmung

Im Zusammenhang mit Leistungen nach den Nummern 5270 bis 5310 dürfen Leistungen nach den Nummern 5250 und 5260 nur berechnet werden, wenn es sich um zeitlich getrennte Verrichtungen handelt.
Leistungen nach den Nummern 5270 bis 5310 sind nur als Maßnahmen zur Wiederherstellung der Funktion einer abnehmbaren Prothese berechnungsfähig.

Maßnahmen zur Weichteilstützung sind mit den Leistungen nach den Nummern 5200 bis 5340 abgegolten.

Anmerkung

- berechnungsfähig:
  - für die vollständige Unterfütterung einschließlich funktioneller Randgestaltung, im Oberkiefer
  - bei Teil- oder Totalprothesen, bei Cover-Denture-Prothesen
  - im direkten oder indirekten Verfahren
  - auch für die vollständige Unterfütterung mit weichbleibendem Material
  - auch neben Wiederherstellungsmaßnahmen nach den GOZ-Nrn. 5250 und 5260, wenn es sich um zeitlich getrennte Verrichtungen handelt
  - ggf. zzgl. Funktionsabformung im Oberkiefer nach den GOZ-Nr. 5180 (auch mit vorhandener Prothese)
  - zzgl. Materialkosten (Abformmaterial, direktes weichbleibendes Unterfütterungsmaterial)
  - zzgl. zahntechnische Leistungen gemäß § 9 GOZ z.B. Ausarbeiten und Polieren nach direkter Unterfütterung
- nicht berechnungsfähig:
  - für Teilunterfütterung einer Prothese (GOZ-Nr. 5270)
  - für vollständige Unterfütterung einer Prothese ohne funktionelle Randgestaltung (GOZ-Nr. 5280)
  - für vollständige Unterfütterung einer Prothese einschließlich funktioneller Randgestaltung im Unterkiefer (GOZ-Nr. 5300)
  - für "Unterfütterung" von Brückengliedern z. B. bei teleskopierenden abnehmbaren Brücke (GOZ-Nr. 2320)

5290

Anmerkung

- im zeitlichen Zusammenhang mit Wiederherstellungsmaßnahmen nach den GOZ-Nrn. 5250 und 5260
- für Rebasierung (GOZ § 6 Abs. 1)

BZÄK-Kommentar zu der GOZ-Nr. 5290 (Stand August 2022)

Vollständige Unterfütterungen gleichen die Inkongruenz zwischen Prothesenlager und Prothesenbasis aus. Diese entsteht u. a. durch Atrophie des Kieferkamms, nach Zahnentfernungen oder operativen Eingriffen an der Schleimhaut oder am Kieferknochen. Maßnahmen nach dieser Nummer umfassen die gesamte Basis eines abnehmbaren Oberkieferzahnersatzes. Dabei kann es sich um eine Teil-, Total- oder Deckprothese handeln, die mit einem Funktionsrand versehen werden soll. Derartige Unterfütterungen werden im indirekten Verfahren nach Abformung(en) z. B. mit Silikon durchgeführt, können im Einzelfall jedoch auch direkt unter Verwendung von selbsthärtendem Prothesenkunststoff erfolgen.Vollständige Unterfütterungen können auch mit weichbleibenden (elastischen) Materialien durchgeführt werden.

Bei besonders schwierigen Verhältnissen kann die notwendige Abformung mittels Aufbringen von weichbleibenden Materialien über einen längeren Zeitraum (mehrere Stunden bis Tage) erfolgen, um die funktionelle Randgestaltung unter den für den Patienten üblichen Belastungssituationen zu ermöglichen.

Material- und Laborkosten sind auch bei direkter Unterfütterung berechnungsfähig.

Die Berechnung der Nummer 5290 im Zusammenhang mit einer der Nummern 5250, 5260 ist nur dann möglich, wenn die Leistungen zeitlich getrennt, ggf. jedoch auch sitzungsgleich, erbracht werden, d. h. dass der Leistungsinhalt einer der konkurrierenden Gebührennummern vollständig erbracht sein muss, bevor der Leistungsinhalt der anderen Gebührennummer erbracht wird.

Die Rebasierung ist in der GOZ nicht beschrieben und wird daher analog berechnet.

Begründungen

Überdurchschnittlicher Zeitaufwand aufgrund …	Überdurchschnittliche Schwierigkeiten aufgrund …	Besondere Umstände aufgrund …

- erhöhter operativer Sensibilität/starke Schmerzempfindlichkeit bei der Abformung und Eingliederung nach chirurgischem Eingriff
- aufwendiger Individualisierungsmaßnahmen in der Vorbereitung zur Abformung
- aufwendiger Individualisierungsmaßnahmen in der Vorbereitung der Unterfütterung im direkten weichbleibenden Verfahren
- umfangreichen Ausschleifens der Prothese zur Vorbereitung der Abdrucknahme
- eingehender Decubiti-Prophylaxe (z. B. bei Autoimmuntherapie, Bisphosphonattherapie etc.)

Begründungen

Überdurchschnittlicher Zeitaufwand aufgrund ... | Überdurchschnittliche Schwierigkeiten aufgrund ... | Besondere Umstände aufgrund ...

- erschwerter Unterfütterungsabformung bei starker Atrophie des Alveolarkammer
- besonderen Aufwands wegen erschwerter Abformung z.B. Stellungsanomalie, inserierende Bänder, Würgereiz, Ausblockmaßnahmen bei vorhandenem festsitzendem Zahnersatz/Unterschnitten etc.
- schwieriger Abformung wegen parodontal vorgeschädigter / gelockerter Zähne, elongierte Zähne, inserierende Bänder oder sehr lange Zähne
- motorischer Instabilität der Zunge/Makroglossie, dadurch erschwerter Freistellung des Behandlungsfeldes
- Einschränkung des Sichtbereiches, verursacht durch eingeschränkte Lagerfähigkeit des Patienten wegen Wirbelsäulenerkrankung/Muskelerkrankung/Herz-Kreislauferkrankung
- eingeschränkter Mundöffnung/erschwerter Mundzugang wegen Mundsperre/Kieferklemme/Adipositas/Herpes/Rhagaden etc.
- ausgeprägter Mundatmung und dadurch extrem schwierige Abformung
- erschwerten Vorgehens bei Mundtrockenheit, Sklerodermie usw.
- erschwerter Abformung durch abnorme Kieferformen; extrem flachem Gaumendach; flachen/hohen Palatum; extrem flachem/hohem Kiefer; hochansetzender Mundbodenmuskulatur/Muskulatur
- aufwendiger Unterfütterung bei weit fortgeschrittener Atrophie des Kieferkamms und erschwerter Entlastung scharfer Knochenleisten/von Knochenvorsprüngen
- in Kieferkammnähe ansetzender Bänder/tief inserierende Bänder/hoch ansetzende Bänder/Insertion im Behandlungsfeld und dadurch schwierige Abdrucknahme
- erschwerter Unterfütterung der Prothese bei schwieriger anatomischer Situation, Schlotterkamm/schwieriger Schleimhautverhältnisse (z. B. Schleimhautduplikaturen), beweglicher Kieferkamm
- schwieriger Unterfütterungsabformung bei weit fortgeschrittener Atrophie des Kieferkamms/starker Atrophie des Alveolarkamms
- umfangreicher notwendiger Weichteilstützung
- zeitaufwändigen Anpassens der weichbleibenden Unterfütterung für eine stabile Konstruktion bei indifferenter Schleimhautresilienz
- erschwerter Unterfütterung bei vorhandener Metallbasis
- erschwerten Vorgehens bei Exostosen/flacher/mobiler/stark ausgeprägte Tubera
- erschwerten Vorgehens beim Vorliegen von bindegewebig veränderten oder fehlenden Tubera

5290

Begründungen

Überdurchschnittlicher Zeitaufwand aufgrund …	Überdurchschnittliche Schwierigkeiten aufgrund …	Besondere Umstände aufgrund …

- erschwerter Unterfütterungsabformung bei abgesunkenem Biss/Abrasionsgebiss
- erheblichen Mehraufwands durch starken Kieferabbau wegen langjähriger Fehlbelastung
- besonderen Verfahrens zur Vermeidung von Würgereiz bei optimalem Ergebniss
- erheblichen Mehraufwands bei weichbleibender Unterfütterung zur Vermeidung von Dekubitus
- erschwerter Erreichbarkeit/Freistellung des Behandlungsfeldes durch eine extrem eingeschränkte Mundöffnung (Schneidekantendifferenz = xx mm)
- häufiger Behandlungsunterbrechungen und erhöhten Zeitaufwands durch Mehrfachabformung wegen des reduzierten Allgemeinzustandes/extrem ausgeprägten Brech-/Würgereiz
- erhöhten Aufwands bei schwieriger Unterfütterung durch Pfeilerdivergenzen/Konvergenz der Pfeilerzähne/bei ungünstiger Pfeilerverteilung/Verteilung der Restbezahnung
- erschwerten Vorgehens unter Einbeziehung von Implantaten/Kugelköpfen/ Wurzelstiftkappen/ Teleskopkronen
- außergewöhnlich erschwerter Isolation und aufwendiger Trockenlegung zur Abformung des Unterfütterungsareals und/oder Eingliederung bei vermehrter Salivation/ Hypersalivation
- schwierigen Eingliederns, viel Nachkorrekturen wegen ungünstiger Kieferform, vermehrte Druckstellenbeseitigung

GOZ-Position 5300

Leistungsbeschreibung	Faktor
Vollständige Unterfütterung einer Prothese einschließlich funktioneller Randgestaltung, im Unterkiefer	1,0-fach: 30,37 € 2,3-fach: 69,85 € 2,8-fach: 85,04 € 3,1-fach: 94,15 € 3,5-fach: 106,30 €

Abrechnungsbestimmung

Im Zusammenhang mit Leistungen nach den Nummern 5270 bis 5310 dürfen Leistungen nach den Nummern 5250 und 5260 nur berechnet werden, wenn es sich um zeitlich getrennte Verrichtungen handelt.
Leistungen nach den Nummern 5270 bis 5310 sind nur als Maßnahmen zur Wiederherstellung der Funktion einer abnehmbaren Prothese berechnungsfähig.

Maßnahmen zur Weichteilstützung sind mit den Leistungen nach den Nummern 5200 bis 5340 abgegolten.

! Anmerkung

- berechnungsfähig:
  - für die vollständige Unterfütterung einschließlich funktioneller Randgestaltung, im Unterkiefer
    - bei Teil- oder Totalprothesen, bei Cover-Denture-Prothesen
  - im direkten oder indirekten Verfahren
  - auch für die vollständige Unterfütterung mit weichbleibendem Material
  - auch neben Wiederherstellungsmaßnahmen nach den GOZ-Nrn. 5250 und 5260, wenn es sich um zeitlich getrennte Verrichtungen handelt
  - ggf. zzgl. Funktionsabformung im Unterkiefer nach den GOZ-Nr. 5190 (auch mit vorhandener Prothese)
  - zzgl. Materialkosten (Abformmaterial, direktes weichbleibendes Unterfütterungsmaterial)
  - zzgl. zahntechnische Leistungen gemäß § 9 GOZ (z. B. Ausarbeiten und Polieren nach direkter Unterfütterung)
- nicht berechnungsfähig:
  - für Teilunterfütterung einer Prothese GOZ-Nr. 5270
  - für vollständige Unterfütterung einer Prothese ohne funktionelle Randgestaltung GOZ-Nr. 5280
  - für vollständige Unterfütterung einer Prothese einschließlich funktioneller Randgestaltung im Oberkiefer GOZ-Nr. 5290

5300

! Anmerkung

- für "Unterfütterung" von Brückengliedern z. B. bei teleskopierenden abnehmbaren Brücke GOZ-Nr. 2320
- im zeitlichen Zusammenhang mit Wiederherstellungsmaßnahmen nach den GOZ-Nrn. 5250 und 5260
- für Rebasierung GOZ § 6 Abs.1

BZÄK-Kommentar zu der GOZ-Nr. 5300 (Stand August 2022)
Vollständige Unterfütterungen gleichen die Inkongruenz zwischen Prothesenlager und Prothesenbasis aus. Diese entsteht u. a. durch Atrophie des Kieferkamms, nach Zahnentfernungen oder operativen Eingriffen an der Schleimhaut oder am Kieferknochen. Maßnahmen nach dieser Nummer umfassen die gesamte Basis eines abnehmbaren Unterkieferzahnersatzes. Dabei kann es sich um eine Teil-, Total- oder Deckprothese, aber auch um eine Teilprothese handeln, die mit einem Funktionsrand versehen werden soll. Derartige Unterfütterungen werden im indirekten Verfahren nach Abformung(en) z. B. mit Silikon durchgeführt, können im Einzelfall jedoch auch direkt unter Verwendung von selbsthärtendem Prothesenkunststoff erfolgen. Vollständige Unterfütterungen können auch mit weichbleibenden (elastischen) Materialien durchgeführt werden.
Bei besonders schwierigen Verhältnissen kann die notwendige Abformung mittels Aufbringen von weichbleibenden Materialien über einen längeren Zeitraum (mehrere Stunden bis Tage) erfolgen, um die funktionelle Randgestaltung unter den für den Patienten üblichen Belastungssituationen zu ermöglichen.
Die Berechnung der Nummer 5300 im Zusammenhang mit einer der Nummern 5250, 5260 ist nur dann möglich, wenn die Leistungen zeitlich getrennt, ggf. jedoch auch sitzungsgleich, erbracht werden, d. h. dass der Leistungsinhalt einer der konkurrierenden Gebührennummern vollständig erbracht sein muss, bevor der Leistungsinhalt der anderen Gebührennummer erbracht wird.
Die Rebasierung ist in der GOZ nicht beschrieben und wird daher analog berechnet.
Material- und Laborkosten sind auch bei direkter Unterfütterung berechnungsfähig.

Begründungen

Überdurchschnittlicher Zeitaufwand aufgrund …	Überdurchschnittliche Schwierigkeiten aufgrund …	Besondere Umstände aufgrund …

- erhöhter operativer Sensibilität/starke Schmerzempfindlichkeit bei der Abformung und Eingliederung nach chirurgischem Eingriff
- aufwendiger Individualisierungsmaßnahmen in der Vorbereitung zur Abformung
- aufwendiger Individualisierungsmaßnahmen in der Vorbereitung der Unterfütterung im direkten weichbleibenden Verfahren
- umfangreichen Ausschleifens der Prothese zur Vorbereitung der Abdrucknahme

5300

Begründungen

Überdurchschnittlicher Zeitaufwand aufgrund …	Überdurchschnittliche Schwierigkeiten aufgrund …	Besondere Umstände aufgrund …

- eingehender Decubiti-Prophylaxe (z. B. bei Autoimmuntherapie, Bisphosphonattherapie etc.)
- erschwerter Unterfütterungsabformung bei starker Atrophie des Alveolarkammer
- besonderen Aufwands wegen erschwerter Abformung z.B. Stellungsanomalie, inserierende Bänder, Würgereiz, Ausblockmaßnahmen bei vorhandenem festsitzendem Zahnersatz/Unterschnitten etc.
- schwieriger Abformung wegen parodontal vorgeschädigter/gelockerter Zähne, elongierte Zähne, inserierende Bänder oder sehr lange Zähne
- motorischer Instabilität der Zunge/Makroglossie, dadurch erschwerter Freistellung des Behandlungsfeldes
- Einschränkung des Sichtbereiches, verursacht durch eingeschränkte Lagerfähigkeit des Patienten wegen Wirbelsäulenerkrankung/Muskelerkrankung/Herz-Kreislauferkrankung
- eingeschränkter Mundöffnung/erschwerter Mundzugang wegen Mundsperre/Kieferklemme/ Adipositas/Herpes/Rhagaden etc.
- ausgeprägter Mundatmung und dadurch extrem schwierige Abformung
- aufwendiger Unterfütterung bei weit fortgeschrittener Atrophie des Kieferkamms und erschwerter Entlastung scharfer Knochenleisten/ von Knochenvorsprüngen
- erschwerten Vorgehens bei Mundtrockenheit, Sklerodermie usw.
- erschwerter Abformung durch abnorme Kieferformen; extrem flachem/ hohem Kiefer; hochansetzender Mundbodenmuskulatur/Muskulatur
- in Kieferkammnähe ansetzender Bänder/tief inserierende Bänder/hoch ansetzende Bänder/Insertion im Behandlungsfeld und dadurch schwierige Abdrucknahme
- erschwerter Unterfütterung der Prothese bei schwieriger anatomischer Situation, Schlotterkamm/schwieriger Schleimhautverhältnisse (z. B. Schleimhautduplikaturen), beweglicher Kieferkamm
- schwieriger Unterfütterung bei weit fortgeschrittener Atrophie des Kieferkamms/bei starker Atrophie des Alveolarkamms
- umfangreicher notwendiger Weichteilstützung
- zeitaufwändigen Anpassens der weichbleibenden Unterfütterung für eine stabile Konstruktion bei indifferenter Schleimhautresilienz
- erschwerter Unterfütterung bei vorhandener Metallbasis
- erschwerter Unterfütterungsabformung bei abgesunkenem Biss/Abrasionsgebiss
- erheblichen Mehraufwands durch starken Kieferabbau wegen langjähriger Fehlbelastung
- besonderen Verfahrens zur Vermeidung von Würgereiz bei optimalem Ergebnis

5300

Begründungen

Überdurchschnittlicher Zeitaufwand aufgrund …	Überdurchschnittliche Schwierigkeiten aufgrund …	Besondere Umstände aufgrund …

- erhöhten Aufwands wegen schwerer Fixation der Prothese in optimal Position
- erheblichen Mehraufwands bei weichbleibender Unterfütterung zur Vermeidung von Dekubitus
- erschwerter Erreichbarkeit/Freistellung des Behandlungsfeldes durch eine extrem eingeschränkte Mundöffnung (Schneidekantendifferenz = xx mm)
- häufiger Behandlungsunterbrechungen und erhöhten Zeitaufwands durch Mehrfachabformung wegen des reduzierten Allgemeinzustandes/extrem ausgeprägten Brech-/Würgereiz
- erhöhten Aufwands bei schwieriger Unterfütterung durch Pfeilerdivergenzen/Konvergenz der Pfeilerzähne/bei ungünstiger Pfeilerverteilung/ Verteilung der Restbezahnung
- erschwerten Vorgehens unter Einbeziehung von Implantaten/Kugelköpfen/Wurzelstiftkappen/Teleskopkronen
- außergewöhnlich erschwerter Isolation und aufwendiger Trockenlegung zur Abformung des Unterfütterungsareal und/oder Eingliederung bei vermehrter Salivation/Hypersalivation
- schwierigen Eingliederns, viel Nachkorrekturen wegen ungünstiger Kieferform, vermehrte Druckstellenbeseitigung

GOZ-Position 5310

Leistungsbeschreibung	Faktor
Vollständige Unterfütterung bei einer Defektprothese einschließlich funktioneller Randgestaltung	1,0-fach: 41,06 € 2,3-fach: 94,43 € 2,8-fach: 114,96 € 3,1-fach: 127,28 € 3,5-fach: 143,70 €

Abrechnungsbestimmung

Im Zusammenhang mit Leistungen nach den Nummern 5270 bis 5310 dürfen Leistungen nach den Nummern 5250 und 5260 nur berechnet werden, wenn es sich um zeitlich getrennte Verrichtungen handelt.
Leistungen nach den Nummern 5270 bis 5310 sind nur als Maßnahmen zur Wiederherstellung der Funktion einer abnehmbaren Prothese berechnungsfähig.

Maßnahmen zur Weichteilstützung sind mit den Leistungen nach den Nummern 5200 bis 5340 abgegolten.

! Anmerkung

- berechnungsfähig:
  - für vollständige Unterfütterung einer Defektprothese einschließlich funktioneller Randgestaltung
  - nur als Maßnahme zur Wiederherstellung der Funktion einer Defektprothese
  - bei totalen Defektprothesen
  - auch bei Defekt-Teilprothese, wenn eine funktionelle Randgestaltung notwendig ist
  - auch neben Wiederherstellungsmaßnahmen nach den GOZ-Nrn. 5250 und 5260, wenn es sich um zeitlich getrennte Verrichtungen handelt
  - zzgl. Materialkosten (Abformmaterial, direktes weichbleibendes Unterfütterungsmaterial)
  - zzgl. zahntechnische Leistungen gemäß § 9 GOZ
- nicht berechnungsfähig:
  - für vollständige Unterfütterung einer Prothese (die nicht Teile des Kiefers ersetzt) ohne funktionelle Randgestaltung GOZ Nr. 5280
  - für Teilunterfütterung einer Prothese GOZ-Nr. 5270
  - für vollständige Unterfütterung einer Prothese (die nicht Teile des Kiefers ersetzt) mit funktioneller Randgestaltung GOZ-Nrn. 5290, 5300
  - im zeitlichen Zusammenhang mit Leistungen nach den GOZ-Nrn. 5250 und 5260
  - für Rebasierung GOZ § 6 Abs.1

5310

Anmerkung

BZÄK-Kommentar zu der GOZ-Nr. 5310 (Stand August 2022)

Defektprothesen ersetzen anatomische Strukturen, die aufgrund von Fehlbildungen, Verletzungen, operativen Eingriffen oder anderen Ereignissen fehlen. Neben Zähnen und Weichgeweben kann es sich hierbei um größere Bereiche am Alveolarkamm, am Kieferknochen, aber auch um ganze Kiefer- oder Gesichtsteile handeln.

Vollständige Unterfütterungen gleichen in diesen Fällen die Inkongruenz zwischen Prothesen- oder Epithesenlager und Prothesen- bzw. Epithesenbasis aus. Diese entsteht u. a. durch Knochenatrophie oder nach erneuten chirurgischen Eingriffen im Bereich der Defektprothese. Maßnahmen nach dieser Nummer umfassen die gesamte Basis einer abnehmbaren Defektprothese inklusive des Funktionsrandes. Unterfütterungen ohne funktionelle Randgestaltung werden in Abhängigkeit vom Leistungsumfang nach den Nummern 5270 oder 5280 berechnet. Derartige Unterfütterungen werden im indirekten Verfahren nach Abformung(en) z. B. mit Silikon durchgeführt, können im Einzelfall jedoch auch direkt unter Verwendung von selbsthärtendem Prothesenkunststoff erfolgen.

Bei besonders schwierigen Verhältnissen kann die notwendige Abformung mittels Aufbringen von weichbleibenden Materialien über einen längeren Zeitraum (mehrere Stunden bis Tage) erfolgen, um die funktionelle Randgestaltung unter den für den Patienten üblichen mechanischen Belastungen zu ermöglichen.

Die Berechnung der Nummer 5310 im Zusammenhang mit einer der Nummern 5250, 5260 ist nur dann möglich, wenn die Leistungen zeitlich getrennt, ggf. jedoch auch sitzungsgleich, erbracht werden, d.h. dass der Leistungsinhalt einer der konkurrierenden Gebührennummern vollständig erbracht sein muss, bevor der Leistungsinhalt der anderen Gebührennummern erbracht wird.

Die Rebasierung ist in der GOZ nicht beschrieben und wird daher analog berechnet.

Begründungen

Überdurchschnittlicher Zeitaufwand aufgrund …	Überdurchschnittliche Schwierigkeiten aufgrund …	Besondere Umstände aufgrund …

- erhöhter operativer Sensibilität/starke Schmerzempfindlichkeit bei der Abformung und Eingliederung nach umfangreichem chirurgischem Eingriff
- aufwendiger Individualisierungsmaßnahmen in der Vorbereitung zur Abformung/ im direkten Verfahren
- Notwendigkeit zur Neubestimmung der Bissrelation bei unvollständiger Bezahnung im Gegenkiefer
- Mehraufwands bei abgesunkenem Biss/abradierten Prothesenzähnen und schwierigen dysgnathen Verhältnissen
- erheblichen Mehraufwands durch vorhandene Kronen mit Verbindungselementen/ Teleskopkronen

Begründungen

Überdurchschnittlicher Zeitaufwand aufgrund ...	Überdurchschnittliche Schwierigkeiten aufgrund ...	Besondere Umstände aufgrund ...

- erschwerten Vorgehens unter Einbeziehung von Implantaten/Kugelköpfen/ Wurzelstiftkappen
- umfangreichen Ausschleifens der Prothese zur Vorbereitung der Abdrucknahme
- eingehender Decubiti-Prophylaxe (z. B. bei Autoimmuntherapie, Bisphosphonattherapie etc.)
- erschwerter Unterfütterungsabformung bei starker Atrophie des Alveolarkammer
- besonderen Aufwands wegen erschwerter Abformung z.B. Stellungsanomalie, inserierende Bänder, Würgereiz, Ausblockmaßnahmen bei vorhandenem festsitzendem Zahnersatz/Unterschnitten etc.
- schwieriger Abformung wegen parodontal vorgeschädigter / gelockerter Zähne, elongierte Zähne, inserierende Bänder oder sehr lange Zähne/buccalstand der Zähne
- motorischer Instabilität der Zunge/Makroglossie, dadurch erschwerter Freistellung des Behandlungsfeldes
- Einschränkung des Sichtbereiches, verursacht durch eingeschränkte Lagerfähigkeit des Patienten wegen Wirbelsäulenerkrankung/Muskelerkrankung/Herz-Kreislauferkrankung
- eingeschränkter Mundöffnung/erschwerter Mundzugang wegen Mundsperre/Kieferklemme/Adipositas/Herpes/Rhagaden etc.
- ausgeprägter Mundatmung und dadurch extrem schwierige Abformung
- erschwerten Vorgehens bei Mundtrockenheit, Sklerodermie usw.
- erschwerter Abformung durch abnorme Kieferformen; extrem flachem Gaumendach; flachen/ hohen Palatum; extrem flachem/ hohem Kiefer; hochansetzender Mundbodenmuskulatur/ Muskulatur
- schwieriger Schleimhautverhältnisse
- in Kieferkammnähe ansetzender Bänder/tief inserierende Bänder/hoch ansetzende Bänder/Insertion im Behandlungsfeld und dadurch schwierige Abdrucknahme
- erschwerter Unterfütterung der Prothese bei schwieriger anatomischer Situation, Schlotterkamm/ schwieriger Schleimhautverhältnisse (z.B. Schleimhautduplikaturen), beweglicher Kieferkamm
- schwieriger Unterfütterung bei weit fortgeschrittener Atrophie des Kieferkamms/ bei starker Atrophie des Alveolarkamms
- umfangreicher Weichteilstützung
- zeitaufwändigen Anpassens der weichbleibenden Unterfütterung für eine stabile Konstruktion bei indifferenter Schleimhautresilienz
- erschwerter Unterfütterung bei vorhandener Metallbasis

5310

Begründungen

Überdurchschnittlicher Zeitaufwand aufgrund …	Überdurchschnittliche Schwierigkeiten aufgrund …	Besondere Umstände aufgrund …

- erschwerten Vorgehens bei Exostosen/fehlender/flacher/mobiler/stark ausgeprägte Tubera
- erschwerter Unterfütterungsabformung bei abgesunkenem Biss/Abrasionsgebiss
- aufwendiger Unterfütterung bei weit fortgeschrittener Atrophie des Kieferkamms und erschwerter Entlastung scharfer Knochenleisten/von Knochenvorsprüngen
- erheblichen Mehraufwands durch starken Kieferabbau wegen langjähriger Fehlbelastung
- besonderen Verfahrens zur Vermeidung von Würgereiz bei optimalem Ergebnis
- erheblicher Mehraufwand bei weichbleibender Unterfütterung zur Vermeidung von Dekubitus
- erhöhten Aufwands wegen schwerer Fixation der Prothese in optimal Position
- schwierigen Eingliederns, viel Nachkorrekturen wegen ungünstiger Kieferform, vermehrte Druckstellenbeseitigung
- außergewöhnlich erschwerter Isolation und aufwendiger Trockenlegung zur Abformung des Unterfütterungsareals und/oder Eingliederung bei vermehrter Salivation/Hypersalivation

GOZ-Position 5320

Leistungsbeschreibung	Faktor
Eingliederung eines Obturators zum Verschluss von Defekten des Gaumens	1,0-fach: 123,73 € 2,3-fach: 284,59 € 2,8-fach: 346,45 € 3,1-fach: 383,57 € 3,5-fach: 433,06 €

Abrechnungsbestimmung

Maßnahmen zur Weichteilstützung sind mit den Leistungen nach den Nummern 5200 bis 5340 abgegolten.

Anmerkung

- berechnungsfähig
  - für ein Obturator zum Verschluss von Defekten des harten Gaumens
  - im voll-, teil- oder unbezahnten Oberkiefer
  - je Obturator
  - als alleiniges Hilfsmittel oder in Verbindung mit Zahnersatz
  - auch neben den GOZ-Nrn. 5200, 5210, 5220 (Prothesen)
  - zzgl. Materialkosten (Abformmaterial)
  - zzgl. zahntechnische Leistungen gemäß § 9 GOZ
  - ggf. zzgl. Abformung mit individuellem Löffel (GOZ-Nr.5170)
  - ggf. zzgl. Abformung mit individuellem Löffel für nicht in der Leistungsbeschreibung der GOZ-Nr. 5170 genannte Indikationen (§ 6 Abs.1 GOZ)
  - ggf. zzgl. Funktionelle Abformung des Oberkiefers mit individuellem Löffel (GOZ-Nr. 5180)
- nicht berechnungsfähig
  - im Unterkiefer
  - für den Ausgleich von Defekten der Kiefer (GOZ-Nr. 5330)
  - für eine Verbandsplatte (GOÄ-Nr. Ä2700)
  - für ein Obturator ohne Beteiligung des Gaumens oder knöcherne Defizite der Kiefer ausgleichen z.B. zum Offenhalten eines Zystenlumens nach Zystenoperation (GOÄ-Nr. Ä2700 oder analog § 6 Abs.1 GOZ)
  - für Obturatoren, ohne vorangegangene gewebeabtragende Operation dem Verschluss unphysiologischer Verbindungen (analog § 6 Abs.1 GOZ)

5320

Anmerkung

BZÄK-Kommentar zu der GOZ-Nr. 5320 (Stand August 2022)

Der Obturator nach der Nummer 5320 dient im Bereich des Gaumens dem Verschluss unphysiologischer Verbindungen benachbarter Körperhöhlen, z. B. zwischen Mundhöhle und Naso-Pharyngeal-Raum bei einer Kiefer-Gaumen-Spalte oder als palliative Maßnahme bei inoperablen, tumorbedingten Perforationen zur Verbesserung von Atmung, Nahrungsaufnahme und Lautbildung.

Die Ausdehnung ist auf die zu schließende Verbindung beschränkt. Die Stützung angrenzender Weichteile ist Leistungsbestandteil. Nachsorge und Kontrollen im Zuge der Eingliederung sind Leistungsbestandteil, weitere Maßnahmen, die z. B. durch den Krankheitsverlauf erforderlich werden, sind gesondert berechnungsfähig.

Teilleistungen der Nummer 5320 sind in der GOZ nicht beschrieben und daher analog zu berechnen. Der Obturator kann im voll-, teil- oder unbezahnten Kiefer eingegliedert werden. Er kann alleiniges Hilfsmittel sein oder in Verbindung mit Zahnersatz stehen.

Leistungen zur Herstellung des Zahnersatzes sind gesondert berechnungsfähig.

Obturatoren, die ohne vorangegangene gewebeabtragende Operation dem Verschluss unphysiologischer Verbindungen ohne Beteiligung des Gaumens dienen oder knöcherne Defizite der Kiefer ausgleichen, werden von dieser Gebührennummer nicht erfasst und sind ebenso wie Obturatoren, die dem Offenhalten eines Zystenlumens nach Zystostomie dienen, im Wege der Analogie zu bewerten.

Begründungen

Überdurchschnittlicher Zeitaufwand aufgrund …	Überdurchschnittliche Schwierigkeiten aufgrund …	Besondere Umstände aufgrund …

- erhöhten Aufwands wegen der Größe/Umfang des Obturators
- Mehraufwands bei Abformung und Eingliederung nach umfangreichem chirurgischem Eingriff/frischer Knochenwunden mit erhöhter operativer Sensibilität/starke Schmerzempfindlichkeit
- besonderer Berücksichtigung der schwierigen antagonistischen Verhältnisse bei unvollständiger/ungünstiger Bezahnung im Gegenkiefer
- erheblichen Mehraufwands bei der Anpassung durch vorhandene Kronen mit Verbindungselementen/Teleskopkronen/vorhandenen festsitzenden Zahnersatz
- umfangreicher Stabilitätsbedarf bei ausgeprägtem Bruxismus
- erschwerten Vorgehens und besonders schwieriger Anpassung vom abgesunkenen Biss/Abrasionsgebiss
- eingehender Decubiti-Prophylaxe (z. B. bei Autoimmuntherapie, Bisphosphonattherapie etc.)

Begründungen

Überdurchschnittlicher Zeitaufwand aufgrund ...	Überdurchschnittliche Schwierigkeiten aufgrund ...	Besondere Umstände aufgrund ...

- besonderen Aufwands wegen erschwerter Abformung z.B. Stellungsanomalie, inserierende Schleimhaut bzw. Muskelbänder, Würgereiz, Ausblockmaßnahmen bei vorhandenem festsitzendem Zahnersatz/Unterschnitten etc.
- schwieriger Abformung wegen parodontal vorgeschädigter/gelockerter Zähne, elongierte Zähne, inserierende Bänder oder sehr lange Zähne/buccalstand der Zähne
- motorischer Instabilität der Zunge/Makroglossie/Hypermobilität von Zunge oder Lippen dadurch erhöhter Stabilitätsbedarf
- Einschränkung des Sichtbereiches, verursacht durch eingeschränkte Lagerfähigkeit des Patienten wegen Wirbelsäulenerkrankung/Muskelerkrankung/Herz-Kreislauferkrankung
- eingeschränkter Mundöffnung/erschwerter Mundzugang wegen Mundsperre/Kieferklemme/Adipositas/Herpes/Rhagaden etc.
- ausgeprägter Mundatmung und dadurch extrem schwierige Abformung
- erschwerten Vorgehens bei Mundtrockenheit, Sklerodermie usw.
- erschwerter Abformung und Anpassung durch abnorme Kieferformen; extrem flachem Gaumendach; flachen Palatum; extrem flachem Kiefer; hochansetzender Muskulatur
- weit fortgeschrittener Atrophie des Kieferkamms und/oder erschwerter Entlastung scharfer Knochenleisten/ von Knochenvorsprüngen
- wiederholten Einprobens wegen nicht eindeutig zu bestimmender Schlussbisslage mit mehrfache Bissbestimmung/Bissrelation/Mesio-Laterotrusionsbestimmungen
- in Kieferkammnähe ansetzender Bänder/tief inserierende Bänder/hoch ansetzende Bänder/Insertion im Behandlungsfeld und dadurch schwierige Abdrucknahme und Adaption des Obturators
- erschwerter Erreichbarkeit/Freistellung des Behandlungsfeldes durch eine extrem eingeschränkte Mundöffnung und äußerst schwierigen prothetischen Einproben
- häufiger Behandlungsunterbrechungen und erhöhten Zeitaufwands durch Mehrfachabformung/Mehrfacheinproben wegen des reduzierten Allgemeinzustandes/Kreislauflabilität
- von Mehrfacheinproben vor der Eingliederung mit Überprüfung der schwieriger Kieferkammbestimmung und Anpassung mittels Abformmaterial
- erschwerter Anpassung bei schwieriger anatomischer Situation, Schlotterkamm/schwieriger Schleimhautverhältnisse (z.B. Schleimhautduplikaturen) /weit fortgeschrittener Atrophie des Kieferkamms/ bei starker Atrophie des Alveolarkamms

5320

Begründungen

Überdurchschnittlicher Zeitaufwand aufgrund …	Überdurchschnittliche Schwierigkeiten aufgrund …	Besondere Umstände aufgrund …

- umfangreicher Weichteilstützung
- zeitaufwändigen Anpassens, mehrere Einproben erforderlich, um eine stabile Konstruktion bei indifferenter Schleimhautresilienz zu erzielen
- erschwerten Vorgehens bindegewebig veränderte oder fehlender/flacher Tubera
- erschwerter Entlastung scharfer Knochenleisten/von Knochenvorsprüngen
- besonderen Verfahrens zur Vermeidung von Würgereiz bei optimalem Ergebnis
- erhöhten Aufwands wegen schwerer Fixation des Obturators in optimal Position bei schwieriger Lage des Defekts
- schwieriger Eingliederung, viele Nachkorrekturen wegen ungünstiger Kieferform, vermehrte Druckstellenbeseitigung
- erschwerter Erreichbarkeit/Freistellung des Behandlungsfeldes durch eine extrem eingeschränkte Mundöffnung (Schneidekantendifferenz = xx mm) und äußerst schwierigen prothetischen Einproben
- erhöhter Blutungsneigung (hämorrhagischer Diathese) /anhaltender Blutungen durch Einnahme gerinnungshemmender Medikamente/Antikoagulanzien dadurch erschwerte Trockenlegung für die Abformung/ Adaptation des Obturators
- schwieriger Anpassung bei Einbeziehung vorhandener Rekonstruktion mit zusätzlichem Einproben
- außergewöhnlich erschwerter Isolation und aufwendiger Trockenlegung zur Abformung des Behandlungsgebietes und/oder Eingliederung des Obturators bei vermehrter Salivation/ Hypersalivation

GOZ-Position 5330

Leistungsbeschreibung	Faktor
Eingliederung einer Resektionsprothese zum Verschluss und zum Ausgleich von Defekten der Kiefer	1,0-fach: 157,48 € 2,3-fach: 362,20 € 2,8-fach: 440,94 € 3,1-fach: 488,18 € 3,5-fach: 551,17 €

Abrechnungsbestimmung

Maßnahmen zur Weichteilstützung sind mit den Leistungen nach den Nummern 5200 bis 5340 abgegolten.

! Anmerkung

- berechnungsfähig:
  - für eine Resektionsprothese zum Verschluss und zum Ausgleich von Knochendefekten des Kiefers
  - je Resektionsprothese
  - im voll-, teil- oder unbezahnten Ober- oder/ und Unterkiefer
  - je Kiefer
  - als alleiniges Hilfsmittel oder in Verbindung mit Zahnersatz
  - auch neben den GOZ-Nrn. 5200, 5210, 5220 – Prothesen
  - zzgl. Materialkosten (Abformmaterial)
  - zzgl. zahntechnische Leistungen gemäß § 9 GOZ
  - ggf. zzgl. Abformung mit individuellem Löffel (GOZ Nr.5170)
  - ggf. zzgl. Abformung mit individuellem Löffel für nicht in der Leistungsbeschreibung der GOZ-Nr. 5170 genannte Indikationen (§6 Abs.1 GOZ)
  - ggf. zzgl. Funktionelle Abformung mit individuellem Löffel des Oberkiefers (GOZ Nr. 5180) des Unterkiefers (GOZ Nr. 5190)
- nicht berechnungsfähig:
  - für einen Obturator (GOZ-Nr. 5320)
  - bei Defekten des Gaumens (GOZ-Nr. 5320)
  - für eine Verbandsplatte (GOÄ-Nr. Ä2700)

BZÄK-Kommentar zu der GOZ-Nr. 5330 (Stand August 2022)

Die Berechnung der Resektionsprothese nach der Nummer 5330 setzt ein oder mehrere vorangegangene gewebeabtragende Eingriffe voraus, sie dient dem Verschluss von unphysiologischen Verbindungen benachbarter Körperhöhlen oder dem Ausgleich von Defekten im Kieferbereich. Beispielhaft ist die Beseitigung knöcherner Defizite nach unfall- oder tumorbedingten Knochenresektionen zu nennen.

Die Ausdehnung ist auf die zu schließende Verbindung oder den Ausgleich des knöchernen Defizits beschränkt. Die Stützung angrenzender Weichteile ist Leistungsbestandteil.

5330

Anmerkung

Nachsorgen und Kontrollen im Zuge der Eingliederung sind Leistungsbestandteil, weitere Maßnahmen, die z. B. durch den Krankheitsverlauf oder weitere chirurgische Eingriffe erforderlich werden, sind gesondert berechnungsfähig. Teilleistungen der Nummer 5330 sind in der GOZ nicht beschrieben und daher analog zu berechnen.

Die Resektionsprothese kann im voll-, teil oder unbezahnten Kiefer eingegliedert werden. Sie kann alleiniges Hilfsmittel sein oder in Verbindung mit Zahnersatz stehen. Leistungen zur Herstellung des Zahnersatzes sind gesondert berechnungsfähig.

Begründungen

Überdurchschnittlicher Zeitaufwand aufgrund …	Überdurchschnittliche Schwierigkeiten aufgrund …	Besondere Umstände aufgrund …

- erhöhten Aufwands wegen der Größe/Umfang des versorgenden Defektes
- Mehraufwands bei Abformung und Eingliederung nach umfangreichem chirurgischem Eingriff/frischer Knochenwunden mit erhöhter operativer Sensibilität/starke Schmerzempfindlichkeit
- besonderer Berücksichtigung der schwierigen antagonistischen Verhältnisse bei unvollständiger/ungünstiger Bezahnung im Gegenkiefer
- erheblichen Mehraufwands bei der Anpassung durch vorhandene Kronen mit Verbindungselementen/Teleskopkronen/ vorhandenen festsitzenden Zahnersatz
- umfangreicher Stabilitätsbedarf bei ausgeprägtem Bruxismus
- erschwerten Vorgehens und besonders schwieriger Anpassung vom abgesunkenen Biss/Abrasionsgebiss
- eingehender Decubiti-Prophylaxe (z. B. bei Autoimmuntherapie, Bisphosphonattherapie etc.)
- besonderen Aufwands wegen erschwerter Abformung z.B. Stellungsanomalie, inserierende Schleimhaut- bzw. Muskelbänder, hoch ansetzendem Mundboden, Würgereiz, Ausblockmaßnahmen bei vorhandenem festsitzendem Zahnersatz/Unterschnitten etc.
- schwieriger Abformung wegen parodontal vorgeschädigter/gelockerter Zähne, elongierte Zähne, inserierende Bänder oder sehr lange Zähne/buccalstand der Zähne
- motorischer Instabilität der Zunge/Makroglossie/Hypermobilität von Zunge oder Lippen dadurch erhöhter Stabilitätsbedarf
- Einschränkung des Sichtbereiches, verursacht durch eingeschränkte Lagerfähigkeit des Patienten wegen Wirbelsäulenerkrankung/Muskelerkrankung/Herz-Kreislauferkrankung
- eingeschränkter Mundöffnung/erschwerter Mundzugang wegen Mundsperre/Kieferklemme/Adipositas/Herpes/Rhagaden etc.

Begründungen

Überdurchschnittlicher Zeitaufwand aufgrund …	Überdurchschnittliche Schwierigkeiten aufgrund …	Besondere Umstände aufgrund …

- ausgeprägter Mundatmung und dadurch extrem schwierige Abformung
- erschwerter Abformung durch untersichgehende Kieferabschnitte
- erschwerten Vorgehens bei Mundtrockenheit, Sklerodermie usw.
- erschwerter Abformung und Anpassung durch abnorme Kieferformen; extrem flachem Gaumendach; flachen Palatum; extrem flachem Kiefer; hochansetzender Muskulatur/Mundbodenmuskulatur
- weit fortgeschrittener Atrophie des Kieferkamms und/oder erschwerter Entlastung scharfer Knochenleisten/ von Knochenvorsprüngen/Exostosen
- wiederholten Einprobens wegen nicht eindeutig zu bestimmender Schlussbisslage mit mehrfache Bissbestimmung/Bissrelation/Mesio-Laterotrusionsbestimmungen
- in Kieferkammnähe ansetzender Bänder/tief inserierende Bänder/hoch ansetzende Bänder/Insertion im Behandlungsfeld und dadurch schwierige Abdrucknahme und Adaption der Resektionsprothese
- erschwerter Erreichbarkeit/Freistellung des Behandlungsfeldes durch eine extrem eingeschränkte Mundöffnung und äußerst schwierigen prothetischen Einproben
- häufiger Behandlungsunterbrechungen und erhöhten Zeitaufwands durch Mehrfachabformung/ Mehrfacheinproben wegen des reduzierten Allgemeinzustandes/ Kreislauflabilität
- von Mehrfacheinproben vor der Eingliederung mit Überprüfung der schwieriger Kieferkammbestimmung und Anpassung mittels Abformmaterial
- erschwerter Anpassung bei schwieriger anatomischer Situation, Schlotterkamm/schwieriger Schleimhautverhältnisse (z. B. Schleimhautduplikaturen) /weit fortgeschrittener Atrophie des Kieferkamms/ bei starker Atrophie des Alveolarkamms
- umfangreicher Weichteilstützung
- zeitaufwändigen Anpassens, mehrere Einproben erforderlich, um eine stabile Konstruktion bei indifferenter Schleimhautresilienz zu erzielen
- erschwerten Vorgehens bindegewebig veränderte oder fehlender/flacher/ mobiler Tubera
- erschwerter Entlastung scharfer Knochenleisten/von Knochenvorsprüngen
- besonderen Verfahrens zur Vermeidung von Würgereiz bei optimalem Ergebnis
- erhöhten Aufwands wegen schwerer Fixation der Resektionsprothese in optimal Position bei schwieriger Lage des Defekts
- erschwerter Adaption wegen starker Kippung zur Eingliederungsachse
- schwieriger Eingliederung, viele Nachkorrekturen wegen ungünstiger Kieferform, vermehrte Druckstellenbeseitigung
- schwieriger Adaptation/Eingliederung bei Abweichung des Unterkiefers zu einer Seite (Laterognathie) mit seitenungleicher Bisslage

5330

Begründungen

Überdurchschnittlicher Zeitaufwand aufgrund …	Überdurchschnittliche Schwierigkeiten aufgrund …	Besondere Umstände aufgrund …

- schwieriger Adaption bei dysgnathen Verhältnissen
- außergewöhnlich erschwerter Isolation und aufwendiger Trockenlegung zur Abformung des Behandlungsgebietes und/oder Eingliederung der Resektionsprothese bei vermehrter Salivation/Hypersalivation
- erschwerter Erreichbarkeit/Freistellung des Behandlungsfeldes durch eine extrem eingeschränkte Mundöffnung (Schneidekantendifferenz = xx mm) und äußerst schwierigen prothetischen Einproben
- erhöhter Blutungsneigung (hämorrhagischer Diathese) /anhaltender Blutungen durch Einnahme gerinnungshemmender Medikamente/Antikoagulanzien dadurch erschwerte Trockenlegung für die Abformung/Adaptation der Resektionsprothese

GOZ-Position 5340

Leistungsbeschreibung	Faktor
Eingliederung einer Prothese oder Epithese zum Verschluss extraoraler Weichteildefekte oder zum Ersatz fehlender Gesichtsteile einschließlich Stütz-, Halte- oder Hilfsvorrichtungen	1,0-fach: 410,57 € 2,3-fach: 944,30 € 2,8-fach: 70,87 € 3,1-fach: 78,46 € 3,5-fach:1.436,99 €

Abrechnungsbestimmung

Maßnahmen zur Weichteilstützung sind mit den Leistungen nach den Nummern 5200 bis 5340 abgegolten.

Anmerkung

- berechnungsfähig:
  - für Prothese oder Epithese zum Verschluss extraoraler Weichteildefekte
  - für Prothese oder Epithese zum Ersatz fehlender Gesichtsteile
  - einschließlich Stütz-, Halte- oder Hilfsvorrichtungen und ggf. Verbindung zum Zahnersatz
  - je Prothese oder Epithese
  - neben den GOZ-Nrn. 5200, 5210, 5220/5230 (Prothesen)
  - als alleiniges Hilfsmittel oder in Verbindung mit Zahnersatz
  - zzgl. Materialkosten (Abformmaterial)
  - zzgl. zahntechnische Leistungen gemäß § 9 GOZ
  - ggf. zzgl. extraorale Defektabformung (§ 6 Abs.1 GOZ)
  - ggf. zzgl. Abformung mit individuellem Löffel (GOZ-Nr.5170)
  - ggf. zzgl. Abformung mit individuellem Löffel für nicht in der Leistungsbeschreibung der GOZ-Nr. 5170 genannte Indikationen (§ 6 Abs.1 GOZ)
  - ggf. zzgl. Funktionelle Abformung mit individuellem Löffel des Oberkiefers (GOZ-Nr. 5180) oder des Unterkiefers (GOZ-Nr. 5190)
- nicht berechnungsfähig:
  - für knöchernen Strukturen am harten Gaumen (Obturator GOZ-Nr. 5320)
  - für knöchernen Strukturen innerhalb der Mundhöhle (Resektionsprothese GOZ-Nr. 5330)

5340

Anmerkung

BZÄK-Kommentar zu der GOZ-Nr. 5340 (Stand August 2022)

Unter dieser Nummer werden individuell hergestellte Hilfsmittel (z. T. aus unterschiedlichen Materialien) berechnet, die Weichteildefekte außerhalb der Mundhöhle oder das Fehlen von Gesichtsteilen ausgleichen. Derartige Defekte können im Zusammenhang mit chirurgischen Eingriffen (z. B. Zysten- oder Tumoroperationen) stehen, durch einen Unfall o. Ä. verursacht oder angeboren sein.

Die Ausdehnung einer Prothese oder Epithese nach dieser Nummer ist auf den abzudeckenden Bereich beschränkt. Sie kann als alleiniges Hilfsmittel dienen oder in Verbindung mit Zahnersatz (Teil- oder Totalprothese) stehen. Der Ersatz fehlender Zähne ist mit dieser Leistung nicht abgegolten. Eine ggf. erforderliche Verbindung zum Zahnersatz ist dagegen eingeschlossen.

Befinden sich die auszugleichenden Bereiche an knöchernen Strukturen innerhalb der Mundhöhle, werden die erforderlichen Maßnahmen nicht nach dieser, sondern nach der Nummer 5320 oder 5330 berechnet.

Extraorale Defektabformungen sind in der GOZ nicht enthalten und werden daher nach § 6 Abs. 1 berechnet.

Begründungen

Überdurchschnittlicher Zeitaufwand aufgrund …	Überdurchschnittliche Schwierigkeiten aufgrund …	Besondere Umstände aufgrund …

- erhöhten Aufwands wegen der Größe/Umfang des zu verschließenden extraoralen Weichteildefekts
- erschwerter Kieferkammbestimmung wegen der Lage und Größe des Weichteildefekts
- erhöhten Aufwands wegen der Lage des zu verschließenden Weichteildefektes
- Mehraufwands bei Abformung und Eingliederung nach umfangreichem chirurgischem Eingriff/frischer Knochenwunden mit erhöhter operativer Sensibilität/starke Schmerzempfindlichkeit
- erheblichen Mehraufwands bei der Anpassung durch vorhandene Kronen mit Verbindungselementen/Teleskopkronen/ vorhandenen festsitzenden Zahnersatz
- umfangreicher Stabilitätsbedarf bei ausgeprägtem Bruxismus
- erschwerten Vorgehens und besonders schwieriger Anpassung vom abgesunkenem Biss/Abrasionsgebiss
- eingehender Decubiti-Prophylaxe (z. B. bei Autoimmuntherapie, Bisphosphonattherapie etc.)
- besonderen Aufwands wegen erschwerter Abformung z. B. Stellungsanomalie, inserierende Schleimhaut- bzw. Muskelbänder, Würgereiz, Ausblockmaßnahmen bei vorhandenem festsitzendem Zahnersatz/Unterschnitten etc.

Begründungen

Überdurchschnittlicher Zeitaufwand aufgrund ...	Überdurchschnittliche Schwierigkeiten aufgrund ...	Besondere Umstände aufgrund ...

- schwieriger Abformung wegen elongierte Zähne, inserierende Bänder oder sehr lange Zähne/buccalstand der Zähne
- motorischer Instabilität der Zunge/Makroglossie/Hypermobilität von Zunge oder Lippen dadurch erhöhter Stabilitätsbedarf
- Einschränkung des Sichtbereiches, verursacht durch eingeschränkte Lagerfähigkeit des Patienten wegen Wirbelsäulenerkrankung/Muskelerkrankung/Herz-Kreislauferkrankung
- eingeschränkter Mundöffnung/ erschwerter Mundzugang wegen Mundsperre/Kieferklemme/Adipositas/Herpes/Rhagaden etc.
- ausgeprägter Mundatmung und dadurch extrem schwierige Abformung
- erschwerter Abformung durch untersichgehende Kieferabschnitte
- erschwerten Vorgehens bei Mundtrockenheit, Sklerodermie usw.
- erschwerter Abformung und Anpassung durch abnorme Kieferformen; extrem flachem Gaumendach; flachen Palatum; extrem flachem Kiefer; hochansetzender Muskulatur/ Mundbodenmuskulatur
- weit fortgeschrittener Atrophie des Kieferkamms und/oder erschwerter Entlastung scharfer Knochenleisten/ von Knochenvorsprüngen
- erhöhtem Mess- und Planungsaufwands, bedingt durch die Zahl der Halte- und Stützelemente
- besonders schwieriger Fixierung der Abformung und Individualisierungsmaßnahmen vor der Abformung
- erhöhter Blutungsneigung (hämorrhagischer Diathese) /anhaltender Blutungen durch Einnahme gerinnungshemmender Medikamente/Antikoagulanzien erschwerte Trockenlegung für die Abformung
- besonderer Berücksichtigung der schwierigen antagonistischen Verhältnisse und daher schwierige Gestaltung der Auflageflächen an den natürlichen Zähnen
- besonderer ästhetischer Anforderungen an die Prothesengestaltung mit Individualisierungen bei mehrfachen Anproben und individuellen Mehraufwand bei Änderungen
- in Kieferkammnähe ansetzender Bänder/tief inserierende Bänder/hoch ansetzende Bänder/Insertion im Behandlungsfeld und dadurch schwierige Abdrucknahme und Adaption der Prothese
- häufiger Behandlungsunterbrechungen und erhöhten Zeitaufwands durch Mehrfachabformung/Mehrfacheinproben wegen des reduzierten Allgemeinzustandes/Kreislauflabilität
- von Mehrfacheinproben vor der Eingliederung mit Überprüfung der schwieriger Kieferkammbestimmung und Anpassung mittels Abformmaterial

5340

Begründungen

Überdurchschnittlicher Zeitaufwand aufgrund …	Überdurchschnittliche Schwierigkeiten aufgrund …	Besondere Umstände aufgrund …

- erschwerter Anpassung bei schwieriger anatomischer Situation, Schlotterkamm/schwieriger Schleimhautverhältnisse (z.B. Schleimhautduplikaturen) /weit fortgeschrittener Atrophie des Kieferkamms/ bei starker Atrophie des Alveolarkamms
- umfangreiche Massnahmen zur Weichteilstützung
- zeitaufwändigen Anpassens, mehrere Einproben erforderlich, um eine stabile Konstruktion bei indifferenter Schleimhautresilienz zu erzielen
- erschwerten Vorgehens bindegewebig veränderte oder fehlender/flacher/mobiler Tubera
- erschwerter Entlastung scharfer Knochenleisten/von Knochenvorsprüngen
- erhöhten Aufwands wegen schwerer Fixation der Epithese in optimal Position bei schwieriger Lage des Defekts zur natürlichen Bezahnung
- erschwerter Adaption wegen starker Kippung zur Eingliederungsachse
- schwieriger Eingliederung und viele Nachkorrekturen wegen ungünstiger anatomischer Form, vermehrte Druckstellenbeseitigung
- erschwerter Erreichbarkeit/Freistellung des Behandlungsfeldes durch eine extrem eingeschränkte Mundöffnung (Schneidekantendifferenz = xx mm) und äußerst schwierigen prothetischen Einproben
- erhöhter Blutungsneigung (hämorrhagischer Diathese) /anhaltender Blutungen durch Einnahme gerinnungshemmender Medikamente/Antikoagulanzien dadurch erschwerte Trockenlegung für die Abformung/ Adaptation der Epithese
- schwieriger Anpassung bei Einbeziehung vorhandener Rekonstruktion mit zusätzlichem Einproben
- außergewöhnlich erschwerter Isolation und aufwendiger Trockenlegung zur Abformung des Behandlungsgebietes und/oder Eingliederung der Epithese bei vermehrter Salivation/ Hypersalivation

8

G Kieferorthopädische Leistungen

GOZ 6000–6260

GOZ-Position 6000

Leistungsbeschreibung	Faktor
Profil- oder Enfacefotografie einschließlich kieferorthopädischer Auswertung	1,0-fach: 4,50 € 2,3-fach: 10,35 € 2,8-fach: 12,60 € 3,1-fach: 13,95 € 3,5-fach: 15,75 €

Abrechnungsbestimmung

Eine mehr als viermalige Berechnung der Leistung nach der Nummer 6000 im Verlauf einer kieferorthopädischen Behandlung ist in der Rechnung zu begründen.

! Anmerkung

- berechnungsfähig:
  - für Profilfotografie (Seitenansicht im rechten Winkel zur Transversalen und mit gerader Kopfhaltung)
  - für Enface-Fotografie (Frontalaufnahme)
  - bis zu viermal im Verlauf einer kieferorthopädischen Behandlung ohne Rechnungsbegründung
  - mehr als viermal im Verlauf einer kieferorthopädischen Behandlung mit Rechnungsbegründung (z. B. schlechte bzw. verzögerte Reaktion der Zahnbewegungen mit notwendiger Überarbeitung der Behandlungsplanung oder Auftreten neuer Befunde, die eine Planumstellung erforderlich machen
  - je Aufnahme
  - erneut im Behandlungsplan bei neuer Planung (z. B. Therapieänderung)
  - ggf. zzgl. fotorealistischer 3D-Digitalisierung des Gesichts (Gesichtsscan) (GOZ § 6 Abs.1)
- nicht berechnungsfähig:
  - für Intraorale Aufnahmen
  - für extraorale Aufnahmen außerhalb einer kieferorthopädischen Behandlung
  - zu dokumentarischen Zwecken
  - anfallende Materialkosten

BZÄK-Kommentar zu der GOZ-Nr. 6000 (Stand September 2023)
Bei dieser Leistung handelt es sich um eine Fotografie des Kopfes in der Frontal-, Halbseiten- oder Seitenansicht, egal in welcher Aufnahmetechnik. Die Aufnahmen sind je Projektion berechnungsfähig.

6000

Anmerkung

Die kieferorthopädische Auswertung der Fotografie ist Bestandteil der Leistung. Intraorale Aufnahmen entsprechen nicht dieser Nummer, sondern sind nach § 6 Abs. 1 oder als Verlangensleistung nach § 2 Abs. 3 zu berechnen.
Die Erbringung der Leistung ist im Verlauf einer kieferorthopädischen Therapie ohne Begründung bis zu viermal berechnungsfähig. Bei einer darüber hinausgehenden Anzahl an Fotografien ist dies in der Rechnung zu begründen. Sofern eine erneute Planung im Rahmen einer Therapieumstellung erforderlich ist, kann die Nummer abermals berechnet werden.

Begründungen

Überdurchschnittlicher Zeitaufwand aufgrund …	Überdurchschnittliche Schwierigkeiten aufgrund …	Besondere Umstände aufgrund …

- des Vorliegens einer Lippen-Kiefer-Gaumen-Spalte/Narbenzüge/Kieferanomalie
- des Vorliegens einer syndrombedingten Abweichung/ausgeprägter Laterognathie mit entsprechender Gesichtsasymmetrie
- besonders aufwendiger Auswertung der Fotografie bei starker Profilanomalie
- negativer Nutritionslage
- besonders auffälligem ausgeprägtem Missverhältnis der Zahngröße in Verbindung zur Kiefergröße
- Parafunktionen
- asymmetrischer Zahnbögen
- aufwendigen zeitlichen und instrumentellen Mehraufwands zur Erhebung der Analyse und Vergrößerung des Profil- und Enfacefotos
- ungünstiger anatomischer Verhältnisse/durch ungünstige Position/Rotation/ großer sagittaler Stufe
- lateraler/sagittaler transversaler Zwangsbisses
- von mehr als 4 Aufnahmen im Behandlungsfall
- umfangreicher computergestützter Auswertung wegen mehrerer Verfahren
- der Anwendung mehrerer unterschiedlicher Analysemethoden
- digitaler Bildbearbeitung und zeitaufwendigem digitalem Analyseverfahrens
- dysfunktionaler Kaugewohnheiten
- stark ausgeprägter Diskrepanz zwischen Zahn- und Kiefergröße
- des Vorliegens mimischer Asymmetrien, inkompetenten Lippenschlusses, untypischer Lippenlage beim Lachen
- der Verwendung der Spiegeltechnik bei prächirurgischer Diagnostik
- besonderen Aufwands bei der Auswertung wegen Erstellung einer individuellen Tabelle unter Einbeziehung mehrerer betreffender Analysen
- der Verwendung verschiedener Grafikfilter zur Erhöhung des diagnostischen Aussagewertes der Röntgenaufnahme
- motorischer altersbedingter Unruhe des Patienten, verbunden mit wiederholt erforderlicher Wiederholung und mehrfach notwendigen Behandlungspausen

GOZ-Position 6010

Leistungsbeschreibung	Faktor
Anwendung von Methoden zur Analyse von Kiefermodellen (dreidimensionale, graphische oder metrische Analysen, Diagramme), je Leistung nach der Nummer 0060	1,0-fach: 10,12 € 2,3-fach: 23,28 € 2,8-fach: 28,35 € 3,1-fach: 31,38 € 3,5-fach: 35,43 €

Abrechnungsbestimmung

--

Anmerkung

- berechnungsfähig:
  - für die Anwendung von Methoden zur Analyse von Kiefermodellen (dreidimensionale, graphische oder metrische Analysen, Diagramme)
  - nur im Zusammenhang mit der GOZ-Nr. 0060 (Diagnostikmodelle)
  - je Methode
  - auch mehrfach im Verlauf einer kieferorthopädischen Behandlung (in der Regel zur Anfangs-, Zwischen- und Enddiagnose)
  - ggf. zzgl. computergestützte Vorschau des Behandlungsergebnisses § 6 Abs. 1 GOZ
  - ggf. zzgl. elektronische Auswertung von digitalen Darstellungen intraoraler Verhältnisse
- nicht berechnungsfähig:
  - wenn keine vorausgegangene Abformung beider Kiefer nach der GOZ-Nr. 0060 erfolgt ist
  - für die Analyse von Arbeitsmodellen
  - für andere Methoden zur Analyse die nicht Bestandteil der GOZ-Nr. 6010 sind § 6 Abs. 1 GOZ
  - für die Analyse an virtuellen Modellen § 6 Abs. 1 GOZ
  - angefallene Materialkosten
  - Chairside-Leistungen

BZÄK-Kommentar zu der GOZ-Nr. 6010 (Stand September 2023)
Die Anwendung von Methoden zur Analyse von Kiefermodellen dient der Erfassung und Dokumentation der jeweiligen Zahnbogenform und Bisslage bzw. Okklusion. Die Leistung kann im Verlauf einer Behandlung ggf. mehrfach erforderlich werden.

6010

Anmerkung

Als Methoden kommen z. B. dreidimensionale Analyse, grafische oder metrische Auswertungen in Betracht. Die Wahl der indizierten Methode(n) bestimmt sich nach den Erfordernissen des Einzelfalls.
Sofern mehrere der oben aufgeführten Methoden zur Anwendung kommen, können sie einzeln berechnet werden. Werden andere als die aufgeführten Methoden angewendet, werden sie nach § 6 Abs. 1 berechnet.
Die Berechnung der Leistung setzt die Erstellung von Kiefermodellen nach der Nummer 0060 voraus.

Begründungen

Überdurchschnittlicher Zeitaufwand aufgrund …	Überdurchschnittliche Schwierigkeiten aufgrund …	Besondere Umstände aufgrund …

- umfangreicher computergestützter Auswertung durch mehrere Analysen
- bioprogressiver Therapie
- ausgeprägten Missverhältnisses von Ober- zu Unterkiefer
- ausgeprägter Kiefermorphologie bzw. Kieferanomalie
- des Vorliegens einer Lippen-Kiefer-Gaumen-Spalte/Narbenzüge
- des Vorliegens einer syndrombedingten Abweichung/Gesichtsasymmetrie
- besonders aufwendiger Auswertung der Fotografie bei starker Profilanomalie
- vorliegender umfangreicher Hypodontie wie Agenesie/ Oligodontie
- asymmetrischen Zahnbogens
- erhöhten Aufwands bei ungünstigen anatomischen Verhältnisse/durch ungünstige Position/Rotation/großer sagittaler Stufe
- lateraler/sagittaler transversaler Zwangsbiss/Vorliegen eines Kreuzbisses oder einer bukkalen Nonokklusion
- sagittaler, transversaler oder vertikaler Interkuspidationsabweichungen
- der Anwendung mehrerer unterschiedlicher Analysemethoden
- besonderen Aufwands bei der Auswertung wegen Erstellung einer individuellen Tabelle unter Einbeziehung mehrerer betreffender Analysen
- erschwerter Auswertung bei dysfunktioneller Kaugewohnheiten
- umfangreicher Analyse bei Parafunktionen z. B. Sigmatismus, Zungenpressen
- stark ausgeprägter Diskrepanz zwischen Zahn- und Kiefergröße
- besonderen Aufwands wegen Staffelstands der Zähne, protrudierte Zähne und/oder außergewöhnlicher Zahnform, Engstand der Zähne und/oder Zahnfehlstellungen (nach buccal/palatinal/lingual gekippte, asymmetrischer Zahnrotationen usw.)
- der Abweichung zwischen basaler und dentoalveolärer Ausdehnung
- extrem aufwendiger Vermessung der Kiefer durch schwierige mehrfach wiederholte Zuordnung des Ober- und Unterkiefermodells bei Vorliegen eines Doppelbisses und/oder fehlender Eckzahnführung

Begründungen

Überdurchschnittlicher Zeitaufwand aufgrund …	Überdurchschnittliche Schwierigkeiten aufgrund …	Besondere Umstände aufgrund …

- der anatomischen Gegebenheiten der Zähne wie Zahnaplasien/Zahndysplasien/Zahnhyperplasien/Zahnhypoplasien
- schwieriger Analyse wegen parodontal vorgeschädigter/gelockerter Zähne
- erhöhten Aufwands wegen retardierter Reaktionslage/verzögertem Zahndurchbruch
- erhöhten Aufwands wegen ausgeprägter Zahnwanderungen veranlasst durch vorzeitigen Zahnverlustes
- zeitaufwendiger digitaler Analyse und Vermessungsverfahren
- der Notwendigkeit der indirekten Größenbestimmung mithilfe von Umrechnungsverfahren infolge multipler fehlender Zähne
- vorliegender Tonn- oder Bolton-Diskrepanz
- vorliegender Zahndysplasien, Hypoplasien, Hyperplasien oder Aplasien
- ausgeprägter Laterookklusion/Laterognathie einschließlich mandibulärer Mittellinienverschiebung

6020

GOZ-Position 6020

Leistungsbeschreibung	Faktor
Anwendung von Methoden zur Untersuchung des Gesichtsschädels (zeichnerische Auswertung von Röntgenaufnahmen des Schädels, Wachstumsanalysen)	1,0-fach: 20,25 € 2,3-fach: 46,57 € 2,8-fach: 56,69 € 3,1-fach: 62,77 € 3,5-fach: 70,87 €

Abrechnungsbestimmung

--

Anmerkung

- berechnungsfähig:
  - für die Anwendung von Methoden zur Untersuchung des Gesichtsschädels (zeichnerische Auswertung von Röntgenaufnahmen des Schädels nach der GOÄ-Nr. Ä5090, Wachstumsanalysen)
  - je Methode
  - ggf. mehrfach im Verlauf einer kieferorthopädischen Behandlung
  - für Analyse/n von Fremdaufnahmen, z. B. bei Übernahme einer Behandlung oder Anfertigung der Röntgenbilder durch eine andere Praxis
  - für die digitale Auswertung einer Fernröntgenseitenaufnahme
  - neben Schädel-Übersicht, in zwei Ebenen (GOÄ Ä5090)
- nicht berechnungsfähig:
  - für die Auswertung einer Panoramaschichtaufnahme nach der GOÄ-Nr. Ä5004
  - für die Auswertung von Handröntgenaufnahmen nach der GOÄ-Nr. Ä5037
  - für die Auswertung einer digitalen Volumentomografie (DVT) nach der GOÄ-Nr. Ä5370

BZÄK-Kommentar zu der GOZ-Nr. 6020 (Stand September 2023)

Die Anwendung von Methoden zur Untersuchung des Gesichtsschädels besteht aus der grafischen Darstellung zuvor röntgenologisch (Fernröntgenaufnahme) erfasster individueller anatomischer Gegebenheiten (Durchzeichnung, elektronische Erfassung) und deren anschließender Auswertung. Dabei wird unterschieden zwischen der Skelett- und der Weichteilebene. Die Leistung beinhaltet aufgrund der erhobenen Befunde eine Aussage zur Analyse des Schädelwachstums und der Lagebeziehungen der Kiefer in der abgebildeten Schädelebene.
Sofern mehrere unterschiedliche Methoden erforderlich sind und zur Anwendung kommen, können sie einzeln berechnet werden.
Die Leistung kann im Verlauf einer Behandlung mehrfach erforderlich werden.

Begründungen

Überdurchschnittlicher Zeitaufwand aufgrund …	Überdurchschnittliche Schwierigkeiten aufgrund …	Besondere Umstände aufgrund …

- umfangreicher computergestützter Auswertung durch mehrere Analysen (VTO)
- erhöhten Aufwands wegen VTO als zusätzliches Kontrollinstrument
- umfangreicher und aufwendiger KI-gestützter digitaler Bildauswertung einer FRS
- bioprogressiver Therapie
- ausgeprägten Missverhältnisses von Ober- zu Unterkiefer
- ausgeprägter Kiefermorphologie bzw. Kieferanomalie
- des Vorliegens einer Lippen-Kiefer-Gaumen-Spalte/Narbenzüge
- des Vorliegens einer syndrombedingten Abweichung/Gesichtsasymmetrie
- des Vorliegens einer ausgeprägter Laterognathie mit entsprechender Asymmetrie
- prächirurgischer/postchirurgischer Diagnostik
- vorliegender umfangreicher Hypodontie wie Agenesie/Oligodontie
- asymmetrischer Zahnbögen
- erhöhten Aufwands bei ungünstigen anatomischen Verhältnisse/ durch ungünstige Position/ Rotation/großer sagittaler Stufe
- lateraler/sagittaler/transversaler Zwangsbisses
- der Anwendung mehrerer unterschiedlicher Analysemethoden
- umfangreicher Analyse bei Parafunktionen z. B. Sigmatismus, Zungenpressen, Wangenbeißen
- stark ausgeprägte Diskrepanz zwischen Zahn- und Kiefergröße
- besonderen Aufwands wegen protrudierten Zähnen und/oder außergewöhnlicher Zahnform, Engstand der Zähne und/oder Zahnfehlstellungen (nach buccal/palatinal/lingual gekippte, asymmetrischer Zahnrotationen usw.)
- extrem aufwendiger Vermessung der Kiefer z. B. durch extrem harten Knochen, Knochenappositionen, ungünstiger Kieferform
- Visual Treatment Objektives (Bioprogressive Therapie; RICKETTS, BENCH, GUGINO, HILGERS, SCHULHOF)
- der Einbeziehung mehrerer betreffender Analysen und Erstellung einer individuellen Auswertungstabelle
- der Verwendung verschiedener Grafikfilter zur Erhöhung des diagnostischen Aussagewertes
- schwer zu erkennender Knochen- und Weichteilkonturen
- aufwendiger Vermessung der Kiefer durch extreme Kopfform
- erhöhten Aufwands wegen vorliegender Oligodontie

6030

GOZ-Position 6030

Leistungsbeschreibung	Faktor
Maßnahmen zur Umformung eines Kiefers einschließlich Retention, geringer Umfang	1,0-fach: 75,93 € 2,3-fach: 174,63 € 2,8-fach: 212,60 € 2,3-fach: 235,31 € 3,5-fach: 265,74 €

Abrechnungsbestimmung

Die Leistungen nach den Nummern 6030 bis 6080 umfassen alle im Behandlungsplan festgelegten Maßnahmen innerhalb eines Zeitraumes von bis zu vier Jahren.

Die Maßnahmen im Sinne der Nummern 6030 bis 6080 umfassen alle Leistungen zur Kieferumformung und Retention bzw. zur Einstellung des Unterkiefers in den Regelbiss innerhalb eines Zeitraums von bis zu vier Jahren, unabhängig von den angewandten Behandlungsmethoden oder den verwendeten Therapiegeräten. Neben den Leistungen nach den Nummern 6030 bis 6080 sind Leistungen nach den Nummern 6190 bis 6260 nicht berechnungsfähig.

! Anmerkung

- berechnungsfähig:
  - für Maßnahmen zur Umformung eines Kiefers einschließlich Retention
  - für Maßnahmen geringen Umfangs
  - unabhängig von der angewandten Behandlungsmethode oder den verwendeten Therapiegeräten
  - für alle im Behandlungsplan festgelegten Maßnahmen innerhalb eines Zeitraums von bis zu vier Jahren
  - je Kiefer
  - erneut, wenn Behandlungsmaßnahmen (z. B. Multibandbehandlung) im Heil- und Kostenplan nicht vorgesehen waren
  - erneut, wenn sich die Behandlung über einen längeren Zeitraum als vier Jahre erstreckt
    (**Achtung:** Neuzuordnung des Umfangs nach den GOZ-Nrn. 6030–6050)
  - zzgl. Materialkosten z.B. Abformmaterial
  - zzgl. zahntechnische Leistungen gemäß § 9 GOZ
  - ggf. zzgl. approximale Schmelzreduktion (Ameloplastik) §6 Abs.1 GOZ
  - ggf. zzgl. Eingliedern von Brackets(GOZ Nr.6100), Bändern(GOZ Nr. 6120), Teilbögen (GOZ Nr. 6140) und intra-/extraoralen Verankerungsapparaturen (GOZ Nr. 6160) sowie die Entfernung von Brackets (GOZ Nr. 6110), Bändern (GOZ Nr. 6130) sowie Bögen und Teilbögen GOÄ Nr. Ä2702)

! Anmerkung

- nicht berechnungsfähig:
  - neben der GOZ-Nr. 6190 (Beratendes und belehrendes Gespräch)
  - neben der GOZ-Nr. 6200 (Eingliederung von Hilfsmitteln zur Beseitigung von Funktionsstörungen)
  - neben der GOZ-Nr. 6210 (Kontrolle des Behandlungsverlaufes [innerhalb eines Zeitraums von bis zu vier Jahren])
  - neben der GOZ-Nr. 6220 (Vorbereitende Maßnahmen zur Herstellung von kieferorthopädischen Behandlungsmitteln)
  - neben der GOZ-Nr. 6230 (Eingliederung von kieferorthopädischen Behandlungsmitteln)
  - neben der GOZ-Nr. 6240 (Offenhalten einer Lücke)
  - neben der GOZ-Nr. 6250 (Beseitigung des Diastemas)
  - neben der GOZ-Nr. 6260 (Maßnahmen zur Einordnung eines verlagerten Zahnes in den Zahnbogen)
  - neben der GOÄ-Nr. Ä5 – Symptombezogene Untersuchung (für eine Verlaufskontrolle in Bezug auf die KFO-Behandlung)

BZÄK-Kommentar zu der GOZ-Nr. 6030 (Stand September 2023)

Die kieferorthopädische Therapie zur Umformung eines Kiefers wird mit den Nummern 6030, 6040 und 6050 in drei Klassen je nach Behandlungsumfang eingeteilt. Die Leistung ist je Kiefer berechnungsfähig.

„Maßnahmen zur Umformung" können unabhängig von der Art der Behandlungsmethode oder der verwendeten Therapiegeräte, z. B. festsitzende oder abnehmbare Apparaturen, berechnet werden. Zu den abnehmbaren Apparaturen zählt auch der Einsatz von Schienen, Alignern, Positionern o. Ä., auch von elastischen Geräten, die geeignet sind, Zahnfehlstellungen zu korrigieren und/oder erzielte Behandlungsresultate zu stabilisieren.

Insgesamt werden fünf Kriterien genannt, die für die Einstufung des Behandlungsumfangs maßgebend sind. Bei einer Behandlungsbedürftigkeit mit geringem Umfang sind die Maßnahmen nach Nummer 6030 zu berechnen.

Mit der Berechnung sind vorbereitende Maßnahmen, z. B. Abformungen zur Herstellung von Behandlungsgeräten, sowie die Eingliederung von herausnehmbaren Apparaturen, Verlaufskontrollen und Maßnahmen zur Retention abgegolten.

Nicht eingeschlossen sind spezielle Maßnahmen, z. B. die Eingliederung von Brackets, Bändern, Bögen, Teilbögen und intra-/extraoralen Verankerungsapparaturen sowie die Entfernung von Brackets und Bändern sowie Bögen und Teilbögen.

Die Leistung umfasst einen Zeitraum von bis zu vier Jahren.

Sofern die Behandlung vor Ablauf von vier Jahren beendet ist und später infolge Befundänderung – auch vor Ablauf dieses Zeitraumes – eine neue Behandlung erforderlich wird, kann eine neue Therapie nach den Nummern 6030 bis 6080 berechnet werden.

6030

Anmerkung

Im Zusammenhang mit dieser Umformungs- bzw. Einstellungsmaßnahme können weitere kieferorthopädische Einzelleistungen nach den Nummern 6190 bis 6260 nicht berechnet werden.

Begründungen

Überdurchschnittlicher Zeitaufwand aufgrund …	Überdurchschnittliche Schwierigkeiten aufgrund …	Besondere Umstände aufgrund …

- besonderen Aufwands wegen genetischer Beteiligung
- ungünstiger Reaktionsweise durch das Vorliegen einer Lippen-Kiefer-Gaumen-Spalte/ Narbenzüge
- verzögerten Zahnwechsels/Zahndurchbruchs (Dentitio tarda)
- dysfunktionaler Kaugewohnheiten
- erschwerter Umstände bei Parafunktionen z.B. Sigmatismus, Zungenpressen
- erschwerter Umstände beim Vorliegen von Habit z.B. Bruxismus, Lutschen, Nägel beißen
- erschwerter Einpassung des Lingualbügels durch die Zungenlage
- der anatomischen Gegebenheiten der Zähne wie Zahnaplasien/Zahndysplasien/Zahnhyperplasien/Zahnhypoplasien/ untypische Zahnform (Zapfenzähne)
- lateralem/sagittalem/transversalem Zwangsbisses
- asymmetrischen Zahnbogens
- distobasaler Diskrepanz
- schwieriger Verzahnung/fehlender Eckzahnführung/Deckbiss mit/bei ungünstigen antagonistischen Beziehungen
- ungleicher Bisslage/bukkalen Kreuzbisses/Nonokklusion
- sehr ungünstiger Wachstumsrichtung
- schwieriger Erwachsenenbehandlung im parodontal vorbehandeltem Gebiss
- verminderter Compliance
- ungünstiger anatomischer Verhältnisse/ungünstiger Position/Rotation/großer sagittaler Stufe
- verzögerter Reaktion auf aktive Behandlungsmaßnahmen
- ungünstiger skelettaler Ausgangsbedingungen und starker Knochenapposition
- skelettaler Distalbisslage und dadurch erschwerter Einstellung in Neutralokklusion
- der Umformung des Kiefers bei Wachstumsstörungen und ungünstiger Prognose
- des individuellen Mehraufwands an die Ästhetik bei hoher kosmetischer Anforderung
- erschwerter Einarbeitung/Entfernung von Aufbissen zur Okklusionsunterbrechung im direkten Verfahren

Begründungen

Überdurchschnittlicher Zeitaufwand aufgrund …	Überdurchschnittliche Schwierigkeiten aufgrund …	Besondere Umstände aufgrund …

- vorliegender umfangreicher Hypodontie wie Agenesie/Oligodontie
- erheblichen Mehraufwands wegen altersbedingter, verminderter Mitarbeit des Patienten, besonders zeitintensive Motivation
- hoher Motivationsschwelle/umfangreicher Remotivation wegen zweiter/weiterer Behandlung
- palatinaler Anbringung von Hilfsmitteln
- schwieriger Behandlung durch prothetisch versorgte Zähne
- besonderen Aufwands wegen erschwerter Abformung z.B. Stellungsanomalie, inserierende Bänder, Würgereiz, Ausblockmaßnahmen beim vorhandenen festsitzenden Zahnersatz/Unterschnitten etc.
- schwieriger Abformung wegen parodontal vorgeschädigter Zähne/ vorstehende Zähne, elongierte Zähne, inserierende Bänder oder sehr lange Zähne
- erschwerter Abformung durch abnorme Kieferformen; extrem flachem Gaumendach; flachen/hohen Palatum; extrem flachem/ hohem Kiefer; hochansetzender Mundbodenmuskulatur/Muskulatur
- in Kieferkammnähe ansetzender Bänder/tief inserierende Bänder/hoch ansetzende Bänder/ Insertion im Behandlungsfeld und dadurch schwierige Abdrucknahme
- motorischer Instabilität der Zunge/Makroglossie, dadurch erschwerter Freistellung des Behandlungsfeldes
- Einschränkung des Sichtbereiches, verursacht durch eingeschränkte Lagerfähigkeit des Patienten wegen Wirbelsäulenerkrankung/Muskelerkrankung/Herz-Kreislauferkrankung
- eingeschränkter Mundöffnung/erschwerten Mundzugangs wegen Mundsperre/Kieferklemme/Adipositas/Herpes/Rhagaden etc.
- motorischer Unruhe des Patienten, verbunden mit wiederholt erforderlicher Trockenlegung und mehrfach notwendigen Behandlungspausen
- reflektorischer Übererregbarkeit z. B. starkem Husten-, Schluck-, oder/und Brechreizneigung mit häufigen Behandlungspausen bei der Abformung und notwendiger wiederholt erforderlicher Trockenlegung bei der Eingliederung
- verzögerter Reaktionslage der Gewebe durch Alter/Konstitution
- schwieriger Verankerung der Behandlungsapparaturen durch Kippung der Zähne
- der Einarbeitung eines zusätzlichen selbstständig wirksamen Hilfsmittels
- der Anwendung der palatinal/lingual Technik, erschwerte Kontrolle
- schwierigen/aufwendigen Strippens/Separierens bei Aligner-Therapie (wenn die Approximalschmelzreduktion nicht nach § 6 Abs. 1 abgerechnet wird)
- aufwendiger Planung und Durchführung der Umformung auf Basis einer prätherapeutischen computerunterstützten Visualisierung des Behandlungsergebnisses

6030

Begründungen

Überdurchschnittlicher Zeitaufwand aufgrund …	Überdurchschnittliche Schwierigkeiten aufgrund …	Besondere Umstände aufgrund …

- besonderen Aufwands wegen Anwendung besonderer Verfahren, die eine präzisere Zahnbewegung ermöglichen
- umfangreicher und aufwendiger Therapie mit Lingualtechnik oder Segmentbogentechnik
- erhöhten Aufwands bei ungünstiger anatomischer Lage und der Einzelzahnverankerung unter Verzicht auf extraorale Verankerungsmöglichkeiten (z. B. Headgear)
- erhöhten Aufwands bei ungünstiger anatomischer Lage und differenzialtherapeutischer Überlegungen Extraktion versus Non-Extraktion

GOZ-Position 6040

Leistungsbeschreibung	Faktor
Maßnahmen zur Umformung eines Kiefers einschließlich Retention, mittlerer Umfang	1,0-fach: 118,11 € 2,3-fach: 271,65 € 2,8-fach: 330,70 € 3,1-fach: 366,14 € 3,5-fach: 413,38 €

Abrechnungsbestimmung

Die Leistungen nach den Nummern 6030 bis 6080 umfassen alle im Behandlungsplan festgelegten Maßnahmen innerhalb eines Zeitraumes von bis zu vier Jahren.
Die Maßnahmen im Sinne der Nummern 6030 bis 6080 umfassen alle Leistungen zur Kieferumformung und Retention bzw. zur Einstellung des Unterkiefers in den Regelbiss innerhalb eines Zeitraums von bis zu vier Jahren, unabhängig von den angewandten Behandlungsmethoden oder den verwendeten Therapiegeräten.
Neben den Leistungen nach den Nummern 6030 bis 6080 sind Leistungen nach den Nummern 6190 bis 6260 nicht berechnungsfähig.
Bei Maßnahmen von mittlerem Umfang nach der Nummer 6040 müssen mindestens drei, bei Maßnahmen von hohem Umfang mindestens vier der Kriterien nach den Buchstaben a) bis e) erfüllt sein

a) Zahl der bewegten Zahngruppen: zwei und mehr Zahngruppen,
b) Ausmaß der Zahnbewegung: mehr als 2 Millimeter,
c) Art der Zahnbewegung: körperlich mehr als 2 Millimeter, kontrollierte Wurzelbewegung, direkte Veränderung der Bisshöhe, Zahndrehung mehr als 30 Grad,
d) Richtung der Zahnbewegung: entgegen Wanderungstendenz,
e) Verankerung: mit zusätzlichen intra- oder extraoralen Maßnahmen.

Anmerkung

- berechnungsfähig:
  - für Maßnahmen zur Umformung eines Kiefers einschließlich Retention
  - für Maßnahmen mittleren Umfangs
  - unabhängig von den angewandten Behandlungsmethoden oder den verwendeten Therapiegeräten
  - für alle im Behandlungsplan festgelegten Maßnahmen innerhalb eines Zeitraums von bis zu vier Jahren
  - je Kiefer
  - erneut, wenn Behandlungsmaßnahmen (z. B. Multibandbehandlung) im Heil- und Kostenplan nicht vorgesehen waren

6040

! Anmerkung

- erneut, wenn sich die Behandlung über einen längeren Zeitraum als vier Jahre erstreckt
  (**Achtung:** Neuzuordnung des Umfangs nach den GOZ-Nrn. 6030–6050)
- zzgl. Materialkosten z.B. Abformmaterial
- zzgl. zahntechnische Leistungen gemäß § 9 GOZ
- ggf. zzgl. Eingliedern von Brackets (GOZ Nr.6100), Bändern (GOZ Nr. 6120), Teilbögen (GOZ Nr. 6140) und intra-/extraoralen Verankerungsapparaturen (GOZ Nr. 6160) sowie die Entfernung von Brackets (GOZ Nr. 6110), Bändern (GOZ Nr. 6130) sowie Bögen und Teilbögen (GOÄ Nr. Ä2702)
- ggf. zzgl. Funktionsanalytische und funktionstherapeutische Leistungen nach GOZ Nr. 8000ff

- nicht berechnungsfähig:
  - neben der GOZ-Nr. 6190 (Beratendes und belehrendes Gespräch)
  - neben der GOZ-Nr. 6200 (Eingliederung von Hilfsmitteln zur Beseitigung von Funktionsstörungen)
  - neben der GOZ-Nr. 6210 (Kontrolle des Behandlungsverlaufes [innerhalb eines Zeitraums von bis zu vier Jahren])
  - neben der GOZ-Nr. 6220 (Vorbereitende Maßnahmen zur Herstellung von kieferorthopädischen Behandlungsmitteln)
  - neben der GOZ-Nr. 6230 (Eingliederung von kieferorthopädischen Behandlungsmitteln)
  - neben der GOZ-Nr. 6240 (Offenhalten einer Lücke)
  - neben der GOZ-Nr. 6250 (Beseitigung des Diastemas)
  - neben der GOZ-Nr. 6260 (Maßnahmen zur Einordnung eines verlagerten Zahnes in den Zahnbogen)
  - neben der GOÄ-Nr. Ä5 (Symptombezogene Untersuchung (für eine Verlaufskontrolle in Bezug auf die KFO-Behandlung)

BZÄK-Kommentar zu der GOZ-Nr. 6040 (Stand September 2023)

Die kieferorthopädische Therapie zur Umformung eines Kiefers wird mit den Nummern 6030, 6040 und 6050 in drei Klassen, je nach Behandlungsumfang eingeteilt. Die Leistung ist je Kiefer berechnungsfähig.

„Maßnahmen zur Umformung“ können unabhängig von der Art der Behandlungsmethode oder der verwendeten Therapiegeräte, z. B. festsitzende oder abnehmbare Apparaturen, berechnet werden. Zu den abnehmbaren Apparaturen zählt auch der Einsatz von Schienen, Alignern, Positionern o. Ä., auch von elastischen Geräten, die geeignet sind, Zahnfehlstellungen zu korrigieren und/oder erzielte Behandlungsresultate zu stabilisieren.

Insgesamt werden fünf Kriterien genannt, die für die Einstufung des Behandlungsumfangs maßgebend sind. Bei einer Behandlungsbedürftigkeit mit mittlerem Umfang sind die Maßnahmen nach Nummer 6040 zu berechnen.

Anmerkung

Für die Einteilung unter die Nummer 6040 müssen mindestens drei der genannten Kriterien erfüllt sein.
Mit der Berechnung sind vorbereitende Maßnahmen, z. B. Abformungen zur Herstellung von Behandlungsgeräten, sowie die Eingliederung von herausnehmbaren Apparaturen, Verlaufskontrollen und Maßnahmen zur Retention abgegolten.
Nicht eingeschlossen sind spezielle Maßnahmen, z. B. die Eingliederung von Brackets, Bändern, Bögen, Teilbögen und intra-/extraoralen Verankerungsapparaturen sowie die Entfernung von Brackets und Bändern sowie Bögen und Teilbögen.
Die Leistung umfasst einen Zeitraum von bis zu vier Jahren.
Sofern die Behandlung vor Ablauf von vier Jahren beendet ist und später infolge Befundänderung – auch vor Ablauf dieses Zeitraumes – eine neue Behandlung erforderlich wird, kann eine neue Therapie nach den Nummern 6030 bis 6080 berechnet werden.
Im Zusammenhang mit dieser Umformungs- bzw. Einstellungsmaßnahme können weitere kieferorthopädische Einzelleistungen nach den Nummern 6190 bis 6260 nicht berechnet werden.

Begründungen

Überdurchschnittlicher Zeitaufwand aufgrund …	Überdurchschnittliche Schwierigkeiten aufgrund …	Besondere Umstände aufgrund …

- besonderen Aufwands wegen genetischer Beteiligung
- ungünstiger Reaktionsweise durch das Vorliegen einer Lippen-Kiefer-Gaumen-Spalte/Narbenzüge
- verzögerten Zahnwechsels/Zahndurchbruchs (Dentitio tarda)
- dysfunktionaler Kaugewohnheiten
- erschwerter Umstände bei Parafunktionen z.B. Sigmatismus, Zungenpressen
- erschwerter Umstände beim Vorliegen von Habit z.B. Bruxismus, Lutschen, Nägel beißen
- erschwerter Einpassung des Lingualbügels durch die Zungenlage
- der anatomischen Gegebenheiten der Zähne wie Zahnaplasien/Zahndysplasien/Zahnhyperplasien / Zahnhypoplasien/untypischer Zahnform (Zapfenzähne)
- lateralem/sagittalem/transversalem Zwangsbisses
- asymmetrischen Zahnbogens
- distobasaler Diskrepanz
- schwieriger Verzahnung/fehlender Eckzahnführung/Deckbiss mit/bei ungünstigen antagonistischen Beziehungen
- ungleicher Bisslage/bukkalen Kreuzbisses/Nonokklusion
- sehr ungünstiger Wachstumsrichtung

6040

Begründungen

Überdurchschnittlicher Zeitaufwand aufgrund …	Überdurchschnittliche Schwierigkeiten aufgrund …	Besondere Umstände aufgrund …

- schwieriger Erwachsenenbehandlung im parodontal vorbehandeltem Gebiss
- verminderter Compliance
- ungünstiger anatomischer Verhältnisse/ungünstiger Position/Rotation/großer sagittaler Stufe
- verzögerter Reaktion auf aktive Behandlungsmaßnahmen
- ungünstiger skelettaler Ausgangsbedingungen und starker Knochenapposition
- skelettaler Distalbisslage und dadurch erschwerter Einstellung in Neutralokklusion
- der Umformung des Kiefers bei Wachstumsstörungen und ungünstiger Prognose
- des individuellen Mehraufwands an die Ästhetik bei hoher kosmetischer Anforderung
- erschwerter Einarbeitung/Entfernung von Aufbissen zur Okklusionsunterbrechung im direkten Verfahren
- vorliegender umfangreicher Hypodontie wie Agenesie/Oligodontie
- erheblichen Mehraufwands wegen altersbedingter, verminderter Mitarbeit des Patienten, besonders zeitintensive Motivation
- kombinierter kieferorthopädischer und chirurgischer Behandlung
- kombinierter kieferorthopädischer und funktionsanalytischer Behandlung
- hoher Motivationsschwelle/umfangreicher Remotivation wegen zweiter/weiterer Behandlung
- palatinaler Anbringung von Hilfsmitteln
- schwieriger Behandlung durch prothetisch versorgte Zähne
- besonderen Aufwands wegen erschwerter Abformung z.B. Stellungsanomalie, inserierende Bänder, Würgereiz, Ausblockmaßnahmen bei vorhandenem festsitzendem Zahnersatz/Unterschnitten etc.
- schwieriger Abformung wegen parodontal vorgeschädigter Zähne/vorstehende Zähne, elongierte Zähne, inserierende Bänder oder sehr lange Zähne
- erschwerter Abformung durch abnorme Kieferformen; extrem flachem Gaumendach; flachen/ hohen Palatum; extrem flachem/hohem Kiefer; hochansetzender Mundbodenmuskulatur/Muskulatur
- in Kieferkammnähe ansetzender Bänder/tief inserierende Bänder/hoch ansetzende Bänder/Insertion im Behandlungsfeld und dadurch schwierige Abdrucknahme
- motorischer Instabilität der Zunge/Makroglossie, dadurch erschwerter Freistellung des Behandlungsfeldes
- Einschränkung des Sichtbereiches, verursacht durch eingeschränkte Lagerfähigkeit des Patienten wegen Wirbelsäulenerkrankung/Muskelerkrankung/Herz-Kreislauferkrankung

Begründungen

Überdurchschnittlicher Zeitaufwand aufgrund …	Überdurchschnittliche Schwierigkeiten aufgrund …	Besondere Umstände aufgrund …

- eingeschränkter Mundöffnung/erschwerten Mundzugangs wegen Mundsperre/Kieferklemme/Adipositas/Herpes/Rhagaden etc.
- motorischer Unruhe des Patienten, verbunden mit wiederholt erforderlicher Trockenlegung und mehrfach notwendigen Behandlungspausen
- reflektorischer Übererregbarkeit z. B. starkem Husten-, Schluck-, oder/und Brechreizneigung mit häufigen Behandlungspausen bei der Abformung und notwendiger wiederholt erforderlicher Trockenlegung bei der Eingliederung
- verzögerter Reaktionslage der Gewebe durch Alter/ Konstitution
- erschwerten Ansprechens auf die Therapie bei vorangegangener chirurgischer Behandlung
- des Mehraufwands bei umfangreicher Zahn- oder Kiefermorphologie
- schwieriger Verankerung der Behandlungsapparaturen durch Kippung der Zähne
- der Einarbeitung eines zusätzlichen selbstständig wirksamen Hilfsmittels
- der Anwendung der palatinal/lingual Technik, erschwerte Kontrolle
- schwierigen/aufwendigen Strippens/Separierens bei Aligner-Therapie (wenn die Approximalschmelzreduktion nicht nach § 6 Abs. 1 abgerechnet wird)
- aufwendiger Planung und Durchführung der Umformung auf Basis einer prätherapeutischen computerunterstützten Visualisierung des Behandlungsergebnisses
- besonderen Aufwands wegen Anwendung besonderer Verfahren, die eine präzisere Zahnbewegung ermöglichen
- umfangreicher und aufwendiger Therapie die Lingualtechnik oder Segmentbogentechnik
- erhöhten Aufwands bei ungünstiger anatomischer Lage und der Einzelzahnverankerung unter Verzicht auf extraorale Verankerungsmöglichkeiten (z. B. Headgear)
- erhöhten Aufwands bei ungünstiger anatomischer Lage und differenzialtherapeutischer Überlegungen Extraktion versus Non-Extraktion
- ungünstiger anatomischer Lage und umfangreicher Distalisierung zur Vermeidung von Extraktionen

6050

GOZ-Position 6050

Leistungsbeschreibung	Faktor
Maßnahmen zur Umformung eines Kiefers einschließlich Retention, hoher Umfang	1,0-fach: 202,47 € 2,3-fach: 465,68 € 2,8-fach: 566,92 € 3,1-fach: 627,66 € 3,5-fach: 708,65 €

Abrechnungsbestimmung

Die Leistungen nach den Nummern 6030 bis 6080 umfassen alle im Behandlungsplan festgelegten Maßnahmen innerhalb eines Zeitraumes von bis zu vier Jahren. Die Maßnahmen im Sinne der Nummern 6030 bis 6080 umfassen alle Leistungen zur Kieferumformung und Retention bzw. zur Einstellung des Unterkiefers in den Regelbiss innerhalb eines Zeitraums von bis zu vier Jahren, unabhängig von den angewandten Behandlungsmethoden oder den verwendeten Therapiegeräten.
Neben den Leistungen nach den Nummern 6030 bis 6080 sind Leistungen nach den Nummern 6190 bis 6260 nicht berechnungsfähig.
Bei Maßnahmen von mittlerem Umfang nach der Nummer 6040 müssen mindestens drei, bei Maßnahmen von hohem Umfang mindestens vier der Kriterien nach den Buchstaben a) bis e) erfüllt sein

a) Zahl der bewegten Zahngruppen: zwei und mehr Zahngruppen,
b) Ausmaß der Zahnbewegung: mehr als 2 Millimeter,
c) Art der Zahnbewegung: körperlich mehr als 2 Millimeter, kontrollierte Wurzelbewegung, direkte Veränderung der Bisshöhe, Zahndrehung mehr als 30 Grad,
d) Richtung der Zahnbewegung: entgegen Wanderungstendenz,
e) Verankerung: mit zusätzlichen intra- oder extraoralen Maßnahmen.

! Anmerkung

- berechnungsfähig:
  - für Maßnahmen zur Umformung eines Kiefers einschließlich Retention
  - für Maßnahmen hohen Umfangs
  - unabhängig von den angewandten Behandlungsmethoden oder den verwendeten Therapiegeräten
  - für alle im Behandlungsplan festgelegten Maßnahmen innerhalb eines Zeitraums von bis zu vier Jahren
  - je Kiefer
  - erneut, wenn Behandlungsmaßnahmen (z. B. Multibandbehandlung) im Heil- und Kostenplan nicht vorgesehen waren

Anmerkung

  - erneut, wenn sich die Behandlung über einen längeren Zeitraum als vier Jahre erstreckt
    (**Achtung:** Neuzuordnung des Umfangs nach den GOZ-Nrn. 6030–6050)
  - zzgl. Materialkosten z.B. Abformmaterial
  - zzgl. zahntechnische Leistungen gemäß § 9 GOZ
  - ggf. zzgl. Eingliedern von Brackets (GOZ Nr.6100), Bändern (GOZ Nr. 6120), Teilbögen (GOZ Nr. 6140) und intra-/extraoralen Verankerungsapparaturen (GOZ Nr. 6160) sowie die Entfernung von Brackets (GOZ Nr. 6110), Bändern (GOZ Nr. 6130) sowie Bögen und Teilbögen (GOÄ Nr. Ä2702)
  - ggf. zzgl. Funktionsanalytische und funktionstherapeutische Leistungen nach GOZ Nrn. 8000 ff.
- nicht berechnungsfähig:
  - neben der GOZ-Nr. 6190 (Beratendes und belehrendes Gespräch)
  - neben der GOZ-Nr. 6200 (Eingliederung von Hilfsmitteln zur Beseitigung von Funktionsstörungen)
  - neben der GOZ-Nr. 6210 (Kontrolle des Behandlungsverlaufes [innerhalb eines Zeitraums von bis zu vier Jahren])
  - neben der GOZ-Nr. 6220 (Vorbereitende Maßnahmen zur Herstellung von kieferorthopädischen Behandlungsmitteln)
  - neben der GOZ-Nr. 6230 (Eingliederung von kieferorthopädischen Behandlungsmitteln)
  - neben der GOZ-Nr. 6240 (Offenhalten einer Lücke)
  - neben der GOZ-Nr. 6250 (Beseitigung des Diastemas)
  - neben der GOZ-Nr. 6260 (Maßnahmen zur Einordnung eines verlagerten Zahnes in den Zahnbogen)
  - neben der GOÄ-Nr. Ä5 (Symptombezogene Untersuchung (für eine Verlaufskontrolle in Bezug auf die KFO-Behandlung)

BZÄK-Kommentar zu der GOZ-Nr. 6050 (Stand September 2023)

Die kieferorthopädische Therapie zur Umformung eines Kiefers wird mit den Nummern 6030, 6040 und 6050 in drei Klassen je nach Behandlungsumfang eingeteilt. Die Leistung ist je Kiefer berechnungsfähig.
„Maßnahmen zur Umformung" können unabhängig von der Art der Behandlungsmethode oder der verwendeten Therapiegeräte, z. B. festsitzende oder abnehmbare Apparaturen, berechnet werden. Zu den abnehmbaren Apparaturen zählt auch der Einsatz von Schienen, Alignern, Positionern o. Ä., auch von elastischen Geräten, die geeignet sind, Zahnfehlstellungen zu korrigieren und/oder erzielte Behandlungsresultate zu stabilisieren.
Insgesamt werden fünf Kriterien genannt, die für die Einstufung des Behandlungsumfangs maßgebend sind. Bei einer Behandlungsbedürftigkeit mit hohem Umfang sind die Maßnahmen nach Nummer 6050 zu berechnen.

6050

Anmerkung

Für die Einteilung unter die Nummer 6050 müssen mindestens vier der genannten Kriterien erfüllt sein.
Mit der Berechnung sind vorbereitende Maßnahmen, z. B. Abformungen zur Herstellung von Behandlungsgeräten, sowie die Eingliederung von herausnehmbaren Apparaturen, Verlaufskontrollen und Maßnahmen zur Retention abgegolten.
Nicht eingeschlossen sind spezielle Maßnahmen, z. B. die Eingliederung von Brackets, Bändern, Bögen, Teilbögen und intra-/extraoralen Verankerungsapparaturen sowie die Entfernung von Brackets und Bändern sowie Bögen und Teilbögen.
Die Leistung umfasst einen Zeitraum von bis zu vier Jahren. Maßnahmen zur Retention sind nur dann separat berechnungsfähig, wenn sie nach Ablauf der vier Jahre erbracht werden.
Sofern die Behandlung vor Ablauf von vier Jahren beendet ist und später infolge Befundänderung – auch vor Ablauf dieses Zeitraumes – eine neue Behandlung erforderlich wird, kann eine neue Therapie nach den Nummern 6030 bis 6080 berechnet werden.
Im Zusammenhang mit dieser Umformungs- bzw. Einstellungsmaßnahme können weitere kieferorthopädische Einzelleistungen nach den Nummern 6190 bis 6260 nicht berechnet werden.

Begründungen

Überdurchschnittlicher Zeitaufwand aufgrund …	Überdurchschnittliche Schwierigkeiten aufgrund …	Besondere Umstände aufgrund …

- besonderen Aufwands wegen genetischer Beteiligung
- erheblichen Mehraufwands wegen Schließung eines extremen Diastemas
- ungünstiger Reaktionsweise durch das Vorliegen einer Lippen-Kiefer-Gaumen-Spalte/Narbenzüge
- verzögerten Zahnwechsels/Zahndurchbruchs (Dentitio tarda)
- dysfunktionaler Kaugewohnheiten
- erschwerten Umständen bei Parafunktionen z.B. Sigmatismus, Zungenpressen
- erschwerter Umstände beim Vorliegen von Habit z.B. Bruxismus, Lutschen, Nägel beißen
- erschwerter Einpassung des Lingualbügels durch die Zungenlage
- der anatomischen Gegebenheiten der Zähne wie Zahnaplasien/Zahndysplasien/Zahnhyperplasien/Zahnhypoplasien/untypischer Zahnform Zapfenzähne)
- lateralem/sagittalem/transversalem Zwangsbisses
- asymmetrischen Zahnbogens
- ausgeprägter distobasaler Diskrepanz

6050

Begründungen

Überdurchschnittlicher Zeitaufwand aufgrund …	Überdurchschnittliche Schwierigkeiten aufgrund …	Besondere Umstände aufgrund …

- schwieriger Verzahnung fehlender Eckzahnführung/Deckbiss mit/bei ungünstigen antagonistischen Beziehungen
- ungleicher Bisslage/bukkalen Kreuzbisses/Nonokklusion
- sehr ungünstiger Wachstumsrichtung
- schwieriger Erwachsenenbehandlung im parodontal vorbehandeltem Gebiss
- verminderter Compliance
- ungünstiger anatomischer Verhältnisse/ungünstiger Position/Rotation/großer sagittaler Stufe
- verzögerter Reaktion auf aktive Behandlungsmaßnahmen
- ungünstiger skelettaler Ausgangsbedingungen und starker Knochenapposition
- skelettaler Distalbisslage und dadurch erschwerter Einstellung in Neutralokklusion
- der Umformung des Kiefers bei Wachstumsstörungen und ungünstiger Prognose
- des individuellen Mehraufwands an die Ästhetik bei hoher kosmetischer Anforderung
- erschwerter Einarbeitung/Entfernung von Aufbissen zur Okklusionsunterbrechung im direkten Verfahren
- vorliegender umfangreicher Hypodontie wie Agenesie/Oligodontie
- erheblichen Mehraufwands wegen altersbedingter, verminderter Mitarbeit des Patienten, besonders zeitintensive Motivation
- kombinierter kieferorthopädischer und chirurgischer Behandlung
- kombinierter kieferorthopädischer und funktionsanalytischer Behandlung
- hoher Motivationsschwelle/umfangreicher Remotivation wegen zweiter/weiterer Behandlung
- palatinaler Anbringung von Hilfsmitteln
- schwieriger Behandlung durch prothetisch versorgte Zähne
- besonderen Aufwands wegen erschwerter Abformung z.B. Stellungsanomalie, inserierende Bänder, Würgereiz, Ausblockmaßnahmen bei vorhandenem festsitzendem Zahnersatz /Unterschnitten etc.
- schwieriger Abformung wegen parodontal vorgeschädigter Zähne/ vorstehende Zähne, elongierte Zähne, inserierende Bänder oder sehr lange Zähne
- erschwerter Abformung durch abnorme Kieferformen; extrem flachem Gaumendach; flachen/hohen Palatum; extrem flachem/hohem Kiefer; hochansetzender Mundbodenmuskulatur/Muskulatur
- in Kieferkammnähe ansetzender Bänder/tief inserierende Bänder/hoch ansetzende Bänder/ Insertion im Behandlungsfeld und dadurch schwierige Abdrucknahme

6050

Begründungen

Überdurchschnittlicher Zeitaufwand aufgrund …	Überdurchschnittliche Schwierigkeiten aufgrund …	Besondere Umstände aufgrund …

- motorischer Instabilität der Zunge/Makroglossie, dadurch erschwerter Freistellung des Behandlungsfeldes
- Einschränkung des Sichtbereiches, verursacht durch eingeschränkte Lagerfähigkeit des Patienten wegen Wirbelsäulenerkrankung/Muskelerkrankung/Herz-Kreislauferkrankung
- eingeschränkter Mundöffnung/erschwerten Mundzugangs wegen Mundsperre/Kieferklemme/Adipositas/Herpes/Rhagaden etc.
- motorischer Unruhe des Patienten, verbunden mit wiederholt erforderlicher Trockenlegung und mehrfach notwendigen Behandlungspausen
- reflektorischer Übererregbarkeit z. B. starkem Husten-, Schluck-, oder/und Brechreizneigung mit häufigen Behandlungspausen bei der Abformung und notwendiger wiederholt erforderlicher Trockenlegung bei der Eingliederung
- verzögerter Reaktionslage der Gewebe durch Alter/Konstitution
- erschwerten Ansprechens auf die Therapie bei vorangegangener chirurgischer Behandlung
- Mehraufwand bei umfangreicher Zahn- oder Kiefermorphologie
- schwieriger Verankerung der Behandlungsapparaturen durch Kippung der Zähne
- Einarbeitung eines zusätzlichen selbstständig wirksamen Hilfsmittels
- Anwendung der palatinal/lingual Technik, erschwerter Kontrolle
- schwierigen/aufwendigen Strippens/Separierens bei Aligner- Therapie (wenn die Approximalschmelzreduktion nicht nach § 6 Abs. 1 abgerechnet wird)
- aufwendiger Planung und Durchführung der Umformung auf Basis einer prätherapeutischen computerunterstützten Visualisierung des Behandlungsergebnisses
- besonderen Aufwands wegen Anwendung besonderer Verfahren, die eine präzisere Zahnbewegung ermöglichen
- umfangreicher und aufwendiger Therapie die Lingualtechnik oder Segmentbogentechnik
- erhöhten Aufwands bei ungünstiger anatomischer Lage und der Einzelzahnverankerung unter Verzicht auf extraorale Verankerungsmöglichkeiten (z. B. Headgear)
- erhöhten Aufwands bei ungünstiger anatomischer Lage und differenzialtherapeutischer Überlegungen Extraktion versus Non-Extraktion
- ungünstiger anatomischer Lage und umfangreicher Distalisierung zur Vermeidung von Extraktionen

GOZ-Position 6060

Leistungsbeschreibung	Faktor
Maßnahmen zur Einstellung der Kiefer in den Regelbiss während der Wachstumsphase einschließlich Retention, geringer Umfang	1,0-fach: 101,24 € 2,3-fach: 232,84 € 2,8-fach: 283,46 € 3,1-fach: 313,83 € 3,5-fach: 354,33 €

Abrechnungsbestimmung

Die Leistungen nach den Nummern 6030 bis 6080 umfassen alle im Behandlungsplan festgelegten Maßnahmen innerhalb eines Zeitraumes von bis zu vier Jahren. Die Maßnahmen im Sinne der Nummern 6030 bis 6080 umfassen alle Leistungen zur Kieferumformung und Retention bzw. zur Einstellung des Unterkiefers in den Regelbiss innerhalb eines Zeitraums von bis zu vier Jahren, unabhängig von den angewandten Behandlungsmethoden oder den verwendeten Therapiegeräten. Neben den Leistungen nach den Nummern 6030 bis 6080 sind Leistungen nach den Nummern 6190 bis 6260 nicht berechnungsfähig.

! Anmerkung

- berechnungsfähig:
  - für Maßnahmen zur Einstellung der Kiefer in den Regelbiss einschließlich Retention
  - für Maßnahmen geringen Umfangs
  - nur während der Wachstumsphase
  - auch für eine für die weitere therapeutische Versorgung notwendige Extrusion eines Zahnes
  - unabhängig von der Behandlungsmethode und den verwendeten Therapiegerät
  - einmal für den Unterkiefer, für alle im Behandlungsplan festgelegten Maßnahmen, innerhalb eines Zeitraumes von bis zu vier Jahren
  - erneut, wenn Behandlungsmaßnahmen (z. B. Multibandbehandlung) im Heil- und Kostenplan nicht vorgesehen waren
  - erneut, wenn sich die Behandlung über einen längeren Zeitraum als vier Jahre erstreckt
    (**Achtung:** Neuzuordnung des Umfangs nach den GOZ-Nrn. 6060–6080)
  - zzgl. Materialkosten
  - zzgl. zahntechnische Leistungen gemäß § 9 GOZ
  - ggf. zzgl. approximale Schmelzreduktion (Ameloplastik) §6 Abs.1 GOZ

6060

! Anmerkung

  - ggf. zzgl. Maßnahmen zur Einstellung der Okklusion durch alveolären Ausgleich bei abgeschlossener Wachstumsphase (GOZ-Nr. 6090)
  - bei Befestigung mit Adhäsivtechnik zzgl. GOZ Nr. 2197
  - ggf. zzgl. Eingliedern von Brackets (GOZ-Nr.6100), Bändern (GOZ-Nr. 6120), Teilbögen (GOZ-Nr. 6140) und intra-/extraoralen Verankerungsapparaturen (GOZ-Nr. 6160) sowie die Entfernung von Brackets (GOZ-Nr. 6110), Bändern (GOZ-Nr. 6130) sowie Bögen und Teilbögen (GOÄ-Nr. Ä2702)
  - ggf. zzgl. GOZ-Nr. 2197 bei Befestigung mit Adhäsivtechnik
- nicht berechnungsfähig:
  - neben der GOZ-Nr. 6090 (Einstellung der Okklusion bei nicht abgeschlossener Wachstumsphase)
  - neben der GOZ-Nr. 6190 (Beratendes und belehrendes Gespräch)
  - neben der GOZ-Nr. 6200 (Eingliederung von Hilfsmitteln zur Beseitigung von Funktionsstörungen)
  - neben der GOZ-Nr. 6210 (Kontrolle des Behandlungsverlaufes [innerhalb eines Zeitraums von bis zu vier Jahren])
  - neben der GOZ-Nr. 6220 (Vorbereitende Maßnahmen zur Herstellung von kieferorthopädischen Behandlungsmitteln)
  - neben der GOZ-Nr. 6230 (Eingliederung von kieferorthopädischen Behandlungsmitteln)
  - neben der GOZ-Nr. 6240 (Offenhalten einer Lücke)
  - neben der GOZ-Nr. 6250 (Beseitigung des Diastemas)
  - neben der GOZ-Nr. 6260 (Maßnahmen zur Einordnung eines verlagerten Zahnes in den Zahnbogen)
  - neben der GOÄ-Nr. Ä5 (Symptombezogene Untersuchung [für eine Verlaufskontrolle in Bezug auf die KFO-Behandlung])

BZÄK-Kommentar zu der GOZ-Nr. 6060 (Stand September 2023)

Die kieferorthopädischen Maßnahmen zur Einstellung der Kiefer in den Regelbiss während der Wachstumsphase werden mit den Nummern 6060, 6070 und 6080 in drei Klassen mit unterschiedlichem Schwierigkeitsgrad eingeteilt. Die Maßnahmen zur Erreichung des Behandlungsziels können sich auf einen oder auf beide Kiefer beziehen. Die Therapiemaßnahmen sind unabhängig von der Art der Behandlungsmethode, z. B. festsitzende oder abnehmbare Apparaturen.
Insgesamt werden drei Kriterien genannt, die für die Einstufung des Behandlungsumfangs maßgebend sind. Bei einer Behandlungsbedürftigkeit mit geringem Umfang sind die Maßnahmen nach Nummer 6060 zu berechnen. Die Wachstumsphase ist nicht an ein bestimmtes Alter gebunden.
Behandlungen zur Einstellung der Okklusion durch alveolären Ausgleich bei abgeschlossener Wachstumsphase fallen nicht unter diese Gebührennummer, sondern werden nach der Nummer 6090 berechnet.

6060

Anmerkung

Die Berechnung der Leistung bezieht sich auf einen Zeitraum von bis zu vier Jahren. Sofern die Behandlung vor Ablauf von vier Jahren beendet ist und später infolge Befundänderung – auch vor Ablauf dieses Zeitraumes – eine neue Behandlung erforderlich wird, kann eine neue Therapie nach den Nummern 6060 bis 6080 berechnet werden.
Im Zusammenhang mit dieser Umformungs- bzw. Einstellungsmaßnahme können weitere kieferorthopädische Einzelleistungen, die in den Nummern 6190 bis 6260 beschrieben sind, nicht berechnet werden.
Die Geb.-Nr. findet auch Anwendung für eine für die weitere therapeutische Versorgung notwendige Extrusion eines Zahnes.

Begründungen

Überdurchschnittlicher Zeitaufwand aufgrund …	Überdurchschnittliche Schwierigkeiten aufgrund …	Besondere Umstände aufgrund …

- ungünstiger Reaktionsweise durch das Vorliegen einer Lippen-Kiefer-Gaumen-Spalte/ Narbenzüge
- verzögerten Zahnwechsels/Zahndurchbruchn (Dentitio tarda)
- dysfunktionaler Kaugewohnheiten
- erschwerter Umstände bei Parafunktionen z.B. Sigmatismus, Zungenpressen
- erschwerter Umstände beim Vorliegen von Habit z.B. Bruxismus, Lutschen, Nägel beißen
- erschwerter Einpassung des Lingualbügels durch die Zungenlage
- der anatomischen Gegebenheiten der Zähne wie Zahnaplasien/Zahndysplasien/Zahnhyperplasie /Zahnhypoplasien/untypischer Zahnform (Zapfenzähne)
- vorhandener Mikrodontie (Diminutivform)
- komplizierter Einordung der Wachstumsphase
- distobasaler Diskrepanz
- schwieriger Verzahnung/fehlender Eckzahnführung Deckbisses mit/bei ungünstigen antagonistischen Beziehungen/ ausgeprägte Missverhältnisse von Ober- zu Unterkiefer
- ungleicher Bisslage/bukkalen Kreuzbisses/Nonokklusion/Scherenbiss
- mandibulärer Mittellinienverschiebung
- verminderter Compliance
- ungünstiger anatomischer Verhältnisse/ungünstiger Position/Zahnrotation/ großer sagittaler Stufe
- verzögerte Reaktion auf aktive Behandlungsmaßnahmen bei vorangegangener chirurgischer Therapie

6060

Begründungen

Überdurchschnittlicher Zeitaufwand aufgrund …	Überdurchschnittliche Schwierigkeiten aufgrund …	Besondere Umstände aufgrund …

- kombinierter kieferorthopädischer und chirurgischer/funktionsanalytischer Behandlung
- ungünstiger skelettaler Ausgangsbedingungen und starker Knochenapposition
- skelettaler Distalbisslage und dadurch erschwerter Einstellung in Neutralokklusion
- der Einstellung des Kiefers bei Wachstumsstörungen/ungünstiger Wachstumsrichtung und schwieriger Lateralbewegung des Kiefers mit starker Knochenapposition
- besonders schwieriger Instruktion und Einübung der Handhabung bei einer neuen Apparatur
- umfangreicher Aufklärung/Einbeziehung der Bezugsperson bei Eingliederung der neuen Apparatur und über weitere Behandlung
- besonderen Aufwands wegen genetischer ungünstiger Schädelform und Kieferform und schwieriger Positionsverhältnisse
- des individuellen Mehraufwands an die Ästhetik bei hoher kosmetischer Anforderung
- erschwerter Einarbeitung/Entfernung von Aufbissen zur Okklusionsunterbrechung im direkten Verfahren
- vorliegender umfangreicher Hypodontie wie Agenesie/Oligodontie
- erheblichen Mehraufwands wegen altersbedingter, verminderter Mitarbeit des Patienten, besonders zeitintensive Motivation
- hoher Motivationsschwelle/umfangreicher Remotivation wegen zweiter/weiterer Behandlung
- besonderen Aufwands wegen erschwerter Abformung z.B. Stellungsanomalie, inserierende Bänder, Würgereiz, Ausblockmaßnahmen beim vorhandenen festsitzenden Zahnersatz /Unterschnitten etc.
- schwieriger Abformung wegen vorstehender Zähne, elongierte Zähne, inserierende Bänder oder sehr lange Zähne
- erschwerter Abformung durch abnorme Kieferformen; extrem flachem Gaumendach; flachen/hohen Palatum; extrem flachem/hohem Kiefer; hochansetzender Mundbodenmuskulatur/Muskulatur
- in Kieferkammnähe ansetzender Bänder/ ief inserierende Bänder/ hoch ansetzende Bänder/Insertion im Behandlungsfeld und dadurch schwierige Abdrucknahme
- motorischer Instabilität der Zunge/Makroglossie, dadurch erschwerter F-reistellung des Behandlungsfeldes
- Einschränkung des Sichtbereiches, verursacht durch eingeschränkte Lagerfähigkeit des Patienten wegen Wirbelsäulenerkrankung/Muskelerkrankung/Herz-Kreislauferkrankung

6060

Begründungen

Überdurchschnittlicher Zeitaufwand aufgrund …	Überdurchschnittliche Schwierigkeiten aufgrund …	Besondere Umstände aufgrund …

- eingeschränkter Mundöffnung/erschwerten Mundzugangs wegen Mundsperre/Kieferklemme/Adipositas/Herpes/Rhagaden etc.
- motorischer Unruhe des Patienten, verbunden mit wiederholt erforderlicher Trockenlegung und mehrfach notwendigen Behandlungspausen
- reflektorischer Übererregbarkeit z. B. starkem Husten-, Schluck-, oder/und Brechreizneigung mit häufigen Behandlungspausen bei der Abformung und notwendiger wiederholt erforderlicher Trockenlegung bei der Eingliederung
- verzögerter Reaktionslage der Gewebe durch Alter/Konstitution
- schwieriger Verankerung der Behandlungsapparaturen durch Kippung der Zähne
- der Einarbeitung eines zusätzlichen selbstständig wirksamen Hilfsmittels
- aufwendiger Coronoplastik
- starken Wangendrucks und/oder aktiver Zungenmuskulatur und dadurch aufwendiger Fixierung der verwendeten Hilfsmittel sowie notwendiger häufiger Behandlungspausen zur Entlastung/Entspannung der Muskulatur
- aufwendiger Planung und Durchführung der Umformung auf Basis einer prätherapeutischen computerunterstützten Visualisierung des Behandlungsergebnisses
- besonderen Aufwands wegen Anwendung besonderer Verfahren, die eine präzisere Zahnbewegung ermöglichen
- umfangreicher und aufwendiger Therapie die Lingualtechnik oder Segmentbogentechnik
- erhöhten Aufwands bei indirekter Klebetechnik

6070

GOZ-Position 6070

Leistungsbeschreibung	Faktor
Maßnahmen zur Einstellung der Kiefer in den Regelbiss während der Wachstumsphase einschließlich Retention, mittlerer Umfang	1,0-fach: 146,23 € 2,3-fach: 336,33 € 2,8-fach: 409,44 € 3,1-fach: 453,31 € 3,5-fach: 511,80 €

Abrechnungsbestimmung

Die Leistungen nach den Nummern 6030 bis 6080 umfassen alle im Behandlungsplan festgelegten Maßnahmen innerhalb eines Zeitraumes von bis zu vier Jahren. Die Maßnahmen im Sinne der Nummern 6030 bis 6080 umfassen alle Leistungen zur Kieferumformung und Retention bzw. zur Einstellung des Unterkiefers in den Regelbiss innerhalb eines Zeitraums von bis zu vier Jahren, unabhängig von den angewandten Behandlungsmethoden oder den verwendeten Therapiegeräten. Neben den Leistungen nach den Nummern 6030 bis 6080 sind Leistungen nach den Nummern 6190 bis 6260 nicht berechnungsfähig.
Bei Maßnahmen von mittlerem Umfang muss mindestens ein Kriterium nach den Buchstaben a) bis c), bei Maßnahmen von hohem Umfang müssen mindestens zwei der Kriterien erfüllt sein

a) Ausmaß der Bissverschiebung: mehr als 4 Millimeter,
b) Richtung der durchzuführenden Bissverschiebung, Unterkiefer relativ zum Oberkiefer: dorsal,
c) Skelettale Bedingungen: ungünstige Wachstumsvoraussetzungen.

Anmerkung

- berechnungsfähig:
  - für Maßnahmen zur Einstellung der Kiefer in den Regelbiss einschließlich Retention
  - für Maßnahmen mittleren Umfangs
  - wenn mindestens ein in der Bestimmung genanntes Kriterium nach den Buchstaben a bis c erfüllt ist
  - nur während der Wachstumsphase
  - unabhängig von der Behandlungsmethode und den verwendeten Therapiegerät
  - einmal für den Unterkiefer, für alle im Behandlungsplan festgelegten Maßnahmen, innerhalb eines Zeitraumes von bis zu vier Jahren
  - erneut, wenn Behandlungsmaßnahmen (z. B. Multibandbehandlung) im Heil- und Kostenplan nicht vorgesehen waren

Anmerkung

- erneut, wenn sich die Behandlung über einen längeren Zeitraum als vier Jahre erstreckt (Achtung: Neuzuordnung des Umfangs nach den GOZ-Nrn. 6060–6080)
- zzgl. Materialkosten z.B. Abformmaterial
- zzgl. zahntechnische Leistungen gemäß § 9 GOZ
- ggf. zzgl. approximale Schmelzreduktion (Ameloplastik) §6 Abs.1 GOZ
- ggf. zzgl. Maßnahmen zur Einstellung der Okklusion durch alveolären Ausgleich bei abgeschlossener Wachstumsphase (GOZ-Nr. 6090)
- bei Befestigung mit Adhäsivtechnik zzgl. GOZ Nr. 2197

• nicht berechnungsfähig:
  - neben der GOZ-Nr. 6090 (Einstellung der Okklusion bei nicht abgeschlossener Wachstumsphase)
  - neben der GOZ-Nr. 6190 (Beratendes und belehrendes Gespräch)
  - neben der GOZ-Nr. 6200 (Eingliederung von Hilfsmitteln zur Beseitigung von Funktionsstörungen)
  - neben der GOZ-Nr. 6210 (Kontrolle des Behandlungsverlaufes [innerhalb eines Zeitraums von bis zu vier Jahren])
  - neben der GOZ-Nr. 6220 (Vorbereitende Maßnahmen zur Herstellung von kieferorthopädischen Behandlungsmitteln)
  - neben der GOZ-Nr. 6230 (Eingliederung von kieferorthopädischen Behandlungsmitteln)
  - neben der GOZ-Nr. 6240 (Offenhalten einer Lücke)
  - neben der GOZ-Nr. 6250 (Beseitigung des Diastemas)
  - neben der GOZ-Nr. 6260 (Maßnahmen zur Einordnung eines verlagerten Zahnes in den Zahnbogen)
  - neben der GOÄ-Nr. Ä5 (Symptombezogene Untersuchung [für eine Verlaufskontrolle in Bezug auf die KFO-Behandlung])

BZÄK-Kommentar zu der GOZ-Nr. 6070 (Stand September 2023)

Die kieferorthopädischen Maßnahmen zur Einstellung der Kiefer in den Regelbiss während der Wachstumsphase werden mit den Nummern 6060, 6070 und 6080 in drei Klassen mit unterschiedlichem Schwierigkeitsgrad eingeteilt. Die Maßnahmen zur Erreichung des Behandlungsziels können sich auf einen oder auf beide Kiefer beziehen. Die Therapiemaßnahmen sind unabhängig von der Art der Behandlungsmethode, z. B. festsitzende oder abnehmbare Apparaturen.

Insgesamt werden drei Kriterien genannt, die für die Einstufung des Behandlungsumfangs maßgebend sind. Bei einer Behandlungsbedürftigkeit mit mittlerem Umfang sind die Maßnahmen nach Nummer 6070 zu berechnen. Die Wachstumsphase ist nicht an ein bestimmtes Alter gebunden.

Behandlungen zur Einstellung der Okklusion durch alveolären Ausgleich bei abgeschlossener Wachstumsphase fallen nicht unter diese Gebührennummer, sondern werden nach der Nummer 6090 berechnet.

6070

Anmerkung

Zur Berechnung dieser Leistung muss eines der genannten Kriterien nach den Buchstaben a) bis c) erfüllt sein.
Die Berechnung der Leistung bezieht sich auf einen Zeitraum von bis zu vier Jahren. Maßnahmen zur Retention sind nur dann separat berechnungsfähig, wenn sie nach Ablauf der vier Jahre erbracht werden.
Sofern die Behandlung vor Ablauf von vier Jahren beendet ist und später infolge Befundänderung – auch vor Ablauf dieses Zeitraumes – eine neue Behandlung erforderlich wird, kann eine neue Therapie nach den Nummern 6060 bis 6080 berechnet werden.
Im Zusammenhang mit dieser Umformungs- bzw. Einstellungsmaßnahme können weitere kieferorthopädische Einzelleistungen, die in den Nummern 6190 bis 6260 beschrieben sind, nicht berechnet werden.

Begründungen

Überdurchschnittlicher Zeitaufwand aufgrund … | Überdurchschnittliche Schwierigkeiten aufgrund … | Besondere Umstände aufgrund …

- ungünstiger Reaktionsweise durch das Vorliegen einer Lippen-Kiefer-Gaumen-Spalte/ Narbenzüge
- verzögerten Zahnwechsels/Zahndurchbruchs (Dentitio tarda)
- dysfunktionaler Kaugewohnheiten
- erschwerter Umstände bei Parafunktionen z.B. Sigmatismus, Zungenpressen
- erschwerter Umstände beim Vorliegen von Habit z.B. Bruxismus, Lutschen, Nägelbeißen
- erschwerter Einpassung des Lingualbügels durch die Zungenlage
- der anatomischen Gegebenheiten der Zähne wie Zahnaplasien/Zahndysplasien/Zahnhyperplasien/Zahnhypoplasien/untypischer Zahnform (Zapfenzähne)
- vorhandener Mikrodontie (Diminutivform)
- komplizierter Einordung der Wachstumsphase
- distobasaler Diskrepanz
- schwieriger Verzahnung/fehlender Eckzahnführung/Deckbisses mit/bei ungünstigen antagonistischen Beziehungen/ausgeprägter Missverhältnisse von Ober- zu Unterkiefer
- ungleicher Bisslage/bukkalen Kreuzbisses/Nonokklusion/Scherenbisses
- mandibulärer Mittellinienverschiebung
- verminderter Compliance
- ungünstiger anatomischer Verhältnisse/ungünstiger Position/Zahnrotation/ großer sagittaler Stufe

Begründungen

Überdurchschnittlicher Zeitaufwand aufgrund …	Überdurchschnittliche Schwierigkeiten aufgrund …	Besondere Umstände aufgrund …

- verzögerter Reaktion auf aktive Behandlungsmaßnahmen bei vorangegangener chirurgischer Therapie
- kombinierter kieferorthopädischer und chirurgischer/funktionsanalytischer Behandlung
- ungünstiger skelettaler Ausgangsbedingungen und starker Knochenapposition
- skelettaler Distalbisslage und dadurch erschwerter Einstellung in Neutralokklusion
- der Einstellung des Kiefers bei Wachstumsstörungen/ungünstiger Wachstumsrichtung und schwieriger Lateralbewegung des Kiefers mit starker Knochenapposition
- besonders schwieriger Instruktion und Einübung der Handhabung bei einer neuen Apparatur
- umfangreicher Aufklärung/Einbeziehung der Bezugsperson bei Eingliederung der neuen Apparatur und über weitere Behandlung
- besonderen Aufwands wegen genetischer ungünstiger Schädelform und Kieferform und schwieriger Positionsverhältnisse
- des individuellen Mehraufwands an die Ästhetik bei hoher kosmetischer Anforderung
- erschwerter Einarbeitung/Entfernung von Aufbissen zur Okklusionsunterbrechung im direkten Verfahren
- vorliegender umfangreicher Hypodontie wie Agenesie/Oligodontie
- erheblichen Mehraufwands wegen altersbedingter, verminderter Mitarbeit des Patienten, besonders zeitintensive Motivation
- hoher Motivationsschwelle/umfangreicher Remotivation wegen zweiter/weiterer Behandlung
- besonderen Aufwands wegen erschwerter Abformung z.B. Stellungsanomalie, Würgereiz, Ausblockmaßnahmen beim vorhandenen festsitzenden Zahnersatz /Unterschnitten etc.
- schwieriger Abformung wegen vorstehender Zähne, elongierter Zähne, inserierender Bänder oder sehr langer Zähne
- erschwerter Abformung durch abnorme Kieferformen; extrem flachem Gaumendach; flachen/hohen Palatum; extrem flachem/hohem Kiefer; hochansetzender Mundbodenmuskulatur/Muskulatur
- in Kieferkammnähe ansetzender Bänder/tief inserierende Bänder/hoch ansetzende Bänder/Insertion im Behandlungsfeld und dadurch schwierige Abdrucknahme
- motorischer Instabilität der Zunge/Makroglossie, dadurch erschwerter Freistellung des Behandlungsfeldes

6070

Begründungen

Überdurchschnittlicher Zeitaufwand aufgrund …	Überdurchschnittliche Schwierigkeiten aufgrund …	Besondere Umstände aufgrund …

- Einschränkung des Sichtbereiches, verursacht durch eingeschränkte Lagerfähigkeit des Patienten wegen Wirbelsäulenerkrankung/Muskelerkrankung/Herz-Kreislauferkrankung
- eingeschränkter Mundöffnung/erschwerten Mundzugangs wegen Mundsperre/Kieferklemme/Adipositas/Herpes/Rhagaden etc.
- motorischer Unruhe des Patienten, verbunden mit wiederholt erforderlicher Trockenlegung und mehrfach notwendigen Behandlungspausen
- reflektorischer Übererregbarkeit z. B. starkem Husten-, Schluck-, oder/und Brechreizneigung mit häufigen Behandlungspausen bei der Abformung und notwendiger wiederholt erforderlicher Trockenlegung bei der Eingliederung
- verzögerter Reaktionslage der Gewebe durch Alter/Konstitution
- schwieriger Verankerung der Behandlungsapparaturen durch Kippung der Zähne
- Einarbeitung eines zusätzlichen selbstständig wirksamen Hilfsmittels
- aufwendiger Coronoplastik
- starken Wangendrucks und/oder aktiver Zungenmuskulatur und dadurch aufwendiger Fixierung der verwendeten Hilfsmittel sowie notwendiger häufiger Behandlungspausen zur Entlastung/Entspannung der Muskulatur
- aufwendiger Planung und Durchführung der Umformung auf Basis einer prätherapeutischen computerunterstützten Visualisierung des Behandlungsergebnisses
- besonderen Aufwands wegen Anwendung besonderer Verfahren, die eine präzisere Zahnbewegung ermöglichen
- umfangreicher und aufwendiger Therapie die Lingualtechnik oder Segmentbogentechnik
- erhöhten Aufwands bei indirekter Klebetechnik

GOZ-Position 6080

Leistungsbeschreibung	Faktor
Maßnahmen zur Einstellung der Kiefer in den Regelbiss während der Wachstumsphase einschließlich Retention, hoher Umfang	1,0-fach: 202,47 € 2,3-fach: 465,68 € 2,8-fach: 566,92 € 3,1-fach: 627,66 € 3,5-fach: 708,65 €

Abrechnungsbestimmung

Die Leistungen nach den Nummern 6030 bis 6080 umfassen alle im Behandlungsplan festgelegten Maßnahmen innerhalb eines Zeitraumes von bis zu vier Jahren. Die Maßnahmen im Sinne der Nummern 6030 bis 6080 umfassen alle Leistungen zur Kieferumformung und Retention bzw. zur Einstellung des Unterkiefers in den Regelbiss innerhalb eines Zeitraums von bis zu vier Jahren, unabhängig von den angewandten Behandlungsmethoden oder den verwendeten Therapiegeräten. Neben den Leistungen nach den Nummern 6030 bis 6080 sind Leistungen nach den Nummern 6190 bis 6260 nicht berechnungsfähig.

Bei Maßnahmen von mittlerem Umfang muss mindestens ein Kriterium nach den Buchstaben a) bis c), bei Maßnahmen von hohem Umfang müssen mindestens zwei der Kriterien erfüllt sein

a) Ausmaß der Bissverschiebung: mehr als 4 Millimeter,
b) Richtung der durchzuführenden Bissverschiebung, Unterkiefer relativ zum Oberkiefer: dorsal,
c) Skelettale Bedingungen: ungünstige Wachstumsvoraussetzungen.

Anmerkung

- berechnungsfähig:
  - für Maßnahmen zur Einstellung der Kiefer in den Regelbiss während der Wachstumsphase einschließlich Retention
  - für Maßnahmen hohen Umfangs
  - wenn mindestens zwei der in der Bestimmung genannten Kriterien nach den Buchstaben a bis c erfüllt sind
  - nur während der Wachstumsphase
  - unabhängig von der Behandlungsmethode und den verwendeten Therapiegerät
  - einmal für den Unterkiefer, für alle im Behandlungsplan festgelegten Maßnahmen, innerhalb eines Zeitraumes von bis zu vier Jahren
  - erneut, wenn Behandlungsmaßnahmen (z. B. Multibandbehandlung) im Heil- und Kostenplan nicht vorgesehen waren

6080

! Anmerkung

  - erneut, wenn sich die Behandlung über einen längeren Zeitraum als vier Jahre erstreckt (Achtung: Neuzuordnung des Umfangs nach den GOZ-Nrn. 6060–6080)
  - zzgl. Materialkosten z.B. Abformmaterial
  - zzgl. zahntechnische Leistungen gemäß § 9 GOZ
  - ggf. zzgl. approximale Schmelzreduktion (Ameloplastik) §6 Abs.1 GOZ
  - ggf. zzgl. Maßnahmen zur Einstellung der Okklusion durch alveolären Ausgleich bei abgeschlossener Wachstumsphase (GOZ-Nr. 6090)
  - ggf. zzgl. Eingliedern von Brackets (GOZ-Nr.6100), Bändern (GOZ-Nr. 6120), Teilbögen (GOZ-Nr. 6140) und intra-/extraoralen Verankerungsapparaturen (GOZ-Nr. 6160) sowie die Entfernung von Brackets (GOZ-Nr. 6110), Bändern (GOZ-Nr. 6130) sowie Bögen und Teilbögen (GOÄ-Nr. Ä2702)
  - ggf. zzgl. GOZ-Nr. 2197 bei Befestigung mit Adhäsivtechnik
- nicht berechnungsfähig
  - neben der GOZ-Nr. 6090 (Einstellung der Okklusion bei nicht abgeschlossener Wachstumsphase)
  - neben der GOZ-Nr. 6190 (Beratendes und belehrendes Gespräch)
  - neben der GOZ-Nr. 6200 (Eingliederung von Hilfsmitteln zur Beseitigung von Funktionsstörungen)
  - neben der GOZ-Nr. 6210 (Kontrolle des Behandlungsverlaufes [innerhalb eines Zeitraums von bis zu vier Jahren])
  - neben der GOZ-Nr. 6220 (Vorbereitende Maßnahmen zur Herstellung von kieferorthopädischen Behandlungsmitteln)
  - neben der GOZ-Nr. 6230 (Eingliederung von kieferorthopädischen Behandlungsmitteln)
  - neben der GOZ-Nr. 6240 (Offenhalten einer Lücke)
  - neben der GOZ-Nr. 6250 (Beseitigung des Diastemas)
  - neben der GOZ-Nr. 6260 (Maßnahmen zur Einordnung eines verlagerten Zahnes in den Zahnbogen)
  - neben der GOÄ-Nr. Ä5 (Symptombezogene Untersuchung [für eine Verlaufskontrolle in Bezug auf die KFO-Behandlung])

BZÄK-Kommentar zu der GOZ-Nr. 6080 (Stand September 2023)

Die kieferorthopädischen Maßnahmen zur Einstellung der Kiefer in den Regelbiss während der Wachstumsphase werden mit den Nummern 6060, 6070 und 6080 in drei Klassen mit unterschiedlichem Schwierigkeitsgrad eingeteilt. Die Maßnahmen zur Erreichung des Behandlungsziels können sich auf einen oder auf beide Kiefer beziehen. Die Therapiemaßnahmen sind unabhängig von der Art der Behandlungsmethode, z. B. festsitzende oder abnehmbare Apparaturen und von dem(n) verwendeten Therapiegerät(en).

6080

Anmerkung

Insgesamt werden drei Kriterien genannt, die für die Einstufung des Behandlungsumfangs maßgebend sind. Bei einer Behandlungsbedürftigkeit mit hohem Umfang sind die Maßnahmen nach Nummer 6080 zu berechnen. Die Wachstumsphase ist nicht an ein bestimmtes Alter gebunden.
Behandlungen zur Einstellung der Okklusion durch alveolären Ausgleich bei abgeschlossener Wachstumsphase fallen nicht unter diese Gebührennummer, sondern werden nach der Nummer 6090 berechnet.
Zur Berechnung dieser Leistung müssen mindestens zwei der genannten Kriterien nach den Buchstaben a) bis c) erfüllt sein.
Die Berechnung der Leistung bezieht sich auf einen Zeitraum von bis zu vier Jahren. Sofern die Behandlung vor Ablauf von vier Jahren beendet ist und später infolge Befundänderung – auch vor Ablauf dieses Zeitraumes – eine neue Behandlung erforderlich wird, kann eine neue Therapie nach den Nummern 6060 bis 6080 berechnet werden.
Im Zusammenhang mit dieser Umformungs- bzw. Einstellungsmaßnahme können weitere kieferorthopädische Einzelleistungen, die in den Nummern 6190 bis 6260 beschrieben sind, nicht berechnet werden.

Begründungen

Überdurchschnittlicher Zeitaufwand aufgrund …	Überdurchschnittliche Schwierigkeiten aufgrund …	Besondere Umstände aufgrund …

- ungünstiger Reaktionsweise durch das Vorliegen einer Lippen-Kiefer-Gaumen-Spalte/Narbenzüge
- verzögerten Zahnwechsels/Zahndurchbruchs (Dentitio tarda)
- dysfunktionaler Kaugewohnheiten
- erschwerter Umstände bei Parafunktionen z.B. Sigmatismus, Zungenpressen
- erschwerter Umstände beim Vorliegen von Habit z.B. Bruxismus, Lutschen, Nägel beißen
- erschwerter Einpassung des Lingualbügels durch die Zungenlage
- der anatomischen Gegebenheiten der Zähne wie Zahnaplasien/Zahndysplasien/Zahnhyperplasien/Zahnhypoplasien/untypischer Zahnform (Zapfenzähne)
- vorhandener Mikrodontie (Diminutivform)
- komplizierter Einordung der Wachstumsphase
- distobasaler Diskrepanz
- schwieriger Verzahnung fehlender Eckzahnführung/Deckbisses mit/bei ungünstigen antagonistischen Beziehungen/ausgeprägter Missverhältnisse von Ober- zu Unterkiefer
- ungleicher Bisslage/bukkalen Kreuzbisses/Nonokklusion/Scherenbiss

6080

Begründungen

Überdurchschnittlicher Zeitaufwand aufgrund … | Überdurchschnittliche Schwierigkeiten aufgrund … | Besondere Umstände aufgrund …

- mandibulärer Mittellinienverschiebung
- verminderter Compliance
- ungünstiger anatomischer Verhältnisse/ungünstiger Position/Zahnrotation/großer sagittaler Stufe
- verzögerter Reaktion auf aktive Behandlungsmaßnahmen bei vorangegangener chirurgischer Therapie
- kombinierter kieferorthopädischer und chirurgischer/funktionsanalytischer Behandlung
- ungünstiger skelettaler Ausgangsbedingungen und starker Knochenapposition
- skelettaler Distalbisslage und dadurch erschwerter Einstellung in Neutralokklusion
- der Einstellung des Kiefers bei Wachstumsstörungen/ungünstiger Wachstumsrichtung und schwieriger Lateralbewegung des Kiefers mit starker Knochenapposition
- besonders schwieriger Instruktion und Einübung der Handhabung bei einer neuen Apparatur
- umfangreicher Aufklärung/Einbeziehung der Bezugsperson bei Eingliederung der neuen Apparatur und über weitere Behandlung
- besonderen Aufwands wegen genetischer ungünstiger Schädelform und Kieferform und schwieriger Positionsverhältnisse
- des individuellen Mehraufwands an die Ästhetik bei hoher kosmetischer Anforderung
- erschwerter Einarbeitung/Entfernung von Aufbissen zur Okklusionsunterbrechung im direkten Verfahren
- vorliegender umfangreicher Hypodontie durch Agenesie/Oligodontie
- erheblichen Mehraufwands wegen altersbedingter, verminderter Mitarbeit des Patienten, besonders zeitintensive Motivation
- hoher Motivationsschwelle/umfangreicher Remotivation wegen zweiter/weiterer Behandlung
- besonderen Aufwands wegen erschwerter Abformung z.B. Stellungsanomalie, Würgereiz, Ausblockmaßnahmen beim vorhandenen festsitzenden Zahnersatz /Unterschnitten etc.
- schwieriger Abformung wegen vorstehender Zähne, elongierter Zähne, inserierender Bänder oder sehr langer Zähne
- erschwerter Abformung durch abnorme Kieferformen; extrem flachem Gaumendach; flachen/hohen Palatum; extrem flachem/hohem Kiefer; hochansetzender Mundbodenmuskulatur/Muskulatur

Begründungen

Überdurchschnittlicher Zeitaufwand aufgrund …	Überdurchschnittliche Schwierigkeiten aufgrund …	Besondere Umstände aufgrund …

- in Kieferkammnähe ansetzender Bänder/tief inserierender Bänder/hoch ansetzender Bänder/Insertion im Behandlungsfeld und dadurch schwierige Abdrucknahme
- motorischer Instabilität der Zunge/Makroglossie, dadurch erschwerter Freistellung des Behandlungsfeldes
- Einschränkung des Sichtbereiches, verursacht durch eingeschränkte Lagerfähigkeit des Patienten wegen Wirbelsäulenerkrankung/Muskelerkrankung/Herz-Kreislauferkrankung
- eingeschränkter Mundöffnung/erschwerten Mundzugangs wegen Mundsperre/Kieferklemme/Adipositas/Herpes/Rhagaden etc.
- motorischer Unruhe des Patienten, verbunden mit wiederholt erforderlicher Trockenlegung und mehrfach notwendigen Behandlungspausen
- reflektorischer Übererregbarkeit z. B. starkem Husten-, Schluck-, oder/und Brechreizneigung mit häufigen Behandlungspausen bei der Abformung und notwendiger wiederholt erforderlicher Trockenlegung bei der Eingliederung
- verzögerter Reaktionslage der Gewebe durch Alter/ Konstitution
- schwieriger Verankerung der Behandlungsapparaturen durch Kippung der Zähne
- Einarbeitung eines zusätzlichen selbstständig wirksamen Hilfsmittels
- aufwendiger Coronoplastik
- starken Wangendrucks und /oder aktiver Zungenmuskulatur und dadurch aufwendiger Fixierung der verwendeten Hilfsmittel sowie notwendiger häufiger Behandlungspausen zur Entlastung/ Entspannung der Muskulatur
- aufwendiger Planung und Durchführung der Umformung auf Basis einer prätherapeutischen computerunterstützten Visualisierung des Behandlungsergebnisses
- besonderen Aufwands wegen Anwendung besonderer Verfahren, die eine präzisere Zahnbewegung ermöglichen
- umfangreicher und aufwendiger Therapie die Lingualtechnik oder Segmentbogentechnik
- erhöhten Aufwands bei indirekter Klebetechnik

6090

GOZ-Position 6090

Leistungsbeschreibung	Faktor
Maßnahmen zur Einstellung der Okklusion durch alveolären Ausgleich bei abgeschlossener Wachstumsphase einschließlich Retention, je Kiefer	1,0-fach: 39,37 € 2,3-fach: 90,55 € 2,8-fach: 110,23 € 3,1-fach: 122,05 € 3,5-fach: 137,79 €

Abrechnungsbestimmung

--

Anmerkung

- berechnungsfähig:
  - für Maßnahmen zur Einstellung der Okklusion durch alveolären Ausgleich einschließlich Retention
  - nur bei abgeschlossener Wachstumsphase
  - unabhängig von den angewandten Behandlungsmethoden oder den verwendeten Therapiegeräten
  - je Kiefer maximal zweimal je Sitzung
  - ggf. auch mehrfach während der Therapie
  - zzgl. Materialkosten z.B. Abformmaterial
  - zzgl. zahntechnische Leistungen gemäß § 9 GOZ
  - auch neben GOZ-Nrn. 6030, 6040, 6050 bei abgeschlossener Wachstumsphase
  - ggf. zzgl. funktionsanalytischer und funktionstherapeutischer Leistungen nach GOZ-Nr. 8000 ff.
- nicht berechnungsfähig:
  - für die Einstellung der Okklusion während der Wachstumsphase GOZ-Nrn. 6060–6080
  - neben den GOZ-Nrn. 6060 ff. – Einstellung der Kiefer in den Regelbiss
  - neben der GOZ-Nr. 6200 – Eingliederung von Hilfsmitteln zur Beseitigung von Funktionsstörungen
  - neben der GOZ-Nr. 6220 – Vorbereitende Maßnahmen zur Herstellung von kieferorthopädischen Behandlungsmitteln
  - neben der GOZ-Nr. 6230 – Eingliederung von kieferorthopädischen Behandlungsmitteln
  - neben der GOZ-Nr. 6240 – Offenhalten einer Lücke
  - neben der GOZ-Nr. 6250 – Beseitigung des Diastemas
  - neben der GOZ-Nr. 6260 – Einordnung eines verlagerten Zahnes
  - neben der GOÄ-Nr. Ä5 – Symptombezogene Untersuchung (für eine Verlaufskontrolle in Bezug auf die KFO-Behandlung)

! Anmerkung

BZÄK-Kommentar zu der GOZ-Nr. 6090 (Stand September 2023)
Die Leistung umfasst vorwiegend die kieferorthopädische Behandlung im Erwachsenengebiss.
Die Maßnahmen im Sinne der Nummer 6090 umfassen alle Leistungen zur Einstellung der Okklusion durch alveolären Ausgleich nach abgeschlossenem Kiefer- und Schädelwachstum unabhängig von den angewandten Behandlungsmethoden oder den verwendeten Therapiegeräten (Schienen, Positioner und dergl.).
Die Gebührennummer ist neben den Nummern 6030, 6040 bzw. 6050 berechnungsfähig, allerdings nur außerhalb einer Wachstumsphase. Sie ist jedoch nicht an einen Vierjahreszeitraum gebunden.
Hinsichtlich der Berechnung eines festsitzenden Lingualretainers siehe BZÄK-Stellungnahme https://www.bzaek.de/goz/stellungnahmen-zurgoz/stellungnahme/eingliederung-eines-festsitzenden-retainers.html).

Begründungen

Überdurchschnittlicher Zeitaufwand aufgrund …	Überdurchschnittliche Schwierigkeiten aufgrund …	Besondere Umstände aufgrund …

- ungünstiger Reaktionsweise durch das Vorliegen einer Lippen-Kiefer-Gaumen-Spalte/Narbenzüge
- erschwerter Umstände wegen vorhandenen Habits z.B. Bruxismus, Lutschen, Nägel beißen
- kompakten Knochen/starker Knochenapposition und außergewöhnlicher Zahn- bzw. Zahnwurzelform
- kombinierter kieferorthopädischer und chirurgischer/funktionsanalytischer Behandlung
- asymmetrischer Zahnbogen
- umfangreicher Behandlung wegen besonders schwerem Krankheitsbild
- verzögerten Zahnwechsels/Zahndurchbruchs (Dentitio tarda)
- erschwerter Umstände bei Parafunktionen z.B. Sigmatismus, Zungenpressen
- erschwerter Einpassung des Lingualbügels durch die Zungenlage
- der anatomischen Gegebenheiten der Zähne wie Zahnaplasien/Zahndysplasien/Zahnhyperplasien / Zahnhypoplasien/untypischer Zahnform (Zapfenzähne)
- vorhandener Mikrodontie (Diminutivform)
- distobasaler Diskrepanz
- besonderen Aufwands durch dentoalveolären Ausgleichs einer erheblichen skelettalen Dysgnathie
- umfangreichen Aufwands bei erheblicher Diskrepanz zwischen habitueller und zentrischer Okklusion

6090

Begründungen

Überdurchschnittlicher Zeitaufwand aufgrund …	Überdurchschnittliche Schwierigkeiten aufgrund …	Besondere Umstände aufgrund …

- schwieriger Verzahnung/fehlender Eckzahnführung/Deckbisses mit/bei ungünstigen antagonistischen Beziehungen/ausgeprägter Missverhältnisse von Ober- zu Unterkiefer
- ungleicher Bisslage/bukkalen Kreuzbisses/beidseitigem Kreuzbiss/Nonokklusion/Scherenbisses
- schwieriger Erwachsenenbehandlung im parodontal vorbehandeltem Gebiss
- ungünstiger anatomischer Verhältnisse/ungünstiger Position/Zahnrotation/großer sagittaler Stufe
- verzögerter Reaktion auf aktive Behandlungsmaßnahmen bei vorangegangener chirurgischer Therapie
- ungünstiger skelettaler Ausgangsbedingungen und starker Knochenapposition
- skelettaler Distalbisslage und dadurch erschwerter Einstellung in Neutralokklusion
- der Einstellung des Kiefers bei Wachstumsstörungen/ungünstiger Wachstumsrichtung und schwieriger Lateralbewegung des Kiefers mit starker Knochenapposition
- besonders schwieriger Instruktion und Einübung der Handhabung bei einer neuen Apparatur
- umfangreicher Aufklärung/Einbeziehung der Bezugsperson bei Eingliederung der neuen Apparatur und über weitere Behandlung
- besonderen Aufwands wegen genetischer ungünstiger Schädelform und Kieferform und schwieriger Positionsverhältnisse
- des individuellen Mehraufwands an die Ästhetik bei hoher kosmetischer Anforderung
- erschwerter Einarbeitung/Entfernung von Aufbissen zur Okklusionsunterbrechung im direkten Verfahren
- vorliegender umfangreicher Hypodontie wie Agenesie/Oligodontie
- erheblichen Mehraufwands wegen altersbedingter, verminderter Mitarbeit des Patienten, besonders zeitintensive Motivation
- hoher Motivationsschwelle/umfangreicher Remotivation wegen zweiter/weiterer Behandlung
- schwieriger Behandlung durch prothetisch versorgte Zähne
- besonderen Aufwands wegen erschwerter Abformung z.B. Stellungsanomalie, Würgereiz, Ausblockmaßnahmen beim vorhandenen festsitzenden Zahnersatz/Unterschnitten etc.
- schwieriger Abformung wegen parodontal vorgeschädigter Zähne/ vorstehende Zähne, elongierte Zähne, inserierende Bänder oder sehr lange Zähne

6090

Begründungen

Überdurchschnittlicher Zeitaufwand aufgrund …	Überdurchschnittliche Schwierigkeiten aufgrund …	Besondere Umstände aufgrund …

- erschwerter Abformung durch abnorme Kieferformen; extrem flachem Gaumendach; flachen/ hohen Palatum; extrem flachem/ hohem Kiefer; hochansetzender Mundbodenmuskulatur/ Muskulatur
- in Kieferkammnähe ansetzender Bänder/tief inserierender Bänder/hoch ansetzender Bänder/Insertion im Behandlungsfeld und dadurch schwierige Abdrucknahme
- motorischer Instabilität der Zunge/Makroglossie, dadurch erschwerter Freistellung des Behandlungsfeldes
- Einschränkung des Sichtbereiches, verursacht durch eingeschränkte Lagerfähigkeit des Patienten wegen Wirbelsäulenerkrankung/Muskelerkrankung/Herz-Kreislauferkrankung
- eingeschränkter Mundöffnung/erschwerten Mundzugangs wegen Mundsperre/Kieferklemme/Adipositas/Herpes/Rhagaden etc.
- motorischer Unruhe des Patienten, verbunden mit wiederholt erforderlicher Trockenlegung und mehrfach notwendigen Behandlungspausen
- reflektorischer Übererregbarkeit z. B. starkem Husten-, Schluck-, oder/und Brechreizneigung mit häufigen Behandlungspausen bei der Abformung und notwendiger wiederholt erforderlicher Trockenlegung bei der Eingliederung
- verzögerter Reaktionslage der Gewebe durch Alter/ Konstitution/ starke und kompakte Knochen
- schwieriger Verankerung der Behandlungsapparaturen durch Kippung der Zähne
- Einarbeitung eines zusätzlichen selbstständig wirksamen Hilfsmittels
- starken Wangendrucks und/oder aktiver Zungenmuskulatur und dadurch aufwendiger Fixierung der verwendeten Hilfsmittel sowie notwendiger häufiger Behandlungspausen zur Entlastung/ Entspannung der Muskulatur
- aufwendiger Behandlung mit Multiloopbögen zur okklusalen Rehabilitation
- aufwendiger Planung und Durchführung der Umformung auf Basis einer prätherapeutischen computerunterstützten Visualisierung des Behandlungsergebnisses
- umfangreicher und aufwendiger Therapie die Lingualtechnik oder Segmentbogentechnik
- umfangreicher kombinierter kieferorthopädisch-kieferchirurgischer Behandlung mit dentoalveolären Ausgleich nach operativer Korrektur der Kieferlage

6100

GOZ-Position 6100

Leistungsbeschreibung	Faktor
Eingliederung eines Klebebrackets zur Aufnahme orthodontischer Hilfsmittel	1,0-fach: 9,28 € 2,3-fach: 21,34 € 2,8-fach: 25,98 € 3,1-fach: 28,77 € 3,5-fach: 32,48 €

Abrechnungsbestimmung

Allgemeine Bestimmungen der GOZ – Teil G
Die Leistungen nach den Nummern 6100, 6120, 6140 und 6150 beinhalten auch die Material- und Laborkosten für Standardmaterialien wie zum Beispiel unprogrammierte Edelstahlbrackets, unprogrammierte Attachments und Edelstahlbänder. Werden darüber hinausgehende Materialien verwendet, können die Mehrkosten für diese Materialien gesondert berechnet werden, wenn dies vor der Verwendung mit dem Zahlungspflichtigen nach persönlicher Absprache schriftlich vereinbart worden ist. Diese Vereinbarung hat Angaben über die voraussichtliche Höhe der einzelnen Material- und Laborkosten und die Material- und Laborkosten der in Abzug zu bringenden Standardmaterialien zu enthalten. In der Vereinbarung ist darauf hinzuweisen, dass eine Erstattung durch Erstattungsstellen möglicherweise nicht im vollen Umfang gewährleistet ist.

Anmerkung

- berechnungsfähig:
  - für die Eingliederung eines Klebebrackets, Attachments
  - für vestibulärer, palatinaler und lingualer Positionierungslage
  - für das Wiedereinsetzen eines Klebebrackets, Attachments
  - für jede Klebestelle eines festsitzenden Retainers außerhalb der GOZ-Nrn. 6030 bis 6090
  - je Klebebracket
  - je Attachment
  - auch mehrfach je Zahn z.B., wenn 2 Brackets an einem Zahn angebracht werden müssen
  - auch für die Umpositionierung eines Brackets in Verbindung mit der GOZ Nr. 6110
  - für Attachment im Rahmen einer "unsichtbaren Zahnkorrektur" z. B. Aligner-Therapie
  - zzgl. Materialkosten (Mehrkosten für besondere Materialien "Premiummaterialien")

6100

! Anmerkung

- zzgl. zahntechnische Leistungen gemäß § 9 GOZ
- bei Eingliederung mit Adhäsivtechnik zzgl. GOZ Nr. 2197 je Klebestelle
- zzgl. Entfernung harter und weicher Zahnbeläge (GOZ Nrn.4050,4055) oder Professionelle Zahnreinigung (GOZ Nr. 1040)
- für die Eingliederung oder Wiedereingliederung eines festsitzenden Retainers je Klebestelle
- für Maßnahmen zur Retention (Lingualretainer) neben den GOZ Nrn. 6030 bis 6080
- auch neben Umformung eines Kiefers (GOZ-Nr. 6030 ff.) oder Einstellung der Kiefer während der Wachstumsphase (GOZ-Nr. 6060 ff.) oder Einstellung der Okklusion bei abgeschlossener Wachstumsphase (GOZ-Nr. 6090)

• nicht berechenbar:
  - neben der GOÄ-Nr. Ä2697 – Anlegen von Drahtligaturen, Drahthäkchen oder dergleichen
  - für Wiedereingliederung gelöster Retainerbefestigungen (GOÄ-Nr. Ä2702)

BZÄK-Kommentar zu der GOZ-Nr. 6100 (Stand September 2023)

Diese Leistung umfasst das Positionieren, die Eingliederung des Brackets und die Überschussentfernung.

Die adhäsive Befestigung des Brackets ist von der Leistungsbeschreibung nicht umfasst. Mit der Berechnung der Nummer sind die Material- und Laborkosten für Standardmaterialien, z. B. unprogrammierte Edelstahlbrackets, unprogrammierte Attachments, abgegolten. Mehrkosten für aufwendigere Materialien sind gesondert nach vorheriger schriftlicher Vereinbarung mit dem Zahlungspflichtigen berechnungsfähig. Die Gebührennummer gilt in gleicher Weise für ein lingual befestigtes Bracket. Wird an einem Zahn mehr als ein Bracket befestigt, ist die Leistung auch mehrfach je Zahn berechnungsfähig. Das erneute Befestigen eines gelösten Brackets ist ggf. wiederum berechnungsfähig. Bei einer Umpositionierung eines Brackets kommen die Nummer 6110 und die Nummer 6100 zur Anwendung.

Das Anbringen von Attachments im Rahmen einer kieferorthopädischen Behandlung mit Alignern, z. B. Kunststoffschienen, wird ebenfalls unter dieser Nummer berechnet.

Die Wiedereingliederung gelöster Retainerbefestigungen wird nach der Nummer 2702 (GOÄ) berechnet.

Die Bracketumfeld-Versiegelung kann neben der Nummer 6100 separat als Glattflächenversiegelung berechnet werden.

6100

Begründungen

Überdurchschnittlicher Zeitaufwand aufgrund …	Überdurchschnittliche Schwierigkeiten aufgrund …	Besondere Umstände aufgrund …

- umfangreichen und zeitaufwendigen Einsetzverfahrens durch individueller Farbanpassung des Befestigungskomposits
- palatinaler/lingualer Anbringung von Brackets
- erschwerter Isolation und aufwendiger Trockenlegung der Zahnreihe/Behandlungsgebiet bei der Befestigung durch vermehrte Salivation /Hypersalivation/ hyperaktiver Speicheldrüsen
- optimierter Trockenlegung der Lingualflächen der Frontzähne in unmittelbarer Nähe der Ausführungsgänge der submandibulären und subgingivalen hyperaktiver Speicheldrüsen
- geringer Mundöffnung und erhöhten Muskeltonus der Wangenmuskulatur
- motorischer Instabilität der Zunge/Makroglossie, dadurch erschwerter Freistellung des Behandlungsfeldes
- extrem asymmetrischer Zahnrotation, Kippung vom Zahn/von Zähnen, Lingual-/Palatinalstand der Zähne und damit verbunden die schwierige Positionierung/Befestigung des Brackets
- erschwerter Erreichbarkeit/Freistellung des Behandlungsfeldes durch eine extrem eingeschränkte Mundöffnung
- reflektorischer Übererregbarkeit z.B. starkem Husten-, Schluck-, oder/und Brechreizneigung mit häufigen Behandlungspausen und notwendiger wiederholt erforderlicher Trockenlegung bei der Eingliederung
- starken Wangendrucks und/oder aktiver Zungenmuskulatur und dadurch aufwendiger Fixierung der verwendeten Hilfsmittel sowie notwendiger häufiger Behandlungspausen zur Entlastung/Entspannung der Muskulatur
- motorischer Unruhe des Patienten, verbunden mit wiederholt erforderlicher Trockenlegung und mehrfach notwendigen Behandlungspausen
- der Einschränkung des Sichtbereiches, verursacht durch eingeschränkte Lagerfähigkeit des Patienten wegen Wirbelsäulenerkrankung/Muskelerkrankung/Herz-Kreislauferkrankung beim Kleben eines Retainers in der Unterkiefer-Frontzahninnenseite
- notwendiger Überstreckung des Kopfes zur besseren Einsicht beim Positionieren und Befestigen des Brackets im palatinalen Frontzahnbereich
- eingeschränkter Mundöffnung/erschwerten Mundzugangs wegen Mundsperre/Kieferklemme/Adipositas/Herpes/Rhagaden etc.
- der anatomischen Gegebenheiten der Zähne wie Zahnaplasien/Zahndysplasien/Zahnhyperplasien/Zahnhypoplasien/untypischer Zahnform (Zapfenzähne)

6100

Begründungen

Überdurchschnittlicher Zeitaufwand aufgrund …	Überdurchschnittliche Schwierigkeiten aufgrund …	Besondere Umstände aufgrund …

- ungünstiger anatomischer Verhältnisse/ungünstiger Position/Zahnrotation/großer sagittaler Stufe schwierige optimale Positionierung des Brackets
- schwieriger Bracket-Platzierung an parodontal vorbehandeltem Zähnen
- schwieriger Bracket-Platzierung an prothetisch versorgtem Zähnen
- schwieriger Verankerung der Brackets wegen asymmetrischer Zahnbogen/extremen Fehlstands und erschwerter Anpassung des Lingualbogens
- erschwerter Platzierung der Brackets bei vorliegender umfangreicher Hypodontie durch Agenesie/Oligodontie
- schwieriger Platzierung/Positionierung des Brackets bei Wiedereingliederung/Neueingliederung in vorhandener Multibandapparatur
- bei der Eingliederung nach chirurgischem Eingriff (Freilegung) mit erhöhter postoperativer Sensibilität/starke Schmerzempfindlichkeit
- erschwerter Umstände bei der Positionierung wegen vorhandenen Habits z.B. Bruxismus, Lutschen, Nägel beißen
- erschwerter Umstände bei der Positionierung durch Parafunktionen z.B. Sigmatismus, Zungenpressen
- des individuellen Mehraufwands an die Ästhetik bei hoher kosmetischer Anforderung
- eingeplanter Überkorrektur von Einzelzahnrotationen und/oder Einzelzahnkippungen mit aufwendiger Positionierung eines präadjustierten Bracketsystems
- schwieriger Positionierung und Adaptation wegen größenunterschiedlicher Bracketformen zur optimalen Kraftübertragung
- schwieriger Adaption/erschwertem Placement wegen Verwendung stark größenabweichender Minibrackets
- Mehraufwands bei der Eingliederung von zahnfarbenen oder keramischen Brackets
- aufwendiger Bondingtechnik/Konditionierung der Klebefläche bei Schmelzanomalien

6110

GOZ-Position 6110

Leistungsbeschreibung	Faktor
Entfernung eines Klebebrackets einschließlich Polieren und gegebenenfalls Versiegelung des Zahnes	1,0-fach: 3,94 € 2,3-fach: 9,05 € 2,8-fach: 11,02 € 3,1-fach: 12,20 € 3,5-fach: 13,78 €

Abrechnungsbestimmung

--

Anmerkung

- berechnungsfähig:
  - für die Entfernung eines Klebebrackets
  - für die Entfernung eines Attachments
  - je Klebebracket
  - je Attachment
  - für die Entfernung eines festitzenden Retainers, je Klebestelle
  - auch im Rahmen einer "unsichtbaren Zahnkorrektur" (z. B. Aligner-Therapie)
  - auch bei Umpositionierung eines Brackets neben GOZ-Nr. 6100
  - zzgl. Entfernung harter und weicher Zahnbeläge (GOZ-Nrn.4050, 4055) oder professionelle Zahnreinigung (GOZ-Nr. 1040)
- nicht berechnungsfähig:
  - für die Entfernung von Klebereste eines Brackets vom Fremdzahnarzt/Kieferorthopäden (§ 6 Abs. 1 GOZ)
  - neben der GOZ-Nr. 2000 (Fissurenversiegelung oder Glattflächenversiegelung)

BZÄK-Kommentar zu der GOZ-Nr. 6110 (Stand September 2023)

Die Leistung beinhaltet das Abnehmen eines Klebebrackets oder Attachments, das Entfernen von Kleberesten, das Polieren und gegebenenfalls die Versiegelung des Zahnes. Die Leistung ist je Klebebracket berechnungsfähig. Bei einer Umpositionierung eines Brackets kommen die Nummer 6110 und die Nummer 6100 zur Anwendung.

Das Entfernen von Attachments im Rahmen einer kieferorthopädischen Behandlung mit Alignern, z. B. Kunststoffschienen, wird ebenfalls unter dieser Nummer berechnet.

6110

Begründungen

Überdurchschnittlicher Zeitaufwand aufgrund …	Überdurchschnittliche Schwierigkeiten aufgrund …	Besondere Umstände aufgrund …

- umfangreichen und zeitaufwendigen Entfernens des speziellen farblich angepassten Befestigungskomposits bei Keramikbrackets und/oder unklarer Schmelz-/Klebegrenze
- umfangreichen und zeitaufwendigen Entfernens des speziellen anorganischen Befestigungsmaterials durch extrem festen Verbund mit dem Zahnschmelz/Zahnhartsubstanz
- schwieriger Entfernung bei palatinaler/lingualer Stellung vom Bracket
- erschwerter Isolation und aufwendiger Trockenlegung der Zahnreihe/Behandlungsgebiet bei der Befestigung durch vermehrte Salivation/Hypersalivation/hyperaktiver Speicheldrüsen
- geringer Mundöffnung und erhöhten Muskeltonus der Wangenmuskulatur
- motorischer Instabilität der Zunge/Makroglossie, dadurch erschwerter Freistellung des Behandlungsfeldes
- erhöhtem Muskeltonus/Wangentonus/Zungentonus, dadurch erschwerter Freistellung des Behandlungsfeldes
- extrem asymmetrischer Zahnrotation, Kippung vom Zahn/von Zähnen, Lingual-/Palatinalstand der Zähne und damit verbunden die schwierige Entfernung des Brackets bei Umplatzierung
- erschwerter Erreichbarkeit/Freistellung des Behandlungsfeldes durch eine extrem eingeschränkte Mundöffnung
- reflektorischer Übererregbarkeit z.B. starkem Husten-, Schluck-, oder/und Brechreizneigung mit häufigen Behandlungspausen
- starken Wangendrucks und/oder aktiver Zungenmuskulatur und dadurch aufwendiger Fixierung der verwendeten Hilfsmittel sowie notwendiger häufiger Behandlungspausen zur Entlastung/ Entspannung der Muskulatur
- motorischer Unruhe des Patienten, verbunden mit mehrfach notwendigen Behandlungspausen beim Debonding
- Einschränkung des Sichtbereiches, verursacht durch eingeschränkte Lagerfähigkeit des Patienten wegen Wirbelsäulenerkrankung/Muskelerkrankung/Herz-Kreislauferkrankung beim Entfernen des Retainers in der Unterkiefer-Frontzahninnenseite
- eingeschränkter Mundöffnung/erschwerter Mundzugang wegen Mundsperre/Kieferklemme/Adipositas/Herpes/Rhagaden etc.
- behutsamen Entfernens des Brackets wegen der anatomischen Gegebenheiten der Zähne z.B. Schmelzrissgefahr/Zahndysplasien/Zahnhypoplasien
- behutsamen Entfernens des Attachments wegen gefährdeter Zahnschmelzstrukturen/ White Spots
- behutsamen und schwierigen Entfernens des Brackets an vorhandener Restauration/Rekonstruktion

6110

Begründungen

Überdurchschnittlicher Zeitaufwand aufgrund …	Überdurchschnittliche Schwierigkeiten aufgrund …	Besondere Umstände aufgrund …

- erschwerten Entfernens von festanhaftenden Verfärbungen nach Entfernung der Multibandapparatur und zeitaufwändige Politur zur Wiederherstellung der Schmelzmorphologie
- aufwendiger Behandlung mit Handinstrumenten wegen extremen Dentinhypersensibilitäten
- erschwerte Durchführung wegen entzündlich veränderter Gingivahypertrophie und dadurch erhöhter Sensibilität und stark eingeschränkter Sicht durch andauernde Sickerblutung
- sehr hohen instrumentellen und zeitlichen Mehraufwands bei Entfernung der MBA bei Debonding, Entfernung von Zahnverfärbungen und zusätzlicher Entfernung der Glattflächenversiegelung
- sehr aufwendiger Abtragung von Bracketfragmenten
- sehr zeitaufwendigen und extrem vorsichtigen Vorgehens bei materialbedingter Bruchanfälligkeit des Keramikbrackets
- minimalinvasiver/atraumatischen Entfernens von Kleberesten unter Erhaltung der Mikrostruktur der Zahnoberfläche
- geringer Mundöffnung (Schneidekantendifferenz = xx mm) und erhöhtem Muskeltonus der Wangen- Zungenmuskulatur
- hohen instrumentellen Aufwands wegen Verwendung oszillierender, ultraschallgetriebener oder lasergestützter Instrumente

GOZ-Position 6120

Leistungsbeschreibung	Faktor
Eingliederung eines Bandes zur Aufnahme orthodontischer Hilfsmittel	1,0-fach: 12,94 € 2,3-fach: 29,75 € 2,8-fach: 36,22 € 3,1-fach: 40,10 € 3,5-fach: 45,27 €

Abrechnungsbestimmung

Allgemeine Bestimmungen der GOZ – Teil G
Die Leistungen nach den Nummern 6100, 6120, 6140 und 6150 beinhalten auch die Material- und Laborkosten für Standardmaterialien wie zum Beispiel unprogrammierte Edelstahlbrackets, unprogrammierte Attachments und Edelstahlbänder. Werden darüber hinausgehende Materialien verwendet, können die Mehrkosten für diese Materialien gesondert berechnet werden, wenn dies vor der Verwendung mit dem Zahlungspflichtigen nach persönlicher Absprache schriftlich vereinbart worden ist. Diese Vereinbarung hat Angaben über die voraussichtliche Höhe der einzelnen Material- und Laborkosten und die Material- und Laborkosten der in Abzug zu bringenden Standardmaterialien zu enthalten. In der Vereinbarung ist darauf hinzuweisen, dass eine Erstattung durch Erstattungsstellen möglicherweise nicht im vollen Umfang gewährleistet ist.

Anmerkung

- berechnungsfähig:
  - für die Eingliederung eines Bandes zur Aufnahme orthodontischer Hilfsmittel
  - beim Offenhalten einer Lücke mittels Bänder und Teilbögen bei einem festsitzenden Lückenhalter
  - für das Wiedereinsetzen eines Bandes
  - je Zahn
  - zzgl. Materialkosten (z. B.Edelstahlbänder)
  - zzgl. zahntechnische Leistungen gemäß § 9 GOZ
  - ggf. bei Eingliederung mit Adhäsivtechnik zzgl. GOZ-Nr. 2197
  - zzgl. Entfernung harter und weicher Zahnbeläge (GOZ-Nrn.4050, 4055) oder professionelle Zahnreinigung (GOZ-Nr. 1040)
  - bei Eingliederung eines festsitzenden Lückenhalters neben GOZ-Nr. 6240 berechenbar
- nicht berechnungsfähig:
  - für die Eingliederung eines festsitzenden Retainers

6120

! Anmerkung

BZÄK-Kommentar zu der GOZ-Nr. 6120 (Stand September 2023)
Die Leistung beinhaltet die Vorauswahl am Modell, das Vorbeschleifen des Bandes, die Einprobe, das Adaptieren, das Konturieren, die einfache Trockenlegung, das Zementieren und die Überschussentfernung.
Die Leistung ist je Zahn berechnungsfähig und gilt auch für das Rezementieren. Die adhäsive Befestigung des Bandes ist von der Leistungsbeschreibung nicht erfasst.

Begründungen

Überdurchschnittlicher Zeitaufwand aufgrund …	Überdurchschnittliche Schwierigkeiten aufgrund …	Besondere Umstände aufgrund …

- schwieriger Verankerung durch atypische Lage beim erschwerten Placement und Eingliedern mit störendem Frühkontakt aufs Band bei tiefem Überbiss
- palatinaler/lingualer Anbringung von Hilfsmitteln
- erschwerter Isolation und aufwendiger Trockenlegung des Behandlungsgebietes bei vermehrter Salivation/Hypersalivation/hyperaktiver Speicheldrüsen
- geringer Mundöffnung und erhöhten Muskeltonus der Wangenmuskulatur
- motorischer Instabilität der Zunge/Makroglossie, dadurch erschwerter Freistellung des Behandlungsfeldes
- extrem asymmetrischer Zahnrotation, Kippung vom Zahn/von Zähnen, Lingual-/Palatinalstand der Zähne und damit verbunden die atypische Einschubrichtung und schwierige Anpassung und Befestigung des Bandes
- erschwerter Erreichbarkeit/Freistellung des Behandlungsfeldes durch eine extrem eingeschränkte Mundöffnung
- reflektorischer Übererregbarkeit z.B. starkem Husten-, Schluck-, oder/und Brechreizneigung mit häufigen Behandlungspausen und notwendiger wiederholt erforderlicher Trockenlegung bei der Eingliederung
- starken Wangendrucks und/oder aktiver Zungenmuskulatur und dadurch aufwendiger Fixierung der verwendeten Hilfsmittel sowie notwendiger häufiger Behandlungspausen zur Entlastung/Entspannung der Muskulatur
- motorischer Unruhe des Patienten, verbunden mit wiederholt erforderlicher Trockenlegung und mehrfach notwendigen Behandlungspausen
- erhöhten Aufwands wegen patientenbedingten zahlreichen Unterbrechungen der Behandlung durch enormen Erklärungsbedarfs bei extremer Angst des Patienten/altersbedingt besonders unruhigen Patienten
- Einschränkung des Sichtbereiches, verursacht durch eingeschränkte Lagerfähigkeit des Patienten wegen Wirbelsäulenerkrankung/Muskelerkrankung/Herz-Kreislauferkrankung bei Eingliederung des Bandes
- eingeschränkter Mundöffnung/erschwerten Mundzugangs wegen Mundsperre/Kieferklemme/Adipositas/ Herpes/ Rhagaden etc.

6120

Begründungen

Überdurchschnittlicher Zeitaufwand aufgrund …	Überdurchschnittliche Schwierigkeiten aufgrund …	Besondere Umstände aufgrund …

- der anatomischen Gegebenheiten der Zähne wie Zahnaplasien/Zahndysplasien/Zahnhyperplasien/Zahnhypoplasien/untypische Zahnform (Zapfenzähne) verminderte Haftung
- ungünstiger anatomischer Verhältnisse/ungünstiger Position/Zahnrotation/ großer sagittaler Stufe/Asymmetrie des Zahnbogens schwierige optimale Positionierung des Bandes
- schwieriger Bandplatzierung an restaurativ versorgten Zähnen
- schwieriger Bandplatzierung bei sehr strammen Kontaktpunkten im Approximalbereich
- schwieriger Adaptation des Bandes wegen asymmetrischer Zahnbogen/ extremen Fehlstands/Fehlinklination und erschwerter Eingliederung
- erschwerte Adaptation und Anbringung des Bandes bei vorliegender umfangreicher Hypodontie durch Agenesie/Oligodontie
- schwieriger Platzierung/Positionierung des Bandes bei Wiedereingliederung/ Neueingliederung in vorhandener Multibandapparatur
- zeitintensiven Aufwands bei der Adaptation und Eingliederung des Bandes in atypisch angulierter Lage zur Überkorrektur der Wurzelneigung in mesio-distaler Richtung / der atypischer mesio-distaler Lage der Zahnrotation
- bei der Adaptation und Eingliederung des Bandes in atypischer vestibulärer Lage wegen fehlerhafter Torqueausrichtung des Zahnes
- erschwerter Befestigung wegen verminderter Klemmhaftung durch atypische konische Zahnkrone

6130

GOZ-Position 6130

Leistungsbeschreibung	Faktor	
Entfernung eines Bandes einschließlich Polieren und gegebenenfalls Versiegelung des Zahnes	1,0-fach:	1,12 €
	2,3-fach:	2,59 €
	2,8-fach:	3,15 €
	3,1-fach:	3,49 €
	3,5-fach:	3,94 €

Abrechnungsbestimmung

--

Anmerkung

- berechnungsfähig:
  - für Entfernung eines Bandes
  - auch bei einem festsitzenden Lückenhalter
  - je Zahn/ je Band
  - ggf. neben den GOZ-Nrn. 4050 bzw. 4055 wenn Zahnflächen außerhalb der von den Bändern umfassten Flächen gereinigt werden, z. B. das Entfernen von Zahnstein (ein Hinweis auf der Rechnung ist zu empfehlen)
- nicht berechnungsfähig:
  - neben der GOZ-Nr. 2000 (Fissurenversiegelung, auch Glattflächenversiegelung)
  - neben den GOZ-Nrn. 4050 und 4055 (für das Entfernen der Klebereste)

BZÄK-Kommentar zu der GOZ-Nr. 6130 (Stand September 2023)
Die Leistung beinhaltet das Abnehmen eines Bandes, das Entfernen von Kleberesten, das Polieren und gegebenenfalls die Versiegelung des Zahnes.

Begründungen

Überdurchschnittlicher Zeitaufwand aufgrund …	Überdurchschnittliche Schwierigkeiten aufgrund …	Besondere Umstände aufgrund …

- umfangreichen und zeitaufwendigen Entfernens des anorganischen Befestigungsmaterial durch extrem festen Verbund mit dem Zahnschmelz/der Zahnhartsubstanz
- geringer Mundöffnung und erhöhten Muskeltonus der Wangenmuskulatur
- motorischer Instabilität der Zunge/Makroglossie, dadurch erschwerter Freistellung des Behandlungsfeldes
- erhöhtem Muskeltonus/Wangentonus/Zungentonus, dadurch erschwerter Freistellung des Behandlungsfeldes
- erschwerter Erreichbarkeit/Freistellung des Behandlungsfeldes durch eine extrem eingeschränkte Mundöffnung
- reflektorischer Übererregbarkeit z.B. starkem Husten-, Schluck-, oder/und Brechreizneigung mit häufigen Behandlungspausen
- starken Wangendrucks und/oder aktiver Zungenmuskulatur und dadurch aufwendiger Fixierung der verwendeten Hilfsmittel sowie notwendiger häufiger Behandlungspausen zur Entlastung/Entspannung der Muskulatur
- motorischer Unruhe des Patienten, verbunden mit mehrfach notwendigen Behandlungspausen beim Debonding
- Einschränkung des Sichtbereiches, verursacht durch eingeschränkte Lagerfähigkeit des Patienten wegen Wirbelsäulenerkrankung/Muskelerkrankung/Herz-Kreislauferkrankung beim Entfernen des Bandes
- eingeschränkter Mundöffnung/erschwerter Mundzugang wegen Mundsperre/Kieferklemme/Adipositas/Herpes/Rhagaden etc.
- behutsamer Entfernung des Bandes wegen der anatomischen Gegebenheiten der Zähne z.B. Schmelzrissgefahr und umfangreiche Nachversiegelung bei geschädigter Zahnschmelzstrukturen
- behutsamen und schwierigen Entfernens des Bandes an vorhandener Restauration
- intensiven Entfernens von festanhaftenden Verfärbungen nach Entfernung und zeitaufwändige Politur zur Wiederherstellung der Schmelzmorphologie
- aufwendiger Behandlung mit Handinstrumenten wegen extremen Dentinhypersensibilitäten
- erschwerter Durchführung wegen entzündlich veränderter Gingivahypertrophie und dadurch erhöhter Sensibilität und stark eingeschränkter Sicht durch andauernde Sickerblutung
- sehr hohen instrumentellen und zeitlichen Mehraufwands bei Entfernung durch Debonding, Entfernung von Zahnverfärbungen und zusätzlicher Entfernung der Glattflächenversiegelung

6130

Begründungen

Überdurchschnittlicher Zeitaufwand aufgrund …	Überdurchschnittliche Schwierigkeiten aufgrund …	Besondere Umstände aufgrund …

- behutsamen Entfernens des Bandes wegen gefährdeter Zahnschmelzstrukturen/ White Spots
- behutsamen und schwierigen Entfernens des Bandes an vorhandener Restauration, Keramikkrone, Veneer
- minimalinvasiven/atraumatischen Entfernens von Kleberesten unter Erhaltung der Mikrostruktur der Zahnoberfläche
- schwieriger Entfernung wegen parodontal vorgeschädigter/gelockerter Zähne
- geringer Mundöffnung (Schneidekantendifferenz = xx mm) und erhöhtem Muskeltonus der Wangen- Zungenmuskulatur
- hohen instrumentellen Aufwands wegen Verwendung oszillierender, ultraschallgetriebener oder lasergestützter Instrumente
- erhöhten Aufwands wegen patientenbedingten zahlreichen Unterbrechungen der Behandlung durch enormen Erklärungsbedarfs bei extremer Angst des Patienten/altersbedingt besonders unruhigen Patienten

GOZ-Position 6140

Leistungsbeschreibung	Faktor
Eingliederung eines Teilbogens	1,0-fach: 11,81 € 2,3-fach: 27,16 € 2,8-fach: 33,07 € 3,1-fach: 36,61 € 3,5-fach: 41,34 €

Abrechnungsbestimmung

Allgemeine Bestimmungen der GOZ – Teil G
Die Leistungen nach den Nummern 6100, 6120, 6140 und 6150 beinhalten auch die Material- und Laborkosten für Standardmaterialien wie zum Beispiel unprogrammierte Edelstahlbrackets, unprogrammierte Attachments und Edelstahlbänder. Werden darüber hinausgehende Materialien verwendet, können die Mehrkosten für diese Materialien gesondert berechnet werden, wenn dies vor der Verwendung mit dem Zahlungspflichtigen nach persönlicher Absprache schriftlich vereinbart worden ist. Diese Vereinbarung hat Angaben über die voraussichtliche Höhe der einzelnen Material- und Laborkosten und die Material- und Laborkosten der in Abzug zu bringenden Standardmaterialien zu enthalten. In der Vereinbarung ist darauf hinzuweisen, dass eine Erstattung durch Erstattungsstellen möglicherweise nicht im vollen Umfang gewährleistet ist.

Anmerkung

- berechnungsfähig:
  - für die Eingliederung bzw. Wiedereingliederung eines Teilbogens (auch Retainer)
  - je Teilbogen, auch mehrfach je Kiefer
  - auch neben der GOZ-Nr. 6150 (Eingliederung eines ungeteilten Bogens)
  - inkl. Materialkosten für Standardmaterialien (z. B. thermoelastische Bögen, Standard-Teilbögen)
  - ggf. zzgl. besonderer (Premium-) Materialien (mit schriftlicher Vereinbarung)– zzgl. zahntechnische Leistungen gemäß § 9 GOZ
- nicht berechnungsfähig:
  - neben der GOÄ-Nr. Ä2697 (Anlegen von Drahtligaturen, Drahthäkchen oder dergleichen)

6140

Anmerkung

BZÄK-Kommentar zu der GOZ-Nr. 6140 (Stand September 2023)
Die Leistung beinhaltet das Anpassen, die Einprobe, das Einsetzen und das Einligieren. Die Leistung ist je Teilbogen berechnungsfähig.
Die Leistung ist ggf. auch neben der Eingliederung eines ungeteilten Bogens berechnungsfähig.
Die Gebührennummer kann auch für die Wiedereingliederung eines gelösten Teilbogens oder die erneute Eingliederung desselben Bogens berechnet werden.
Materialkosten für Standard-Teilbögen sind eingeschlossen.
Die Entfernung eines Teilbogens ist unter der Nummer 2702 (GOÄ) beschrieben.

Begründungen

Überdurchschnittlicher Zeitaufwand aufgrund …	Überdurchschnittliche Schwierigkeiten aufgrund …	Besondere Umstände aufgrund …

- erschwerter Isolation und aufwendiger Trockenlegung des Behandlungsgebietes bei vermehrter Salivation/Hypersalivation/hyperaktiver Speicheldrüsen
- palatinaler/lingualer Eingliederung vom Bogen/Bögen mit erschwertem Einschub und Klebetechnik
- geringer Mundöffnung und erhöhten Muskeltonus der Wangenmuskulatur
- motorischer Instabilität der Zunge/Makroglossie, dadurch erschwerter Freistellung des Behandlungsfeldes
- extrem asymmetrischer Zahnrotation, Kippung vom Zahn/von Zähnen, Lingual-/Palatinalstand der Zähne und damit verbunden die atypische Einschubrichtung und schwierige Anpassung und Befestigung des Bogens
- Fehlinklination des Zahnes … xy und damit verbunden die atypische Einschubrichtung und schwierige Anpassung und Befestigung des Bogens
- erschwerter Erreichbarkeit/Freistellung des Behandlungsfeldes durch eine extrem eingeschränkte Mundöffnung
- reflektorischer Übererregbarkeit z.B. starkem Husten-, Schluck-, oder/und Brechreizneigung mit häufigen Behandlungspausen und notwendiger wiederholt erforderlicher Trockenlegung bei der Adaptation und Eingliederung
- starken Wangendrucks und /oder aktiver Zungenmuskulatur und dadurch aufwendiger Fixierung der verwendeten Hilfsmittel sowie notwendiger häufiger Behandlungspausen zur Entlastung/Entspannung der Muskulatur
- motorischer Unruhe des Patienten, verbunden mit wiederholt erforderlicher Trockenlegung und mehrfach notwendigen Behandlungspausen
- Einschränkung des Sichtbereiches, verursacht durch eingeschränkte Lagerfähigkeit des Patienten wegen Wirbelsäulenerkrankung/Muskelerkrankung/Herz-Kreislauferkrankung bei Eingliederung des Bogens

Begründungen

Überdurchschnittlicher Zeitaufwand aufgrund …	Überdurchschnittliche Schwierigkeiten aufgrund …	Besondere Umstände aufgrund …

- eingeschränkter Mundöffnung/ erschwerter Mundzugang wegen Mundsperre/Kieferklemme/ Adipositas/Herpes/Rhagaden etc.
- der notwendigen Einbiegung von Torquestufen zur Aufrichtung der Zahnachsen und dadurch sehr erschwerte Adaptation des Bogens in die Brackets
- aufwendiger Ligaturenführung
- aufwendiger Adaptation vom voraktivierten Bogen/superelastischen Bogen/ individuellen Segmentbogen/eines Teilbogens nur mit Drahtligaturen
- erhöhten Aufwands wegen patientenbedingten zahlreichen Unterbrechungen der Behandlung durch enormen Erklärungsbedarfs bei extremer Angst des Patienten/ altersbedingt besonders unruhigen Patienten
- schwieriger Bogenplatzierung/Eingliederung an parodontal geschädigten Zähnen mit erhöhtem Lockerungsgrad
- extrem schwierige Einligierung des Bogens wegen unterschiedlichen, individuellen Slothöhen der Brackets durch Rotationen, Dreh-, Engstände der Zähne
- Intrusionsmechanik – Extrusionsmechanik
- schwierigen Abknickens des im Molarenröhrchen liegenden Bogenstücks zur besseren Verankerung (Tip back)
- umfangreicher Individualisierungsmaßnahmen am konfektionierten Teilbogen wie manueller Reduktion eines Kantenbogens/individuellem therapeutischem Einbiegen eines In-/Offsets in den Teilbogen/Einarbeitung von Stopps
- Rund-/Vierkantbogen mit sehr komplizierter, umfassender therapeutischer Anpassung, starre und aufwendige Handhabung und erschwerte Einligierung
- besonders vorsichtigen Vorgehens bei geschwächter Substanz des Knochens/bei traumatisierten Zähnen mit schonender Bewegung
- schwieriger Verankerung durch atypische Lage beim erschwerten Placement und Eingliedern mit störendem Frühkontakt auf den Bogen bei tiefem Overbite
- manueller Reduktion eines Kantenbogens
- umfangreicher Individualisierungsmaßnahmen am Teilbogen mit multiplen Einzelbiegungen
- der individuellen Adaptation des zungenseitig zu applizierenden Teilbogens als Dauerretainer bei maximal erforderlicher Spannungsfreiheit
- stark eingeschränkter Sicht durch andauernde Sulkusblutungen und wiederholt erforderlicher Trockenlegung zur Eingliederung
- erschwerter Trockenlegung/Trockenhaltung des Behandlungsfeldes wegen starker Papillenblutungen/Gingivahyperplasie infolge Gingivitis

6150

GOZ-Position 6150

Leistungsbeschreibung	Faktor
Eingliederung eines ungeteilten Bogens, alle Zahngruppen umfassend, je Kiefer	1,0-fach: 28,12 € 2,3-fach: 64,68 € 2,8-fach: 78,74 € 3,1-fach: 87,18 € 3,5-fach: 98,42 €

Abrechnungsbestimmung

Allgemeine Bestimmungen der GOZ – Teil G
Die Leistungen nach den Nummern 6100, 6120, 6140 und 6150 beinhalten auch die Material- und Laborkosten für Standardmaterialien wie zum Beispiel unprogrammierte Edelstahlbrackets, unprogrammierte Attachments und Edelstahlbänder. Werden darüber hinausgehende Materialien verwendet, können die Mehrkosten für diese Materialien gesondert berechnet werden, wenn dies vor der Verwendung mit dem Zahlungspflichtigen nach persönlicher Absprache schriftlich vereinbart worden ist. Diese Vereinbarung hat Angaben über die voraussichtliche Höhe der einzelnen Material- und Laborkosten und die Material- und Laborkosten der in Abzug zu bringenden Standardmaterialien zu enthalten. In der Vereinbarung ist darauf hinzuweisen, dass eine Erstattung durch Erstattungsstellen möglicherweise nicht im vollen Umfang gewährleistet ist.

! Anmerkung

- berechnungsfähig:
  - für die Eingliederung eines ungeteilten Bogens
  - für die Wiedereingliederung eines ungeteilten Bogens
  - für konfektionierte oder individualisierte Bögen
  - je Kiefer
  - auch neben der GOZ-Nr. 6140 – Eingliederung eines Teilbogens
  - zzgl. Materialkosten (z. B. Standard-Bögen)
  - zzgl. zahntechnische Leistungen gemäß § 9 GOZ
- nicht berechnungsfähig:
  - neben der GOÄ-Nr. Ä2697 – Anlegen von Drahtligaturen, Drahthäkchen oder dergleichen

BZÄK-Kommentar zu der GOZ-Nr. 6150 (Stand September 2023)
Die Leistung beinhaltet das Anpassen, die Einprobe, das Einsetzen und das Einligieren.

6150

Anmerkung

Die Leistung ist ggf. auch neben der Eingliederung von Teilbögen berechnungsfähig.
Die Gebührennummer kann auch für die Wiedereingliederung eines gelösten Bogens oder die erneute Eingliederung desselben Bogens berechnet werden.
Die Entfernung eines ungeteilten Bogens ist unter der Nummer 2702 (GOÄ) beschrieben.

Begründungen

Überdurchschnittlicher Zeitaufwand aufgrund …	Überdurchschnittliche Schwierigkeiten aufgrund …	Besondere Umstände aufgrund …

- erschwerter Isolation und aufwendiger Trockenlegung des Behandlungsgebietes bei vermehrter Salivation/Hypersalivation/ hyperaktiver Speicheldrüsen
- palatinaler / lingualer Eingliederung vom Bogen mit erschwertem Einschub und Klebetechnik
- geringer Mundöffnung und erhöhten Muskeltonus der Wangenmuskulatur
- motorischer Instabilität der Zunge/Makroglossie, dadurch erschwerter Freistellung des Behandlungsfeldes
- extrem asymmetrischer Zahnrotation, Kippung vom Zahn/von Zähnen, Lingual-/Palatinalstand der Zähne und damit verbunden die atypische Einschubrichtung und schwierige Anpassung und Befestigung des Bogens
- Fehlinklination des Zahnes … xy und damit verbunden die atypische Einschubrichtung und schwierige Anpassung und Befestigung des Bogens
- erschwerter Erreichbarkeit/Freistellung des Behandlungsfeldes durch eine extrem eingeschränkte Mundöffnung
- reflektorischer Übererregbarkeit z.B. starkem Husten-, Schluck-, oder/und Brechreizneigung mit häufigen Behandlungspausen und notwendiger wiederholt erforderlicher Trockenlegung bei der Adaptation und Eingliederung
- starken Wangendrucks und /oder aktiver Zungenmuskulatur und dadurch aufwendiger Fixierung der verwendeten Hilfsmittel sowie notwendiger häufiger Behandlungspausen zur Entlastung/ Entspannung der Muskulatur
- motorischer Unruhe des Patienten, verbunden mit wiederholt erforderlicher Trockenlegung und mehrfach notwendigen Behandlungspausen
- Einschränkung des Sichtbereiches, verursacht durch eingeschränkte Lagerfähigkeit des Patienten wegen Wirbelsäulenerkrankung/Muskelerkrankung/Herz-Kreislauferkrankung bei Eingliederung des Bogens
- eingeschränkter Mundöffnung/erschwerter Mundzugang wegen Mundsperre/Kieferklemme/Adipositas/Herpes/Rhagaden etc.

6150

Begründungen

Überdurchschnittlicher Zeitaufwand aufgrund …	Überdurchschnittliche Schwierigkeiten aufgrund …	Besondere Umstände aufgrund …

- erhöhten Aufwands wegen patientenbedingten zahlreichen Unterbrechungen der Behandlung durch enormen Erklärungsbedarfs bei extremer Angst des Patienten/altersbedingt besonders unruhigen Patienten
- der notwendigen Einbiegung von Torquestufen zur Aufrichtung der Zahnachsen und dadurch sehr erschwerte Adaptation des Bogens in die Brackets
- aufwendiger Ligaturenführung
- aufwendiger Adaptation vom voraktivierten Bogen/superelastischen Bogen/ individuellen Segmentbogen/ eines ungeteilten Bogens nur mit Drahtligaturen
- schwieriger Bogenplatzierung/ Eingliederung an parodontal vorbehandelten Zähnen
- extrem schwieriger Einligierung des Bogens wegen unterschiedlichen, individuellen Slothöhen der Brackets durch Rotationen, Dreh-, Engstände der Zähne
- Intrusionsmechanik – Extrusionsmechanik
- extrem ungünstigem Einschub
- erschwerter Einschub des Bogens bei palatinaler/lingualer Klebetechnik
- aufwendiger Individualisierungsmaßnahmen an einem Vollbogen und zeitaufwendig adaptiert, mit individuell gebogenem Draht zur Kraftapplikation
- umfangreicher Individualisierungsmaßnahmen eines konfektionierten ungeteilten Bogens in allen drei Raumrichtungen/durch zusätzliche patientenbezogene Biegungen/mit Anpassung zusätzlicher Einzelelemente
- schwierigem Abknicken des im Molarenröhrchen liegenden Bogenstücks zur besseren Verankerung (Tip back)
- umfangreicher Individualisierungsmaßnahmen am konfektionierten Bogen wie manueller Reduktion eines Kantenbogens / individuellem therapeutischem Einbiegen eines In- / Offsets in den Teilbogen/Einarbeitung von Stopps/ Biegungen in verschiedenen räumlichen Dimensionen
- Rund-/Vierkantbogen mit sehr komplizierter, umfassender therapeutischer Anpassung, starre und aufwendige Handhabung und erschwerte Einligierung
- besonders vorsichtigem Vorgehen bei geschwächter Substanz des Knochens/ bei traumatisierten • Zähnen mit schonender Bewegung
- schwieriger Verankerung durch atypische Lage beim erschwerten Placement und Eingliedern mit störendem Frühkontakt auf den Bogen bei tiefem Overbite
- manueller Reduktion eines Kantenbogens
- schwieriger Befestigung eines thermoelastischen ungeteilten Bogens (Tip back)
- umfangreicher Individualisierungsmaßnahmen am Teilbogen mit multiplen Einzelbiegungen

6150

Begründungen

Überdurchschnittlicher Zeitaufwand aufgrund …	Überdurchschnittliche Schwierigkeiten aufgrund …	Besondere Umstände aufgrund …

- der individuellen Adaptation des zungenseitig zu applizierenden Bogens bei maximal erforderlicher Spannungsfreiheit
- erhöhter Aufwand bei der Eingliederung eines super-elastischen Bogens wegen erhöhter Rückschwungdynamik
- ungünstiger schwieriger Zahnstellung/ anatomischer Lage und Verwendung von Metall-Ligaturen zur Verringerung der Reibung
- stark eingeschränkter Sicht durch andauernde Sulkusblutungen und wiederholt erforderlicher Trockenlegung zur Eingliederung
- erschwerter Trockenlegung/ Trockenhaltung des Behandlungsfeldes wegen starker Papillenblutungen/ Gingivahyperplasie infolge Gingivitis

6160

GOZ-Position 6160

Leistungsbeschreibung	Faktor
Eingliederung einer intra-/extraoralen Verankerung (z. B. Headgear)	1,0-fach: 20,81 € 2,3-fach: 47,86 € 2,8-fach: 58,27 € 3,1-fach: 64,51 € 3,5-fach: 72,83 €

Abrechnungsbestimmung

Die Kosten für die eingegliederten Hilfsmittel nach den Nummern 6160 und 6170 sind gesondert berechnungsfähig.

Anmerkung

- berechnungsfähig:
  - für die Eingliederung einer intra-/extraoralen Verankerung, z. B.
    - o Beneslider, BioBite-Corrector®, Distalslider, Forsus-Federn, Froschapparatur, Headgear, Herbstscharnier, Jasper-Jumper, Lingualbogen, Lipbumper, Mesialslider, Nanceapparatur, Palatinal- oder Transversalbogen, Pendulumapparatur, Quadhelix, Wilsonapparatur, SUS, Gaumennahterweiterungsapparatur (auch gegossen oder implantatgetragen)
  - je Verankerungsstelle
  - auch neben der GOZ-Nr. 6120 (Eingliederung eines Bandes) für das Eingliedern von Ankerbändern
  - zzgl. Materialkosten (Verankerungsapparatur)
  - zzgl. zahntechnische Leistungen gemäß § 9 GOZ
- nicht berechnungsfähig:
  - für die Eingliederung einer Kopf-Kinn-Kappe (GOZ-Nr. 6170)

BZÄK-Kommentar zu der GOZ-Nr. 6160 (Stand September 2023)
Die Gebührennummer beschreibt beispielhaft eine berechnungsfähige Apparatur zur intra-/extraoralen Verankerung. Die Materialien und ggf. Laborkosten sind gesondert berechnungsfähig.

6160

Begründungen

Überdurchschnittlicher Zeitaufwand aufgrund …	Überdurchschnittliche Schwierigkeiten aufgrund …	Besondere Umstände aufgrund …

- umfangreicher Aufklärung und besonders schwieriger Instruktion und Einübung der Handhabung bei der neuen Apparatur verbunden mit der Aufnahmefähigkeit des Patienten in Abhängigkeit vom Alter
- umfangreicher Aufklärung/Einbeziehung der Bezugsperson bei sich wiederholender Eingliederungs- / Ausgliederungsübungen des eingesetzten Hilfsmittels und über weitere Behandlung
- starken Wangendrucks und /oder aktiver Zungenmuskulatur und dadurch aufwendiger Fixierung der verwendeten Hilfsmittel sowie notwendiger häufiger Behandlungspausen zur Entlastung/ Entspannung der Muskulatur
- eingeschränkter Mundöffnung/ erschwerter Mundzugang wegen Mundsperre/ Kieferklemme/ Adipositas/ Herpes/ Rhagaden etc.
- reflektorischer Übererregbarkeit z. B. starkem Husten-, Schluck-, oder/und Brechreizneigung mit häufigen Behandlungspausen bei der Abformung und notwendiger wiederholt erforderlicher Trockenlegung bei der Eingliederung
- erschwerter Abformung mit angepassten Bändern
- besonderen Aufwands wegen erschwerten anatomischen Verhältnissen / genetischer ungünstiger Schädelform und Kieferform und schwieriger Positionsverhältnisse /sehr ungünstigen skelettalen Bedingungen
- vorhandener Mikrodontie (Diminutivform) mit aufwendiger Anpassung von Einzelelementen
- palatinaler / lingualer Eingliederung von der Apparatur mit erschwertem Einschub und Klebetechnik
- geringer Mundöffnung und erhöhten Muskeltonus der Wangenmuskulatur
- extrem asymmetrischer Zahnrotation, Kippung vom Zahn/von Zähnen, Lingual-/Palatinalstand der Zähne und damit verbunden die atypische Einschubrichtung und schwierige Anpassung und Befestigung
- Einschränkung des Sichtbereiches, verursacht durch eingeschränkte Lagerfähigkeit des Patienten wegen Wirbelsäulenerkrankung/Muskelerkrankung/Herz-Kreislauferkrankung bei Eingliederung
- aufwendiger Individualisierungsmaßnahmen am konfektionierten Hilfsmittel und zeitaufwendig adaptiert, mit individuell intra-/extraoralen gebogenem Draht zur Kraftapplikation
- extremer Dysgnathie mit skelettaler Asymmetrie
- akuter Kiefergelenksbeschwerden /Mobilitätseinschränkung des Kiefergelenkes
- Beseitigung störender Frühkontakte der Apparatur bei tiefem Biss
- erschwerte Anpassung bei ungünstiger Einschubrichtung des kieferorthopädischen Gerätes

6160

Begründungen

Überdurchschnittlicher Zeitaufwand aufgrund …	Überdurchschnittliche Schwierigkeiten aufgrund …	Besondere Umstände aufgrund …

- der anatomischen Gegebenheiten der Zähne wie Zahnaplasien / Zahndysplasien / Zahnhyperplasien / Zahnhypoplasien/ untypische Zahnform (Zapfenzähne)
- schwierige Verankerung der Behandlungsapparatur
- Palatinalanbringung der turbo bites
- schwieriger Verzahnung mit Deckbisscharakter/vorliegendem Doppelbiss
- erschwerte Platzierung und Anbringung der Apparatur bei vorliegender umfangreicher Hypodontie durch Agenesie/ Oligodontie
- besonderen Aufwands wegen erschwerter Abformung z.B. Stellungsanomalie, inserierende Bänder, Würgereiz, Ausblockmaßnahmen beim vorhandenen festsitzenden Zahnersatz /Unterschnitten etc.
- erweiterter Kontrolle des Behandlungsverlaufes bei ungünstiger Wachstumsentwicklung
- schwieriger Adaptation wegen Abwehrhaltung des Kindes und /oder NON-Compliance
- der Eingliederung der Apparatur mit voraktivierter intra-/extraoraler Bewegungselemente
- erschwerter Umstände bei der Anbringung der Klebepunkte für die Pendulu-apparatur
- schwieriger intra-/extraoraler Verankerung durch atypische Lage beim erschwerten Placement und Eingliedern mit störendem Frühkontakt auf der Apparatur bei tiefem Overbite

GOZ-Position 6170

Leistungsbeschreibung	Faktor
Eingliederung einer Kopf-Kinn-Kappe	1,0-fach: 28,12 € 2,3-fach: 64,68 € 2,8-fach: 78,74 € 3,1-fach: 87,18 € 3,5-fach: 98,42 €

Abrechnungsbestimmung

Die Kosten für die eingegliederten Hilfsmittel nach den Nummern 6160 und 6170 sind gesondert berechnungsfähig.

Anmerkung

- berechnungsfähig:
  - für die Eingliederung einer Kopf-Kinn-Kappe
  - je Sitzung
  - zzgl. Materialkosten für die Kopf-Kinn-Kappe
  - zzgl. zahntechnische Leistungen gemäß § 9 GOZ
- nicht berechnungsfähig:
  - für die Eingliederung einer intra-/extraoralen Verankerung (z. B. Headgear; GOZ-Nr. 6160)

BZÄK-Kommentar zu der GOZ-Nr. 6170 (Stand September 2023)
Die Leistung beschreibt die Anpassung und Einstellung einer Kopf-Kinn-Kappe zu kieferorthopädischen Zwecken. Die Kosten für die bei der Eingliederung notwendigen Hilfsmittel sind in dem Honorar nicht enthalten.

6170

Begründungen

Überdurchschnittlicher Zeitaufwand aufgrund …	Überdurchschnittliche Schwierigkeiten aufgrund …	Besondere Umstände aufgrund …

- umfangreicher Aufklärung und besonders schwieriger Instruktion und Einübung der Handhabung bei der neuen Apparatur verbunden mit der Aufnahmefähigkeit des Patienten in Abhängigkeit vom Alter
- umfangreicher Aufklärung/Einbeziehung der Bezugsperson bei sich wiederholender Eingliederungs-/Ausgliederungsübungen des eingesetzten Hilfsmittels und über weitere Behandlung
- schwieriger Adaptation wegen Abwehrhaltung des Kindes und/oder NON-Compliance
- akuter Kiefergelenksbeschwerden/Mobilitätseinschränkung des Kiefergelenkes
- kombinierter funktionsanalytischer/-therapeutischer Behandlung bei vorhandener Kiefergelenkssymptomatik/vorliegender funktioneller Vorschädigung des Gebisses
- aufwendiger Individualisierungsmaßnahmen an der konfektionierten Kopf-Kinn -Kappe und zeitaufwendig adaptiert, mit einzelnen individuellen Biegungen zur besseren Kraftapplikation
- reflektorischer Übererregbarkeit z. B. starkem Hustenreizneigung und/oder motorischer Unruhe des Patienten, verbunden mit wiederholt mehrfach notwendigen Behandlungspausen beim Anbringen der Verankerungen
- erschwerter Eingliederung einer Kopf-Kinn-Kappe wegen ungünstiger Einschubrichtung
- erschwerter Platzierung und Anbringung der Apparatur bei vorliegender umfangreicher Hypodontie durch Agenesie/Oligodontie
- aufwendiger Anpassung von Einzelelementen und zeitaufwendige Adaptation
- besonderen Aufwands wegen erschwerten anatomischen Verhältnissen / genetischer ungünstiger Schädelform und Kieferform und schwieriger Positionsverhältnisse /sehr ungünstigen skelettalen Bedingungen
- erweiterter Kontrolle des Behandlungsverlaufes bei ungünstiger Wachstumsentwicklung
- erschwerter Adaptation bei extrem ungünstiger Kinnmorphologie

GOZ-Position 6180

Leistungsbeschreibung	Faktor
Maßnahmen zur Wiederherstellung der Funktionsfähigkeit und/oder Erweiterung von herausnehmbaren Behandlungsgeräten einschließlich Abformung und Wiedereinfügen, je Kiefer und je Sitzung einmal berechnungsfähig	1,0-fach: 15,19 € 2,3-fach: 34,93 € 2,8-fach: 42,52 € 3,1-fach: 47,93 € 3,5-fach: 53,15 €

Abrechnungsbestimmung

--

Anmerkung

- berechnungsfähig:
  - für Maßnahmen an herausnehmbaren Behandlungsgeräten
    - Aktivierung/ Wiederherstellung von Drahtelementen
    - Beseitigen von Druckstellen
    - Erweiterung oder Unterfütterung des Behandlungsgeräts
  - Wiederherstellung der Funktion
    - Einschleifmaßnahmen (z. B. bei Durchbruch eines Zahnes)
    - Zurückdrehen einer Dehnschraube
    - Entfernung von aktiven Elementen (z. B. Dehnschrauben, Federn) und Halteelementen
  - auch für die Wiederherstellung der Funktion einer Retentionsschiene/-platte außerhalb einer kieferorthopädischen Behandlung
  - je Kiefer
  - zweimal bei bimaxillären Geräten
  - zzgl. Materialkosten (z.B. Abformmaterial)
  - zzgl. zahntechnische Leistungen gemäß § 9 GOZ
  - ggf. neben Kontrolle des Behandlungsverlaufes oder Weiterführung der Retention (GOZ-Nr.6210)
- nicht berechnungsfähig:
  - für Wiederherstellungsmaßnahmen an festsitzenden Geräten/Apparaturen (§ 6 Abs. 1 GOZ)
  - neben der GOZ-Nr. 6220 (Vorbereitende Maßnahmen zur Herstellung von kieferorthopädischen Behandlungsmitteln)
  - neben der GOZ-Nr. 6230 (Eingliederung von kieferorthopädischen Behandlungsmitteln)

6180

Anmerkung

BZÄK-Kommentar zu der GOZ-Nr. 6180 (Stand September 2023)
Die Gebührennummer bezieht sich auf Wiederherstellungsmaßnahmen ausschließlich für herausnehmbare kieferorthopädische Geräte und Apparaturen einschließlich ggf. erforderlicher Abformungen. Gleiches gilt für Erweiterungsmaßnahmen. Die Wiederherstellungsmaßnahmen an festsitzenden Geräten oder Apparaturen können daher nach § 6 Abs. 1 erfolgen. Die Leistung kann je Kiefer und Sitzung berechnet werden.

Begründungen

Überdurchschnittlicher Zeitaufwand aufgrund …	Überdurchschnittliche Schwierigkeiten aufgrund …	Besondere Umstände aufgrund …

- motorischer Instabilität der Zunge/Makroglossie, dadurch erschwerter Freistellung und Zugänglichkeit des Behandlungsfeldes bei Abformung/Eingliederung
- schwieriger Erweiterung bei besonders stark divergierender Zahnstellung
- Einschränkung des Sichtbereiches, verursacht durch eingeschränkte Lagerfähigkeit des Patienten wegen Wirbelsäulenerkrankung/Muskelerkrankung/Herz-Kreislauferkrankung
- eingeschränkter Mundöffnung/erschwerten Mundzugangs wegen Mundsperre/Kieferklemme/Adipositas/Herpes/Rhagaden etc.
- starken Wangendrucks und/oder aktiver Zungenmuskulatur und dadurch aufwendiger Freistellung des Behandlungsfeldes sowie notwendiger häufiger Behandlungspausen zur Entlastung/Entspannung der Muskulatur
- erschwerter Erreichbarkeit/Freistellung des Behandlungsfeldes durch eine extrem eingeschränkte Mundöffnung
- bei der Abformung und Eingliederung nach chirurgischem Eingriff (frische Extraktionswunden) mit erhöhter operativer Sensibilität/starke Schmerzempfindlichkeit
- erhöhter Blutungsneigung/anhaltender Blutungen dadurch erschwerte Trockenlegung für die Abformung/Eingliederung nach chirurgischem Eingriff
- mehrerer wiederherzustellender Maßnahmen an derselben Behandlungsgerät
- Wiederherstellung mehrerer Drahtelemente/aktiver Elemente (Dehnschraube, Federn) oder Halteelemente und schwieriger Adaption
- erschwerter Fixierung des Fragmentes der Apparatur bei kompliziertem Bruch vor Abdrucknahme
- erhöhten Aufwands bei intraoraler Fixierung von Bruchstücken
- besonderen Aufwands wegen vorhandener Apparaturen und/oder elongierten/protrudierten Zähnen und/oder Zahnfehlstellungen, asymmetrischer Zahnrotationen usw. Protrusion/extremer Dysgnathie mit skelettaler Asymmetrie und dadurch erschwerte Abformung und Adaption der Erweiterung

Begründungen

Überdurchschnittlicher Zeitaufwand aufgrund …	Überdurchschnittliche Schwierigkeiten aufgrund …	Besondere Umstände aufgrund …

- erschwerter Abformung mit angepassten Bändern
- reflektorischer Übererregbarkeit z. B. starkem Husten-, Schluck-, oder/und Brechreizneigung mit häufigen Behandlungspausen bei der Abformung und notwendiger wiederholt erforderlicher Trockenlegung bei der Eingliederung
- erschwerter Abformung bei ausgeprägter Mundatmung und dadurch notwendiger Behandlungspausen
- erschwerter Abformung durch abnorme Kieferformen; extrem flachem Gaumendach; flachen/hohen Palatum; extrem flachem/hohem Kiefer; hochansetzender Mundbodenmuskulatur/Muskulatur
- außergewöhnlich erschwerter Isolation und aufwendiger Trockenlegung zur Abformung des Behandlungsgebietes und/oder Eingliederung der Reparatur/ Erweiterung bei vermehrter Salivation/Hypersalivation/ hyperaktiver Speicheldrüsen
- umfangreicher Aufklärung und besonders schwieriger Instruktion und Einübung der Handhabung bei der erweiterten Apparatur verbunden mit der Aufnahmefähigkeit des Patienten in Abhängigkeit vom Alter
- umfangreicher Aufklärung/Einbeziehung der Bezugsperson bei sich wiederholender Eingliederungs-/Ausgliederungsübungen des eingesetzten Hilfsmittels und über weitere Behandlung
- erschwerter Anpassung bei ungünstiger Einschubrichtung des kieferorthopädischen Gerätes
- schwierigen Wiedereinsetzens der Apparatur durch voraktivierte Bewegungselemente nach Wiederherstellung
- aufwendiger Individualisierungsmaßnahmen bei den Einzelelementen und zeitaufwendig Adaptation
- aufwendiger Individualisierungsmaßnahmen in der Vorbereitung zur Abformung im Unterfütterungsareal
- erschwerter Erreichbarkeit/Freistellung des Behandlungsfeldes durch eine extrem eingeschränkte Mundöffnung (Schneidekantendifferenz = xx mm)
- häufiger Behandlungsunterbrechungen und erhöhten Zeitaufwands durch Mehrfachabformung wegen des reduzierten Allgemeinzustandes/extrem ausgeprägten Brech-/Würgereiz
- schwieriger Wiedereingliederung mit störendem Frühkontakt auf der Apparatur bei tiefem Overbite
- erschwerter Anpassung des Behandlungsgerätes nach Erweiterung bei schwieriger Schleimhautverhältnisse (z.B. Schleimhautduplikaturen) /frischen chirurgischen Wunden

6190

GOZ-Position 6190

Leistungsbeschreibung	Faktor
Beratendes und belehrendes Gespräch mit Anweisungen zur Beseitigung von schädlichen Gewohnheiten und Dysfunktionen	1,0-fach: 7,87 € 2,3-fach: 18,11 € 2,3-fach: 22,05 € 2,3-fach: 24,41 € 3,5-fach: 27,56 €

Abrechnungsbestimmung

Neben der Leistung nach der Nummer 6190 ist die Leistung nach der Nummer 0010 in derselben Sitzung nicht berechnungsfähig.
Neben den Leistungen nach den Nummern 6030 bis 6080 sind Leistungen nach den Nummern 6190 bis 6260 nicht berechnungsfähig.

Anmerkung

- berechnungsfähig:
  - für beratendes und belehrendes Gespräch mit Anweisungen zur Beseitigung von schädlichen Gewohnheiten und Dysfunktionen
  - auch außerhalb einer kieferorthopädischen Behandlung (z. B. im Bereich der CMD)
  - je Sitzung
  - im Behandlungsverlauf auch mehrfach berechenbar
- nicht berechnungsfähig:
  - für ein beratendes und belehrendes Gespräch ohne Anweisungen zur Beseitigung von schädlichen Gewohnheiten und Dysfunktionen
  - neben der GOZ-Nr. 0010 (Eingehende Untersuchung)
  - neben den GOZ-Nrn. 6030 ff. (Umformung eines Kiefers)
  - neben den GOZ-Nrn. 6060 ff. (Einstellung der Kiefer während der Wachstumsphase)
  - neben der GOÄ-Nr. Ä2 (Ausstellung von Wiederholungsrezepten und/oder Überweisungen)

BZÄK-Kommentar zu der GOZ-Nr. 6190 (Stand September 2023)
Das beratende und belehrende Gespräch bezieht sich auf festgestellte schädliche Gewohnheiten und Dysfunktionen sowie Anleitungen zu deren Beseitigung. Es kann sich auf kieferorthopädische Fragestellungen, aber auch auf andere zahnmedizinische Gebiete beziehen.

6190

Anmerkung

Diese Gebührennummer ist im Zusammenhang mit den Nummern 6030 bis 6080 nicht berechnungsfähig. Diese Leistung kann nicht neben einer „Eingehenden Untersuchung" nach Nummer 0010 berechnet werden. Eine Beratung zu anderen Fragestellungen kann jedoch nach der Nummer Ä1 daneben erfolgen. Die Leistung kann im Behandlungsverlauf mehrfach berechnet werden.

Beschlüsse des Beratungsforums für Gebührenordnungsfragen
(Stand November 2023)
(18) Abschnittsübergreifende Berechnung
Die Auflistung einer Gebührennummer in einem bestimmten Abschnitt der GOZ hat nicht zur Folge, dass die dieser Gebührennummer zuzuordnende Leistung nur in Zusammenhang mit einem Leistungsgeschehen berechnungsfähig wäre, dass fachlich diesem Gebührenordnungsabschnitt zuzuordnen ist

Begründungen

Überdurchschnittlicher Zeitaufwand aufgrund … | Überdurchschnittliche Schwierigkeiten aufgrund … | Besondere Umstände aufgrund …

- sehr zeitaufwendiger Beratung von …xy Minuten durch erschwerte Compliance des Patienten
- besonders eingehender Beratung und Anleitung bei reduzierter Aufnahmefähigkeit des Patienten wegen seines Alters/Allgemeinerkrankungen
- häufiger Unterbrechung und lange Dauer der Beratung und Anleitung bedingt durch Logorrhoe des Patienten
- umfangreicher Beratung des Patienten über festgestellte schädliche Gewohnheiten und Dysfunktionen mit ausführlicher Anleitung, bei dringend indizierter Behandlungsnotwendigkeit und mangelnder Behandlungsbereitschaft des Angstpatienten
- schwieriger Kommunikation wegen einer geistigen Behinderung des Patienten
- umfangreicher Aufklärung und besonders schwieriger Instruktion bei mehreren Parafunktionen (Habits) z.B. Zähnepressen/ Bruxismus/ Daumenlutschen/ Lippen-Wangenbeißen/ Bleistift- und Fingernägelkauen
- des Vorliegens einer Lippen-Kiefer-Gaumen-Spalte/ Narbenzüge verbunden mit erschwerten Umständen durch Sigmatismus, Zungenpressen
- des Vorliegens einer syndrombedingten Abweichung / Gesichtsasymmetrie
- umfangreicher belehrender Anweisungen über die vorhandenen craniomandibulären Dysfunktionen und Erklärung von Eigenübungen zur begleitenden Therapie

6190

Begründungen

Überdurchschnittlicher Zeitaufwand aufgrund …	Überdurchschnittliche Schwierigkeiten aufgrund …	Besondere Umstände aufgrund …

- reflektorischer Übererregbarkeit z. B. starkem Husten-, Schluck-, oder/und Besprechungsbedarf mit häufigen Behandlungspausen
- umfangreicher Unterweisung wegen feinmotorischer Störungen mit asymmetrischer Zungenhaltung/ hypotoner Zungenlage/inkompetentem Lippenschluss/ Hypertonie des M. mentalis und Einlagerung der Unterlippe hinter den Frontzähnen
- sehr zeitaufwendiger Beratung und Unterweisung wegen eklatanter Funktionsasymmetrie mit Darstellung komplexer funktioneller Zusammenhänge

GOZ-Position 6200

Leistungsbeschreibung	Faktor
Eingliedern von Hilfsmitteln zur Beseitigung von Funktionsstörungen (z. B. Mundvorhofplatte) einschließlich Anweisung zum Gebrauch und Kontrollen	1,0-fach: 25,31 € 2,3-fach: 58,21 € 2,8-fach: 70,87 € 3,1-fach: 78,46 € 3,5-fach: 88,58 €

Abrechnungsbestimmung

--

Anmerkung

- berechnungsfähig:
  - für Eingliederung von Hilfsmitteln
  - zur Beseitigung von Funktionsstörungen (z. B. Mundvorhofplatte)
  - zur Beseitigung von Verhaltensstörungen (z. B. Daumenlutschen, Wangenbeißen)
  - für konfektionierte oder individuell hergestellte Hilfsmittel
  - je Sitzung
  - zzgl. Materialkosten (z.B. konfektionierte Mundvorhofplatte, Abformmaterial)
  - zzgl. zahntechnische Leistungen gemäß § 9 GOZ
- nicht berechnungsfähig:
  - neben GOZ-Nrn. 6030 ff. (Umformung eines Kiefers)
  - neben GOZ-Nrn. 6060 ff. (Einstellung der Kiefer während der Wachstumsphase)
  - neben GOZ-Nr. 6090 (Einstellung der Okklusion durch alveolären Ausgleich bei abgeschlossener Wachstumsphase)
  - neben GOZ-Nr. 6210 (Kontrolle des Behandlungsverlaufes)
  - neben GOZ-Nr. 6230 (Eingliederung von kieferorthopädischen Behandlungsmitteln)
  - neben GOZ-Nr. 6240 (Maßnahmen zur Verhütung von Folgen vorzeitigen Zahnverlustes)
  - neben GOZ-Nr. 6250 (Beseitigung des Diastemas)
  - neben GOZ-Nr. 6260 (Einordnung eines verlagerten Zahnes)
  - neben GOÄ-Nr. Ä5 (Symptombezogene Untersuchung [für eine Verlaufskontrolle in Bezug auf die KFO-Behandlung])

6200

Anmerkung

BZÄK-Kommentar zu der GOZ-Nr. 6200 (Stand Oktober 2018)

Diese Gebührennummer beschreibt die Eingliederung von Hilfsmitteln jeglicher Art (auch konfektioniert), die geeignet sind, Funktions- bzw. Verhaltenstörungen (Habits) abzustellen. Funktionsstörungen können Daumenlutschen, Lippenbeißen, Zungenpressen u. v. m. sein. Dabei sind neben der Eingliederung auch die Anleitung zum Gebrauch sowie die Verlaufskontrolle Leistungsbestandteil.

Diese Gebührennummer ist im Zusammenhang mit den Nummern 6030 bis 6080 nicht berechnungsfähig.

Die Kosten für die verwendeten Hilfsmittel sind als Zahntechnikkosten nach § 9 bzw. als Auslage nach § 4 Abs. 3 berechnungsfähig.

Die Anfertigung und Eingliederung einer schiefen Ebene dient nicht der Beseitigung einer Funktionsstörung. Sie wird nach den Nummern 6220 und 6230 berechnet.

Begründungen

Überdurchschnittlicher Zeitaufwand aufgrund … | Überdurchschnittliche Schwierigkeiten aufgrund … | Besondere Umstände aufgrund …

- Beseitigung störender Frühkontakte der Apparatur bei tiefem Overbite
- Anpassung ungünstiger Einschubrichtung des kieferorthopädischen Hilfsmittels
- besonderen Aufwands wegen elongierten/protrudierten Zähnen und/oder Zahnfehlstellungen, asymmetrischer Zahnrotationen usw. Protrusion/extremer Dysgnathie mit skelettaler Asymmetrie und dadurch erschwerte Abformung und/oder Adaption des Hilfsmittels
- eingeschränkter Mundöffnung/erschwerter Mundzugang wegen Mundsperre/Kieferklemme/Adipositas/Herpes/Rhagaden etc.
- motorischer Instabilität der Zunge/Makroglossie, dadurch erschwerter Freistellung des Behandlungsfeldes bei Abformung/Eingliederung
- Zahnengstands
- aufwendiger Individualisierungsmaßnahmen bei den Einzelelementen und zeitaufwendig Anpassung
- bei der Abformung und Eingliederung nach chirurgischem Eingriff (frische Extraktionswunden) mit erhöhter postoperativer Sensibilität/starke Schmerzempfindlichkeit
- erschwerter Adaption und aufwendiger Individualisierungsmaßnahmen an der konfektionierten Mundvorhofplatte bei besonders schmalen/breiten Zahnbogen
- NON-Compliance/verminderter Compliance
- erheblichen Mehraufwands wegen altersbedingter, verminderter Mitarbeit des Patienten, besonders zeitintensive Motivation bei Abwehrhaltung des Kindes

Begründungen

Überdurchschnittlicher Zeitaufwand aufgrund …	Überdurchschnittliche Schwierigkeiten aufgrund …	Besondere Umstände aufgrund …

- wiederholender/zeitaufwendiger Instruktion und das Handling bei schwierig zu aktivierenden Bewegungselemente
- umfangreicher Aufklärung und besonders schwieriger Instruktion und Einübung der Handhabung des Hilfsmittels verbunden mit der Aufnahmefähigkeit des Patienten in Abhängigkeit vom Alter
- umfangreicher Aufklärung/Einbeziehung der Bezugsperson bei sich wiederholender Eingliederungs-/Ausgliederungsübungen und/oder Aktivierungsübung des eingesetzten Hilfsmittels und umfangreiches Aufklärungsgespräch über weitere Behandlung
- erschwerter Adaption bei ungünstiger Einschubrichtung des kieferorthopädischen Gerätes
- schwierigen Einsetzens des Hilfsmittels durch voraktivierte Bewegungselemente
- erschwerter Einpassung durch das Vorliegen einer Lippen-Kiefer-Gaumen-Spalte
- erweiterter engmaschiger Kontrollen des Behandlungsverlaufes bei ungünstiger Wachstumsentwicklung

6210

GOZ-Position 6210

Leistungsbeschreibung	Faktor
Kontrolle des Behandlungsverlaufs oder Weiterführung der Retention einschließlich kleiner Änderungen der Behandlungs- oder Retentionsgeräte, Therapiekontrolle der gesteuerten Extraktion, je Sitzung	1,0-fach: 5,06 € 2,3-fach: 11,64 € 2,8-fach: 14,17 € 3,1-fach: 15,69 € 3,5-fach: 17,72 €

Abrechnungsbestimmung

--

Anmerkung

- berechnungsfähig:
  - für eine Kontrolle des Behandlungsverlaufes
  - für eine Weiterführung der Retention
  - für eine Therapiekontrolle der gesteuerten Extraktion
  - bei Vor- oder Frühbehandlungen, die nicht den GOZ-Nrn. 6030 bis 6080 entsprechen
  - bei (Urlaubs-)Vertretung
  - im Notdienst
  - für alle Kontrollen nach den GOZ-Nrn. 6090, 6200 und 6230 bis 6260
  - für die Weiterführung der Retention bei Behandlungen nach den GOZ-Nrn. 6030–6080, wenn sich die Retentionsphase über einen längeren Zeitraum als 4 Jahre erstreckt
  - je Sitzung
- nicht berechnungsfähig:
  - neben den GOZ-Nrn. 6030 ff. (Umformung eines Kiefers [innerhalb des 4-Jahreszeitraumes])
  - neben den GOZ-Nrn. 6060 ff. (Einstellung der Kiefer während der Wachstumsphase [innerhalb des 4-Jahreszeitraumes])
  - neben der GOÄ-Nr. Ä5 (Symptombezogene Untersuchung [für eine Verlaufskontrolle in Bezug auf die KFO-Behandlung])

BZÄK-Kommentar zu der GOZ-Nr. 6210 (Stand Oktober 2018)

Diese Gebührennummer bezieht sich auf Kontrollen eines kieferorthopädischen Behandlungsverlaufs oder auf eine Weiterführung der Retention in denjenigen Fällen, die nicht den Abrechnungsbestimmungen zu den Nummern 6030 bis 6080 unterliegen, z. B. Vorbehandlung, Frühbehandlung, im Vertretungsfall. Diese Gebührennummer kommt ebenfalls zur Anwendung bei Kontrollen im Zusammenhang

6210

Anmerkung

mit den Nummern 6030 bis 6080, wenn sich die Behandlungszeit inklusive Retentionsphase über einen Zeitraum von mehr als vier Jahren erstreckt.
Die Gebührennummer kommt ansonsten für alle Kontrollen zu den Behandlungen nach den Nummern 6090, 6200 und 6230 bis 6260 zur Anwendung sowie bei allen weiteren kieferorthopädischen Maßnahmen, die nicht den zeitlichen Beschränkungen im Rahmen einer Behandlung nach den Nummern 6030 bis 6080 unterworfen sind bzw. den Vierjahreszeitraum nicht überschreiten.
Sie wird ebenfalls bei Kontrollen im Verlauf einer gesteuerten Extraktionstherapie angewendet und je Sitzung berechnet.

Begründungen

Überdurchschnittlicher Zeitaufwand aufgrund … | Überdurchschnittliche Schwierigkeiten aufgrund … | Besondere Umstände aufgrund …

- akuter Kiefergelenksbeschwerden, Anpassung der Apparatur
- erneuter Beseitigung störender Frühkontakte der Apparatur bei Kontrolle durch tiefem Overbite
- Einschränkung des Sichtbereiches, verursacht durch eingeschränkte Lagerfähigkeit des Patienten wegen Wirbelsäulenerkrankung/Muskelerkrankung/Herz-Kreislauferkrankung bei der Änderung des Behandlungsgerätes
- eingeschränkter Mundöffnung/erschwerter Mundzugang wegen Mundsperre/Kieferklemme/Adipositas/Herpes/Rhagaden etc.
- starken Wangendrucks und/oder aktiver Zungenmuskulatur und dadurch aufwendiger Freistellung des Behandlungsfeldes sowie notwendiger häufiger Behandlungspausen zur Entlastung/Entspannung der Muskulatur
- schwieriger Aktivierung von den H-/A-Elementen des Platzhalters
- besonders intensiver Aufklärung und Erläuterung der Verhaltensmaßregeln und des Therapieverlaufes bei der Kontrolle nach der gesteuerten Extraktion
- erschwerter Kontrolle nach chirurgischem Eingriff (frische Extraktionswunden) mit erhöhter postoperativer Sensibilität/starke Schmerzempfindlichkeit
- schwierigen Wiedereinsetzens der Apparatur durch voraktivierte Bewegungselemente nach Kontrolle und Änderung
- erneuter Anpassung ungünstiger Einschubrichtung des kieferorthopädischen Gerätes bedingt durch verminderte Mitarbeit des Patienten
- motorischer Instabilität der Zunge/Makroglossie, dadurch erschwerter Freistellung des Behandlungsfeldes bei Kontrolle/Änderung
- erweiterter Kontrolle des Behandlungsverlaufes bei ungünstiger Wachstumsentwicklung
- umfangreicher Aufklärung der Begleitperson zur Handhabung der Apparatur
- ausführlichen Aufklärungsgesprächs über Behandlungsverlauf

6210

Begründungen

Überdurchschnittlicher Zeitaufwand aufgrund …	Überdurchschnittliche Schwierigkeiten aufgrund …	Besondere Umstände aufgrund …

- erheblichen Mehraufwands wegen altersbedingter, verminderter Mitarbeit des Patienten, besonders zeitintensive Motivation bei Abwehrhaltung des Kindes
- NON-Compliance/verminderter Compliance
- schwierig zu aktivierender Bewegungselementen
- umfangreicher Aufklärung/Einbeziehung der Bezugsperson bei sich wiederholender Eingliederungs-/Ausgliederungsübungen des geänderten Hilfsmittels und über weiteren Behandlungsverlaufes
- reflektorischer Übererregbarkeit z. B. starkem Husten-, Schluck-, oder/und Brechreizneigung mit häufigen Behandlungspausen bei der Abformung und notwendiger wiederholt erforderlicher Trockenlegung bei der Eingliederung der Retensions- Apparatur
- schwieriger Aktivierung mehrerer Drahtelemente/aktive Elemente (Dehnschraube, Federn) oder Halteelemente und schwierige Adaption
- erschwerter Kontrolle und Anpassung wegen einer syndrombedingten Abweichung

GOZ-Position 6220

Leistungsbeschreibung	Faktor
Vorbereitende Maßnahmen zur Herstellung von kieferorthopädischen Behandlungsmitteln (z. B. Abformung, Bissnahme), je Kiefer	1,0-fach: 10,12 € 2,3-fach: 23,28 € 2,8-fach: 28,35 € 3,1-fach: 31,38 € 3,5-fach: 35,43 €

Abrechnungsbestimmung

--

Anmerkung

- berechnungsfähig:
  - für vorbereitende Maßnahmen zur Herstellung von kieferorthopädischen Behandlungsmitteln
  - bei Vor- oder Frühbehandlungen, die nicht den GOZ-Nrn. 6030 bis 6080 entsprechen
  - bei (Urlaubs-)Vertretung
  - im Notdienst
  - bei einer Retentionsschiene/-platte außerhalb einer KFO-Behandlung
  - je Kiefer
  - zweimal bei bimaxillären Geräten
  - zzgl. Materialkosten (z.B. Abformmaterial)
  - zzgl. zahntechnische Leistungen gemäß § 9 GOZ
- nicht berechnungsfähig:
  - neben den GOZ-Nrn. 6030 ff. (Umformung eines Kiefers)
  - neben den GOZ-Nrn. 6060 ff. (Einstellung der Kiefer während der Wachstumsphase)
  - neben der GOZ-Nr. 6090 (Einstellung der Okklusion durch alveolären Ausgleich bei abgeschlossener Wachstumsphase)
  - neben der GOZ-Nr. 6180 (Maßnahmen zur Wiederherstellung herausnehmbarer Behandlungsgeräte)

BZÄK-Kommentar zu der GOZ-Nr. 6220 (Stand Oktober 2018)

Diese Gebührennummer beschreibt alle Maßnahmen, die der Vorbereitung zur Herstellung von kieferorthopädischen Behandlungsmitteln dienen. Beispielhaft sind Abformungen und einfache Bissnahme (Fixationsbiss) genannt. Die Leistung ist je Kiefer berechnungsfähig.

6220

! Anmerkung

Für ein bimaxillär wirkendes Gerät ist die Nummer demgemäß zweimal berechnungsfähig.
Diese Nummer ist neben den Nummern 6030 bis 6080 nicht berechnungsfähig.

Begründungen

Überdurchschnittlicher Zeitaufwand aufgrund …	Überdurchschnittliche Schwierigkeiten aufgrund …	Besondere Umstände aufgrund …

- motorischer Instabilität der Zunge/Makroglossie, dadurch erschwerter Freistellung des Behandlungsfeldes bei Abformung
- Einschränkung des Sichtbereiches, verursacht durch eingeschränkte Lagerfähigkeit des Patienten wegen Kreislaufschwäche oder Würgereiz
- eingeschränkter Mundöffnung/erschwerter Mundzugang wegen Mundsperre/Kieferklemme/Herpes/Rhagaden etc.
- starken Wangendrucks und/oder aktiver Zungenmuskulatur und dadurch aufwendiger Freistellung des Behandlungsfeldes sowie notwendiger häufiger Behandlungspausen zur Entlastung/ Entspannung der Muskulatur
- erschwerter Erreichbarkeit/Freistellung des Behandlungsfeldes durch eine extrem eingeschränkte Mundöffnung
- erhöhter postoperativer Sensibilität/starker Schmerzempfindlichkeit des Kindes bei der Abformung nach chirurgischem Eingriff (frische Extraktionswunden)
- besonderen Aufwands wegen elongierten/protrudierten Zähnen und/oder Zahnfehlstellungen, asymmetrischer Zahnrotationen usw. Protrusion/extremer Dysgnathie mit skelettaler Asymmetrie und dadurch erschwerte Abformung
- erschwerter Abformung bei inserierenden Bändern
- reflektorischer Übererregbarkeit z. B. starkem Husten-, Schluck-, oder/und Brechreizneigung mit häufigen Behandlungspausen bei der Abformung
- erschwerter Abformung bei ausgeprägter Mundatmung und dadurch notweniger Behandlungspausen
- erschwerter Abformung und aufwendigen Individualisierungsmaßnahmen an den konfektionierten Abformlöffel bei besonders schmalen/breiten/ symmetrischen Zahnbogen
- erheblichen Mehraufwands wegen altersbedingter, verminderter Mitarbeit des Patienten, besonders zeitintensive Motivation bei Abwehrhaltung des Kindes
- schwieriger Bissnahme bei ungleicher Verzahnung/ fehlender Eckzahnführung/ Deckbiss mit/bei ungünstigen antagonistischen Beziehungen/ ausgeprägte Missverhältnisse von Ober- zu Unterkiefer

GOZ-Position 6230

Leistungsbeschreibung	Faktor
Eingliederung von kieferorthopädischen Behandlungsmitteln, je Kiefer	1,0-fach: 10,12 € 2,3-fach: 23,28 € 2,8-fach: 28,35 € 3,1-fach: 31,38 € 3,5-fach: 35,43 €

Abrechnungsbestimmung

--

Anmerkung

- berechnungsfähig:
  - für eine Eingliederung von kieferorthopädischen Behandlungsmitteln
  - bei Vor- oder Frühbehandlungen, die nicht den GOZ-Nrn. 6030 bis 6080 entsprechen
  - bei (Urlaubs-)Vertretung als alleinige Leistung
  - im Notdienst
  - bei einer Retentionsschiene/-platte außerhalb einer KFO-Behandlung
  - je Kiefer
  - zweimal bei bimaxillären Geräten
  - zzgl. zahntechnische Leistungen gemäß § 9 GOZ
- nicht berechnungsfähig:
  - neben den GOZ-Nrn. 6030 ff. (Umformung eines Kiefers)
  - neben den GOZ-Nrn. 6060 ff. (Einstellung der Kiefer während der Wachstumsphase)
  - neben der GOZ-Nr. 6090 (Einstellung der Okklusion durch alveolären Ausgleich bei abgeschlossener Wachstumsphase)
  - neben der GOZ-Nr. 6180 (Maßnahmen zur Wiederherstellung herausnehmbarer Behandlungsgeräte)
  - neben der GOZ-Nr. 6200 (Eingliederung eines Hilfsmittels zur Beseitigung von Funktionsstörungen)
  - für Eingliederung eines Lückenhalters (GOZ-Nr. 6240)
  - neben der GOZ-Nr. 6250 (Beseitigung des Diastemas)
  - neben der GOZ-Nr. 6260 (Maßnahmen zur Einordnung eines verlagerten Zahnes)

6230

Anmerkung

BZÄK-Kommentar zu der GOZ-Nr. 6230 (Stand Oktober 2018)

Diese Gebührennummer beschreibt die Eingliederung von kieferorthopädischen Behandlungsmitteln, die nicht im Zusammenhang mit den Nummern 6030 bis 6080 stehen. Sie ist je Kiefer berechnungsfähig.

Maßnahmen zum Offenhalten einer Zahnlücke mittels eines Gerätes sind nicht nach dieser Nummer, sondern nach Nummer 6240 zu berechnen.

Begründungen

Überdurchschnittlicher Zeitaufwand aufgrund …	Überdurchschnittliche Schwierigkeiten aufgrund …	Besondere Umstände aufgrund …

- hoher Motivationsschwelle/umfangreicher Remotivation wegen zweiter/weiterer Behandlung
- schwieriger Adaptation durch das Vorliegen einer Lippen-Kiefer-Gaumen-Spalte/Narbenzüge
- der anatomischen Gegebenheiten der Zähne wie Zahnaplasien/Zahndysplasien/Zahnhyperplasien/Zahnhypoplasien/untypische Zahnform (Zapfenzähne)
- dysfunktioneller Kaugewohnheiten
- erschwerter Umstände bei Parafunktionen z.B. Sigmatismus, Zungenpressen
- schwieriger Erwachsenenbehandlung im parodontal geschädigtem Gebiss
- akuter Kiefergelenksbeschwerden/Mobilitätseinschränkung des Kiefergelenkes (bei Erwachsene)
- erschwerter Okklusions-Einstellung durch begleitender funktionsanalytischer Therapie bei Kiefergelenkssymptomatik (bei Erwachsene)
- motorischer Instabilität der Zunge/Makroglossie, dadurch erschwerter Freistellung des Behandlungsfeldes bei Eingliederung
- Einschränkung des Sichtbereiches, verursacht durch eingeschränkte Lagerfähigkeit des Patienten wegen Kreislaufschwäche oder Würgereiz
- eingeschränkter Mundöffnung/erschwerten Mundzugangs wegen Mundsperre/Kieferklemme/Herpes/Rhagaden etc.
- motorischer Unruhe des Patienten, verbunden mit wiederholt erforderlicher Trockenlegung und mehrfach notwendigen Behandlungspausen
- reflektorischer Übererregbarkeit z. B. starkem Husten-, Schluck-, oder/und Brechreizneigung mit häufigen Behandlungspausen bei der Abformung und ggf. notwendiger wiederholt erforderlicher Trockenlegung bei der Eingliederung
- starken Wangendrucks und/oder aktiver Zungenmuskulatur und dadurch aufwendiger Freistellung des Behandlungsfeldes sowie notwendiger häufiger Behandlungspausen zur Entlastung/ Entspannung der Muskulatur

6230

Begründungen

Überdurchschnittlicher Zeitaufwand aufgrund …	Überdurchschnittliche Schwierigkeiten aufgrund …	Besondere Umstände aufgrund …

- erschwerter Erreichbarkeit/Freistellung des Behandlungsfeldes durch eine extrem eingeschränkte Mundöffnung
- bei der Eingliederung nach chirurgischem Eingriff (frische Extraktionswunden) mit erhöhter operativer Sensibilität/starke Schmerzempfindlichkeit
- besonderen Aufwands wegen elongierten/protrudierten Zähnen und/oder Zahnfehlstellungen, asymmetrischer Zahnrotationen usw. Protrusion/ extremer Dysgnathie mit skelettaler Asymmetrie und dadurch erschwerte Adaptation des Behandlungsmittels
- Beseitigung störender Frühkontakte der Apparatur bei tiefem Overbite
- Anpassung ungünstiger Einschubrichtung des kieferorthopädischen Hilfsmittels
- erschwerter Adaption und aufwendiger Individualisierungsmaßnahmen bei den Einzelelementen bei besonders schmalen/breiten Zahnbogen/ Zahnengstand
- NON-Compliance/verminderter Compliance
- erheblichen Mehraufwands wegen altersbedingter, verminderter Mitarbeit des Patienten, besonders zeitintensive Motivation bei Abwehrhaltung des Kindes
- wiederholender/zeitaufwendiger Instruktion und das Handling bei schwierig zu aktivierenden Bewegungselemente
- umfangreicher Aufklärung und besonders schwieriger Instruktion und Einübung der Handhabung des Behandlungsmittels verbunden mit der Aufnahmefähigkeit des Patienten in Abhängigkeit vom Alter
- umfangreicher Aufklärung/Einbeziehung der Bezugsperson bei sich wiederholender Eingliederungs-/Ausgliederungsübungen und/oder Aktivierungsübung des eingesetzten Behandlungsmittels und umfangreiches Aufklärungsgespräch über weitere Behandlung
- schwierigen Einsetzens des Hilfsmittels durch voraktivierte Bewegungselemente
- erschwerter Anpassung des Behandlungsmittels bei vorliegender umfangreicher Hypodontie durch Agenesie/Oligodontie
- vorhandener Mikrodontie (Diminutivform) mit aufwendiger Anpassung von Einzelelementen

6240

GOZ-Position 6240

Leistungsbeschreibung	Faktor
Maßnahmen zur Verhütung von Folgen vorzeitigen Zahnverlustes (Offenhalten einer Lücke)	1,0-fach: 15,19 € 2,3-fach: 34,93 € 2,8-fach: 42,52 € 3,1-fach: 47,07 € 3,5-fach: 53,15 €

Abrechnungsbestimmung

--

Anmerkung

- berechnungsfähig:
  - für Maßnahmen zur Verhütung von Folgen vorzeitigen Zahnverlustes
  - für das Offenhalten einer Lücke
  - für einen festsitzenden Lückenhalter
  - für einen herausnehmbaren Lückenhalter
  - je Lücke, die offengehalten wird
  - auch mehrfach je Kiefer
  - zzgl. Materialkosten (z.B. Abformmaterial)
  - zzgl. zahntechnische Leistungen gemäß § 9 GOZ
  - ggf. zzgl. die GOZ-Nrn. 6120 ff. beim Offenhalten einer Lücke mittels Bänder und Teilbögen
- nicht berechnungsfähig:
  - neben den GOZ-Nrn. 6030 ff. (Umformung eines Kiefers)
  - neben den GOZ-Nrn. 6060 ff. (Einstellung der Kiefer während der Wachstumsphase)
  - neben der GOZ-Nr. 6090 (Einstellung der Okklusion durch alveolären Ausgleich bei abgeschlossener Wachstumsphase)
  - neben der GOZ-Nr. 6200 (Eingliederung eines Hilfsmittels zur Beseitigung von Funktionsstörungen)
  - neben der GOZ-Nr. 6230 (Eingliederung von kieferorthopädischen Behandlungsmitteln)

BZÄK-Kommentar zu der GOZ-Nr. 6240 (Stand Oktober 2018)

Die Gebührennummer umfasst Maßnahmen, die geeignet sind, den Folgen von vorzeitigem Zahnverlust entgegenzuwirken und den Einbruch von Stützzonen, Zahnkippungen, -wanderungen, -drehungen und Elongationen zu vermeiden.

6240

Anmerkung

Diese Nummer ist neben den Nummern 6030 bis 6080 nicht berechnungsfähig. Die Leistung kann mit festsitzendem oder abnehmbaren Gerät erfolgen.
Die Nummer ist je offen zu haltender Lücke anzusetzen.

Begründungen

Überdurchschnittlicher Zeitaufwand aufgrund …

Überdurchschnittliche Schwierigkeiten aufgrund …

Besondere Umstände aufgrund …

- motorischer Instabilität der Zunge/Makroglossie, dadurch erschwerter Freistellung des Behandlungsfeldes bei Eingliederung
- schwieriger Adaptation durch das Vorliegen einer Lippen-Kiefer-Gaumen-Spalte/Narbenzüge
- der anatomischen Gegebenheiten der Zähne wie Zahnaplasien/Zahndysplasien/Zahnhyperplasien/Zahnhypoplasien/untypische Zahnform (Zapfenzähne) erschwerte Adaptation des festsitzenden/herausnehmbaren Lückenhalters
- besonders schwieriger Anpassung bei mehreren Parafunktionen (Habits) z. B. Zähnepressen/Bruxismus/Daumenlutschen/Lippen-Wangenbeißen/Bleistift- und Fingernägelkauen
- Einschränkung des Sichtbereiches, verursacht durch eingeschränkte Lagerfähigkeit des Patienten wegen Kreislaufschwäche oder Würgereiz
- eingeschränkter Mundöffnung/erschwerten Mundzugangs wegen Mundsperre/Kieferklemme/Adipositas/Herpes/Rhagaden etc.
- motorischer Unruhe des Patienten, verbunden mit wiederholt erforderlicher Trockenlegung z.B. bei der Abdrucknahme/befestigen des Bandes und mehrfach notwendigen Behandlungspausen
- reflektorischer Übererregbarkeit z. B. starkem Husten-, Schluck-, oder/und Brechreizneigung mit häufigen Behandlungspausen bei der Abformung und ggf. notwendiger wiederholt erforderlicher Trockenlegung bei der Eingliederung
- starken Wangendrucks und/oder aktiver Zungenmuskulatur und dadurch aufwendiger Freistellung des Behandlungsfeldes sowie notwendiger häufiger Behandlungspausen zur Entlastung/Entspannung der Muskulatur
- erschwerter Erreichbarkeit/Freistellung des Behandlungsfeldes durch eine extrem eingeschränkte Mundöffnung
- bei der Eingliederung nach chirurgischem Eingriff (frische Extraktionswunden) mit erhöhter operativer Sensibilität/starke Schmerzempfindlichkeit
- besonderen Aufwands wegen elongierten/protrudierten Zähnen und/oder Zahnfehlstellungen, asymmetrischer Zahnrotationen usw. Protrusion/extremer Dysgnathie mit skelettaler Asymmetrie und dadurch erschwerte Adaptation des Lückenhalters

6240

Begründungen

Überdurchschnittlicher Zeitaufwand aufgrund …	Überdurchschnittliche Schwierigkeiten aufgrund …	Besondere Umstände aufgrund …

- Beseitigung störender Frühkontakte des Lückenhalters bei tiefem Overbite
- Anpassung ungünstiger Einschubrichtung des Lückenhalters bei Zahnrotationen
- erschwerter Adaption und aufwendiger Individualisierungsmaßnahmen bei den Einzelelementen bei vorhandener Mikrodontie (Diminutivform)
- NON-Compliance/verminderter Compliance
- erheblichen Mehraufwands wegen altersbedingter, verminderter Mitarbeit des Patienten, besonders zeitintensive Motivation bei Abwehrhaltung des Kindes
- wiederholender/zeitaufwendiger Instruktion und das Handling bei schwierig zu aktivierenden Bewegungselemente
- umfangreicher Aufklärung und besonders schwieriger Instruktion und Einübung der Handhabung des Behandlungsmittels verbunden mit der Aufnahmefähigkeit des Patienten in Abhängigkeit vom Alter
- umfangreicher Aufklärung/Einbeziehung der Bezugsperson bei sich wiederholender Eingliederungs-/Ausgliederungsübungen und/oder Aktivierungsübung des eingesetzten Lückenhalters und umfangreiches Aufklärungsgespräch über weitere Behandlung
- schwierigen Einsetzens des Lückenhalters durch voraktivierte Bewegungselemente
- akuter Kiefergelenksbeschwerden/Mobilitätseinschränkung des Kiefergelenkes (Erwachsene)
- erschwerter Anpassung des Behandlungsmittels bei vorliegender umfangreicher Hypodontie durch Agenesie/Oligodontie
- aufwendiger Adaptation bei verzögertem Zahnwechsel/Zahndurchbruch (Dentitio tarda)
- erheblichen Mehraufwands wegen stark differenziertem Körperwachstum, hormonelle Schübe

GOZ-Position 6250

Leistungsbeschreibung	Faktor
Beseitigung des Diastemas, als selbständige Leistung	1,0-fach: 25,31 € 2,3-fach: 58,21 € 2,8-fach: 70,87 € 3,1-fach: 78,46 € 3,5-fach: 88,58 €

Abrechnungsbestimmung

--

Anmerkung

- berechnungsfähig:
  - für die Beseitigung des Diastemas
  - als selbstständige Leistung
  - als kieferorthopädische Maßnahme zum Verringern oder Beseitigen von Lücken zwischen den Zähnen
  - je Diastema
  - zzgl. Materialkosten (z.B. Abformmaterial)
  - zzgl. zahntechnische Leistungen gemäß § 9 GOZ
- nicht berechnungsfähig:
  - für die chirurgische Behandlung des echten Diastemas GOZ-Nr. 3280
  - neben den GOZ-Nrn. 6030 ff. – Umformung eines Kiefers
  - neben den GOZ-Nrn. 6060 ff. – Einstellung der Kiefer während der Wachstumsphase
  - neben GOZ-Nr. 6090 – Einstellung der Okklusion durch alveolären Ausgleich bei abgeschlossener Wachstumsphase
  - neben GOZ-Nr. 6200 – Eingliederung eines Hilfsmittels zur Beseitigung von Funktionsstörungen
  - neben GOZ-Nr. 6230 – Eingliederung von kieferorthopädischen Behandlungsmitteln

BZÄK-Kommentar zu der GOZ-Nr. 6250 (Stand Oktober 2018)
Die Gebührennummer umfasst alle Maßnahmen, die geeignet sind, Lücken zwischen Zähnen mittels kieferorthopädischer Maßnahmen zu verringern oder zu beseitigen.
Die chirurgische Vorbehandlung des echten Diastemas (Diastema mediale) wird nach der Nummer 3280 berechnet.
Diese Nummer ist neben den Nummern 6030 bis 6080 nicht berechnungsfähig.

6250

Begründungen

Überdurchschnittlicher Zeitaufwand aufgrund …	Überdurchschnittliche Schwierigkeiten aufgrund …	Besondere Umstände aufgrund …

- motorischer Instabilität der Zunge/Makroglossie, dadurch erschwerter Freistellung des Behandlungsfeldes bei Eingliederung
- erhöhter postoperativer Sensibilität/starke Schmerzempfindlichkeit bei der Eingliederung nach chirurgischem Eingriff (echten Diastema; GOZ Nr. 3280)
- schwieriger Adaptation durch das Vorliegen einer Lippen-Kiefer-Gaumen-Spalte/Narbenzüge
- der anatomischen Gegebenheiten der Zähne wie Zahnaplasien/Zahndysplasien/Zahnhyperplasien/Zahnhypoplasien/untypische Zahnform (Zapfenzähne) erschwerte Adaptation des Behandlungsmittels
- besonders schwieriger Anpassung bei mehreren Parafunktionen (Habits) z.B. Zähnepressen/Bruxismus/Daumenlutschen/Lippen-Wangenbeißen/Bleistift- und Fingernägelkauen
- Einschränkung des Sichtbereiches, verursacht durch eingeschränkte Lagerfähigkeit des Patienten wegen Kreislaufschwäche oder Klaustrophobie oder Würgereiz
- eingeschränkter Mundöffnung/erschwerten Mundzugangs wegen Mundsperre/Kieferklemme/Adipositas/Herpes/Rhagaden etc.
- motorischer Unruhe des Patienten und mehrfach notwendigen Behandlungspausen, verbunden mit wiederholt erforderlicher Trockenlegung (z. B. bei mit zur Hilfenahme von Brackets oder Attachments)
- reflektorischer Übererregbarkeit z. B. starkem Husten-, Schluck-, oder/und Brechreizneigung mit häufigen Behandlungspausen bei der Abformung und ggf. notwendiger wiederholt erforderlicher Trockenlegung bei der Eingliederung
- starken Wangendrucks und/oder aktiver Zungenmuskulatur und dadurch aufwendiger Freistellung des Behandlungsfeldes sowie notwendiger häufiger Behandlungspausen zur Entlastung/ Entspannung der Muskulatur
- erschwerter Erreichbarkeit/Freistellung des Behandlungsfeldes durch eine extrem eingeschränkte Mundöffnung
- besonderen Aufwands wegen elongierten/protrudierten Zähnen und/oder Zahnfehlstellungen, asymmetrischer Zahnrotationen usw. Protrusion/ extremer Dysgnathie mit skelettaler Asymmetrie und dadurch erschwerte Adaptation des Behandlungsmittels
- Beseitigung störender Frühkontakte des Behandlungsmittels bei tiefem Overbite
- Anpassung ungünstiger Einschubrichtung des Behandlungsmittels bei Zahnrotationen
- erschwerter Adaption und aufwendiger Individualisierungsmaßnahmen bei den Einzelelementen bei vorhandener Mikrodontie (Diminutivform)
- NON-Compliance/verminderter Compliance

Begründungen

Überdurchschnittlicher Zeitaufwand aufgrund …	Überdurchschnittliche Schwierigkeiten aufgrund …	Besondere Umstände aufgrund …

- erheblichen Mehraufwands wegen altersbedingter, verminderter Mitarbeit des Patienten, besonders zeitintensive Motivation bei Abwehrhaltung des Kindes
- wiederholender/zeitaufwendiger Instruktion und das Handling bei schwierig zu aktivierenden Bewegungselemente
- umfangreicher Aufklärung und besonders schwieriger Instruktion und Einübung der Handhabung des Behandlungsmittels verbunden mit der Aufnahmefähigkeit des Patienten in Abhängigkeit vom Alter
- umfangreicher Aufklärung/Einbeziehung der Bezugsperson bei sich wiederholender Eingliederungs-/Ausgliederungsübungen und/oder Aktivierungsübung des eingesetzten Behandlungsmittels und umfangreiches Aufklärungsgespräch über weitere Behandlung
- schwierigen Einsetzens des Behandlungsmittels durch voraktivierte Bewegungselemente
- akuter Kiefergelenksbeschwerden/Mobilitätseinschränkung des Kiefergelenkes (bei Erwachsene)
- erschwerter Anpassung des Behandlungsmittels bei vorliegender umfangreicher Hypodontie durch Agenesie/Oligodontie
- aufwendiger Adaptation bei verzögertem Zahnwechsel/ Zahndurchbruch (Dentitio tarda)
- erheblichen Mehraufwands wegen stark differenziertem Körperwachstum, hormonelle Schübe
- des individuellen Mehraufwands an die Ästhetik bei hoher kosmetischer Anforderung
- besonderen Aufwands wegen erschwerter Abformung z.B. Stellungsanomalie, inserierende Bänder, Würgereiz, ausgeprägte Mundatmung

6260

GOZ-Position 6260

Leistungsbeschreibung	Faktor
Maßnahmen zur Einordnung eines verlagerten Zahnes in den Zahnbogen, als selbständige Leistung	1,0-fach: 61,87 € 2,3-fach: 142,29 € 2,8-fach: 173,23 € 3,1-fach: 191,79 € 3,5-fach: 216,53 €

Abrechnungsbestimmung

--

Anmerkung

- berechnungsfähig:
  - für Maßnahmen zur Einordnung eines verlagerten Zahnes in den Zahnbogen
  - als selbstständige Leistung
  - je einzuordnenden Zahn
  - auch für eine Extrusion eines Zahnes
  - zzgl. zahntechnische Leistungen gemäß § 9 GOZ
- nicht berechnungsfähig:
  - neben GOZ-Nrn. 6030 ff. (Umformung eines Kiefers)
  - neben GOZ-Nrn. 6060 ff. (Einstellung der Kiefer während der Wachstumsphase)
  - neben GOZ-Nr. 6090 (Einstellung der Okklusion bei abgeschlossener Wachstumsphase)
  - neben GOZ-Nr. 6200 (Eingliederung eines Hilfsmittels zur Beseitigung von Funktionsstörungen)
  - neben GOZ-Nr. 6230 (Eingliederung von kieferorthopädischen Behandlungsmitteln)

BZÄK-Kommentar zu der GOZ-Nr. 6260 (Stand Oktober 2018)

Die Gebührennummer beschreibt Maßnahmen, die dazu geeignet sind, die Einordnung eines verlagerten Zahnes in den Zahnbogen zu erreichen. Hierzu können ggf. auch chirurgische Maßnahmen notwendig werden, die gesondert berechnet werden. Die Leistung ist nur als selbstständige kieferorthopädische Maßnahme und daher nicht neben den Nummern 6030 bis 6080 berechnungsfähig.

Die Gebührennummer findet auch Anwendung für eine für die weitere therapeutische Versorgung notwendige Extrusion eines Zahnes.

Begründungen

Überdurchschnittlicher Zeitaufwand aufgrund …	Überdurchschnittliche Schwierigkeiten aufgrund …	Besondere Umstände aufgrund …

- besonderen Aufwands bei dem notwendigen außergewöhnlichen hohen Maß an der Zahnbewegung
- besonderen Aufwands wegen extremen Zahnengstands und/oder erschwerter Anpassung an vorhandene Apparaturen und/oder sehr engen Approximalräumen
- motorischer Instabilität der Zunge/Makroglossie, dadurch erschwerte Freistellung des Behandlungsfeldes bei Eingliederung
- schwieriger Verankerung der Behandlungsapparatur durch die anatomischen Gegebenheiten der Zähne wie Zahndysplasien/Zahnhypoplasien/ untypische Zahnform (Zapfenzähne)
- Einschränkung des Sichtbereiches, verursacht durch eingeschränkte Lagerfähigkeit des Patienten wegen Wirbelsäulenerkrankung/Muskelerkrankung/Herz-Kreislauferkrankung/ Kreislaufschwäche
- eingeschränkter Mundöffnung/erschwerten Mundzugangs wegen Mundsperre/Kieferklemme/Adipositas/Herpes/Rhagaden etc.
- eingeschränkter Mundöffnung wegen einer starken postoperativen Schwellung des Weichgewebes
- erhöhter postoperativer Sensibilität/starke Schmerzempfindlichkeit bei der Eingliederung nach chirurgischem Eingriff (Freilegung)
- motorischer Unruhe des Patienten und mehrfach notwendigen Behandlungspausen, verbunden mit wiederholt erforderlicher Trockenlegung (z.B. bei mit zur Hilfenahme von Brackets oder Attachments)
- reflektorischer Übererregbarkeit z. B. starkem Husten-, Schluck-, oder/und Brechreizneigung mit häufigen Behandlungspausen bei der Abformung und ggf. notwendiger wiederholt erforderlicher Trockenlegung bei der Eingliederung
- starken Wangendrucks und/oder aktiver Zungenmuskulatur und dadurch aufwendiger Freistellung des Behandlungsfeldes sowie notwendiger häufiger Behandlungspausen zur Entlastung/Entspannung der Muskulatur
- erschwerter Erreichbarkeit/Freistellung des Behandlungsfeldes durch eine extrem eingeschränkte Mundöffnung
- Beseitigung störender Frühkontakte des Behandlungsmittels bei tiefem Overbite/Deckbisscharakter
- Anpassung ungünstiger Einschubrichtung des Behandlungsmittels bei Retroinklination
- erschwerter Adaption und aufwendiger Individualisierungsmaßnahmen bei den Einzelelementen bei vorhandener Mikrodontie (Diminutivform)
- NON-Compliance/ verminderter Compliance

6260

Begründungen

Überdurchschnittlicher Zeitaufwand aufgrund …	Überdurchschnittliche Schwierigkeiten aufgrund …	Besondere Umstände aufgrund …

- erheblichen Mehraufwands wegen altersbedingter, verminderter Mitarbeit des Patienten, besonders zeitintensive Motivation bei Abwehrhaltung des Kindes
- wiederholender/zeitaufwendiger Instruktion und das Handling bei schwierig zu aktivierenden Bewegungselemente
- umfangreicher Aufklärung und besonders schwieriger Instruktion und Einübung der Handhabung des Behandlungsmittels verbunden mit der Aufnahmefähigkeit des Patienten in Abhängigkeit vom Alter
- umfangreicher Aufklärung/Einbeziehung der Bezugsperson bei sich wiederholender Eingliederungs-/Ausgliederungsübungen und oder Aktivierungsübung des eingesetzten Behandlungsmittels und umfangreiches Aufklärungsgespräch über weitere Behandlung
- schwierigen Einsetzens des Behandlungsmittels durch voraktivierte Bewegungselemente
- erschwerter Anpassung des Behandlungsmittels bei vorliegender umfangreicher Hypodontie durch Agenesie/Oligodontie
- aufwendiger Adaptation bei Dentitio tarda (verzögertern Zahndurchbruch)/Dentitio difficilis (erschwerter Zahndurchbruch)/Dentitio praecox (vorzeitigen Zahndurchbruch)
- individuellen Mehraufwands an die Ästhetik bei hoher kosmetischer Anforderung
- besonderen Aufwands wegen erschwerter Abformung z.B. Stellungsanomalie, inserierende Bänder, Würgereiz, ausgeprägte Mundatmung

9

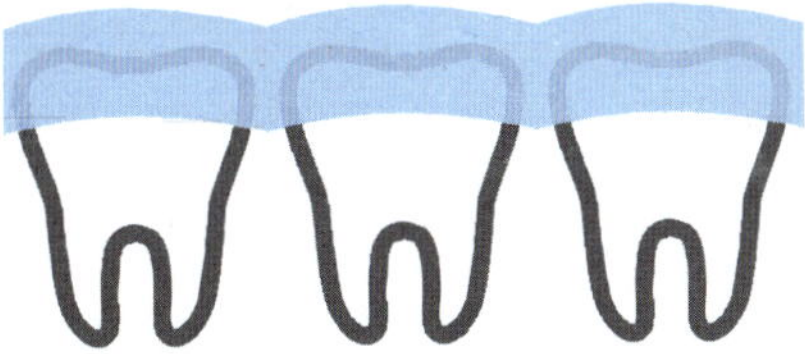

9

H Eingliederung von Aufbissbehelfen und Schienen

GOZ 7000–7100

GOZ-Position 7000

Leistungsbeschreibung	Faktor
Eingliederung eines Aufbissbehelfes ohne adjustierte Oberfläche	1,0-fach: 15,19 € 2,3-fach: 34,93 € 2,8-fach: 42,52 € 3,1-fach: 47,07 € 3,5-fach: 53,15 €

Abrechnungsbestimmung

Endgültige Kronen, Brücken und Prothesen dürfen nicht als Aufbissbehelfe oder Schienen nach Abschnitt H berechnet werden.

! Anmerkung

- berechnungsfähig:
  - für die Eingliederung von Aufbissbehelf/Aufbissschiene ohne adjustierte Oberfläche unabhängig von der Art der zahntechnischen Ausführung
  - je therapeutischem Aufbissbehelf
  - bei Funktionsstörungen des Kiefergelenks oder der Kaumuskulatur
  - zur Akutintervention bei Myoarthropathie
  - zzgl. Materialkosten (z. B. Abformmaterial)
  - zzgl. zahntechnische Leistungen gemäß § 9 GOZ
  - für eine Schiene zur Bissfixierung
  - für konfektionierte Aufbissbehelfe (z. B. Aqualizer)
  - auch für ein Aufbissbehelf mit konfektionierten Zähnen im zahnlosen Kieferabschnitten bei Funktionsstörungen des Kiefergelenks
  - bei optisch-elektronischer Abformung zzgl. GOZ Nr. 0065, je Kieferhälfte/Frontzahngebiet
- nicht berechnungsfähig:
  - für Aufbissbehelfe mit adjustierter Oberfläche (GOZ-Nr. 7010)
  - für Schienungen im Zusammenhang mit Gewalteinwirkungen (GOÄ-Nrn. Ä2695 bis Ä2700)
  - zur Stabilisierung von z. B. traumatisch gelockerten oder teilweise luxierten sowie parodontal geschädigten Zähnen (GOÄ-Nr. Ä2700)
  - neben der Wiederherstellung eines Aufbissbehelfs (GOZ-Nr. 7030)
  - neben der Kontrolle eines Aufbissbehelfs (GOZ-Nrn. 7040 bis 7060)
  - für Schienen zum Schutz von Zähnen/Zahnersatz ohne therapeutische Funktion (z. B. Sportschutzschiene)
  - für Brux-Checker-Schienen (analog nach § 6 Abs. 1 GOZ)

7000

Anmerkung

BZÄK-Kommentar zu der GOZ-Nr. 7000 (Stand September 2023)
Unter dieser Leistungsnummer werden – unabhängig von der Art der Herstellung – alle Arten von therapeutischen Aufbissbehelfen, z. B. Relaxierungsschienen oder Aufbissplatten o. Ä. ohne adjustierte Oberfläche berechnet.
Sie dienen u. a. der Veränderung der Bisslage, der Bisshebung oder der Relaxierung der Kaumuskulatur und der Entlastung der Kiefergelenke. Aufbissbehelfe ohne adjustierte Oberfläche können auch zur Schmerztherapie bei akuter Funktionsstörung im stomatognathen System eingesetzt werden. Die ggf. notwendige Eingliederung eines Aufbissbehelfs mit adjustierter Oberfläche kann anschließend indiziert sein.
Schienen/Aufbissbehelfe können für den Ober- oder Unterkiefer angefertigt werden.
Aufbissschienen ohne adjustierte Oberfläche können auch zum Schutz von natürlichen Zähnen und/oder Zahnersatz bei unphysiologisch hohem Kaudruck oder habitueller Fehlfunktion verwendet werden.
Sie können temporär oder zum dauerhaften Gebrauch indiziert sein.
Abnehmbare Schienen zur Stabilisierung von z. B. traumatisch gelockerten oder teilluxierten sowie parodontal geschädigten Zähnen sind von dieser Nummer nicht erfasst, sondern sind nach Nummer 2700 (GOÄ) zu berechnen.
Einfache Formteile für die Erstellung von Sofortprovisorien nach Kronenpräparationen fallen nicht unter diese Leistungsnummer, sondern sind im Zusammenhang mit den Nummern 2260 bzw. 2270 sowie 5120 bzw. 5140 zu berechnen.
Schienen zum Schutz von Zähnen/Zahnersatz ohne therapeutische Funktion (z. B. Sportschutzgerät) werden nicht nach dieser Nummer, sondern als Verlangensleistung nach § 2 Abs. 3 berechnet.
Strahlenschutzschienen, die durch Isolierung von Metallstrukturen im Mund der Vermeidung von Streustrahlungsschäden an Schleimhäuten bei der Bestrahlung von Tumorpatienten dienen, sind analog zu berechnen. Die Eingliederung einer Schiene zum Zwecke einer Interimsversorgung mit eingearbeiteten Prothesenzähnen oder Brückengliedern ist im Leistungsverzeichnis nicht beschrieben und daher analog berechnungsfähig.
Die Brux-Checker-Schiene erfüllt den Leistungsinhalt nicht und muss analog nach § 6 Abs. 1 GOZ berechnet werden.

Begründungen

Überdurchschnittlicher Zeitaufwand aufgrund …	Überdurchschnittliche Schwierigkeiten aufgrund …	Besondere Umstände aufgrund …

- erschwerter Differentialdiagnostik bei anhaltender Schmerzsymptomatik wegen akuter Kiefergelenksbeschwerden (z.B. mit Myogelose rechts/links)
- dysfunktioneller Kaugewohnheiten
- schwieriger Verzahnung/fehlender Eckzahnführung/Kreuzbiss mit/bei ungünstigen antagonistischen Beziehungen
- schwieriger Abformung und Adaptation bei eingeschränkter Mundöffnung bedingt durch Kieferklemme/Myoathropathie/Mobilitätseinschränkung des Kiefergelenkes etc.
- motorischer Instabilität der Zunge/Makroglossie, dadurch erschwerter Freistellung des Behandlungsfeldes bei Abformung und Adaptation der Schiene
- erschwerter Abformung bei ausgeprägter Mundatmung und dadurch notwendiger Behandlungspausen
- erschwerter Abformung und aufwendiger Individualisierungsmaßnahmen an den konfektionierten Abformlöffel bei inserierenden Bändern/hochansetzender Mundbodenmuskulatur usw. (nur wenn GOZ-Nr. 5170 nicht berechnet wird)
- schwieriger Abformung und Adaptation bei eingeschränkter Mundöffnung/ erschwerter Mundzugang wegen Mundsperre/Kieferklemme/Herpes/Rhagaden etc.
- starken Wangendrucks und/oder aktiver Zungenmuskulatur und dadurch aufwendiger Freistellung des Behandlungsfeldes sowie notwendiger häufiger Behandlungspausen zur Entlastung/Entspannung der Muskulatur bei der Abformung und Eingliederung der Schiene
- besonderen Aufwands wegen erschwerter Abformung z.B. Stellungsanomalie, inserierende Bänder, Würgereiz, Ausblockmaßnahmen beim vorhandenen festsitzenden Zahnersatz/Unterschnitten etc.
- erschwerter Retentionsgewinnung der Behandlungsapparaturen durch Kippung der Zähne/bei Vorliegen von starken Abrasionen
- exzessivem Bruxismus
- besonderen Aufwands bei Abformung/Eingliederung wegen massiver Schädigung des Gelenkknorpels Kiefergelenkarthrose
- besonders vorsichtigen Vorgehens wegen Diskusprolaps mit einhergehender Schmerzsensation
- besonders schwieriger Abformung und Adaptation des Aufbissbehelfs bei Gelenksblockaden/Diskusverlagerung/atypische Gelenkbahnneigung
- besonderen Aufwands wegen Diskusprolaps
- reflektorischer Übererregbarkeit z. B. starkem Husten-, Schluck-, oder/und Brechreizneigung mit häufigen Behandlungspausen bei der Abformung

7000

Begründungen

Überdurchschnittlicher Zeitaufwand aufgrund …	Überdurchschnittliche Schwierigkeiten aufgrund …	Besondere Umstände aufgrund …

- erschwerter Adaptation wegen fehlender Stützzone im Ober- und/oder Unterkiefer
- erschwerter Adaptation der Aufbissschiene wegen zahlreicher Frühkontakte
- erschwerter Bissregistrierung wegen bänderbedingter Kiefergelenksstörungen bei Überdehnung oder atypischer Gelenkbahnneigung
- erschwerter und mehrfacher Kieferrelationsbestimmung bei eklatanter Koordinationsstörung der Unterkieferbewegung
- besonderen Aufwands wegen elongierten/protrudierten Zähnen und/oder Zahnfehlstellungen, asymmetrischer Zahnrotationen usw. Protrusion/Dysgnathie und dadurch erschwerte Abformung und Adaptation des Aufbissbehelfs
- vermehrter Behandlungspausen durch muskuläre Verspannung
- akuter schmerzhafter cranio-mandibulärer Dysfunktion (CMD)
- erheblicher Gelenkvorschäden und krankheitsbedingten Überlagerung von Erkrankungen aus dem interdiziplinären Bereich
- erhöhten Aufwands wegen zusätzlicher Anpassung zahnfreier Kieferabschnitte mit Aufstellung von Prothesenzähnen
- aufwendiger Abformung und Adaptation des Aufbissbehelfs bei erschlafften Bandapparates mit Tendenz zur Distraktion
- zusätzlicher Verwendung von Retentionselementen (z.B. Knopfanker)
- erschwerten Umständen bei Parafunktionen (z.B. Sigmatismus, Zungenpressen) oder Habits (z.B. Nägelbeißen, Lutschen)

GOZ-Position 7010

Leistungsbeschreibung	Faktor
Eingliederung eines Aufbissbehelfes mit adjustierter Oberfläche	1,0-fach: 44,99 € 2,3-fach: 103,49 € 2,8-fach: 125,98 € 3,1-fach: 139,48 € 3,5-fach: 157,48 €

Abrechnungsbestimmung

Endgültige Kronen, Brücken und Prothesen dürfen nicht als Aufbissbehelfe oder Schienen nach Abschnitt H berechnet werden.

! Anmerkung

- berechnungsfähig:
  - für die Eingliederung eines Aufbissbehelfs/einer Aufbissschiene mit adjustierter Oberfläche
  - je therapeutischem Aufbissbehelf jeder zahntechnischen Ausführung
  - für präprothetische Bissführungsplatten
  - je Aufbissbehelf (auch mehrfach je Kiefer, falls mehrere Aufbissbehelfe)
  - bei individueller Adjustierung der Okklusion
  - bei Funktionsstörungen des Kiefergelenks oder der Kaumuskulatur
  - zur Unterbrechung der Okklusionskontakte
  - bei PAR-Behandlungen
  - zur Schmerztherapie
  - auch für Aufbissbehelfe über einem vorhandenen Zahnersatz
  - für Aufbissschienen ohne adjustierte Oberfläche, die bei Eingliederung mit ein individuell geformtes Kauflächenrelief aus Kunststoff im Mund des Patienten ergänzt werden
  - für Aufbissschienen ohne adjustierte Oberfläche, wenn diese entsprechend individuell eingeschliffen werden
  - für eine vollanatomische Schiene zur Bisshebung
  - zzgl. Materialkosten (Abformmaterial)
  - zzgl. zahntechnische Leistungen gemäß § 9 GOZ
  - bei optisch-elektronischer Abformung zzgl. GOZ Nr. 0065, je Kieferhälfte/Frontzahngebiet
- nicht berechnungsfähig:
  - für Aufbissbehelfe ohne adjustierte Oberfläche (GOZ-Nr. 7000)
  - für endgültige Kronen, Brücken und Prothesen
  - für Schienungen im Zusammenhang mit Gewalteinwirkungen (GOÄ-Nrn. Ä2695 bis Ä2701)

7010

! Anmerkung

- zur Stabilisierung von z. B. traumatisch gelockerten oder teilweise luxierten sowie parodontal geschädigten Zähnen (GOÄ-Nr. Ä2700)
- neben der Wiederherstellung eines Aufbissbehelfs (GOZ-Nr. 7030)
- neben der Kontrolle eines Aufbissbehelfs (GOZ-Nrn. 7040 bis 7060)
- für Brux-Checker-Schienen (analog nach § 6 Abs. 1 GOZ)

BZÄK-Kommentar zu der GOZ-Nr. 7010 (Stand September 2023)
Unter der Leistungsnummer werden – unabhängig von der Art der Herstellung – alle Arten von therapeutischen Aufbissbehelfen, z. B. Repositionierungs-/Relaxierungsschienen, Distraktionsschienen und Tiefziehschienen mit adjustierter Oberfläche berechnet.
Sie dienen der Stabilisierung oder Veränderung der Bisslage mittels Führung des Unterkiefers nach Definition einer physiologischen oder therapeutischen Okklusion und Artikulation.
Aufbissbehelfe mit adjustierter Oberfläche können die Funktion einer Eckzahnführung oder Gruppenführung übernehmen.
Aufbissschienen mit adjustierter Oberfläche werden auch zum Schutz von natürlichen Zähnen und/oder Zahnersatz bei unphysiologisch hohem Kaudruck oder habitueller Fehlfunktion verwendet ("Knirscherschiene").
Sie können temporär oder zum dauerhaften Gebrauch indiziert sein.
Die individuelle Adjustierung des Aufbissbehelfs bei der Eingliederung durch additive oder subtraktive Maßnahmen ist Bestandteil dieser Leistung.
Veränderungen an adjustierten Oberflächen einer Schiene im Rahmen von Kontrollsitzungen werden nach den Nummern 7050 bzw. 7060 berechnet.
Die komplette Umarbeitung eines vorhandenen Aufbissbehelfs zu einer Schiene mit adjustierter Oberfläche erfüllt hingegen den Leistungsinhalt dieser Gebührennummer.
Schienen/Aufbissbehelfe können für den Ober- oder Unterkiefer angefertigt werden.
Abnehmbare Schienen zur Stabilisierung von z. B. traumatisch gelockerten oder teilluxierten sowie parodontal geschädigten Zähnen sind von dieser Nummer nicht erfasst, sondern sind nach Nummer 2700 (GOÄ) zu berechnen.
Die Eingliederung einer Schiene zum Zwecke einer Interimsversorgung mit eingearbeiteten Prothesenzähnen oder Brückengliedern ist im Leistungsverzeichnis nicht beschrieben und daher analog berechnungsfähig. Strahlenschutzschienen, die durch Isolierung von Metallstrukturen im Mund der Vermeidung von Streustrahlungsschäden an Schleimhäuten bei der Bestrahlung von Tumorpatienten dienen, sind analog zu berechnen.
Die Brux-Checker-Schiene erfüllt den Leistungsinhalt nicht und muss analog nach § 6 Abs. 1 GOZ berechnet werden.

Begründungen

Überdurchschnittlicher Zeitaufwand aufgrund …	Überdurchschnittliche Schwierigkeiten aufgrund …	Besondere Umstände aufgrund …

- erschwerter Differentialdiagnostik bei anhaltender Schmerzsymptomatik wegen akuter Kiefergelenksbeschwerden (z.B. mit Myogelose rechts/links)
- dysfunktioneller Kaugewohnheiten
- erschwerter Artikulation bei schwieriger Verzahnung/fehlender Eckzahnführung/Kreuzbiss mit/bei ungünstigen antagonistischen Beziehungen
- schwieriger Abformung und Adaptation bei eingeschränkter Mundöffnung bedingt durch Kieferklemme/Myoathropathie/Mobilitätseinschränkung des Kiefergelenkes etc.
- erschwerter Abformung bei ausgeprägter Mundatmung und dadurch notwendiger Behandlungspausen
- erschwerter Abformung und aufwendige Individualisierungsmaßnahmen an den konfektionierten Abformlöffel bei inserierenden Bändern/hochansetzender Mundbodenmuskulatur usw. (nur wenn GOZ Nr. 5170 nicht berechnet wird)
- reflektorischer Übererregbarkeit z. B. starkem Husten-, Schluck-, oder/und Brechreizneigung mit häufigen Behandlungspausen bei der Abformung
- erschwerter Abformung bei eingeschränkter Mundöffnung wegen Herpes/ Rhagaden/enormen Schmerzsyndrom etc.
- starken Wangendrucks und/oder aktiver Zungenmuskulatur und dadurch aufwendiger Freistellung des Behandlungsfeldes sowie notwendiger häufiger Behandlungspausen zur Entlastung/Entspannung der Muskulatur bei der Abformung und Eingliederung der Schiene
- besonderen Aufwands wegen erschwerter Abformung z.B. Stellungsanomalie, inserierende Bänder, Würgereiz, Ausblockmaßnahmen beim vorhandenen festsitzenden Zahnersatz/Unterschnitten etc.
- erschwerter Retentionsgewinnung der Behandlungsapparaturen durch Kippung der Zähne/bei Vorliegen von starken Abrasionen
- besonders schwieriger Anpassung an das Abrasionsgebiss bei Bisslageveränderung
- erhöhten Eingliederungsaufwands wegen funktionsorientierter morphologisch gestalteter Kaufläche
- exzessivem Bruxismus
- erschwerter Bissregistrierung wegen Myoartropathie/Freiendsituation/wegen erschlafftem Bandapparat beider Kiefergelenke (mit Tendenz zur Distraktion) oder habitueller Subluxation verbunden mit aufwendiger manueller Reposition/ Zwangsführung und Zwangsbiss
- besonderen Aufwands bei Abformung/Eingliederung wegen massiver Schädigung des Gelenkknorpels/Kiefergelenkarthrose
- besonders vorsichtigen Vorgehens bei der Abformung/Adaptation wegen Diskusprolaps mit einhergehender Schmerzsensation

7010

Begründungen

Überdurchschnittlicher Zeitaufwand aufgrund …

Überdurchschnittliche Schwierigkeiten aufgrund …

Besondere Umstände aufgrund …

- besonders schwieriger Relationsbestimmung wegen einer nicht konzeptionsgerechten Okklusion bei vorliegender Okklusopathie
- mehrfacher Kieferrelationsbestimmungen wegen ausgeprägter Koordinationsstörung der Unterkieferbewegung
- besonderen Aufwands wegen elongierten/protrudierten Zähnen und/oder Zahnfehlstellungen, asymmetrischer Zahnrotationen usw. Protrusion/Dysgnathie und dadurch erschwerte Abformung und Adaptation des Aufbissbehelfs
- besonders schwieriger Abformung und Adaptation des Aufbissbehelfs bei Gelenksblockaden/Diskusverlagerung/atypische Gelenkbahnneigung
- motorischer Instabilität der Zunge/Makroglossie, dadurch erschwerter Freistellung des Behandlungsfeldes bei Abformung/Eingliederung der Aufbissschiene
- erschwerter Adjustierung wegen fehlender Stützzone im Ober- und Unterkiefer
- erschwerter Adaptation/Adjustierung der Aufbissschiene wegen zahlreicher Frühkontakte/protrudierter Zähne/Dysgnathie mit mehrfachem Einproben und Änderungen/Anpassungen
- erschwerten Festlegens/Auffindens der lateralen Grenzpositionen bei Prognathie/Retrognathie
- erschwerter Bissregistrierung wegen bänderbedingter Kiefergelenksstörungen bei Überdehnung oder atypischer Gelenkbahnneigung
- okklusalen Nachjustierens und okklusalen Feineinschleifens nach gnathologischen Kriterien zur optimalen Belastung des Kauorgans bei vorliegender Okklusopathie
- vermehrter Behandlungspausen durch muskuläre Verspannung
- akuter schmerzhafter craniomandibulärer Dysfunktion (CMD)
- erheblicher Gelenkvorschäden und krankheitsbedingten Überlagerung von Erkrankungen aus dem interdiziplinären Bereich
- besonderen Aufwands bei Abformung/Eingliederung wegen massiver Schädigung des Gelenkknorpels
- besonders vorsichtigen Vorgehens wegen Diskusprolaps mit einhergehender Schmerzsensation
- erhöhten Aufwands wegen zusätzlicher Anpassung zahnfreier Kieferabschnitte mit Aufstellung von Prothesenzähnen
- aufwendiger Abformung und Adaptation des Aufbissbehelfs bei erschlafften Bandapparates mit Tendenz zur Distraktion
- zusätzlicher Verwendung von Retentionselementen (z.B. Knopfanker)
- erschwerten Umständen bei Parafunktionen (z.B. Sigmatismus, Zungenpressen) oder Habits (z.B. Nägelbeißen, Lutschen)
- erschwerter Adaptation des Aufbissbehelfs durch ungünstige Teilbezahnung/ auf vorhandenen herausnehmbaren Zahnersatz

GOZ-Position 7020

Leistungsbeschreibung	Faktor
Umarbeitung einer vorhandenen Prothese zum Aufbissbehelf	1,0-fach: 25,31 € 2,3-fach: 58,21 € 2,8-fach: 70,87 € 3,1-fach: 78,46 € 3,5-fach: 88,58 €

Abrechnungsbestimmung

Endgültige Kronen, Brücken und Prothesen dürfen nicht als Aufbissbehelfe oder Schienen nach Abschnitt H berechnet werden.

Anmerkung

- berechnungsfähig:
  - für die Umarbeitung einer vorhandenen Teil- oder Totalprothese zum Aufbissbehelf
    - durch Auftragen von Kunststoff auf die Okklusalflächen der Prothesenzähne
    - durch Anfertigen einer Tiefziehschiene über die vorhandene Prothese
    - durch Anbringen von Kunststoffsegmenten an einer Teilprothese über natürliche Zähne
  - je Prothese
  - bei individueller Adjustierung der Okklusion
  - zur Unterbrechung der Okklusionskontakte
  - bei Kiefergelenkserkrankungen
  - bei PAR-Behandlungen
  - auch bei Interimsprothesen
  - im direkten oder indirekten Verfahren
  - zzgl. Materialkosten (Abformmaterial)
  - zzgl. zahntechnische Leistungen gemäß § 9 GOZ
  - bei optisch elektronischer Abformung zzgl. GOZ Nr. 0065, je Kieferhälfte/Frontzahngebiet
- nicht berechnungsfähig:
  - für Aufbissbehelfe ohne adjustierte Oberfläche (GOZ-Nr. 7000)
  - für Aufbissbehelfe mit adjustierter Oberfläche (GOZ-Nr. 7010)
  - für präprothetische Bissführungsplatte (GOZ-Nr. 7010)
  - für das Umarbeiten einer Prothese zum Schienenverband (GOÄ-Nr. Ä2700)
  - für das Umarbeiten einer vorhandenen Prothese zur Verbandsplatte (GOÄ-Nr. Ä2700)
  - nicht für Kronen und Brücken

7020

Anmerkung

BZÄK-Kommentar zu der GOZ-Nr. 7020 (Stand September 2023)

Unter der Leistungsnummer wird das Umarbeiten einer vorhandenen Prothese zum Aufbissbehelf mit oder ohne adjustierte Oberfläche berechnet. Diese dient z. B. der Repositionierung des Unterkiefers, der Relaxierung der Kaumuskulatur oder Distraktion der Kiefergelenke oder dem Aufbau von Eckzahnführungen.

Diese Nummer kann nur für abnehmbaren Zahnersatz und nicht für Kronen und Brücken in Ansatz gebracht werden.

Die Umarbeitung einer vorhandenen Prothese kann auch im Vorfeld einer neuen definitiven prothetischen Versorgung indiziert sein. Sie kann jedoch nur an bereits vorhandenem abnehmbarem Zahnersatz ausgeführt werden.

Für Veränderungen an neuen endgültigen Prothesen kann diese Leistungsnummer nicht berechnet werden.

Die Umarbeitung einer vorhandenen Prothese kann additiv durch Aufbringung von Kunststoff oder durch subtraktive Maßnahmen erfolgen.

Begründungen

Überdurchschnittlicher Zeitaufwand aufgrund … | Überdurchschnittliche Schwierigkeiten aufgrund … | Besondere Umstände aufgrund …

- erschwerter Differentialdiagnostik bei anhaltender Schmerzsymptomatik wegen akuter Kiefergelenksbeschwerden mit Myogelose rechts/links
- dysfunktioneller Kaugewohnheiten
- erschwerter Artikulation bei schwieriger Verzahnung/fehlender Eckzahnführung/Kreuzbiss mit/bei ungünstigen antagonistischen Beziehungen
- schwieriger Abformung und Adaptation bei eingeschränkter Mundöffnung bedingt durch Kieferklemme/Myoathropathie/Mobilitätseinschränkung des Kiefergelenkes etc.
- erschwerter Abformung bei ausgeprägter Mundatmung und dadurch notwendiger Behandlungspausen
- erschwerter Abformung und aufwendige Individualisierungsmaßnahmen an den konfektionierten Abformlöffel bei inserierenden Bändern/hochansetzender Mundbodenmuskulatur usw. (nur wenn GOZ Nr. 5170 nicht berechnet wird)
- reflektorischer Übererregbarkeit z. B. starkem Husten-, Schluck-, oder/und Brechreizneigung mit häufigen Behandlungspausen bei der Abformung
- eingeschränkter Mundöffnung/erschwerter Mundzugang wegen Mundsperre/Kieferklemme/Herpes/Rhagaden/enormen Schmerzsyndrom etc.
- starken Wangendrucks und/oder aktiver Zungenmuskulatur und dadurch aufwendiger Freistellung des Behandlungsfeldes sowie notwendiger häufiger Behandlungspausen zur Entlastung/Entspannung der Muskulatur bei der Abformung/Eingliederung der Schiene oder beim Auftragen von Kunststoff zur morphologischen Umgestaltung der Kaufläche

Begründungen

Überdurchschnittlicher Zeitaufwand aufgrund …	Überdurchschnittliche Schwierigkeiten aufgrund …	Besondere Umstände aufgrund …

- besonderen Aufwands wegen erschwerter Abformung z.B. Stellungsanomalie, inserierende Bänder, Würgereiz, Ausblockmaßnahmen beim vorhandenen festsitzenden Zahnersatz/Unterschnitten/Überabformungen etc.
- erschwerter Retentionsgewinnung der Prothese durch Kippung der Zähne/bei Vorliegen von starken Abrasionen
- besonders schwieriger Anpassung und Anbringen von Kunststoffsegmenten an der Teilprothese über das Abrasionsgebiss bei Bisslageveränderung
- erhöhten Aufwands wegen funktionsorientierter morphologisch gestalteter Kaufläche
- exzessivem Bruxismus
- erschwerter Bissregistrierung wegen erschlafftem Bandapparat beider Kiefergelenke (mit Tendenz zur Distraktion) oder habitueller Subluxation verbunden mit aufwendiger manueller Reposition/Zwangsführung und Zwangsbiss
- erschwerter Umarbeitung/Adjustierung der Teil-Totalprothese wegen starker Differenz zwischen habitueller Okklusion und Neutrallage des Unterkiefers
- besonders schwieriger Relationsbestimmung wegen einer nicht konzeptionsgerechten Okklusion bei vorliegender Okklusopathie
- besonders aufwendiger Adjustierung der Teil-Totalprothese bei unausgeglichener Okklusion/Artikulation
- besonderen Aufwands wegen elongierten/protrudierten Zähnen und/oder Zahnfehlstellungen und dadurch erschwerte Abformung und Adaptation des Aufbissbehelfs
- besonders schwieriger Abformung und Adaptation des Aufbissbehelfs/Umarbeitung der vorhandenen Teil- oder Totalprothese bei Gelenksblockaden/Diskusverlagerung/atypische Gelenkbahnneigung
- motorischer Instabilität der Zunge/Makroglossie, dadurch erschwerter Freistellung des Behandlungsfeldes bei Abformung/Eingliederung der Aufbissschiene/Umarbeitung der vorhandenen Teil- oder Totalprothese
- erschwerter Adjustierung wegen fehlender Stützzone im Ober- und/oder Unterkiefer
- erschwerter Adaptation/Adjustierung der Aufbisse/Aufbissschiene/individueller Adjustierung wegen zahlreicher Frühkontakte mit mehrfachem Einproben und/oder Änderungen/Anpassungen
- erschwerten Festlegens/Auffindens der lateralen Grenzpositionen bei Prognathie/Retrognathie
- erschwerter Bissregistrierung/Adjustierung wegen bänderbedingter Kiefergelenksstörungen bei Überdehnung oder atypischer Gelenkbahnneigung

7020

Begründungen

Überdurchschnittlicher Zeitaufwand aufgrund …	Überdurchschnittliche Schwierigkeiten aufgrund …	Besondere Umstände aufgrund …

- okklusalen Nachjustierens und okklusalen Feineinschleifens nach gnathologischen Kriterien zur optimalen Belastung des Kauorgans bei vorliegender Okklusopathie
- vermehrter Behandlungspausen durch muskuläre Verspannung
- akuter schmerzhafter craniomandibulärer Dysfunktion (CMD)
- erheblicher Gelenkvorschäden und krankheitsbedingten Überlagerung von Erkrankungen aus dem interdiziplinären Bereich
- besonderen Aufwands bei Abformung/Eingliederung wegen massiver Schädigung des Gelenkknorpels
- besonders vorsichtigen Vorgehens wegen Diskusprolaps mit einhergehender Schmerzsensation
- schwieriger Abformung bei eingeschränkter Mundöffnung (Kieferklemme, Myoathropathie, etc.)
- aufwendiger Abformung und Adaptation des Aufbissbehelfs bei erschlafften Bandapparates mit Tendenz zur Distraktion
- erschwerten Umständen bei Parafunktionen (z.B. Sigmatismus, Zungenpressen) oder Habits (z.B. Nägelbeißen, Lutschen)
- erschwerter Adaptation des Aufbissbehelfs wegen unilateralen Prothesensattels/Freiendsätteln mit mehrfachen Kieferrelationsbestimmungen

GOZ-Position 7030

Leistungsbeschreibung	Faktor
Wiederherstellung der Funktion eines Aufbissbehelfes, z. B. durch Unterfütterung	1,0-fach: 20,81 € 2,3-fach: 47,86 € 2,8-fach: 58,27 € 3,1-fach: 64,51 € 3,5-fach: 72,83 €

Abrechnungsbestimmung

Endgültige Kronen, Brücken und Prothesen dürfen nicht als Aufbissbehelfe oder Schienen nach Abschnitt H berechnet werden.

Anmerkung

- berechnungsfähig:
  - für eine Wiederherstellung der Funktion eines Aufbissbehelfs
  - für eine Wiederherstellung durch z. B.
    - Unterfütterung
    - Anbringen von Klammern
    - Bruch und/oder Sprungreparaturen
    - Ansetzen/Ersetzen von Kunststoff bei Absplitterungen
    - Wiederbefestigung und/oder Erneuerung von Halteelementen
    - Austauschen bzw. nachträgliches Einarbeiten von konfektionierten Zähnen
    - Anpassen an neue klinische Situation z. B. nach erfolgter Füllungstherapie/ Zahnersatz etc.
  - für additive Maßnahmen an Aufbissbehelfen ohne adjustierte Oberfläche
  - je Wiederherstellung ggf. mehrfach
  - zzgl. Materialkosten (Abformmaterial)
  - zzgl. zahntechnische Leistungen gemäß § 9 GOZ
  - ggf. neben Kontrolle eines Aufbissbehelfes (GOZ-Nr. 7040)
  - ggf. neben Kontrolle eines Aufbissbehelfs mit adjustierter Oberfläche: subtraktive Maßnahmen (GOZ-Nr. 7050)
  - ggf. neben Kontrolle eines Aufbissbehelfes mit adjustierter Oberfläche: additive Maßnahmen (GOZ-Nr. 7060)
- nicht berechnungsfähig
  - für Wiederherstellungsmaßnahmen an einem Langzeitprovisorium (GOZ-Nr. 7100)
  - für Wiederherstellungsmaßnahmen am Zahnersatz
  - für die Wiederherstellung einer Schiene bei Verletzungen/Erkrankungen des Gesichtsschädels (GOÄ-Nr. Ä2702)
  - neben der Eingliederung eines Aufbissbehelfs (GOZ-Nrn. 7000, 7010)

7030

Anmerkung

- für eine professionelle Schienenreinigung (GOZ §6Abs.1)
- neben der symptombezogenen Untersuchung (für eine Verlaufskontrolle) (GOÄ-Nr. Ä5)

BZÄK-Kommentar zu der GOZ-Nr. 7030 (Stand September 2023)
Unter dieser Leistungsnummer werden alle Arten der Wiederherstellung der Funktion eines Aufbissbehelfs oder einer Schiene berechnet. Dies betrifft sowohl Brüche, Absplitterungen und Unterfütterungen als auch das nachträgliche Anbringen von Halteelementen. Werden mehrere Wiederherstellungsmaßnahmen an einem Aufbissbehelf in getrennten Sitzungen erbracht, können diese einzeln berechnet werden.
Werden Wiederherstellungsmaßnahmen an einer vorhandenen Prothese, die zu einem Aufbissbehelf umgearbeitet wurde, durchgeführt, werden sie ebenfalls nach dieser Gebührennummer berechnet.
Nach Reparatur eines Aufbissbehelfs können zusätzlich Änderungen an der Oberfläche erforderlich sein, die nach den Nummern 7050 bzw. 7060 berechnet werden. Die Veränderung eines Aufbissbehelfs allein durch Einschleifen der adjustierten Oberfläche hingegen wird nach der Nummer 7050 berechnet.
Die Veränderung eines Aufbissbehelfs allein durch additive Maßnahmen an der adjustierten Oberfläche wird nach der Nummer 7060 berechnet.

Begründungen

Überdurchschnittlicher Zeitaufwand aufgrund …	Überdurchschnittliche Schwierigkeiten aufgrund …	Besondere Umstände aufgrund …

- dysfunktioneller Kaugewohnheiten
- erneuter Artikulation nach Reparatur bei schwieriger Verzahnung/fehlender Eckzahnführung/Kreuzbiss mit/bei ungünstigen antagonistischen Beziehungen
- schwieriger Abformung und Adaptation bei eingeschränkter Mundöffnung bedingt durch Kieferklemme/Myoathropathie/Mobilitätseinschränkung des Kiefergelenkes etc.
- erschwerter Abformung bei ausgeprägter Mundatmung und dadurch notwendiger Behandlungspausen
- erschwerter Abformung und aufwendiger Individualisierungsmaßnahmen an den konfektionierten Abformlöffel bei inserierenden Bändern/hochansetzender Mundbodenmuskulatur usw. (nur wenn GOZ Nr. 5170 nicht berechnet wird)
- reflektorischer Übererregbarkeit z. B. starkem Husten-, Schluck-, oder/und Brechreizneigung mit häufigen Behandlungspausen bei der Abformung
- besonderen Aufwands wegen erschwerter Abformung z.B. Stellungsanomalie, inserierende Bänder, Würgereiz, Ausblockmaßnahmen beim vorhandenen festsitzenden Zahnersatz/Unterschnitten/Überabformungen etc.

Begründungen

Überdurchschnittlicher Zeitaufwand aufgrund …	Überdurchschnittliche Schwierigkeiten aufgrund …	Besondere Umstände aufgrund …

- erschwerter Retentionsgewinnung der Behandlungsapparaturen durch Kippung der Zähne/bei Vorliegen von starken Abrasionen
- erschwerter Retentionsgewinnung der Schiene bei neu vorliegender Freiendsituation
- besonders schwieriger Relationsbestimmung wegen einer nicht konzeptionsgerechten Okklusion bei vorliegender Okklusopathie
- Einschränkung des Sichtbereiches, verursacht durch eingeschränkte Lagerfähigkeit des Patienten wegen Wirbelsäulenerkrankung/Muskelerkrankung/Herz-Kreislauferkrankung
- eingeschränkter Mundöffnung/erschwerter Mundzugang wegen Mundsperre/Kieferklemme/Adipositas/Herpes/Rhagaden etc.
- starken Wangendrucks und/oder aktiver Zungenmuskulatur und dadurch aufwendiger Freistellung des Behandlungsfeldes sowie notwendiger häufiger Behandlungspausen zur Entlastung/Entspannung der Muskulatur bei der Abformung und Eingliederung der Schiene
- motorischer Instabilität der Zunge/Makroglossie, dadurch erschwerter Freistellung des Behandlungsfeldes bei Abformung/Eingliederung
- erschwerter Bissregistrierung (z. B. aufgrund von Myoartropathie/Freiendsituation) wegen erschlafftem Bandapparat beider Kiefergelenke (mit Tendenz zur Distraktion) oder habitueller Subluxation verbunden mit aufwendiger manueller Reposition/Zwangsführung und Zwangsbiss
- okklusalen Einschleifens nach gnathologischen Kriterien, nach erfolgter Wiederherstellung
- bei der Abformung und Eingliederung nach chirurgischem Eingriff (frische Extraktionswunden) mit erhöhter operativer Sensibilität/starke Schmerzempfindlichkeit
- erschwerten Zugangs wegen starker postoperativer Schwellung des umliegenden Weichgewebes
- mehrerer wiederherzustellenden Maßnahmen (z. B. mehrere Sprünge/Bruchrep./Teilunterfütterungen/etc.)
- erschwerter Fixierung der Fragmente bei kompliziertem Bruch vor Abdrucknahme
- erhöhter Aufwand bei intraoraler Fixierung von Bruchstücken
- Wiederherstellung/Erneuerung einfacher oder komplizierter Haltevorrichtungen und schwierige Adaptation
- erhöhten Aufwands bei schwieriger Unterfütterung durch Pfeilerdivergenzen/Konvergenz der Pfeilerzähne/bei ungünstiger Pfeilerverteilung/Verteilung der Restbezahnung der umgearbeiteten Prothese

7030

Begründungen

Überdurchschnittlicher Zeitaufwand aufgrund …	Überdurchschnittliche Schwierigkeiten aufgrund …	Besondere Umstände aufgrund …

- aufwendiger Unterfütterung des Aufbissbehelfs bei Freiendsattel (z.B. unilateral, beidseitig)/bei weit fortgeschrittener Atrophie des Kieferkamms und erschwerter Entlastung scharfer Knochenleisten/von Knochenvorsprüngen
- erschwerter Unterfütterung der Aufbissschiene bei schwieriger anatomischer Situation, Schlotterkamm/schwieriger Schleimhautverhältnisse (z.B. Schleimhautduplikaturen), beweglicher Kieferkamm
- erschwerter Bissregistrierung wegen bänderbedingter Kiefergelenksstörungen bei Überdehnung oder atypischer Gelenkbahnneigung
- besonderen Aufwands bei Abformung/Eingliederung wegen massiver Schädigung des Gelenkknorpels
- besonders vorsichtigen Vorgehens wegen Diskusprolaps mit einhergehender Schmerzsensation
- schwieriger Abformung bei eingeschränkter Mundöffnung (Kieferklemme, Myoathropathie, etc.)
- aufwendiger Abformung und Adaptation des Aufbissbehelfs bei erschlafften Bandapparates mit Tendenz zur Distraktion
- erschwerter Abformung und Unterfütterung durch abnorme Kieferformen; extrem flachem Gaumendach; flachen/hohen Palatum; extrem flachem/hohem Kiefer; hochansetzender Mundbodenmuskulatur/Muskulatur
- außergewöhnlich erschwerter Isolation und aufwendiger Trockenlegung zur Abformung des Behandlungsgebietes und/oder Eingliederung der Wiederherstellung bei vermehrter Salivation/Hypersalivation
- umfangreichen Ausschleifens der zum Aufbissbehelfs umgearbeitete Prothese zur Vorbereitung der Abdrucknahme für die Unterfütterung
- häufiger Behandlungsunterbrechungen und erhöhten Zeitaufwands durch Mehrfachabformung wegen des reduzierten Allgemeinzustandes/extrem ausgeprägten Brech-/Würgereiz

GOZ-Position 7040

Leistungsbeschreibung	Faktor
Kontrolle eines Aufbissbehelfs	1,0-fach: 3,66 € 2,3-fach: 8,41 € 2,8-fach: 10,24 € 3,1-fach: 11,33 € 3,5-fach: 12,80 €

Abrechnungsbestimmung

Endgültige Kronen, Brücken und Prothesen dürfen nicht als Aufbissbehelfe oder Schienen nach Abschnitt H berechnet werden.

! Anmerkung

- berechnungsfähig:
  - für die Kontrolle ohne Korrekturen eines Aufbissbehelfs
  - für Kontrollen und Veränderungen an Aufbissbehelfen ohne adjustierte Oberfläche
  - je Aufbissbehelf
  - für Veränderungen die nicht an der adjustierten Oberfläche sind
  - ggf. neben Wiederherstellung der Funktion eines Aufbissbehelfs (GOZ-Nr. 7030)
- nicht berechnungsfähig:
  - für Einschleifen einer Schiene bei Verletzungen/Erkrankungen des Gesichtsschädels (GOÄ-Nr. Ä2702)
  - neben der GOZ-Nr. 7050 (subtraktive Maßnahmen)
  - neben der GOZ-Nr. 7060 (additive Maßnahmen)
  - neben der Eingliederung eines Aufbissbehelfs (GOZ-Nrn. 7000, 7010)
  - für eine Verlaufskontrolle in Bezug auf die Kontrolle einer Schiene (GOÄ-Nr. Ä5 – Symptombezogene Untersuchung)
  - angefallene Materialkosten
  - für eine professionelle Schienenreinigung (GOZ § 6 Abs.1)

BZÄK-Kommentar zu der GOZ-Nr. 7040 (Stand September 2023)

Unter dieser Leistungsnummer wird die Kontrolle eines Aufbissbehelfs einschließlich seiner Auswirkungen auf das Kauorgan berechnet.

Bei Aufbissbehelfen ohne adjustierte Oberfläche nach der Nummer 7000 werden die Kontrollen oder Veränderungen ebenfalls nach dieser Nummer berechnet, solange es sich nicht um Wiederherstellungsmaßnahmen handelt.

7040

Anmerkung

Bei Aufbissbehelfen mit adjustierter Oberfläche nach der Nummer 7010 bzw. 7020 werden die Kontrollen nach der Nummer 7040 berechnet, solange es sich nicht um Veränderungen an der adjustierten Oberfläche handelt.
Die Maßnahme ist im Verlauf der Schienentherapie in der Regel mehrfach angezeigt.

Begründungen

Überdurchschnittlicher Zeitaufwand aufgrund …	Überdurchschnittliche Schwierigkeiten aufgrund …	Besondere Umstände aufgrund …

- dysfunktioneller Kaugewohnheiten
- Bruxismus
- Einschränkung des Sichtbereiches, verursacht durch eingeschränkte Lagerfähigkeit des Patienten wegen Wirbelsäulenerkrankung/Muskelerkrankung/Herz-Kreislauferkrankung
- besonderen Aufwands bei der Kontrolle wegen massiver Schädigung des Gelenkknorpels
- schwieriger Kontrolle bei eingeschränkter Mundöffnung bedingt durch Kieferklemme/Myoathropathie/Mobilitätseinschränkung des Kiefergelenkes etc.
- motorischer Instabilität der Zunge/Makroglossie, dadurch erschwerter Freistellung des Behandlungsfeldes bei der Schienenkontrolle
- erschwerter Kontrolle bei bänderbedingten Kiefergelenksstörungen
- vermehrter Behandlungspausen durch muskuläre Verspannung
- eingeschränkter Mundöffnung/erschwerter Mundzugang wegen Mundsperre/Kieferklemme/Herpes/Rhagaden etc.
- starken Wangendrucks und/oder aktiver Zungenmuskulatur und dadurch aufwendiger Freistellung des Behandlungsfeldes sowie notwendiger häufiger Behandlungspausen zur Entlastung/Entspannung der Muskulatur bei der Kontrolle der Schiene
- aufwendiger und umfangreicher Kontrolle
- besonders vorsichtigen Vorgehens wegen Diskusprolaps mit einhergehender Schmerzsensation
- mehrfacher Überprüfung nach funktionellen Kriterien, unterschiedlicher Kieferpositionen
- außergewöhnlich erschwerter Isolation und aufwendiger Trockenlegung bei der Kontrolle wegen vermehrter Salivation/Hypersalivation
- erschwerter Kontrolle nach chirurgischem Eingriff (frische Extraktionswunden) mit erhöhter postoperativer Sensibilität/starke Schmerzempfindlichkeit
- erschwerter Erreichbarkeit/Freistellung des Behandlungsfeldes durch eine extrem eingeschränkte Mundöffnung (Schneidekantendifferenz = xx mm)

GOZ-Position 7050

Leistungsbeschreibung	Faktor
Kontrolle eines Aufbissbehelfs mit adjustierter Oberfläche: subtraktive Maßnahmen, je Sitzung	1,0-fach: 10,12 € 2,3-fach: 23,28 € 2,8-fach: 28,35 € 3,1-fach: 31,38 € 3,5-fach: 35,43 €

Abrechnungsbestimmung

--

Anmerkung

- berechnungsfähig:
  - für subtraktive Maßnahmen eines Aufbissbehelfs mit adjustierter Oberfläche
  - intraoral (z. B. im Mund) und/oder extraoral (z. B.im Artikulator)
  - je Aufbissbehelf
  - je Sitzung
  - ggf. auch neben additiven Maßnahmen (GOZ-Nr. 7060) – an anderer Stelle
  - ggf. neben Wiederherstellung der Funktion eines Aufbissbehelfs (GOZ-Nr. 7030)
  - zzgl. Materialkosten (Abformmaterial)
  - zzgl. zahntechnische Leistungen gemäß § 9 GOZ
- nicht berechnungsfähig:
  - für die alleinige Kontrolle eines Aufbissbehelfs (GOZ-Nr. 7040)
  - für Einschleifmaßnahmen an Aufbissbehelfen ohne adjustierte Oberfläche (GOZ-Nr. 7040)
  - für Einschleifen einer Schiene bei Verletzungen/Erkrankungen des Gesichtsschädels (GOÄ-Nr. Ä2702)
  - neben der Eingliederung eines Aufbissbehelfs (GOZ-Nrn. 7000, 7010)
  - für eine Verlaufskontrolle in Bezug auf die Kontrolle einer Schiene (GOÄ-Nr. Ä5 – symptombezogene Untersuchung)
  - für eine professionelle Schienenreinigung (GOZ § 6 Abs.1)

BZÄK-Kommentar zu der GOZ-Nr. 7050 (Stand September 2023)
Unter dieser Leistungsnummer wird die Kontrolle eines Aufbissbehelfs mit adjustierter Oberfläche und die Veränderung der Oberfläche zum antagonistischen Kauflächenrelief durch Einschleifen berechnet.
Maßnahmen nach dieser Nummer sind in der Regel im Verlauf einer Behandlung mehrfach indiziert.

7050

Anmerkung

Werden in derselben Sitzung neben subtraktiven Maßnahmen zusätzlich an anderer Stelle additive Maßnahmen durchgeführt, sind diese nach der Nummer 7060 gesondert zu berechnen.
Eine Kontrolle ohne Veränderung der adjustierten Oberfläche wird nach der Nummer 7040 berechnet.

Begründungen

Überdurchschnittlicher Zeitaufwand aufgrund … | Überdurchschnittliche Schwierigkeiten aufgrund … | Besondere Umstände aufgrund …

- schwieriger Einschleifmaßnahmen durch dysfunktioneller Kaugewohnheiten
- Einschränkung des Sichtbereiches, verursacht durch eingeschränkte Lagerfähigkeit des Patienten wegen Wirbelsäulenerkrankung/Muskelerkrankung/Herz-Kreislauferkrankung
- besonderen Aufwands bei der Kontrolle und Einschleifen wegen massiver Schädigung des Gelenkknorpels
- schwieriger Kontrolle bei eingeschränkter Mundöffnung bedingt durch Kieferklemme/Myoathropathie/Mobilitätseinschränkung des Kiefergelenkes etc.
- motorischer Instabilität der Zunge/Makroglossie, dadurch erschwerter Freistellung des Behandlungsfeldes bei der Schienenkontrolle/Einschleifen
- erschwerter Kontrolle/Einschleifen bei bänderbedingten Kiefergelenksstörungen
- vermehrter Behandlungspausen beim okklusalen Einschleifens nach gnathologischen Kriterien durch muskuläre Verspannung
- erschwerter Kontrolle und Einschleifens wegen eingeschränkter Mundöffnung/erschwerter Mundzugang bedingt durch vorliegende Kieferklemme/Myoathropathie/Mobilitätseinschränkung des Kiefergelenkes/Herpes/Rhagaden etc.
- starken Wangendrucks und/oder aktiver Zungenmuskulatur und dadurch aufwendiger Freistellung des Behandlungsfeldes sowie notwendiger häufiger Behandlungspausen zur Entlastung/Entspannung der Muskulatur bei der Kontrolle und subtraktive Maßnahmen der Schiene
- aufwendige und umfangreiche Kontrolle/Einschleifmaßnahmen bei nicht konzeptionsgerechter Okklusion
- besonders vorsichtigen Vorgehens wegen Diskusprolaps mit einhergehender Schmerzsensation
- erschwerter Isolation und aufwendiger Trockenlegung des Behandlungsgebietes beim Einschleifen durch vermehrte Salivation/Hypersalivation
- erschwerter Einschleifmaßnahmen bei schwieriger Verzahnung/fehlender Eckzahnführung/Kreuzbiss mit/bei ungünstigen antagonistischen Beziehungen

Begründungen

Überdurchschnittlicher Zeitaufwand aufgrund …	Überdurchschnittliche Schwierigkeiten aufgrund …	Besondere Umstände aufgrund …

- besonders schwieriger Einschleifmaßnahmen bei vorliegenden Abrasionsgebiss mit Bisslageveränderung
- aufwendiger Nachjustierung der Schiene wegen vorhandener Frühkontakte
- okklusalen Nachjustierens und okklusalen Feineinschleifens nach gnathologischen Kriterien zur optimalen Belastung des Kauorgans bei vorliegender Okklusopathie
- umfangreicher Feinjustierung (Einschleifen) bei instabilem stomatognathen System mit mehrfachen Überprüfungen
- mehrfach notwendiger Kieferrelationsbestimmungen und mit hergehender Feinjustierung durch Einschleifmaßnahmen
- umfangreicher Einschleifmaßnahmen zur Festlegung der therapeutischen Unterkieferposition mittels Zwangsführung
- mehrfacher Überprüfung und Einschleifen nach funktionellen Kriterien, unterschiedlicher Kieferpositionen
- erschwerter Kontrolle/Einschleifen nach chirurgischem Eingriff (frische Extraktionswunden) mit erhöhter postoperativer Sensibilität/starke Schmerzempfindlichkeit
- erschwerter Erreichbarkeit/Freistellung des Behandlungsfeldes durch eine extrem eingeschränkte Mundöffnung (Schneidekantendifferenz = xx mm)

7060

GOZ-Position 7060

Leistungsbeschreibung	Faktor
Kontrolle eines Aufbissbehelfes mit adjustierter Oberfläche: Additive Maßnahmen, je Sitzung	1,0-fach: 23,06 € 2,3-fach: 53,04 € 2,8-fach: 64,57 € 3,1-fach: 71,48 € 3,5-fach: 80,71 €

Abrechnungsbestimmung

--

Anmerkung

- berechnungsfähig:
  - für additive (aufbauende/auftragende) Maßnahmen eines Aufbissbehelfs mit adjustierter Oberfläche
  - je Aufbissbehelf
  - je Sitzung
  - ggf. neben subtraktive Maßnahmen (GOZ-Nr. 7050 an anderer Stelle)
  - ggf. neben Wiederherstellung der Funktion eines Aufbissbehelfs (GOZ-Nr. 7030)
  - zzgl. Materialkosten (Abformmaterial)
  - zzgl. zahntechnische Leistungen gemäß § 9 GOZ
- nicht berechnungsfähig:
  - für die alleinige Kontrolle eines Aufbissbehelfs (GOZ-Nr. 7040)
  - für additive Maßnahmen an Aufbissbehelfen ohne adjustierte Oberfläche (GOZ-Nr. 7030)
  - für die Wiederherstellung einer Schiene bei Verletzungen/Erkrankungen des Gesichtsschädels (GOÄ-Nr. Ä2702)
  - für subtraktive (einschleifende) Maßnahmen an einem Aufbissbehelf (GOZ-Nr. 7050) im gleichen Bereich)
  - neben der Eingliederung eines Aufbissbehelfs (GOZ-Nrn. 7000, 7010)
  - neben der GOÄ-Nr. Ä5 – symptombezogene Untersuchung (für eine Verlaufskontrolle in Bezug auf die Kontrolle einer Schiene)

BZÄK-Kommentar zu der GOZ-Nr. 7060 (Stand September 2023)

Unter dieser Leistungsnummer wird die Kontrolle eines Aufbissbehelfs mit adjustierter Oberfläche und die Veränderung der Oberfläche zum antagonistischen Kauflächenrelief durch Aufbringen von Material berechnet.

Maßnahmen nach dieser Nummer können im Verlauf einer Behandlung mehrfach indiziert sein.

Anmerkung

Werden in derselben Sitzung neben additiven Maßnahmen zusätzlich an anderer Stelle subtraktive Maßnahmen durchgeführt, sind diese nach der Nummer 7050 gesondert zu berechnen.
Eine Kontrolle ohne Veränderung der adjustierten Oberfläche wird nach der Nummer 7040 berechnet.

Begründungen

Überdurchschnittlicher Zeitaufwand aufgrund …	Überdurchschnittliche Schwierigkeiten aufgrund …	Besondere Umstände aufgrund …

- besonders schwieriger Relationsbestimmung zur Neuadjustierung
- erschwerter Neuadjustierung durch dysfunktioneller Kaugewohnheiten
- Einschränkung des Sichtbereiches, verursacht durch eingeschränkte Lagerfähigkeit des Patienten wegen Wirbelsäulenerkrankung/Muskelerkrankung/Herz-Kreislauferkrankung
- besonderen Aufwands bei der Kontrolle und Aufbau wegen massiver Schädigung des Gelenkknorpels
- schwieriger Aufbaumaßnahmen bei eingeschränkter Mundöffnung bedingt durch Kieferklemme/Myoathropathie/Mobilitätseinschränkung des Kiefergelenkes etc.
- motorischer Instabilität der Zunge/Makroglossie, dadurch erschwerter Freistellung des Behandlungsfeldes bei der Schienenkontrolle/Aufbau
- erschwerter Kontrolle/Aufbau bei bänderbedingten Kiefergelenksstörungen
- vermehrter Behandlungspausen beim okklusalen Aufbau und anschließenden Einschleifens nach gnathologischen Kriterien durch muskuläre Verspannung
- erschwerter Kontrolle und Aufbau wegen eingeschränkter Mundöffnung/erschwerter Mundzugang bedingt durch vorliegende Kieferklemme/Myoathropathie/Mobilitätseinschränkung des Kiefergelenkes/Herpes/Rhagaden etc.
- starken Wangendrucks und/oder aktiver Zungenmuskulatur und dadurch aufwendiger Freistellung des Behandlungsfeldes sowie notwendiger häufiger Behandlungspausen zur Entlastung/Entspannung der Muskulatur bei den additiven Maßnahmen der Schiene
- aufwendiger und umfangreicher Kontrolle/Aufbaumaßnahmen bei nicht konzeptionsgerechter Okklusion
- besonders vorsichtigen Vorgehens wegen Diskusprolaps mit einhergehender Schmerzsensation
- erschwerter Isolation und aufwendiger Trockenlegung des Behandlungsgebietes beim Aufbau durch vermehrte Salivation/Hypersalivation
- erschwerter Aufbaumaßnahmen bei schwieriger Verzahnung/fehlender Eckzahnführung/Kreuzbiss mit/bei ungünstigen antagonistischen Beziehungen

7060

Begründungen

Überdurchschnittlicher Zeitaufwand aufgrund …	Überdurchschnittliche Schwierigkeiten aufgrund …	Besondere Umstände aufgrund …

- besonders schwieriger Aufbaumaßnahmen bei vorliegenden Abrasionsgebiss mit Bisslageveränderung
- aufwendiger Nachjustierung der Schiene wegen vorhandener Frühkontakte
- okklusalen Nachjustierens und okklusalen Feineinschleifens nach gnathologischen Kriterien zur optimalen Belastung des Kauorgans bei vorliegender Okklusopathie
- umfangreicher Feinjustierung nach Aufbau bei instabilem stomatognathen System mit mehrfachen Überprüfungen
- mehrfach notwendiger Kieferrelationsbestimmungen und mit hergehender Feinjustierung durch Aufbaumaßnahmen
- umfangreicher Aufbaumaßnahmen zur Festlegung der therapeutischen Unterkieferposition mittels Zwangsführung
- mehrfacher Überprüfung nach dem Neuadjustierung und Einschleifen nach funktionellen Kriterien, unterschiedlicher Kieferpositionen
- erschwerter Kontrolle/Aufbau nach chirurgischem Eingriff (frische Extraktionswunden) mit erhöhter postoperativer Sensibilität/starke Schmerzempfindlichkeit
- erschwerter Erreichbarkeit/Freistellung des Behandlungsfeldes durch eine extrem eingeschränkte Mundöffnung (Schneidekantendifferenz = xx mm)

GOZ-Position 7070

Leistungsbeschreibung	Faktor
Semipermanente Schiene unter Anwendung der Ätztechnik, je Interdentalraum	1,0-fach: 5,06 € 2,3-fach: 11,64 € 2,8-fach: 12,60 € 3,1-fach: 13,95 € 3,5-fach: 17,72 €

Abrechnungsbestimmung

--

Anmerkung

- berechnungsfähig:
  - für semipermanente Schiene unter Anwendung der Ätztechnik
  - je Interdentalraum
  - zur Stabilisierung parodontal oder traumatisch gelockerter Zähne
  - zur Vermeidung von Kippungen, Elongationen oder Zahnwanderungen
  - für Erneuerung (ganz oder teilweise) einer semipermanenten Schienung
  - ggf. zzgl. adhäsiver Befestigung (GOZ Nr. 2197)
  - bei Erneuerungen auch neben Ä2702 (Entfernern einer semipermanenten Schienung)
- nicht berechnungsfähig:
  - für eine permanente Schienung zur Stabilisierung gelockerter Zähne (§ 6 Abs. 1 GOZ)
  - für eine semipermanente Schienung unter Einbeziehung der Glattflächen eines Zahnes (z. B. mittels Draht, Netz, Glasfaserband, usw.) § 6 Abs. 1 GOZ
  - für die Entfernung der Schienung (GOÄ-Nr. Ä2702)
  - für Schienungen im Zusammenhang mit Gewalteinwirkungen (GOÄ-Nrn. Ä2695 bis Ä2701)
  - neben der Reimplantation eines Zahnes (GOZ-Nr. 3140)
  - angefallene Materialkosten

BZÄK-Kommentar zu der GOZ-Nr. 7070 (Stand September 2023)
Semipermanente Schienen dienen der Stabilisierung parodontal oder traumatisch gelockerter Zähne oder der Vermeidung von Kippungen, Elongationen oder anderen Zahnwanderungen z. B. bei fehlender antagonistischer Bezahnung oder beim Vorliegen unphysiologischer Kau- oder Wachstumskräfte.
Die zu schienenden Zähne werden interdental fixiert, ggf. wird die Schienung mit einem Draht oder ähnlichen Verankerungselementen verstärkt.

7070

Anmerkung

Die Schienung ist nicht abnehmbar.
Die Anwendung der Ätztechnik ist obligatorisch. Die Leistungsnummer wird je fixiertem Interdentalraum berechnet. Weitere Maßnahmen zur adhäsiven Befestigung im Sinne eines Konditionierens können zusätzlich berechnet werden.
Die Erneuerung einer semipermanenten Schienung (ganz oder teilweise) wird ebenfalls nach dieser Nummer berechnet.
Schienungen mit Drahtligaturen ohne Anwendung der Ätztechnik und ohne adhäsive Befestigung werden nach der Nummer 2697 (GOÄ) berechnet.
Das Entfernen einer semipermanenten Schiene wird nach der Nummer 2702 (GOÄ) berechnet.

Begründungen

Überdurchschnittlicher Zeitaufwand aufgrund …	Überdurchschnittliche Schwierigkeiten aufgrund …	Besondere Umstände aufgrund …

- okklusalen Feineinschleifens des geschienten Bereiches nach gnathologischen Kriterien zur optimalen Belastung des Kauorgans bei Bruxismus (nur wenn nicht GOZ Nr.8100 dafür berechnet wird)
- starken Wangendrucks und/oder aktiver Zungenmuskulatur und dadurch aufwendigem Vorbereiten der Zähne zur Fixierung, sowie notwendiger häufiger Behandlungspausen zur Entlastung/Entspannung der Muskulatur
- erschwerter Isolation und aufwendiger Trockenlegung des Behandlungsgebietes bei vermehrter Salivation/Hypersalivation
- motorischer Instabilität der Zunge/Makroglossie/Zungenhypermobilität, dadurch erschwerter Freistellung des Behandlungsfeldes
- häufiger Behandlungsunterbrechungen wegen des reduzierten Allgemeinzustandes
- Einschränkung des Sichtbereiches, verursacht durch eingeschränkte Lagerfähigkeit des Patienten wegen Wirbelsäulenerkrankung/Muskelerkrankung/Herz-Kreislauferkrankung
- eingeschränkter Mundöffnung/erschwerter Mundzugang wegen Mundsperre/Kieferklemme/Adipositas/Herpes/Rhagaden etc.
- schwieriger Schienung bei eingeschränkter Mundöffnung bedingt durch Kieferklemme/Myoathropathie/Mobilitätseinschränkung des Kiefergelenkes etc.
- zusätzlicher Verstärkung der Schienung durch stabilisierende Materialien z.B. Nylonnetz
- umfangreichen und zeitaufwendigen Verfahrens durch individueller Farbanpassung des Befestigungskomposits
- stark eingeschränkter Sicht durch andauernde Sulkusblutung in Verbindung mit starker Zungenmotorik/mit eingeschränkter Mundöffnung

Begründungen

Überdurchschnittlicher Zeitaufwand aufgrund …	Überdurchschnittliche Schwierigkeiten aufgrund …	Besondere Umstände aufgrund …

- schwieriger Adaptation wegen parodontal vorgeschädigter/gelockerter Zähne, elongierte Zähne oder sehr lange Zähne
- reflektorischer Übererregbarkeit z.B. starkem Husten-, Schluck-, oder/und Brechreizneigung mit häufigen Behandlungspausen und notwendiger wiederholt erforderlicher Trockenlegung bei der Schienung
- vermehrter Behandlungspausen durch muskuläre Verspannung
- geringer Mundöffnung und erhöhtem Muskeltonus der Wangenmuskulatur
- besonderen Aufwands wegen vorhandener Restaurationen/Apparaturen und/oder elongierten/protrudierten Zähnen und/oder Zahnfehlstellungen (nach buccal/palatinal/lingual gekippte, asymmetrischer Zahnrotationen usw.) und dadurch erschwerte Schienung
- erschwerter Fixierung/Retention wegen Zahnengstand/Platzmangels
- erschwerter Fixierung/Retention wegen lückig stehenden Zähnen/großen auszufüllenden Interdentalräume
- erschwerter Fixierung/Retention wegen Schachtelstellung der Zähne
- erschwerter Fixierung/Retention wegen des Lockerungsgrades der parodontal geschädigten Substanz
- schwieriger postoperativer/posttraumatischer Schienung wegen erhöhter operativer Sensibilität/starke Schmerzempfindlichkeit
- erschwerter Retentionsgewinnung wegen starker Abrasionen
- erschwerter Erreichbarkeit/Freistellung des Behandlungsfeldes durch eine extrem eingeschränkte Mundöffnung (Schneidekantendifferenz = xx mm)

7080

GOZ-Position 7080

Leistungsbeschreibung	Faktor
Versorgung eines Kiefers mit einem festsitzenden laborgefertigten Provisorium (einschließlich Vorpräparation) im indirekten Verfahren, je Zahn oder je Implantat, einschließlich Entfernung	1,0-fach: 33,75 € 2,3-fach: 77,61 € 2,8-fach: 94,49 € 3,1-fach: 104,61 € 3,5-fach: 118,11 €

Abrechnungsbestimmung

Bestimmungen zu den GOZ-Nrn. 7080 und 7090
Die Berechnung der Leistungen nach den Nummern 7080 und 7090 setzt voraus, dass es sich bei dem festsitzenden laborgefertigten Provisorium um ein Langzeitprovisorium mit einer Tragezeit von mindestens drei Monaten handelt.
Beträgt die Tragezeit des festsitzenden laborgefertigten Provisoriums unter drei Monaten, sind anstelle der Leistungen nach den Nummern 7080 und 7090 die Leistungen nach den Nummern 2260, 2270 oder 5120 und 5140 berechnungsfähig.
Im Zusammenhang mit den Leistungen nach den Nummern 7080 oder 7090 sind die Leistungen nach den Nummern 2230, 2240, 5050 oder 5060 nicht berechnungsfähig.
Die Wiedereingliederung desselben festsitzenden laborgefertigten Provisoriums nach den Nummern 7080 oder 7090, gegebenenfalls auch mehrmals, einschließlich Entfernung ist mit den Gebühren nach den Nummern 7080 bis 7100 abgegolten.

Anmerkung

- berechnungsfähig:
  - für die Versorgung eines Kiefers mit einem festsitzenden laborgefertigten Provisorium (Krone) im indirekten Verfahren einschließlich Entfernung
  - für laborgefertigte Provisorien mit einer Tragezeit von mindestens drei Monaten
  - je Einzelkrone, auch auf einem Implantat
  - je Ankerkrone, auch auf einem Implantat
  - je Flügel, bei einer Adhäsivbrücke als Langzeitprovisorium
  - für die Umarbeitung einer vorhandenen Krone bzw. Brücke zur prov. Krone bzw. Brücke – bei einer Tragezeit von mindestens drei Monaten
  - auch für eine Neuanfertigung und Eingliederung nach Zerstörung oder Verlust
  - auch für eine laborgefertigte Brücke mit einer Stiftkrone als Brückenanker (§ 6 Abs. 1 GOZ)
  - zzgl. Materialkosten (Abformmaterial)

! Anmerkung

- zzgl. zahntechnische Leistungen gemäß § 9 GOZ
- ggf. bei Eingliederung mit Adhäsivtechnik zzgl. GOZ Nr. 2197
- ggf. zzgl. Entfernung Krone/Brückenanker/Flügel, je Zahn, falls mit definitivem Zement eingegliedert (GOZ-Nr. 2290)
- ggf. zzgl. optisch-elektronischer Abformung je Kieferhälfte/Frontzahngebiet (GOZ-Nr. 0065)

- nicht berechnungsfähig:
  - für laborgefertigte Provisorien (Kronen) mit einer Tragezeit von weniger als drei Monaten (GOZ Nrn. 2260, 2270, 5120)
  - für Provisorien (Kronen) die im direkten Verfahren hergestellt wurden (GOZ-Nrn. 2260, 2270, 5120)
  - für die Wiedereingliederung bzw. Entfernung desselben Langzeitprovisoriums
  - für die Verwendung einer vorhandenen definitiven Krone zum temporären Verbleib (§ 6 Abs. 1 GOZ)
  - für einen provisorischen therapeutischen Funktionsaufbau, semipermanent (§ 6 Abs. 1 GOZ)

BZÄK-Kommentar zu der GOZ-Nr. 7080 (Stand September 2023)

Die Versorgung eines Kiefers mit einem festsitzenden Interimszahnersatz ist angezeigt, wenn medizinische oder andere Gründe dies erfordern.
Indikationen sind z. B.:

- die Veränderung der Bisslage oder die Stabilisierung einer vorhandenen bzw. neu eingestellten Bisslage;
- die Versorgung während oder nach Extraktion im prothetisch zu versorgenden Gebiet;
- die Versorgung von Zähnen während oder nach endodontischer Behandlung;
- die Versorgung von Zähnen/Kieferabschnitten während oder nach Parodontaltherapie.

Neben einer medizinischen Indikation können auch andere Gründe, z. B. längere Krankheit/Abwesenheit, berufliche oder wirtschaftliche Ursachen vorliegen, die einer endgültigen Versorgung binnen dreier Monate entgegenstehen. Das laborgefertigte Provisorium ist unabhängig von der Anfertigungsform als Voll-, Teil- oder Stiftprovisorium berechnungsfähig.
Bei einer provisorischen Versorgung nach der Nummer 7080 muss es sich um ein festsitzendes Provisorium handeln, das im zahntechnischen Labor/Zahnarztlabor gefertigt worden ist. Sie kann nur berechnet werden, wenn es sich um eine Versorgung handelt, die für mindestens drei Monate Tragezeit konzipiert und eingegliedert wird.
Ein eventuell notwendiger Substanzabtrag im Sinne einer Vorpräparation ist mit der Leistungsnummer abgegolten. Die Gebührennummer ist auch berechnungsfähig,

7080

! Anmerkung

für z. B. ein laborgefertigtes Inlay als Brückenanker für eine langzeitprovisorische Brücke.
Die Leistung ist auch berechnungsfähig für eine provisorische Klebebrücke zur temporären Versorgung, z. B. während der Ausheilung von Extraktionswunden oder während der Einheilung von Implantaten.
Die zur endgültigen prothetischen Versorgung erforderliche Präparation wird im Zusammenhang mit der entsprechenden Gebührennummer berechnet.
Neben der Nummer 7080 können Leistungen nach den Nummern 2230, 2240, 5050 oder 5060 nicht berechnet werden.
Wird der Leistungsinhalt der Gebührennummern 2230 etc. erst nach vollständiger Leistungserbringung der Gebührennummer nach 7080 GOZ erfüllt, liegt eine Nebeneinanderberechnung der nachfolgenden Abrechnungsbestimmungen nicht vor.
Die Entfernung des unter dieser Leistungsnummer erbrachten festsitzenden Langzeitprovisoriums sowie die eventuelle mehrfache Wiederbefestigung desselben Langzeitprovisoriums ist mit der Nummer 7080 abgegolten.
Die Entfernung eines mit definitivem Zement eingegliederten Langzeitprovisoriums wird nach der Nummer 2290 berechnet.
Die Berechnung dieser Gebührennummer kann auch ohne die in der Abrechnungsbestimmung enthaltene Entfernung sowie bei einer kürzeren als einer dreimonatigen Tragezeit erfolgen, wenn Gründe vorliegen, die der Zahnarzt nicht zu vertreten hat (z. B. bei Befundänderung, Praxiswechsel, Tod des Patienten).
Die Berechnungsfähigkeit der Abnahme eines Langzeitprovisoriums im Falle des Praxiswechsels (Notdienst, Urlaubsvertretung usw.) unter der Nummer 2290 bleibt unbenommen.
Die Wiedereingliederung eines andernorts eingegliederten Langzeitprovisoriums ist nicht beschrieben und wird deshalb analog berechnet. Die Leistungsnummer wird je Zahn oder je Implantat berechnet.
Für den Fall einer nicht abgeschlossenen Leistungserbringung nach dieser Nummer sind bereits erbrachte Teilleistungen nach den Nummern 2230, 2240, 5050 und 5060 berechnungsfähig, wenn es dem Zahnarzt objektiv auf Dauer unmöglich ist, die Behandlung fortzusetzen oder eine Fortsetzung aus medizinischen Gründen nicht möglich ist.
Die Therapie mittels Aufbauten von Funktionsflächen im indirekten Verfahren (Repositionsonlays, -veneers) wird mit dieser Gebührennummer nicht abgebildet und wird als eigenständige Leistung analog berechnet.
Neben langzeitprovisorischen Kronen und Brücken kann zusätzlich die Eingliederung eines Aufbissbehelfs indiziert sein.
Bei der Verwendung von langzeitprovisorischen Kronen/Brücken als Aufbissbehelf können zur Veränderung der Oberflächen in Folgesitzungen die Nummern 7040 bis 7060 herangezogen werden.

Begründungen

Überdurchschnittlicher Zeitaufwand aufgrund …	Überdurchschnittliche Schwierigkeiten aufgrund …	Besondere Umstände aufgrund …

- schwieriger Kauflächen/Kontaktgestaltung wegen besonders schwieriger Verzahnung und ungünstiger antagonistischer Beziehungen
- extrem asymmetrischer Zahnrotation, Kippung von Pfeilerzahn/-zähnen, Lingual-Palatinalstand der Zähne
- erschwerten Vorgehens da Präparationsgrenze unterhalb der Gingiva, starke Blutung und eingeschränkte Sicht
- extrem tiefer approximaler Defekt dadurch sehr schwierige Präparation und Darstellung der Präparationsgrenze
- erhöhter Präparations- und Abformungsaufwand z.B. nach Hemisektion mit erhöhter operativer Sensibilität/starke Schmerzempfindlichkeit
- der approximal tief subgingivalen Präparationsgrenze mit schwieriger Beherrschung der Papillenblutung, diffuser Sulcusblutung mittels zeitaufwendiger Maßnahmen um intermittierend zu präparieren (wenn dafür nicht die GOZ-Nr. 2030 berechnet wird)
- erschwerter Retentionsgewinnung wegen einer kurzen/extrem langen klinischen Krone/Stumpfes
- ungünstig gelegener/anatomisch schwer zugänglicher/schwierig zu erreichender Zahnregion
- besonders schwieriger Gestaltung im Kontaktbereich zum Nachbarzahn …. (Zahn einfügen)/Zahnengstand oder ausladender Kontaktpunktgestaltung/ wegen abnormer anatomischer Form
- Präparation und okklusalen Feineinschleifens nach gnathologischen Kriterien zur optimalen Belastung des Kauorgans bei begleitender funktionsanalytischer Behandlung
- besonderer Schwierigkeit der Artikulation durch fehlende Eckzahnführung und vollständiger Wiederherstellung der palatinalen Führungsfläche/durch Neueinstellung der Okklusion
- erschwerten Vorgehens bei der Präparation und Eingliederung durch Bissanomalien/Zahnstellungsanomalien
- erschwerter Isolation und aufwendiger Trockenlegung des Abformungs- und Eingliederungsgebietes bei vermehrter Salivation/Hypersalivation
- außergewöhnlich hohen Aufwands zur Gewinnung retentiver Areale bei hohem Substanzverlust
- starken Wangendrucks und/oder aktiver Zungenmuskulatur und dadurch aufwendiger Fixierung der verwendeten Hilfsmittel sowie notwendiger häufiger Behandlungspausen zur Entlastung/Entspannung der Muskulatur
- schwieriger Anpassung des Provisoriums an angrenzende Rekonstruktionen zur optimalen Gestaltung des Kontaktpunktes

7080

Begründungen

Überdurchschnittlicher Zeitaufwand aufgrund …	Überdurchschnittliche Schwierigkeiten aufgrund …	Besondere Umstände aufgrund …

- motorischer Unruhe des Patienten, verbunden mit wiederholt erforderlicher Trockenlegung und mehrfach notwendigen Behandlungspausen
- erschwerter Anpassung/Einfügen an die Halte- und Stützvorrichtungen des herausnehmbaren Zahnersatzes/Bildung von Auflageflächen
- schwieriger Retentionsfindung bei maximaler Substanzschonung und umfangreiche Destruktion der klinischen Krone
- stark eingeschränkter Sicht durch andauernde Sulkusblutung in Verbindung mit starker Zungenmotorik/mit eingeschränkter Mundöffnung/mit starker Aktivität des M. masseter
- reflektorischer Übererregbarkeit z.B. starkem Husten-, Schluck-, oder/und Brechreizneigung mit häufigen Behandlungspausen und notwendiger wiederholt erforderlicher Trockenlegung bei der Präparation und/oder Abformung und/oder Eingliederung
- häufiger Unterbrechung und lange Dauer der Behandlung bedingt durch sensorische/reflektorischer Übererregbarkeit des Patienten
- besonders schwieriger Anpassung an das Abrasionsgebiss/Schlifffacetten/ausgedehnte Konkavität zur Bisslageveränderung
- besonders komplizierter Retensionsgewinnung wegen Bruxismus bei klinisch sehr kurzer Krone
- besonders schonender Präparation zur Vermeidung einer Pulpenschädigung und dadurch erschwerter Parallelisierung bei Pfeilerdivergenzen
- erschwerter Parallelisierung bei Pfeilerdivergenzen/Konvergenz der Ankerzähne bei ungünstiger Pfeilerverteilung
- schwieriger Abformung wegen parodontal vorgeschädigter/gelockerter Zähne, elongierte Zähne, inserierende Bänder oder sehr lange Zähne
- erschwerter Abformung z.B. Stellungsanomalie, inserierende Bänder, Würgereiz, Ausblockmaßnahmen an vorhandenen festsitzenden Zahnersatz/Multibandapparatur/Unterschnitten/Interdentalräume etc. erforderlich
- erschwerter Präparation wegen vorhandener Vorpräparation/vorhandener Wurzelkaries/vorhandener Zementkaries/bei Zahnengstand oder Fehlstellung der Zähne
- Einschränkung des Sichtbereiches, verursacht durch eingeschränkte Lagerfähigkeit des Patienten wegen Wirbelsäulenerkrankung/Muskelerkrankung/Herz-Kreislauferkrankung
- eingeschränkter Mundöffnung/erschwerter Mundzugang wegen Mundsperre/Kieferklemme/Adipositas/Herpes/Rhagaden etc.
- mehrfacher Behandlungspausen/häufiger Behandlungsunterbrechungen bei Kreislauflabilität/wegen des reduzierten Allgemeinzustandes/verminderter Belastbarkeit

Begründungen

Überdurchschnittlicher Zeitaufwand aufgrund …	Überdurchschnittliche Schwierigkeiten aufgrund …	Besondere Umstände aufgrund …

- geringer Mundöffnung (Schneidekantendifferenz = xx mm) und erhöhtem Muskeltonus der Wangen- Zungenmuskulatur
- erschwerter Erreichbarkeit/Freistellung des Behandlungsfeldes wegen einer extrem eingeschränkten Mundöffnung bedingt durch eine Verletzung im Bereich des Mundwinkels/Verletzung an der Lippe
- ausgeprägter Mundatmung und dadurch notwendiger Behandlungspausen
- geringer Mundöffnung und erhöhtem Muskeltonus der Wangenmuskulatur
- besonders schwieriger Präparation eines parodontal vorgeschädigten Zahnes und erheblicher Aufwand bei parodontal ungünstigen Belastungsverhältnissen
- erschwerter Erreichbarkeit/Freistellung des Behandlungsfeldes durch eine extrem eingeschränkte Mundöffnung
- substanzschonender subgingivaler Präparation, im Hinblick auf die Tragedauer und erforderlicher Nachpräparation für die definitive Versorgung
- behandlungsbedingter, überdurchschnittlicher häufiger Abnahme und Wiederbefestigung von laborgefertigten provisorischen Kronen (z. B. endodontische, parodontologische, funktionsanalytischer, chirurgische Maßnahmen)
- individuellen Mehraufwands an die Ästhetik, durch die schwierige Form- und Farbgestaltung und Schwierigkeiten bei der Inkorporation wegen individuellem Aussehen, mehrfache Anproben und Änderungen
- erhöhten Aufwands wegen Metallverstärkung
- der Verwendung von Formteil zur optimalen Anpassung wegen Zahn-/Präparationsform
- mehrmonatiger Tragedauer mit häufiger Notwendigkeit der Wiedereingliederung des Langzeitprovisoriums
- umfangreichen sekundärkariöser Defekts des Zahnes, wo nur mittels schwieriger und zeitaufwendiger indirekter Spiegelpräparation möglich war eine definierte subgingivaler Präparationsgrenze zu präparieren
- schwieriger und zeitaufwendiger Lupenpräparation zur Vermeidung von Unterschnitten und zur exakten Darstellung der Präparation

7090

GOZ-Position 7090

Leistungsbeschreibung	Faktor
Versorgung eines Kiefers mit einem laborgefertigten Provisorium im indirekten Verfahren, je Brückenglied, einschließlich Entfernung	1,0-fach: 15,19 € 2,3-fach: 34,93 € 2,8-fach: 42,52 € 3,1-fach: 47,07 € 3,5-fach: 53,15 €

Abrechnungsbestimmung

Bestimmungen zu den GOZ-Nrn. 7080 und 7090
Die Berechnung der Leistungen nach den Nummern 7080 und 7090 setzt voraus, dass es sich bei dem festsitzenden laborgefertigten Provisorium um ein Langzeitprovisorium mit einer Tragezeit von mindestens drei Monaten handelt.
Beträgt die Tragezeit des festsitzenden laborgefertigten Provisoriums unter drei Monaten, sind anstelle der Leistungen nach den Nummern 7080 und 7090 die Leistungen nach den Nummern 2260, 2270 oder 5120 und 5140 berechnungsfähig.
Im Zusammenhang mit den Leistungen nach den Nummern 7080 oder 7090 sind die Leistungen nach den Nummern 2230, 2240, 5050 oder 5060 nicht berechnungsfähig.
Die Wiedereingliederung desselben festsitzenden laborgefertigten Provisoriums nach den Nummern 7080 oder 7090, gegebenenfalls auch mehrmals, einschließlich Entfernung ist mit den Gebühren nach den Nummern 7080 bis 7100 abgegolten.

Anmerkung

- berechnungsfähig:
  - Versorgung eines Kiefers mit einem festsitzenden laborgefertigten Provisorium (Brückenglied) im indirekten Verfahren einschließlich Entfernung
  - für laborgefertigte Provisorien mit einer Tragezeit von mindestens 3 Monaten
  - je Brückenglied
  - je Brückenglied, bei einer Marylandbrücke als Langzeitprovisorium
  - auch für die Neuanfertigung und Eingliederung nach Zerstörung oder Verlust
  - für die Umarbeitung einer vorhandenen Brücke zur prov. Brücke – bei einer Tragezeit von mindestens drei Monaten
  - zzgl. Materialkosten (Abformmaterial)
  - zzgl. zahntechnische Leistungen gemäß § 9 GOZ

Anmerkung

- nicht berechnungsfähig:
  - für laborgefertigte Provisorien (Brückenglieder) mit einer Tragezeit von weniger als drei Monaten (GOZ-Nr. 5120/5140)
  - für Provisorien (Brückenglieder) die im direkten Verfahren hergestellt wurden (GOZ-Nr. 5140[(je Spanne])
  - für die Wiedereingliederung bzw. Entfernung desselben Langzeitprovisoriums
  - für die Verwendung einer vorhandenen definitiven Krone/Brücke zum temporären Verbleib (§ 6 Abs. 1 GOZ)

BZÄK-Kommentar zu der GOZ-Nr. 7090 (Stand September 2023)

Die Versorgung eines Kiefers mit einem festsitzenden Interimszahnersatz ist angezeigt, wenn medizinische oder andere Gründe dies erfordern.
Indikationen sind z. B.:

- die Veränderung der Bisslage oder die Stabilisierung einer vorhandenen bzw. neu eingestellten Bisslage;
- die Versorgung während oder nach Extraktion im prothetisch zu versorgenden Gebiet;
- die Versorgung von Zähnen während oder nach endodontischer Behandlung;
- die Versorgung von Zähnen/Kieferabschnitten während oder nach Parodontaltherapie.

Neben einer medizinischen Indikation können auch andere Gründe, z. B. längere Krankheit/Abwesenheit, berufliche oder wirtschaftliche Ursachen vorliegen, die einer endgültigen Versorgung binnen dreier Monate entgegenstehen.
Die Leistung nach Nummer 7090 wird in der Regel zusammen mit einer Leistung nach Nummer 7080 erbracht. Die alleinige Erbringung einer Leistung nach Nummer 7090 kann indiziert sein.
Bei einer provisorischen Brücke nach den Nummern 7080 und 7090 muss es sich um ein festsitzendes Provisorium handeln, das im zahntechnischen Labor gefertigt worden ist. Die Leistung ist auch berechnungsfähig für eine provisorische Klebebrücke zur temporären Versorgung, z. B. während der Ausheilung von Extraktionswunden oder während der Einheilung von Implantaten. Sie kann nur berechnet werden, wenn es sich um eine Versorgung handelt, die für mindestens drei Monate Tragezeit konzipiert und eingegliedert wird.
Die Entfernung des unter dieser Leistungsnummer erbrachten festsitzenden Langzeitprovisoriums sowie die eventuelle mehrfache Wiederbefestigung desselben Langzeitprovisoriums ist mit der Nummer 7080 und 7090 abgegolten.
Die Entfernung eines mit definitivem Zement eingegliederten Langzeitprovisoriums wird nach der Nummer 2290 berechnet.
Die Berechnung dieser Gebührennummer kann auch ohne die in der Abrechnungsbestimmung enthaltene Entfernung sowie bei einer kürzeren als einer dreimonatigen Tragezeit erfolgen, wenn Gründe vorliegen, die der Zahnarzt nicht zu vertreten hat (z. B. bei Befundänderung, Praxiswechsel, Tod des Patienten).

7090

Anmerkung

Die Berechnungsfähigkeit der Abnahme eines Langzeitprovisoriums im Falle des Praxiswechsels (Notdienst, Urlaubsvertretung usw.) unter der Nummer 2290 bleibt unbenommen.
Die Wiederbefestigung eines andernorts eingegliederten Langzeitprovisoriums ist nicht beschrieben und wird deshalb analog berechnet.
Die Leistungsnummer wird je Brückenglied berechnet.
Für den Fall einer nicht abgeschlossenen Leistungserbringung nach dieser Nummer sind bereits erbrachte Teilleistungen analog berechnungsfähig.
Neben langzeitprovisorischen Kronen und Brücken kann zusätzlich die Eingliederung eines Aufbissbehelfs indiziert sein.

Begründungen

Überdurchschnittlicher Zeitaufwand aufgrund …	Überdurchschnittliche Schwierigkeiten aufgrund …	Besondere Umstände aufgrund …

- schwieriger Kauflächen/Kontaktgestaltung wegen besonders schwieriger Verzahnung und ungünstiger antagonistischer Beziehungen
- besonders schwieriger Gestaltung des Brückengliedes im Kontaktbereich zum Nachbarzahn ….(Zahn einfügen)/Zahnengstand oder ausladender Kontaktpunktgestaltung/wegen abnormer an atomischer Form
- okklusalen Feineinschleifens nach gnathologischen Kriterien
- besonderer Schwierigkeit der Artikulation durch fehlende Eckzahnführung und vollständiger Wiederherstellung der palatinalen Führungsfläche/durch Neueinstellung der Okklusion
- erschwerter Adaptation der Brückenspanne/Brückengliedes durch Bissanomalien/Zahnstellungsanomalien
- funktionsorientierter morphologischer Kauflächengestaltung der Brückenspanne/Brückengliedes unter Beachtung gnathologischer Aspekte mit okklusaler Feinjustierung zur optimalen Belastung des Kauorgans
- erschwerter Isolation und aufwendiger Trockenlegung des Abformungs- und Eingliederungsgebietes bei vermehrter Salivation/Hypersalivation bei der provisorischen Marylandbrücke
- stark eingeschränkter Sicht durch andauernde Sulkusblutung in Verbindung mit starker Zungenmotorik/mit eingeschränkter Mundöffnung/mit starker Aktivität des M. masseter
- starken Wangendrucks und/oder aktiver Zungenmuskulatur oder erhöhtem Muskeltonus/Wangentonus/Zungentonus und dadurch aufwendiger Freistellung des Behandlungsfeldes sowie notwendiger häufiger Behandlungspausen zur Entlastung/Entspannung der Muskulatur
- schwieriger Anpassung an vorhandene Rekonstruktionen mit individuellem Mehraufwand bei zusätzlicher Einprobe

Begründungen

Überdurchschnittlicher Zeitaufwand aufgrund …	Überdurchschnittliche Schwierigkeiten aufgrund …	Besondere Umstände aufgrund …

- erschwerter Erreichbarkeit/Freistellung des Behandlungsfeldes durch eine extrem eingeschränkte Mundöffnung
- erschwerter Abformung z.B. Stellungsanomalie, inserierende Bänder, Würgereiz, Ausblockmaßnahmen an vorhandenen festsitzenden Zahnersatz/Unterschnitten/Interdentalräume etc. erforderlich
- schwieriger Abformung wegen parodontal vorgeschädigter/gelockerter Zähne, elongierte Zähne, inserierende Bänder oder sehr lange Zähne
- besonders schwieriger Anpassung an das Abrasionsgebiss, bei Bisslagenveränderung
- mehrphasiger Versorgung bei extrem abgesunkenem Biss
- erhöhter Abformungsaufwand nach Hemisektion mit erhöhter operativer Sensibilität/starke Schmerzempfindlichkeit
- besonderer Schwierigkeit der Artikulation durch fehlende Eckzahnführung und vollständiger Wiederherstellung der palatinalen Führungsfläche/durch Neueinstellung der Okklusion
- Einschränkung des Sichtbereiches, verursacht durch eingeschränkte Lagerfähigkeit des Patienten wegen Wirbelsäulenerkrankung/Muskelerkrankung/Herz-Kreislauferkrankung
- eingeschränkter Mundöffnung/erschwerter Mundzugang wegen Mundsperre/Kieferklemme/Adipositas/Herpes/Rhagaden etc.
- mehrfacher Behandlungspausen/häufiger Behandlungsunterbrechungen bei Kreislauflabilität/wegen des reduzierten Allgemeinzustandes/verminderter Belastbarkeit
- geringer Mundöffnung (Schneidekantendifferenz = xx mm) und erhöhtem Muskeltonus der Wangen- Zungenmuskulatur
- erschwerter Erreichbarkeit/Freistellung des Behandlungsfeldes wegen einer extrem eingeschränkten Mundöffnung bedingt durch eine Verletzung im Bereich des Mundwinkels/Verletzung an der Lippe
- mehrmonatiger Tragedauer mit häufiger Notwendigkeit der Wiedereingliederung des Langzeitprovisoriums
- besonderen Aufwands wegen vorhandener Restaurationen/Apparaturen und/oder elongierten/protrudierten Zähnen und/oder Zahnfehlstellungen (nach buccal/palatinal/lingual gekippte, asymmetrischer Zahnrotationen usw.) und dadurch erschwerte Adaption
- reflektorischer Übererregbarkeit z.B. starkem Husten-, Schluck-, oder/und Brechreizneigung mit häufigen Behandlungspausen und notwendiger wiederholt erforderlicher Trockenlegung bei der Abformung und/oder Eingliederung

7090

Begründungen

Überdurchschnittlicher Zeitaufwand aufgrund …	Überdurchschnittliche Schwierigkeiten aufgrund …	Besondere Umstände aufgrund …

- motorischer Unruhe des Patienten, verbunden mit wiederholt erforderlicher Trockenlegung und mehrfach notwendigen Behandlungspausen
- erschwerter Anpassung/Einfügen an die Halte- und Stützvorrichtungen des vorhandenen Zahnersatzes/Bildung von Auflageflächen
- schwieriger Form- Gestaltung durch fortgeschrittene Kieferkammatrophie
- schwieriger Adaption des Brückengliedes an den Kieferkamm durch abnorme Kieferformen/anatomisch schwieriger Schleimhaut-/Kieferverhältnisse, viele Korrekturen notwendig
- aufwendiger Ausarbeitung zur Schaffung einer optimal hygienefähigen Brückengliedes zum Schutz des Weichgewebes
- besonders schwieriger Gestaltung im Kontaktbereich zum Nachbarzahn/Zahnengstand oder ausladender Kontaktpunktgestaltung/wegen abnormer anatomischer Form
- erschwerten Ausgleichs der Mittellinie durch komplizierte Anpassung an vorhandenen Nachbarzahn bei sehr stark abweichender Zahnstellung
- behandlungsbedingter, häufiger Abnahme und Wiederbefestigung von laborefertigten provisorischen Brücken (z. B. endodontische, parodontologische, funktionsanalytischer, chirurgische, implantologische Maßnahmen)
- individuellen Mehraufwands an die Ästhetik, durch die schwierige Form- und Farbgestaltung und individuellen Aussehen, mehrfache Anproben und Änderungen
- häufiger Unterbrechung und lange Dauer der Behandlung bedingt durch sensorische/reflektorischer Übererregbarkeit des Patienten
- besonders schwieriger Anpassung an das Abrasionsgebiss/Schlifffacetten/ausgedehnte Konkavität zur Bisslageveränderung
- erhöhten Aufwands wegen Metallverstärkung
- erhöhten Aufwands Versorgung in Peek/PMMA
- erschwerter Eingliederung nach Extraktion wegen veränderter Schleimhautsituation, z.B. durch Naht
- der Verwendung von Formteil zur optimalen Anpassung wegen Zahn-/Präparationsform, Pfeilerdivergenzen
- schwieriger Anpassung wegen großer zu überbrückender Spanne/überlanger Spanne

GOZ-Position 7100

Leistungsbeschreibung	Faktor
Maßnahmen zur Wiederherstellung der Funktion eines Langzeitprovisoriums, je Krone, Spanne oder Freiendbrückenglied	1,0-fach: 11,25 € 2,3-fach: 25,87 € 2,8-fach: 31,50 € 3,1-fach: 34,87 € 3,5-fach: 39,37 €

Abrechnungsbestimmung

Bestimmungen zu den GOZ-Nrn. 7080 bis 7100
Die Wiedereingliederung desselben festsitzenden laborgefertigten Provisoriums nach den Nummern 7080 oder 7090, gegebenenfalls auch mehrmals, einschließlich Entfernung ist mit den Gebühren nach den Nummern 7080 bis 7100 abgegolten

Allgemeine Bestimmungen der GOZ – Teil A (Auszug)

2. Das bei Leistungen nach diesem Gebührenverzeichnis verwendete Abformungsmaterial ist gesondert berechnungsfähig.
3. Material- und Laborkosten im Sinne dieses Gebührenverzeichnisses umfassen Praxiskosten nach § 4 Abs. 3 und Auslagen für zahntechnische Leistungen nach § 9 dieser Gebührenordnung.

Allgemeine Bestimmungen der GOZ – Teil H
Endgültige Kronen, Brücken und Prothesen dürfen nicht als Aufbissbehelfe oder Schienen nach Abschnitt H berechnet werden.

Anmerkung

- berechnungsfähig:
  - für Wiederherstellung der Funktion eines laborgefertigten Langzeitprovisoriums
  - je Krone
  - je Spanne
  - je Freiendbrückenglied
  - für die Wiederherstellung eines implantatgetragenen Langzeitprovisoriums
  - zzgl. Materialkosten (Abformmaterial)
  - zzgl. zahntechnische Leistungen gemäß § 9 GOZ
  - ggf. neben GOZ Nr. 2290 wenn Langzeitprovisorium definitiv zementiert war oder aus Fremdpraxis
- nicht berechnungsfähig:
  - für die Wiedereingliederung bzw. Entfernung desselben Langzeitprovisoriums

7100

Anmerkung

BZÄK-Kommentar zu der GOZ-Nr. 7100 (Stand September 2023)

Unter der Leistungsnummer werden alle Arten von Wiederherstellungsmaßnahmen an festsitzendem oder einem laborgefertigten Langzeitprovisorium abgerechnet.

Die zum Zweck der Wiederherstellung ggf. erforderliche Entfernung des Ersatzes und die Wiedereingliederung ist mit der Leistungsziffer abgegolten.

Die Entfernung eines mit definitivem Zement eingegliederten Langzeitprovisoriums wird nach der Nummer 2290 berechnet.

Die Berechnungsfähigkeit der Abnahme eines Langzeitprovisoriums im Falle des Praxiswechsels (Notdienst, Urlaubsvertretung usw.) unter der Nummer 2290 bleibt unbenommen.

Die Leistungsnummer ist je Krone, Brückenspanne oder Freiendsituation berechenbar und fällt insofern bei der erforderlichen Abnahme des gesamten Provisoriums in der Regel mehrfach an.

Die Leistung ist nicht notwendigerweise an Arbeiten in einem zahntechnischen Labor/Zahnarztlabor gebunden.

Begründungen

Überdurchschnittlicher Zeitaufwand aufgrund …	Überdurchschnittliche Schwierigkeiten aufgrund …	Besondere Umstände aufgrund …

- Notfallbehandlung, sehr schwierige aufwendige Wiederherstellung des alio loco gefertigten Langzeitprovisoriums
- schwieriger Neueinstellung der Okklusion/Artikulation nach Wiederherstellung/Umarbeitung des Langzeitprovisorium
- schwieriger Kauflächen/Kontaktgestaltung wegen besonders schwieriger Verzahnung und ungünstiger antagonistischer Beziehungen
- erschwerter Wiedereingliederung einer großspannigen Brücke nach Verlust eines Pfeilerzahnes, nach Wiederherstellung z.B. Unterfütterung/Umarbeitung der Krone zum Brückenglied/Wiederherstellung des Brückenpfeilers
- motorischer Instabilität der Zunge/Makroglossie, dadurch erschwerter Freistellung des Behandlungsfeldes bei der Umarbeitung/Wiederherstellung
- überstehenden Kronenrandes als Fremdreiz, aufwendige Modellation der Rekonstuktion bei der Umarbeitung einschließlich aufwendiger Politurmaßnahmen
- divergierender Zahnstellung/Kippung der Zähne bei umfangreicher Verblockung von Einzelpfeilern bei der Umarbeitung
- Einschränkung des Sichtbereiches, verursacht durch eingeschränkte Lagerfähigkeit des Patienten wegen Wirbelsäulenerkrankung/Muskelerkrankung/Herz-Kreislauferkrankung
- eingeschränkter Mundöffnung/erschwerter Mundzugang wegen Mundsperre/Kieferklemme/Adipositas/Herpes/Rhagaden etc.

Begründungen

Überdurchschnittlicher Zeitaufwand aufgrund …	Überdurchschnittliche Schwierigkeiten aufgrund …	Besondere Umstände aufgrund …

- besonderen Aufwands wegen vorhandener Restaurationen/Apparaturen und/oder elongierten/protrudierten Zähnen und/oder Zahnfehlstellungen (nach buccal/palatinal/lingual gekippte, asymmetrischer Zahnrotationen usw.) und dadurch erschwerte Adaption der Langzeitkrone nach Wiederherstellung
- reflektorischer Übererregbarkeit z.B. starkem Husten-, Schluck-, oder/und Brechreizneigung mit häufigen Behandlungspausen und notwendiger wiederholt erforderlicher Trockenlegung bei der Wiederherstellung und Eingliederung
- motorischer Unruhe des Patienten, verbunden mit wiederholt erforderlicher Trockenlegung bei der Wiederherstellung der Langzeitkrone oder Brücke und Wiedereingliederung mit mehrfach notwendigen Behandlungspausen
- erschwerter Anpassung nach Wiederherstellung/Umarbeitung von der Langzeitbrücke/Krone an Halte- und Stützvorrichtungen des herausnehmbaren Zahnersatzes bei Bildung von Auflageflächen
- starken Wangendrucks und/oder aktiver Zungenmuskulatur und dadurch aufwendiger Fixierung der verwendeten Hilfsmittel zur Wiederherstellung sowie notwendiger häufiger Behandlungspausen zur Entlastung/Entspannung der Muskulatur
- minimalinvasives, gewebsschonendes Arbeiten bei Sekundärkaries und bei der Wiederherstellung der Langzeitkrone oder des Brückenankers
- ungünstiger Retensionsform mit extrem schwieriger Retensionsfindung bei maximaler Substanzschonung, bei kurzem Präparationsstumpf nach Trepanation bei Eingliederung nach Wiederherstellung
- außergewöhnlich erschwerter Isolation und aufwendiger Trockenlegung zur Abformung des Behandlungsgebietes und/oder Eingliederung der Reparatur bei vermehrter Salivation/Hypersalivation
- erschwerter Erreichbarkeit/Freistellung des Behandlungsfeldes bei Wiederherstellung und Eingliederung durch eine extrem eingeschränkte Mundöffnung
- erschwerter Abformung z.B. Stellungsanomalie, inserierende Bänder, Würgereiz, Ausblockmaßnahmen an vorhandenen festsitzenden Zahnersatz/Unterschnitten/Interdentalräume etc. erforderlich
- schwieriger Abformung wegen parodontal vorgeschädigter/gelockerter Zähne, elongierter Zähne, inserierende Bänder oder sehr lange Zähne
- erhöhter Abformungsaufwand nach Hemisektion mit erhöhter operativer Sensibilität/starke Schmerzempfindlichkeit
- schwieriger Form-Gestaltung der Spanne nach Unterfütterung durch fortgeschrittene Kieferkammatrophie
- schwieriger Adaption der Brückenspanne bei Umarbeitung einer Krone zum Brückenglied oder Unterfütterung an den Kieferkamm durch abnorme Kieferformen

Begründungen

Überdurchschnittlicher Zeitaufwand aufgrund …	Überdurchschnittliche Schwierigkeiten aufgrund …	Besondere Umstände aufgrund …

- aufwendiger Ausarbeitung zur Schaffung einer optimal hygienefähigen Brückengliedes zum Schutz des Weichgewebes
- erschwerter Entfernung und Wiederbefestigung bei verblockten Pfeilern
- besonderen Aufwands bei der Umarbeitung/Wiederherstellung durch metallverstärktes Provisorium
- erschwerter Anpassung des Provisoriums nach Umarbeitung bei schwieriger Schleimhautverhältnisse (z.B. Schleimhautduplikaturen)
- schwieriger Formangleichung bei der Umarbeitung wegen sehr stark abweichender Zahnstellung/starker Kippung zur Eingliederungsachse bei erschwertem Ausgleich der Mittellinie
- erhöhter Blutungsneigung (hämorrhagischer Diathese)/anhaltender Blutungen durch Einnahme gerinnungshemmender Medikamente/Antikoagulanzien erschwerte Trockenlegung für die Abformung/Eingliederung
- erhöhter operativer Sensibilität/starke Schmerzempfindlichkeit bei der Abformung und Eingliederung nach chirurgischem Eingriff (frische Extraktionswunden) bei der Umarbeitung
- erschwerten Zugangs bei der Umarbeitung wegen starker postoperativer Schwellung des umliegenden Weichgewebes
- aufwendiger Umarbeitung vom alten Langzeitprovisorium zur Wiederherstellung der Kaufunktion/ Neueinstellung der horizontalen/vertikalen Dimension
- mehrerer wiederherzustellender Maßnahmen an derselbem Bereich
- sehr aufwendiger Wiederherstellungsmaßnahmen bei umfangreichem Defekt des Langzeitprovisoriums

10

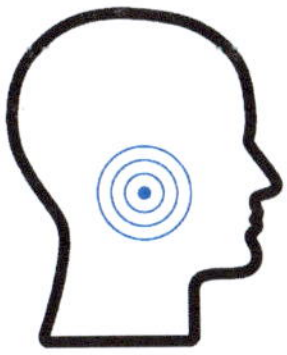

10

J Funktionsanalytische und funktionstherapeutische Leistungen

GOZ 8000–8100

GOZ-Position 8000

Leistungsbeschreibung	Faktor
Klinische Funktionsanalyse einschließlich Dokumentation	1,0-fach: 28,12 € 2,3-fach: 64,68 € 2,8-fach: 78,74 € 3,1-fach: 87,18 € 3,5-fach: 98,42 €

Abrechnungsbestimmung

Die Leistung nach der Nummer 8000 umfasst auch folgende zahnärztliche Leistungen

- prophylaktische, prothetische, parodontologische und okklusale Befund-erhebung,
- funktionsdiagnostische Auswertung von Röntgenaufnahmen des Schädels und der Halswirbelsäule,
- klinische Reaktionstests (z. B. Resilienztest, Provokationstest)

! Anmerkung

- berechnungsfähig:
  - für eine klinische Funktionsanalyse
  - die Befunde werden ohne Formvorschrift erfasst (eine schriftliche Befund-erhebung ist nicht Voraussetzung)
  - auch wenn bei den meisten oder allen Untersuchungspunkten "ohne Befund" angegeben wird, die Berechnung legt sich im Faktor nieder und erfolgt nach Zeitaufwand und Schwierigkeit
  - je Sitzung
  - erneut bei:
    - einer Änderung des Krankheitsbildes
    - Kontrollbefunden
    - Therapieumstellung
    - Zwischen- oder Abschlussbefundung
  - ggf. neben weitere Untersuchungsleistungen z. B. GOZ-Nr. 0010 oder GOÄ-Nr. Ä5
  - ggf. zzgl. Anwendung von Elektromyografie (GOZ § 6 (1)
  - ggf. zzgl. EDV-gesteuertes Funktionsanalyseverfahren (z. B. CMDexcellence.3) (GOZ § 6 [1])
  - ggf. zzgl. Fachübergreifender Screeningtest als allgemeinärztliches, neurologisches, orthopädisches Screening (GOZ § 6 [1])
  - ggf. zzgl. Manuelle Strukturanalyse (GOZ § 6 [1])

8000

! Anmerkung

- die Berechnung für die Notwendigkeitsbescheinigung für die Beihilfe bzw. beratenden Zahnarzt der PKV erfolgt nach der Geb.-Nr. Ä75
- ggf. zzgl. Kautest (GOÄ-Nr. Ä399)
- ggf. zzgl. Erörterung (Dauer mindestens 20 Minuten) der Auswirkungen einer Krankheit auf die Lebensgestaltung in unmittelbarem Zusammenhang mit der Feststellung oder erheblichen Verschlimmerung einer nachhaltig lebensverändernden oder lebensbedrohenden Erkrankung (GOÄ-Nr. Ä34)

• nicht berechnungsfähig:
  - angefallene Materialkosten

BZÄK-Kommentar zu der GOZ-Nr. 8000 (Stand September 2023)

Die klassische klinische Funktionsanalyse dient der Feststellung von Erkrankungen oder Veränderungen in der Funktion des craniomandibulären Systems (Craniomandibuläre Dysfunktion/CMD). Diese können sowohl die Zähne als auch Knochen, Gelenke, Muskulatur, Innervation und Gefäße in ihrer Funktion beeinflussen. Die Diagnostik dieser Störungen wird durch die klassiche klinische Funktionsanalyse eingeleitet. Diese umfasst das Zusammentragen und Beurteilen der Ergebnisse unterschiedlicher Einzeltests (Palpation, Auskultation, nicht instrumentelle Erfassung der Kieferbewegungen).

Die Befunde werden in der Regel formgebunden erfasst (z. B. „Klinischer Funktionsstatus" der Deutschen Gesellschaft für Funktionsdiagnostik und Therapie/DGFDT).

Die Ergebnisse müssen dokumentiert und ausgewertet werden. Die Gebührennummer ist im Verlauf einer funktionstherapeutischen Behandlung wiederholt berechnungsfähig.

Die Leistung kann auch im Zusammenhang mit der eingehenden Untersuchung (Nummer 0010) berechnet werden.

Andere weiterführende Untersuchungen, z. B. die manuelle Strukturanalyse sowie Tests zur Aufdeckung orthopädischer und psychosomatischer Co-Faktoren, sind nicht Bestandteil dieser Leistung.

Begründungen

Überdurchschnittlicher Zeitaufwand aufgrund … | Überdurchschnittliche Schwierigkeiten aufgrund … | Besondere Umstände aufgrund …

- dysfunktioneller Kaugewohnheiten
- erschwerter Differentialdiagnostik/Untersuchung bei anhaltender Schmerzsymptomatik wegen akuter Arthropathie oder/und Myoarthropathie (z. B. mit Myogelose rechts/links)
- erschwerter Artikulation bei schwieriger Verzahnung/fehlender Eckzahnführung Kreuzbiss mit/bei ungünstigen antagonistischen Beziehungen
- des Vorliegens einer syndrombedingten Abweichung/Gesichtsasymmetrie
- erschwerter Analyse bei vorhandener Bisslagenveränderung wegen Abrassion und/oder nicht konzeptionsgerechter Okklusion
- erschwertem Funktionsstatus (z. B. wegen von Myoartropathie/Freiendsituation) wegen erschlafftem Bandapparat beider Kiefergelenke (mit Tendenz zur Distraktion) oder habitueller Subluxation verbunden mit aufwendiger manueller Reposition/Zwangsführung und Zwangsbiss
- besonderen Aufwands wegen elongierten/protrudierten Zähnen und/oder Zahnfehlstellungen, asymmetrischer Zahnrotationen usw. Protrusion/Dysgnathie
- besonders schwieriger Analyse bei Gelenksblockaden/Diskusverlagerung/atypische Gelenkbahnneigung
- vorhandener cranio-mandibulärer Dysfunktionen
- sehr umfangreicher Anamnese, langer Behandlungsvorgeschichte mit unterschiedlichen pathologischen Befunden in allen interdisziplinären Bereichen
- schwieriger Differenzialdiagnostik bei unklarem Befund
- eingeschränkter Rotationsbewegung des Unterkiefers
- schwieriger Analyse bei eingeschränkter Mundöffnung bedingt durch Kieferklemme/Myoathropathie/Mobilitätseinschränkung des Kiefergelenkes/Kiefergelenksblockade etc.
- schwieriger Analyse durch eklatante Desorientierung des stomatologischen Systems
- starken Wangendrucks und/oder aktiver Zungenmuskulatur und dadurch aufwendiger Freistellung des Behandlungsfeldes sowie notwendiger häufiger Behandlungspausen zur Entlastung/Entspannung der Muskulatur
- bänderbedingter Kiefergelenksstörungen z. B. erschlaffter Bandapparat, Diskusverlagerung
- habitueller Subluxation verbunden mit aufwendiger manueller Reposition und Festlegung der therapeutischen Unterkieferposition
- eingeschränkter Mundöffnung/erschwerter Mundzugang wegen Mundsperre/Kieferklemme/Herpes/Rhagaden etc.

8000

Begründungen

Überdurchschnittlicher Zeitaufwand aufgrund …	Überdurchschnittliche Schwierigkeiten aufgrund …	Besondere Umstände aufgrund …

- mehrfacher Behandlungspausen/häufiger Behandlungsunterbrechungen bei Kreislauflabilität/wegen des reduzierten Allgemeinzustandes
- erschwerter Erreichbarkeit/Freistellung des Behandlungsfeldes durch eine extrem eingeschränkte Mundöffnung
- erschwerter Befunderhebung wegen extremer Hypermobilität, ausgeprägter psychosozialer Blockade/psychogene Beteiligung
- Berücksichtigung und Beurteilung on Fremdbefunden in Diagnostik und Therapie
- aufwendiger Festlegung und unsicherer Prognose für die Referenzpunkte durch eingebrochener Stützzonen
- notwendiger interdisziplinärer zahnmedizinische/medizinische Zusammenarbeit
- vielfältige pathologische Befunde in interdisziplinären Bereichen
- besonderen Aufwands wegen zusätzlicher Reaktionstests z. B. den Provokationstest nach Krogh-Poulsen, Resilienztest nach Gerber, isometrische Belastungstests (wenn keine Ä399 berechnet wird)
- äußerst umfangreicher Anamnese mit speziellen zeitaufwendigen klinischen Analysemethoden

GOZ-Position 8010

Leistungsbeschreibung	Faktor
Registrieren der gelenkbezüglichen Zentrallage des Unterkiefers, auch Stützstiftregistrierung, je Registrat	1,0-fach: 10,12 € 2,3-fach: 23,28 € 2,8-fach: 28,35 € 3,1-fach: 31,38 € 3,5-fach: 35,43 €

Abrechnungsbestimmung

Die Leistung nach der Nummer 8010 ist je Sitzung höchstens zweimal berechnungsfähig.
Neben der Leistung nach der Nummer 8010 sind die Material- und Laborkosten für die Bissnahme und die Lieferung und Anbringung des Stützstiftbestecks gesondert berechnungsfähig.

Anmerkung

- berechnungsfähig:
  - für das Registrieren der gelenkbezüglichen Zentrallage des Unterkiefers
  - auch für eine Stützstiftregistrierung
  - für die Registrierung der zahngeführten Kontaktposition (aktueller maximaler Vielpunktkontakt – aMVP)
  - für die Registrierung der gewebegesteuerten aktuellen zentrischen Kontaktposition (aZKP)
  - für die Registrierung eines Versatzes aus der aMVP in die aZKP sowohl in anterior-posteriorer als auch in transversaler Richtung
  - auch für die Registrierung der Sprechzentrik (zur Beurteilung der Bisshöhe)
  - je Registrat, unabhängig von der Methode bei
    - Diagnostik
    - Einschleiftherapie
    - Schienentherapie, Neuadjustierung
    - Zahnersatz, Reparaturen
    - Remontagen
    - Kieferorthopädie
    - Kieferchirurgischen Maßnahmen
  - höchstens zweimal je Sitzung
  - auch ohne Ausfüllen eines Formblattes im Sinne der GOZ-Nr. 8000
  - auch neben einer elektronischen Registrierung

8010

Anmerkung

  - zzgl. Materialkosten (z. B. Abformmaterial)
  - zzgl. zahntechnische Leistungen gemäß § 9 GOZ
  - ggf. zzgl. dreidimensionale Vermessung der Kiefer- oder Kondylenposition gemäß § 6 Abs. 1 GOZ
- nicht berechnungsfähig:
  - für eine einfache Relationsbestimmung (z. B. Bissnahme mit Quetschbiss)

BZÄK-Kommentar zu der GOZ-Nr. 8010 (Stand September 2023)

Die Registrierung der Zentrallage des Unterkiefers dient der Feststellung der Lagebeziehung des Unterkiefers zum Oberkiefer. Diese Leistung kann sowohl bei der Analyse von Funktionsstörungen als auch im Zusammenhang mit der Planung und Durchführung von kieferorthopädischen, chirurgischen und restaurativen und/oder rekonstruktiven sowie Einschleiftherapien und anderen funktionstherapeutischen Behandlungen nötig werden.

Die Registrierung kann mit unterschiedlichen Methoden durchgeführt werden. Bei einer Registrierung wird in der Regel ein Kontrollregistrat erforderlich. Zusätzliche Hilfsmittel, die eine Registrierung ermöglichen, z. B. im zahntechnischen Labor hergestellte Registrierungsbehelfe, können Verwendung finden. Die Stützstiftregistrierung ist in der Leistungsbeschreibung beispielhaft genannt. Die Material- und Laborkosten können immer gesondert berechnet werden.

Bei der Anwendung der Stützstiftregistrierung wird die Anbringung der Stützstiftplatten als Eigenlaborleistung berechnet. Sowohl das Einpassen als auch die ggf. notwendige Korrektur der Registriermaterialien und -hilfsmittel als auch das Registrieren selbst sind Teil der Leistung.

Die dreidimensionale Vermessung der Kiefer- oder Kondylenposition ist nicht Bestandteil der Leistung und kann nach § 6 Abs. 1 berechnet werden. Diesbezügliche zahntechnische Leistungen, z. B. Einstellung des Artikulators, sind nach § 9 Abs. 1 GOZ berechenbar.

Die Abrechnung erfolgt je Analysegang, aber höchstens zweimal je Sitzung. In nachfolgenden Sitzungen können gegebenenfalls erneute Registrierungen notwendig werden.

Begründungen

Überdurchschnittlicher Zeitaufwand aufgrund … | Überdurchschnittliche Schwierigkeiten aufgrund … | Besondere Umstände aufgrund …

- erschwerter Umstände bei Parafunktionen z. B. Sigmatismus, Zungenpressen
- mehr als zwei Registrate in einer Sitzung/wiederholten Kontrollregistraten
- mehrfacher Registratnahme bei dysgnathen Störungen
- erschwerter Fixierung der Registrierbehelfe/Bissgabel (z. B. fehlende Stützzonen, zahnloser Kiefer etc.)
- erschwerter Bissregistrierung wegen bänderbedingter Kiefergelenksstörungen bei Überdehnung oder atypischer Gelenkbahnneigung oder Schmerzsymptom bedingter Ausweichreflexe
- erschwerten Auffindens der retrudierten Kontaktposition bei hohem, ständig wechselndem Muskeltonus/bei massiven Abrassionen
- erschwerten Registrats bei anhaltender Schmerzsymptomatik/Schmerzsensation wegen akuter Arthropathie oder/und Myoarthropathie (z. B. mit Myogelose rechts/links)
- erschwerter Artikulation bei schwieriger Verzahnung/fehlender Eckzahnführung/ Kreuzbiss mit/bei ungünstigen antagonistischen Beziehungen
- des Vorliegens einer syndrombedingten Abweichung/Gesichtsasymmetrie
- erschwerter Registrierung bei vorhandener Bisslagenveränderung wegen umfangreicher Abrassionen
- erschwerter Registrierung wegen extrem unsicherer/unschlüssiger Bisslage
- besonders schwieriger Relationsbestimmung wegen einer nicht konzeptionsgerechten Okklusion bei vorliegender Okklusopathie
- schwieriger Fixierung von Registrierhilfen bei starker Zahnlockerung, sehr schwer festzulegende Registrierung und Zuordnung
- erschwerten Festlegens/Auffindens der lateralen Grenzpositionen bei Prognathie/Retrognathie
- erschwerter Registrierung wegen von Myoartropathie/Freiendsituation/wegen erschlafftem Bandapparat des Kiefergelenks/der Kiefergelenke (mit Tendenz zur Distraktion) oder habitueller Subluxation verbunden mit aufwendiger manueller Reposition/Zwangsführung und Zwangsbiss
- besonderen Aufwands wegen elongierten/protrudierten Zähnen und/oder Zahnfehlstellungen, asymmetrischer Zahnrotationen usw. Protrusion/Dysgnathie
- besonders schwierigen Registrats bei Gelenksblockaden/Diskusverlagerung/ atypische Gelenkbahnneigung
- vorhandener cranio-mandibulärer Dysfunktionen
- schwieriger Registrierung durch eklatante Desorientierung des stomatologischen Systems
- signifikanter parafunktioneller Desorientierung des cranio-mandibulären Systems

8010

Begründungen

Überdurchschnittlicher Zeitaufwand aufgrund …	Überdurchschnittliche Schwierigkeiten aufgrund …	Besondere Umstände aufgrund …

- eingeschränkter Rotationsbewegung des Unterkiefers
- schwieriger Registrierung bei eingeschränkter Mundöffnung/Zugangsblockade bedingt durch Kieferklemme/Myoathropathie/Mobilitätseinschränkung des Kiefergelenkes/Kiefergelenksblockade etc.
- starken Wangendrucks und/oder aktiver Zungenmuskulatur und dadurch aufwendiger Freistellung des Behandlungsfeldes sowie notwendiger häufiger Behandlungspausen zur Entlastung/Entspannung der Muskulatur
- bänderbedingter Kiefergelenksstörungen z. B. erschlaffter Bandapparat, Diskusverlagerung
- habitueller Subluxation verbunden mit aufwendiger manueller Reposition und Festlegung der therapeutischen Unterkieferposition
- eingeschränkter Mundöffnung/erschwerten Mundzugangs wegen Mundsperre/Kieferklemme/Herpes/ Rhagaden etc.
- erschwerter Erreichbarkeit/Freistellung des Behandlungsfeldes durch eine extrem eingeschränkte Mundöffnung
- erschwerten Registrats wegen extremer Hypermobilität und psychosoziale Blockade/psychogene Beteiligung
- Berücksichtigung und Beurteilung von Fremdbefunden in Diagnostik und Therapie
- aufwendiger Festlegung und unsicherer Prognose für die Referenzpunkte durch eingebrochener Stützzonen
- vielfältiger pathologischer Befunde in interdisziplinären Bereichen

GOZ-Position 8020

Leistungsbeschreibung	Faktor
Arbiträre Scharnierachsenbestimmung (eingeschlossen sind die arbiträre Scharnierachsenbestimmung, das Anlegen eines Übertragungsbogens, das Koordinieren eines Übertragungsbogens mit einem Artikulator)	1,0-fach: 16,87 € 2,3-fach: 38,81 € 2,8-fach: 47,24 € 3,1-fach: 52,31 € 3,5-fach: 59,05 €

Abrechnungsbestimmung

Neben den Leistungen nach den Nummern 8020 bis 8035 sind die Material- und Laborkosten für die Artikulation des Ober- und Unterkiefermodells im (halb) individuellen Artikulator gesondert berechnungsfähig.

Anmerkung

- berechnungsfähig:
  - für eine arbiträre Scharnierachsenbestimmung bei
    - Diagnostik
    - Einschleiftherapie
    - Schienentherapie, Neuadjustierung
    - Zahnersatz, Reparaturen
    - Remontagen
    - Kieferorthopädie
    - Kieferchirurgischen Maßnahmen
  - auch ohne Ausfüllen eines Formblattes im Sinne der GOZ-Nr. 8000
  - je arbiträre Scharnierachsenbestimmung
  - zzgl. Materialkosten (z. B. Wachs, Pasten oder thermoplastisches Material zum Auftragen auf die Bissgabel)
  - zzgl. Einstellen des Gegenkiefers als zahntechnische Leistung berechenbar gemäß § 9 GOZ
  - zzgl. weiterer zahntechnische Leistungen gemäß § 9 GOZ (z. B. Modellmontage in individuellen Artikulator nach arbiträrer Gesichtsbogenregistrierung [beb-97-Nr. 0405], Einstellen des Gegenkiefermodells [beb-97-Nr. 0408])
- nicht berechnungsfähig:
  - für eine kinematische Scharnierachsenbestimmung GOZ-Nr. 8030
  - für eine kinematische Scharnierachsenbestimmung mittels elektronischer Aufzeichnung (GOZ-Nr. 8035)

BZÄK-Kommentar zu der GOZ-Nr. 8020 (Stand September 2023)

Die Leistung nach der Gebührennummer dient der schädelbezüglichen Montage eines Oberkiefermodells in einen halbindividuellen Artikulator mittels der arbiträren

8020

Anmerkung

Bestimmung der Scharnierachse der Kiefergelenke. Das geschieht mittels Übertragungsbogens (Gesichtsbogen) basierend auf Mittelwerten. Beinhaltet sind alle zahnärztlichen Maßnahmen, die bei der Übertragung des Oberkiefers in den Artikulator anfallen. Labortechnische Leistungen, insbesondere das Einartikulieren von Ober- und Unterkiefermodell in einen halbindividuellen Artikulator, sind gesondert berechnungsfähig.
Die Montage des Gegenkiefermodells ist in der Gebührenordnung entfallen und als zahntechnische Leistung berechenbar. Die erforderlichen Registrate sind mit den Leistungen nach den Nummern 8010, 8050 oder 8060 abgegolten.

Begründungen

Überdurchschnittlicher Zeitaufwand aufgrund … | Überdurchschnittliche Schwierigkeiten aufgrund … | Besondere Umstände aufgrund …

- vorhandener cranio-mandibulärer Dysfunktionen
- schwerer Dysfunktionen und daraus resultierender extrem kleiner und stark vom Durchschnitt abweichender Mundöffnung (z. B. 30–32 mm)
- Desorientierung und erhöhter Sensibilität des stomatognathen Systems
- erschwerten Festlegen/Auffindens der lateralen Grenzpositionen bei Prognathie/Retrognathie
- erschwerter Artikulation bei schwieriger Verzahnung/fehlender Eckzahnführung/Kreuzbiss mit/bei ungünstigen antagonistischen Beziehungen
- starken Wangendrucks/erhöhtem Muskeltonus der Wangenmuskulatur und/oder aktiver Zungenmuskulatur und dadurch aufwendiger Freistellung des Behandlungsfeldes sowie notwendiger häufiger Behandlungspausen zur Entlastung/Entspannung der Muskulatur
- geringer Mundöffnung durch die Blockade in den Bewegungsmöglichkeiten des Gelenks
- bänderbedingter Kiefergelenksstörungen z. B. erschlaffter Bandapparat, Diskusverlagerung
- besonderen Aufwands wegen elongierten/protrudierten Zähnen und/oder Zahnfehlstellungen, asymmetrischer Zahnrotationen usw. Protrusion/Dysgnathie
- eingeschränkter Mundöffnung/erschwerter Mundzugang wegen Mundsperre/Kieferklemme/Herpes/Rhagaden etc.
- schwieriger Fixierung vom Gesichtsbogen, Bissgabel bei starker Zahnlockerung, sehr schwer festzulegende Registrierung und Zuordnung
- schwieriger Übertragung bei eingeschränkter Mundöffnung bedingt durch Kieferklemme/Myoathropathie/Mobilitätseinschränkung des Kiefergelenkes/Kiefergelenksblockade etc.

Begründungen

Überdurchschnittlicher Zeitaufwand aufgrund … | Überdurchschnittliche Schwierigkeiten aufgrund … | Besondere Umstände aufgrund …

- erschwerter Bissregistrierung und Übertragung wegen bänderbedingter Kiefergelenksstörungen bei Überdehnung oder atypischer, von der Norm abweichender Gelenkbahnneigung/Gelenkführungsbahnen
- erschwerter Registrierung mittels Übertragungsbogen (z. B. wegen von Myoartropathie/Freiendsituation/zahnloser Kiefer, wegen erschlafftem Bandapparat des Kiefergelenks/der Kiefergelenke (mit Tendenz zur Distraktion) oder habitueller Subluxation verbunden mit aufwendiger manueller Reposition/Zwangsführung und Zwangsbiss
- aufwendiger Festlegung und unsicherer Prognose für die Referenzpunkte bei Abweichungen von der Symmetrieebene und schwierige Adaption z. B. durch eingebrochener Stützzonen, bei problematischer Restbezahnung
- erschwerter Übertragung bei anhaltender Schmerzsymptomatik wegen akuter Arthropathie oder/und Myoarthropathie (z. B. mit Myogelose rechts/links)
- schwieriger Adaptation des Gesichtsbogens bei Vorliegen einer syndrombedingten Abweichung/Gesichtsasymmetrie
- schwierigen Anlegens des Übertragungsbogens bei erschwerter Erreichbarkeit/Freistellung des Behandlungsfeldes durch eine extrem eingeschränkte Mundöffnung
- erschwerter Fixierung der Übertragungsbogen/Bissgabel (z. B. fehlende Stützzonen, zahnloser Kiefer etc.)
- erschwerten Auffindens der retrudierten Kontaktposition bei massiven Abrassionen
- erheblichen Aufwands wegen individueller Anpassung der Bissgabel bei anatomischen Besonderheiten
- erschwerten Auffindens der retrudierten Kontaktposition bei hohen und wechselnden Muskeltonuses und atypischen Gelenkbahnneigungen
- Anbringungserschwernis wegen Einschränkung des Sichtbereiches, verursacht durch eingeschränkte Lagerfähigkeit des Patienten wegen Wirbelsäulenerkrankung/Muskelerkrankung/Herz-Kreislauferkrankung

8030

GOZ-Position 8030

Leistungsbeschreibung	Faktor
Kinematische Scharnierachsenbestimmung (eingeschlossen sind die kinematische Scharnierachsenbestimmung, das definitive Markieren der Referenzpunkte, das Anlegen eines Übertragungsbogens, das Koordinieren eines Übertragungsbogens mit einem Artikulator)	1,0-fach: 30,93 € 2,3-fach: 71,15 € 2,8-fach: 86,61 € 3,1-fach: 95,89 € 3,5-fach: 108,27 €

Abrechnungsbestimmung

Neben den Leistungen nach den Nummern 8020 bis 8035 sind die Material- und Laborkosten für die Artikulation des Ober- und Unterkiefermodells im (halb) individuellen Artikulator gesondert berechnungsfähig.

! Anmerkung

- berechnungsfähig:
  - für kinematische Scharnierachsenbestimmung bei
    - Diagnostik
    - Einschleiftherapie
    - Schienentherapie, Neuadjustierung
    - Zahnersatz, Reparaturen
    - Remontagen
    - Kieferorthopädie
    - Kieferchirurgischen Maßnahmen
  - auch ohne Ausfüllen eines Formblattes im Sinne der GOZ-Nr. 8000
  - je kinematische Scharnierachsenbestimmung
  - zzgl. Materialkosten (z. B. Wachs, Pasten oder thermoplastisches Material zum Auftragen auf die Bissgabel)
  - zzgl. Einstellen des Gegenkiefers als zahntechnische Leistung berechenbar gemäß § 9 GOZ
  - zzgl. weiterer zahntechnische Leistungen gemäß § 9 GOZ (z. B. Modellmontage in individuellen Artikulator nach arbiträrer Gesichtsbogenregistrierung [beb-97-Nr. 0405], Einstellen des Gegenkiefermodells [beb-97-Nr. 0408])
- nicht berechnungsfähig:
  - für arbiträre Scharnierachsenbestimmung GOZ-Nr. 8020
  - für kinematische Scharnierachsenbestimmung mittels elektronischer Aufzeichnung (GOZ-Nr. 8035)

Anmerkung

BZÄK-Kommentar zu der GOZ-Nr. 8030 (Stand September 2023)
Die Leistung nach der Gebührennummer dient der schädelbezüglichen Montage eines Oberkiefermodells in einen volladjustierbaren Artikulator mittels einer kinematischen Bestimmung der Scharnierachse der Kiefergelenke. Das geschieht mittels einer Übertragung nach Ermittlung und Markierung der Referenzpunkte durch einen individuell einzustellenden Gesichtsbogen.
Eingeschlossen sind alle zahnärztliche Maßnahmen, die bei der Übertragung des Oberkiefers in einen (halb)individuellen Artikulator anfallen. Labortechnische Leistungen, insbesondere die Montage von Ober- und Unterkiefermodell in einen adjustierbaren Artikulator sowie die Einstellung des Artikulators nach den übermittelten individuellen Werten, sind gesondert berechnungsfähig.
Die Montage des Gegenkiefermodells ist in der Gebührenordnung entfallen und als zahntechnische Leistung berechenbar. Die erforderlichen Registrate sind mit den Leistungen nach den Nummern 8010, 8050 oder 8060 abgegolten.

Begründungen

Überdurchschnittlicher Zeitaufwand aufgrund …	Überdurchschnittliche Schwierigkeiten aufgrund …	Besondere Umstände aufgrund …

- erschwerter Umstände bei Parafunktionen z. B. Sigmatismus, Zungenpressen
- vorhandener cranio-mandibulärer Dysfunktionen
- schwerer Dysfunktionen und daraus resultierender extrem kleiner und stark vom Durchschnitt abweichender Mundöffnung (z. B. 30–32 mm)
- Desorientierung und erhöhter Sensibilität des stomatognathen Systems
- erschwerten Festlegens/Auffindens der lateralen Grenzpositionen bei Prognathie/Retrognathie
- eingeschränkter Rotationsbewegung des Unterkiefers
- erschwerter Artikulation bei schwieriger Verzahnung/fehlender Eckzahnführung/Kreuzbiss mit/bei ungünstigen antagonistischen Beziehungen
- starken Wangendrucks/erhöhtem Muskeltonus der Wangenmuskulatur und/oder aktiver Zungenmuskulatur und dadurch aufwendiger Freistellung des Behandlungsfeldes sowie notwendiger häufiger Behandlungspausen zur Entlastung/Entspannung der Muskulatur
- geringer Mundöffnung durch die Blockade in den Bewegungsmöglichkeiten/erheblicher Mobilitätseinschränkung des Kiefergelenks
- bänderbedingter Kiefergelenksstörungen z. B. erschlaffter Bandapparat, Diskusverlagerung
- besonderen Aufwands wegen elongierten/protrudierten Zähnen und/oder Zahnfehlstellungen, asymmetrischer Zahnrotationen usw. Protrusion/Dysgnathie
- eingeschränkter Mundöffnung/erschwerter Mundzugang wegen Mundsperre/Kieferklemme/Herpes/Rhagaden etc.

8030

Begründungen

Überdurchschnittlicher Zeitaufwand aufgrund …	Überdurchschnittliche Schwierigkeiten aufgrund …	Besondere Umstände aufgrund …

- schwieriger Fixierung vom Gesichtsbogen, Bissgabel bei starker Zahnlockerung, sehr schwer festzulegende Registrierung und Zuordnung
- schwieriger Bestimmung bei eingeschränkter Mundöffnung bedingt durch Kieferklemme/Myoathropathie/Mobilitätseinschränkung des Kiefergelenkes/ Kiefergelenksblockade etc.
- erschwerter Bissregistrierung und Übertragung wegen bänderbedingter Kiefergelenksstörungen bei Überdehnung oder atypischer, von der Norm abweichender Gelenkbahnneigungen
- erschwerter Registrierung mittels Übertragungsbogen (z. B. wegen von Myoartropathie/Freiendsituation/zahnloser Kiefer, wegen erschlafftem Bandapparat des Kiefergelenks/der Kiefergelenke (mit Tendenz zur Distraktion) oder habitueller Subluxation verbunden mit aufwendiger manueller Reposition/Zwangsführung und Zwangsbiss
- aufwendiger Festlegung und unsicherer Prognose für die Referenzpunkte bei Abweichungen von der Symmetrieebene und schwierige Adaption z. B. durch eingebrochener Stützzonen
- erschwerter Übertragung bei anhaltender Schmerzsymptomatik wegen akuter Arthropathie oder/und Myoarthropathie (z. B. mit Myogelose rechts/links)
- schwieriger Adaptation des Gesichtsbogens und Bestimmung bei Vorliegen einer syndrombedingten Abweichung/Gesichtsasymmetrie
- schwierigen Anlegens des Übertragungsbogens bei erschwerter Erreichbarkeit/Freistellung des Behandlungsfeldes durch eine extrem eingeschränkte Mundöffnung
- erschwerter Fixierung der Übertragungsbogen/Bissgabel (z. B. fehlende Stützzonen, zahnloser Kiefer etc.)
- erschwerten Auffindens der retrudierten Kontaktposition bei hohen und wechselnden Muskeltonuses und atypischen Gelenkbahnneigungen
- erschwerten Auffindens der retrudierten Kontaktposition bei massiven Abrassionen
- Anbringungserschwernis wegen Einschränkung des Sichtbereiches, verursacht durch eingeschränkte Lagerfähigkeit des Patienten wegen Wirbelsäulenerkrankung/Muskelerkrankung/Herz-Kreislauferkrankung
- schwierigen Auffindens der terminalen Scharniersachse
- erheblichen Aufwands wegen individueller Anpassung der Bissgabel bei anatomischen Besonderheiten
- besonders schwieriger Relationsbestimmung wegen einer nicht konzeptionsgerechten Okklusion bei vorliegender Okklusopathie
- erschwerter Okklusionsfindung wegen umfangreicher/starker Abrasionen und generalisierter Okklusionsstörung

GOZ-Position 8035

Leistungsbeschreibung	Faktor
Kinematische Scharnierachsenbestimmung mittels elektronischer Aufzeichnung (eingeschlossen sind die kinematische Scharnierachsenbestimmung, das definitive Markieren der Referenzpunkte, ggf. das Anlegen eines Übertragungsbogens, ggf. das Koordinieren eines Übertragungsbogens mit einem Artikulator)	1,0-fach: 30,93 € 2,3-fach: 71,15 € 2,8-fach: 86,61 € 3,1-fach: 95,89 € 3,5-fach: 108,27 €

Abrechnungsbestimmung

Neben den Leistungen nach den Nummern 8020 bis 8035 sind die Material- und Laborkosten für die Artikulation des Ober- und Unterkiefermodells im (halb) individuellen Artikulator gesondert berechnungsfähig.

! Anmerkung

- berechnungsfähig:
  - für eine kinematische Scharnierachsenbestimmung mittels elektronischer Aufzeichnung bei
    - Diagnostik
    - Einschleiftherapie
    - Schienentherapie, Neuadjustierung
    - Zahnersatz, Reparaturen
    - Remontagen
    - Kieferorthopädie
    - Kieferchirurgischen Maßnahmen
  - auch ohne Ausfüllen eines Formblattes im Sinne der GOZ-Nr. 8000
  - je kinematische Scharnierachsenbestimmung
  - für die Anwendung des Freecorder®BlueFox
  - zzgl. Materialkosten (z. B. Wachs, Pasten oder thermoplastisches Material zum Auftragen auf die Bissgabel)
  - zzgl. Einstellen des Gegenkiefers als zahntechnische Leistung berechenbar gemäß § 9 GOZ
  - zzgl. weiterer zahntechnische Leistungen gemäß § 9 GOZ
  - ggf. zzgl. Registrierung von UK-Bewegungen mittels elektronischer Aufzeichnungen in einem virtuellen Artikulator (GOZ § 6 Abs. 1)
- nicht berechnungsfähig:
  - für eine arbiträre Scharnierachsenbestimmung (GOZ-Nr. 8020)
  - für eine kinematische Scharnierachsenbestimmung ohne elektronische Aufzeichnung (GOZ-Nr. 8030)

8035

! Anmerkung

BZÄK-Kommentar zu der GOZ-Nr. 8035 (Stand September 2023)
Die Leistung nach der Gebührennummer dient der schädelbezüglichen Montage eines Oberkiefermodells in einen volladjustierbaren Artikulator mittels einer elektronischen Aufzeichnung der Scharnierachse der Kiefergelenke. Das geschieht mittels einer Übertragung nach Ermittlung und Markierung der Referenzpunkte durch einen individuell einzustellenden Gesichtsbogen.
Eingeschlossen sind alle zahnärztliche Maßnahmen, die bei der Übertragung des Oberkiefers in den Artikulator anfallen. Labortechnische Leistungen, insbesondere die Montage von Ober- und Unterkiefermodell in einen adjustierbaren Artikulator sowie die Einstellung des Artikulators nach den übermittelten individuellen Werten, sind gesondert berechnungsfähig. Die Montage des Gegenkiefermodells ist in der Gebührenordnung entfallen und als zahntechnische Leistung berechenbar. Die erforderlichen Registrate sind mit den Leistungen nach den Nummern 8010, 8050 oder 8060 abgegolten. Das Registrieren von UK-Bewegungen mittels elektronischer Aufzeichnungen für virtuelle Kiefermodelle in einem virtuellen Artikulator ist von der Leistungsbeschreibung nicht umfasst und wird daher analog gemäß § 6 Abs. 1 GOZ berechnet.

Begründungen

Überdurchschnittlicher Zeitaufwand aufgrund … | Überdurchschnittliche Schwierigkeiten aufgrund … | Besondere Umstände aufgrund …

- erschwerter Umstände bei Parafunktionen z. B. Sigmatismus, Zungenpressen
- vorhandener cranio-mandibulärer Dysfunktionen
- schwerer Dysfunktionen und daraus resultierender extrem kleiner und stark vom Durchschnitt abweichender Mundöffnung (z. B. 30–32 mm)
- Desorientierung und erhöhter Sensibilität des stomatognathen Systems
- besonders schwieriger Relationsbestimmung wegen einer nicht konzeptionsgerechten Okklusion bei vorliegender Okklusopathie
- erschwerter Okklusionsfindung wegen umfangreicher/starker Abrasionen und generalisierter Okklusionsstörung
- erschwerten Festlegens/Auffindens der lateralen Grenzpositionen bei Prognathie/Retrognathie
- eingeschränkter Rotationsbewegung des Unterkiefers
- erschwerter Artikulation bei schwieriger Verzahnung/fehlender Eckzahnführung/Kreuzbiss mit/bei ungünstigen antagonistischen Beziehungen
- starken Wangendrucks/erhöhtem Muskeltonus der Wangenmuskulatur und/oder aktiver Zungenmuskulatur und dadurch aufwendiger Freistellung des Behandlungsfeldes sowie notwendiger häufiger Behandlungspausen zur Entlastung/Entspannung der Muskulatur

Begründungen

Überdurchschnittlicher Zeitaufwand aufgrund … | Überdurchschnittliche Schwierigkeiten aufgrund … | Besondere Umstände aufgrund …

- geringer Mundöffnung durch die Blockade in den Bewegungsmöglichkeiten/erheblicher Mobilitätseinschränkung des Kiefergelenks
- bänderbedingter Kiefergelenksstörungen z. B. erschlaffter Bandapparat, Diskusverlagerung
- besonderen Aufwands wegen elongierten/protrudierten Zähnen und/oder Zahnfehlstellungen, asymmetrischer Zahnrotationen usw. Protrusion/Dysgnathie
- eingeschränkter Mundöffnung/erschwerter Mundzugang wegen Mundsperre/Kieferklemme/Herpes/Rhagaden etc.
- schwieriger Fixierung vom Gesichtsbogen, Bissgabel bei starker Zahnlockerung, sehr schwer festzulegende Registrierung und Zuordnung
- schwieriger Bestimmung bei eingeschränkter Mundöffnung bedingt durch Kieferklemme/Myoathropathie/Mobilitätseinschränkung des Kiefergelenkes/Kiefergelenksblockade etc.
- erschwerter Bissregistrierung und Übertragung wegen bänderbedingter Kiefergelenksstörungen bei Überdehnung oder atypischer, von der Norm abweichender Gelenkbahnneigungen
- erschwerter Registrierung mittels Übertragungsbogen (z. B. wegen von Myoartropathie/Freiendsituation/zahnloser Kiefer, wegen erschlafftem Bandapparat des Kiefergelenks/der Kiefergelenke (mit Tendenz zur Distraktion) oder habitueller Subluxation verbunden mit aufwendiger manueller Reposition/Zwangsführung und Zwangsbiss
- aufwendiger Festlegung und unsicherer Prognose für die Referenzpunkte bei Abweichungen von der Symmetrieebene und schwierige Adaption z. B. durch eingebrochener Stützzonen
- erschwerter Übertragung bei anhaltender Schmerzsymptomatik wegen akuter Arthropathie oder/und Myoarthropathie (z. B. mit Myogelose rechts/links)
- schwieriger Adaptation des Gesichtsbogens und Bestimmung bei Vorliegen einer syndrombedingten Abweichung/Gesichtsasymmetrie
- schwierigen Anlegens des Übertragungsbogens bei erschwerter Erreichbarkeit/Freistellung des Behandlungsfeldes durch eine extrem eingeschränkte Mundöffnung
- erschwerter Fixierung der Übertragungsbogen/Bissgabel (z. B. fehlende Stützzonen, zahnloser Kiefer etc.)
- erschwerten Auffindens der retrudierten Kontaktposition bei hohen und wechselnden Muskeltonuses und atypischen Gelenkbahnneigungen
- erschwerten Auffindens der retrudierten Kontaktposition bei massiven Abrasionen

8035

Begründungen

Überdurchschnittlicher Zeitaufwand aufgrund …	Überdurchschnittliche Schwierigkeiten aufgrund …	Besondere Umstände aufgrund …

- schwierigen Auffindens der terminalen Scharniersachse
- erheblichen Aufwands wegen individueller Anpassung der Bissgabel bei anatomischen Besonderheiten

GOZ-Position 8050

Leistungsbeschreibung	Faktor
Registrieren von Unterkieferbewegungen zur Einstellung halbindividueller Artikulatoren und Einstellung nach den gemessenen Werten, je Sitzung	1,0-fach: 28,12 € 2,3-fach: 64,68 € 2,8-fach: 78,74 € 3,1-fach: 87,18 € 3,5-fach: 98,42 €

Abrechnungsbestimmung

Neben den Leistungen nach den Nummern 8050 bis 8065 sind Material- und Laborkosten für die Einstellung des (halb) individuellen Artikulators nach den gemessenen Werten gesondert berechnungsfähig.

Anmerkung

- berechnungsfähig:
  - für das Registrieren der Protrusions- und Rechts- bzw. Linkslateralbewegung des Unterkiefers zur Einstellung halbindividueller Artikulatoren
  - je Sitzung
  - auch ohne Ausfüllen eines Formblattes im Sinne der GOZ-Nr. 8000
  - zzgl. zahntechnische Leistungen gemäß § 9 GOZ
- nicht berechnungsfähig:
  - neben dem Registrieren von Unterkieferbewegungen zur Einstellung voll adjustierbarer Artikulatoren nach GOZ-Nr. 8060 in einem Analysegang
  - neben dem Registrieren von Unterkieferbewegungen mittels elektronischer Aufzeichnung zur Einstellung voll adjustierbarer Artikulatoren nach GOZ-Nr. 8065 in einem Analysegang
  - angefallene Materialkosten

BZÄK-Kommentar zu der GOZ-Nr. 8050 (Stand September 2023)

Um in einem halbindividuellen Artikulator die Patientensituation simulieren zu können, sind Informationen über das Kiefergelenk und seine Bewegungen erforderlich. Dies ist mittels Registrierung, z. B. der Latero- bzw. Mediotrusion beidseits und der Protrusion möglich. Mithilfe der gewonnenen Daten kann die Funktion des Kiefergelenkes annähernd reproduziert werden. Die erforderlichen Maßnahmen zur Einstellung beziehen sich auf die mechanische Programmierung des Artikulators. Laborkosten sind separat berechenbar. Die Leistung ist unabhängig von der Anzahl der Registrierungen nur einmal je Sitzung berechenbar.
Der Aufbau und/oder die Justage einer individuellen Frontzahnführung im Artikulator ist als zahntechnische Leistung gesondert berechenbar.

8050

Begründungen

Überdurchschnittlicher Zeitaufwand aufgrund …	Überdurchschnittliche Schwierigkeiten aufgrund …	Besondere Umstände aufgrund …

- erschwerter Umstände bei Parafunktionen z. B. Sigmatismus, Zungenpressen
- wiederholter Kontrollregistrate in einer Sitzung
- mehrfacher Registratnahmen der Unterkieferbewegungen bei dysgnathen Störungen
- erschwerter Fixierung der Registrierbehelfe/Bissgabel (z. B. fehlende Stützzonen, zahnloser Kiefer etc.)
- erschwerter Bissregistrierung wegen bänderbedingter Kiefergelenksstörungen bei Überdehnung oder atypischer Gelenkbahnneigung
- erschwerten Auffindens der retrudierten Kontaktposition bei hohen ständig wechselnden Muskeltonuse/bei massiven Abrasionen
- erschwerten Registrats bei anhaltender Schmerzsymptomatik/Schmerzsensation wegen akuter Arthropathie oder/und Myoarthropathie (z. B. mit Myogelose rechts/links)
- erschwerter Artikulation bei schwieriger Verzahnung/fehlender Eckzahnführung/Kreuzbiss mit/bei ungünstigen antagonistischen Beziehungen
- des Vorliegens einer syndrombedingten Abweichung/Gesichtsasymmetrie
- erschwerter Registrierung bei vorhandener Bisslagenveränderung wegen umfangreicher Abrasionen
- besonders schwieriger Relationsbestimmung wegen einer nicht konzeptionsgerechten Okklusion bei vorliegender Okklusopathie
- schwieriger Fixierung von Registrierhilfen bei starker Zahnlockerung, sehr schwer festzulegende Registrierung und Zuordnung
- erschwerten Festlegens/Auffindens der lateralen Grenzpositionen bei Prognathie/Retrognathie
- erschwerter Registrierung (z. B. wegen von Myoartropathie/Freiendsituation/zahnloser Kiefer) wegen erschlafftem Bandapparat des Kiefergelenks/der Kiefergelenke (mit Tendenz zur Distraktion) oder habitueller Subluxation verbunden mit aufwendiger manueller Reposition/Zwangsführung und Zwangsbiss
- besonderen Aufwands wegen elongierten/protrudierten Zähnen und/oder Zahnfehlstellungen, asymmetrischer Zahnrotationen usw. Protrusion/Dysgnathie
- besonders schwierigen Registrats bei Gelenksblockaden/starker Gelenkkompression/Diskusverlagerung/atypische Gelenkbahnneigung
- vorhandener cranio-mandibulärer Dysfunktionen
- schwerer Dysfunktionen und daraus resultierender extrem kleiner und stark vom Durchschnitt abweichender Mundöffnung (z. B. 30–32 mm)
- erheblich erschwerter Registrierung bei sehr flachem Unterkiefer
- Desorientierung und erhöhter Sensibilität des stomatognathen Systems

Begründungen

Überdurchschnittlicher Zeitaufwand aufgrund …	Überdurchschnittliche Schwierigkeiten aufgrund …	Besondere Umstände aufgrund …

- erschwerten Bissregistrats bei eingeschränkter Rotationsbewegung des Unterkiefers/labiler Gelenkposition
- schwieriger Registrierung bei eingeschränkter Mundöffnung bedingt durch Kieferklemme/Myoathropathie/Mobilitätseinschränkung des Kiefergelenkes/Kiefergelenksblockade etc.
- starken Wangendrucks und/oder aktiver Zungenmuskulatur und dadurch aufwendiger Freistellung des Behandlungsfeldes sowie notwendiger häufiger Behandlungspausen zur Entlastung/Entspannung der Muskulatur
- wiederholter Registrierung durch bänderbedingter Kiefergelenksstörungen z. B. erschlaffter Bandapparat des/der Kiefergelenke, Diskusverlagerung
- habitueller Subluxation verbunden mit aufwendiger manueller Reposition und Festlegung der therapeutischen Unterkieferposition
- eingeschränkter Mundöffnung/erschwerten Mundzugangs wegen Mundsperre/Kieferklemme/Herpes/Rhagaden etc.
- schwierigen Anlegens des Übertragungsbogens bei erschwerter Erreichbarkeit/Freistellung des Behandlungsfeldes durch eine extrem eingeschränkte Mundöffnung
- erschwerten Registrats wegen extremer Hypermobilität und psychosoziale Blockade/psychogene Beteiligung
- Berücksichtigung und Beurteilung von Fremdbefunden in Diagnostik und Therapie
- aufwendiger Festlegung und unsicherer Prognose für die Referenzpunkte durch eingebrochener Stützzonen
- Anbringungserschwernis wegen Einschränkung des Sichtbereiches, verursacht durch eingeschränkte Lagerfähigkeit des Patienten wegen Wirbelsäulenerkrankung/Muskelerkrankung/Herz-Kreislauferkrankung

8060

GOZ-Position 8060

Leistungsbeschreibung	Faktor
Registrieren von Unterkieferbewegungen zur Einstellung voll adjustierbarer Artikulatoren und Einstellung nach den gemessenen Werten, je Sitzung	1,0-fach: 42,18 € 2,3-fach: 97,02 € 2,8-fach: 118,11 € 3,1-fach: 130,76 € 3,5-fach: 147,64 €

Abrechnungsbestimmung

Neben den Leistungen nach den Nummern 8050 bis 8065 sind Material- und Laborkosten für die Einstellung des (halb) individuellen Artikulators nach den gemessenen Werten gesondert berechnungsfähig.

! Anmerkung

- berechnungsfähig:
  - für das Registrieren der Protrusions- und Rechts- bzw. Linkslateralbewegung des Unterkiefers
  - zur Einstellung voll adjustierbarer Artikulatoren
  - je Sitzung
  - auch ohne Ausfüllen eines Formblattes im Sinne der GOZ-Nr. 8000
  - zzgl. zahntechnische Leistungen gemäß § 9 GOZ
- nicht berechnungsfähig:
  - neben dem Registrieren von Unterkieferbewegungen zur Einstellung halbindividueller Artikulatoren nach GOZ-Nr. 8050 in einem Analysegang
  - neben dem Registrieren von Unterkieferbewegungen mittels elektronischer Aufzeichnung zur Einstellung voll adjustierbarer Artikulatoren nach GOZ-Nr. 8065 in einem Analysegang
  - angefallene Materialkosten

BZÄK-Kommentar zu der GOZ-Nr. 8060 (Stand September 2023)

Um in einem volladjustierbaren Artikulator die Patientensituation simulieren zu können, sind Informationen über das Kiefergelenk und seine Bewegungen erforderlich. Dies ist mittels Registrierung, z. B. der Latero- bzw. Mediotrusion beidseits und der Protrusion bzw. Retrusion, sowie der Aufzeichnung der Gelenkbahnneigung und des Bennet-Winkels möglich. Mithilfe der gewonnenen Daten kann die Funktion des Kiefergelenkes reproduziert werden. Die erforderlichen Maßnahmen zur Einstellung beziehen sich auf die mechanische Programmierung eines volladjustierbaren Artikulators.

! Anmerkung

Laborkosten sind separat berechnungsfähig. Die Leistung ist unabhängig von der Anzahl der Registrierungen nur einmal je Sitzung berechenbar.
Der Aufbau und/oder die Justage einer individuellen Frontzahnführung im Artikulator ist als zahntechnische Leistung gesondert berechenbar.

Begründungen

Überdurchschnittlicher Zeitaufwand aufgrund … | Überdurchschnittliche Schwierigkeiten aufgrund … | Besondere Umstände aufgrund …

- erschwerter Umstände bei Parafunktionen z. B. Sigmatismus, Zungenpressen
- wiederholter Kontrollregistraten in einer Sitzung
- mehrfacher Registratnahme der umfangreichen Unterkieferbewegungen bei dysgnathen Störungen
- erschwerter Fixierung der Registrierbehelfe/Bissgabel (z. B. fehlende Stützzonen, zahnloser Kiefer etc.)
- mangelnder Koordinierungsfähigkeit der UK-Bewegungen bei bänderbedingten Kiefergelenksstörungen durch Überdehnung oder atypischer Gelenkbahnneigung
- erschwerten Auffindens der retrudierten Kontaktposition bei hohen ständig wechselnden Muskeltonuses/bei massiven Abrasionen
- erschwerten Registrats bei anhaltender Schmerzsymptomatik/Schmerzsensation wegen akuter Arthropathie oder/und Myoarthropathie (z. B. mit Myogelose rechts/links)
- erschwerter Artikulation bei schwieriger Verzahnung/fehlender Eckzahnführung/Kreuzbiss mit/bei ungünstigen antagonistischen Beziehungen
- des Vorliegens einer syndrombedingten Abweichung/Gesichtsasymmetrie
- erschwerter Registrierung bei vorhandener Bisslagenveränderung wegen umfangreicher Abrasionen
- besonders schwieriger Relationsbestimmung wegen einer nicht konzeptionsgerechten Okklusion bei vorliegender Okklusopathie
- schwieriger Fixierung von Registrierhilfen bei starker Zahnlockerung, sehr schwer festzulegende Registrierung und Zuordnung
- erschwerten Festlegens/Auffindens der lateralen Grenzpositionen bei Prognathie/Retrognathie
- erschwerter Registrierung wegen von Myoartropathie/Freiendsituation/zahnloser Kiefer)/wegen erschlafftem Bandapparat des Kiefergelenks/der Kiefergelenke (mit Tendenz zur Distraktion) oder habitueller Subluxation verbunden mit aufwendiger manueller Reposition/Zwangsführung und Zwangsbiss
- besonderen Aufwands wegen elongierten/protrudierten Zähnen und/oder Zahnfehlstellungen, asymmetrischer Zahnrotationen usw. Protrusion/Dysgnathie

8060

Begründungen

Überdurchschnittlicher Zeitaufwand aufgrund …	Überdurchschnittliche Schwierigkeiten aufgrund …	Besondere Umstände aufgrund …

- besonders schwierigen Registrats bei Gelenksblockaden/Diskusverlagerung/atypische Gelenkbahnneigung
- vorhandener cranio-mandibulärer Dysfunktionen
- schwerer Dysfunktionen und daraus resultierender extrem kleiner und stark vom Durchschnitt abweichender Mundöffnung (z. B. 30–32 mm)
- erheblich erschwerter Registrierung bei sehr flachem Unterkiefer
- Desorientierung des stomatognathen Systems
- erschwerten Registrats bei starker Diskoordination im Kiefer-/Gesichtsbereich
- erschwerten Bissegistrats bei eingeschränkter Rotationsbewegung des Unterkiefers/labiler Gelenkposition
- schwieriger Registrierung bei eingeschränkter Mundöffnung bedingt durch Kieferklemme/Myoathropathie/Mobilitätseinschränkung des Kiefergelenkes/Kiefergelenksblockade etc.
- starken Wangendrucks und/oder aktiver Zungenmuskulatur und dadurch aufwendiger Freistellung des Behandlungsfeldes sowie notwendiger häufiger Behandlungspausen zur Entlastung/Entspannung der Muskulatur
- wiederholter Registrierung durch bänderbedingter Kiefergelenksstörungen z. B. erschlaffter Bandapparat, Diskusverlagerung
- habitueller Subluxation verbunden mit aufwendiger manueller Reposition und Festlegung der therapeutischen Unterkieferposition
- eingeschränkter Mundöffnung/erschwerten Mundzugangs wegen Mundsperre/Kieferklemme/Herpes/Rhagaden etc.
- schwierigen Anlegens des Übertragungsbogens bei erschwerter Erreichbarkeit/Freistellung des Behandlungsfeldes durch eine extrem eingeschränkte Mundöffnung
- erschwerten Registrats wegen extremer Hypermobilität und psychosoziale Blockade/psychogene Beteiligung
- Berücksichtigung und Beurteilung von Fremdbefunden in Diagnostik und Therapie
- aufwendiger Festlegung und unsicherer Prognose für die Referenzpunkte durch eingebrochener Stützzonen
- schwieriger Festlegung der Referenzpunkte wegen großen Abweichungen zur Symmetrieebene und schwieriger mechanischer Adaption
- Anbringungserschwernis wegen Einschränkung des Sichtbereiches, verursacht durch eingeschränkte Lagerfähigkeit des Patienten wegen Wirbelsäulenerkrankung/Muskelerkrankung/Herz-Kreislauferkrankung
- erhöhten apparativen Aufwands durch wiederholten Registrierungsvorgängen zur Ergebisssicherung

8060

Begründungen

Überdurchschnittlicher Zeitaufwand aufgrund … | Überdurchschnittliche Schwierigkeiten aufgrund … | Besondere Umstände aufgrund …

- umfangreicher und aufwendiger Übertragung der verschiedenen Ergebnisse in das angewandte Artikulationssystem
- erschwerter Registrierung bei mangelnder Koordinierungsfähigkeit der UK-Bewegungen und mechanischer Adaption
- diffiziler Registrierung wegen stark ausgeprägter interner Kiefergelenkstörungen

GOZ-Position 8065

Leistungsbeschreibung	Faktor
Registrieren von Unterkieferbewegungen mittels elektronischer Aufzeichnung zur Einstellung voll adjustierbarer Artikulatoren und Einstellung nach den gemessenen Werten, je Sitzung	1,0-fach: 47,81 € 2,3-fach: 109,95 € 2,8-fach: 133,86 € 3,1-fach: 148,20 € 3,5-fach: 167,32 €

Abrechnungsbestimmung

Neben den Leistungen nach den Nummern 8050 bis 8065 sind Material- und Laborkosten für die Einstellung des (halb) individuellen Artikulators nach den gemessenen Werten gesondert berechnungsfähig.

! Anmerkung

- berechnungsfähig:
  - für das Registrieren der Protrusions- und Rechts- bzw. Linkslateralbewegung des Unterkiefers mittels elektronischer Aufzeichnung
  - zur Einstellung voll adjustierbarer Artikulatoren
  - je Sitzung
  - auch ohne Ausfüllen eines Formblattes im Sinne der GOZ-Nr. 8000
  - für die Anwendung des Freecorder®BlueFox oder des Plane Analysers (JMAnalyser+)
  - zzgl. zahntechnische Leistungen gemäß § 9 GOZ
- nicht berechnungsfähig:
  - neben dem Registrieren von Unterkieferbewegungen zur Einstellung halbindividueller Artikulatoren nach GOZ-Nr. 8050 in einem Analysegang
  - neben dem Registrieren von Unterkieferbewegungen zur Einstellung voll adjustierbarer Artikulatoren nach GOZ-Nr. 8060 in einem Analysegang
  - für die Registrierung von UK-Bewegungen mittels elektronischer Aufzeichnungen in einem virtuellen Artikulator (GOZ §6 Abs. 1)
  - angefallene Materialkosten

BZÄK-Kommentar zu der GOZ-Nr. 8065 (Stand September 2023)

Um in einem volladjustierbaren Artikulator die Patientensituation simulieren zu können, sind Informationen über das Kiefergelenk und seine Bewegungen erforderlich. Dies ist mittels Registrierung, z. B. der Latero- bzw. Mediotrusion beidseits und der Protrusion bzw. Retrusion sowie der Aufzeichnung der Gelenkabneigung und des Bennet-Winkels sowie der Bennet-Bewegung möglich. Mithilfe der elektronisch gewonnenen Daten kann die Funktion des Kiefergelenkes reproduziert

! Anmerkung

werden. Die erforderlichen Maßnahmen zur Einstellung beziehen sich auf die Programmierung eines volladjustierbaren Artikulators.
Laborkosten sind separat berechenbar.
Die Leistung ist unabhängig von der Anzahl der Registrierungen nur einmal je Sitzung berechenbar.
Der Aufbau und/oder die Justage einer individuellen Frontzahnführung im Artikulator ist als zahntechnische Leistung berechenbar.
Das Registrieren von UK-Bewegungen mittels elektronischer Aufzeichnungen für virtuelle Kiefermodelle in einem virtuellen Artikulator ist von der Leistungsbeschreibung nicht umfasst und wird daher analog gemäß § 6 Abs. 1 GOZ berechnet.

Begründungen

Überdurchschnittlicher Zeitaufwand aufgrund … | Überdurchschnittliche Schwierigkeiten aufgrund … | Besondere Umstände aufgrund …

- erschwerter Umstände bei Parafunktionen z. B. Sigmatismus, Zungenpressen
- wiederholter Kontrollregistrate in einer Sitzung
- mehrfacher Registratnahmen der umfangreichen Unterkieferbewegungen bei dysgnathen Störungen
- erschwerter Fixierung der Registrierbehelfe/Bissgabel (z. B. fehlende Stützzonen, zahnloser Kiefer etc.)
- mangelnder Koordinierungsfähigkeit der UK-Bewegungen bei bänderbedingten Kiefergelenksstörungen durch Überdehnung oder atypischer Gelenkbahnneigung
- erschwerten Auffindens der retrudierten Kontaktposition bei hohem ständig wechselndem Muskeltonus/bei massiven Abrasionen
- erschwerten Registrats bei anhaltender Schmerzsymptomatik/Schmerzsensation wegen akuter Arthropathie oder/und Myoarthropathie (z. B. mit Myogelose rechts/links)
- erschwerter Artikulation bei schwieriger Verzahnung/fehlender Eckzahnführung/Kreuzbiss mit/bei ungünstigen antagonistischen Beziehungen
- des Vorliegens einer syndrombedingten Abweichung/Gesichtsasymmetrie
- erschwerter Registrierung bei vorhandener Bisslagenveränderung wegen umfangreicher Abrasionen
- besonders schwieriger Relationsbestimmung wegen einer nicht konzeptionsgerechten Okklusion bei vorliegender Okklusopathie
- schwieriger Fixierung von Registrierhilfen bei starker Zahnlockerung, sehr schwer festzulegende Registrierung und Zuordnung

8065

Begründungen

Überdurchschnittlicher Zeitaufwand aufgrund … | Überdurchschnittliche Schwierigkeiten aufgrund … | Besondere Umstände aufgrund …

- erschwerten Festlegens/Auffindens der lateralen Grenzpositionen bei Prognathie/Retrognathie
- erschwerter Registrierung (z. B. wegen von Myoartropathie/Freiendsituation/zahnlosen Kiefer) wegen erschlafftem Bandapparat des Kiefergelenks/der Kiefergelenke (mit Tendenz zur Distraktion) oder habitueller Subluxation verbunden mit aufwendiger manueller Reposition/Zwangsführung und Zwangsbiss
- besonderen Aufwands wegen elongierten/protrudierten Zähnen und/oder Zahnfehlstellungen, asymmetrischer Zahnrotationen usw. Protrusion/Dysgnathie
- besonders schwierigen Registrat bei Gelenksblockaden/Diskusverlagerung/atypische Gelenkbahnneigung
- vorhandener cranio-mandibulärer Dysfunktionen
- schwerer Dysfunktionen und daraus resultierender extrem kleiner und stark vom Durchschnitt abweichender Mundöffnung (z. B. 30–32 mm)
- erheblich erschwerter Registrierung bei sehr flachem Unterkiefer
- erschwerten Registrats bei starker Diskoordination im Kiefer-/Gesichtsbereich
- Desorientierung des stomatognathen Systems
- erschwerten Bissregistrats bei eingeschränkter Rotationsbewegung des Unterkiefers/labiler Gelenkposition
- schwieriger Registrierung bei eingeschränkter Mundöffnung bedingt durch Kieferklemme/Myoathropathie/Mobilitätseinschränkung des Kiefergelenkes/Kiefergelenksblockade etc.
- starken Wangendrucks und/oder aktiver Zungenmuskulatur und dadurch aufwendiger Freistellung des Behandlungsfeldes sowie notwendiger häufiger Behandlungspausen zur Entlastung/Entspannung der Muskulatur
- wiederholter Registrierung durch bänderbedingter Kiefergelenksstörungen z. B. erschlaffter Bandapparat, Diskusverlagerung
- habitueller Subluxation verbunden mit aufwendiger manueller Reposition und Festlegung der therapeutischen Unterkieferposition
- eingeschränkter Mundöffnung/erschwerten Mundzugangs wegen Mundsperre/Kieferklemme/Herpes/Rhagaden etc.
- schwierigen Anlegens des Übertragungsbogens bei erschwerter Erreichbarkeit/Freistellung des Behandlungsfeldes durch eine extrem eingeschränkte Mundöffnung
- erschwerten Registrats wegen extremer Hypermobilität und psychosoziale Blockade/psychogene Beteiligung
- Berücksichtigung und Beurteilung von Fremdbefunden in Diagnostik und Therapie

Begründungen

Überdurchschnittlicher Zeitaufwand aufgrund …	Überdurchschnittliche Schwierigkeiten aufgrund …	Besondere Umstände aufgrund …

- aufwendiger Festlegung und unsicherer Prognose für die Referenzpunkte durch eingebrochener Stützzonen
- Anbringungserschwernis wegen Einschränkung des Sichtbereiches, verursacht durch eingeschränkte Lagerfähigkeit des Patienten wegen Wirbelsäulenerkrankung/Muskelerkrankung/Herz-Kreislauferkrankung
- erhöhten apparativen Aufwands durch wiederholten Registrierungsvorgängen zur Ergebisssicherung
- umfangreicher und aufwendiger Übertragung der verschiedenen Ergebnisse in das angewandte Artikulationssystem
- erschwerter Registrierung bei mangelnder Koordinierungsfähigkeit der UK-Bewegungen und mechanischer Adaption
- diffiziler Registrierung wegen stark ausgeprägter interner Kiefergelenkstörungen

8080

GOZ-Position 8080

Leistungsbeschreibung	Faktor
Diagnostische Maßnahmen an Modellen im Artikulator einschließlich subtraktiver oder additiver Korrekturen, Befundauswertung und Behandlungsplanung, je Sitzung	1,0-fach: 14,06 € 2,3-fach: 32,34 € 2,8-fach: 39,37 € 3,1-fach: 43,59 € 3,5-fach: 49,21 €

Abrechnungsbestimmung

--

Anmerkung

- berechnungsfähig:
  - für diagnostische Maßnahmen an Modellen im Artikulator einschließlich subtraktiver oder additiver Korrekturen einschließlich Auswertung und Behandlungsplanung
  - je Sitzung
  - mehrfach je Krankheitsfall (z. B. bei Kombinationsarbeiten)
  - auch ohne Ausfüllen eines Formblattes im Sinne der GOZ-Nr. 8000
  - auch ohne Anwesenheit des Patienten bei der Erbringung dieser Leistung
  - zzgl. Materialkosten (Abformmaterial)
  - zzgl. zahntechnische Leistungen gemäß § 9 GOZ
- nicht berechnungsfähig:
  - für diagnostische Maßnahmen an virtuellen Modellen (subtraktiv/additiv) (§ 6 Abs. 1 GOZ)

BZÄK-Kommentar zu der GOZ-Nr. 8080 (Stand September 2023)

Die diagnostischen Maßnahmen stellen die Basis der Behandlung dar und umfassen alle Tätigkeiten, die an Modellen zu einer Behandlungsplanung nötig sind. Sowohl additive als auch subtraktive Maßnahmen kommen in Frage. Ergebnisse können auch nötige Vorbehandlungen, z. B. kieferorthopädischer oder kieferchirurgischer Art sein. Anfallende Laborkosten sind zusätzlich berechenbar.

Die Leistung ist einmal je Sitzung berechenbar und erfordert das Vorhandensein von in halbindividuellen oder volladjustierbaren Artikulatoren montierten Kiefermodellen.

Begründungen

Überdurchschnittlicher Zeitaufwand aufgrund …

Überdurchschnittliche Schwierigkeiten aufgrund …

Besondere Umstände aufgrund …

- mangelnder Ausgeglichenheit der Artikulation
- mangelnder Ausgeglichenheit der Okklusion
- zusätzlicher Erstellung eines Schleifprotokolls
- erschwerter Maßnahmen wegen erheblicher Störungen statischen und/oder dynamischen Okklusion
- besonderen Aufwands wegen elongierten/protrudierten Zähnen und/oder Zahnfehlstellungen, asymmetrischer Zahnrotationen usw.
- erhöhter Anzahl der nötigen Korrekturen
- besonders umfangreicher Befundauswertung und Behandlungsplanung
- extremer Mittellinienverschiebung
- besonders schwieriger Relationseinstellung bei vorliegender Okklusopathie
- aufwendiger und umfangreicher Einschleifmaßnahmen bei nicht konzeptionsgerechter Okklusion
- aufwendiger und umfangreicher additive Maßnahmen mit mehrfach Überprüfungen bei nicht konzeptionsgerechter Okklusion
- mehrfacher Pfeilwinkelaufzeichungen wegen extremer Muskeltonusänderung, mehrfache Maßnahmen zur Diagnostik
- vorhandener Freiendsituation/Freiendsituationen
- erschwerter Feststellung optimaler Aufbauhöhe und aufwendiges Feineinschleifens nach gnathologischen Kriterien zur optimalen Belastung des Kauorgans
- erschwerter Korrekturen bei anatomischer Besonderheit ausgeprägter Dysgnathie/Protrusion
- erhöhten Aufwands wegen gleichzeitiger Notwendigkeit additiver und subtraktiver Maßnahmen
- erhöhten Umfangs und Aufwands bei den verschiedenen Diagnose-/Korrekturmaßnahmen

8090

GOZ-Position 8090

Leistungsbeschreibung	Faktor
Diagnostischer Aufbau von Funktionsflächen am natürlichen Gebiss, am festsitzenden und/oder herausnehmbaren Zahnersatz, je Sitzung	1,0-fach: 14,06 € 2,3-fach: 32,34 € 2,8-fach: 39,37 € 3,1-fach: 43,59 € 3,5-fach: 49,21 €

Abrechnungsbestimmung

--

Anmerkung

- berechnungsfähig:
  - für einen diagnostischen Aufbau von Funktionsflächen mit Kunststoff oder Wachs:
    - am natürlichen Gebiss
    - am festsitzenden und/oder herausnehmbaren Zahnersatz
    - zur Beseitigung einer Infraokklusion einzelner Zähne
    - zur Vorbehandlung vor endgültigem Zahnersatz
    - zur Bisserhöhung bei vorhandenem Zahnersatz
  - je Sitzung
  - auch ohne Ausfüllen eines Formblattes im Sinne der GOZ-Nr. 8000
  - zzgl. Materialkosten (Abformmaterial)
  - zzgl. zahntechnische Leistungen gemäß § 9 GOZ z. B. beb-97-Nr. 0832 (Diagnostisches Modellieren oder Aufwachsen)
  - die Entfernung eines semipermanenten oder permanenten Funktionsaufbaus wird nach GOZ-Nr. 2290 berechnet
- nicht berechnungsfähig:
  - für einen therapeutischen Funktions-Aufbau, semipermanent § 6 Abs. 1 GOZ
  - für einen definitiven Funktions-Aufbau, permanent § 6 Abs. 1 GOZ (z. B. Tabletops)
  - für ein "Wax-up"
  - für ein "Mock-up" § 6 Abs. 1 GOZ
  - für die Adjustierung eines Aufbissbehelfs GOZ-Nr. 7010
  - im Zusammenhang mit der GOZ-Nr. 7020 – Umarbeiten einer Prothese zum Aufbissbehelf
  - je Funktionsfläche
  - je Zahn

! Anmerkung

BZÄK-Kommentar zu der GOZ-Nr. 8090 (Stand September 2023)

Der diagnostische Aufbau einer neuen Funktionsfläche dient der Beurteilung einer neuen okklusalen Beziehung. Jede neue Funktionsfläche präzisiert hierbei die Lage und Bewegung der Kiefergelenke sowie die Programmierung des neuromuskulären Systems. Die Leistung wird je Sitzung berechnet, auch bei Aufbauten an mehreren Funktionsflächen und/oder mehreren Zähnen.

Der diagnostische Aufbau von Funktionsflächen erfolgt in der Regel mittels kunststoffplastischem Material in Säureätz-Adhäsivtechnik. Die Leistung wird je Sitzung an einem Zahn berechnet und kann sich auf den Aufbau mehrerer Funktionsflächen an diesem Zahn in einer Sitzung beziehen. Funktionsflächen können an natürlichen oder ersetzten Zähnen angebracht werden.

Die therapeutischen Aufbauten von Funktionsflächen im indirekten Verfahren (Repositionsonlays und -veneers) werden mit dieser Gebührennummer nicht abgebildet und stellen eine eigenständige Leistung dar. Anfallende Laborkosten sind zusätzlich berechenbar. Die vollständige Entfernung von zu diagnostischen oder therapeutischen Zwecken aufgebauten Funktionsflächen ist in der GOZ nicht beschrieben und wird nach § 6 Abs. 1 analog berechnet.

Begründungen

Überdurchschnittlicher Zeitaufwand aufgrund …

Überdurchschnittliche Schwierigkeiten aufgrund …

Besondere Umstände aufgrund …

- ungünstig gelegener, schwierig zu erreichender Zahnregion
- des Aufbaus mehrerer Funktionsflächen an einem Zahn
- diagnostischer/diagnostische Aufbau/ten bei mehreren Zähnen
- des Aufbaus mehrerer Funktionsflächen an festsitzendem Zahnersatz
- des Aufbaus mehrerer Funktionsflächen an herausnehmbaren Zahnersatz
- erhöhten Aufwands wegen funktionsorientierter morphologisch gestalteter Kaufläche
- besonderen Aufwands wegen elongierten/protrudierten Zähnen und/oder Zahnfehlstellungen und erhöhter Anzahl der Aufbauten
- reflektorischer Übererregbarkeit z. B. starkem Husten-, Schluck-, oder/und Brechreizneigung mit häufigen Behandlungspausen und wiederholt erforderlicher Trockenlegung/Neuaufbringen der Konditionierung
- motorischer Unruhe des Patienten, verbunden mit wiederholt erforderlicher Trockenlegung und mehrfach notwendigen Behandlungspausen
- Einschränkung des Sichtbereiches, verursacht durch eingeschränkte Lagerfähigkeit des Patienten wegen Wirbelsäulenerkrankung/Muskelerkrankung/Herz-Kreislauf-Erkrankung

8090

Begründungen

Überdurchschnittlicher Zeitaufwand aufgrund …	Überdurchschnittliche Schwierigkeiten aufgrund …	Besondere Umstände aufgrund …

- häufiger Behandlungsunterbrechungen wegen des reduzierten Allgemeinzustandes
- motorischer Instabilität der Zunge/Makroglossie, dadurch erschwerter Freistellung des Behandlungsfeldes
- starken Wangendrucks und dadurch aufwendiger Fixierung der verwendeten Hilfsmittel sowie notwendiger häufiger Behandlungspausen zur Entlastung/Entspannung der Muskulatur
- besonderer Schwierigkeit durch fehlende Eckzahnführung und vollständiger Wiederherstellung der palatinalen Führungsfläche
- erschwerter Feststellung optimaler Aufbauhöhe und aufwendiges Feineinschleifens nach gnathologischen Kriterien zur optimalen Belastung des Kauorgans
- direkter morphologischer Umgestaltung und Rekonturierung der Zahnflächen
- eingeschränkter Mundöffnung/erschwerter Mundzugang wegen Mundsperre/Kieferklemme/Herpes/Rhagaden etc.
- erschwerter Aufbaumaßnahmen bei schwieriger Verzahnung/fehlender Eckzahnführung/Kreuzbiss mit/bei ungünstigen antagonistischen Beziehungen
- umfangreicher Feinjustierung nach Aufbau bei instabilem stomatognathen ystem mit mehrfachen Überprüfungen
- erhöhten Umfangs und große Anzahl der Funktionsflächen
- hoher ästhetischer Wertigkeit bei der Funktionsflächenrekonstruktion
- schwierigen Aufbaus durch Vorliegen ausgeprägten parafunktionellen Zahnsubstanzdefekten
- extremen Aufwands wegen desorientierten Kausystems bei starken Abrasionen/Bruxismus/Fehlfunktionen oder Verspannungen der Muskulatur
- erschwerter Funktionsaufbau durch anatomische Besonderheiten des Zahnes…./Dysgnathien

GOZ-Position 8100

Leistungsbeschreibung	Faktor	
Systematische subtraktive Maßnahmen am natürlichen Gebiss, am festsitzenden und/oder herausnehmbaren Zahnersatz, je Zahnpaar	1,0-fach:	1,12 €
	2,3-fach:	2,59 €
	2,8-fach:	3,15 €
	3,1-fach:	3,49 €
	3,5-fach:	3,94 €

Abrechnungsbestimmung

--

Anmerkung

- berechnungsfähig:
  - für systematische subtraktive Maßnahmen am natürlichen Gebiss
  - für systematische subtraktive Maßnahmen am festsitzenden und/oder herausnehmbaren Zahnersatz
  - je Zahnpaar (unmittelbar gegenüberliegenden Zähne im Ober- und Unterkiefer)
  - auch mit vorausgegangener instrumenteller Funktionsanalyse (GOZ-Nrn. 8000 bis 8090)
  - auch ohne vorausgegangener instrumenteller Funktionsanalyse (GOZ-Nrn. 8000 bis 8090)
  - auch neben Kontrolle, Finieren/Polieren einer Restauration (GOZ-Nr. 2130) an verschiedenen Bereichen
  - auch neben Beseitigung von scharfen Zahnkanten (GOZ-Nr. 4030) an verschiedenen Bereichen
  - auch neben Beseitigung grober Vorkontakte der Okklusion (GOZ-Nr. 4040) an verschiedenen Bereichen
- nicht berechnungsfähig:
  - für neu eingegliederten Zahnersatz

BZÄK-Kommentar zu der GOZ-Nr. 8100 (Stand September 2023)

In der Folge einer funktionellen Analyse können systematische Einschleifmaßnahmen erforderlich werden, um eine neue Zuordnung der okklusalen Beziehungen und der Artikulation zu erreichen. Hierzu kann die schrittweise Annäherung an das Behandlungsziel in mehreren Sitzungen erforderlich werden. Die Maßnahmen dienen der Feineinstellung von Okklusion und Artikulation. Grobe Einschleifmaßnahmen werden hingegen nach der Nummer 4040 berechnet.

8100

Anmerkung

Okklusale Korrekturen im Zusammenhang mit der Eingliederung von neuem Zahnersatz fallen nicht unter diese Gebührennummer.
Die vollständige Entfernung von zu diagnostischen oder therapeutischen Zwecken aufgebauten Funktionsflächen ist in der GOZ nicht beschrieben und wird nach § 6 Abs. 1 analog berechnet.

Begründungen

Überdurchschnittlicher Zeitaufwand aufgrund …	Überdurchschnittliche Schwierigkeiten aufgrund …	Besondere Umstände aufgrund …

- dysfunktioneller Kaugewohnheiten/Parafunktionen im stomatognathen System
- erschwerter Feinjustierung bei anhaltender Schmerzsymptomatik wegen akuter Kiefergelenksbeschwerden
- erschwerten Festlegens/Auffindens der lateralen Grenzpositionen bei Prognathie/Retrognathie
- erschwerter Einschleifmaßnahmen wegen bänderbedingter Kiefergelenksstörungen bei Überdehnung oder atypischer Gelenkbahnneigung
- akuter schmerzhafter craniomandibulärer Dysfunktion (CMD)
- erschwerter Markierung und Feinjustierung (z. B. wegen von Myoartropathie/Freiendsituation) wegen erschlafftem Bandapparat des Kiefergelenks/der Kiefergelenke (mit Tendenz zur Distraktion) oder habitueller Subluxation verbunden mit aufwendiger manueller Reposition/Zwangsführung und Zwangsbiss
- schwieriger Einschleifmaßnahmen bei eingeschränkter Mundöffnung bedingt durch Kieferklemme/Myoathropathie/Mobilitätseinschränkung des Kiefergelenkes/Kiefergelenksblockade etc.
- besonders vorsichtigen Vorgehens wegen Diskusprolaps mit einhergehender Schmerzsensation
- besonders vorsichtigen Vorgehens wegen extremer Empfindlichkeit durch viele notwendige Maßnahmen
- schwieriger subtraktive Maßnahmen bei eingeschränkter Mundöffnung bedingt durch Kieferklemme/Myoathropathie/Mobilitätseinschränkung des Kiefergelenkes/erschlafftem Bandapparat des Kiefergelenks/der Kiefergelenke/Gelenkkompression etc.
- erschwerten Markierens der Fehlkontakte und schwieriger Feinjustieren wegen keramischer Restaurationen/Zahnersatzversorgungen
- erschwerten Markierens der Fehlkontakte und erschwerter Isolation und aufwendiger Trockenlegung des Behandlungsgebietes bei vermehrter Salivation/Hypersalivation

8100

Begründungen

Überdurchschnittlicher Zeitaufwand aufgrund …	Überdurchschnittliche Schwierigkeiten aufgrund …	Besondere Umstände aufgrund …

- mehrfacher Überprüfungen, mit farblich unterschiedlichen Prüffolien zur Schrittweisen Annäherung des Behandlungsziels
- erschwerten Markierens der Frühkontakte wegen der Zwangsführung/Zwangsbisshaltung
- zahlreicher Fehlkontakte mit aufwendige und umfangreiche Einschleifmaßnahmen bei nicht konzeptionsgerechter/bilateral balancierter Okklusion
- motorischer Instabilität der Zunge/Makroglossie, dadurch erschwerter Freistellung des Behandlungsfeldes und beim Feineinschleifen von Füllungen oder anderen Restaurationen/Rekonstruktionen
- häufiger Behandlungsunterbrechungen wegen des reduzierten Allgemeinzustandes und verminderter Belastbarkeit
- umfangreichen Einschleifens bei der Beseitigung aller unphysiologischen Beeinträchtigungen
- erschwerten Einschleifens bei vorhandener Einschränkung des Sichtbereiches, verursacht durch eingeschränkte Lagerfähigkeit des Patienten wegen Wirbelsäulenerkrankung/Muskelerkrankung/Herz-Kreislauferkrankung
- reflektorischer Übererregbarkeit z. B. starkem Husten-, Schluck-, oder/und Brechreizneigung, Besprechungsbedarf, mit häufigen Behandlungspausen und wiederholt erforderlicher Überprüfung der eingeschliffenen Okklusion
- motorischer Unruhe des Patienten, verbunden mit mehrfach notwendigen Behandlungspausen
- starken Wangendrucks und/oder aktiver Zungenmuskulatur/Zungendysfunktion oder erhöhtem Muskeltonus/Wangentonus/Zungentonus und dadurch aufwendiger Freistellung des Behandlungsfeldes sowie notwendiger häufiger Behandlungspausen zur Entlastung/Entspannung der Muskulatur
- besonderen Aufwands wegen vorhandener Restaurationen/Apparaturen und/oder elongierten/protrudierten Zähnen und/oder Zahnstellungsanomalien (nach buccal/palatinal/lingual gekippte, asymmetrischer Zahnrotationen usw.) und dadurch erschwerte Beseitigung funktioneller Störungen in der Okklusion und/oder Artikulation
- schwieriger Einschleifmaßnahme der dynamischen und statischen Okklusion mit mehrfacher Kontrolle und Nachjustierung
- erheblicher Schwierigkeiten wegen ungünstiger Stellung der Antagonisten
- erschwerter subtraktiver Maßnahmen im distalen Bereich wegen eingeschränkter Mundöffnung und extremer muskulärer Verspannung/Zungendysfunktion
- erhöhter schwieriger Einschleifmaßnahmen durch bestehender umfangreicher Kronen-/Zahnersatzversorgung

8100

Begründungen

Überdurchschnittlicher Zeitaufwand aufgrund …	Überdurchschnittliche Schwierigkeiten aufgrund …	Besondere Umstände aufgrund …

- aufwendiger Maßnahmen an festsitzenden Zahnersatz mit zusätzlicher Nachbearbeitung von Keramik- oder Metalloberflächen
- erschwerter subtraktiver Maßnahmen wegen eklatanter parafunktioneller Desorientierung des cranio-mandibulären Systems
- erhöhten Aufwands wegen mangelnder Koordinierungsfähigkeit der UK-Bewegungen bei labiler Gelenkposition/interner Kiefergelenkstörungen
- extremen Würgereizes erschwerten Zugang/erschwerter Freistellung des Behandlungsfeldes
- erschwertes Auffinden der Kontaktposition bei hohem, ständig wechselndem Muskeltonus und Bruxismus
- erschwerten Markierens der Fehlkontakte und schwieriger Einschleifmaßnahmen bei fehlenden Stützzonen/starken Abrasionen/Kreuzbiss

11

11

K Implantologische Leistungen

GOZ 9000–9170

GOZ-Position 9000

Leistungsbeschreibung	Faktor
Implantatbezogene Analyse und Vermessung des Alveolarfortsatzes, des Kieferkörpers und der angrenzenden knöchernen Strukturen sowie der Schleimhaut, einschließlich metrischer Auswertung von radiologischen Befundunterlagen, Modellen und Fotos zur Feststellung der Implantatposition, ggf. mit Hilfe einer individuellen Schablone zur Diagnostik, einschließlich Implantatauswahl, je Kiefer	1,0-fach: 49,72 € 2,3-fach: 114,35 € 2,8-fach: 139,21 € 3,1-fach: 154,13 € 3,5-fach: 174,01 €

Abrechnungsbestimmung

Bei Verwendung einer Röntgenmessschablone sind die Material- und Laborkosten gesondert berechnungsfähig.

! Anmerkung

- berechnungsfähig:
  - für eine implantatbezogene Analyse und Vermessung des Alveolarfortsatzes
  - je Kiefer
  - erneut bei Veränderung der klinischen Situation (z. B. durch präimplantologisch chirurgische Eingriffe) - (dann 2x im Fall möglich)
  - auch wenn die Analyse ergibt, dass keine Implantation möglich ist
  - vor jeder Implantation neue Analyse möglich, wenn die Implantate im zeitlichen Abstand gesetzt werden
  - auch mehrfach aufgrund unterschiedlicher bzw. alternativer Behandlungskonzepte (auf der Rechnung begründen)
- falls erforderlich:
  - zzgl. Materialkosten (z.B. Abformmaterial)
  - zzgl. zahntechnische Leistungen gemäß § 9 GOZ
  - ggf. zzgl. Fotodokumentation zu diagnostischen/therapeutischen Zwecken nach § 6 Abs.1 GOZ
  - ggf. zzgl. virtuelle Implantation mittels DVT nach § 6 Abs.1 GOZ
  - ggf. zzgl. zahnärztlicher Aufwand/Leistung im Zusammenhang mit der Herstellung einer Röntgenmessschablone nach § 6 Abs.1 GOZ
- nicht berechnungsfähig:
  - je Implantat
  - für das Anlegen von Stütz-, Halte oder Hilfsvorrichtungen (z. B. GOÄ-Nrn. Ä2700, Ä2701)

9000

! Anmerkung

BZÄK-Kommentar zu der GOZ-Nr. 9000 (Stand Oktober 2024)

Zur präoperativen diagnostischen Planung einer Implantation werden mittels verschiedener Parameter das Knochenangebot des Kiefers und die angrenzenden Weichgewebsstrukturen quantitativ beurteilt. Bestandteil der Leistung sind daneben auch die Auswertung von – ggf. fremden – Röntgenbildern und/oder anderen radiologischen Unterlagen sowie Kiefermodellen und Fotos, soweit sie der Festlegung der Implantatposition dienen.
Die Verwendung einer individuellen Röntgenmessschablone zur diagnostischen Vorbereitung der Implantatposition ist bis auf die dabei entstehenden Material- und Laborkosten mit der Leistung abgegolten. Die Nummer 9000 ist berechnungsfähig vor und nach augmentativen Maßnahmen. Die Leistung ist auch berechnungsfähig, wenn nachfolgend eine Implantatinsertion nicht erfolgt. Im Überweisungsfall ist die Leistung durch den nachbehandelnden Kollegen berechnungsfähig, auch wenn die Leistung bereits durch den Überweiser berechnet wurde. Die Leistung ist auch berechnungsfähig, wenn ausschließlich temporäre/orthodontische Implantate inseriert werden.
Diese Planungsleistung umfasst nur die implantologischfachlich-zahnmedizinische Planung, die Kostenplanung ist separat berechnungsfähig.
Alternative Implantatanalysen, z. B. unterschiedlichen Behandlungskonzepten, können separat berechnet werden. Werden Implantate in beiden Kiefern geplant, ist die Gebührennummer zweimal berechnungsfähig.
Die Herstellung der Röntgenmessschablone ist nicht Leistungsbestandteil und daher zuzüglich der Material- und Laborkosten gesondert berechnungsfähig. Die Abrechnungsbestimmung stellt ab auf die „Verwendung" der Schablone, bei der begriffsnotwendig keine Material- und Laborkosten entstehen.

Begründungen

Überdurchschnittlicher Zeitaufwand aufgrund … | Überdurchschnittliche Schwierigkeiten aufgrund … | Besondere Umstände aufgrund …

- der Berücksichtigung und Beurteilung von umfangreichen Befundunterlagen/ Fremdbefunden in Diagnostik und Therapie
- umfangreicher Auswertung der radiologischen Unterlagen und extrem hohen Aufwands bei der Vermessung
- besonders aufwendiger Planung mehrerer Implantate in einem Kiefer bei abnormer anatomischer Form/ungünstiger Anatomie
- besonders aufwendiger Festlegung der Implantatpositionen in einem stark reduziertem Restzahngebiss unter Berücksichtigung der prothetischen Versorgung
- aufwendiger Planung bei anatomisch ungünstiger Situation und zusätzliche Verwendung einer Röntgenmessschablone
- besonders aufwendiger Planung zusätzlicher augmentativer Maßnahmen
- besonders aufwendiger Planung zusätzlicher chirurgischer Maßnahmen/ Defektversorgung
- schwieriger Knochenverhältnisse, z. B. atrophierter Kiefer, lokale knöcherne ituation, Knochenspongiosa/schwacher und starker und dichter/fester Knochenkompakta/anatomischer Besonderheiten im Tuberbereich
- umfangreicher Planung bei schwieriger Schleimhautverhältnisse und/oder Schleimhautlazerationen/erheblich vortraumatisierten Gewebe mit zusätzlichem Erfordernis einer Weichgewebsplastik/Weichgewebschirurgie
- besonders arbeitsaufwendiger Planung/Vermessung bei ausgeprägtem Alveolarkammabbau/atrophierten Knochen/sehr dünner Knochenkompakta
- schwieriger Planung wegen asymmetrischer Zahnrotation/Implantatenpositionierung bei abweichender Achsenneigung des Alveolarfortsatzes
- schwieriger Implantatpositionierung und schwieriger Auswahl nach Art, Größe und Form des Implantates wegen fehlenden fazialen Knochens durch Resorption/horizontalen und/oder vertikalen Knochenabbaus/Knochennekrosen/-osteoporotische Knochenverhältnisse
- extrem schwieriger Implantatausrichtung zu den anatomischen Nachbarstrukturen und deren möglicher Gefährdung (Nachbarzähne, Kieferhöhle, Nerven, Gefäße oder Weichteile)
- Analyse und Auswertung zusätzlicher diagnostischer Möglichkeiten (Computertomograph-Aufnahmen, Schichtaufnahmen, Aufbissaufnahmen etc.)
- Kombinationstherapie mehrerer Implantate, multiple Implantation in Verbindung mit subantraler Augmentation und Weichgewebschirurgie
- geplanter Sofortimplantation nach Extraktion mit prognostizierbarer Augmentation bei atrophischen Kieferverhältnissen

9000

Begründungen

Überdurchschnittlicher Zeitaufwand aufgrund …	Überdurchschnittliche Schwierigkeiten aufgrund …	Besondere Umstände aufgrund …

- erhöhter Mess- und Planungsaufwand, da mehrere Analysen/Vermessungen/mehrere Implantatpositionen möglich
- außergewöhnlich schwieriger Vermessung und metrische Auswertung, da nötige weitestgehende Parallelisierung der Divergenz von Pfeilerzähnen/Implantatausrichtung bei reduzierten Restzahnbestand für die geplante Hybridversorgung
- arbeitsaufwendiger Planung und Vermessung bei vorhandener Zahnersatzversorgung und komplizierter Integrationsplanung/Festlegung der Implantatposition
- schwieriger Situation bei der Vermessung und Eingliederung der Röntgenschablone wegen Verletzung an der Lippe und/oder des Mundwinkels
- eingeschränkter Mundöffnung (Schneidekantendistanz = xx mm) und/oder erschwerter Mundzugang wegen Mundsperre/Kieferklemme/Herpes/Rhagaden/Adipositas etc. bei der Vermessung und/oder Eingliederung der Röntgenschablone
- starker Brechreizneigung bei der Eingliederung der Röntgenschablone

GOZ-Position 9003

Leistungsbeschreibung	Faktor
Verwenden einer Orientierungsschablone/Positionierungsschablone zur Implantation, je Kiefer	1,0-fach: 5,62 € 2,3-fach: 12,94 € 2,8-fach: 15,75 € 3,1-fach: 17,44 € 3,5-fach: 19,68 €

Abrechnungsbestimmung

Bei Verwendung einer Orientierungsschablone sind die Material- und Laborkosten gesondert berechnungsfähig.

Anmerkung

- berechnungsfähig:
  - für die Verwendung einer Orientierungs-/Positionierungsschablone (intraoperativ)
  - auch bei Verwendung einer vorhandenen Prothese als Orientierungs-/ Positionierungsschablone
  - je Kiefer, unabhängig von der Anzahl der Implantate
  - je Sitzung
  - auch bei Abbruch der Implantation mit dem entsprechenden Hinweis auf der Rechnung
- falls erforderlich:
  - ggf. zzgl. zahnärztlicher Aufwand/Leistung im Zusammenhang mit der Herstellung einer Orientierungs-/Positionierungsschablone nach § 6 Abs.1 GOZ
  - zzgl. Materialkosten (z.B. Abformmaterial)
  - ggf. zzgl. Laborkosten gemäß § 9 GOZ
- nicht berechnungsfähig:
  - für die Verwendung einer 3D-gestützten Navigationsschablone (GOZ-Nr. 9005)
  - für die Überprüfung der Knochenkavität (z. B. mit Tiefenlehre) Leistungsinhalt der GOZ-Nr. 9010
  - für das Anlegen von Stütz-, Halte oder Hilfsvorrichtungen z. B. GOÄ-Nrn. Ä2700, Ä2701

9003

Anmerkung

BZÄK-Kommentar zu der GOZ-Nr. 9003 (Stand November 2024)
Die Gebührennummer beschreibt die intraoperative Verwendung einer Schablone zur Insertion eines Implantats oder mehrerer Implantate. Die Orientierungs- bzw. Positionierungsschablone wird im Gegensatz zur diagnostischen Schablone (Röntgenmessschablone) als operative Schablone (Bohrschablone) verwendet und dient der Übertragung der diagnostisch festgelegten Implantatposition auf den Operationssitus.
Die Leistung ist je Kiefer, in dem eine Implantation geplant ist, berechnungsfähig, also auch, wenn es zur Implantation selbst nicht mehr gekommen ist.
Der zahnärztliche Aufwand im Zusammenhang mit der Herstellung der Schablone ist im Leistungstext nicht beschrieben und kann daher nach § 6 Abs. 1 analog berechnet werden.

Begründungen

Überdurchschnittlicher Zeitaufwand aufgrund … | Überdurchschnittliche Schwierigkeiten aufgrund … | Besondere Umstände aufgrund …

- mehrmaliger medizinisch notwendiger intraoperativer Ein- und Ausgliederung der Schablone bei der Implantatinsertion
- schwieriger Positionierung und Fixierung der Schablone bei reduziertem Restzahnbestand
- erhöhten Mehraufwands bei der Insertion mehrerer Implantate unter Verwendung unzähliger Führungshülsen
- erhöhten Mehraufwands bei verschiedenen Implantatsystemen in einer Schablone und den entsprechenden Führungshülsen
- erschwerter Positionierung der Schablone wegen starkem Kieferkammabbaus/starker Atrophie des zahnlosen Kiefers
- erschwerter Positionierung der Schablone wegen starker Kippung der Zähne zur Eingliederungsachse
- erschwerter Retentionsgewinnung der Schablone durch das Vorliegen von starken Abrasionen
- schwieriger Adaptation der Orientierungsschablone bei eingeschränkter Mundöffnung bedingt durch Myoathropathie/Mobilitätseinschränkung des Kiefergelenkes etc.
- starken Wangendrucks und/oder aktiver Zungenmuskulatur und dadurch aufwendiger Freistellung des Behandlungsfeldes sowie notwendiger häufiger Behandlungspausen zur Entlastung/Entspannung der Muskulatur bei der Abformung und Eingliederung der Positionierungsschablone

9003

Begründungen

Überdurchschnittlicher Zeitaufwand aufgrund … | Überdurchschnittliche Schwierigkeiten aufgrund … | Besondere Umstände aufgrund …

- besonderen Aufwands wegen elongierten/protrudierten Zähnen und/oder Zahnfehlstellungen, asymmetrischer Zahnrotationen usw. Protrusion/Dysgnathie und dadurch erschwerte Abformung und Adaptation der Positionierungsschablone
- reflektorischer Übererregbarkeit z. B. starkem Husten-, Schluck-, oder/und Brechreizneigung mit häufigen Behandlungspausen bei der Abformung
- erschwerter Abformung und aufwendige Individualisierungsmaßnahmen an den konfektionierten Abformlöffel bei inserierenden Bändern/hochansetzender Mundbodenmuskulatur usw.
- besonderen Aufwands wegen erschwerter Abformung z.B. Stellungsanomalie, inserierende Bänder, Würgereiz, Ausblockmaßnahmen beim vorhandenen festsitzenden Zahnersatz/Unterschnitten etc.
- motorischer Instabilität der Zunge/Makroglossie, dadurch erschwerter Freistellung des Behandlungsfeldes bei Abformung und Adaptation der Schablone
- schwieriger Positionierung vorhandener Restbezahnung zur Schablonenfixierung (z. B. Zahnstellung, Schaltlücken, Freiendsituation etc.)
- starker Blutungsneigung intraoperativ, dadurch erschwerte Schablonenfixierung
- der Rekonstruktion des Alveolarfortsatzes, bei der Herstellung einer Implantatschablone, inkl. Anbringen von Implantatführungshülsen unter Berücksichtigung der Schleimhautdicke
- außergewöhnlich erschwerter Isolation und aufwendiger Trockenlegung zur Abformung des Behandlungsgebietes und/oder Eingliederung der Positionierungsschablone bei vermehrter Salivation/Hypersalivation
- aufwendiger Individualisierungsmaßnahmen an die Abdrucklöffel vor der Abformung (wenn keine Leistung nach GOZ Nr. 5170/§ 9 GOZ berechnet wird)
- aufwendiger Anpassung des Abdrucklöffels bei ungünstiger Zahnbogenmorphologie (wenn keine Leistung nach GOZ Nr. 5170/§9 GOZ berechnet wird)
- häufiger Behandlungsunterbrechungen und Neueingliederung der Schablone wegen des reduzierten Allgemeinzustandes und verminderter Belastbarkeit
- motorischer Unruhe des Patienten, verbunden mit wiederholt erforderlicher Trockenlegung und/oder Mehrfachabformung und notwendigen Behandlungspausen

9005

GOZ-Position 9005

Leistungsbeschreibung	Faktor
Verwenden einer auf dreidimensionale Daten gestützten Navigationsschablone/chirurgischen Führungsschablone zur Implantation, ggf. einschließlich Fixierung, je Kiefer	1,0-fach: 16,87 € 2,3-fach: 38,81 € 2,8-fach: 47,24 € 3,1-fach: 52,31 € 3,5-fach: 59,05 €

Abrechnungsbestimmung

Die verwendeten Fixierungselemente sowie die Material- und Laborkosten der Navigationsschablone sind gesondert berechnungsfähig.

! Anmerkung

- berechnungsfähig:
  - für die Verwendung einer auf dreidimensionale Daten gestützten Navigationsschablone/chirurgischen Führungsschablone, ggf. einschließlich Fixierung (intraoperativ)
  - je Kiefer, unabhängig von der Anzahl der Implantate
  - bei der Insertion mehrerer Implantate mit einzelnen Navigationsschablonen auch mehrfach je Kiefer, je Schablone
  - zzgl. Materialkosten (z.B. Abformmaterial)
  - zzgl. Geb. Nr. 0065 je KH/FZG bei optisch-elektronischer Abformung
  - zzgl. Gewinnung der dreidimensionalen Analysedaten
  - auch bei Abbruch der Implantation mit dem entsprechenden Hinweis auf der Rechnung
  - ggf. zzgl. zahnärztlicher Aufwand/Leistung im Zusammenhang mit der Herstellung einer Navigationsschablone nach § 6 Abs.1 GOZ
  - ggf. zzgl. Laborkosten nach §9 GOZ (z.B. der computergesteuerte Aufwand, die Herstellung einer Navigationsschablone, Fixierungselemente)
  - neben Computergesteuerte Tomographie im Kopfbereich – DVT (GOÄ → Ä5370)
- nicht berechnungsfähig:
  - für die Verwendung einer Orientierungsschablone/Positionierungsschablone (GOZ-Nr. 9003)
  - für das Anlegen von Stütz-, Halte oder Hilfsvorrichtungen (z. B. GOÄ-Nrn. Ä2700, Ä2701)

9005

Anmerkung

BZÄK-Kommentar zu der GOZ-Nr. 9005 (Stand November 2024)

Die Gebührennummer beschreibt die Verwendung einer Navigationsschablone im Rahmen der Einbringung eines oder mehrerer Implantate. Sie dient der zielgenauen Führung der Bohrung für die Implantate im Sinne einer Bohrschablone. Die Berechnung der Leistung setzt eine Schablone voraus, die auf eine Erhebung dreidimensionaler Daten gestützt ist. Die Gewinnung der dreidimensionalen Analysedaten ist gesondert berechnungsfähig. Eine ggf. während der Implantation erforderliche Fixierung der Schablone ist bis auf die anfallenden Material- und Laborkosten in der Leistung enthalten.

Die Leistung ist je Kiefer, in dem eine Implantation geplant ist, berechnungsfähig, also auch, wenn es zur Implantation selbst nicht mehr gekommen ist.

Der zahnärztliche Aufwand im Zusammenhang mit der Herstellung der Schablone ist im Leistungstext nicht beschrieben und kann daher nach § 6 Abs. 1 analog berechnet werden.

Begründungen

Überdurchschnittlicher Zeitaufwand aufgrund … | Überdurchschnittliche Schwierigkeiten aufgrund … | Besondere Umstände aufgrund …

- mehrmaliger medizinisch notwendiger intraoperativer Ein- und Ausgliederung der Führungsschablone bei der Implantatinsertion
- schwieriger Positionierung und Fixierung der Navigationsschablone bei reduziertem Restzahnbestand
- erhöhten Mehraufwands bei der Insertion mehrerer Implantate unter Verwendung unzähliger Führungshülsen
- erhöhten Mehraufwands bei verschiedenen Implantatsystemen in einer Schablone und den entsprechenden Führungshülsen
- erschwerter Positionierung der Navigationsschablone wegen starkem Kieferkammabbaus/starker Atrophie des zahnlosen Kiefers
- erschwerter Positionierung der Schablone wegen starker Kippung der Zähne zur Eingliederungsachse
- erschwerter Retentionsgewinnung der Schablone durch das Vorliegen von starken Abrasionen
- schwieriger Adaptation der Orientierungsschablone bei eingeschränkter Mundöffnung bedingt durch Myoathropathie/Mobilitätseinschränkung des Kiefergelenkes etc.
- starken Wangendrucks und/oder aktiver Zungenmuskulatur und dadurch aufwendiger Freistellung des Behandlungsfeldes sowie notwendiger häufiger Behandlungspausen zur Entlastung/Entspannung der Muskulatur bei der Abformung und Eingliederung der Navigationsschablone

9005

Begründungen

Überdurchschnittlicher Zeitaufwand aufgrund …	Überdurchschnittliche Schwierigkeiten aufgrund …	Besondere Umstände aufgrund …

- besonderen Aufwands wegen elongierten/protrudierten Zähnen und/oder Zahnfehlstellungen, asymmetrischer Zahnrotationen usw. Protrusion/Dysgnathie und dadurch erschwerte Abformung und Adaptation der Navigationsschablone
- erschwerter Abformung bei ausgeprägter Mundatmung und dadurch notweniger Behandlungspausen
- reflektorischer Übererregbarkeit z. B. starkem Husten-, Schluck-, oder/und Brechreizneigung mit häufigen Behandlungspausen bei der Abformung
- erschwerte Abformung und aufwendige Individualisierungsmaßnahmen an den konfektionierten Abformlöffel bei inserierenden Bändern/hochansetzender Mundbodenmuskulatur usw.
- besonderen Aufwands wegen erschwerter Abformung z.B. Stellungsanomalie, inserierende Bänder, Würgereiz, Ausblockmaßnahmen beim vorhandenen festsitzenden Zahnersatz/Unterschnitten etc.
- motorischer Instabilität der Zunge/Makroglossie, dadurch erschwerter Freistellung des Behandlungsfeldes bei Abformung und Adaptation der Führungsschablone
- geringer Mundöffnung (Schneidekantendifferenz = xx mm) und erhöhtem Muskeltonus der Wangen-/Zungenmuskulatur
- schwieriger Positionierung vorhandener Restbezahnung zur Schablonenfixierung (z. B. Zahnstellung, Schaltlücken, Freiendsituation etc.)
- starker Blutungsneigung intraoperativ, dadurch erschwerte Schablonenfixierung
- der Rekonstruktion des Alveolarfortsatzes, bei der Herstellung der Navigationsschablone, inkl. Anbringen von Implantatführungshülsen unter Berücksichtigung der Schleimhautdicke
- außergewöhnlich erschwerter Isolation und aufwendiger Trockenlegung zur Abformung des Behandlungsgebietes und/oder Eingliederung der Navigationsschablone bei vermehrter Salivation/Hypersalivation
- aufwendiger Individualisierungsmaßnahmen an die Abdrucklöffel vor der Abformung (wenn keine Leistung nach § 9 GOZ berechnet wird)
- aufwendiger Anpassung des Abdrucklöffels bei ungünstiger Zahnbogenmorphologie (wenn keine Leistung nach §9 GOZ berechnet wird)
- häufiger Behandlungsunterbrechungen und Neueingliederung der Schablone wegen des reduzierten Allgemeinzustandes und verminderter Belastbarkeit
- motorischer Unruhe des Patienten, verbunden mit wiederholt erforderlicher Trockenlegung und/oder Mehrfachabformung und notwendigen Behandlungspausen

GOZ-Position 9010

Leistungsbeschreibung	Faktor
Implantatinsertion, je Implantat **Präparieren einer Knochenkavität für ein enossales Implantat, Einsetzen einer Implantatschablone zur Überprüfung der Knochenkavität (z. B. Tiefenlehre), ggf. einschließlich Knochenkondensation, Knochenglättung im Bereich des Implantates, Einbringen eines enossalen Implantates einschließlich Verschlussschraube und ggf. Einbringen von Aufbauelementen bei offener Einheilung sowie Wundverschluss**	1,0-fach: 86,89 € 2,3-fach: 199,86 € 2,8-fach: 243,30 € 3,1-fach: 269,37 € 3,5-fach: 304,13 €

Abrechnungsbestimmung

--

Anmerkung

- berechnungsfähig:
  - für eine Implantatinsertion, unabhängig vom Implantatdesign
  - je Implantat
  - zzgl. Materialkosten z.B. Implantate, Implantatteile, Einmal-Implantatfräsen, Nahtmaterial usw.
  - ggf. Zuschlag GOZ-Nr. 0530 (1200 und mehr Punkte)
  - auch für eine transgingivale Implantatinsertion (z. B. Miniimplantat ohne Präparation einer Knochenkavität)
  - ggf. neben Verwenden einer Orientierungsschablone/Positionierungsschablone (GOZ-Nr. 9003)
  - ggf. neben Verwenden einer 3D-gestützten Navigationsschablone (GOZ-Nr. 9005)
  - ggf. zzgl. Weichgewebschirurgie (z.B. Geb.-Nr. 3100, 3240, Ä2381, Ä2382, Ä2675 etc.)
  - ggf. zzgl. Anwendung von wachstumsfaktorenreichem Plasma zur Regeneration (§ 6 Abs. 1 GOZ)
  - ggf. zzgl. Medikamentöse Applikation in Implantatkomponente/-innenräume (§ 6 Abs. 1 GOZ)
  - ggf. Stabilitätsmessung an Implantaten (§ 6 Abs. 1 GOZ)
  - ggf. zzgl. Wundflächenentkeimung mittels Laser (§ 6 Abs. 1 GOZ)
  - zzgl. GOÄ-Nr. Ä70 für die Ausstellung eines Implantatpasses
  - ggf. neben Knochengewinnung, Knochenaufbereitung und -implantation (GOZ-Nr. 9090)

9010

Anmerkung

- ggf. neben interner Sinuslift (GOZ-Nr. 9110)
- ggf. neben externem Sinunslift (GOZ-Nr. 9120)
- ggf. neben Spaltung und Spreizung von Knochensegmenten (Bone Splitting), auch vertikale Distraktion des Alveolarfortsatzes (GOZ-Nr. 9130)

- nicht berechnungsfähig:
  - für die Insertion eines Implantates zum temporären Verbleib (GOZ-Nr. 9020)
  - für die Insertion eines orthodontischen Implantates (GOZ-Nr. 9020)
  - neben dem Auswechseln eines oder mehrerer Aufbauelemente – (GOZ-Nr. 9050)

BZÄK-Kommentar zu der GOZ-Nr. 9010 (Stand November 2024)

Die Gebührennummer beschreibt die wesentlichen Leistungsbestandteile der Implantation für ein enossales Implantat. Andere Formen von Implantationen sind ggf. analog zu berechnen.

Leistungsinhalte sind die Schaffung eines formkongruenten Implantatbettes für die Einbringung des ausgewählten Implantats entsprechend dem Implantatdesign, dem Durchmesser und der Länge, ferner die intraoperativen Prüfschritte zur Feststellung der erforderlichen enossalen Bohrungstiefe sowie das Einbringen bzw. Einschrauben oder Verbolzen des Implantats.

Röntgenologische Überprüfungen sind gesondert berechnungsfähig.

Eine ggf. erforderliche Knochenkondensation ist Inhalt der Leistungsbeschreibung, kann sich jedoch aufgrund des Mehraufwands gegenüber der Durchschnittsleistung in der Wahl des Gebührenfaktors niederschlagen.

Die Glättung des Kieferknochens am Insertionsort ist ebenfalls Inhalt der Leistung, kann sich jedoch aufgrund des Mehraufwands gegenüber der Durchschnittsleistung in der Wahl des Gebührenfaktors niederschlagen.

Implantate, Implantatteile und einmalverwendbare Implantatfräsen sind zusätzlich berechnungsfähig.

Bei dieser Leistung fällt zusätzlich der OP-Zuschlag nach der Nummer 0530 an, sofern es sich um die höchste zuschlagsfähige Leistung am Operationstag handelt und kein OP-Zuschlag aus der GOÄ zur Berechnung kommt.

9010

Begründungen

Überdurchschnittlicher Zeitaufwand aufgrund …

Überdurchschnittliche Schwierigkeiten aufgrund …

Besondere Umstände aufgrund …

- extrem starker und dichter/fester Knochenkompakta/Struktur mit Gefahr z.B. des Abdrehens des Implantates oder Fraktur des Implantatkörpers
- atraumatischer Vorbereitung des Knochenbettes/- lagers mit umfangreicher Knochenglättung am Insertionsort
- schwacher und sehr dünner Knochenkompakta
- schmalem, spitzem Kieferkammknochen und erhöhter Perforationsgefahr des Knochens
- extrem tiefreichender Implantation
- mehrfach notwendiger Pilot- und Vorbohrungen bei von der Norm abweichender anatomischer Form des Kieferknochens z.B. stark fliehend, dysgnath
- des erschwerten Zugangs bei hochgradigen Kiefergelenksbeschwerden
- eingeschränkter Mundöffnung/Sicht wegen starker präoperativer Schwellung des Weichgewebes und schwieriger Situation bei Sofortimplantation
- entzündlich veränderten Gebiets und dadurch erhöhte operative Sensibilität bei der Implantation
- des Fehlens der/sehr dünner fazialen/r Knochenlamelle mit einhergehender besonderes schwierigen Präparation der Implantatkavität und Einbringen des Implantats mit zusätzlichen Knochenaufbaumaßnahmen
- besonders schwer herzustellender/auszugleichender Parallelität zur vorhandenen asymetrischen Zahnachse/zu vorhandenen Implantaten bei umfangreicher Zahnersatzversorgung/abweichender Achsenneigung des Alveolarfortsatzes
- besonders schwer herzustellender/auszugleichender Parallelität bei mehreren Implantaten z.B. bei dorsalen Kieferkammverlagerung, anatomischer Spezifikationen im Tuberbereich und/oder schwieriger Abutmentpräparation
- Sichtbehinderung durch vermehrte Blutung mit aufwendiger intraoperativer Blutstillung
- besonderer Maßnahmen zur Vermeidung von Schädigungen da Operationsgebiet in Gefäßnähe bei geringer Alveolarkammhöhe/Breite
- vorsichtigen Vorgehens zur Vermeidung z.B. einer Nervschädigung oder Kieferfrakturgefahr wie Torusfraktur oder Grünholzfraktur
- minimalinvasiver Behandlung wegen z.B. naheliegender abnormer Nervenaustrittstelle oder Vermeidung von Gefäßschädigungen bei hochliegendem Gefäßbündel/abnormer Gefäßverhältnisse oder zur Erhaltung der Schleimhautstrukturen
- Gefährdung anatomischer Nachbarstrukturen (z. B. Blutgefäße, N.mandibularis, Kieferhöhle, Nasennebenhöhle etc.) bei der Implantation
- des Operationsgebietes im Bereich von Nerven, z.B. Nervus mentalis/Nervus alveolaris inferior

9010

Begründungen

Überdurchschnittlicher Zeitaufwand aufgrund … | Überdurchschnittliche Schwierigkeiten aufgrund … | Besondere Umstände aufgrund …

- komplizierter Anatomie und Präparation/Implantation in der Nähe des foramen incisivum/der Kieferhöhle
- Perforationsgefahr bei dünner Kieferhöhlenknochenbedeckung
- eines erheblich vortraumatisierten Knochens/eines erheblich vortraumatisierten Gewebes
- stark aufgelockerter Knochenspongiosa umfangeiche Maßnahmen zur Knochenkondensation im Implantationsbereich
- verschiedener Implantatsysteme in einem Kiefer
- mehrfacher Überprüfung der Knochenkavität mit einer Implantatschablone zur Vermeidung einer Nervschädigung/Kieferhöhlen- oder Nasenbodenperforation
- gewebeschonender Lappenbildungstechnik/atraumatisches Vorgehen mit besondere Schnitt- und Nahttechnik zur Erhaltung eines optimalen ästhetischen Ergebnisses
- minimalinvasiver Behandlung wegen enger Platzverhältnisse zu den gefährdeter anatomischer Nachbarstrukturen (z. B. Nerven/Nasennebenhöhle/Wurzeln der Nachbarzähne etc.)
- schwieriger Implantation bei ausgedehnter Ödembildung/Keloidbildung/-Knochennekrose/stark kalzifizierten Knochensubstanz/stark zerklüfteten Knochen im OP-Gebiet
- aufwendiger Präparation und/oder Implantation mit eingeschränkter Sicht wegen erhöhter Blutungsneigung (hämorrhagischer Diathese)/anhaltender Blutungen durch Einnahme gerinnungshemmender Medikamente/arterieller Blutung
- mikrochirurgischer Nahttechnik
- besonders schwieriger Lappenbildung/Spaltlappenpräparation wegen fragiler Schleimhaut und/oder Schleimhautlazerationen und/oder äußerst geringer Dicke des Weichgewebes
- erschwerter primärer Wundversorgung im Rahmen des chirurgischen Eingriffs bei anhaltender Sickerblutung/starker Nachblutungsgefahr wegen der Einnahme von Antikoagulanzien
- besonders umfangreicher Wundversorgung zur Vermeidung von Keloidose
- besonders aufwendiger primärer Wundversorgung zur Vermeidung von Wundheilungsstörungen infolge Allgemeinmedikation z. B. Bisphosphonattherapie, Diabetes
- aufwendiger Wundversorgung wegen Wunddehiszenzen bedingt durch umfangreicher Voroperationen
- häufiger Behandlungsunterbrechungen wegen des reduzierten Allgemeinzustandes und verminderter Belastbarkeit

Begründungen

Überdurchschnittlicher Zeitaufwand aufgrund … | Überdurchschnittliche Schwierigkeiten aufgrund … | Besondere Umstände aufgrund …

- Einschränkung des Sichtbereiches, verursacht durch eingeschränkte Lagerfähigkeit des Patienten wegen Wirbelsäulenerkrankung/Muskelerkrankung/Herz-Kreislauferkrankung
- reflektorischer Übererregbarkeit z. B. starkem Husten-, Schluckreizneigung mit häufigen Behandlungspausen
- motorischer Unruhe des Patienten, verbunden mit wiederholt erforderlicher Trockenlegung/Blutstillung und mehrfach notwendigen Behandlungspausen
- erschwerter Isolation und Trockenlegung bei vermehrter Nachblutung/Sulkusblutung/Salivation
- erhöhtem Muskeltonus/Zungentonus, dadurch erschwerte Freistellung des Behandlungsfeldes
- umfangreichen Vorgehens bei Implantation unter Narkose/Sedierung mit eingeschränkte Lagerfähigkeit, erschwerte Freistellung des Behandlungsfeldes, schwer zu erreichender Kieferregion
- Darstellung/Lokalisation z. B. der ateria palatina major, foramina incisiva, foramina mentalia, Nervus mentalis, Nervus mandibularis
- stark begrenzter Manipulationsbereich durch Implantationposition nach dorsal
- besonderen Aufwands bei der Positionierung und Implantation wegen protrudierten Nachbarzähnen und/oder außergewöhnlicher Zahnform, Engstand der Nachbarzähne und/oder Zahnfehlstellungen (nach buccal/palatinal/lingual gekippte, asymmetrischer Zahnrotationen usw.)
- elongierter Zahnstellung des Antagonisten schwierige Positionierung des Implantates
- der untypischen Wurzelform/starker Einziehung der Wurzel mit entsprechender Alveolenform die richtige Positionierung und eine ausreichende Primärstabilität bei der Insertion zu erreichen
- der entzündungsbedingten/durch Osteotomie verursachten großen Knochendefektes bei Positionierung und primärstabiler Insertion
- untypischer Immobilität des Weichgewebes schwierige notwendige plastische Deckung des Implantats
- schwieriger Spaltlappenpräparation durch die erhebliche Dicke des Weichgewebes im OP-Gebiet Mehrfachspaltung
- extrem erschwerte Schnittführung wegen bestehender hohen Lachlinie zur Vermeidung von Entlastungsschnitten im ästhetisch relevanten Bereich
- erschwerter Lappenextension wegen der Größe des Implantationsgebietes mit besonderer Schnitt- und Nahttechnik zur Erhaltung eines optimalen ästhetischen Ergebnisses (wenn keine Leistungen nach GOÄ 2382/2675 etc.)
- additionaler medikamentöser Applikation in den Implantathohlraum

9010

Begründungen

Überdurchschnittlicher Zeitaufwand aufgrund …	Überdurchschnittliche Schwierigkeiten aufgrund …	Besondere Umstände aufgrund …

- besonderen Aufwands bei der komplizierten Positionierung und Implantation, der durch die nachträgliche Anpassung an die bestehende prothetische Versorgung entsteht
- mehrmaliger Kontrollmessung der Implantatkavität mit einer Tiefenlehre zur Vermeidung der Verletzung der gefährdeten Nachbarstruktur

GOZ-Position 9020

Leistungsbeschreibung	Faktor
Insertion eines Implantates zum temporären Verbleib, auch orthodontisches Implantat	1,0-fach: 28,96 € 2,3-fach: 66,62 € 2,8-fach: 81,10 € 3,1-fach: 89,79 € 3,5-fach: 101,38 €

Abrechnungsbestimmung

--

Anmerkung

- berechnungsfähig:
  - für Insertion eines Implantates zum temporären Verbleib
  - für ein orthodontisches Implantat
  - für ein Satellitenimplantat zur kortikalen Mikrofixation
  - je Implantat
  - auch für transgingival eingebrachte provisorische Implantate
  - zzgl. Materialkosten z.B. Implantate, Implantatteile, Einmal-Implantatfräsen, Nahtmaterial usw.
  - ggf. Zuschlag GOZ-Nr. 0510 (500 bis 799 Punkte)
  - ggf. neben Verwenden einer Orientierungsschablone/Positionierungsschablone (GOZ-Nr. 9003)
  - ggf. neben Verwenden einer 3D-gestützten Navigationsschablone (GOZ-Nr. 9005)
  - ggf. zusätzlich Weichgewebschirurgie (z.B. Geb.-Nr. 3100, 3240, Ä2381, Ä2382, Ä2675 etc.)
  - ggf. Anwendung von wachstumsfaktorenreichem Plasma zur Regeneration (§ 6 Abs. 1 GOZ)
  - ggf. Medikamentöse Applikation in Implantatkomponenten/-innenräumen (§ 6 Abs. 1 GOZ)
  - ggf. Stabilitätsmessung an Implantaten (§ 6 Abs. 1 GOZ)
  - ggf. Wundflächenentkeimung mittels Laser (§ 6 Abs. 1 GOZ)
  - zzgl. GOÄ-Nr. Ä70 für die Ausstellung eines Implantatpasses
  - temporärer Verbleib Entfernung erfolgt nach GOZ-Nr. 3000/3030
- nicht berechnungsfähig:
  - neben dem Auswechseln eines oder mehrerer Aufbauelemente (GOZ-Nr. 9050)

9020

Anmerkung

BZÄK-Kommentar zu der GOZ-Nr. 9020 (Stand November 2024)

Die Insertion eines Implantats zum temporären Verbleib dient der übergangsweisen Stabilisierung einer abnehmbaren prothetischen Versorgung. Die Leistung erfolgt in der Regel im Vorfeld einer definitiven implantatgetragenen prothetischen Rehabilitation.

Implantate zum temporären Verbleib sind in der Regel geringer dimensioniert als Implantate zur definitiven Versorgung. Sie können auch transgingival gesetzt werden. Durch ihre Oberflächentextur sind sie wieder entfernbar. Im Rahmen einer kieferorthopädischen Behandlung werden sie auch als Verankerungselement für orthodontische Hilfsmittel benutzt.

Die Leistung ist je gesetztem Implantat berechnungsfähig.

Bei dieser Leistung fällt zusätzlich der OP-Zuschlag nach der Nummer 0510 an, sofern es sich um die höchste zuschlagsfähige Leistung am Operationstag handelt und kein OP-Zuschlag aus der GOÄ zur Berechnung kommt.

Begründungen

Überdurchschnittlicher Zeitaufwand aufgrund … | Überdurchschnittliche Schwierigkeiten aufgrund … | Besondere Umstände aufgrund …

- extrem starker und dichter/fester Knochenkompakta/Struktur mit Gefahr z.B. des Abdrehens des Imlantates oder Fraktur des Implantatkörpers
- atraumatischer Vorbereitung des Knochenbettes/-lagers mit umfangreicher am Insertionsort
- schwacher und sehr dünner Knochenkompakta
- des schmalen, spitzen Kieferkammknochens und erhöhter Perforationsgefahr des Knochens
- mehrfach notwendiger Pilot- und Vorbohrungen bei von der Norm abweichender anatomischer Form des Kieferknochens z.B. stark fliehend, dysgnath
- des erschwerten Zugangs bei hochgradigen Kiefergelenksbeschwerden
- eingeschränkter Mundöffnung/Sicht wegen starker präoperativer Schwellung des Weichgewebes und schwieriger Situation bei der Implantation
- entzündlich veränderten Gebiets und dadurch erhöhte operative Sensibilität bei der Implantation
- Sichtbehinderung durch vermehrte Blutung aufwendiger intraoperativer Blutstillung
- besonderer Maßnahmen zur Vermeidung von Schädigungen da Operationsgebiet in Gefäßnähe bei geringer Alveolarkammhöhe/Breite
- vorsichtigen Vorgehens zur Vermeidung z.B. einer Nervschädigung oder Kieferfrakturgefahr wie Torusfraktur oder Grünholzfraktur

Begründungen

Überdurchschnittlicher Zeitaufwand aufgrund … Überdurchschnittliche Schwierigkeiten aufgrund … Besondere Umstände aufgrund …

- minimalinvasiver Behandlung wegen z.B. naheliegender abnormer Nervenaustrittstelle oder Vermeidung von Gefäßschädigungen bei hochliegendem Gefäßbündel/abnormer Gefäßverhältnisse oder zur Erhaltung der Schleimhautstrukturen
- Gefährdung anatomischer Nachbarstrukturen (z. B. Blutgefäße, N.mandibularis, Kieferhöhle, Nasennebenhöhle etc.) bei der Implantation
- des Operationsgebiets in der Nervnähe z. B. des Nervus mentalis/Nervus alveolaris inferior
- komplizierter Anatomie und Präparation/Implantation in der Nähe des foramen incisivum/der Kieferhöhle
- Perforationsgefahr bei dünner Kieferhöhlenknochenbedeckung
- eines erheblich vortraumatisierten Knochens/eines erheblich vortraumatisierten Gewebes
- mehrfacher Überprüfung der Knochenkavität mit Tiefenlehre zur Vermeidung einer Nervschädigung/Kieferhöhlen- oder Nasenbodenperforation/der Verletzung der gefährdeten Nachbarstruktur
- minimalinvasiver Behandlung wegen enger Platzverhältnisse zu den gefährdeter anatomischer Nachbarstrukturen (z. B. Nerven/Nasennebenhöhle/Wurzeln der Nachbarzähne etc.)
- schwieriger Implantation bei ausgedehnter Ödembildung/Keloidbildung/-Knochennekrose/stark kalzifizierten Knochensubstanz im OP-Gebiet
- aufwendiger Präparation und/oder Implantation mit eingeschränkter Sicht wegen erhöhter Blutungsneigung (hämorrhagischer Diathese)/anhaltender Blutungen durch Einnahme gerinnungshemmender Medikamente/arterieller Blutung
- mikrochirurgischer Nahttechnik
- aufwendiger, komplizierter chirurgischer-kieferorthopädischer Behandlung
- besonderen Aufwands bei der Positionierung und Implantation wegen protrudierten Nachbarzähnen und/oder außergewöhnlicher Zahnform, Engstand der Nachbarzähne und/oder Zahnfehlstellungen (nach buccal/palatinal/lingual gekippte, asymmetrischer Zahnrotationen usw.)
- erschwerter primärer Wundversorgung im Rahmen des chirurgischen Eingriffs bei anhaltender Sickerblutung/starker Nachblutungsgefahr wegen der Einnahme von Antikoagulanzien
- besonders umfangreicher Wundversorgung zur Vermeidung von Keloidose
- besonders aufwendiger primärer Wundversorgung zur Vermeidung von Wundheilungsstörungen infolge Allgemeinmedikation z. B. Bisphosphonattherapie, Diabetes

9020

Begründungen

Überdurchschnittlicher Zeitaufwand aufgrund …	Überdurchschnittliche Schwierigkeiten aufgrund …	Besondere Umstände aufgrund …

- aufwendiger Wundversorgung wegen Wunddehiszenzen bedingt durch umfangreicher Voroperationen
- häufiger Behandlungsunterbrechungen wegen des reduzierten Allgemeinzustandes und verminderter Belastbarkeit
- Einschränkung des Sichtbereiches, verursacht durch eingeschränkte Lagerfähigkeit des Patienten wegen Wirbelsäulenerkrankung/Muskelerkrankung/Herz-Kreislauferkrankung
- reflektorischer Übererregbarkeit z. B. starkem Husten-, Schluckreizneigung mit häufigen Behandlungspausen
- motorischer Unruhe des Patienten, verbunden mit wiederholt erforderlicher Trockenlegung/Blutstillung und mehrfach notwendigen Behandlungspausen
- erschwerter Isolation und Trockenlegung bei vermehrter Nachblutung/Sulkusblutung/Salivation
- erhöhtem Muskeltonus/Zungentonus, dadurch erschwerte Freistellung des Behandlungsfeldes
- umfangreichen Vorgehens bei Implantation unter Narkose/Sedierung mit eingeschränkte Lagerfähigkeit, erschwerte Freistellung des Behandlungsfeldes, schwer zu erreichender Kieferregion
- Darstellung/Lokalisation z. B. der ateria palatina major, foramina incisiva, foramina mentalia, Nervus mentalis, Nervus mandibularis
- stark begrenzter Manipulationsbereich durch Implantationposition nach dorsal
- elongierter Zahnstellung des Antagonisten schwierige Positionierung des Implantates
- der entzündungsbedingten/durch Osteotomie verursachten großen Knochendefekte bei Positionierung und primärstabiler Insertion

GOZ-Position 9040

Leistungsbeschreibung	Faktor
Freilegen eines Implantats, und Einfügen eines oder mehrerer Aufbauelemente (z. B. eines Gingivaformers) bei einem zweiphasigen Implantatsystem	1,0-fach: 35,21 € 2,3-fach: 80,98 € 2,8-fach: 98,58 € 3,1-fach: 109,14 € 3,5-fach: 123,23 €

Abrechnungsbestimmung

--

Anmerkung

- berechnungsfähig:
  - für das Freilegen eines Implantates und Einfügen eines oder mehrerer Aufbauelemente (z. B. eines Gingivaformers)
  - bei einem zweiphasigen Implantatsystem
  - je Implantat
  - zzgl. Materialkosten (Implantatteile, Nahtmaterial usw.)
  - ggf. zzgl. Maßnahmen für Weichgewebschirurgie
  - ggf. zzgl. Anwendung von wachstumsfaktorenreichem Plasma zur Regeneration (§ 6 Abs. 1 GOZ)
  - ggf. zzgl. Wundflächenentkeimung mittels Laser (§ 6 Abs. 1 GOZ)
  - erneut für eine Freilegung, je nach Größe der Regeneration z. B. nach einem Krankenhaus- oder Kuraufenthalt, längere berufsbedingte Abwesenheit vom Praxisort oder Verlust eines Gingivaformers, der wegen einer Erkrankung oder eines längerfristigen Ausland-Aufenthaltes nicht ersetzt wurde – auf der Rechnung Grund Begründung vermerken
- nicht berechnungsfähig:
  - bei einem einphasigen Implantatsystem
  - für die Entfernung von kleineren Schleimhautwucherungen, welche die Implantatoberfläche zwar bedecken, aber nicht vollständig abgedeckt haben (GOZ-Nr. 3070)
  - neben Chirurgische Wundrevision (GOZ-Nr. 3310)
  - neben Auswechseln eines oder mehrerer Aufbauelemente (GOZ-Nr. 9050)

9040

Anmerkung

BZÄK-Kommentar zu der GOZ-Nr. 9040 (Stand November 2024)
Implantate werden nach ihrer knöchernen subgingivalen Einheilung in der zweiten Behandlungsphase für die prothetische Versorgung freigelegt. Dabei wird die Gingiva oberhalb des Implantatskopfes chirurgisch entfernt. Die Implantat-Verschlussschraube wird nach der Exzision der darüberliegenden Schleimhaut entfernt und in der Regel durch einen Gingivaformer o. Ä. ersetzt. Durch diese Maßnahme bildet sich um den Hals des freigelegten Implantats oder eines zusätzlichen Aufbauelements (Abutment) eine natürliche Gingivamanschette. Art und Anzahl dieser Aufbauelemente variieren zwischen den unterschiedlichen Implantatsystemen.

Begründungen

Überdurchschnittlicher Zeitaufwand aufgrund … | Überdurchschnittliche Schwierigkeiten aufgrund … | Besondere Umstände aufgrund …

- des gewebeschonenden und atraumatischen Vorgehens mit besondere Schnitt- und Nahttechnik zur Erhaltung eines optimalen ästhetischen Ergebnisses
- des Einsetzens und adaptieren mehrere Sekundärteile
- stark begrenzter Manipulationsbereich durch Implantationposition nach dorsal
- besonders umfangreicher Wundversorgung zur Vermeidung von Keloidose
- besonders aufwendiger primärer Wundversorgung zur Vermeidung von Wundheilungsstörungen infolge Allgemeinmedikation z. B. Bisphosphonattherapie, Diabetes
- aufwendiger Wundversorgung wegen Wunddehiszenzen
- eingeschränkter Mundöffnung/erschwerter Mundzugang wegen Mundsperre/Kieferklemme/Adipositas/Herpes/Rhagaden etc.
- reflektorischer Übererregbarkeit z. B. starkem Husten-, Schluck-, oder/und Brechreizneigung mit häufigen Behandlungspausen
- starken Wangendrucks und/oder aktiver Zungenmuskulatur oder erhöhtem Muskeltonus/Wangentonus/Zungentonus und dadurch aufwendiger Freistellung des Behandlungsfeldes sowie notwendiger häufiger Behandlungspausen zur Entlastung/Entspannung der Muskulatur
- motorischer Unruhe des Patienten, verbunden mit mehrfach notwendigen Behandlungspausen
- stark eingeschränkter Sicht durch andauernde Sickerblutung in Verbindung mit starker Zungenmotorik/mit eingeschränkter Mundöffnung/mit starker Aktivität des Musculus masseter
- besonders dicker Schleimhaut mit umfangreicher Konturierung der Freilegungsstelle
- besonders schwieriges Freilegen wegen fragiler Schleimhaut und/oder Schleimhautlazerationen

Begründungen

Überdurchschnittlicher Zeitaufwand aufgrund … | Überdurchschnittliche Schwierigkeiten aufgrund … | Besondere Umstände aufgrund …

- schwieriger Adaptation bei vorhandenen Divergenzen der prothetischen Achse des/der Sekundärteile
- schwieriger Lokalisation des eingeheilten Implantats wegen Gingivawuchungen
- schwieriger Lokalisation des tief reichenden Implantats mit zusätzlicher Verwendung der Navigations- oder Orientierungsschablone
- zusätzlicher Anwendung eines Lasers zur Freilegung und medikamentöse Applikation im Implantathohlraum
- erschwerter Freilegung und primärer Wundversorgung bei anhaltender Sickerblutung/starker Nachblutungsgefahr wegen der Einnahme von Antikoagulanzien
- häufiger Behandlungsunterbrechungen wegen des reduzierten Allgemeinzustandes und verminderter Belastbarkeit
- Einschränkung des Sichtbereiches, verursacht durch eingeschränkte Lagerfähigkeit des Patienten wegen Wirbelsäulenerkrankung/Muskelerkrankung/Herz-Kreislauferkrankung
- ausgeprägter Mundatmung und dadurch notweniger Behandlungspausen
- individueller Veränderung von Sekundärteilen und schwieriger Anpassung und Abstimmung der Einzelteile bei zusammengesetzten Sekundärteilen
- des Ausgleichs der insertionsbedingten Divergenzen mit abgewinkelten Sekundärteilen
- des abnormen Verlaufs der gingivalen Manschette und weitergehenden Anpassungsaufwandes der Sekundärteile
- verschiedener Implantatsysteme in einem Kiefer
- besonderen Aufwands bei der Freilegung und Adaptation der Sekundärteile wegen protrudierten Zähnen und/oder außergewöhnlicher Zahnform, Engstand der Zähne und/oder Zahnfehlstellungen (nach buccal/palatinal/lingual gekippte, asymmetrischer Zahnrotationen usw.)
- erhöhter instrumenteller Mehraufwand, da besonderes Equipment zur Freilegung nötig (z. B. Schleimhautstanze etc.)
- mikrochirurgischer Nahttechnik
- schwieriger Freilegung und Bildung des optimalen Lappendesigns durch die geringe Dicke/Breite der keratinierten Gingiva
- des erheblichen Aufwands bei der Freilegung wegen unregelmäßigen Verlaufs der keratinierten Gingiva zur Vermeidung ungünstiger periimplantäre Gingival-Verhältnisse
- des erhöhten Aufwands bei der Freilegung wegen Entfernung von abnorm viel Knochen auf der Einheilungskappe mittels Knochenfräse
- diffiziler Lokalisation des Implantates nach tiefer Insertion und geschlossener Einheilung

9050

GOZ-Position 9050

Leistungsbeschreibung	Faktor
Entfernen und Wiedereinsetzen sowie Auswechseln eines oder mehrerer Aufbauelemente bei einem zweiphasigen Implantatsystem während der rekonstruktiven Phase	1,0-fach: 17,60 € 2,3-fach: 40,49 € 2,8-fach: 49,29 € 3,1-fach: 54,57 € 3,5-fach: 61,61 €

Abrechnungsbestimmung

Die Leistung nach der Nummer 9050 ist nicht neben den Leistungen nach den Nummern 9010 und 9040 berechnungsfähig.
Die Leistung nach der Nummer 9050 ist je Implantat höchstens dreimal und nur höchstens einmal je Sitzung berechnungsfähig.

! Anmerkung

- berechnungsfähig:
  - für das Entfernen und Wiedereinsetzen, sowie Auswechseln eines oder mehrerer Aufbauelemente, z. B.: Abutment, Abutmentteile, Gingivaformer, Abdruckpfosten
  - bei einem zweiphasigen Implantatsystem
  - während der rekonstruktiven Phase (Herstellung einer Suprakonstruktion)
    - z.B.: bei der Erstversorgung mit Implantaten (auch bei Pfeilervermehrung) oder bei der Erneuerung einer Suprakonstruktion oder im Notdienst/Vertretung
  - bei Abformungsmaßnahmen (z.B.: Gingivaformers gegen Abformpfosten und zurück) und Einproben (z. B. Gerüsteinprobe)
  - auch in der Eingliederungssitzung - bei notwendigem Wechselvorgang von Sekundärteilen (z. B. Auswechseln eines Gingivaformers gegen ein Abutment)
  - höchstens dreimal je Implantat in der rekonstruktiven Phase
  - höchstens einmal je Sitzung (je Implantat)
  - zzgl. Materialkosten (z.B. Implantatteile)
- nicht berechnungsfähig:
  - bei einphasigem Implantatsystem
  - für das Auswechseln von Aufbauelementen im Reparaturfall GOZ-Nr. 9060
  - für das Entfernen und Wiedereinsetzen eines Implantataufbaus außerhalb der rekonstruktiven Phase § 6 Abs. 1 GOZ
  - für das Entfernen und Wiedereinsetzen eines Implantataufbaus zum Zwecke der Reinigung § 6 Abs. 1 GOZ

! Anmerkung

- für das Entfernen und Wiedereinsetzen eines Implantataufbaus bei Wiederherstellung der Funktion von Zahnersatz § 6 Abs. 1 GOZ
- zur Verbesserung des Emergenzprofils der Gingiva vor der rekonstruktiven Phase § 6 Abs. 1 GOZ
- in der Eingliederungssitzung ohne separates Auswechseln eines Aufbauelementes (z. B. wenn das Abutment das Primärteil darstellt oder bei Kugelkopfaufbauten) § 6 Abs. 1 GOZ
- neben Implantatinsertion (GOZ-Nr. 9010)
- neben Implantatinsertion zum temporären Verbleib (GOZ-Nr. 9020)
- neben Freilegen eines Implantats (GOZ-Nr. 9040)
- neben Auswechseln von Aufbauelementen im Reparaturfall (GOZ-Nr. 9060)

BZÄK-Kommentar zu der GOZ-Nr. 9050 (Stand November 2024)

Während der Versorgungsphase des Implantats mit Krone, Brücke bzw. Prothese sind in der Regel Abformmaßnahmen und Einproben notwendig. Dabei ist das Auswechseln des Gingivaformers gegen Abformpfosten, Aufbauelemente (Abutments) o. Ä. erforderlich, bevor der Gingvaformer wieder zurückgesetzt wird. Unter dem Begriff „Aufbauelemente" sind neben dem zur definitiven Versorgung zählenden Abutment bzw. Abutmentteilen auch Gingivaformer und Abdruckpfosten zu verstehen. Dieser Wechselvorgang ist pro Sitzung je Implantat einmal berechnungsfähig.

Innerhalb der rekonstrukiven Phase ist diese Leistung insgesamt je Implantat allerdings höchstens dreimal – unabhängig von der tatsächlichen Anzahl der Wechselvorgänge – berechenbar.

Die „rekonstruktive Phase" beginnt erst mit dem prothetischen Ersatz des verlorengegangenen Zahnes oder der Zähne und endet mit der endgültigen Eingliederung der Sprakonstruktion mit den Behandlungsschritten zur prothetischen Versorgung der verloren gegangenen Zähne und endet mit der definitiven Eingliederung des endgültigen Zahnersatzes. Die abschließende Eingliederung zählt dabei zur rekonstruktiven Phase. Das Entfernen und Wiedereinsetzen oder der Austausch von Aufbauteilen nach der Freilegung des Implantates z. B. zur Verbesserung des Emergenzprofils der Gingiva ist demzufolge nicht nach der Gebührennummer 9050, sondern analog zu berechnen.

Die Leistung kann in derselben Sitzung weder mit der Nummer 9010 noch mit der Nummer 9040 zusammen berechnet werden. Wiederbefestigung der Aufbauelemente zum Zweck der Reinigung nach rekonstruktiver Phase ist nicht beschrieben und daher analog zu berechnen.

9050

Begründungen

Überdurchschnittlicher Zeitaufwand aufgrund …	Überdurchschnittliche Schwierigkeiten aufgrund …	Besondere Umstände aufgrund …

- der extrem komplizierten Implantatposition, erschwerter Zugang zum Auswechseln der Implantatteile
- besonderer Umsicht beim Auswechseln der Implantatteile wegen erheblicher Aspirationsgefahr bei bestehender Mundatmung
- auswechseln unterschiedlicher Sekundärteile pro Implantat
- des eingeschränkten Manipulationsbereichs durch dorsaler Implantatposition
- erschwerter individueller Anpassung der Sekundärteile wegen komplizierter prothetischer Oberkonstruktion
- von mehr als 3 Wechselvorgängen während der rekonstruktiven Phase
- der schwierigen Adaptation der Einzelteile bei zusammengesetzten Sekundärteilen
- des umfangreichen Anpassens beim Applizieren der Hilfsmittel für die parallele Einschubrichtung
- des abweichenden Ambulationswinkels zwischen Implantatkörper und Sekundärteil
- additionaler medikamentöser Applikation in den Implantathohlraum
- erschwerter Isolation und aufwendiger Trockenlegung des Behandlungsgebietes bei vermehrter Salivation/Hypersalivation
- motorischer Instabilität der Zunge/Makroglossie, dadurch erschwerter Freistellung des Behandlungsfeldes und aufwendiger Fixierung der Aufbauteile zur Abformung
- reflektorischer Übererregbarkeit z. B. starkem Husten-, Schluck-, oder/und Brechreizneigung mit häufigen Behandlungspausen bei erheblicher Aspirationsgefahr
- starken Wangendrucks und/oder aktiver Zungenmuskulatur und dadurch aufwendiger Fixierung der verwendeten Hilfsmittel sowie notwendiger häufiger Behandlungspausen zur Entlastung/Entspannung der Muskulatur
- stark eingeschränkter Sicht durch andauernde Sulkusblutung in Verbindung mit starker Zungenmotorik/mit eingeschränkter Mundöffnung/mit starker Aktivität des M. masseter
- erschwerender anatomischer Verhältnisse mit erschwertem Zugang beim Auswechseln eines oder mehrerer Aufbauelemente
- atypischen Implantatposition schwierige Übertragung und Anpassung an vorhandene Kronen und Zahnersatz
- motorischer Unruhe des Patienten, verbunden mit wiederholt erforderlicher Trockenlegung und mehrfach notwendigen Behandlungspausen
- Einschränkung des Sichtbereiches, verursacht durch eingeschränkte Lagerfähigkeit des Patienten wegen einer Wirbelsäulenerkrankung/Muskelerkrankung/Herz-Kreislauferkrankung

9050

Begründungen

Überdurchschnittlicher Zeitaufwand aufgrund … | Überdurchschnittliche Schwierigkeiten aufgrund … | Besondere Umstände aufgrund …

- von Mehrfacheinproben (mehrfache Wechselvorgänge) der Sekundärteile bei der Eingliederungssitzung mit Überprüfung der Passgenauigkeit mittels Röntgendiagnostik
- mehrfacher einzelner Adaptationsschritte am Sekundärteil bei der Übertragung und Gerüsteinprobe wegen extrem schwieriger Anpassung an das natürliche Gebiss
- besonderen Aufwands bei der Übertragung wegen protrudierten Nachbarzähnen und/oder außergewöhnlicher Zahnform, Engstand der Nachbarzähne und/oder Zahnfehlstellungen/asymmetrischer Zahnrotationen, vorhandene Schaltlücke usw.
- elongierter Zahnstellung des Antagonisten schwierige Übertragung und Adaptation des Abutment
- schwer zu erreichender Zahnregion mit schwieriger Fixierung des Sekundärteils
- individueller Veränderung von Sekundärteilen und schwieriger Anpassung und Abstimmung der Einzelteile bei zusammengesetzten Sekundärteilen
- Ausgleich der insertionsbedingten Divergenzen mit abgewinkelten Sekundärteilen
- des schwierigen Festlegens des Emergenzprofils während der rekonstruktiven Phase
- der unterschiedlichen Implantatsysteme in einem Kiefer
- der umfangreichen Adaptation der Sekundärteile an den abnormen Verlauf der Gingivamanschette (z.B. bei Kugelkopfaufbau)
- vorsichtigen Vorgehens wegen erhöhter Sensibilität/Irritation des Weichgewebes
- häufiger Behandlungsunterbrechungen und erneute Trockenlegung wegen des reduzierten Allgemeinzustandes und verminderter Belastbarkeit
- des erhöhten Aufwands durch die Verwendung verschiedener Sekundärteile wegen verschiedener Implantatsysteme im gleichen Kiefer
- extrem festsitzender, kaum lösbarer Sekundärteile
- besonderen Aufwands bei hinzukommender Verwendung eines individuell angefertigten Transferschlüssels zum Einbringen des Abutments

9060

GOZ-Position 9060

Leistungsbeschreibung	Faktor
Auswechseln von Aufbauelementen (Sekundärteilen) im Reparaturfall	1,0-fach: 17,60 € 2,3-fach: 40,49 € 2,8-fach: 49,29 € 3,1-fach: 54,57 € 3,5-fach: 61,61 €

Abrechnungsbestimmung

Die Leistung nach der Nummer 9060 ist für ein Implantat höchstens einmal je Sitzung berechnungsfähig.

! Anmerkung

- berechnungsfähig:
  - für das Auswechseln von Aufbauelementen im Reparaturfall z. B. Implantataufbau/Implantatpfosten/Abutment/Befestigungsschrauben/Abutment- und Koronalverschraubungen
  - je Implantat und je Sitzung
  - zzgl. Materialkosten (z. B. Verschlussschraube, Abutment usw.)
  - ggf. zzgl. Entfernung einer intraimplantär frakturierten Schraube eines Implantataufbaus (§ 6 Abs. 1 GOZ)
  - ggf. zzgl. Versiegelung von Implantatkomponenten/-innenräumen (§ 6 Abs. 1 GOZ)
- nicht berechnungsfähig:
  - für das Auswechseln von Aufbauelementen in der rekonstruktiven Phase (GOZ-Nr. 9050)
  - für das Auswechseln von Verbindungselementen (Matrize/Patrize) in der Prothese (GOZ-Nr. 5080 oder 5090)
  - für das Entfernen eines Aufbauelementes ohne separates Auswechseln, wenn das Abutment das Primärteil darstellt (§ 6 Abs. 1 GOZ)
  - für das Entfernen und Wiedereinsetzen eines Implantataufbaus außerhalb der rekonstruktiven Phase z.B. zum Zwecke der Reinigung oder bei Wiederherstellung der Funktion von Zahnersatz (§ 6 Abs. 1 GOZ)
  - neben der Freilegung eines Implantats (GOZ-Nr. 9040)
  - neben dem Auswechseln von Aufbauelementen in der rekonstruktiven Phase (GOZ-Nr. 9050)

9060

Anmerkung

BZÄK-Kommentar zu der GOZ-Nr. 9060 (Stand November 2024)

Aufbauelemente bzw. Sekundärteile auf Implantaten unterliegen Verschleißbelastungen, sodass ihr Austausch gegen neue Teile erforderlich werden kann. Zu den Sekundärteilen zählen auch Befestigungsschrauben. Das gilt sowohl für Abutmentverschraubungen als auch Koronalverschraubungen, sofern diese ausgetauscht werden.

Dieser Wechselvorgang erfolgt unabhängig von der ursprünglichen prothetischen Implantatversorgung und dient im weitesten Sinne der Wiederherstellung der Funktion.

Die Gebührennummer kann je Implantat berechnet werden. Diese Position bildet nicht das Entfernen eines intraimplantär frakturierten Aufbauelements ab. Bei dem extrem zeit- und materialaufwändigen Entfernen eines frakturierten Aufbauteilfragmentes aus dem Implantatinneren erfolgt die Berechnung zusätzlich nach § 6 Abs. 1 GOZ.

Wiederbefestigung der Aufbauelemente zum Zweck der Reinigung nach rekonstruktiver Phase ist nicht beschrieben und daher analog zu berechnen.

Begründungen

Überdurchschnittlicher Zeitaufwand aufgrund …	Überdurchschnittliche Schwierigkeiten aufgrund …	Besondere Umstände aufgrund …

- erschwerender anatomischer Verhältnisse mit erschwertem Zugang bei der Verschraubung und/oder Abdeckung des Schraubenkanals
- individueller Veränderung von Sekundärteilen und schwieriger Anpassung und Abstimmung der Einzelteile bei zusammengesetzten Sekundärteilen
- aufwendigen Entfernens von Bruchteilen/gebrochener Schraube/Implantatring aus dem Implantat
- erhöhten Aufwands bei der Entfernung des frakturierten Aufbauelementes (wenn nicht berechnet nach § 6 Abs. 1 GOZ)
- der extrem komplizierten Implantatposition mit erschwertem Zugang zum Auswechseln der Implantatteile
- besonderer Umsicht beim Auswechseln der Implantatteile wegen erheblicher Aspirationsgefahr bei bestehender Mundatmung
- auswechseln unterschiedlicher Sekundärteile pro Implantat
- des eingeschränkten Manipulationsbereichs durch dorsaler Implantatposition
- erschwerter individueller Anpassung der Sekundärteile wegen komplizierter prothetischer Oberkonstruktion
- der schwierigen Adaptation mit individueller Veränderung der Einzelteile bei zusammengesetzten Sekundärteilen
- des umfangreichen Anpassens beim Applizieren der Hilfsmittel für die parallele Einschubrichtung
- additionaler medikamentöser Applikation in den Implantatinnenraum

9060

Begründungen

Überdurchschnittlicher Zeitaufwand aufgrund …	Überdurchschnittliche Schwierigkeiten aufgrund …	Besondere Umstände aufgrund …

- erschwerter Isolation und aufwendiger Trockenlegung des Behandlungsgebietes bei vermehrter Salivation/Hypersalivation
- motorischer Instabilität der Zunge/Makroglossie, dadurch erschwerter Freistellung des Behandlungsfeldes
- reflektorischer Übererregbarkeit z. B. starkem Husten-, Schluck-, oder/und Brechreizneigung mit häufigen Behandlungspausen bei erheblicher Aspirationsgefahr
- starken Wangendrucks und/oder aktiver Zungenmuskulatur und dadurch aufwendiger Fixierung der verwendeten Hilfsmittel sowie notwendiger häufiger Behandlungspausen zur Entlastung/Entspannung der Muskulatur
- stark eingeschränkter Sicht durch andauernde Sulkusblutung in Verbindung mit starker Zungenmotorik/mit eingeschränkter Mundöffnung/mit starker Aktivität des M. masseter
- erschwerender anatomischer Verhältnisse mit erschwertem Zugang beim Auswechseln eines oder mehrerer Aufbauelemente
- atypischen Implantatposition mit schwieriger Entfernung vom verbrauchten Aufbauelemente und individueller Anpassung an vorhandene Kronen und Zahnersatz
- motorischer Unruhe des Patienten, verbunden mit wiederholt erforderlicher Trockenlegung und mehrfach notwendigen Behandlungspausen
- Einschränkung des Sichtbereiches, verursacht durch eingeschränkte Lagerfähigkeit des Patienten wegen einer Wirbelsäulenerkrankung/Muskelerkrankung/Herz-Kreislauferkrankung
- der mehrfachen Wechselvorgänge der Sekundärteile in einer Sitzung mit Überprüfung der Passgenauigkeit mittels Röntgendiagnostik
- elongierter Zahnstellung des Antagonisten schwierige Auswechseln und Adaptation des Sekundärteils
- schwer zu erreichender Zahnregion mit schwieriger Fixierung des Sekundärteils
- individueller Veränderung von Sekundärteilen und schwieriger Anpassung und Abstimmung der Einzelteile bei zusammengesetzten Sekundärteilen
- des Ausgleichs der insertionsbedingten Divergenzen mit abgewinkelten Sekundärteilen
- der umfangreichen Adaptation der Sekundärteile an den abnormen Verlauf der Gingivamanschette
- besonderen Aufwands beim Abtragen der zur Abdeckung der Schraube dienenden Füllungsmaterials
- des komplizierten Auswechsels der abgenutzten/kaum lösbaren Sekundärteile und Funktionswiederherstellung
- additiver Entfernung der Kunststoffabdeckung der Koronalverschraubung (wenn nicht berechnet nach § 6 Abs. 1 GOZ)

9060

Begründungen

Überdurchschnittlicher Zeitaufwand aufgrund …	Überdurchschnittliche Schwierigkeiten aufgrund …	Besondere Umstände aufgrund …

- vorsichtigen Vorgehens wegen erhöhter Sensibilität/Irritation des Weichgewebes
- häufiger Behandlungsunterbrechungen und erneute Trockenlegung wegen des reduzierten Allgemeinzustandes und verminderter Belastbarkeit

9090

GOZ-Position 9090

Leistungsbeschreibung	Faktor
Knochengewinnung (z. B. Knochenkollektor oder Knochenschaber), Knochenaufbereitung und -implantation, auch zur Weichteilunterfütterung	1,0-fach: 22,50 € 2,3-fach: 51,74 € 2,8-fach: 243,30 € 3,1-fach: 269,37 € 3,5-fach: 78,74 €

Abrechnungsbestimmung

Die Kosten eines einmal verwendbaren Knochenkollektors oder -schabers sind gesondert berechnungsfähig.

Anmerkung

- berechnungsfähig:
  - für die Knochengewinnung (z. B. mittels Knochenkollektor, Knochenschaber), Knochenaufbereitung und -implantation
  - für die Region eines Zahnes bzw. für den Bereich einer Zahnbreite
  - auch zur Weichteilunterfütterung
  - zzgl. Materialkosten
  - ggf. zzgl. Anwendung von wachstumsfaktorenreichem Plasma zur Regeneration (§ 6 Abs. 1 GOZ)
  - ggf. Wundflächenentkeimung mittels Laser (§ 6 Abs. 1 GOZ)
  - ggf. zzgl. Zuschlag GOZ-Nr. 0500 (250 bis 499 Punkte)
  - auch neben Auffüllen parodontaler Knochendefekte, auch Einbringen von Proteinen (GOZ-Nr. 4110)
  - ggf. zzgl. Weichgewebschirurgie (z.B. Geb.-Nr. 3240, 3100, Ä2382, Ä2675 ff. etc.)
  - ggf. zzgl. Implantation alloplastischen Materials zur Weichteilunterfütterung (GO- Nr. Ä2442)
  - ggf. zzgl. Auffüllen knöcherner Defekte ohne parodontale Beteiligung mit Knochenersatzmaterial (§ 6 Abs. 1 GOZ)
- nicht berechnungsfähig:
  - für die Entnahme von Knochen innerhalb des Aufbaugebietes beim Aufbau des Alveolarfortsatzes (GOZ-Nr. 9100)
  - für die Entnahme von Knochenspänen innerhalb des Aufbaugebietes des Implantatfaches neben dem internen Sinuslift (GOZ-Nr. 9110)
  - für die Entnahme von Knochenspänen innerhalb des Aufbaugebietes neben dem externen Sinuslift (GOZ-Nr. 9120)

9090

! Anmerkung

- für die Entnahme von Knochen außerhalb des Aufbaugebietes (GOZ-Nr. 9140)
- neben der GOZ-Nr. 9100 (in derselben Kieferhälfte oder demselben Frontzahnbereich)

BZÄK-Kommentar zu der GOZ-Nr. 9090 (Stand November 2024)
Diese Gebührennummer umfasst die Knochengewinnung, die Aufbereitung des Knochenmaterials z. B. durch Knochenzerkleinerung oder –zermahlung und die Implantation. Die Gebührennummer ist gemäß der Anzahl der Transplantationsvorgänge berechnungsfähig.
Die Materialkosten für einen einmal verwendbaren Knochenkollektor oder Knochenschaber sind gesondert berechnungsfähig.
Die Knochengewinnung kann auch z. B. durch Knochenkernbohrungen oder mittels Piezochirurgie erfolgen. Die zusätzliche Entnahme von Knochen aus einem getrennten Operationsgebiet berechtigt zum Ansatz der 9140.
Die Gebührennummer 9090 beschreibt die Knochentransplantation z. B. bei der socket preservation, der Wiederverwendung des bei der Präparation einer Implantatkavität gewonnenen Knochens, dem Auffüllen periimplantärer Knochendefekte, dem Auffüllen von Knochendefekten nach der Zystektomie nicht-dentogener Zysten oder von Zysten, die sich über die Region eines Zahnes hinaus erstrecken. Auch eine Weichteilunterfütterung erfüllt den Leistungsinhalt.
Die Berechnung der 9090 stellt ausschließlich auf die Transplantation autologen Knochens ab.
Die Verwendung von Knochenersatzmaterial wird von der 9090 nicht erfasst und ist gesondert berechnungsfähig. Die Vornahme weichteilplastischer Maßnahmen zum Wundverschluss, die über den primären Wundverschluss hinausgehen, ist gesondert berechnungsfähig.
Im Rahmen der Kieferbruchbehandlung werden für die Knochengewinnung, die Knochenaufbereitung, die Knocheneinbringung und die Knochentransplantation entsprechend der Vorschrift des § 6 Abs. 2 (GOZ) die Nummern 2253 ff. (GOÄ) verwendet.
Bei dieser Leistung fällt zusätzlich der OP-Zuschlag nach der Nummer 0500 an, sofern es sich um die höchste zuschlagsfähige Leistung am Operationstag handelt und kein OP-Zuschlag aus der GOÄ zur Berechnung kommt.

9090

Begründungen

Überdurchschnittlicher Zeitaufwand aufgrund … | Überdurchschnittliche Schwierigkeiten aufgrund … | Besondere Umstände aufgrund …

- besonderen Vorgehens wegen schwacher und sehr dünner Knochenkompakta
- extrem starker und dichter/fester Knochenkompakta/Knochenstruktur und schwerer Knochengewinnung
- minimalinvasiver Knochengewinnung und Implantation wegen z.B. naheliegender abnormer Nervenaustrittstelle oder Vermeidung von Gefäßschädigungen bei hochliegendem Gefäßbündel/abnormer Gefäßverhältnisse
- stark aufgelockerter Knochenspongiosa/sehr spröder Knochenverhältnisse und schwierige Knochengewinnung bei dem Umfang des zu gewinnenden Knochens
- der großen Menge gewonnenen/aufzufangenden Knochens
- besonderer Maßnahmen zur Vermeidung von Schädigungen da Operationsgebiet in Gefäßnähe bei geringer Alveolarkammhöhe/Breite
- erschwerter Isolation und Trockenlegung bei starker Blutung/Knochenblutung/Sickerblutung/Salivation
- motorischer Unruhe des Patienten, verbunden mit mehrfach notwendigen Behandlungspausen
- erhöhtem Muskeltonus/Wangentonus/Zungentonus, dadurch erschwerter Freistellung des Behandlungsfeldes
- motorischer Instabilität der Zunge/Makroglossie, dadurch erschwerter Freistellung des Behandlungsfeldes zum palatinalen/lingualen Zahnbereich
- der Einschränkung des Sichtbereiches, verursacht durch eingeschränkte Lagerfähigkeit des Patienten wegen Wirbelsäulenerkrankung/Muskelerkrankung/Herz-Kreislauferkrankung
- häufiger Unterbrechung und lange Dauer des Vorgehens bedingt durch sensorische/reflektorischer Übererregbarkeit des Patienten
- erschwerter Erreichbarkeit der Entnahmestelle zum palatinalen/lingualen Zahnbereich bei starken Brech-/Würgereizes
- häufiger Behandlungsunterbrechungen wegen des reduzierten Allgemeinzustandes und verminderter Belastbarkeit z.B. bei problematische Kreislaufverhältnisse, stark beeinträchtigender Allgemeinerkrankung
- starken Wangendrucks und/oder aktiver Zungenmuskulatur oder erhöhtem Muskeltonus/Wangentonus/Zungentonus und dadurch aufwendiger Freistellung des Behandlungsfeldes sowie notwendiger häufiger Behandlungspausen zur Entlastung/Entspannung der Muskulatur
- Gefährdung anatomischer Nachbarstrukturen (z. B. Blutgefäße, N.mandibularis)/Perforationsgefahr Kieferhöhle, Nasennebenhöhle etc.

Begründungen

Überdurchschnittlicher Zeitaufwand aufgrund … | Überdurchschnittliche Schwierigkeiten aufgrund … | Besondere Umstände aufgrund …

- minimalinvasiver Behandlung wegen enger Platzverhältnisse zu den gefährdeter anatomischer Nachbarstrukturen (z. B. Nerven/Nasennebenhöhle/Wurzeln der Nachbarzähne etc.)
- aufwendiger Knochengewinnung und/oder Implantation mit eingeschränkter Sicht wegen erhöhter Blutungsneigung (hämorrhagischer Diathese)/anhaltender Blutungen durch Einnahme gerinnungshemmender Medikamente/arterieller Blutung
- erschwerter primärer Wundversorgung im Rahmen des chirurgischen Eingriffs bei anhaltender Sickerblutung/starker Nachblutungsgefahr wegen der Einnahme von Antikoagulanzien
- besonders umfangreicher Wundversorgung zur Vermeidung von Keloidose
- besonders aufwendiger primärer Wundversorgung zur Vermeidung von Wundheilungsstörungen infolge Allgemeinmedikation z. B. Bisphosphonattherapie, Diabetes
- umfangreichen Vorgehens bei der Knochengewinnung und Implantation unter Narkose/Sedierung mit eingeschränkte Lagerfähigkeit, erschwerte Freistellung des Behandlungsfeldes, schwer zu erreichender Kieferregion
- des schmalen, spitzen Kieferkammknochens und erhöhter Perforationsgefahr des Knochens
- des besonderen Aufwands bei der Knochenkernbohrung zur Knochengewinnung bei dünner Kieferhöhlenknochenbedeckung
- morphologisch ungünstiger Knochenverhältnisse
- besonderen Vorgehens bei komplizierter lokaler knöcherner Situation
- schwer zu erreichender Kieferregion/Operationsfeld im posterioren Bereich
- eines erheblich vortraumatisierten Knochens/Knochennekrose
- schwieriger Knochengewinnung und Implantation bei ausgedehnter Ödembildung/Keloidbildung/Knochennekrose/stark kalzifizierten Knochensubstanz im OP-Gebiet
- besonderen Aufwands bei der schwierigen Positionierung und Fixierung des gewonnenen Knochendeckels wegen protrudierten Nachbarzähnen und/oder außergewöhnlicher Zahnform, Engstand der Nachbarzähne und/oder Zahnfehlstellungen/asymmetrischer Zahnrotationen oder vorhandene Schaltlücke
- der umfangreichen Präparation eines Knochendeckels mit ultraschallgestütztem, chirurgischem Vorgehen (Piezochirurgie) und zusätzlicher Anwendung der Knochendeckelmethode
- erschwerter Konturierung am Implantatrand zur Weichteilstützung mittels gewonnenen Knochens im Rahmen der Präparation des Implantatfachs

9090

Begründungen

Überdurchschnittlicher Zeitaufwand aufgrund …	Überdurchschnittliche Schwierigkeiten aufgrund …	Besondere Umstände aufgrund …

- besonderen Aufwands bei der Knochenkernbohrung zur Knochengewinnung
- der paranervalen Lokalisation des chirurgischen Eingriffs – Knochengewinnung oder/und Implantation mit Gefahr der Verletzung

GOZ-Position 9100

Leistungsbeschreibung	Faktor
Aufbau des Alveolarfortsatzes durch Augmentation ohne zusätzliche Stabilisierungsmaßnahmen, je Kieferhälfte oder Frontzahnbereich Mit der Leistung nach der Nummer 9100 sind folgende Leistungen abgegolten: Lagerbildung, Glättung des Alveolarfortsatzes, ggf. Entnahme von Knochen innerhalb des Aufbaugebietes, Einbringung von Aufbaumaterial (Knochen und/oder Knochenersatzmaterial) und Wundverschluss mit vollständiger Schleimhautabdeckung, ggf. einschließlich Einbringung und Fixierung resorbierbarer oder nicht resorbierbarer Barrieren	1,0-fach: 151,52 € 2,3-fach: 348,49 € 2,8-fach: 424,25 € 3,1-fach: 469,70 € 3,5-fach: 530,31 €

Abrechnungsbestimmung

Die Leistung nach der Nummer 9100 ist für die Glättung des Alveolarfortsatzes im Bereich des Implantatbettes nicht berechnungsfähig.
Neben der Leistung nach der Nummer 9100 sind die Leistungen nach der Nummer 9130 nicht berechnungsfähig.
Wird die Leistung nach der Nummer 9100 in derselben Kieferhälfte neben der Leistung nach der Nummer 9110 erbracht, ist die Hälfte der Gebühr der Nummer 9100 berechnungsfähig.
Wird die Leistung nach der Nummer 9100 in derselben Kieferhälfte neben der Leistung nach der Nummer 9120 erbracht, ist ein Drittel der Gebühr der Nummer 9100 berechnungsfähig.

Anmerkung

- berechnungsfähig:
  - für den Aufbau des Alveolarfortsatzes durch Augmentation mit autologem, alloplastischem Material (Knochenersatzmaterial) und/oder Knochen von einer Knochenbank
  - je Kieferhälfte oder Frontzahnbereich
  - auch wenn zur Augmentation Knochen/Knochenblöcke von einer Knochenbank verwendet wird
  - nur mit der halben Gebühr, wenn in derselben Kieferhälfte ein interner Sinuslift nach der GOZ-Nr. 9110 durchgeführt wird
  - nur mit einem Drittel der Gebühr, wenn in derselben Kieferhälfte ein externer Sinuslift nach der GOZ-Nr. 9120 durchgeführt wird
  - zzgl. Materialkosten

9100

! Anmerkung

- ggf. Zuschläge Operationsmikroskop (GOZ-Nr. 0110) und/oder GOZ-Nr. 0530 (1200 und mehr Punkte)
- ggf. zzgl. Wundflächenentkeimung mittels Laser (§ 6 Abs. 1 GOZ)
- ggf. zzgl. Anwendung von wachstumsfaktorenreichem Plasma zur Regeneration (§ 6 Abs. 1 GOZ)
- ggf. zzgl. Einbringen Colagen Patches zur Weichteilstütung (GOÄ-Nr. 2442)
- ggf. zzgl. Weichgewebschirurgie (z.B. Geb.-Nr. 3240, 4130, 4133, Ä2675, Ä2676, Ä2677 etc.)
- ggf. neben intraorale Entnahme von Knochen außerhalb des Aufbaugebietes (GOZ-Nr. 9140)
- ggf. neben Fixation des Augmentates durch Osteosynthesemaßnahmen (GOZ-Nr. 9150)

• nicht berechnungsfähig:
  - für die Glättung des Alveolarfortsatzes im Bereich des Implantatbettes
  - neben der Plastische Deckung im Rahmen einer Wundversorgung einschließlich Periostschlitzung (GOZ-Nr. 3100)
  - neben der Verwendung einer Membran in derselben Kieferhälfte oder demselben Frontzahnbereich (GOZ-Nr. 4138)
  - neben der Knochengewinnung, Knochenaufbereitung und -implantation (GOZ-Nr. 9090) in derselben Kieferhälfte oder demselben Frontzahnbereich
  - neben der Spaltung und Spreizung von Knochensegmenten [Bone Splitting] (GOZ-Nr. 9130) in derselben Kieferhälfte oder demselben Frontzahnbereich
  - neben der Einfache Hautlappenplastik (GOÄ-Nr. Ä2381) für Wundverschluss zur vollständigen Schleimhautabdeckung
  - neben der Schwierige Hautlappenplastik (GOÄ-Nr. Ä2382) für Wundverschluss zur vollständigen Schleimhautabdeckung
  - neben der Operative Maßnahmen zur Lagerbildung beim Aufbau des Alveolarfortsatzes (GOÄ-Nr. Ä2730)

BZÄK-Kommentar zu der GOZ-Nr. 9100 (Stand November 2024)

Diese Nummer umfasst augmentative Maßnahmen größeren Umfangs am Alveolarfortsatz sowohl in horizontaler als auch in vertikaler Richtung, die eine Volumenvermehrung und Veränderung der Außenkontur des Alveolarfortsatzes bewirken. Die Nummer ist je Kieferhälfte oder Frontzahngebiet einmal berechnungsfähig.
Das Augmentationsgebiet kann sowohl den zahnlosen Kieferbereich als auch den Bereich von Zähnen und/oder Implantaten betreffen. Zusätzliche stabilisierende Maßnahmen, z. B. osteosynthetische Leistungen durch Pins, Schrauben oder Platten, sind gesondert berechnungsfähig. Lagerbildungsmaßnahmen, das Einbringen von Augmentationsmaterial (Knochen und/oder Knochenersatzmaterial) im Augmentationsgebiet, der Wundverschluss einschließlich vollständiger Schleimhautabdeckung

9100

! Anmerkung

und/oder die Einbringung resorbierbarer oder nicht resorbierbarer Barrieren sind mit dieser Nummer abgegolten.
Das Glätten des Knochens im Bereich des Implantatbettes erfüllt nicht den Leistungsinhalt. Diese Nummer ist nicht neben Bone-Splitting-Maßnahmen einschließlich des Auffüllens der Spalträume nach der Nummer 9130 berechnungsfähig. Da die 9100 den Aufbau des Alveolarfortsatzes mit Knochen/Knochenersatzmaterial ohne einschränkende Indikation beschreibt, ist die Gebührennummer 2442 GOÄ für eine Weichteilunterfütterung in derselben Kieferhälfte/demselben Frontzahnbereich nur dann berechnungsfähig, wenn hierbei nicht Knochenersatzmaterial, sondern ein collagen patch verwendet wird.
Werden Augmentationsmaßnahmen am Alveolarfortsatz im Rahmen einer internen Sinusbodenelevation nach der Nummer 9110 in derselben Kieferhälfte erbracht, so ist die Nummer 9100 gesondert, jedoch nur zur Hälfte berechnungsfähig.
Werden Augmentationsmaßnahmen am Alveolarfortsatz im Rahmen einer externen Sinusbodenelevation nach der Nummer 9120 in derselben Kieferhälfte erbracht, so ist ein Drittel der Nummer 9100 zusätzlich berechnungsfähig. Bei getrennten Operationsgebieten, auch in derselben Kieferhälfte, kann der Mehraufwand über § 5 bzw. § 2 Absatz 1 GOZ berücksichtigt werden. Das Gewinnen von autologem Augmentationsmaterial z. B. durch Bonekollektor, Knochenschaber oder Knochenkernbohrungen außerhalb des Aufbaugebietes ist gesondert berechnungsfähig. Die Entfernung von nicht resorbierbarem Barriere-/Osteosynthesematerial kann gesondert berechnet werden.
Weichteilchirurgische Maßnahmen, die nicht der Schleimhautabdeckung des augmentierten Gebietes dienen, sondern aufgrund eigenständiger Indikation erbracht werden, sind gesondert berechnungsfähig.
Z. B. sind weichteilplastische Maßnahmen, die der Vertiefung des Vestibulums oder Mundbodens dienen, daneben berechnungsfähig.
Im Rahmen der Kieferbruchbehandlung werden für den augmentativen Aufbau des Alveolarfortsatzes entsprechend der Vorschrift des § 6 Abs. 2 (GOZ) die Nummern 2253 ff. (GOÄ) verwendet.
Bei dieser Leistung fällt zusätzlich der OP-Zuschlag nach der Nummer 0530 an, sofern es sich um die höchste zuschlagsfähige Leistung am Operationstag handelt und kein OP-Zuschlag aus der GOÄ zur Berechnung kommt.

9100

Begründungen

Überdurchschnittlicher Zeitaufwand aufgrund …	Überdurchschnittliche Schwierigkeiten aufgrund …	Besondere Umstände aufgrund …

- extrem starker und dichter/fester Knochenkompakta/Struktur mit schwieriger Glättung des Alveolarfortsatzes und der Knochenkanten und/oder schwieriger Lagerbildung
- der atraumatischen Vorbereitung des Knochenbettes/- lagers mit umfangreicher Knochenglättung
- schwieriger klinischer Erreichbarkeit bei eingeschränkter Mundöffnung wegen starker präoperativer Schwellung des Weichgewebes und schwieriger Situation bei der Augmentation
- Sichtbehinderung durch vermehrte Blutung mit aufwendiger intraoperativer Blutstillung
- besonderer Maßnahmen zur Vermeidung von Schädigungen da Operationsgebiet in Gefäßnähe/Gelenknähe/Kieferhöhlennähe
- minimalinvasiver Behandlung wegen z.B. naheliegender abnormer Nervenaustrittstelle oder Vermeidung von Gefäßschädigungen bei hochliegendem Gefäßbündel/abnormer Gefäßverhältnisse oder zur Erhaltung der Schleimhautstrukturen
- Gefährdung anatomischer Nachbarstrukturen (z. B. Blutgefäße, N.mandibularis, Kieferhöhle, Nasennebenhöhle etc.) bei der Augmentation
- vorsichtigen Vorgehens zur Vermeidung einer Nervschädigung/Schädigungen der Nervenaustrittsstelle
- besonderer Maßnahmen wegen Gefahr einer Kieferfraktur/Torusfraktur/Grünholzfraktur
- schwierigen Aufbaus wegen eines erheblich vortraumatisierten Knochens/eines erheblich vortraumatisierten Gewebes
- stark aufgelockerter Knochenspongiosa umfangeiche Maßnahmen zur Knochenkondensation
- besonders aufwendiger zusätzlicher Verdichtungsmaßnahmen der Spalträume mit autologem Knochenmaterial und alloplastischem Knochenersatzmaterial
- gewebeschonender Lappenbildungstechnik/atraumatisches Vorgehen mit besondere Schnitt- und Nahttechnik zur Erhaltung eines optimalen ästhetischen Ergebnisses
- aufwendiger Lagerbildung zur Aufnahme des Augmentates wegen anatomischer Begebenheiten im Augmentationsbereich
- minimalinvasiver Behandlung wegen enger Platzverhältnisse zu den gefährdeter anatomischer Nachbarstrukturen (z. B. Wurzeln der Nachbarzähne etc.)
- aufwendiger Glättung und/oder Augmentation mit eingeschränkter Sicht wegen erhöhter Blutungsneigung (hämorrhagischer Diathese)/anhaltender Blutungen durch Einnahme gerinnungshemmender Medikamente/arterieller Blutung

Begründungen

Überdurchschnittlicher Zeitaufwand aufgrund ... | Überdurchschnittliche Schwierigkeiten aufgrund ... | Besondere Umstände aufgrund ...

- erschwerter Isolation und Trockenlegung bei starker Blutung/Knochenblutung/Sickerblutung/Salivation
- besonders schwieriger Lappenbildung/Spaltlappenpräparation wegen fragiler Schleimhaut und/oder Schleimhautlazerationen und/oder äußerst geringer Dicke des Weichgewebes/bei Fehlen von attached Gingiva
- erschwerter primärer Wundversorgung im Rahmen des chirurgischen Eingriffs bei anhaltender Sickerblutung/starker Nachblutungsgefahr wegen der Einnahme von Antikoagulanzien
- besonders umfangreicher Wundversorgung zur Vermeidung von Keloidose
- besonders aufwendiger primärer Wundversorgung zur Vermeidung von Wundheilungsstörungen infolge Allgemeinmedikation z. B. Bisphosphonattherapie, Diabetes
- aufwendiger Wundversorgung wegen Wunddehiszenzen bedingt durch umfangreicher Voroperationen
- häufiger Behandlungsunterbrechungen wegen des reduzierten Allgemeinzustandes und verminderter Belastbarkeit z.B. bei problematische Kreislaufverhältnisse, stark beeinträchtigender Allgemeinerkrankung
- Einschränkung des Sichtbereiches, verursacht durch eingeschränkte Lagerfähigkeit des Patienten wegen Wirbelsäulenerkrankung/Muskelerkrankung/Herz-Kreislauferkrankung
- eingeschränkter Mundöffnung/erschwerter Mundzugang wegen Mundsperre/Kieferklemme/Herpes/Rhagaden etc.
- reflektorischer Übererregbarkeit z. B. starkem Husten-, Schluckreizneigung mit häufigen Behandlungspausen
- motorischer Unruhe des Patienten, verbunden mit wiederholt erforderlicher Trockenlegung/Blutstillung und mehrfach notwendigen Behandlungspausen
- erschwerter Isolation und Trockenlegung bei vermehrter Nachblutung/Sulkusblutung/Salivation
- erhöhtem Muskeltonus/Zungentonus, dadurch erschwerte Freistellung des Behandlungsfeldes
- der extrem erschwerten Schnittführung wegen bestehender hohen Lachlinie zur Vermeidung von Entlastungsschnitten im ästhetisch relevanten Bereich
- der erschwerten Lappenextension wegen der Größe des Augmentationsgebietes mit besonderer Schnitt- und Nahttechnik zur Erhaltung eines optimalen ästhetischen Ergebnisses
- schwer zu erreichenden Kieferregion/Operationsfelds im posterioren Bereich mit äußerst schwerer Platzierung und Fixierung von Membranen/Barrieren
- der umfangreichen Augmentation in Verbindung mit Bone Splitting

9100

Begründungen

Überdurchschnittlicher Zeitaufwand aufgrund …	Überdurchschnittliche Schwierigkeiten aufgrund …	Besondere Umstände aufgrund …

- schwieriger Glättung und Augmentation bei konfluierender Knochenkavitäten und/oder Knochennekrose
- der ortsgetrennten Augmentationen in einer Kieferhälfte/Frontzahnbereich
- der tiefen und breiten intraossären Knochendefekte mit applizieren verschiedener Augmentate
- des aufwendigen Wundverschlusses einschließlich schwieriger Präparation vom dicken/stark vernarbten Mukoperiostlappens bei unter sich gehenden Knochenbereichen
- schwacher und sehr dünner Knochenkompakta und erhöhter Perforationsgefahr des Knochens
- der schwierigen Augmentation und des schwierigen Fixierens des Augmentats/Knochenblocks durch massive Atrophie des Kieferkamms
- aufwendiger Anlagerung des Augumentats bei mehrwandigem Knochendefekt
- des stark atrophierten und/oder unterdimensionierten Knochens bzw. umfangreicher Knochendefekte
- mikrochirurgischer Nahttechnik
- umfangreichen Vorgehens bei der Knochengewinnung und Implantation unter Narkose/Sedierung mit eingeschränkte Lagerfähigkeit, erschwerte Freistellung des Behandlungsfeldes, schwer zu erreichender Kieferregion
- schwieriger Augmentation bei ausgedehnter Ödembildung/Keloidbildung/-Knochennekrose/stark kalzifizierten Knochensubstanz im OP-Gebiet
- umfangreichen, schwierigen Vorgehens im durch Voroperationen geschädigten Operationsgebiet (Wunddehiszenzen, starke Vernarbungen) und Bildung eines Knochendeckels mittels ultraschallgestützten, chirurgischen Vorgehens (Piezochirurgie) unter Anwendung der Knochendeckelmethode
- erschwerter Augmentation und schwierig zu platzierender Membran im vorhandenen Zahnersatzbereich
- des enormen hohen instrumentellen Aufwands bei den augmentativen Maßnahmen durch die Kombination verschiedener Augmentatmaterialien
- schwieriger Augmentation bei dem Umfang des zu gewinnenden Knochens
- des erhöhten Aufwands bei der Abdeckung der Wunde wegen fehlender attached Gingiva, ungünstiger Schleimhautverhältnisse

GOZ-Position 9110

Leistungsbeschreibung	Faktor
Geschlossene Sinusbodenelevation vom Kieferkamm aus (interner Sinuslift) **Mit einer Leistung nach der Nummer 9110 sind folgende Leistungen abgegolten:** **Schaffung des Zugangs durch die Alveole oder das Implantatfach, Anhebung des Kieferhöhlenbodens durch knochenverdrängende oder knochenverdichtende Maßnahmen und der Kieferhöhlenmembran, Entnahme von Knochenspänen innerhalb des Aufbaugebietes des Implantatfaches und Einbringen von Aufbaumaterial (Knochen und/oder Knochenersatzmaterial)**	1,0-fach: 84,36 € 2,3-fach: 194,04 € 2,8-fach: 236,22 € 3,1-fach: 261,53 € 3,5-fach: 295,27 €

Abrechnungsbestimmung

Die Leistung nach der Nummer 9110 ist für dieselbe Implantatkavität nicht neben den Leistungen nach den Nummern 9120 und 9130 berechnungsfähig.

! Anmerkung

- berechnungsfähig:
  - für einen internen Sinuslift vom Kieferkamm aus
  - je Alveole/Implantatfach
  - neben einer Implantatinsertion (GOZ-Nr. 9010)
  - neben einem externen Sinuslift (GOZ-Nr. 9120 [bei getrennte Implantatkavitäten])
  - neben einem Bone Splitting (GOZ-Nr. 9130 [bei getrennte Implantatkavitäten])
  - zzgl. Materialkosten z. B. atraumatisches Nahtmaterial, Knochenersatzmaterial usw.
  - ggf. Zuschläge (Operationsmikroskop [GOZ-Nr. 0110] und/oder GOZ-Nr. 0530 [1200 und mehr Punkte])
  - auch neben Knochengewinnung, z. B. mit Knochenkollektor (für die Entnahme von Knochenspänen außerhalb der Alveole [GOZ-Nr. 9090])
  - ggf. neben Aufbau des Alveolarfortsatzes durch Augmentation (GOZ-Nr. 9100) in derselben Kieferhälfte – die Hälfte der Gebühr
  - ggf. zzgl. Wundflächenentkeimung mittels Laser - § 6 Abs. 1 GOZ
  - ggf. zzgl. Anwendung von wachstumsfaktorenreichem Plasma zur Regeneration - § 6 Abs. 1 GOZ

9110

Anmerkung

  - ggf. zzgl. Weichgewebschirurgie (z.B. Geb.-Nr. 3240, Ä2675, Ä2676, Ä2677, Ä2382 etc.)
  - ggf. zzgl. Plastischer Verschluss einer eröffneten Kieferhöhle (GOZ-Nr. 3090]
  - ggf. zzgl. Verwendung einer Membran zur Behandlung eines Knochendefektes einschließlich Fixierung, je Zahn, je Implantat (GOZ-Nr. 4138)
- nicht berechenbar:
  - für dieselbe Implantatkavität neben einem externen Sinuslift (GOZ-Nr. 9120)
  - für dieselbe Implantatkavität neben einem Bone Splitting (GOZ-Nr. 9130)
  - neben der Knochengewinnung, z. B. mit Knochenkollektor (für die Entnahme von Knochenspänen innerhalb des Aufbaugebietes) (GOZ-Nr. 9090)

BZÄK-Kommentar zu der GOZ-Nr. 9110 (Stand November 2024)

Diese Nummer umfasst die geschlossene Sinusbodenelevation (interner Sinuslift) durch eine Alveole oder ein knöchernes Implantatfach. Die Berechnung erfolgt je Liftstelle.

Der Zugang durch die Alveole oder das Implantatfach, die Anhebung des Kieferhöhlenbodens und der Kieferhöhlenschleimhaut (Schneider-Membran) durch knochenverdrängende oder knochenverdichtende Maßnahmen, die Entnahme von Knochenspänen innerhalb des Aufbaugebietes des Implantatfachs oder der Alveole und das Einbringen von Aufbaumaterial, sei es Knochen und/oder Knochenersatzmaterial, sind mit der Nummer abgegolten.

Das Gewinnen von autologem Augmentationsmaterial z. B. durch Knochenkollektor, Knochenschaber oder Knochenkernbohrungen außerhalb der Alveole oder des Implantatfachs kann gesondert berechnet werden.

Augmentative Maßnahmen am Alveolarfortsatz in derselben Kieferhälfte nach Nummer 9100 sind gesondert, jedoch nur zur Hälfte berechnungsfähig. Plastische Maßnahmen über den primären Wundverschluss hinaus sind gesondert zu berechnen. Für dieselbe Implantatkavität können Maßnahmen nach den Nummern 9120 (externer Sinuslift) und 9130 (Bone Splitting) nicht berechnet werden.

Bei dieser Leistung fällt zusätzlich der OP-Zuschlag nach der Nummer 0530 an, sofern es sich um die höchste zuschlagsfähige Leistung am Operationstag handelt und kein OP-Zuschlag aus der GOÄ zur Berechnung kommt.

Begründungen

Überdurchschnittlicher Zeitaufwand aufgrund … | Überdurchschnittliche Schwierigkeiten aufgrund … | Besondere Umstände aufgrund …

- besonderen Vorgehens bei sehr dünner Schneiderscher-Membran
- besonderer Maßnahmen zur Vermeidung von Schädigungen der Knochenkompakta
- Sichtbehinderung durch vermehrte Blutung mit aufwendiger intraoperativer Blutstillung
- besonderer Maßnahmen zur Vermeidung von Schädigungen da Operationsgebiet in Gefäßnähe
- minimalinvasiver Behandlung wegen z.B. naheliegender abnormer Nervenaustrittstelle oder Vermeidung von Gefäßschädigungen bei hochliegendem Gefäßbündel/abnormer Gefäßverhältnisse oder zur Erhaltung der Schleimhautstrukturen
- des aufwendigen Sinuslifts mit eingeschränkter Sicht wegen erhöhter Blutungsneigung (hämorrhagischer Diathese)/anhaltender Blutungen durch Einnahme gerinnungshemmender Medikamente/arterieller Blutung
- schwierigen Aufbaus wegen eines erheblich vortraumatisierten Knochens/eines erheblich vortraumatisierten Gewebes
- starken Wangendrucks oder erhöhtem Muskeltonus/Wangentonus und dadurch aufwendiger Freistellung des Behandlungsfeldes sowie notwendiger häufiger Behandlungspausen zur Entlastung/Entspannung der Muskulatur
- eingeschränkter Mundöffnung/erschwerter Mundzugang wegen Mundsperre/Kieferklemme/Herpes/Rhagaden etc.
- minimalinvasiver Behandlung wegen enger Platzverhältnisse zu den gefährdeter anatomischer Nachbarstrukturen (z. B. Wurzeln der Nachbarzähne etc.)
- schwacher und sehr dünner Knochenkompakta und erhöhter Perforationsgefahr
- stark aufgelockerter und vakuoliger Knochenspongiosa umfangeiche Maßnahmen zur Knochenkondensation
- schwieriger Anhebung des Kieferhöhlenbodens bei extrem starker und dichter/fester Knochenkompakta
- Einschränkung des Sichtbereiches, verursacht durch eingeschränkte Lagerfähigkeit des Patienten wegen Wirbelsäulenerkrankung/Muskelerkrankung/Herz-Kreislauferkrankung
- besonderer Maßnahmen zur Vermeidung von Schädigungen der Nervenaustrittsstelle
- schwieriger Anhebung der Schneider'schen Membran wegen des extrem kompakten Knochens
- morphologisch sehr ungünstiger Knochenverhältnisse
- schwieriger Platzierung mehrerer Membranen oder Barrieren in demselben Operationsgebiet

9110

Begründungen

Überdurchschnittlicher Zeitaufwand aufgrund …	Überdurchschnittliche Schwierigkeiten aufgrund …	Besondere Umstände aufgrund …

- schwer zu erreichender Kieferregion/Operationsfelds im posterioren Bereich mit äußerst schwerer Platzierung und Fixierung von Membranen
- motorischer Unruhe des Patienten, verbunden mit wiederholt erforderlicher Trockenlegung/Blutstillung und mehrfach notwendigen Behandlungspausen
- ausgeprägter Mundatmung/erschwerter Nasenatmung und dadurch notwendiger Behandlungspausen
- häufiger Behandlungsunterbrechungen wegen des reduzierten Allgemeinzustandes und verminderter Belastbarkeit bei langer Operationsdauer
- erschwerter Freistellung und schwer zugänglicher Liftstelle bei erhöhtem Muskeltonus der Wange und einstrahlender Bänder
- starken Wangendrucks und einstrahlender Bänder, dadurch aufwendiger Fixierung der verwendeten Hilfsmittel sowie notwendiger häufiger Behandlungspausen zur Entlastung/Entspannung der Muskulatur
- erschwerter primärer Wundversorgung im Rahmen des chirurgischen Eingriffs bei anhaltender Sickerblutung/starker Nachblutungsgefahr wegen der Einnahme von Antikoagulanzien
- besonders umfangreicher Wundversorgung zur Vermeidung von Keloidose
- besonders aufwendiger primärer Wundversorgung zur Vermeidung von Wundheilungsstörungen infolge Allgemeinmedikation z. B. Bisphosphonattherapie, Diabetes
- aufwendiger Wundversorgung wegen Wunddehiszenzen bedingt durch umfangreicher Voroperationen
- mikrochirurgischer Nahttechnik
- des schwierigen Sinuslifts wegen eines erheblich vortraumatisierten Knochens extrem weichen Knochen/duktiler Knochenstruktur/Knochenseptums
- gewebeschonender Lappenbildungstechnik/atraumatisches Vorgehen mit besondere Schnitt- und Nahttechnik zur Erhaltung eines optimalen ästhetischen Ergebnisses
- besonders schwieriger Lappenbildung/Spaltlappenpräparation wegen fragiler Schleimhaut und/oder Schleimhautlazerationen und/oder äußerst geringer Dicke des Weichgewebes/bei Fehlen von attached Gingiva und wegen eines erheblich vortraumatisierten Gewebes
- der umfangreichen Sinusbodenelevation in Verbindung mit Bone Splitting
- umfangreichen Vorgehens bei der Schaffung des Zugangs und Anhebung des Kieferhöhlenbodens und Einbringen von Aufbaumaterial unter Narkose/Sedierung mit eingeschränkte Lagerfähigkeit, erschwerte Freistellung des Behandlungsfeldes, schwer zu erreichender Kieferregion

Begründungen

Überdurchschnittlicher Zeitaufwand aufgrund …	Überdurchschnittliche Schwierigkeiten aufgrund …	Besondere Umstände aufgrund …

- besonderen Aufwands wegen dünner Kieferhöhlenknochenbedeckung und der Gefahr der Knochenperforation bei dem Sinuslift
- des erhöhten Aufwands bei der Abdeckung der Wunde wegen fehlender attached Gingiva, ungünstiger Schleimhautverhältnisse
- häufiger Behandlungsunterbrechungen wegen des reduzierten Allgemeinzustandes und verminderter Belastbarkeit z.B. bei problematische Kreislaufverhältnisse, stark beeinträchtigender Allgemeinerkrankung
- schwieriger Augmentation bei dem Umfang des zu gewinnenden Knochens
- erschwerter Sinusbodenelevation im vorhandenen Zahnersatzbereich
- des enorm hohen instrumentellen Aufwands beim Sinuslift und den augmentativen Maßnahmen durch die Kombination verschiedener Augmentatmaterialien
- aufwendiger Anhebung der Kieferhöhlenmembran wegen anatomischer Begebenheiten im Operationsbereich

9120

GOZ-Position 9120

Leistungsbeschreibung	Faktor
Sinusbodenelevation durch externe Knochenfensterung (externer Sinuslift), je Kieferhälfte. Mit einer Leistung nach der Nummer 9120 sind folgende Leistungen abgegolten: Schaffung des Zugangs zur Kieferhöhle durch Knochenfensterung (auch Knochendeckel), Präparation der Kieferhöhlenmembran, Anhebung des Kieferhöhlenbodens und der Kieferhöhlenmembran, Lagerbildung, ggf. Entnahme von Knochenspänen innerhalb des Aufbaugebietes, Einbringung von Aufbaumaterial (Knochen und/oder Knochenersatzmaterial), ggf. Einbringung resorbierbarer oder nicht resorbierbarer Barrieren – einschließlich Fixierung –, ggf. Reposition des Knochendeckels, Verschluss der Kieferhöhle und Wundverschluss	1,0-fach: 168,73 € 2,3-fach: 388,07 € 2,8-fach: 472,43 € 3,1-fach: 523,05 € 3,5-fach: 590,54 €

Abrechnungsbestimmung

--

! Anmerkung

- berechnungsfähig:
  - für einen externen Sinuslift
  - je Kieferhälfte
  - auch neben Spaltung und Spreizung von Knochensegmenten (Bone Splitting) (GOZ-Nr. 9130)
  - neben einem internen Sinuslift (GOZ-Nr. 9110) (in derselben Kieferhälfte nur dann, wenn es sich um getrennte OP-Gebiete handelt)
  - zzgl. Materialkosten z. B. atraumatisches Nahtmaterial, Knochenersatzmaterial usw.
  - ggf. Zuschläge – Operationsmikroskop (GOZ-Nr. 0110) und/oder GOZ-Nr. 0530 (1200 und mehr Punkte)
  - auch neben Knochengewinnung, z. B. mit Knochenkollektor (für die Entnahme von Knochenspänen außerhalb der Alveole) (GOZ-Nr. 9090)
  - ggf. neben Aufbau des Alveolarfortsatzes durch Augmentation (GOZ-Nr. 9100) in derselben Kieferhälfte – ein Drittel der Gebühr
  - ggf. zzgl. Wundflächenentkeimung mittels Laser (§ 6 Abs. 1 GOZ)
  - ggf. zzgl. Anwendung von wachstumsfaktorenreichem Plasma zur Regeneration (§ 6 Abs. 1 GOZ)

9120

! Anmerkung

- ggf. zzgl. Weichgewebschirurgie (z.B. Geb.-Nr. 3240, Ä2675, Ä2676, Ä2677, Ä2382 etc.)

- nicht berechenbar:
  - für dieselbe Implantatkavität neben einem internen Sinuslift (GOZ-Nr. 9110)
  - je Implantatfach
  - neben dem Plastischer Verschluss einer eröffneten Kieferhöhle (GOZ-Nr. 3090)
  - neben der Verwendung einer Membran in derselben Kieferhälfte oder demselben Frontzahnbereich (GOZ-Nr. 4138)
  - neben operativen Maßnahmen zur Lagerbildung beim Aufbau des Alveolarfortsatzes (GOÄ-Nr. Ä2730)

BZÄK-Kommentar zu der GOZ-Nr. 9120 (Stand November 2024)

Diese Nummer umfasst die offene Sinusbodenelevation (externer Sinuslift) durch ein Knochenfenster zur Kieferhöhle. Die Berechnung erfolgt je Kieferhälfte.

Die Schaffung des Zugangs zur Kieferhöhle durch Knochenfensterung (auch Knochendeckel), die Präparation und Anhebung der Schneider-Membran, die Anhebung des Kieferhöhlenbodens, Lagerbildungsmaßnahmen, ggf. die Entnahme von Knochenspänen innerhalb des Aufbaugebietes, die Einbringung von Aufbaumaterial (Knochen und/oder Knochenersatzmaterial) in den Sinus, ggf. die Einbringung resorbierbarer oder nicht resorbierbarer Barrieren in den geschaffenen Augmentationsraum des Sinus – einschließlich Fixierung–, ggf. die Reposition des Knochendeckels, der Verschluss der Kieferhöhle und der einfache Wundverschluss sind mit der Nummer abgegolten.

Beim Aufbau des Alveolarfortsatzes nach Nummer 9100 in derselben Kieferhälfte ist die Nummer 9100 neben dem externen Sinuslift nur zu einem Drittel berechnungsfähig. Das Gewinnen von autologem Augmentationsmaterial z. B. durch Bonekollektor, Knochenschaber oder Knochenkernbohrungen außerhalb des Aufbaugebietes kann gesondert berechnet werden. Plastische Maßnahmen, die über einen primären Wundverschluss hinausgehen, sind gesondert zu berechnen.

Die Entfernung des Barriere-/Osteosynthesematerials kann ebenfalls gesondert berechnet werden.

Bei dieser Leistung fällt zusätzlich der OP-Zuschlag nach der Nummer 0530 an, sofern es sich um die höchste zuschlagsfähige Leistung am Operationstag handelt und kein OP-Zuschlag aus der GOÄ zur Berechnung kommt.

9120

Begründungen

Überdurchschnittlicher Zeitaufwand aufgrund …	Überdurchschnittliche Schwierigkeiten aufgrund …	Besondere Umstände aufgrund …

- des besonders engen, schwer zugänglichen bukkalen Zugangskorridors
- besonderer Maßnahmen zur Vermeidung von Schädigungen der Knochenkompakta
- Sichtbehinderung durch vermehrte Blutung mit aufwendiger intraoperativer Blutstillung
- von Septen – getrennte Untereinheiten
- atypisch verlaufender Septen
- besonderer Maßnahmen zur Vermeidung von Schädigungen da Operationsgebiet in Gefäßnähe
- minimalinvasiver Behandlung wegen z.B. naheliegender abnormer Nervenaustrittstelle oder Vermeidung von Gefäßschädigungen bei hochliegendem Gefäßbündel/abnormer Gefäßverhältnisse oder zur Erhaltung der Schleimhautstrukturen
- des aufwendigen Sinuslifts mit eingeschränkter Sicht wegen erhöhter Blutungsneigung (hämorrhagischer Diathese)/anhaltender Blutungen durch Einnahme gerinnungshemmender Medikamente/arterieller Blutung
- schwierigen Aufbaus wegen eines erheblich vortraumatisierten Knochens/eines erheblich vortraumatisierten Gewebes
- starken Wangendrucks oder erhöhtem Muskeltonus/Wangentonus und dadurch aufwendiger Freistellung des Behandlungsfeldes sowie notwendiger häufiger Behandlungspausen zur Entlastung/Entspannung der Muskulatur
- eingeschränkter Mundöffnung/erschwerter Mundzugang wegen Mundsperre/Kieferklemme/Herpes/Rhagaden etc.
- besonders aufwendiger zusätzlicher Verdichtungsmaßnahmen der Spalträume mit autologem Knochenmaterial und alloplastischem Knochenersatzmaterial
- minimalinvasiver Behandlung wegen enger Platzverhältnisse zu den gefährdeter anatomischer Nachbarstrukturen (z. B. Wurzeln der Nachbarzähne etc.)
- schwacher und sehr dünner Knochenkompakta und erhöhter Perforationsgefahr
- stark aufgelockerter und vakuoliger Knochenspongiosa umfangreiche Maßnahmen zur Knochenkondensation
- schwieriger Anhebung des Kieferhöhlenbodens bei extrem starker und dichter/fester Knochenkompakta
- Einschränkung des Sichtbereiches, verursacht durch eingeschränkte Lagerfähigkeit des Patienten wegen Wirbelsäulenerkrankung/Muskelerkrankung/Herz-Kreislauferkrankung
- besonderer Maßnahmen zur Vermeidung von Schädigungen der Nervenaustrittsstelle
- schwieriger Anhebung der Schneiderschen Membran wegen des extrem kompakten Knochens

Begründungen

Überdurchschnittlicher Zeitaufwand aufgrund … Überdurchschnittliche Schwierigkeiten aufgrund … Besondere Umstände aufgrund …

- morphologisch sehr ungünstiger Knochenverhältnisse
- schwieriger Platzierung mehrerer Membranen oder Barrieren in demselben Operationsgebiet
- schwer zu erreichender Kieferregion/Operationsfelds im posterioren Bereich mit äußerst schwerer Platzierung und Fixierung der Membran
- motorischer Unruhe des Patienten, verbunden mit wiederholt erforderlicher Trockenlegung/Blutstillung und mehrfach notwendigen Behandlungspausen
- ausgeprägter Mundatmung/erschwerter Nasenatmung und dadurch notweniger Behandlungspausen
- häufiger Behandlungsunterbrechungen wegen des reduzierten Allgemeinzustandes und verminderter Belastbarkeit bei langer Operationsdauer
- erschwerter Freistellung und schwer zugänglicher Liftstelle bei erhöhtem Muskeltonus der Wange und einstrahlender Bänder
- starken Wangendrucks und einstrahlender Bänder, dadurch aufwendiger Fixierung der verwendeten Hilfsmittel sowie notwendiger häufiger Behandlungspausen zur Entlastung/Entspannung der Muskulatur
- erschwerter primärer Wundversorgung im Rahmen des chirurgischen Eingriffs bei anhaltender Sickerblutung/starker Nachblutungsgefahr wegen der Einnahme von Antikoagulanzien
- besonders umfangreicher Wundversorgung zur Vermeidung von Keloidose
- besonders aufwendiger primärer Wundversorgung zur Vermeidung von Wundheilungsstörungen infolge Allgemeinmedikation z. B. Bisphosphonattherapie, Diabetes
- aufwendiger Wundversorgung wegen Wunddehiszenzen bedingt durch umfangreicher Voroperationen
- mikrochirurgischer Nahttechnik
- des schwierigen Sinuslifts wegen eines erheblich vortraumatisierten Knochens/extrem weichen Knochen/uktiler Knochenstruktur/nochenseptums/zerklüfteter Knochen
- gewebeschonender Lappenbildungstechnik/atraumatisches Vorgehen mit besondere Schnitt- und Nahttechnik zur Erhaltung eines optimalen ästhetischen Ergebnisses
- besonders schwieriger Lappenbildung/Spaltlappenpräparation wegen fragiler Schleimhaut und/oder Schleimhautlazerationen und/oder äußerst geringer Dicke des Weichgewebes/bei Fehlen von attached Gingiva und wegen eines erheblich vortraumatisierten Gewebes

9120

Begründungen

Überdurchschnittlicher Zeitaufwand aufgrund …	Überdurchschnittliche Schwierigkeiten aufgrund …	Besondere Umstände aufgrund …

- umfangreichen Vorgehens bei der Schaffung des Zugangs und Anhebung des Kieferhöhlenbodens und Einbringen von Aufbaumaterial unter Narkose/Sedierung mit eingeschränkte Lagerfähigkeit, erschwerte Freistellung des Behandlungsfeldes, schwer zu erreichender Kieferregion
- des erhöhten Aufwands bei der Abdeckung der Wunde wegen fehlender attached Gingiva, ungünstiger Schleimhautverhältnisse
- häufiger Behandlungsunterbrechungen wegen des reduzierten Allgemeinzustandes und verminderter Belastbarkeit z.B. bei problematische Kreislaufverhältnisse, stark beeinträchtigender Allgemeinerkrankung
- schwieriger Augmentation bei dem Umfang des zu gewinnenden Knochens
- erschwerter Sinusbodenelevation im vorhandenen Zahnersatzbereich
- des enorm hohen instrumentellen Aufwands beim Sinuslift und den augmentativen Maßnahmen durch die Kombination verschiedener Augmentatmaterialien
- aufwendiger Anhebung der Kieferhöhlenmembran wegen anatomischer Begebenheiten im Operationsbereich

GOZ-Position 9130

Leistungsbeschreibung	Faktor
Spaltung und Spreizung von Knochensegmenten (Bone Splitting), ggf. mit Auffüllung der Spalträume mittels Knochen oder Knochenersatzmaterial, ggf. einschließlich zusätzlicher Osteosynthesemaßnahmen, ggf. einschließlich Einbringung resorbierbarer oder nicht resorbierbarer Barrieren und deren Fixierung je Kieferhälfte oder Frontzahnbereich, oder vertikale Distraktion des Alveolarfortsatzes einschließlich Fixierung, je Kieferhälfte oder Frontzahnbereich	1,0-fach: 86,61 € 2,3-fach: 199,21 € 2,8-fach: 242,52 € 3,1-fach: 268,50 € 3,5-fach: 303,14 €

Abrechnungsbestimmung

Neben der Leistung nach der Nummer 9130 ist die Leistung nach der Nummer 9100 nicht berechnungsfähig.

! Anmerkung

- berechnungsfähig:
  - für ein Bone Splitting
  - für eine vertikale Distraktion des Alveolarfortsatzes
  - je Kieferhälfte oder Frontzahnbereich
  - auch neben das Einbringen von Implantaten (GOZ-Nr. 9010)
  - auch neben einem externen Sinuslift (GOZ-Nr. 9120)
  - auch neben Intraorale Entnahme von Knochen außerhalb des Aufbaugebietes (GOZ-Nr. 9140)
  - zzgl. Materialkosten z. B. atraumatisches Nahtmaterial, Knochenersatzmaterial Material zur Förderung der Geweberegeneration oder Blutgerinnung usw.
  - ggf. Zuschläge – Operationsmikroskop (GOZ-Nr. 0110) und/oder GOZ-Nr. 0530 (1200 und mehr Punkte)
  - auch neben Knochengewinnung, z. B. mit Knochenkollektor (für die Entnahme von Knochenspänen außerhalb der Alveole) (GOZ-Nr. 9090)
  - ggf. zzgl. Wundflächenentkeimung mittels Laser (§ 6 Abs. 1 GOZ)
  - ggf. zzgl. Anwendung von wachstumsfaktorenreichem Plasma zur Regeneration (§ 6 Abs. 1 GOZ)
  - ggf. zzgl. Weichgewebschirurgie (z. B. GOZ-Nr. 3100, GOÄ-Nrn. 2381, 2382, 2675 etc.)

9130

! Anmerkung

- nicht berechnungsfähig:
  - für dieselbe Implantatkavität neben einem internen Sinuslift (GOZ-Nr. 9110)
  - mehr als einmal je Kieferhälfte oder Frontzahnbereich
  - für die Spaltung und Spreizung von präparierten Knochenkavitäten
  - neben Verwendung einer Membran in derselben Kieferhälfte oder demselben Frontzahnbereich (GOZ-Nr. 4138)
  - neben Aufbau des Alveolarfortsatzes durch Augmentation in derselben Kieferhälfte oder demselben Frontzahnbereich (GOZ-Nr. 9100)
  - neben Interner Sinuslift für dieselbe Implantatkavität (GOZ-Nr. 9110)
  - neben Fixation oder Stabilisierung des Augmentates durch Osteosynthesemaßnahmen in derselben Kieferhälfte oder demselben Frontzahnbereich (GOZ-Nr. 9150)
  - Knochenresektion am Alveolarfortsatz (GOZ-Nr. 3230)

BZÄK-Kommentar zu der GOZ-Nr. 9130 (Stand November 2024)

Diese Nummer umfasst die Profilverbesserung, die Erhöhung oder Verbreiterung des Alveolarfortsatzes im Sinne eines Bone Splittings oder einer vertikalen Distraktion zur Profilverbesserung. Eingeschlossen ist sowohl die osteotomische Spaltung des Knochens als auch die Spreizung des Knochensegmentes. Das Auffüllen der Spalträume mit Knochen oder Knochenersatzmaterial, zusätzliche Maßnahmen zur Osteosynthese und/oder das Einbringen resorbierbarer oder nicht resorbierbarer Barrieren einschließlich Fixierungsmaßnahmen sind mit dieser Nummer abgegolten. Die Berechnung erfolgt je Kieferhälfte oder Frontzahnbereich.

Die Anwendung von wiederverwendbaren Spreiz- und/oder Distraktionsvorrichtungen ist nicht gesondert berechnungsfähig. Die Nummer ist nicht neben der Nummer 9100 (Aufbau des Alveolarfortsatzes) in derselben Kieferhälfte berechnungsfähig. Die Entfernung des Barriere-/Osteosynthesematerials kann gesondert berechnet werden.

Das Gewinnen von autologem Augmentationsmaterial z. B. durch Bonekollektor, Knochenschaber oder Knochenkernbohrungen kann gesondert berechnet werden. Plastische Maßnahmen, die über den primären Wundverschluss hinausgehen, sind gesondert zu berechnen.

Bei dieser Leistung fällt zusätzlich der OP-Zuschlag nach der Nummer 0530 an, sofern es sich um die höchste zuschlagsfähige Leistung am Operationstag handelt und kein OP-Zuschlag aus der GOÄ zur Berechnung kommt.

9130

Begründungen

Überdurchschnittlicher Zeitaufwand aufgrund …	Überdurchschnittliche Schwierigkeiten aufgrund …	Besondere Umstände aufgrund …

- besonders schwieriger, aufwendiger Nahttechnik (z.B. horizontale Matratzennaht)
- schwieriger Platzierung mehrerer Membranen oder Barrieren im Operationsgebiet
- des erschwerten Positionierens und Fixierens des Disktrators mit Schrauben/Pins
- extrem starker und dichter/fester Knochenkompakta/Struktur mit schwieriger Glättung des Alveolarfortsatzes und der Knochenkanten und/oder schwieriger Lagerbildung
- atraumatischer Vorbereitung des Knochenbettes/- lagers mit umfangreicher Knochenglättung
- eingeschränkter Mundöffnung/Sicht wegen starker präoperativer Schwellung des Weichgewebes und schwieriger Situation beim Bone Splitting
- Sichtbehinderung durch vermehrte Blutung mit aufwendiger intraoperativer Blutstillung
- besonderer Maßnahmen zur Vermeidung von Schädigungen da Operationsgebiet in Gefäßnähe/Gelenknähe/Kieferhöhlennähe
- minimalinvasiver Behandlung wegen z.B. naheliegender abnormer Nervenaustrittstelle oder Vermeidung von Gefäßschädigungen bei hochliegendem Gefäßbündel/abnormer Gefäßverhältnisse oder zur Erhaltung der Schleimhautstrukturen
- Gefährdung anatomischer Nachbarstrukturen (z. B. Blutgefäße, N.mandibularis, Kieferhöhle, Nasennebenhöhle etc.) beim Bone Splitting
- vorsichtigen Vorgehens zur Vermeidung einer Nervschädigung/Schädigungen der Nervenaustrittsstelle bei paranervalen Operationsgebiet
- besonderer Maßnahmen wegen erhöhter Gefahr einer Kieferfraktur/Torusfraktur/Grünholzfraktur
- schwieriger Spaltung und Spreizung vom Knochensegment wegen eines erheblich vortraumatisierten Knochens/eines erheblich vortraumatisierten Gewebes
- stark aufgelockerter Knochenspongiosa umfangeiche Maßnahmen zur Knochenkondensation
- besonders aufwendiger zusätzlicher Verdichtungsmaßnahmen der Spalträume mit autologem Knochenmaterial und alloplastischem Knochenersatzmaterial
- gewebeschonender Lappenbildungstechnik/atraumatischen Vorgehens mit besondere Schnitt- und Nahttechnik zur Erhaltung eines optimalen ästhetischen Ergebnisses (wenn keine GOZ Nr. 3100 oder GOÄ 2381 berechnet wird)
- minimalinvasiver Behandlung wegen enger Platzverhältnisse zu den gefährdeter anatomischer Nachbarstrukturen (z. B. Wurzeln der Nachbarzähne etc.)

9130

Begründungen

Überdurchschnittlicher Zeitaufwand aufgrund …	Überdurchschnittliche Schwierigkeiten aufgrund …	Besondere Umstände aufgrund …

- aufwendiger Spaltung und Spreizung vom Knochensegment mit eingeschränkter Sicht wegen erhöhter Blutungsneigung (hämorrhagischer Diathese)/anhaltender Blutungen durch Einnahme gerinnungshemmender Medikamente/-arterieller Blutung
- erschwerter Isolation und Trockenlegung bei starker Blutung/Knochenblutung/Sickerblutung
- besonders schwieriger Lappenbildung/Spaltlappenpräparation wegen fragiler Schleimhaut und/oder Schleimhautlazerationen und/oder äußerst geringer Dicke des Weichgewebes/bei fragiler Mukosa (wenn nicht GOÄ 2382 berechnet wird)
- erschwerter primärer Wundversorgung im Rahmen des chirurgischen Eingriffs bei anhaltender Sickerblutung/starker Nachblutungsgefahr wegen der Einnahme von Antikoagulanzien
- besonders umfangreicher Wundversorgung zur Vermeidung von Keloidose
- besonders aufwendiger primärer Wundversorgung zur Vermeidung von Wundheilungsstörungen infolge Allgemeinmedikation z. B. Bisphosphonattherapie, Diabetes
- aufwendiger Wundversorgung wegen Wunddehiszenzen bedingt durch umfangreicher Voroperationen
- häufiger Behandlungsunterbrechungen wegen des reduzierten Allgemeinzustandes und verminderter Belastbarkeit z.B. bei problematische Kreislaufverhältnisse, stark beeinträchtigender Allgemeinerkrankung
- Einschränkung des Sichtbereiches, verursacht durch eingeschränkte Lagerfähigkeit des Patienten wegen Wirbelsäulenerkrankung/Muskelerkrankung/Herz-Kreislauferkrankung
- eingeschränkter Mundöffnung/erschwerter Mundzugang wegen Mundsperre/Kieferklemme/Herpes/Rhagaden etc.
- reflektorischer Übererregbarkeit z. B. starkem Husten-, Schluckreizneigung mit häufigen Behandlungspausen
- motorischer Unruhe des Patienten, verbunden mit wiederholt erforderlicher Trockenlegung/Blutstillung und mehrfach notwendigen Behandlungspausen
- erschwerter Isolation und Trockenlegung bei vermehrter Nachblutung/Sulkusblutung/Salivation bei der Wundversorgung
- erhöhtem Muskeltonus/Zungentonus, dadurch erschwerte Freistellung/Zugang des Behandlungsfeldes/der Splitstelle
- der extrem erschwerten Schnittführung wegen bestehender hohen Lachlinie zur Vermeidung von Entlastungsschnitten im ästhetisch relevanten Bereich

9130

Begründungen

Überdurchschnittlicher Zeitaufwand aufgrund …	Überdurchschnittliche Schwierigkeiten aufgrund …	Besondere Umstände aufgrund …

- der erschwerten Lappenextension wegen der Größe des Operationsgebietes mit besonderer Schnitt- und Nahttechnik zur Erhaltung eines optimalen ästhetischen Ergebnisses (wenn nicht GOÄ-Nr. 2381/2382 oder GOZ-Nr. 3100 berechnet wird)
- schwer zu erreichender Kieferregion/Operationsfelds im posterioren Bereich mit äußerst schwerer Platzierung und Fixierung von Membranen/Barrieren
- mehrerer Operationsgebiete/Spaltungen und Spreizungen von Knochensegmenten in desselben Kieferhälfte/Frontzahnbereich
- schwieriger Spaltung und Spreizung von Knochensegment bei konfluierender Knochenkavitäten und/oder Knochennekrose
- der tiefen und breiten intraossären Knochendefekte mit applizieren verschiedener Augmentate
- des aufwendigen Wundverschlusses einschließlich schwieriger Präparation vom dicken/stark vernarbten Mukoperiostlappens bei unter sich gehenden Knochenbereichen (wenn nicht GOÄ-Nr. 2381/2382/oder GOZ-Nr. 3100 berechnet wird)
- schwacher und sehr dünner Knochenkompakta und erhöhter Perforationsgefahr des Knochens
- schwierigen Bone Splittings und schwieriges Fixieren der Membran durch massive Atrophie des Kieferkamms/spitzem, schmalem Kieferkamms
- stark atrophierter und/oder unterdimensionierter Knochen bzw. umfangreiche Knochendefekte
- mikrochirurgischer Nahttechnik
- umfangreichen Vorgehens bei der Spaltung und Spreizung von Knochensegment unter Narkose/Sedierung mit eingeschränkte Lagerfähigkeit, erschwerte Freistellung des Behandlungsfeldes, schwer zu erreichender Kieferregion
- schwieriger Spaltung und Spreizung von Knochensegment bei ausgedehnter Ödembildung/Keloidbildung/Knochennekrose/stark kalzifizierten Knochensubstanz im OP-Gebiet
- umfangreichen, schwierigen Vorgehens im durch Voroperationen geschädigten Operationsgebiet (Wunddehiszenzen, starke Vernarbungen) mit schwieriger Segmentbildung
- des aufwendigen Präparierens/Bildend eines Knochendeckels unter Anwendung der Knochendeckelmethode mit schwierigem Positionieren und Fixieren des gewonnenen Knochendeckels (wenn nicht GOZ Nr. 9090 berechnet wird)
- starken Wangendrucks und einstrahlender Bänder, dadurch aufwendiger Fixierung der verwendeten Hilfsmittel sowie notwendiger häufiger Behandlungspausen zur Entlastung/Entspannung der Muskulatur

9130

Begründungen

Überdurchschnittlicher Zeitaufwand aufgrund …	Überdurchschnittliche Schwierigkeiten aufgrund …	Besondere Umstände aufgrund …

- des erhöhten Aufwands durch zusätzlich aufwendiger Osteosynthesemaßnahmen
- besonderen Vorgehens bei der Spaltung und Spreizung wegen extrem weichen und duktilen Knochens/extrem schmalen, harten und kompakten Knochens durch Frakturgefahr
- des erschwerten Bone Splittings im vorhandenen Zahnersatzbereich mit schwieriger Membranfixierung
- des enorm hohen instrumentellen Aufwands beim Bone Splitting und den augmentativen Maßnahmen durch die Kombination verschiedener Augmentatmaterialien und GTR- Technik
- erhöhter Umfang der Operation wegen zusätzlicher plastischer Parodontalchirurgie

GOZ-Position 9140

Leistungsbeschreibung	Faktor
Intraorale Entnahme von Knochen außerhalb des Aufbaugebietes ggf. einschließlich Aufbereitung des Knochenmaterials und/oder der Aufnahmeregion, einschließlich der notwendigen Versorgung der Entnahmestelle, je Kieferhälfte oder Frontzahnbereich	1,0-fach: 36,56 € 2,3-fach: 84,08 € 2,8-fach: 102,36 € 3,1-fach: 113,33 € 3,5-fach: 127,95 €

Abrechnungsbestimmung

Bei Entnahme von einem oder mehreren Knochenblöcken ist das Doppelte der Gebühr nach der Nummer 9140 berechnungsfähig.
Von einem Knochenblock im Sinne dieser Abrechnungsbestimmung ist auszugehen, wenn dieser bei der Implantation eigenständig fixiert werden muss.

Anmerkung

- berechnungsfähig:
  - für die intraorale Entnahme von Knochen oder Knochenblöcken außerhalb des Aufbaugebietes (z. B. am Kinn oder im Unterkiefer retromolar)
  - mit der vollen Gebühr, wenn der Knochenblock entnommen und vor dem Einbringen in das vorbereitete Operationsgebiet zerkleinert wird
  - mit der doppelten Gebühr, wenn der Knochenblock entnommen und im Aufbaugebiet z.B. mit Schrauben oder Osteosynthesemaßnahmen fixiert wird
  - ggf. neben Fixation des Augmentates durch Osteosynthesemaßnahmen (GOZ-Nr. 9150)
  - je Kieferhälfte oder Frontzahnbereich
  - zzgl. Materialkosten z. B. atraumatisches Nahtmaterial, Knochenersatzmaterial usw.
  - ggf. Zuschlag GOZ-Nr. 0510 (500 bis 799 Punkte)
  - auch neben Spaltung und Spreizung von Knochensegmenten (Bone Splitting), auch vertikale Distraktion des Alveolarfortsatzes (GOZ-Nr. 9130)
  - auch neben Interner Sinuslift (GOZ-Nr. 9110) oder Externer Sinuslift (GOZ-Nr. 9120)
  - auch neben Aufbau des Alveolarfortsatzes durch Augmentation ohne zusätzliche Stabilisierungsmaßnahmen - intraorale Einbringung von autologem Knochen und/oder Knochenersatzmaterial (GOZ-Nr. 9100)
  - ggf. zzgl. Wundflächenentkeimung mittels Laser (§ 6 Abs. 1 GOZ)
  - ggf. zzgl. Anwendung von wachstumsfaktorenreichem Plasma zur Regeneration (§ 6 Abs. 1 GOZ)
  - ggf. zzgl. Weichgewebschirurgie (z. B. GOZ-Nr. 3100, GOÄ-Nrn. Ä2381, Ä2382 etc.)

9140

! Anmerkung

- nicht berechnungsfähig:
  - für die extraorale Entnahme von Knochen (z. B. aus dem Beckenkamm oder der Schädelkalotte)

BZÄK-Kommentar zu der GOZ-Nr. 9140 (Stand November 2024)
Diese Nummer umfasst die intraorale Entnahme von Knochen, Knochenteilen oder Knochenblöcken und schließt die Aufbereitung des Knochenmaterials durch z. B. Dekortikation, Zerkleinerung, Zermahlung oder Zuschneidung ein.
Die einfache Wundversorgung der Entnahmestelle und die Konditionierung bzw. Lagerbildung der Aufnahmeregion ist ebenfalls abgegolten.
Berechnungsvoraussetzung ist die Knochenentnahme außerhalb des Aufbaugebietes, d.h. aus einem getrennten Operationsgebiet (Gebiete getrennter Schnittführung) d. h. im Falle einer ortsunterschiedlichen, eigenständigen Knochenentnahme außerhalb des Aufbaugebietes bei Verbleib einer intakten Knochenbarriere zwischen Entnahmestelle und Aufbaugebiet. Die Berechnung erfolgt je Kieferhälfte oder Frontzahnbereich.
Im Falle der Entnahme von einem oder mehreren Knochenblöcken, die einer Fixierung im Aufnahmegebiet bedürfen, ist das Doppelte der Nummer berechnungsfähig.
Knochenentnahme im Rahmen von Kieferbruchbehandlungen sind entsprechend der Vorschrift des § 6 Abs. 2 (GOZ) nach der Nummer 2253 (GOÄ) zu berechnen.
Das Auffüllen von Spalträumen mit Knochenersatzmaterial, zusätzliche Maßnahmen zur Osteosynthese und/oder das Einbringen resorbierbarer oder nicht resorbierbarer Barrieren einschließlich Fixierungsmaßnahmen sind gesondert berechnungsfähig. Die Entfernung des Barriere-/Osteosynthesematerials kann ebenfalls gesondert berechnet werden.
Plastische Maßnahmen, die über den primären Wundverschluss hinausgehen, sind gesondert zu berechnen.
Bei dieser Leistung fällt zusätzlich der OP-Zuschlag nach der Nummer 0510 an, sofern es sich um die höchste zuschlagsfähige Leistung am Operationstag handelt und kein OP-Zuschlag aus der GOÄ zur Berechnung kommt.

9140

Begründungen

Überdurchschnittlicher Zeitaufwand aufgrund …	Überdurchschnittliche Schwierigkeiten aufgrund …	Besondere Umstände aufgrund …

- extrem schwieriger Bildung des Knochenblocks/von Knochenblöcken wegen schwacher und sehr dünner Knochenkompakta
- des hohen instrumentellen Aufwands bei der operativen Maßnahme (z. B. Piezochirurgie)
- besonders schwieriger, aufwendiger Nahttechnik (z.B. horizontale Matratzennaht)
- extrem starker und dichter/fester Knochenkompakta/Struktur mit schwieriger Glättung der Knochenkanten und/oder schwieriger Lagerbildung der Aufnahmeregion
- der atraumatischen Vorbereitung des Knochenbettes/-lagers mit umfangreicher Knochenglättung der Aufnahmeregion
- Sichtbehinderung durch vermehrte Blutung mit aufwendiger intraoperativer Blutstillung
- besonderer Maßnahmen zur Vermeidung von Schädigungen da Operationsgebiet in Gefäßnähe/Gelenknähe/Kieferhöhlennähe
- minimalinvasiver Behandlung wegen z.B. naheliegender abnormer Nervenaustrittstelle oder Vermeidung von Gefäßschädigungen bei hochliegendem Gefäßbündel/abnormer Gefäßverhältnisse oder zur Erhaltung der Schleimhautstrukturen
- Gefährdung anatomischer Nachbarstrukturen (z. B. Blutgefäße, N.mandibularis, Kieferhöhle, Nasennebenhöhle etc.) bei der Entnahme von Knochen
- vorsichtigen Vorgehens zur Vermeidung einer Nervschädigung/Schädigungen der Nervenaustrittsstelle
- besonderer Maßnahmen wegen Gefahr einer Kieferfraktur/Torusfraktur/-Grünholzfraktur
- schwieriger Entnahme von Knochen/Knochenblock wegen eines erheblich vortraumatisierten Knochens/schmaler/kleiner Knochenform/schwacher und sehr dünner Knochenkompakta und/oder stark geschwundenen (atrophierten) Knochens
- stark aufgelockerter Knochenspongiosa/Knochennekrose umfangeiche Maßnahmen zur Knochenkondensation der Entnahmestelle
- besonders aufwendiger Versorgung der Entnahmestelle und zusätzliche Einbringung von alloplastischem Knochenersatzmaterial
- gewebeschonender Lappenbildungstechnik/atraumatisches Vorgehen mit besondere Schnitt- und Nahttechnik zur Erhaltung eines optimalen ästhetischen Ergebnisses (wenn keine GOZ-Nr. 3100 oder GOÄ 2381/2382 berechnet wird)
- minimalinvasiver Behandlung wegen enger Platzverhältnisse zu der gefährdeten anatomischen Nachbarstrukturen (z. B. Wurzeln der Nachbarzähne etc.)

9140

Begründungen

Überdurchschnittlicher Zeitaufwand aufgrund …	Überdurchschnittliche Schwierigkeiten aufgrund …	Besondere Umstände aufgrund …

- aufwendiger Entnahme von Knochen und/oder Aufbereitung der Aufnahmeregion mit eingeschränkter Sicht wegen erhöhter Blutungsneigung (hämorrhagischer Diathese)/anhaltender Blutungen durch Einnahme gerinnungshemmender Medikamente/arterieller Blutung
- erschwerter Isolation und Trockenlegung bei starker Blutung/Knochenblutung/Sickerblutung/Salivation
- besonders schwieriger Lappenbildung/Spaltlappenpräparation wegen fragiler Schleimhaut und/oder Schleimhautlazerationen und/oder äußerst geringer Dicke des Weichgewebes/bei fragiler Mukosa (wenn nicht GOÄ 2382 berechnet wird)
- erschwerter primärer Wundversorgung im Rahmen des chirurgischen Eingriffs bei anhaltender Sickerblutung/starker Nachblutungsgefahr wegen der Einnahme von Antikoagulanzien
- besonders umfangreicher Wundversorgung zur Vermeidung von Keloidose
- besonders aufwendiger primärer Wundversorgung zur Vermeidung von Wundheilungsstörungen infolge Allgemeinmedikation z. B. Bisphosphonattherapie, Diabetes
- aufwendiger Wundversorgung wegen Wunddehiszenzen bedingt durch umfangreicher Voroperationen
- häufiger Behandlungsunterbrechungen wegen des reduzierten Allgemeinzustandes und verminderter Belastbarkeit z.B. bei problematische Kreislaufverhältnisse, stark beeinträchtigender Allgemeinerkrankung
- Einschränkung des Sichtbereiches, verursacht durch eingeschränkte Lagerfähigkeit des Patienten wegen Wirbelsäulenerkrankung/Muskelerkrankung/Herz-Kreislauferkrankung
- eingeschränkter Mundöffnung erschwerter Mundzugang wegen Mundsperre/Kieferklemme/Herpes/Rhagaden etc.
- reflektorischer Übererregbarkeit z. B. starkem Husten-, Schluckreizneigung mit häufigen Behandlungspausen
- motorischer Unruhe des Patienten, verbunden mit wiederholt erforderlicher Trockenlegung/Blutstillung und mehrfach notwendigen Behandlungspausen
- erhöhtem Muskeltonus/Zungentonus, dadurch erschwerte Freistellung/Zugang des Behandlungsfeldes der Entnahme- oder Aufnahmeregion
- erschwerter Erreichbarkeit der Entnahmestelle zum palatinalen/lingualen Zahnbereich bei starken Brech-/Würgereizes
- der extrem erschwerten Schnittführung in der Aufnahmeregion wegen bestehender hohen Lachlinie zur Vermeidung von Entlastungsschnitten im ästhetisch relevanten Bereich

Begründungen

Überdurchschnittlicher Zeitaufwand aufgrund … | Überdurchschnittliche Schwierigkeiten aufgrund … | Besondere Umstände aufgrund …

- der erschwerten Lappenextension wegen der Größe des Operationsgebietes mit besonderer Schnitt- und Nahttechnik zur Erhaltung eines optimalen ästhetischen Ergebnisses (wenn nicht GOÄ-Nr. 2381 berechnet wird)
- schwer zu erreichender Kieferregion/Operationsfeld im posterioren Bereich mit äußerst schwerer Entnahme des Knochenblocks und Versorgung der Entnahmestelle
- mehrerer Operationsgebiete/Entnahmestellen von Knochen in desselben Kieferhälfte/Frontzahnbereich
- schwieriger Entnahme von Knochen bei konfluierender Knochenkavitäten und/oder Knochennekrose
- aufwendiger Wundverschluss einschließlich schwieriger Präparation vom dicken/stark vernarbten Mukoperiostlappens bei unter sich gehenden Knochenbereichen (wenn nicht GOÄ Nr. 2381 berechnet wird)
- schwacher und sehr dünner Knochenkompakta und erhöhter Perforationsgefahr des Knochens
- mikrochirurgischer Nahttechnik
- umfangreichen Vorgehens bei der Entnahme von Knochen und Aufbereitung der Aufnahmeregion unter Narkose/Sedierung mit eingeschränkte Lagerfähigkeit, erschwerte Freistellung des Behandlungsfeldes/schwer zu erreichender Kieferregion
- schwieriger Bildung von Knochenblock/Blöcke und Entnahme bei ausgedehnter Ödembildung/Keloidbildung/Knochennekrose/stark kalzifizierten Knochensubstanz/stark verkalkten Knochen im OP-Gebiet
- umfangreichen, schwierigen Vorgehens im Aufnahmegebiet durch Voroperationen geschädigten Operationsgebiet (Wunddehiszenzen, starke Vernarbungen)
- starken Wangendrucks und einstrahlender Bänder, dadurch aufwendiger Fixierung der verwendeten Hilfsmittel sowie notwendiger häufiger Behandlungspausen zur Entlastung/Entspannung der Muskulatur
- aufwendiger Aufbereitung/Zerkleinerung/Präparation des gewonnenen Knochenmaterial/Knochenblocks/der Knochenblöcke nach der Entnahme
- schwieriger Positionierung und Fixierung des zerkleinerten Knochens im Aufbaugebiet
- des erhöhten Aufwands bei der Gewinnung und Aufbereitung bei dem Umfang des zu gewinnenden Knochens
- der Aufnahmeregion im vorhandenen Zahnersatzbereich erschwerte Vorbereitung des Knochenbettes und schwierig zu platzieren des gewonnen Knochentransplantates
- des enorm hohen instrumentellen Aufwands bei den augmentativen Maßnahmen durch die Kombination verschiedener Augmentatmaterialien

9150

GOZ-Position 9150

Leistungsbeschreibung	Faktor
Fixation oder Stabilisierung des Augmentates durch Osteosynthesemaßnahmen (z. B. Schrauben- oder Plattenosteosynthese oder Titannetze), zusätzlich zu der Leistung nach der Nummer 9100, je Kieferhälfte oder Frontzahnbereich	1,0-fach: 37,96 € 2,3-fach: 87,32 € 2,8-fach: 106,30 € 3,1-fach: 117,69 € 3,5-fach: 132,87 €

Abrechnungsbestimmung

--

Anmerkung

- berechnungsfähig:
  - für die Fixation/Stabilisierung des Augmentates mittels Osteosynthesemaßnahmen
  - nur in Verbindung mit einer Kieferkamm-Augmentation nach der GOZ-Nr. 9100
  - je Kieferhälfte oder Frontzahnbereich
  - zzgl. Materialkosten (Material zur Membranfixierung- Schrauben, Pins usw./atraumatisches Nahtmaterial)
  - ggf. Zuschlag (GOZ-Nr. 0510 [500 bis 799 Punkte])
  - ggf. zzgl. Wundflächenentkeimung mittels Laser (§ 6 Abs. 1 GOZ)
  - ggf. zzgl. Anwendung von wachstumsfaktorenreichem Plasma zur Regeneration (§ 6 Abs. 1 GOZ)
  - ggf. zzgl. Weichgewebschirurgie (z.B. GOZ-Nr. 3240, GOÄ-Nr. Ä2382, [bei Spalthauttransplantation], Ä2675, Ä2676)
- nicht berechnungsfähig:
  - für die Fixation oder Stabilisierung eines Augmentates durch eine Membran (Leistungsinhalt der GOZ-Nr. 9100)
  - je Fixation oder Stabilisierung
  - neben der Spaltung und Spreizung von Knochensegmenten (Bone Splitting) (GOZ-Nr. 9130)

BZÄK-Kommentar zu der GOZ-Nr. 9150 (Stand November 2024)
Diese Nummer umfasst die Fixation oder Stabilisierung eines Augmentates nach der Nummer 9100 durch osteosynthetische Maßnahmen. Osteosynthetische Maßnahmen können z. B. durch Schrauben- oder Plattenosteosynthese oder auch durch die Einbringung von Titannetzen oder Pins vorgenommen werden. Die Berechnung erfolgt je Kieferhälfte oder Frontzahnbereich.

9150

Anmerkung

Im Zusammenhang mit anderen augmentativen Leistungen ist diese Nummer nicht ansatzfähig. Die Materialien zur Geweberegeneration bei Osteosynthese sind gesondert berechnungsfähig.
Gleiches gilt für Osteosynthesematerialien und zu Stabilisierungszwecken implantierte Materialien. Die Entfernung des Osteosynthesematerials kann ebenfalls gesondert berechnet werden.
Bei dieser Leistung fällt zusätzlich der OP-Zuschlag nach der Nummer 0510 an, sofern es sich um die höchste zuschlagsfähige Leistung am Operationstag handelt und kein OP-Zuschlag aus der GOÄ zur Berechnung kommt.

Begründungen

Überdurchschnittlicher Zeitaufwand aufgrund … | Überdurchschnittliche Schwierigkeiten aufgrund … | Besondere Umstände aufgrund …

- des extrem schwierigen Fixierens des Knochenblocks mit Schrauben/Pins wegen abnormer anatomischer Gegebenheiten im Aufbaugebiet
- des hohen instrumentellen Aufwands zum Einbringen der Fixation
- des umfangreichen Fixierens/Stabilisierens des Distraktors mit Schrauben/Plattenosteosynthese/Titannetz
- extrem starker und dichter/fester Knochenkompakta/Struktur mit schwieriger Lagerbildung der Aufnahmeregion und Fixierung des Knochenblocks mit Schrauben/Pins/Titannetz
- der atraumatischen Vorbereitung des Knochenbettes/-lagers mit umfangreicher Knochenpräparation bzw. Perforationen zur Einbringung von Pins zum Fixieren
- Sichtbehinderung durch vermehrte Blutung mit aufwendiger intraoperativer Blutstillung
- besonderer Maßnahmen zur Vermeidung von Schädigungen da Operationsgebiet in Gefäßnähe/Gelenknähe/Kieferhöhlennähe
- minimalinvasiver Behandlung wegen z.B. naheliegender abnormer Nervenaustrittstelle oder Vermeidung von Gefäßschädigungen bei hochliegendem Gefäßbündel/abnormer Gefäßverhältnisse oder zur Erhaltung der Schleimhautstrukturen
- Gefährdung anatomischer Nachbarstrukturen (z. B. Blutgefäße, N.mandibularis, Kieferhöhle, Nasennebenhöhle etc.) bei der Fixierung des Augmentats
- vorsichtigen Vorgehens zur Vermeidung einer Nervschädigung/Schädigungen der Nervenaustrittsstelle
- besonderer Maßnahmen wegen Gefahr einer Kieferfraktur/Torusfraktur/Grünholzfraktur

9150

Begründungen

Überdurchschnittlicher Zeitaufwand aufgrund …	Überdurchschnittliche Schwierigkeiten aufgrund …	Besondere Umstände aufgrund …

- schwieriger Fixierung von Knochen/Knochenblock wegen eines erheblich vortraumatisierten Knochens/schmaler/kleiner Knochenform/schwacher und sehr dünner Knochenkompakta und/oder stark geschwundenen (atrophierten) Knochens
- stark aufgelockerter Knochenspongiosa/Knochennekrose umfangeiche Maßnahmen zur Fixierung
- minimalinvasiver Behandlung wegen enger Platzverhältnisse zu den gefährdeter anatomischer Nachbarstrukturen (z. B. Wurzeln der Nachbarzähne etc.)
- aufwendiger Knochenpräparation und Platzierung von Knochen mit eingeschränkter Sicht wegen erhöhter Blutungsneigung (hämorrhagischer Diathese)/anhaltender Blutungen durch Einnahme gerinnungshemmender Medikamente/arterieller Blutung
- erschwerter Isolation und Trockenlegung bei starker Blutung/Knochenblutung/Sickerblutung/Salivation
- häufiger Behandlungsunterbrechungen wegen des reduzierten Allgemeinzustandes und verminderter Belastbarkeit z.B. bei problematische Kreislaufverhältnisse, stark beeinträchtigender Allgemeinerkrankung
- Einschränkung des Sichtbereiches, verursacht durch eingeschränkte Lagerfähigkeit des Patienten wegen Wirbelsäulenerkrankung/Muskelerkrankung/Herz-Kreislauferkrankung
- eingeschränkter Mundöffnung/erschwerter Mundzugang wegen Mundsperre/Kieferklemme/Herpes/Rhagaden etc.
- reflektorischer Übererregbarkeit z. B. starkem Husten-, Schluckreizneigung mit häufigen Behandlungspausen
- motorischer Unruhe des Patienten, verbunden mit wiederholt erforderlicher Trockenlegung/Blutstillung und mehrfach notwendigen Behandlungspausen
- erhöhtem Muskeltonus/Zungentonus, dadurch erschwerte Freistellung/Zugang des Behandlungsfeldes
- schwer zu erreichender Kieferregion/Operationsfelds im posterioren Bereich mit äußerst schwerer Platzierung des Knochenblocks und Fixierung
- mehrerer Operationsgebiete und/oder verschiedener Fixierungsmaßnahmen in derselben Kieferhälfte/Frontzahnbereich
- schwacher und sehr dünner Knochenkompakta und erhöhter Perforationsgefahr des Knochens bei der Knochenpräparation und Einbringen von Schrauben
- umfangreichen Vorgehens bei der Stabilisierung des Augmentates in der Aufnahmeregion unter Narkose/Sedierung mit eingeschränkte Lagerfähigkeit, erschwerte Freistellung des Behandlungsfeldes/schwer zu erreichender Kieferregion

9150

Begründungen

Überdurchschnittlicher Zeitaufwand aufgrund …	Überdurchschnittliche Schwierigkeiten aufgrund …	Besondere Umstände aufgrund …

- schwieriger Stabilisierung/Fixierung von Knochenblock/Blöcke bei ausgedehnter Ödembildung/Keloidbildung/Knochennekrose/stark kalzifizierten Knochensubstanz/stark verkalkten Knochen im OP-Gebiet
- umfangreichen, schwierigen Vorgehens im Aufnahmegebiet durch Voroperationen geschädigten Operationsgebiet (Wunddehiszenzen, starke Vernarbungen)
- starken Wangendrucks und einstrahlender Bänder, dadurch aufwendiger Fixierung der verwendeten Hilfsmittel sowie notwendiger häufiger Behandlungspausen zur Entlastung/Entspannung der Muskulatur
- der Aufnahmeregion im vorhandenen Zahnersatzbereich erschwerte Fixierung des Knochentransplantates und schwierig zu platzierende Pins
- enormer hoher instrumenteller Aufwand bei den stabilisierenden Maßnahmen durch die Kombination verschiedener Augmentatmaterialien

9160

GOZ-Position 9160

Leistungsbeschreibung	Faktor
Entfernung unter der Schleimhaut liegender Materialien (z. B. Barrieren –einschließlich Fixierung –, Osteosynthesematerial), je Kieferhälfte oder Frontzahnbereich	1,0-fach: 18,56 € 2,3-fach: 42,69 € 2,8-fach: 51,97 € 3,1-fach: 57,54 € 3,5-fach: 64,96 €

Abrechnungsbestimmung

--

Anmerkung

- berechnungsfähig:
  - für die Entfernung von unter der Schleimhaut liegender Materialien ohne Osteotomie, z. B. einer Membran einschließlich ihrer Fixierung von Osteosynthesematerial
  - je Kieferhälfte oder Frontzahnbereich
  - zzgl. Materialkosten z. B. atraumatisches Nahtmaterial
  - ggf. Zuschlag GOZ-Nr. 0500 (250 bis 499 Punkte) und/oder GOZ-Nr. 0210 (Laser)
  - ggf. zzgl. Wundflächenentkeimung mittels Laser (§ 6 Abs. 1 GOZ)
  - ggf. zzgl. Anwendung von wachstumsfaktorenreichem Plasma zur Regeneration (§ 6 Abs. 1 GOZ)
  - ggf. zzgl. Weichgewebschirurgie (z. B. GOZ-Nr. 3100, GOÄ-Nrn. Ä2381, Ä2382 etc.)
- nicht berechnungsfähig:
  - für die Entfernung von im Knochen liegender Materialien durch Osteotomie (GOZ-Nr. 9170)
  - für die Entfernung von Osteosynthesematerial aus einem Kiefer- oder Gesichtsknochen (GOÄ-Nr. Ä2694)
  - je Barriere oder je Osteosynthesematerial
  - für die Entfernung eines unter der Oberfläche der Haut oder der Schleimhaut gelegenen fühlbaren Fremdkörpers (GOÄ-Nr. 2009)
  - für die Entfernung eines tiefsitzenden Fremdkörpers auf operativem Wege aus Weichteilen und/oder Knochen (GOÄ-Nr. 2010)

9160

! Anmerkung

BZÄK-Kommentar zu der GOZ-Nr. 9160 (Stand November 2024)
Diese Nummer umfasst die Entfernung von zuvor im Rahmen von augmentativen und/oder osteosynthetischen Maßnahmen unter der Schleimhaut eingebrachter Materialien, z. B. Barrieren, Fixierungen und/oder Osteosynthesematerial.
Die Berechnung erfolgt je Kieferhälfte oder Frontzahnbereich.
Plastische Wunddeckungsmaßnahmen, die über den primären Wundverschluss hinausgehen, sind gesondert berechnungsfähig.
Die Entfernung anderer unter der Schleimhaut liegender Fremdkörper wird nach den Nummern 2009 bzw. 2010 (GOÄ) berechnet.
Bei dieser Leistung fällt zusätzlich der OP-Zuschlag nach der Nummer 0500 an, sofern es sich um die höchste zuschlagsfähige Leistung am Operationstag handelt und kein OP-Zuschlag aus der GOÄ zur Berechnung kommt.

Begründungen

Überdurchschnittlicher Zeitaufwand aufgrund … | Überdurchschnittliche Schwierigkeiten aufgrund … | Besondere Umstände aufgrund …

- schwieriger Entfernung der Barrieren wegen unterschiedlicher Fixierungsmaßnahmen in derselben Kieferhälfte/Frontzahnbereich
- schwierig zu erreichender Kieferregion und schwieriger Schleimhautverhältnisse nach Operation
- extrem aufwendiger Entfernung verschiedener Materialien pro OP-Gebiet/pro Kieferhälfte oder Frontzahnbereich
- Sichtbehinderung durch vermehrte Blutung mit aufwendiger intraoperativer Blutstillung
- besonderer Maßnahmen zur Vermeidung von Schädigungen da Operationsgebiet in Gefäßnähe/Gelenknähe/Kieferhöhlennähe
- minimalinvasiver Behandlung wegen z.B. naheliegender abnormer Nervenaustrittstelle oder Vermeidung von Gefäßschädigungen bei hochliegendem Gefäßbündel/abnormer Gefäßverhältnisse oder zur Erhaltung der Schleimhautstrukturen
- vorsichtigen Vorgehens bei der Entfernung zur Vermeidung einer Nervsschädigung/Schädigungen der Nervenaustrittsstelle
- schwieriger Entfernung des Osteosynthesematerials wegen eines erheblich vortraumatisierten Knochens/schmaler/kleiner Knochenform/schwacher und sehr dünner Knochenkompakta und/oder stark geschwundenen (atrophierten) Knochens
- gewebeschonender Lappenbildungstechnik/atraumatisches Vorgehen mit besondere Schnitt- und Nahttechnik zur Erhaltung eines optimalen ästhetischen Ergebnisses (wenn keine sonstige Weichgewebschirurgie)

9160

Begründungen

Überdurchschnittlicher Zeitaufwand aufgrund …	Überdurchschnittliche Schwierigkeiten aufgrund …	Besondere Umstände aufgrund …

- minimalinvasiver Behandlung wegen enger Platzverhältnisse zu den gefährdeter anatomischer Nachbarstrukturen (z. B. Wurzeln der Nachbarzähne etc.)
- aufwendiger Entfernung der Membran mit eingeschränkter Sicht wegen erhöhter Blutungsneigung (hämorrhagischer Diathese)/anhaltender Blutungen durch Einnahme gerinnungshemmender Medikamente/arterieller Blutung
- erschwerter Isolation und Trockenlegung bei starker Blutung/Knochenblutung/Sickerblutung/Salivation
- besonders schwieriger Lappenbildung wegen fragiler Schleimhaut und/oder Schleimhautlazerationen und/oder äußerst geringer Dicke des Weichgewebes/bei fragiler Mukosa
- erschwerter primärer Wundversorgung im Rahmen des chirurgischen Eingriffs bei anhaltender Sickerblutung/starker Nachblutungsgefahr wegen der Einnahme von Antikoagulanzien
- besonders umfangreicher Wundversorgung zur Vermeidung von Keloidose
- besonders aufwendiger primärer Wundversorgung zur Vermeidung von Wundheilungsstörungen infolge Allgemeinmedikation z. B. Bisphosphonattherapie, Diabetes
- aufwendiger Wundversorgung wegen Wunddehiszenzen bedingt durch umfangreicher Voroperationen
- häufiger Behandlungsunterbrechungen wegen des reduzierten Allgemeinzustandes und verminderter Belastbarkeit z.B. bei problematische Kreislaufverhältnisse, stark beeinträchtigender Allgemeinerkrankung
- Einschränkung des Sichtbereiches, verursacht durch eingeschränkte Lagerfähigkeit des Patienten wegen Wirbelsäulenerkrankung/Muskelerkrankung/Herz-Kreislauferkrankung
- eingeschränkter Mundöffnung/erschwerter Mundzugang wegen Mundsperre/Kieferklemme/Herpes/Rhagaden etc.
- reflektorischer Übererregbarkeit z. B. starkem Husten-, Schluckreizneigung mit häufigen Behandlungspausen
- motorischer Unruhe des Patienten, verbunden mit wiederholt erforderlicher Trockenlegung/Blutstillung und mehrfach notwendigen Behandlungspausen
- erhöhtem Muskeltonus/Zungentonus, dadurch erschwerte Freistellung/Zugang des Behandlungsfeldes
- der erschwerten Lappenextension wegen der Größe des Operationsgebietes mit besonderer Schnitt- und Nahttechnik zur Erhaltung eines optimalen ästhetischen Ergebnisses

9160

Begründungen

Überdurchschnittlicher Zeitaufwand aufgrund … | Überdurchschnittliche Schwierigkeiten aufgrund … | Besondere Umstände aufgrund …

- umfangreichen, schwierigen Vorgehens bei der Entfernung durch von Voroperationen geschädigten Operationsgebiet (Wunddehiszenzen, starke Vernarbungen)
- starken Wangendrucks und einstrahlender Bänder, dadurch aufwendiger Fixierung der verwendeten Hilfsmittel sowie notwendiger häufiger Behandlungspausen zur Entlastung/Entspannung der Muskulatur
- des enorm hohen instrumentellen Aufwands bei der Entfernung der Osteosynthesematerialen durch die Kombination verschiedener Fixierungsmaterialien

9170

GOZ-Position 9170

Leistungsbeschreibung	Faktor
Entfernung im Knochen liegender Materialien durch Osteotomie (z. B. Osteosynthesematerial, Knochenschrauben) oder Entfernung eines subperiostalen Gerüstimplantats, je Kieferhälfte oder Frontzahnbereich	1,0-fach: 28,12 € 2,3-fach: 64,68 € 2,8-fach: 78,74 € 3,1-fach: 87,18 € 3,5-fach: 98,42 €

Abrechnungsbestimmung

Die Entfernung eines Implantats ist mit der Gebühr für die Leistungen nach den Nummern 3000 und 3030 abgegolten.

! Anmerkung

- berechnungsfähig:
  - für die Entfernung im Knochen liegender Materialien (z. B. Osteosynthesematerial, Knochenschrauben) durch Osteotomie
  - für die Entfernung eines subperiostalen Gerüstimplantats durch Osteotomie
  - je Kieferhälfte oder Frontzahnbereich
  - zzgl. Materialkosten z. B. atraumatisches Nahtmaterial
  - ggf. Zuschlag GOZ-Nr. 0510 (500 bis 799 Punkte) und/oder GOZ-Nr. 0110 (Operationsmikroskop)
  - ggf. zzgl. Wundflächenentkeimung mittels Laser (§ 6 Abs. 1 GOZ)
  - ggf. zzgl. Anwendung von wachstumsfaktorenreichem Plasma zur Regeneration (§ 6 Abs. 1 GOZ)
  - ggf. zzgl. Weichgewebschirurgie (z. B. GOZ-Nr. 3100, 3240, GOÄ-Nr. 2382, 2675,2676 etc.)
- nicht berechnungsfähig:
  - für die Entfernung unter der Schleimhaut liegender Materialien ohne Osteotomie (GOZ-Nr. 9160)
  - für die Entfernung eines enossalen Implantates (GOZ-Nrn. 3000 oder 3030)
  - für die Entfernung von Osteosynthesematerial aus einem Kiefer- oder Gesichtsknochen (GOÄ-Nr. Ä2694)
  - je Osteosynthesematerial
  - für die Entfernung eines unter der Oberfläche der Haut oder der Schleimhaut gelegenen fühlbaren Fremdkörpers (GOÄ-Nr. 2009)
  - für die Entfernung eines tiefsitzenden Fremdkörpers auf operativem Wege aus Weichteilen und/oder Knochen (GOÄ-Nr. 2010)

9170

Anmerkung

BZÄK-Kommentar zu der GOZ-Nr. 9170 (Stand November 2024)
Diese Nummer umfasst die Entfernung von zuvor im Rahmen augmentativer und/oder osteosynthetischer Maßnahmen in den Knochen eingebrachter Materialien, z. B. Knochenschrauben und/oder Osteosynthesematerial. Die Entfernung erfolgt durch Osteotomie. Die Berechnung erfolgt je Kieferhälfte oder Frontzahnbereich.
Die Nummer ist ebenfalls berechnungsfähig für die Entfernung eines subperiostalen Gerüstimplantats und ist je nach Ausdehnung der Materialien oder des Gerüstimplantats auch zweimal je Kiefer berechnungsfähig.
Für enossale Implantate ist diese Gebührennummer nicht berechnungsfähig.
Plastische Wunddeckungsmaßnahmen sind gesondert berechnungsfähig.
Bei dieser Leistung fällt zusätzlich der OP-Zuschlag nach der Nummer 0510 an, sofern es sich um die höchste zuschlagsfähige Leistung am Operationstag handelt und kein OP-Zuschlag aus der GOÄ zur Berechnung kommt.

Begründungen

Überdurchschnittlicher Zeitaufwand aufgrund … | Überdurchschnittliche Schwierigkeiten aufgrund … | Besondere Umstände aufgrund …

- schwieriger Entfernung der Fixation wegen des stark verknöcherten Osteosynthesematerials
- schwieriger Schleimhautverhältnisse, wegen des vernarbten Operationsgebietes
- umfangreicher Entfernung der Fixation wegen der hohen Anzahl von Schrauben/Pins
- schwieriger Entfernung der Fixierungen wegen unterschiedlicher Materialien in derselben Kieferhälfte/Frontzahnbereich
- schwierig zu erreichender Kieferregion und schwieriger Schleimhautverhältnisse nach Implantat OP
- extrem aufwendiger Entfernung verschiedener Materialien pro OP-Gebiet/pro Kieferhälfte oder Frontzahnbereich
- Sichtbehinderung durch vermehrte Blutung mit aufwendiger intraoperativer Blutstillung
- besonderer Maßnahmen zur Vermeidung von Schädigungen da Operationsgebiet in Gefäßnähe/Gelenknähe/Kieferhöhlennähe
- minimalinvasiver Behandlung wegen z.B. naheliegender abnormer Nervenaustrittstelle oder Vermeidung von Gefäßschädigungen bei hochliegendem Gefäßbündel/abnormer Gefäßverhältnisse oder zur Erhaltung der Schleimhautstrukturen

9170

Begründungen

Überdurchschnittlicher Zeitaufwand aufgrund …	Überdurchschnittliche Schwierigkeiten aufgrund …	Besondere Umstände aufgrund …

- vorsichtigen Vorgehens bei der Entfernung zur Vermeidung einer Nervschädigung/Schädigungen der Nervenaustrittsstelle
- schwieriger Entfernung des Osteosynthesematerials wegen eines erheblich vortraumatisierten Knochens/schmaler/kleiner Knochenform/schwacher und sehr dünner Knochenkompakta und/oder stark geschwundenen (atrophierten) Knochens
- gewebeschonender Freilegung des Behandlungsfeldes/atraumatisches Vorgehen mit besondere Schnitt- und Nahttechnik zur Erhaltung eines optimalen ästhetischen Ergebnisses
- minimalinvasiver Behandlung wegen enger Platzverhältnisse zu den gefährdeter anatomischer Nachbarstrukturen (z. B. Wurzeln der Nachbarzähne etc.)
- aufwendiger Entfernung der Membran und die Fixationsschrauben mit eingeschränkter Sicht wegen erhöhter Blutungsneigung (hämorrhagischer Diathese)/anhaltender Blutungen durch Einnahme gerinnungshemmender Medikamente/arterieller Blutung
- erschwerter Isolation und Trockenlegung bei starker Blutung/Knochenblutung/Sickerblutung/Salivation
- besonders schwieriger Lappenbildung wegen fragiler Schleimhaut und/oder Schleimhautlazerationen und/oder äußerst geringer Dicke des Weichgewebes/bei fragiler Mukosa
- erschwerter primärer Wundversorgung im Rahmen des chirurgischen Eingriffs bei anhaltender Sickerblutung/starker Nachblutungsgefahr wegen der Einnahme von Antikoagulanzien
- besonders umfangreicher Wundversorgung zur Vermeidung von Keloidose
- besonders aufwendiger primärer Wundversorgung zur Vermeidung von Wundheilungsstörungen infolge Allgemeinmedikation z. B. Bisphosphonattherapie, Diabetes
- aufwendiger Wundversorgung wegen Wunddehiszenzen bedingt durch umfangreicher Voroperationen
- häufiger Behandlungsunterbrechungen wegen des reduzierten Allgemeinzustandes und verminderter Belastbarkeit z.B. bei problematische Kreislaufverhältnisse, stark beeinträchtigender Allgemeinerkrankung
- Einschränkung des Sichtbereiches, verursacht durch eingeschränkte Lagerfähigkeit des Patienten wegen Wirbelsäulenerkrankung/Muskelerkrankung/Herz-Kreislauferkrankung
- eingeschränkter Mundöffnung/erschwerter Mundzugang wegen Mundsperre/Kieferklemme/Herpes/Rhagaden etc.

9170

Begründungen

Überdurchschnittlicher Zeitaufwand aufgrund … | Überdurchschnittliche Schwierigkeiten aufgrund … | Besondere Umstände aufgrund …

- reflektorischer Übererregbarkeit z. B. starkem Husten-, Schluckreizneigung mit häufigen Behandlungspausen
- motorischer Unruhe des Patienten, verbunden mit wiederholt erforderlicher Trockenlegung/Blutstillung und mehrfach notwendigen Behandlungspausen
- erhöhtem Muskeltonus/Zungentonus, dadurch erschwerte Freistellung/Zugang des Behandlungsfeldes
- der erschwerten Lappenextension wegen der Größe des Operationsgebietes mit besonderer Schnitt- und Nahttechnik zur Erhaltung eines optimalen ästhetischen Ergebnisses
- umfangreichen, schwierigen Vorgehens bei der Entfernung durch von Voroperationen geschädigten Operationsgebiet (Wunddehiszenzen, starke Vernarbungen)
- starken Wangendrucks und einstrahlender Bänder, dadurch aufwendiger Fixierung der verwendeten Hilfsmittel sowie notwendiger häufiger Behandlungspausen zur Entlastung/Entspannung der Muskulatur
- extrem schwieriger Entfernung der Fixations-Schrauben, -Pins und/oder Titannetzes/Plattenosteosynthese wegen besonders komplizierter lokaler Knochenstruktur
- besonders aufwendiger Entfernung von Teilen eines totalen oder partiellen subperiostalen Gerüstimplantates
- des enorm hohen instrumentellen Aufwands bei der Entfernung der Osteosynthesematerialen durch die Kombination verschiedener Fixierungsmaterialien

12

Nachfolgend haben wir für Sie einige Rechnungsbeispiele erstellt. Hier geht es um die Abrechnung der Leistungen, wie sie anhand der Dokumentation in der Praxis erfolgen könnte. Um eine leistungsgerechte Honorierung zu erreichen, muss der Faktor den jeweiligen Umständen der Behandlung angepasst werden. Bei den Fallbeispielen wurde gemäß § 5 Abs. 2 GOZ die Faktorsteigerung anhand der Bemessungskriterien angesetzt.

Die Bemessung hat der Zahnarzt – innerhalb des Gebührenrahmens gemäß § 5 Abs. 1 GOZ – für den individuellen Fall vorzunehmen. Sie hat bezogen auf die jeweilige GOZ-Ziffer und nicht auf den gesamten Behandlungsfall zu erfolgen. Sind Bemessungskriterien bereits in die Leistungsbeschreibung der Ziffer eingeflossen, führen sie nicht zu einer Erhöhung des Gebührensatzes, wie § 5 Abs. 2 S. 3 ausdrücklich klarstellt. Hier können bei der Bemessung nur Abweichungen von Schwierigkeitsgrad, Zeitaufwand oder Umständen der Leistungserbringung berücksichtigt werden, die nach der Leistungsbeschreibung nicht ohnehin für die Erfüllung des Inhaltes der Ziffer Voraussetzung sind.

Dreh- und Angelpunkt ist regelmäßig die von den Kostenträgern aufgestellte Anforderung, die Begründung müsse „personenbezogen“ sein. Obwohl die GOZ weder in der alten noch in der aktuellen Fassung von einer „personenbezogenen“ Begründung spricht, ist die Diskussion um dieses „Merkmal“ nicht weg zu bekommen. Dabei ist der Wortlaut des § 5 Abs. 2 Satz1 GOZ eindeutig: „Innerhalb des Gebührenrahmens sind die Gebühren unter Berücksichtigung der Schwierigkeit und des Zeitaufwandes der einzelnen Leistung sowie der Umstände bei der Ausführung nach billigem Ermessen zu bestimmen.“ Maßstab sind also die Schwierigkeit und der Zeitaufwand. Dass sich beides natürlich immer nur auf den konkreten Patienten beziehen kann, liegt in der Natur der Sache und wird von den Kostenträgern immer wieder verkannt. Letztlich ist damit jeder Fall „personenbezogen“.

Hinweise zur Beihilfe

Dadurch, dass die Beihilfe einem eigenen Regelwerk folgt, wurde im vergangenen Jahr die Erstattung über einem Faktor von 2,3 sehr eingeschränkt.

Häufig werden grundsätzlich beim Einreichen der Rechnungen, pauschal alle Begründungen abgelehnt und erst bei erneuter Erläuterung, in Form eines Widerspruchs, findet eine Anerkennung statt.

Hierbei geht es nicht darum, dass die Begründungen an sich nicht korrekt sind, sondern, dass die Erstattung durch die Beihilfe nur erfolgt, wenn es den Grundlagen des Beihilfe-Regelwerks entspricht. Hier werden vorrangig nur rein personenbezogene Begründungen anerkannt.

Hilfreich kann sein, dass Sie den Namen des Patienten in der Begründung anführen, oder wenn es personenbezogene Besonderheiten gibt, wie z. B. die Einnahme von Antikoagulantien, dass dieses in der Begründung genannt wird. Oder, dass Sie die Begründungen, die Sie in diesem Nachschlagewerk vorfinden, individualisieren, z. B. Sulkusblutung in der distalen Kavität, schwierige Kontaktpunktgestaltung zum Zahn 15, Unterminierung okklusal-bukkal bei der Inlayversorgung, Blutung im disto/bukkalen Kanal usw.

Bei Leistungen die sich über mehrere Sitzungen erstrecken, beispielsweise bei Zahnersatz, sollte die Begründung einen Abschnitt für die Präparation und einen Abschnitt für die Eingliederung beinhalten, so kann der Aufwand insgesamt beschrieben werden.

Auszug aus dem Runderlass des Finanzministerium NRW

[...]

Folgende Begründungen rechtfertigen in der Regel keine Überschreitung des 2,3fachen Gebührensatzes:

a) pulpanahe Präparation,
b) starker Speichelfluss,
c) erschwerter Mundzugang,
d) divergierende Pfeilerzähne,e) subgingivale Präparation,
f) Verblendung und Farbauswahl,
g) erhöhter Zungen- und Wangendruck,
h) kurze oder lange klinische Krone,
i) tiefe Zahnfleischtaschen,
j) festhaftende Beläge / Konkremente.

[...]

Runderlass zu §5 GOZ Faktorsteigerung

§ 5 Absatz 2 GOZ bestimmt, wie die individuell „angemessene" Gebühr in dem von § 5 Absatz 1 Satz 1 GOZ eröffneten Gebührenrahmen zu finden ist.

Bemessungskriterien sind:
- Schwierigkeit der einzelnen Leistung,
- Zeitaufwand der einzelnen Leistung sowie
- Umstände bei der Ausführung.

[...]

Besondere Verfahrenstechniken können als Begründung zur Rechtfertigung einer Überschreitung des 2,3fachen Gebührensatzes beihilferechtlich nicht berücksichtigt werden.

[...]

Nach § 5 Absatz 2 Satz 4 GOZ bildet der 2,3fache Gebührensatz in Anlehnung an das Urteil des BGH vom 8. November 2007 – III ZR 54/07 – die nach Schwierigkeit und Zeitaufwand **durchschnittliche** Leistung ab; ein Überschreiten ist nur zulässig, wenn die unter Nummer 5.1 aufgeführten Bemessungskriterien dies im **konkreten** Behandlungsfall rechtfertigen.

Aus der Begründung des Zahnarztes muss für den Patienten ersichtlich und verständlich sein, dass die gegenüber ihm erbrachte Leistung aufgrund der tatsächlichen Umstände vom Typischen und Durchschnittlichen vergleichbarer Behandlungen abweicht. Die tatsächlichen Umstände sind zu erklären.

[...]

[...]

Tipp:

Wichtig ist, dass Sie bereits im Vorfeld Ihre Beihilfepatienten dahingehend aufklären, dass eine Erstattung bis zum Faktor 2,3 immer gegeben ist, aber darüberhinausgehend im Ermessen der Beihilfe liegt. Gerne unterstützen Sie Ihre Patienten, wenn dies möglich ist, allerdings können Sie nicht garantieren, dass eine Erstattung erfolgt.

! Anmerkung

Zur Berechnung des Materials: In den Rechnungsbeispielen ist aufgeführt, wenn bei einer Leistung Material zusätzlich berechnungsfähig ist. Die Höhe der Materialkosten muss vom Zahnarzt selbst kalkuliert werden und setzt sich aus den Beschaffungskosten sowie dem individuellen Verbrauch zusammen. Daher wurden die Materialkosten nicht in die Rechnungssumme einbezogen.

12.1 Fallbeispiele zu allgemein zahnärztlichen Leistungen

12.1.1 Vorsorgeuntersuchung nach Recall mit Situationsabformung zur Beobachtung der Zahnverschiebung

Beim aufgeführten Behandlungsfall handelt es sich um ein Fallbeispiel.

Die Faktoren sind fakultativ.

Im Rahmen der Behandlung sind die Gebühren vom Behandler nach § 5 Abs. 2 unter Berücksichtigung der Schwierigkeit und des Zeitaufwandes der einzelnen Leistung sowie der Umstände bei der Ausführung nach billigem Ermessen, für jede Leistung, zu bestimmen.

Behandlungsfall:

Patient stellt sich zur Vorsorge- Untersuchung in der Praxis vor und gibt an Verschiebungen der Zähne zu beobachten.

Vollständige und körperliche Untersuchung, Beratung, röntgenologische Diagnostik und Auswertung zur allgemeinen Diagnostik, Optisch-elektronische Abformung für Situationsmodelle im Ober- und Unterkiefer

Weitere Behandlungssitzung: Kontrolle der Zahnstellung und Beratung

Zahn/ Region	Pos.	Leistungsbeschreibung/ Auslagen	Faktor	Anz.	EUR
		Untersuchung			
	Ä6	Vollständige körperliche Untersuchung mindestens eines der folgenden Organsysteme: alle Augenabschnitte, der gesamte HNO-Bereich, das stomatognathe System, die Nieren und ableitenden Harnwege (bei Männern auch gegebenenfalls einschließlich der männlichen Geschlechtsorgane) oder Untersuchung zur Erhebung eines vollständigen Gefäßstatus – gegebenenfalls einschließlich Dokumentation *Hinweis: Inspektion der Mundhöhle, Inspektion und Palpation beider Kiefergelenke und der Zunge, sowie vollständiger Zahnstatus*	2,3	1	13,41
	Ä1	Beratung auch mittels Fernsprecher **Begr.:** **Überdurchschnittlicher Zeitaufwand aufgrund umfangreichen Beratungsaufwandes, wegen erforderlicher zusätzlicher kieferorthopädischer Anamnese.**	3,5	1	16,31
	Ä5004	Panoramaschichtaufnahme der Kiefer **Begr.:** **Besondere Umstände aufgrund schwieriger Diagnostik wegen der Einbeziehung und dem Vergleich alter Befunde und einer Segmentanalyse.**	2,0	1	46,63

Zahn/ Region	Pos.	Leistungsbeschreibung/ Auslagen	Faktor	Anz.	EUR
17–27, 37–47	0065	Optisch-elektronische Abformung einschließlich vorbereitender Maßnahmen, einfache digitale Bissregistrierung und Archivierung, je Kieferhälfte oder Frontzahnbereich **Begr.:** **Überdurchschnittlicher Zeitaufwand aufgrund erhöhten Aufwands an Zeit durch notwendigen mehrfachen Scanvorgangs wegen schwieriger Detaildarstellung zur Erhaltung von optimaler Präzision.**	3,5	4	63,00
	ggf. zzgl.	*Abformmaterialien wie z.B. Kontrastmittel, Haftvermittler*			xx
§ 9 GOZ		CAD: Rohscan bearbeiten und Herstellung eines virtuellen Modells		2	indiv. formulierte zahntechn. Leistung
§ 6 Abs.1		Virtuelle Modellanalyse	2,3	1	XXX
		Neue Behandlungssitzung – 4 Wochen später			
	Ä5	Symptombezogene Untersuchung ***Hinweis auf der Rechnung: Verlaufskontrolle, Beurteilung ob weitere Gebissverschiebungen***	2,3	1	10,72

Zahn/ Region	Pos.	Leistungsbeschreibung/ Auslagen	Faktor	Anz.	EUR
	Ä1	Beratung auch mittels Fernsprecher Kontrolle nach Eingliederung der Krone **Begr.** **Überdurchschnittlicher Zeitaufwand aufgrund sehr zeitaufwendiger Erläuterung der Behandlungsplanung Dauer 12 Minuten.** **Besprechung weiterer Behandlungssitzungen – für Retention notwendige Maßnahmen etc.**	3,0	1	10,72
		Zwischensumme Honorar:			xxx
		Materialkosten:			xxx
		Laborkosten: Eigenlabor			xxx
		Laborkosten:			xxx
		Rechnungsbetrag:			**xxx**

12.1.2 Vorsorgeuntersuchung eines 3 jährigen Kindes mit Beseitigung von schädlichen Gewohnheiten und Dysfunktionen / Habits und Eingliederung Mundvorhofplatte

Beim aufgeführten Behandlungsfall handelt es sich um ein Fallbeispiel.

Die Faktoren sind fakultativ.

Im Rahmen der Behandlung sind die Gebühren vom Behandler nach § 5 Abs. 2 unter Berücksichtigung der Schwierigkeit und des Zeitaufwandes der einzelnen Leistung sowie der Umstände bei der Ausführung nach billigem Ermessen, für jede Leistung, zu bestimmen.

Behandlungsfall:

Patient wird zur Vorsorge-Untersuchung in der Praxis vorgestellt in Begleitung seiner Eltern und sie geben an Verschiebungen der Frontzähne zu beobachten.

Vollständige und körperliche Untersuchung einschließlich Abtasten des stomatognathen Systems, Beratung und Praktische Anleitung der Eltern zur richtigen Mundhygiene des Kindes, Optisch-elektronische Abformung mit Anfertigung virtueller Modelle Anweisung zur Beseitigung von schädlichen Gewohnheiten und Dysfunktionen

Weitere Behandlungssitzung: Kontrolle der Zahnstellung und Beratung, Eingliederung Mundvorhofplatte

Zahn/ Region	Pos.	Leistungsbeschreibung/ Auslagen	Faktor	Anz.	EUR
		Untersuchung			
	Ä6	Vollständige körperliche Untersuchung mindestens eines der folgenden Organsysteme: alle Augenabschnitte, der gesamte HNO-Bereich, das stomatognathe System, die Nieren und ableitenden Harnwege (bei Männern auch gegebenenfalls einschließlich der männlichen Geschlechtsorgane) oder Untersuchung zur Erhebung eines vollständigen Gefäßstatus – gegebenenfalls einschließlich Dokumentation	2,3	1	13,41

Zahn/ Region	Pos.	Leistungsbeschreibung/ Auslagen	Faktor	Anz.	EUR
		Hinweis: Inspektion der Mundhöhle, einschließlich Abtasten, Inspektion und Palpation beider Kiefergelenke und der Zunge, sowie vollständiger Zahnstatus			
	K1	Zuschlag zu Untersuchungen nach Nummer 5, 6, 7 oder 8 bei Kindern bis zum vollendeten 4. Lebensjahr	1,0	1	6,99
	Ä1	Beratung auch mittels Fernsprecher **Begr.:** **Überdurchschnittlicher Zeitaufwand aufgrund kindgerechter Beratung der Behandlungsmaßnahmen und erforderlicher zusätzlicher kieferorthopädischer Anamnese.**	3,0	1	13,99
	Ä4	Erhebung der Fremdanamnese über einen Kranken und/oder Unterweisung und Führung der Bezugsperson(en) – im Zusammenhang mit der Behandlung eines Kranken *Hinweis auf der Rechnung: Unterweisung der Eltern zur richtigen Mundhygiene des Kindes,* *Anleitung zur Beobachtung des Kindes, wegen Verdacht auf Habit (Zungenpressen, Fingerlutschen, Nägelkauen, Lippenbeißen oder Mundatmung)*	2,3	1	29,49

Zahn/ Region	Pos.	Leistungsbeschreibung/ Auslagen	Faktor	Anz.	EUR
17-27, 37-47	0065	Optisch-elektronische Abformung einschließlich vorbereitender Maßnahmen, einfache digitale Bissregistrierung und Archivierung, je Kieferhälfte oder Frontzahnbereich **Begr.:** **Überdurchschnittlicher Zeitaufwand aufgrund erhöhten Aufwands an Zeit durch notwendigen mehrfachen Scanvorgangs wegen schwieriger Detaildarstellung zur Erhaltung von optimaler Präzision.**	3,5	4	63,00
	ggf. zzgl.	*Abformmaterialien wie z.B. Kontrastmittel, Haftvermittler*			Xx
§ 9 GOZ		CAD: Rohscan bearbeiten und Herstellung eines virtuellen Modells		2	indiv. formulierte zahntechn. Leistung
§ 6 Abs.1		Virtuelle Modellanalyse	2,3	1	XXX
	Neue Behandlungssitzung – 2 Wochen später				
	Ä5	Symptombezogene Untersuchung **Hinweis auf der Rechnung: Verlaufskontrolle, Beurteilung ob weitere Gebissverschiebungen**	2,3	1	10,72
	K1	Zuschlag zu Untersuchungen nach Nummer 5, 6, 7 oder 8 bei Kindern bis zum vollendeten 4. Lebensjahr	1,0	1	6,99

Zahn/ Region	Pos.	Leistungsbeschreibung/ Auslagen	Faktor	Anz.	EUR
	6190	Beratendes und belehrendes Gespräch mit Anweisungen zur Beseitigung von schädlichen Gewohnheiten und Dysfunktionen **Begr.: Überdurchschnittlicher Zeitaufwand aufgrund umfangreicher Aufklärung und besonders schwieriger Instruktion durch die Aufnahmefähigkeit des Patienten und mehreren Parafunktionen (Habits) z.B. Zähnepressen/ Lippen-Wangenbeißen/ Bleistift- und Fingernägelkauen.**	3,5	1	27,56
	Neue Behandlungssitzung – 3 Wochen später				
	Ä5	Symptombezogene Untersuchung **Hinweis auf der Rechnung: Verlaufskontrolle, Kontrolle Gebissverschiebungen und Reduktion Habits**	2,3	1	10,72
	Ä1	Beratung auch mittels Fernsprecher **Begr.: Überdurchschnittlicher Zeitaufwand aufgrund umfangreicher und aufwendiger Beratung des Kindes wie des Erziehungsberechtigten über verschiedene konventionelle Therapiemethoden. Empfehlung Mundvorhofplatte**	3,3	1	15,39

Zahn/ Region	Pos.	Leistungsbeschreibung/ Auslagen	Faktor	Anz.	EUR
		Neue Behandlungssitzung – Eingliederung Mundvorhofplatte			
	6200	Eingliedern von Hilfsmitteln zur Beseitigung von Funktionsstörungen (z. B. Mundvorhofplatte) einschließlich Anweisung zum Gebrauch und Kontrollen **Begr.:** **Überdurchschnittlicher Zeitaufwand aufgrund erschwerter Adaption und aufwendiger Individualisierungsmaßnahmen an der konfektionierten Mundvorhofplatte bei besonders schmalen Zahnbogen und umfangreicher Aufklärung und besonders schwieriger Instruktion und Einübung der Handhabung des Hilfsmittels verbunden mit der Aufnahmefähigkeit des Patienten in Abhängigkeit vom Alter.**	3,5	1	88,58
		Neue Behandlungssitzung – Kontrolle – 1 Monat später			
	01	Eingehende Untersuchung zur Feststellung von Zahn-, Mund- und Kiefererkrankungen einschließlich Erhebung des Parodontalbefundes sowie Aufzeichnung des Befundes *Hinweis auf der Rechnung: mit zusätzlicher Kontrolle der Mundvorhofplatte*	2,3	1	12,94

Zahn/ Region	Pos.	Leistungsbeschreibung/ Auslagen	Faktor	Anz.	EUR
	6190	Beratendes und belehrendes Gespräch mit Anweisungen zur Beseitigung von schädlichen Gewohnheiten und Dysfunktionen *Hinweis auf der Rechnung: Anweisung und Übungen mit dem Kind für weitere Reduktionen des Habits*	2,3	1	18,11
	Ä4	Erhebung der Fremdanamnese über einen Kranken und/oder Unterweisung und Führung der Bezugsperson(en) - im Zusammenhang mit der Behandlung eines Kranken *Hinweis auf der Rechnung: Besprechung mit den Eltern über weitere Therapiemaßnahmen und Demonstration der Übungen für zu Hause.* *Empfehlung Logopädie*	2,3	1	29,49
	Ä75	Ausführlicher schriftlicher Krankheits- und Befundbericht (einschließlich Angaben zur Anamnese, zu dem(n) Befund(en), zur epikritischen Bewertung und gegebenenfalls zur Therapie **Begr.:** **Besondere Umstände aufgrund mehrfacher Ausfertigung des Befundberichtes zur Weiterbehandlung, Behandlungsberichte an den Kinderarzt und Logopäden**	3,0	1	22,73
		Zwischensumme Honorar:			xx
		Materialkosten:			xx
		Laborkosten: Eigenlabor			xx
		Laborkosten:			xx
		Rechnungsbetrag:			**xx**

12.2 Fallbeispiele zu prophylaktischen Leistungen

12.2.1 Kinderbehandlung – Prophylaxe – Versiegelung – Füllungstherapie

Beim aufgeführten Behandlungsfall handelt es sich um ein Fallbeispiel.

Die Faktoren sind fakultativ.

Im Rahmen der Behandlung sind die Gebühren vom Behandler nach § 5 Abs. 2 unter Berücksichtigung der Schwierigkeit und des Zeitaufwandes der einzelnen Leistung sowie der Umstände bei der Ausführung nach billigem Ermessen, für jede Leistung, zu bestimmen.

Behandlungsfall:

Eingehende Untersuchung Kind, Beratung Kind, Beratung Erziehungsberechtigter.

Begleitleistungen im Rahmen der Untersuchung.

Weitere Behandlungssitzungen: Individualprophylaxe, Füllungstherapie, Fissurenversiegelung

Zahn/ Region	Pos.	Leistungsbeschreibung/ Auslagen	Faktor	Anz.	EUR
		Untersuchung			
	0010	Eingehende Untersuchung zur Feststellung von Zahn-, Mund- und Kiefererkrankungen einschließlich Erhebung des Parodontalbefundes sowie Aufzeichnung des Befundes **Begr:** **Überdurchschnittlicher Zeitaufwand, aufgrund umfassender und aufwendiger eingehender Untersuchung des Kindes und Kariesdiagnostik bei zusätzlichem instrumentellen Aufwand**	3,0	1	16,87

Zahn/ Region	Pos.	Leistungsbeschreibung/ Auslagen	Faktor	Anz.	EUR
	Ä1	Beratung auch mittels Fernsprecher	2,3	1	10,72
	Ä4	Erhebung der Fremdanamnese über einen Kranken und/oder Unterweisung und Führung der Bezugsperson(en) – im Zusammenhang mit der Behandlung eines Kranken **Hinweis auf der Rechnung:** Besprechung Krankheitsbild Karies **Begr.:** **Überdurchschnittlicher Zeitaufwand aufgrund ausführlicher eingehender Erläuterung des vorliegenden Befundes, nachfolgender Therapiemaßnahmen und vielschichtiger Behandlungsalternativen**	3,2	1	9,00
	4005	Erhebung mindestens eines Gingivalindex und/oder eines Parodontalindex (z. B. des Parodontalen Screening-Index PSI)	2,3	1	10,35
55, 64	0070	Vitalitätsprüfung eines Zahnes oder mehrerer Zähne einschließlich Vergleichstest, je Sitzung	2,3	1	6,47
55, 65	Ä5000	Röntgen Zähne, je Projektion **Begr.:** **Überdurchschnittliche Schwierigkeit aufgrund erschwerter Filmeinstellung aufgrund von Würgereiz**	2,2	2	12,82

Zahn/ Region	Pos.	Leistungsbeschreibung/ Auslagen	Faktor	Anz.	EUR
		Individualprophylaxe			
	1000	Erstellung eines Mundhygienestatus und eingehende Unterweisung zur Vorbeugung gegen Karies und parodontale Erkrankungen, Dauer mindestens 25 Minuten	2,3	1	25,87
31–33, 41–43	4050	Entfernung harter und weicher Zahnbeläge gegebenenfalls einschließlich Polieren an einem einwurzeligen Zahn oder Implantat, auch Brückenglied **Begr.:** **Überdurchschnittlicher Zeitaufwand aufgrund extrem festanhaftender Verfärbungen**	2,7	6	9,12
11–13, 16, 21–23, 26, 31–33, 36, 41–43, 46, 54–55, 64–65, 74–75, 84–85	1020	Lokale Fluoridierung zur Verbesserung der Zahnhartsubstanz, zur Kariesvorbeugung und -behandlung, mit Lack oder Gel, je Sitzung	2,3	1	6,47
		Füllungstherapie			
	Ä5	Symptombezogene Untersuchung	2,3	1	10,72
55, 64	0080	Intraorale Oberflächenanästhesie, je Kieferhälfte oder Frontzahnbereich	2,0	2	6,74
55, 64	0090	Intraorale Infiltrationsanästhesie	2,3	2	15,52
		Material: Anästhetikum			xx

Zahn/ Region	Pos.	Leistungsbeschreibung/ Auslagen	Faktor	Anz.	EUR
55, 64	2030	Besondere Maßnahmen beim Präparieren oder Füllen von Kavitäten (z. B. Separieren, Beseitigen störenden Zahnfleisches, Stillung einer übermäßigen Papillenblutung), je Kieferhälfte oder Frontzahnbereich **Hinweis auf der Rechnung:** besondere Maßnahme im Rahmen der Präparation – Stillen einer übermäßigen Papillenblutung	2,3	2	16,82
64	2330	Maßnahmen zur Erhaltung der vitalen Pulpa bei Caries profunda (Exkavieren, indirekte Überkappung), je Kavität	2,3	1	14,23
55, 64	2030	Besondere Maßnahmen beim Präparieren oder Füllen von Kavitäten (z. B. Separieren, Beseitigen störenden Zahnfleisches, Stillung einer übermäßigen Papillenblutung), je Kieferhälfte oder Frontzahnbereich **Hinweis auf der Rechnung:** Anlegen einer Matrize im Rahmen vom Füllen	2,3	2	16,82
64	2080	Präparieren einer Kavität und Restauration mit Kompositmaterialien, in Adhäsivtechnik (Konditionieren), zweiflächig, ggf. einschließlich Mehrschichttechnik, einschließlich Polieren, ggf. einschließlich Verwendung von Inserts **Begr.:** **Überdurchschnittliche Schwierigkeit wegen besonders schwieriger Füllungsgestaltung im Kontaktbereich zum Nachbarzahn**	3,2	1	100,07

Zahn/ Region	Pos.	Leistungsbeschreibung/ Auslagen	Faktor	Anz.	EUR
55	2100	Präparieren einer Kavität und Restauration mit Kompositmaterialien, in Adhäsivtechnik (Konditionieren), dreiflächig, ggf. einschließlich Mehrschichttechnik, einschließlich Polieren, ggf. einschließlich Verwendung von Inserts **Begr.:** **Überdurchschnittliche Schwierigkeit wegen erschwerter Isolation und Trockenlegung bei vermehrter Salivation**	3,5	1	126,38
		Fissurenversiegelung			
	1010	Kontrolle des Übungserfolges einschließlich weiterer Unterweisung, Dauer mindestens 15 Minuten **Begr.:Überdurchschnittlicher Zeitaufwand wegen besonders schwieriger Instruktion und Einübung der Putztechnik zzgl. Einbeziehung der Bezugsperson**	3,0	1	16,87
16, 26, 36, 46	4055	Entfernung harter und weicher Zahnbeläge gegebenenfalls einschließlich Polieren an einem mehrwurzeligen Zahn	2,3	4	6,72
16	2000	Versiegelung von kariesfreien Zahnfissuren mit aushärtenden Kunststoffen, auch Glattflächenversiegelung, je Zahn **Begr.:** **Überdurchschnittliche Schwierigkeit aufgrund ungünstig gelegener, schwierig zu erreichender Zahnregion in im weit distalen Bereich**	3,2	1	16,20

Zahn/ Region	Pos.	Leistungsbeschreibung/ Auslagen	Faktor	Anz.	EUR
26	2000	Versiegelung von kariesfreien Zahnfissuren mit aushärtenden Kunststoffen, auch Glattflächenversiegelung, je Zahn **Begr.: Überdurchschnittliche Schwierigkeit aufgrund ungünstig gelegener, schwierig zu erreichender Zahnregion in im weit distalen Bereich**	3,2	1	16,20
36	2000	Versiegelung von kariesfreien Zahnfissuren mit aushärtenden Kunststoffen, auch Glattflächenversiegelung, je Zahn **Begr.: Überdurchschnittliche Schwierigkeit aufgrund extremen Würgereizes mit mehrfach erforderlichen Behandlungspausen**	3,4	1	17,21
46	2000	Versiegelung von kariesfreien Zahnfissuren mit aushärtenden Kunststoffen, auch Glattflächenversiegelung, je Zahn **Begr.: Überdurchschnittliche Schwierigkeit aufgrund extremen Würgereizes mit mehrfach erforderlichen Behandlungspausen**	3,4	1	17,21
16, 26, 36, 46	1020	Lokale Fluoridierung zur Verbesserung der Zahnhartsubstanz, zur Kariesvorbeugung und -behandlung, mit Lack oder Gel, je Sitzung	2,3	1	6,47
		Zwischensumme Honorar:			538,77
		Materialkosten:			xx
		Laborkosten:			xx
		Rechnungsbetrag:			xx

12.2.2 Vorsorgebehandlung – Professionelle Zahnreinigung

Beim aufgeführten Behandlungsfall handelt es sich um ein Fallbeispiel.

Die Faktoren sind fakultativ.

Im Rahmen der Behandlung sind die Gebühren vom Behandler nach § 5 Abs. 2 unter Berücksichtigung der Schwierigkeit und des Zeitaufwandes der einzelnen Leistung sowie der Umstände bei der Ausführung nach billigem Ermessen, für jede Leistung, zu bestimmen.

In diesem Abrechnungsbeispiel wird folgender Fall dargestellt:

Eingehende Untersuchung, Beratung, Begleitleistungen im Rahmen der Untersuchung.

Weitere Behandlungssitzungen: Professionelle Zahnreinigung und Fremdkörperentfernung, Nachkontrolle, Subgingivale Konkremententfernung

Zahn/ Region	Pos.	Leistungsbeschreibung/ Auslagen	Faktor	Anz.	EUR
	0010	Eingehende Untersuchung zur Feststellung von, Zahn-, Mund- und Kiefererkrankungen einschließlich Erhebung des Parodontalbefundes sowie Aufzeichnung des Befundes **Begr.:** **Überdurchschnittlicher Zeitaufwand, aufgrund besonders umfangreicher Anamneseerhebung/Befunderhebung bei Verdacht auf eine parodontale Erkrankung; Erörterung alternativer Befundmöglichkeiten**	3,0	1	16,87
	Ä1	Beratung auch mittels Fernsprecher	2,3	1	10,72
	4005	Erhebung mindestens eines Gingivalindex und/oder eines Parodontalindex (z. B. des Parodontalen Screening-Index PSI)	2,3	1	10,35

Zahn/ Region	Pos.	Leistungsbeschreibung/ Auslagen	Faktor	Anz.	EUR
15–17	0070	Vitalitätsprüfung eines Zahnes oder mehrerer Zähne einschließlich Vergleichstest, je Sitzung	2,0	1	5,62
16, 26	0080	Intraorale Oberflächenanästhesie, je Kieferhälfte oder Frontzahnbereich	1,8	2	6,08
16, 26, 36, 46	Ä5000	Röntgen Zähne, je Projektion **Hinweis auf Rechnung: Bissflügelaufnahmen** **Begr.:** **Überdurchschnittlicher Zeitaufwand, aufgrund besonders aufwendigen Bildbearbeitungsverfahrens mittels einer Kontraständerung und Bildvergrößerung für eine besonders umfangreiche diagnostische Auswertung, bei digitaler Radiographie**	2,5	2	14,56
		Individualprophylaxe (neue Sitzung)			
	1000	Erstellung eines Mundhygienestatus und eingehende Unterweisung zur Vorbeugung gegen Karies und parodontale Erkrankungen, Dauer mindestens 25 Minuten **Hinweis:** abrechenbar im Zusammenhang mit der GOZ-Nr. 0010 – wenn die Leistung einem anderen Zweck dient und das auf der Rechnung als Hinweis mit vermerken, zum Beispiel „separate Behandlungseinheit, Termine von 2 Behandlern zusammengelegt"	2,3	1	25,87

Zahn/ Region	Pos.	Leistungsbeschreibung/ Auslagen	Faktor	Anz.	EUR
13–23, 33–43	1040	Professionelle Zahnreinigung, je Zahn **Begr.:** **Überdurchschnittlicher Zeitaufwand, aufgrund besonders alter und stark haftender Beläge und der Beseitigung besonders starker Verfärbungen**	3,0	12	56,64
17–14, 24–27, 34–37, 44–47	1040	Professionelle Zahnreinigung, je Zahn	2,3	16	57,92
25, 34, 45	2130	Kontrolle, Finieren/Polieren einer Restauration in separater Sitzung, auch Nachpolieren einer vorhandenen Restauration **Hinweis auf Rechnung:** **Amalgamfüllungen poliert**	2,0	3	35,10
16, 26	Ä1508	Entfernung von eingespießten Fremdkörpern aus dem Rachen oder Mund **Hinweis auf Rechnung:** **Eingebissene Speisereste entfernt** **Begr.:** **Überdurchschnittlicher Zeitaufwand, aufgrund aufwendiger Entfernung des Fremdkörpers mit eingeschränkter Sicht wegen erhöhter Blutungsneigung aufgrund der ausgeprägten Entzündung**	2,5	2	27,10
17, 16, 26, 27	4025	Subgingivale medikamentöse antibakterielle Lokalapplikation, je Zahn *Material: CHX-Gel – je 1ml*	2,3	4	7,76

Zahn/ Region	Pos.	Leistungsbeschreibung/ Auslagen	Faktor	Anz.	EUR
33–35, 43–45	2040	Anlegen von Spanngummi, je Kieferhälfte oder Frontzahnbereich	2,3	2	16,82
34, 44	2000	Versiegelung von kariesfreien Zahnfissuren mit aushärtenden Kunststoffen, auch Glattflächenversiegelung, je Zahn **Begr.:** **Überdurchschnittliche Schwierigkeit, aufgrund der erschwerten Isolation und Trockenlegung durch starken Speichelfluss**	3,4	2	34,42
		Subgingivale Konkremententfernung (neue Sitzung)			
	1010	Kontrolle des Übungserfolges einschließlich weiterer Unterweisung, **Dauer mindestens 15 Minuten**	2,3	1	12,94
17, 27, 36, 46	4060	Kontrolle nach Entfernung harter und weicher Zahnbeläge oder professioneller Zahnreinigung nach der Nummer 1040 mit Nachreinigung einschließlich Polieren, je Zahn, oder Implantat, auch Brückenglied	2,3	4	3,64
	Ä1	Beratung auch mittels Fernsprecher **Begr.:** **Überdurchschnittlicher Zeitaufwand, aufgrund besonders eingehender Aufklärung zu alternativen Therapien** **Hinweis auf Rechnung:** **neuer Krankheitsfall – Beratung weiteres Vorgehen – nach erfolgter Parodontalbehandlung – Kons/ZE**	3,1	1	14,44

Zahn/ Region	Pos.	Leistungsbeschreibung/ Auslagen	Faktor	Anz.	EUR
	Ä5	Symptombezogene Untersuchung	2,3	1	10,72
17, 27, 36, 46	0080	Intraorale Oberflächenanästhesie, je Kieferhälfte oder Frontzahnbereich	2,0	4	13,52
17, 27, 36, 46	0090	Intraorale Infiltrationsanästhesie *Material: Anästhetikum – Anzahl Ampullen/ml*	2,3	4	31,04
17, 27, 36, 46	4075	Parodontalchirurgische Therapie (insbesondere Entfernung subgingivaler Konkremente und Wurzelglättung) an einem mehrwurzeligen Zahn, geschlossenes Vorgehen, je Zahn **Begr.: Überdurchschnittliche Schwierigkeiten, aufgrund schwieriger Entfernung von extrem fest anhaftenden Konkrementen**	3,2	4	93,57
		Kontrolle/Nachbehandlung (neue Sitzung)			
17, 27, 36, 46	4060	Kontrolle nach Entfernung harter und weicher Zahnbeläge oder professioneller Zahnreinigung nach der Nummer 1040 mit Nachreinigung einschließlich Polieren, je Zahn, oder Implantat, auch Brückenglied	2,3	4	3,64
17, 27, 36, 46	4150	Kontrolle/Nachbehandlung nach parodontalchirurgischen Maßnahmen, je Zahn, je Implantat oder Parodontium	2,3	4	3,64
17, 27, 36, 46	4025	Subgingivale medikamentöse antibakterielle Lokalapplikation, je Zahn	2,3	4	7,76
17, 27 36, 46		*Material: Periochip*		4	xxx

Zahn/ Region	Pos.	Leistungsbeschreibung/ Auslagen	Faktor	Anz.	EUR
		Zwischensumme Honorar:			xxx
		Materialkosten:			xxx
		Rechnungsbetrag:			**xxx**

12.2.3 Vorsorgebehandlung – PZR – Zahnfleischtaschenbehandlung mittels Ligosan an 16,46, DNS Sondentest und Fluoridierungsschiene (Medikamententrägerschiene)

Beim aufgeführten Behandlungsfall handelt es sich um ein Fallbeispiel.

Die Faktoren sind fakultativ.

Im Rahmen der Behandlung sind die Gebühren vom Behandler nach § 5 Abs. 2 unter Berücksichtigung der Schwierigkeit und des Zeitaufwandes der einzelnen Leistung sowie der Umstände bei der Ausführung nach billigem Ermessen, für jede Leistung, zu bestimmen.

In diesem Abrechnungsbeispiel wird folgender Fall dargestellt:

Eingehende Untersuchung, Beratung, Begleitleistungen im Rahmen der Untersuchung.

Professionelle Zahnreinigung und Fremdkörperentfernung,

Weitere Behandlungssitzungen: Nachkontrolle, Subgingivale Konkremententfernung, Taschenbehandlung mittels Ligosan, DNS Sondentest, Nachkontrolle und Herstellung und Eingliederung Fluoridierungschiene

Zahn/ Region	Pos.	Leistungsbeschreibung/ Auslagen	Faktor	Anz.	EUR
		Untersuchung			
	0010	Eingehende Untersuchung zur Feststellung von Zahn-, Mund- und Kiefererkrankungen einschließlich Erhebung des Parodontalbefundes sowie Aufzeichnung des Befundes **Hinweis auf der Rechnung: Separate Behandlungseinheit Dr. Mustermax**	2,3	1	12,92
	Ä1	Beratung auch mittels Fernsprecher	2,3	1	10,72

Zahn/ Region	Pos.	Leistungsbeschreibung/ Auslagen	Faktor	Anz.	EUR
36	2130	Kontrolle, Finieren/Polieren einer Restauration in separater Sitzung, auch Nachpolieren einer vorhandenen Restauration **Hinweis auf der Rechnung: Ältere Kompositerestauration nachpoliert und die Ränder anfiniert**	2,3	1	13,45
	4005	Erhebung mindestens eines Gingivalindex und/oder eines Parodontalindex (z. B. des Parodontalen Screening-Index PSI)	2,3	1	10,35
		Professionelle Zahnreinigung (Behandlerwechsel)			
	1010	Kontrolle des Übungserfolges einschließlich weiterer Unterweisung, Dauer mindestens 15 Minuten ***Hinweis auf der Rechnung: Behandlerwechsel, separate Behandlungseinheit Prophylaxehelferin*** ***Erhebung Mundhygienestatus, Aufklärung Mundhygiene und Instruktion, Übung zur Interdentalraumreinigung 22 Minuten*** **Begr.: Überdurchschnittlicher Zeitaufwand, aufgrund aufwendigen Übens der speziellen Putztechnik und Technik der Interdentalraumpflege bei vorliegenden enormen motorischen Einschränkungen.**	3,5	1	19,67

Zahn/ Region	Pos.	Leistungsbeschreibung/ Auslagen	Faktor	Anz.	EUR
33–43	1040	Professionelle Zahnreinigung, je Zahn **Begr.: Überdurchschnittlicher Zeitaufwand, aufgrund erschwerter Entfernung der festanhaftenden Beläge und zeitaufwändige Politur zur Wiederherstellung der Schmelzmorphologie.**	3,0	6	28,32
13–23	1040	Professionelle Zahnreinigung, je Zahn **Begr.: Überdurchschnittlicher Schwierigkeitsgrad, aufgrund extremer Plaque-Ablagerungen und schwieriger Entfernung durch Kronen und Brückenglieder.**	2,8	6	26,46
17–14, 24–27, 34–37, 44–47	1040	Professionelle Zahnreinigung, je Zahn **Begr.: Überdurchschnittlicher Zeitaufwand, aufgrund erhöhter Schwierigkeiten im parodontal geschädigten Gebiss mit zusätzlicher Spülung des Mundraumes und der Zahnfleischtaschen zur Reduzierung der Keimbelastung.**	3,4	16	85,60
16, 17 12, 24	Ä1508	Entfernung von eingespießten Fremdkörpern aus dem Rachen oder Mund **Hinweis auf der Rechnung: Eingebissene Speisereste entfernt zwischen16, 17 sowie regio 12, 24 unterhalb des Brückengliedes**	2,3	1	12,47
16, 17	4025	Subgingivale medikamentöse antibakterielle Lokalapplikation, je Zahn *Material: CHX-Gel – je 1ml*	2,3	2	3,88

Zahn/ Region	Pos.	Leistungsbeschreibung/ Auslagen	Faktor	Anz.	EUR
13–21, 23–26	4020	Lokalbehandlung von Mundschleimhauterkrankungen gegebenenfalls einschließlich Taschenspülungen, je Sitzung	2,3	1	5,82
46, 47, 36, 37	§ 6 Abs. 1	Versiegelungsschutz für freiliegendes Dentin	2,3	2	xxx
		Neue Sitzung – Konkremententfernung 16,46 und Gingivoplastik 16 **DNS Sondentest**			
	1010	Kontrolle des Übungserfolges einschließlich weiterer Unterweisung, *Dauer mindestens 15 Minuten* **Hinweis auf der Rechnung: Kontrolle Mundhygiene und erneute Instruktion Dauer 10 min.**	Ohne Berechnung	1	0,00
43–33, 16, 17	4060	Kontrolle nach Entfernung harter und weicher Zahnbeläge oder professioneller Zahnreinigung nach der Nummer 1040 mit Nachreinigung einschließlich Polieren, je Zahn, oder Implantat, auch Brückenglied	2,3	8	7,28
	4000	Erstellen und Dokumentieren eines Parodontalstatus	2,3	1	20,70
	Ä1	Beratung auch mittels Fernsprecher **Hinweis auf der Rechnung: Beratung weiteres Vorgehen, neuer Krankheitsfall** **Begr.: Überdurchschnittlicher Zeitaufwand, aufgrund besonders eingehender Aufklärung zu alternativen Therapien.**	3,1	1	14,44
16, 46	Ä5000	Zähne, je Projektion	1,8	1	10,48

Zahn/ Region	Pos.	Leistungsbeschreibung/ Auslagen	Faktor	Anz.	EUR
16, 46	0080	Intraorale Oberflächenanästhesie, je Kieferhälfte oder Frontzahnbereich	2,0	2	6,74
16, 46	0090	Intraorale Infiltrationsanästhesie **Begr.: Überdurchschnittlicher Zeitaufwand, aufgrund stark entzündlich verändertem Gebiets intraligamentärer Nachinjektionen notwendig um ausreichende Anästhesiewirkung zu erreichen.** *Material: Anästhetikum – Anzahl Ampullen/ml*	3,0	2	20,24
16, 46	4075	Parodontalchirurgische Therapie (insbesondere Entfernung subgingivaler Konkremente und Wurzelglättung) an einem mehrwurzeligen Zahn, geschlossenes Vorgehen, je Zahn **Begr.: Überdurchschnittlicher Zeitaufwand, aufgrund erschwerter Kürettage wegen distalen schwer zu erreichenden vertikalen Einbruchs und komplizierter Wurzelglättung wegen konkaver Wurzeloberfläche mit Hilfe vom Pulverstrahlsystem.**	3,2	2	46,80
16	4080	Gingivektomie, Gingivoplastik, je Parodontium **Begr.: Überdurchschnittliche Schwierigkeiten, aufgrund entzündlich, chronisch veränderten Gebiets und dadurch erhöhter operativer Sensibilität/starke Schmerzempfindlichkeit.**	3,5	1	8,86

Zahn/ Region	Pos.	Leistungsbeschreibung/ Auslagen	Faktor	Anz.	EUR
16, 26, 36, 46	Ä298	Entnahme und gegebenenfalls Aufbereitung von Abstrichmaterial zur mikrobiologischen Untersuchung - gegebenenfalls einschließlich Fixierung **Hinweis auf der Rechnung: DNS Sondentest** *Laborkosten* *ggf. mikrobiologische Markenkeimanalyse mit Auswerteung (Laboruntersuchung) durch den Zahnarzt z.B.: Ä4504, Ä4530, Ä4538, Ä4606*	2,3	4	21,44
ggf.	§ 6 Abs. 1	Dekontamination Wurzelflächen-/ Wundflächen-/ Taschenentkeimung mittels Laser gemäß § 6 Abs. 1 GOZ entsprechend: GOZ-Nr. XX	2,3	2	xxx
16, 46	4025	Subgingivale medikamentöse antibakterielle Lokalapplikation, je Zahn **Begr.: Überdurchschnittlicher Zeitaufwand, aufgrund der Applikation, dazu wurde die Applikationskanüle bis zum Taschenboden eingeführt und unter kontinuierlicher Abgabe von Gel langsam nach koronal geführt bis überschüssiges Gel am Zahnfleischsaum zu erkennen war. Mit einer leichten Drehbewegung des Applikators wurde das Gel am Gingivalrand abgedreht und der Überschuss mit Wattepellet in die Tasche adaptiert.** *Material: Ligosan*	3,5	2	5,90

Zahn/ Region	Pos.	Leistungsbeschreibung/ Auslagen	Faktor	Anz.	EUR
		Kontrolle/Nachbehandlung (neue Sitzung)			
16, 46	4150	Kontrolle/Nachbehandlung nach parodontalchirurgischen Maßnahmen, je Zahn, je Implantat oder Parodontium	2,3	2	1,82
ggf.	§ 6 Abs. 1 GOZ	Wundflächenentkeimung mittels Laser	2,3	1	xxx
16, 46	4025	Subgingivale medikamentöse antibakterielle Lokalapplikation, je Zahn *Material: restliche Ligosan und CHX Gel – je 1 ml*	2,3	2	3,88
16, 46	2010	Behandlung überempfindlicher Zahnflächen, je Kiefer	2,3	2	12,94
		Neue Sitzung (4 Wochen später)			
	Ä3	Eingehende, das gewöhnliche Maß übersteigende Beratung auch mittels Fernsprecher **Hinweis auf der Rechnung: 12 Minuten** **Begr.: Überdurchschnittlicher Zeitaufwand, aufgrund der Beschaffenheit des Krankheitsfalles: Schmerzen/Verhaltensmaßregeln.** **Beratung Fluoridierungsschiene**	2,4	1	20,98

Zahn/ Region	Pos.	Leistungsbeschreibung/ Auslagen	Faktor	Anz.	EUR
		Neue Sitzung – Abformung für die Medikamententrägerschiene			
OK, UK	§ 6 Abs. 1	Zahnärztliche Leistungen (z. B. Abformungen) im Zusammenhang mit der Herstellung und Eingliederung eines individuellen Medikamententrägers	2,3	1	xxx
		ggf. Eigenlabor oder Laborkosten: 0001 Modell; 0303 Modell ausblocken 7606 Medikamententrägerschiene; usw.			
		Eingliederung der Schiene (neue Sitzung)			
15, 13–23, 25, 34–44	4050	Entfernung harter und weicher Zahnbeläge gegebenenfalls einschließlich Polieren an einem einwurzeligen Zahn oder Implantat, auch Brückenglied	2,3	16	20,64
16, 17, 26, 27, 46, 47, 36, 37	4055	Entfernung harter und weicher Zahnbeläge gegebenenfalls einschließlich Polieren an einem mehrwurzeligen Zahn	2,3	8	13,44
OK, UK	4020	Lokalbehandlung von Mundschleimhauterkrankungen gegebenenfalls einschließlich Taschenspülungen, je Sitzung **Begr.: Überdurchschnittlicher Zeitaufwand, aufgrund umfangreicher Taschenspülung an sämtlichen Parodontien.**	3,2	1	8,10

Zahn/ Region	Pos.	Leistungsbeschreibung/ Auslagen	Faktor	Anz.	EUR
OK, UK	1030	Lokale Anwendung von Medikamenten zur Kariesvorbeugung oder initialen Kariesbehandlung mit einer individuell gefertigten Schiene als Medikamententräger, je Kiefer **Begr.: Überdurchschnittliche Schwierigkeiten, aufgrund reflektorischer Übererregbarkeit, starken Husten-, Schluckreizneigung mit häufigen Behandlungspausen und notwendiger Neupositionierung der Medikamententrägerschiene und erneute Trockenlegung für die Applikation.**	3,5	2	35,44
		Zwischensumme Honorar:			xxx
		Laborkosten: Eigenlabor oder Fremdlabor			xxx
		Materialkosten:			xxx
		Rechnungsbetrag:			**xxx**

12.3 Fallbeispiele zu konservierenden Leistungen

12.3.1 Füllungstherapie an den Zähnen 15, 14, 23, 24 mit Kompositmaterialien in Adhäsiv- und Mehrschichttechnik

Beim aufgeführten Behandlungsfall handelt es sich um ein Fallbeispiel.

Die Faktoren sind fakultativ.

Im Rahmen der Behandlung sind die Gebühren vom Behandler nach § 5 Abs. 2 unter Berücksichtigung der Schwierigkeit und des Zeitaufwandes der einzelnen Leistung sowie der Umstände bei der Ausführung nach billigem Ermessen, für jede Leistung, zu bestimmen.

In diesem Abrechnungsbeispiel wird folgender Fall dargestellt:

Eingehende Untersuchung, Beratung, Begleitleistungen im Rahmen der Untersuchung, Entfernen von harten und weichen Belägen und Behandlung der Caries profunda.

Weitere Behandlungssitzungen: Füllungstherapie; Kontrolltermin nach Füllungstherapie und Politur der Füllungen und Kontrolle nach Belagsentfernung

Zahn/ Region	Pos.	Leistungsbeschreibung/ Auslagen	Faktor	Anz.	EUR
		Untersuchung			
	0010	Eingehende Untersuchung zur Feststellung von Zahn-, Mund- und Kiefererkrankungen einschließlich Erhebung des Parodontalbefundes sowie Aufzeichnung des Befundes **Begr.: Überdurchschnittlicher Zeitaufwand aufgrund aufwendiger Untersuchung bei generalisiert umfangreichen Restaurationen; Erörterung alternativer Befundmöglichkeiten**	3,0	1	16,87

Zahn/ Region	Pos.	Leistungsbeschreibung/ Auslagen	Faktor	Anz.	EUR
	Ä1	Beratung auch mittels Fernsprecher **Begr.: Überdurchschnittlicher Zeitaufwand aufgrund besonders eingehender Aufklärung zu alternativen Füllungstherapien.**	3,2	1	14,91
	4005	Erhebung mindestens eines Gingivalindex und/oder eines Parodontalindex (z. B. des Parodontalen Screening-Index PSI)	2,3	1	10,35
15–17, 23–26	0070	Vitalitätsprüfung eines Zahnes oder mehrerer Zähne einschließlich Vergleichstest, je Sitzung	2,2	1	6,19
16, 26	0080	Intraorale Oberflächenanästhesie, je Kieferhälfte oder Frontzahnbereich	1,8	2	6,08
16, 26, 36, 46	Ä5000	Röntgen Zähne, je Projektion **Hinweis: Bissflügelaufnahmen** **Begr.: Überdurchschnittlicher Zeitaufwand, aufgrund besonders aufwendigen Bildbearbeitungsverfahrens mittels einer Kontraständerung und Bildvergrößerung für eine besonders umfangreiche diagnostische Auswertung, bei digitaler Radiographie**	2,5	2	14,56
13–23, 15, 25	4050	Entfernung harter und weicher Zahnbeläge gegebenenfalls einschließlich Polieren an einem einwurzeligen Zahn oder Implantat, auch Brückenglied	2,3	8	10,32

Zahn/ Region	Pos.	Leistungsbeschreibung/ Auslagen	Faktor	Anz.	EUR
14, 16, 17, 24, 26, 27	4055	Entfernung harter und weicher Zahnbeläge gegebenenfalls einschließlich Polieren an einem mehrwurzeligen Zahn **Begr.: Überdurchschnittlicher Zeitaufwand aufgrund übermäßig starker Plaqueablagerungen.**	3,0	6	13,14
12–16, 22–25	2040	Anlegen von Spanngummi, je Kieferhälfte oder Frontzahnbereich **Begr.: Überdurchschnittliche Schwierigkeiten aufgrund erschwerten Anlegens bedingt durch Zahnengstand.**	3,0	2	21,29
15, 24	0090	Intraorale Infiltrationsanästhesie	2,3	2	15,52
		Material: Anästhetikum			
15, 24	2330	Maßnahmen zur Erhaltung der vitalen Pulpa bei Caries profunda (Exkavieren, indirekte Überkappung), je Kavität **Begr.: Überdurchschnittliche Schwierigkeiten aufgrund besonders aufwendiger Entfernung des kariösen Gewebes mit Handinstrumenten.**	3,2	2	39,60
Ggf.	0110	Zuschlag für die Anwendung eines Operationsmikroskops		1	22,50
Ggf.	§ 6 Abs.1 GOZ	Anwendung eines Kariesdetektors, je Zahn gemäß §6 Abs.1 GOZ, entsprechend GOZ – Nr. XXX	2,3	1	xxxx
15, 24	2020	Temporärer speicheldichter Verschluss einer Kavität	2,3	2	25,36

Zahn/ Region	Pos.	Leistungsbeschreibung/ Auslagen	Faktor	Anz.	EUR
		Füllungstherapie (neue Sitzung)			
	Ä1	Beratung auch mittels Fernsprecher **Hinweis auf der Rechnung: Verlaufskontrolle, erneute Besprechung der Füllungstherapien/ Alternativen**	2,3	1	10,72
	Ä5	Symptombezogene Untersuchung **Hinweis auf der Rechnung: Verlaufskontrolle**	2,3	1	10,72
15, 24	0070	Vitalitätsprüfung eines Zahnes oder mehrerer Zähne einschließlich Vergleichstest, je Sitzung	2,0	1	5,62
15, 14, 23, 24	0090	Intraorale Infiltrationsanästhesie	2,3	4	31,04
		Material: Anästhetikum			
15, 14, 23, 24	2030	Besondere Maßnahmen beim Präparieren oder Füllen von Kavitäten (z.B. Separieren, Beseitigen störenden Zahnfleisches, Stillung einer übermäßigen Papillenblutung), je Kieferhälfte oder Frontzahnbereich	2,3	2	16,82
23	2060	Präparieren einer Kavität und Restauration mit Kompositmaterialien, in Adhäsivtechnik (Konditionieren), einflächig, ggf. einschließlich Mehrschichttechnik, einschließlich Polieren, ggf. einschließlich Verwendung von Inserts **Bgr.: Überdurchschnittliche Schwierigkeiten aufgrund erschwerter Retentionsgewinnung bei keilförmigen Defekten und besonders schwieriger Füllungsgestaltung zum Gingivalrand.**	3,0	1	88,92

Zahn/ Region	Pos.	Leistungsbeschreibung/ Auslagen	Faktor	Anz.	EUR
24	2100	Präparieren einer Kavität und Restauration mit Kompositmaterialien, in Adhäsivtechnik (Konditionieren), dreiflächig, ggf. einschließlich Mehrschichttechnik, einschließlich Polieren, ggf. einschließlich Verwendung von Inserts **Bgr.: Überdurchschnittlicher Zeitaufwand aufgrund umfangreicher Restauration und zeitintensiver Lichtaushärtung aufgrund tiefreichender Kavität.**	3,2	1	115,54
14	2080	Präparieren einer Kavität und Restauration mit Kompositmaterialien, in Adhäsivtechnik (Konditionieren), zweiflächig, ggf. einschließlich Mehrschichttechnik, einschließlich Polieren, ggf. einschließlich Verwendung von Inserts **Bgr.: Überdurchschnittlicher Zeitaufwand aufgrund substanzschonender, minimalinvasiver Präparation zur Schonung der Zahnhartsubstanz.**	2,5	1	78,18

Zahn/ Region	Pos.	Leistungsbeschreibung/ Auslagen	Faktor	Anz.	EUR
15	2120	Präparieren einer Kavität und Restauration mit Kompositmaterialien, in Adhäsivtechnik (Konditionieren), mehr als dreiflächig, ggf. einschließlich Mehrschichttechnik, einschließlich Polieren, ggf. einschließlich Verwendung von Inserts **Bgr.: Überdurchschnittlicher Zeitaufwand aufgrund umfangreicher Restauration und besonders schwieriger Füllungsgestaltung im Kontaktbereich zum Nachbarzahn. Durch die extrem ausgedehnte, tiefreichende Kavitätenpräparation ist eine zeitintensivere Lichtaushärtung in komplexer Mehrfarbschichttechnik erfolgt.**	3,5	1	151,57
15, 14, 23, 24	2197	Adhäsive Befestigung (plastischer Aufbau, Stift, Inlay, Krone, Teilkrone, Veneer, etc.) **ggf. Hinweis auf der Rechnung: AG Düsseldorf (Az.: 27 C 3179/14) 21.01.2016 AG Düsseldorf (Az.:25 C2953/14) 01.07.2016 AG Bonn (Az. 116 C 148/13), 28.07.2014 AG Siegburg (Az.: 116 C 29/15) 24.07.2017**	2,3	4	67,28
		Wichtig: Zur Berechnung der Geb.-Nr. 2197 neben den Geb.-Nrn. 2060 ff. gibt es gegenteilige Auffassungen, entsprechende Kommentierungen finden sich u. a. im Kommentar der BZÄK und weitere Urteile.			

Zahn/ Region	Pos.	Leistungsbeschreibung/ Auslagen	Faktor	Anz.	EUR
		Kontrolle/Nachbehandlung (neue Sitzung)			
17–27	4060	Kontrolle nach Entfernung harter und weicher Zahnbeläge oder professioneller Zahnreinigung nach der Nummer 1040 mit Nachreinigung einschließlich Polieren, je Zahn, oder Implantat, auch Brückenglied	2,3	14	12,74
16, 17, 26, 27, 36, 46	2130	Kontrolle, Finieren/Polieren einer Restauration in separater Sitzung, auch Nachpolieren einer vorhandenen Restauration **Hinweis auf der Rechnung: Amalgamfüllungen finiert und poliert** **Bgr.: Überdurchschnittlicher Zeitaufwand aufgrund aufwendigen Polierens/Finierens einer großflächigen, umfangreichen Restauration.**	3,1	6	108,78
17, 27, 36, 46	4025	Subgingivale medikamentöse antibakterielle Lokalapplikation, je Zahn	2,3	4	7,76
17, 27 36, 46		Material: CHX Gel je 1ml		4	xxx
		Zwischensumme Honorar:			xxx
		Materialkosten:			xxx
		Rechnungsbetrag:			xxx

12.3.2 Entfernen eines frakturierten Wurzelkanalinstruments und Entfernung definitiven Wurzelfüllmaterials mit anschließender Wurzelkanalbehandlung

Beim aufgeführten Behandlungsfall handelt es sich um ein Fallbeispiel.

Die Faktoren sind fakultativ.

Im Rahmen der Behandlung sind die Gebühren vom Behandler nach § 5 Abs. 2 unter Berücksichtigung der Schwierigkeit und des Zeitaufwandes der einzelnen Leistung sowie der Umstände bei der Ausführung nach billigem Ermessen, für jede Leistung, zu bestimmen.

In diesem Abrechnungsbeispiel wird folgender Fall dargestellt:

Eingehende Untersuchung, Beratung, Begleitleistungen im Rahmen der Untersuchung

Weitere Behandlungssitzungen: Entfernen der vorhandenen definitiven Wurzelfüllung, das Entfernen eines frakturierten Wurzelkanalinstruments, die anschließende Wurzelkanalbehandlung und Versorgung mit einer provisorischen Langzeitkrone

Zahn/ Region	Pos.	Leistungsbeschreibung/ Auslagen	Faktor	Anz.	EUR
		Untersuchung			
	0010	Eingehende Untersuchung zur Feststellung von Zahn-, Mund- und Kiefererkrankungen einschließlich Erhebung des Parodontalbefundes sowie Aufzeichnung des Befundes	2,3	1	12,94
14,15	0080	Intraorale Oberflächenanästhesie, je Kieferhälfte oder Frontzahnbereich	1,8	2	6,08

Zahn/ Region	Pos.	Leistungsbeschreibung/ Auslagen	Faktor	Anz.	EUR
14,15	Ä5000	Röntgen Zähne, je Projektion **Begr.: Überdurchschnittlicher Zeitaufwand aufgrund umfangreicher Diagnostik mit Detailvergrößerungen, Farb- und plastischer Darstellung bei radiovisiographischer Auswertung. Hinweis auf der Rechnung: Frakturiertes Wurzelkanalinstrument Zahn 14**	2,5	1	7,28
	Ä1	Beratung auch mittels Fernsprecher **Bgr.: Überdurchschnittlicher Zeitaufwand aufgrund ausgedehnter Erörterung nach vorhergehender Röntgenbefundung der nachfolgenden Behandlungsalternativen.**	3,5	1	16,31
14	4055	Entfernung harter und weicher Zahnbeläge gegebenenfalls einschließlich Polieren an einem mehrwurzeligen Zahn **Bgr.: Überdurchschnittlicher Zeitaufwand aufgrund Behandlung im entzündlich veränderten Gebiet.**	3,5	1	2,56
13,15	4050	Entfernung harter und weicher Zahnbeläge gegebenenfalls einschließlich Polieren an einem einwurzeligen Zahn oder Implantat, auch Brückenglied	2,3	2	2,58
14	4020	Lokalbehandlung von Mundschleimhauterkrankungen gegebenenfalls einschließlich Taschenspülungen, je Sitzung **Hinweis auf der Rechnung: Spülung Fistelkanal**	2,3	1	5,82

Zahn/ Region	Pos.	Leistungsbeschreibung/ Auslagen	Faktor	Anz.	EUR
14,15	4025	Subgingivale medikamentöse antibakterielle Lokalapplikation, je Zahn **Hinweis auf der Rechnung: Applikation CHX Gel subgingival und im Fistelkanal Zahn 14**	2,3	2	3,88
14,15		*Material: CHX Gel , je 1g*	*1,0*	*2*	*xxxx*
	0030	Aufstellung eines schriftlichen Heil- und Kostenplans nach Befundaufnahme und gegebenenfalls Auswertung von Modellen	2,3	1	25,87
		Behandlung Zahn 14 (neue Sitzung)			
16,14, 22	0080	Intraorale Oberflächenanästhesie, je Kieferhälfte oder Frontzahnbereich	2,0	2	6,74
16-22	2040	Anlegen von Spanngummi, je Kieferhälfte oder Frontzahnbereich	2,3	2	16,82
14	0090	Intraorale Infiltrationsanästhesie	2,3	1	7,76
		Material: Anästhetikum			
14	2290	Entfernung einer Einlagefüllung, einer Krone, eines Brückenankers, Abtrennen eines Brückengliedes oder Steges oder Ähnliches **Bgr.: Überdurchschnittlicher Zeitaufwand aufgrund besonders schonender Entfernung zur Vermeidung einer Zahnfraktur bei geschwächter Restzahnsubstanz.**	3,2	1	32,40
14	4060	Kontrolle/Nachreinigung nach Entfernung harter und weicher Zahnbeläge	2,3	1	0,91

Zahn/ Region	Pos.	Leistungsbeschreibung/ Auslagen	Faktor	Anz.	EUR
14	§ 6 Abs. 1 GOZ	Entfernung von vorhandenen definitiven Wurzelfüllmaterial aus dem Wurzelkanal, je Kanal gemäß §6 Abs.1 GOZ entsprechend GOZ Nr. XY	2,3	2	xxx
14	2410	Aufbereitung eines Wurzelkanals auch retrograd, je Kanal, gegebenenfalls in mehreren Sitzungen **Bgr.: Überdurchschnittlicher Zeitaufwand aufgrund schwieriger Aufbereitung wegen der sehr engen Kanäle und Stufenbildung im Kanalverlauf.**	3,5	2	154,32
14	Ggf. 0110	Zuschlag für die Anwendung eines Operationsmikroskops bei den Leistungen nach den Nummern 2195, 2330, 2340, 2360, 2410, 2440, ...	2,3	1	22,50
		Material: Nickel-Titan-Instrumente zur Wurzelkanalaufbereitung- einmalige Anwendung			
14	§ 6 Abs. 1 GOZ	Entfernung eines frakturierten Wurzelkanalinstruments, je Instrument gemäß §6 Abs.1 GOZ, entsprechend GOZ Nr. XY	2,3	1	xxx
14	2430	Medikamentöse Einlage in Verbindung mit Maßnahmen nach den Nummern 2360, 2380 und 2410, je Zahn und Sitzung **Begr: Überdurchschnittlicher Zeitaufwand aufgrund Einbringung des Medikaments in mehrere Kanäle.**	2,8	1	32,13
14	2020	Temporärer speicheldichter Verschluss einer Kavität	2,3	1	12,68

Zahn/ Region	Pos.	Leistungsbeschreibung/ Auslagen	Faktor	Anz.	EUR
14	2270	Provisorium im direkten Verfahren mit Abformung, je Zahn oder Implantat, einschließlich Entfernung **Bgr.: Überdurchschnittlicher Zeitaufwand aufgrund häufigen Abnehmens und Wiederbefestigens des Provisoriums wegen mehrerer Behandlungssitzungen während der Wurzelkanalbehandlung**	3,4	1	51,63
		Ggf. § 9 GOZ individualisierung Provisorium nach Herstellung z.B. Hochglanzpolitur etc.			
		Material: Abformmaterial			
		Neue Sitzung			
	Ä5	Symptombezogene Untersuchung **Bgr.: Verlaufskontrolle**	2,3	1	10,72
16,14, 22	0080	Intraorale Oberflächenanästhesie, je Kieferhälfte oder Frontzahnbereich	2,0	2	6,74
16-22	2040	Anlegen von Spanngummi, je Kieferhälfte oder Frontzahnbereich	2,3	2	16,82
14	4060	Kontrolle/Nachreinigung nach Entfernung harter und weicher Zahnbeläge	2,3	1	0,91
14	2400	Elektrometrische Längenbestimmung eines Wurzelkanals	2,3	2	18,10

Zahn/ Region	Pos.	Leistungsbeschreibung/ Auslagen	Faktor	Anz.	EUR
14	2420	Zusätzliche Anwendung elektrophysikalisch-chemischer Methoden, je Kanal **Begr.: Überdurchschnittliche Schwierigkeiten aufgrund Behandlung im weit distalen Bereich mit eingeschränkter Sicht und eingeschränkten Zugangsmöglichkeiten.**	3,2	2	25,20
14	2430	Medikamentöse Einlage in Verbindung mit Maßnahmen nach den Nummern 2360, 2380 und 2410, je Zahn und Sitzung	2,3	1	26,39
14	2020	Temporärer speicheldichter Verschluss einer Kavität	2,3	1	12,68
14	4020	Lokalbehandlung von Mundschleimhauterkrankungen gegebenenfalls einschließlich Taschenspülungen, je Sitzung **Hinweis auf der Rechnung: Spülung Fistelkanal**	2,3	1	5,82
		Neue Sitzung			
16,14, 22	0080	Intraorale Oberflächenanästhesie, je Kieferhälfte oder Frontzahnbereich	2,0	2	6,74
16-22	2040	Anlegen von Spanngummi, je Kieferhälfte oder Frontzahnbereich	2,3	2	16,82
14	4060	Kontrolle/Nachreinigung nach Entfernung harter und weicher Zahnbeläge	2,3	1	0,91
14	Ä5000	Zähne, je Projektion **Bgr.: Überdurchschnittliche Schwierigkeiten aufgrund Einbringen eines Kontrastmittels aus Guttapercha zur Darstellung der Kanäle.**	2,5	1	7,28

Zahn/ Region	Pos.	Leistungsbeschreibung/ Auslagen	Faktor	Anz.	EUR
14	2400	Elektrometrische Längenbestimmung eines Wurzelkanals	2,3	2	18,10
14	2440	Füllung eines Wurzelkanals **Bgr.: Überdurchschnittlicher Zeitaufwand aufgrund Auskleidung des Wurzelkanals mit … (Wurzelfüllmaterial) zum Verschluss der Lateralkanälchen und Wurzelfüllung mit aufwendigen thermoplastischen Methoden.**	3,5	2	101,58
14	Ä5000	Zähne, je Projektion	1,8	1	5,24
14	2020	Temporärer speicheldichter Verschluss einer Kavität	2,3	1	12,68
		Kontrolle/Behandlung (neue Sitzung)			
	Ä1	Beratung auch mittels Fernsprecher **Bgr.: Überdurchschnittlicher Zeitaufwand aufgrund Beratung mittels Einsatz visueller Medien, zur Erläuterung der nachfolgenden Therapie.** **Hinweis auf der Rechnung: neuer Krankheitsfall – Beratung weiteres Vorgehen**	3,1	1	14,45
	Ä5	Symptombezogene Untersuchung **Hinweis auf der Rechnung: Verlaufskontrolle**	2,3	1	10,72
14	4060	Kontrolle/Nachreinigung nach Entfernung harter und weicher Zahnbeläge	2,3	1	0,91

Zahn/ Region	Pos.	Leistungsbeschreibung/ Auslagen	Faktor	Anz.	EUR
14	2030	Besondere Maßnahmen beim Präparieren oder Füllen von Kavitäten (z.B. Separieren, Beseitigen störenden Zahnfleisches, Stillung einer übermäßigen Papillenblutung), je Kieferhälfte oder Frontzahnbereich **Hinweis auf der Rechnung: Stillung einer übermäßigen Papillenblutung beim Präparien der Kavität**	2,3	1	8,41
14	2180	Vorbereitung eines zerstörten Zahnes mit plastischem Aufbaumaterial zur Aufnahme einer Krone **Bgr.: Überdurchschnittlicher Zeitaufwand aufgrund umfangreicher Restauration und zeitintensiver Lichtaushärtung aufgrund tiefreichender Kavität.**	3,5	1	29,53
14	2197	Adhäsive Befestigung (plastischer Aufbau, Stift, Inlay, Krone, Teilkrone, Veneer, etc.) **Begr.:Überdurchschnittliche Schwierigkeiten aufgrund tiefreichender Kavität und Unterminierungen.**	3,5	1	25,60
14	2030	Besondere Maßnahmen beim Präparieren oder Füllen von Kavitäten (z.B. Separieren, Beseitigen störenden Zahnfleisches, Stillung einer übermäßigen Papillenblutung), je Kieferhälfte oder Frontzahnbereich **Hinweis auf der Rechnung: Anbringen von Retraktionsringen zur Darstellung der Präparationsgrenzen**	2,3	1	8,41

Zahn/ Region	Pos.	Leistungsbeschreibung/ Auslagen	Faktor	Anz.	EUR
14		*Material: Abformung u.s.w.*			xxx
		Ggf. §9 GOZ zum Beispiel: Desinfektion der Abformung Individuelle Zahnfarbbestimmung Bißregistrierung			
37-47	0050	Abformung oder Teilabformung eines Kiefers *(Beachten: 10 Jahre Aufbewahrungsfrist beachten!)*	2,0	1	13,50
		Eingliederung Laborgefertigtes Provisorium (neue Sitzung)			
	Ä5	Symptombezogene Untersuchung **Hinweis auf der Rechnung: Verlaufskontrolle**	2,3	1	10,72
14	4060	Kontrolle/Nachreinigung nach Entfernung harter und weicher Zahnbeläge	2,3	1	0,91
14	7080	Versorgung eines Kiefers mit einem festsitzenden laborgefertigten Provisorium (einschließlich Vorpräparation) im indirekten Verfahren, je Zahn oder je Implantat, einschließlich Entfernung **Begr.: Überdurchschnittlicher Zeitaufwand aufgrund außergewöhnlich hohen Aufwands zur Gewinnung retentiver Areale bei hohem Substanzverlust.**	3,5	1	118,11
		§ 9 GOZ – Laborkosten			
		Kontrolle (neue Sitzung)			

Zahn/ Region	Pos.	Leistungsbeschreibung/ Auslagen	Faktor	Anz.	EUR
	Ä1	Beratung auch mittels Fernsprecher **Bgr.: Überdurchschnittlicher Zeitaufwand aufgrund Beratung mittels Einsatz visueller Medien, zur Erläuterung der nachfolgenden Therapie.** ***Hinweis auf der Rechnung: neuer Krankheitsfall – Beratung weiteres Vorgehen ZE***	3,0	1	13,98
	Ä5	Symptombezogene Untersuchung **Hinweis auf der Rechnung: Verlaufskontrolle**	2,3	1	10,72
14	4030	Beseitigung scharfer Zahnkanten/störender Prothesenränder	2,3	1	4,53
		Zwischensumme Honorar:			xxx
		Material+ Laborkosten			xxx
		Rechnungsbetrag:			**xxx**

12.3.3 Wurzelkanalbehandlung an Zahn 37

Beim aufgeführten Behandlungsfall handelt es sich um ein Fallbeispiel.

Die Faktoren sind fakultativ.

Im Rahmen der Behandlung sind die Gebühren vom Behandler nach § 5 Abs. 2 unter Berücksichtigung der Schwierigkeit und des Zeitaufwandes der einzelnen Leistung sowie der Umstände bei der Ausführung nach billigem Ermessen, für jede Leistung, zu bestimmen.

In diesem Abrechnungsbeispiel wird folgender Fall dargestellt:

Symptombezogene Untersuchung, Beratung, Begleitleistungen im Rahmen der Untersuchung

Entfernung der frakturierten Zahnwand,

Weitere Behandlungssitzungen : präendodontischen Aufbau und Vitalexstirpation mit anschließender Wurzelkanalbehandlung und Versorgung mit Schraubenaufbau und Krone

Zahn/ Region	Pos.	Leistungsbeschreibung/ Auslagen	Faktor	Anz.	EUR
		Untersuchung			
	Ä5	Symptombezogene Untersuchung	2,3	1	10,72
37	0080	Intraorale Oberflächenanästhesie, je Kieferhälfte oder Frontzahnbereich	2,3	1	3,88
37	Ä5000	Röntgen Zähne, je Projektion **Begr.: Überdurchschnittlicher Zeitaufwand aufgrund besonders schwieriger Einstellung und Fixierung der Röntgenaufnahme aufgrund eines hohen Mundbodens.**	2,5	1	7,28

Zahn/ Region	Pos.	Leistungsbeschreibung/ Auslagen	Faktor	Anz.	EUR
	Ä1	Beratung auch mittels Fernsprecher **Bgr.: Überdurchschnittlicher Zeitaufwand aufgrund Beratung vielschichtiger Behandlungsalternativen (Kons./Chir./ZE).**	3,5	1	16,32
37	0090	Intraorale Infiltrationsanästhesie	2,3	1	7,76
		Material: Anästhetikum			
37	Ä2009	Entfernung eines unter der Oberfläche der Haut oder der Schleimhaut gelegenen fühlbaren Fremdkörpers **Begr.: Besondere Umstände aufgrund erschwerter Einsicht in das Operationsgebiet wegen der ausgeprägten Entzündung und starker Blutungsneigung Hinweis auf der Rechnung: Entfernung frakturierte Schmelzscherbe**	3,5	1	20,41
37	4030	Beseitigung scharfer Zahnkanten/störender Prothesenränder	2,3	1	4,53
37	4025	Subgingivale medikamentöse antibakterielle Lokalapplikation, je Zahn	2,3	1	1,94
		Material: CHX Gel je 1ml			
	0030	Aufstellung eines schriftlichen Heil- und Kostenplans nach Befundaufnahme und gegebenenfalls Auswertung von Modellen	2,3	1	25,87
		Aufbau und Vitalexstirpation (neue Sitzung)			
37	0080	Intraorale Oberflächenanästhesie, je Kieferhälfte oder Frontzahnbereich	2,0	1	3,37
37	0100	Intraorale Leitungsanästhesie	2,3	1	9,05

Zahn/ Region	Pos.	Leistungsbeschreibung/ Auslagen	Faktor	Anz.	EUR
		Material: Anästhetikum			
37	§ 6 Abs.1 GOZ	Präendodontischer Aufbau, je Zahn gemäß §6 Abs.1 GOZ, entsprechend GOZ-Nr. XY	2,3	1	xxx
35–37	2040	Anlegen von Spanngummi **Begr: Überdurchschnittliche Schwierigkeiten aufgrund ungünstig gelegener, schwierig zu erreichender Zahnregion.**	3,5	1	12,80
37	2360	Exstirpation der vitalen Pulpa einschließlich Exkavieren, je Kanal **Bgr.: Überdurchschnittlicher Zeitaufwand aufgrund starker Wurzelkrümmung und dadurch sehr langwieriger Entfernung des Pulpengewebes.**	3,4	3	63,09
Ggf.	0110	Zuschlag für die Anwendung eines Operationsmikroskops bei den Leistungen nach den Nummern 2195, 2330, 2340, 2360, 2410, 2440, 3020, 3030, 3040, 3045, 3060, 3110, 3120, 3190, 3200, 4090, 4100, 4130, 4133, 9100, 9110, 9120, 9130 und 9170		1	22,50
37	2410	Aufbereitung eines Wurzelkanals auch retrograd, je Kanal, gegebenenfalls in mehreren Sitzungen **Bgr.: Überdurchschnittlicher Zeitaufwand aufgrund schwieriger Aufbereitung wegen starker Wurzelkanalkrümmung und erhöhten instrumentellen Aufwands.**	3,5	3	231,48

Zahn/ Region	Pos.	Leistungsbeschreibung/ Auslagen	Faktor	Anz.	EUR
		Material: Nickel-Titan-Instrumente zur Wurzelkanalaufbereitung – einmalige Anwendung			
37	2430	Medikamentöse Einlage in Verbindung mit Maßnahmen nach den Nummern 2360, 2380 und 2410, je Zahn und Sitzung	2,3	1	26,39
37	2020	Temporärer speicheldichter Verschluss einer Kavität	2,3	1	12,68
		Neue Sitzung			
35–37	2040	Anlegen von Spanngummi **Begr: Überdurchschnittliche Schwierigkeiten aufgrund ungünstig gelegener, schwierig zu erreichender Zahnregion.**	3,5	1	12,80
37	2400	Elektrometrische Längenbestimmung eines Wurzelkanals	2,3	3	27,15
37	2420	Zusätzliche Anwendung elektrophysikalisch-chemischer Methoden, je Kanal	2,3	3	27,15
37	2430	Medikamentöse Einlage in Verbindung mit Maßnahmen nach den Nummern 2360, 2380 und 2410, je Zahn und Sitzung	2,3	1	26,39
37	2020	Temporärer speicheldichter Verschluss einer Kavität	2,3	1	12,68
37	2197	Adhäsive Befestigung	2,3	1	16,82
		Neue Sitzung			
37	Ä5000	Zähne, je Projektion **Bgr.: Überdurchschnittliche Schwierigkeiten aufgrund Einbringen eines Kontrastmittels aus Guttapercha zur Darstellung der Kanäle.**	2,5	1	7,28

Zahn/ Region	Pos.	Leistungsbeschreibung/ Auslagen	Faktor	Anz.	EUR
37	2400	Elektrometrische Längenbestimmung eines Wurzelkanals	2,3	3	27,15
37	2440	Füllung eines Wurzelkanals **Bgr.: Überdurchschnittlicher Zeitaufwand aufgrund Auskleidung des Wurzelkanals mit … zum Verschluss der Lateralkanälchen und Wurzelfüllung mit aufwendigen thermoplastischen Methoden.**	3,5	3	152,37
37	Ä5000	Zähne, je Projektion	1,8	1	5,24
37	2020	Temporärer speicheldichter Verschluss einer Kavität	2,3	1	12,68
37	2197	Adhäsive Befestigung (plastischer Aufbau, Stift, Inlay, Krone, Teilkrone, Veneer, etc.)	2,3	1	16,82
		Kontrolle/Behandlung (neue Sitzung)			
	0010	Eingehende Untersuchung zur Feststellung von Zahn-, Mund- und Kiefererkrankungen einschließlich Erhebung des Parodontalbefundes sowie Aufzeichnung des Befundes	2,3	1	12,94
	Ä1	Beratung auch mittels Fernsprecher **Bgr.: Überdurchschnittlicher Zeitaufwand aufgrund Beratung mittels Einsatz visueller Medien, zur Erläuterung der nachfolgenden Therapie. Hinweis auf der Rechnung: neuer Krankheitsfall – Beratung weiteres Vorgehen**	3,1	1	14,45

Zahn/ Region	Pos.	Leistungsbeschreibung/ Auslagen	Faktor	Anz.	EUR
	0030	Aufstellung eines schriftlichen Heil- und Kostenplans nach Befundaufnahme und gegebenenfalls Auswertung von Modellen	2,0	1	22,50
37	2030	Besondere Maßnahmen beim Präparieren oder Füllen von Kavitäten (z. B. Separieren, Beseitigen störenden Zahnfleisches, Stillung einer übermäßigen Papillenblutung), je Kieferhälfte oder Frontzahnbereich	2,3	1	8,41
37	2195	Vorbereitung eines zerstörten Zahnes durch einen Schraubenaufbau oder Glasfaserstift o.Ä. zur Aufnahme einer Krone **Begr.: Überdurchschnittlicher Zeitaufwand aufgrund erschwerter Isolation und Trockenlegung bei vermehrter Salivation.**	3,5	1	59,051
		Material: Stiftaufbau			
37	2197	Adhäsive Befestigung (plastischer Aufbau, Stift, Inlay, Krone, Teilkrone, Veneer, etc.) **Begr.: Überdurchschnittliche Schwierigkeiten aufgrund tiefreichender Kavität und Unterminierungen.** ***Hinweis auf der Rechnung: Befestigung Stiftaufbau***	3,5	1	25,59
37	2180	Vorbereitung eines zerstörten Zahnes mit plastischem Aufbaumaterial zur Aufnahme einer Krone **Begr.: Überdurchschnittliche Schwierigkeiten aufgrund umfangreicher Restauration und zeitintensiver Lichtaushärtung aufgrund tiefreichender Kavität.**	3,5	1	29,53

Zahn/ Region	Pos.	Leistungsbeschreibung/ Auslagen	Faktor	Anz.	EUR
37	2197	Adhäsive Befestigung (plastischer Aufbau, Stift, Inlay, Krone, Teilkrone, Veneer, etc.) **Begr.: Überdurchschnittliche Schwierigkeiten aufgrund tiefreichender Kavität und Unterminierungen.** ***Hinweis auf der Rechnung: Befestigung plastische Aufbaufüllung***	3,5	1	25,59
37	2270	Provisorium im direkten Verfahren mit Abformung, je Zahn oder Implantat, einschließlich Entfernung	2,3	1	34,93
17-27	0050	Abformung oder Teilabformung eines Kiefers (Beachte: 10 Jahre Aufbewahrungsfrist)	2,3	1	15,52
		Material: Abformaterial, *§9 GOZ zum Beispiel:* *Desinfektion der Abformung* *Individuelle Zahnfarbbestimmung* *Bißregistrierung* *individualisierung Provisorium nach Herstellung z. B. Hochglanzpolitur etc ...*			
		Eingliederung Krone (neue Sitzung)			
	Ä5	Symptombezogene Untersuchung **Hinweis auf Rechnung: Verlaufskontrolle**	2,3	1	10,72

Zahn/ Region	Pos.	Leistungsbeschreibung/ Auslagen	Faktor	Anz.	EUR
37	2210	Versorgung eines Zahnes durch eine Vollkrone (Hohlkehl- oder Stufenpräparation) **Begr.: Überdurchschnittlicher Zeitaufwand aufgrund außergewöhnlich hohen Aufwands zur Gewinnung retentiver Areale bei hohem Substanzverlust.**	3,5	1	330,31
37	2197	Adhäsive Befestigung (plastischer Aufbau, Stift, Inlay, Krone, Teilkrone, Veneer, etc.)	2,3	1	16,82
		Kontrolle (neue Sitzung)			
	Ä5	Symptombezogene Untersuchung	2,3	1	10,72
	Ä3	Eingehende, das gewöhnliche Maß übersteigende Beratung	2,3	1	20,10
		Zwischensumme Honorar:			xxx
		Material+ Laborkosten			xxx
		Rechnungsbetrag:			**xxx**

12.3.4 Füllungstherapie an den Zähnen 17, 13, 23, 26 mit Kompositmaterialien in Adhäsiv- und Mehrschichttechnik und Versorgung Cerec-Keramik-Inlay für die Zähne 17, 26

Beim aufgeführten Behandlungsfall handelt es sich um ein Fallbeispiel.

Die Faktoren sind fakultativ.

Im Rahmen der Behandlung sind die Gebühren vom Behandler nach § 5 Abs. 2 unter Berücksichtigung der Schwierigkeit und des Zeitaufwandes der einzelnen Leistung sowie der Umstände bei der Ausführung nach billigem Ermessen, für jede Leistung, zu bestimmen.

In diesem Abrechnungsbeispiel wird folgender Fall dargestellt:

Eingehende Untersuchung, Beratung, Begleitleistungen im Rahmen der Untersuchung, Entfernen von harten und weichen Belägen und Behandlung der Caries profunda.

Weitere Behandlungssitzungen: Füllungstherapie; Kontrolltermin nach Füllungstherapie mit Politur der Füllungen und Kontrolle nach Belagsentfernung und Planung der Inlay Versorgung; die Präparation und Herstellung der Inlays im Cerec-Verfahren

Zahn/ Region	Pos.	Leistungsbeschreibung/ Auslagen	Faktor	Anz.	EUR
		Untersuchung			
	0010	Eingehende Untersuchung zur Feststellung von Zahn-, Mund- und Kiefererkrankungen einschließlich Erhebung des Parodontalbefundes sowie Aufzeichnung des Befundes **Begr.: Überdurchschnittlicher Zeitaufwand, aufgrund aufwendiger Diagnostik durch Differenzialdiagnose im Rahmen der Befundung.**	2,8	1	15,74
	Ä1	Beratung auch mittels Fernsprecher	2,3	1	10,72
	4005	Erhebung mindestens eines Gingivalindex und/oder eines Parodontalindex (z. B. des Parodontalen Screening-Index PSI)	2,3	1	10,35

Zahn/ Region	Pos.	Leistungsbeschreibung/ Auslagen	Faktor	Anz.	EUR
13–17, 23–27	0070	Vitalitätsprüfung eines Zahnes oder mehrerer Zähne einschließlich Vergleichstest, je Sitzung	2,3	1	6,47
16, 26	0080	Intraorale Oberflächenanästhesie, je Kieferhälfte oder Frontzahnbereich	1,8	2	6,08
16, 26, 36, 46	Ä5000	Röntgen Zähne, je Projektion **Hinweis: Bissflügelaufnahmen Begr.: Überdurchschnittlicher Zeitaufwand, aufgrund schwieriger Kariesdiagnostik bei Bissflügelaufnahmen wegen approximalen Überlagerungen.**	2,5	2	14,56
13, 15, 23, 25	4050	Entfernung harter und weicher Zahnbeläge gegebenenfalls einschließlich Polieren an einem einwurzeligen Zahn oder Implantat, auch Brückenglied **Begr.: Überdurchschnittlicher Zeitaufwand, aufgrund instrumentellen Aufwands bei der Durchführung unterschiedlicher Arbeitsschritte (Ultraschall, Handinstrumente etc.).**	3,0	4	6,72
14, 16, 17, 24, 26, 27	4055	Entfernung harter und weicher Zahnbeläge gegebenenfalls einschließlich Polieren an einem mehrwurzeligen Zahn **Begr.: Überdurchschnittlicher Zeitaufwand, aufgrund übermäßig starker Plaque-Ablagerungen.**	3,5	6	15,36
17, 26	2040	Anlegen von Spanngummi, je Kieferhälfte oder Frontzahnbereich	2,3	2	16,82
17, 26	0090	Intraorale Infiltrationsanästhesie *Material: Anästhetikum – Anzahl Ampullen/ml*	2,3	2	15,52

Zahn/ Region	Pos.	Leistungsbeschreibung/ Auslagen	Faktor	Anz.	EUR
17, 26	2330	Maßnahmen zur Erhaltung der vitalen Pulpa bei Caries profunda (Exkavieren, indirekte Überkappung), je Kavität **Begr.: Überdurchschnittlicher Zeitaufwand, aufgrund besonders vorsichtigen Exkavierens zur Vermeidung des Vitalitätsverlustes.**	3,5	2	43,30
Ggf.	0110	Zuschlag für die Anwendung eines Operationsmikroskops	1,0	1	22,50
Ggf.		Anwendung eines Kariesdetektors, je Zahn gemäß § 6 Abs. 1 GOZ, entsprechend GOZ-Nr. XXX			
17, 26	2030	Besondere Maßnahmen beim Präparieren oder Füllen von Kavitäten (z. B. Separieren, Beseitigen störenden Zahnfleisches, Stillung einer übermäßigen Papillenblutung), je Kieferhälfte oder Frontzahnbereich **Begr.: Überdurchschnittliche Schwierigkeiten, aufgrund tief unter den Gingivalsaum reichender Kavität und damit verbunden mehrere Maßnahmen notwendig z. B. Verdrängen von Zahnfleisch, Separieren und zusätzliches Stillen der übermäßigen Papillenblutung.**	3,1	2	22,69

Zahn/ Region	Pos.	Leistungsbeschreibung/ Auslagen	Faktor	Anz.	EUR
17	2100	Präparieren einer Kavität und Restauration mit Kompositmaterialien, in Adhäsivtechnik (Konditionieren), dreiflächig, ggf. einschließlich Mehrschichttechnik, einschließlich Polieren, ggf. einschließlich Verwendung von Inserts **Hinweis auf der Rechnung: als vorausgehende Maßnahme vor der Versorgung des Zahnes weil die klinische Reaktion abgewartet werden muss.**	2,3	1	83,05
26	2080	Präparieren einer Kavität und Restauration mit Kompositmaterialien, in Adhäsivtechnik (Konditionieren), zweiflächig, ggf. einschließlich Mehrschichttechnik, einschließlich Polieren, ggf. einschließlich Verwendung von Inserts **Hinweis auf der Rechnung: als vorausgehende Maßnahme vor der Versorgung des Zahnes weil die klinische Reaktion abgewartet werden muss.**	2,3	1	71,92
		Füllungstherapie (neue Sitzung)			
	Ä5	Symptombezogene Untersuchung **Hinweis auf der Rechnung: Verlaufskontrolle**	2,3	1	10,72

Zahn/ Region	Pos.	Leistungsbeschreibung/ Auslagen	Faktor	Anz.	EUR
13, 23	0090	Intraorale Infiltrationsanästhesie **Begr.: Überdurchschnittlicher Zeitaufwand, aufgrund fraktionierter Anästhesie und druckkontrollierter Abgabe der Injektionslösung zur Gewebeschonung.** *Material: Anästhetikum – Anzahl Ampullen/ml*	3,0	2	20,22
13, 23	2030	Besondere Maßnahmen beim Präparieren oder Füllen von Kavitäten (z.B. Separieren, Beseitigen störenden Zahnfleisches, Stillung einer übermäßigen Papillenblutung), je Kieferhälfte oder Frontzahnbereich	2,3	1	8,41
23, 13	2120	Präparieren einer Kavität und Restauration mit Kompositmaterialien, in Adhäsivtechnik (Konditionieren), mehr als dreiflächig, ggf. einschließlich Mehrschichttechnik, einschließlich Polieren, ggf. einschließlich Verwendung von Inserts	3,5	2	303,14
		Begr.: Überdurchschnittliche Schwierigkeiten, aufgrund der Versorgung des Eckenaufbaus mit Schichtung in mehreren Farben entsprechend des natürlichen Farb- und Lichtspiels, struktureller und anatomischer Restauration der Oberfläche.			

Zahn/ Region	Pos.	Leistungsbeschreibung/ Auslagen	Faktor	Anz.	EUR
13, 23	2197	Adhäsive Befestigung (plastischer Aufbau, Stift, Inlay, Krone, Teilkrone, Veneer, etc.) *ggf. Hinweis auf der Rechnung: AG Bonn (Az. 116 C 148/13), 28.07.2014* *AG Düsseldorf (Az. 27 C 3179/14), 21.01.2016*	2,3	2	33,64
		Wichtig: Zur Berechnung der Geb.-Nr. 2197 neben den Geb.-Nrn. 2060 ff. gibt es gegenteilige Auffassungen, entsprechende Kommentierungen finden sich u. a. im Kommentar der BZÄK und weiteren Urteilen.			
		Kontrolle/Nachbehandlung (neue Sitzung)			
13–17, 23–27	4060	Kontrolle nach Entfernung harter und weicher Zahnbeläge oder professioneller Zahnreinigung nach der Nummer 1040 mit Nachreinigung einschließlich Polieren, je Zahn, oder Implantat, auch Brückenglied	2,3	10	9,10
14, 25	2130	Kontrolle, Finieren/Polieren einer Restauration in separater Sitzung, auch Nachpolieren einer vorhandenen Restauration	2,3	2	26,90

Zahn/ Region	Pos.	Leistungsbeschreibung/ Auslagen	Faktor	Anz.	EUR
16, 15, 24, 27, 36, 46	2130	Kontrolle, Finieren/Polieren einer Restauration in separater Sitzung, auch Nachpolieren einer vorhandenen Restauration **Hinweis auf der Rechnung: Amalgamfüllungen finiert und poliert** **Begr.: Überdurchschnittlicher Zeitaufwand, aufgrund aufwendigen Polierens/Finierens einer großflächigen, umfangreichen Restauration.**	3,1	6	108,78
	Ä5	Symptombezogene Untersuchung **Hinweis auf der Rechnung: Verlaufskontrolle 17, 26**	2,3	1	10,72
	Ä1	Beratung eines Kranken, auch fernmündlich **Hinweis auf der Rechnung: Besprechung der Versorgung der Zähne und die Alternativen**	2,3	1	10,72
	0030	Aufstellung eines schriftlichen Heil- und Kostenplans nach Befundaufnahme und gegebenenfalls Auswertung von Modellen	2,3	1	25,87
		Präparationssitzung (neue Sitzung)	2,3	1	10,72
	Ä5	Symptombezogene Untersuchung **Hinweis auf der Rechnung: Verlaufskontrolle 17, 26**			
17, 26	0070	Vitalitätsprüfung eines Zahnes oder mehrerer Zähne einschließlich Vergleichstest, je Sitzung	2,0	1	5,62
17, 26	0080	Intraorale Oberflächenanästhesie, je Kieferhälfte oder Frontzahnbereich	2,3	2	7,76

Zahn/ Region	Pos.	Leistungsbeschreibung/ Auslagen	Faktor	Anz.	EUR
17, 26	0090	Intraorale Infiltrationsanästhesie **Begr.: Überdurchschnittlicher Zeitaufwand, aufgrund langsamen, druckkontrollierten Injizierens zur Gewebeschonung.** *Material: Anästhetikum – Anzahl Ampullen/ml*	2,8	2	18,87
17, 26, 43–47, 33–37	0065	Optisch-elektronische Abformung einschließlich vorbereitender Maßnahmen, einfache digitale Bissregistrierung und Archivierung, je Kieferhälfte oder Frontzahnbereich	2,3	4	41,40
26	2160	Einlagefüllung, zweiflächig **Begr.: Überdurchschnittlicher Zeitaufwand, aufgrund außergewöhnlich hohen Aufwandes zur Gewinnung retentiver Areale und besonders schwieriger Gestaltung der Einlagefüllung im Kontaktbereich zum Nachbarzahn.**	3,2	1	244,03
17	2170	Einlagefüllung, mehr als zweiflächig **Begr.: Überdurchschnittliche Schwierigkeiten, aufgrund besonderen Aufwands wegen vorhandener Restaurationen und dadurch erschwerte Adaption der Einlagefüllung.**	3,4	1	326,81
26, 17	2197	Adhäsive Befestigung (plastischer Aufbau, Stift, Inlay, Krone, Teilkrone, Veneer, etc.)	2,3	2	33,64

Zahn/ Region	Pos.	Leistungsbeschreibung/ Auslagen	Faktor	Anz.	EUR
26, 17	1020	Lokale Fluoridierung zur Verbesserung der Zahnhartsubstanz, zur Kariesvorbeugung und -behandlung, mit Lack oder Gel, je Sitzung	2,3	1	6,47
		Zwischensumme Honorar:			xxx
		Laborkosten			xxx
		Laborkosten / Eigenlabor			xxx
		Materialkosten			xxx
		Rechnungsbetrag:			**xxx**

12.3.5 Veneer an Zahn 12

Beim aufgeführten Behandlungsfall handelt es sich um ein Fallbeispiel.

Die Faktoren sind fakultativ.

Im Rahmen der Behandlung sind die Gebühren vom Behandler gemäß § 5 Abs. 2 GOZ unter Berücksichtigung der Schwierigkeit und des Zeitaufwandes der einzelnen Leistung sowie der Umstände bei der Ausführung nach billigem Ermessen, für jede Leistung, zu bestimmen.

In diesem Abrechnungsbeispiel wird folgender Behandlungsfall dargestellt:

Patient stellt sich zur Untersuchung und Schneidekantenfraktur in der Praxis vor.

Eingehende Untersuchung, Beratung, röntgenologische Diagnostik und Auswertung zur allgemeinen Diagnostik, Vitalitätsprüfung und Rekonstruktion der Schneidekante.

Weitere Behandlungssitzungen: Planung des Zahnersatzes an Zahn 12, Präparation und Einsetzen des Veneers mit adhäsiver Befestigung, Kontrollbehandlung

Zahn/ Region	Pos.	Leistungsbeschreibung/ Auslagen	Faktor	Anz.	EUR
	0010	Eingehende Untersuchung zur Feststellung von Zahn-, Mund- und Kiefererkrankungen einschließlich Erhebung des Parodontalbefundes sowie Aufzeichnung des Befundes *Frakturierte Schneidekante Zahn 12*	2,3	1	12,94
12	Ä5000	Röntgen Zähne, je Projektion	1,8	1	5,24
	Ä1	Beratung auch mittels Fernsprecher **Begr.: Überdurchschnittlicher Zeitaufwand aufgrund ausgedehnter Erörterung nach vorhergehender Röntgenbefundung mit Fotos der nachfolgenden Behandlungsalternativen.**	3,5	1	16,31
12	0070	Vitalitätsprüfung eines Zahnes oder mehrerer Zähne einschließlich Vergleichstest, je Sitzung	2,3	1	6,47

Zahn/ Region	Pos.	Leistungsbeschreibung/ Auslagen	Faktor	Anz.	EUR
12	0080	Intraorale Oberflächenanästhesie, je Kieferhälfte oder Frontzahnbereich **Hinweis auf der Rechnung: für das Vorbetäuben der Einstichstelle zur Ausschalten des Injektionsschmerzes**	2,3	1	3,88
12	0090	Intraorale Infiltrationsanästhesie **Begr.: Überdurchschnittlicher Zeitaufwand aufgrund fraktionierter Anästhesie und druckkontrollierter Abgabe der Injektionslösung zur Gewebeschonung** *Material: Anästhetikum – Anzahl Ampullen/ml*	2,8	1	9,45
12	2330	Maßnahmen zur Erhaltung der vitalen Pulpa bei Caries profunda (Exkavieren, indirekte Überkappung), je Kavität **Begr.: Überdurchschnittlicher Zeitaufwand aufgrund sehr aufwendiger Exkavation bei minimalinvasivem Vorgehen wegen hoher Schmerzempfindlichkeit und erschwerter Applikation des Medikaments … (z. B. Kavitätenliner oder Calciumhydroxid-Präparat) in teilweise unterminierter Kavität.**	3,1	1	19,18
Ggf.	0110	Zuschlag für die Anwendung eines Operationsmikroskops bei den Leistungen nach den Nummern 2195, 2330, 2340, 2360, 2410, 2440, 3020, 3030, 3040, 3045, 3060, 3110, 3120, 3190, 3200, 4090, 4100, 4130, 4133, 9100, 9110, 9120, 9130 und 9170	1,0	1	22,50

Zahn/ Region	Pos.	Leistungsbeschreibung/ Auslagen	Faktor	Anz.	EUR
12	2030	Besondere Maßnahmen beim Präparieren oder Füllen von Kavitäten (z. B. Separieren, Beseitigen störenden Zahnfleisches, Stillung einer übermäßigen Papillenblutung), je Kieferhälfte oder Frontzahnbereich	2,3	1	8,41
12	2120	Präparieren einer Kavität und Restauration mit Kompositmaterialien, in Adhäsivtechnik (Konditionieren), mehr als dreiflächig, ggf. einschließlich Mehrschichttechnik, einschließlich Polieren, ggf. einschließlich Verwendung von Inserts **Begr.: Überdurchschnittliche Schwierigkeiten aufgrund eines großvolumigen, funktionellen Aufbaus eines Frontzahnes bei schwieriger Farbanpassung.** ***Hinweis auf der Rechnung: als vorausgehende Maßnahme vor der Versorgung eines Zahnes da die klinische Reaktion abgewartet werden muss und die endgültige Versorgung noch nicht feststeht***	3,5	1	151,57
		Neue Sitzung			
	Ä5	Symptombezogene Untersuchung **Hinweis auf der Rechnung: Verlaufskontrolle**	2,3	1	10,72

Zahn/ Region	Pos.	Leistungsbeschreibung/ Auslagen	Faktor	Anz.	EUR
11–15, 21–27	0070	Vitalitätsprüfung eines Zahnes oder mehrerer Zähne einschließlich Vergleichstest, je Sitzung **Begr.: Überdurchschnittliche Schwierigkeit und Zeitaufwand, aufgrund höherer Anzahl der zu überprüfenden Zähne.**	2,8	1	7,87
	Ä1	Beratung auch mittels Fernsprecher **Hinweis auf der Rechnung: Beratung Zahnersatz-Versorgung/Alternativen für den Zahn 12**	2,3	1	10,72
	0030	Aufstellung eines schriftlichen Heil- und Kostenplanes nach Befundaufnahme und gegebenenfalls Auswertung von Modellen	2,0	1	22,50
		Präparationssitzung (neue Sitzung)			
	Ä5	Symptombezogene Untersuchung **Hinweis auf der Rechnung: Verlaufskontrolle**	2,3	1	10,72
12	0070	Vitalitätsprüfung eines Zahnes oder mehrerer Zähne einschließlich Vergleichstest, je Sitzung	2,0	1	5,62
12	0080	Intraorale Oberflächenanästhesie, je Kieferhälfte oder Frontzahnbereich **Hinweis auf der Rechnung: für das Vorbetäuben der Einstichstelle zur Ausschalten des Injektionsschmerzes**	2,3	1	3,88
12	0090	Intraorale Infiltrationsanästhesie *Material: Anästhetikum – Anzahl Ampullen/ml*	2,3	1	7,76

Zahn/ Region	Pos.	Leistungsbeschreibung/ Auslagen	Faktor	Anz.	EUR
13–23	2040	Anlegen von Spanngummi, je Kieferhälfte oder Frontzahnbereich	2,3	1	8,41
12	4050	Entfernung harter und weicher Zahnbeläge gegebenenfalls einschließlich Polieren an einem einwurzeligen Zahn oder Implantat, auch Brückenglied	2,3	1	1,29
12	2030	Besondere Maßnahmen beim Präparieren oder Füllen von Kavitäten (z.B. Separieren, Beseitigen störenden Zahnfleisches, Stillung einer übermäßigen Papillenblutung), je Kieferhälfte oder Frontzahnbereich **Hinweis auf der Rechnung: Präparationsschutz**	2,3	1	8,41
12	2030	Besondere Maßnahmen beim Präparieren oder Füllen von Kavitäten (z.B. Separieren, Beseitigen störenden Zahnfleisches, Stillung einer übermäßigen Papillenblutung), je Kieferhälfte oder Frontzahnbereich **Hinweis auf der Rechnung: Verdrängen von Zahnfleisch mit Hilfe vom Retraktionsring zur Darstellung der Präparationsgrenze**	2,3	1	8,41
	4040	Beseitigung grober Vorkontakte der Okklusion und Artikulation durch Einschleifen des natürlichen Gebisses oder bereits vorhandenen Zahnersatzes, je Sitzung	2,3	1	5,82

Zahn/ Region	Pos.	Leistungsbeschreibung/ Auslagen	Faktor	Anz.	EUR
12	2270	Provisorium im direkten Verfahren mit Abformung, je Zahn oder Implantat, einschließlich Entfernung **Begr.: Überdurchschnittlicher Zeitaufwand aufgrund individuellen Mehraufwands an die Ästhetik, durch die schwierige Form- und Farbgestaltung bei dem direkten Veneer-Provisorium mit individueller Oberflächengestaltung mit fließfähigem Kunststoff**.	3,1	1	47,07
		Material: Abformmaterial, § 9 GOZ zum Beispiel: Desinfektion der Abformung Individuelle Zahnfarbbestimmung Bißregistrierung Hochglanzpolitur Provisorium			
		Eingliederung Veneer mit adhäsiver Befestigung (neue Sitzung)			
	Ä5	Symptombezogene Untersuchung **Hinweis auf der Rechnung: Verlaufskontrolle**	2,3	1	10,72
12	0070	Vitalitätsprüfung eines oder mehrerer Zähne einschließlich Vergleichstest, je Sitzung	2,0	1	5,62
12	0080	Intraorale Oberflächenanästhesie, je Kieferhälfte oder Frontzahnbereich	2,3	1	3,88
12	0090	Intraorale Infiltrationsanästhesie *Material: Anästhetikum – Anzahl Ampullen/ml*	2,3	1	7,76

Zahn/ Region	Pos.	Leistungsbeschreibung/ Auslagen	Faktor	Anz.	EUR
12	4060	Kontrolle nach Entfernung harter und weicher Zahnbeläge oder professioneller Zahnreinigung nach der Nummer 1040 mit Nachreinigung einschließlich Polieren, je Zahn, oder Implantat, auch Brückenglied	2,3	1	0,91
12	2220	Versorgung eines Zahnes durch eine Teilkrone mit Retentionsrillen oder -kästen oder mit Pinledges einschließlich Rekonstruktion der gesamten Kaufläche, auch Versorgung eines Zahnes durch ein Veneer **Begr.: Überdurchschnittlicher Zeitaufwand aufgrund individuellen Mehraufwands an die Ästhetik, durch die schwierige Form- und Farbgestaltung bei der Veneer-Versorgung**	3,5	1	406,88
12	2197	Adhäsive Befestigung (plastischer Aufbau, Stift, Inlay, Krone, Teilkrone, Veneer, etc.) **Begr.: Überdurchschnittlicher Zeitaufwand aufgrund aufwendiger individueller Farbanpassung des Befestigungskomposits im sichtbaren Bereich.**	3,5	1	25,59
	Ggf.	*Materialkosten: Adhäsiver Befestigungszement* *ggf. Hinweis auf der Rechnung Unzumutbarkeitsregelung – BGH-Urteil vom 27. Mai 2004 (Az.: III ZR 264/03)*		1	xxxx

Materialkosten sind bei Faktor 2,3 berechenbar, wenn mehr als 75 % der Honorargebühr von den Materialkosten aufgezehrt werden.

Zahn/ Region	Pos.	Leistungsbeschreibung/ Auslagen	Faktor	Anz.	EUR
		Kontrolle (neue Sitzung)			
	Ä1	Beratung auch mittels Fernsprecher Kontrolle nach Eingliederung der Krone **Hinweis auf der Rechnung: Besprechung weiterer Behandlungssitzungen – professionelle Zahnreinigung/Recall etc.**	2,3	1	10,72
	Ä5	Symptombezogene Untersuchung	2,3	1	10,72
		Zwischensumme Honorar:			xxx
		Materialkosten:			xxx
		Laborkosten: Eigenlabor			xxx
		Laborkosten:			xxx
		Rechnungsbetrag:			**xxx**

12.4 Fallbeispiele zu chirurgischen Leistungen

12.4.1 Entfernung der Zähne 16,15,11,24-26 durch Extraktion/Osteotomie/Verschluss der Kieferhöhle/plastische Deckung einschl. Periostschlitzung, Interimsprothese, Nachsorge

Beim aufgeführten Behandlungsfall handelt es sich um ein Fallbeispiel.

Die Faktoren sind fakultativ.

Im Rahmen der Behandlung sind die Gebühren vom Behandler nach § 5 Abs. 2 unter Berücksichtigung der Schwierigkeit und des Zeitaufwandes der einzelnen Leistung sowie der Umstände bei der Ausführung nach billigem Ermessen, für jede Leistung, zu bestimmen.

Behandlungsfall:

Eingehende Untersuchung, Beratung, röntgenologische Diagnostik und Auswertung zur allgemeinen Diagnostik und Kariesdiagnostik, Vitalitätsprüfung, Erstellen eines Funktionsstatus, Herstellung von Situationsmodellen mit der Erfordernis der Individualisierung der konfektionierten Löffel aufgrund der tief ansetzenden Bänder, Registrieren der gelenksbezüglichen Zentrallage.

Die Unterlagen werden ausgewertet und der Patient erhält nachfolgend einen Besprechungstermin zur weiteren Behandlungsplanung

Zahn/ Region	Pos.	Leistungsbeschreibung/ Auslagen	Faktor	Anz.	EUR
		Untersuchung Neupatient, Beratung, Röntgendiagnostik, Abformung			
	0010	Eingehende Untersuchung zur Feststellung von Zahn-, Mund- und Kiefererkrankungen einschließlich Erhebung des Parodontalbefundes sowie Aufzeichnung des Befundes **Begr.: Überdurchschnittlich hoher Zeitaufwand, aufgrund aufwendiger Diagnostik durch Differenzialdiagnose im Rahmen der Befundung**	3,0	1	16,87
	Ä1	Beratung auch mittels Fernsprecher **Begr.: Überdurchschnittlicher Zeitaufwand, aufgrund Beratung mittels Einsatz visueller Medien, zur Erläuterung der nachfolgender Therapie**	3,5	1	16,32
11–17, 21–27, 31–37, 41–47	0070	Vitalitätsprüfung eines Zahnes oder mehrerer Zähne einschließlich Vergleichstest, je Sitzung **Begr.: überdurchschnittliche Schwierigkeit und überdurchschnittlicher Zeitaufwand, aufgrund höherer Anzahl der zu prüfenden Zähnen**	3,2	1	9,00
	4005	Erhebung mindestens eines Gingivalindex und/oder eines Parodontalindex (z. B. des Parodontalen Screening-Index PSI)	2,3	1	10,35

Zahn/ Region	Pos.	Leistungsbeschreibung/ Auslagen	Faktor	Anz.	EUR
	Ä5004	Panoramaschichtaufnahme der Kiefer **Begr.: Überdurchschnittlicher Zeitaufwand, aufgrund aufwendiger Auswertungen und umfangreicher Diagnostik im Rahmen des digitalen Röntgen**	2,5	1	58,29
16, 26	0080	Intraorale Oberflächenanästhesie, je Kieferhälfte oder Frontzahnbereich	2,0	2	6,74
16, 26	Ä5000	Röntgen Zähne, je Projektion	1,8	2	10,50
OK	5170	Anatomische Abformung des Kiefers mit individuellem Löffel bei ungünstigen Zahnbogen- und Kieferformen und/oder tief ansetzenden Bändern oder spezielle Abformung zur Remontage, je Kiefer	1,0	1	14,06
UK	5170	Anatomische Abformung des Kiefers mit individuellem Löffel bei ungünstigen Zahnbogen- und Kieferformen und/oder tief ansetzenden Bändern oder spezielle Abformung zur Remontage, je Kiefer	1,0	1	14,06
	8010	Registrieren der gelenkbezüglichen Zentrallage des Unterkiefers, auch Stützstiftregistrierung, je Registrat	2,3	1	23,28
	0060	Abformung beider Kiefer für Situationsmodelle und einfache Bissfixierung einschließlich Auswertung zur Diagnose oder Planung	2,3	1	33,63

Zahn/ Region	Pos.	Leistungsbeschreibung/ Auslagen	Faktor	Anz.	EUR
		Material: Abformmaterialien Material: Abformmaterial, Material zur Bissnahme (Interimsprothese)		xx	
		Beratung (neue Sitzung)			
	Ä3	Eingehende, das gewöhnliche Maß übersteigende Beratung auch mittels Fernsprecher **Begr.:** **Überdurchschnittlicher Zeitaufwand aufgrund ausgedehnter Erörterung nach vorhergehender Röntgenbefundung mit Fotos der nachfolgenden Behandlungsalternativen. Dauer: 30 min**	3,5	1	30,60
		Heil- und Kostenplan – Interimsprothese			
	0030	Aufstellung eines schriftlichen Heil- und Kostenplans nach Befundaufnahme und gegebenenfalls Auswertung von Modellen	2,3	1	25,87
		Chirurgische Maßnahmen – Eingliederung Interimsprothese (neue Sitzung)			
	Ä5	Symptombezogene Untersuchung	2,3	1	10,72
11, 15–16, 24–27	0080	Intraorale Oberflächenanästhesie, je Kieferhälfte oder Frontzahnbereich	2,3	1	7,76
11, 15–16, 24–27	0090	Intraorale Infiltrationsanästhesie **Begründung auf der Rechnung erforderlich** **2 Injektionen pro Zahn** Bsp. unterschiedliche Nervgebiete	2,3	14	108,64

Zahn/ Region	Pos.	Leistungsbeschreibung/ Auslagen	Faktor	Anz.	EUR
12, 14, 18, 21, 23, 28	0090	Intraorale Infiltrationsanästhesie	2,0	6	40,60
12, 14, 18, 21, 23, 28	0090	Intraorale Infiltrationsanästhesie	2,0	6	40,60
		Material: Anästhetikum			
16	3010	**Chirurgische Maßnahmen – Eingliederung Interimsprothese (neue Sitzung)**	2,3	1	14,23
24	3010	Entfernung eines mehrwurzeligen Zahnes	2,3	1	14,23
26	3010	Entfernung eines mehrwurzeligen Zahnes **Begr.: Überdurchschnittliche Schwierigkeit aufgrund dünner Kieferhöhlenknochenbedeckung**	2,8	1	17,32
15	3000	Entfernung eines einwurzeligen Zahnes oder eines enossalen Implantats	2,3	1	9,05
11	3000	Entfernung eines einwurzeligen Zahnes oder eines enossalen Implantats	3,3	1	12,99
		Begr.: Überdurchschnittliche Schwierigkeit aufgrund besonders schonender Entfernung der Zähne zur Vermeidung einer Knochenschädigung			
25	3000	Entfernung eines einwurzeligen Zahnes oder eines enossalen Implantats	2,3	1	9,05

Zahn/ Region	Pos.	Leistungsbeschreibung/ Auslagen	Faktor	Anz.	EUR
27	3030	Entfernung eines Zahnes oder eines enossalen Implantats durch Osteotomie **Begr.:** **Überdurchschnittliche Schwierigkeit aufgrund Operationsgebiets in Kieferhöhlennähe, schwer zu erreichender Kieferregion**	2,9	1	57,09
	0500	Zuschlag bei nichtstationärer Durchführung von zahnärztlich-chirurgischen Leistungen, die mit Punktzahlen von 250 bis 499 Punkten bewertet sind, oder zu den Leistungen nach den Nummern 4090 oder 4130	1,0	1	22,50
14–17	3090	Plastischer Verschluss einer eröffneten Kieferhöhle **Begr.:** **Überdurchschnittliche Schwierigkeit aufgrund Behandlung eines Risikopatienten und mikrochirurgischer Nahttechnik**	3,5	1	72,83
11–12, 21	3100	Plastische Deckung im Rahmen einer Wundversorgung einschließlich einer Periostschlitzung, je Operationsgebiet (Raum einer zusammenhängenden Schnittführung)	2,3	1	34,93

Zahn/ Region	Pos.	Leistungsbeschreibung/ Auslagen	Faktor	Anz.	EUR
23–28	3100	Plastische Deckung im Rahmen einer Wundversorgung einschließlich einer Periostschlitzung, je Operationsgebiet (Raum einer zusammenhängenden Schnittführung) **Begr.:** **Überdurchschnittliche Schwierigkeit aufgrund Behandlung eines Risikopatienten und Bildung eines besonders großen Lappens**	3,3	1	50,11
		Material: atraumatisches Nahtmaterial			xx
OK	5200	Versorgung eines teilbezahnten Kiefers durch eine Teilprothese mit einfachen, gebogenen Halteelementen einschließlich Einschleifen der Auflagen	2,3	1	90,55
15–18	5070	Versorgung eines Lückengebisses durch eine Brücke oder Prothese: Verbindung von Kronen oder Einlagefüllungen durch Brückenglieder, Prothesenspannen oder Stege, je zu überbrückende Spanne oder Freiendsattel **Begr.:** **Überdurchschnittliche Schwierigkeit aufgrund schwieriger Abstützverhältnisse, da Eingliederung im frischen Operationsgebiet**	3,0	1	67,49

Zahn/ Region	Pos.	Leistungsbeschreibung/ Auslagen	Faktor	Anz.	EUR
21	5070	Versorgung eines Lückengebisses durch eine Brücke oder Prothese: Verbindung von Kronen oder Einlagefüllungen durch Brückenglieder, Prothesenspannen oder Stege, je zu überbrückende Spanne oder Freiendsattel	2,3	1	51,74
24–28	5070	Versorgung eines Lückengebisses durch eine Brücke oder Prothese: Verbindung von Kronen oder Einlagefüllungen durch Brückenglieder, Prothesenspannen oder Stege, je zu überbrückende Spanne oder Freiendsattel **Begr.: Überdurchschnittliche Schwierigkeit aufgrund schwieriger Abstützverhältnisse, da Eingliederung im frischen Operationsgebiet**	3,0	1	67,49
		Wundkontrolle/Wundbehandlung – Beratung über definitiven Zahnersatz (neue Sitzung)			
11–18	3290	Kontrolle nach chirurgischem Eingriff, als selbstständige Leistung, je Kieferhälfte oder Frontzahnbereich	2,3	1	7,11
23–28	3290	Kontrolle nach chirurgischem Eingriff, als selbstständige Leistung, je Kieferhälfte oder Frontzahnbereich	2,3	1	7,11

Zahn/ Region	Pos.	Leistungsbeschreibung/ Auslagen	Faktor	Anz.	EUR
15–17	3300	Nachbehandlung nach chirurgischem Eingriff (z. B. Tamponieren), als selbstständige Leistung, je Operationsgebiet (Raum einer zusammenhängenden Schnittführung) **Begr.:** **Überdurchschnittliche Schwierigkeit aufgrund ungünstig gelegener, schwierig zu erreichender Zahnregion in im weit distalen Bereich**	3,5	1	12,80
11–12, 21	3300	Nachbehandlung nach chirurgischem Eingriff (z. B. Tamponieren), als selbstständige Leistung, je Operationsgebiet (Raum einer zusammenhängenden Schnittführung) **Begr.:** **Überdurchschnittlicher Zeitaufwand, aufgrund mehrerer Maßnahmen im Operationsgebiet (Nahtentfernung, Spülen der Wunde, Salbenbehandlung)**	3,0	1	12,80
23–28	3300	Nachbehandlung nach chirurgischem Eingriff (z. B. Tamponieren), als selbstständige Leistung, je Operationsgebiet (Raum einer zusammenhängenden Schnittführung) **Begr.:** **Überdurchschnittliche Schwierigkeit aufgrund ungünstig gelegener, schwierig zu erreichender Zahnregion in im weit distalen Bereich**	3,5	1	12,80

Zahn/ Region	Pos.	Leistungsbeschreibung/ Auslagen	Faktor	Anz.	EUR
	Ä1	Beratung – auch mittels Fernsprecher **Begr.: Überdurchschnittlich hoher Zeitaufwand, aufgrund Beratung vielschichtiger Behandlungsalternativen (Kons./Chir./ZE) neuer Krankheitsfall**	3,5	1	16,32
		Zwischensumme Honorar:			1097,83
		Materialkosten:			xx
		Laborkosten:			xx
		Rechnungsbetrag:			xx

12.4.2 Zahn 21 Wurzelspitzenresektion – vernarbtes Gebiet

Beim aufgeführten Behandlungsfall handelt es sich um ein Fallbeispiel.

Die Faktoren sind fakultativ.

Im Rahmen der Behandlung sind die Gebühren vom Behandler nach § 5 Abs. 2 unter Berücksichtigung der Schwierigkeit und des Zeitaufwandes der einzelnen Leistung sowie der Umstände bei der Ausführung nach billigem Ermessen, für jede Leistung, zu bestimmen.

Behandlungsfall:

Zahn 21 Wurzelspitzenresektion, vernarbtes Gebiet, 2. Resektion an Zahn 21, Verdacht auf Fremdkörper in regio Apex, Schnittführung 21–22, Knochenbohrung regio 21, Darstellung der Wurzelspitze, Kappung der Wurzelspitze, Entfernung Fremdkörper in regio zum Nasenboden (übergepresstes Wurzelfüllmaterial), retrograde Aufbereitung, Spülen des Kanals (Material), Aktivierung mittels Ultraschall, retrograde Wurzelfüllung (Material), Wundverschluss mit Verschiebelappen aufgrund Vernarbung erforderlich (Material), Röntgenuntersuchung post OP

Zahn/ Region	Pos.	Leistungsbeschreibung/ Auslagen	Faktor	Anz.	EUR
		Beratung über Behandlungsablauf, Risiken, Folgen und Verhaltensmaßregeln Compliance Bogen erläutert und mitgegeben nach Bedenkzeit unterschrieben zur Behandlung zurück			
	Ä1	Beratung auch mittels Fernsprecher **Begr.: Überdurchschnittlicher Zeitaufwand, aufgrund der Beschaffenheit des Krankheitsfalles: Operationsverlauf Verhaltensmaßregeln**	3,5	1	16,32
	Ä5	Symptombezogene Untersuchung	2,3	1	10,72

Zahn/ Region	Pos.	Leistungsbeschreibung/ Auslagen	Faktor	Anz.	EUR
21	Ä5000	Röntgen Zähne, je Projektion **Begr.:** **Überdurchschnittlicher Zeitaufwand, aufgrund besonders aufwendigen Bildbearbeitungsverfahrens mittels einer Kontraständerung und Bildvergrößerung für eine besonders umfangreiche diagnostische Auswertung, bei digitaler Radiographie**	2,5	1	7,29
		2. Sitzung: **Vitalitätsprüfung Zahn 22, regio 21, 22 Oberflächenanästhesie, Injektion (vestibulär und palatinal – unterschiedliche Nervgebiete) (Material), Wurzelspitzenresektion, Einsatz des Operationsmikroskops, Entfernung des Fremdkörpers (vorhandenes Wurzelfüllmaterial), retrograde Aufbereitung des Wurzelkanals, Spülung des Kanals und aktivieren mit Ultraschall (Material), retrograde Wurzelfüllung (Material), Verschiebelappen aufgrund vorhandener Narben (Material), Röntgenkontrolle, Arbeitsunfähigkeitsbescheinigung**			
22	0070	Vitalitätsprüfung eines Zahnes oder mehrerer Zähne einschließlich Vergleichstest, je Sitzung	2,0	1	5,62
21–22	0080	Intraorale Oberflächenanästhesie, je Kieferhälfte oder Frontzahnbereich	2,3	1	3,88

Zahn/ Region	Pos.	Leistungsbeschreibung/ Auslagen	Faktor	Anz.	EUR
21–22	0090	Intraorale Infiltrationsanästhesie **Begr.:** **Überdurchschnittliche Schwierigkeiten, aufgrund einer Injektion im vermehrt durchbluteten Gebiet und stark entzündlich verändertem Gebiet** **Hinweis auf der Rechnung: unterschiedliche Nervgebiete** *Material: Anästhetikum*	2,5	2	16,88
21	3110	Resektion einer Wurzelspitze an einem Frontzahn **Begr.:** **Überdurchschnittliche Schwierigkeiten, aufgrund eines erheblich vortraumatisierten Gewebes und Gefährdung von Nachbarstrukturen**	3,5	1	90,55
	Ä2010	Entfernung eines tiefsitzenden Fremdkörpers auf operativem Wege aus Weichteilen und/oder Knochen **Begr.:** **Überdurchschnittliche Schwierigkeiten, aufgrund des Operationsgebietes in Nasennebenhöhlennähe regio 21/22**	3,0	1	66,27
21	2410	Aufbereitung eines Wurzelkanals auch retrograd, je Kanal, gegebenenfalls in mehreren Sitzungen **Begr.:** **Überdurchschnittliche Schwierigkeiten, aufgrund Vornahme der Maßnahme im Operationsgebiet – erschwerte Trockenlegung**	2,8	1	61,73

Zahn/ Region	Pos.	Leistungsbeschreibung/ Auslagen	Faktor	Anz.	EUR
21	2420	Zusätzliche Anwendung elektrophysikalisch-chemischer Methoden, je Kanal **Begr.:** **Überdurchschnittliche Schwierigkeiten, aufgrund eines Eingriffs im Operationsgebiet bei zusätzlicher Anwendung des OP-Mikroskops**	3,0	1	11,81
21	2440	Füllung eines Wurzelkanals **Begr.:** **Überdurchschnittlicher Zeitaufwand, aufgrund schwer zu erreichender Kavität und der aufwendigen Trocknung des Wurzelkanals**	3,2	1	46,43
	Ä2382	Schwierige Hautlappenplastik oder Spalthauttransplantation **Hinweis auf Rechnung:** **Narben aufgrund von Voroperationen – Verschiebelappen erforderlich**	2,0	1	86,15
	Ä443	Zuschlag bei ambulanter Durchführung von operativen Leistungen, die mit Punktzahlen von 500 bis 799 Punkten bewertet sind	1,0	1	43,72
	Ä440	Zuschlag für die Anwendung eines Operationsmikroskops bei ambulanten operativen Leistungen	1,0	1	23,31
21	Ä5000	Röntgen Zähne, je Projektion	1,8	1	5,25
	Ä70	Kurze Bescheinigung oder kurzes Zeugnis, Arbeitsunfähigkeitsbescheinigung	2,3	1	5,36

Zahn/ Region	Pos.	Leistungsbeschreibung/ Auslagen	Faktor	Anz.	EUR
		Nachbehandlung (neue Sitzung)			
21-22	3290	Kontrolle nach chirurgischem Eingriff, als selbstständige Leistung, je Kieferhälfte oder Frontzahnbereich	2,3	1	7,11
21–22	3300	Nachbehandlung nach chirurgischem Eingriff (z.B. Tamponieren), als selbstständige Leistung, je Operationsgebiet (Raum einer zusammenhängenden Schnittführung) **Begr.:** **Überdurchschnittliche Schwierigkeiten, aufgrund postoperativer Sensibilität**	2,9	1	10,60
		21–22, Oberflächenanästhesie, Wundkontrolle, Wundbehandlung (Medikament), Nahtentfernung (neue Sitzung)			
21–22	0080	Intraorale Oberflächenanästhesie, je Kieferhälfte oder Frontzahnbereich	2,3	1	3,88
21–22	3290	Kontrolle nach chirurgischem Eingriff, als selbstständige Leistung, je Kieferhälfte oder Frontzahnbereich	2,3	1	7,11
21–22	3300	Nachbehandlung nach chirurgischem Eingriff (z.B. Tamponieren), als selbstständige Leistung, je Operationsgebiet (Raum einer zusammenhängenden Schnittführung) **Begr.:** **Überdurchschnittliche Schwierigkeiten, aufgrund mehrerer unterschiedlicher Nachbehandlungsmaßnahmen im Frontzahngebiet**	3,0	1	10,97

Zahn/ Region	Pos.	Leistungsbeschreibung/ Auslagen	Faktor	Anz.	EUR
		Zwischensumme Honorar:			xxx
		Materialkosten: Verbrauchs-material Anästhetika		*2x*	*xxx*
		Materialkosten: atraumatisches Nahtmaterial		*x*	*xxx*
		Rechnungsbetrag:			**xxx**

12.4.3 Hybridbrücke – Abszess Brückenanker 24 – Ekr der Brücke – Entfernung des zerstörten Zahnes 24 durch minimalinvasiver Extraktion mittels Benex-Extraktionssystem – Entfernung des Implantates regio 26 – Osteotomie 27 nach Wurzelfraktur bei der Extraktion mit plastischen Verschluss der geöffneten Kieferhöhle – Nachsorge

Beim aufgeführten Behandlungsfall handelt es sich um ein Fallbeispiel.

Die Faktoren sind fakultativ.

Im Rahmen der Behandlung sind die Gebühren vom Behandler nach § 5 Abs. 2 unter Berücksichtigung der Schwierigkeit und des Zeitaufwandes der einzelnen Leistung sowie der Umstände bei der Ausführung nach billigem Ermessen, für jede Leistung, zu bestimmen.

In diesem Abrechnungsbeispiel wird folgender Behandlungsfall dargestellt:

Eingehende Untersuchung, Beratung, röntgenologische Diagnostik und Auswertung, Untersuchung der Fistel mittels Sonde, Inzision Regio 24

weiteren Behandlungssitzungen: Extraktion des zerstörten Zahnes 24 mittels Benex-Extraktionssystem, Extraktion des Implantates regio 26, bei der Extraktion 27 kommt es zur Fraktur der Zahnwurzel, die Entfernung der tief frakturierten Zahnwurzel erfolgt mittels Osteotomie

Nachbehandlung

Zahn/ Region	Pos.	Leistungsbeschreibung/ Auslagen	Faktor	Anz.	EUR
		Untersuchung, Beratung, Röntgendiagnostik			
	0010	Eingehende Untersuchung zur Feststellung von Zahn-, Mund- und Kiefererkrankungen einschließlich Erhebung des Parodontalbefundes sowie Aufzeichnung des Befundes **Begr.: Überdurchschnittlicher Zeitaufwand, aufgrund extrem schwieriger Befunderhebung wegen der Schwere des komplexen Krankheitsfalles mit schwieriger und zeitintensiver Diagnostik**	3,0	1	16,87
	Ä1	Beratung auch mittels Fernsprecher **Begr.: Überdurchschnittlicher Zeitaufwand, aufgrund umfangreicher und aufwendiger Erstberatung über verschiedene konventionelle und neue Therapiemethoden**	3,5	1	16,32
21–23, 24, 27	0070	Vitalitätsprüfung eines Zahnes oder mehrerer Zähne einschließlich Vergleichstest, je Sitzung	2,3	1	6,47
27	Ä321	Untersuchungen von natürlichen Gängen oder Fisteln mittels Sonde oder Einführung eines Fistelkatheters	2,3	1	6,69
OK, UK links	Ä5004	Panoramaschichtaufnahme der Kiefer *Hinweis: Halbseitenaufnahme*	1,0	1	23,31
24	0080	Intraorale Oberflächenanästhesie, je Kieferhälfte oder Frontzahnbereich	2,0	1	3,37

Zahn/ Region	Pos.	Leistungsbeschreibung/ Auslagen	Faktor	Anz.	EUR
24	0090	Intraorale Infiltrationsanästhesie	2,3	1	7,76
		Material §4 Abs. 3 GOZ: Anästhetikum			
24	Ä2428	Eröffnung eines oberflächlich unter der Haut oder Schleimhaut liegenden Abszesses oder eines Furunkels *Streifen eingelegt* **Begr.: Überdurchschnittliche Schwierigkeiten, wegen Behandlung im akut entzündeten Gebiet**	3,0	1	13,98
		Neue Sitzung – Streifenwechsel			
	Ä5	Symptombezogene Untersuchung *Hinweis: Verlaufskontrolle*	2,3	1	10,72
24	3300	Nachbehandlung nach chirurgischem Eingriff (z. B. Tamponieren), als selbstständige Leistung, je Operationsgebiet *Streifenwechsel*	2,3	1	8,41
		Neue Sitzung – Streifenentfernung			
	Ä5	Symptombezogene Untersuchung *Hinweis: Verlaufskontrolle*	2,3	1	10,72
24	3300	Nachbehandlung nach chirurgischem Eingriff (z. B. Tamponieren), als selbstständige Leistung, je Operationsgebiet *Streifen entfernt*	2,3	1	8,41
		Neue Sitzung – Chirurgische Maßnahmen			

Zahn/ Region	Pos.	Leistungsbeschreibung/ Auslagen	Faktor	Anz.	EUR
	Ä5	Symptombezogene Untersuchung *Hinweis auf der Rechnung: Verlaufskontrolle*	2,3	1	10,72
23–27	0080	Intraorale Oberflächenanästhesie, je Kieferhälfte oder Frontzahnbereich	2,3	1	3,88
24, 26, 27	0090	Intraorale Infiltrationsanästhesie **Begr.:** **Überdurchschnittlicher Zeitaufwand, aufgrund langsamen, druckkontrollierten Indizierens, wegen erhöhter Sensibilität im entzündlich veränderten Gebiet**	2,8	3	28,35
		Material §4 Abs. 3 GOZ: Anästhetikum			
24, 26	2290	Entfernung einer Einlagefüllung, einer Krone, eines Brückenankers, Abtrennen eines Brückengliedes oder Steges oder Ähnliches **Begr.:** **Überdurchschnittlicher Zeitaufwand, aufgrund besonderen Entfernungsverfahrens zur Vermeidung einer Zahnfraktur bei geschwächter Restzahnsubstanz von 24 und aufwendiger Entfernung der verschraubten Krone 26 wegen schwer zugänglichen Schraubenkanal**	2,9	2	58,72

Zahn/ Region	Pos.	Leistungsbeschreibung/ Auslagen	Faktor	Anz.	EUR
24	3020	Entfernung eines tief frakturierten oder tief zerstörten Zahnes **Begr.:** **Überdurchschnittlicher Zeitaufwand, aufgrund der starken Zerstörung des Zahnes mit minimalinvasiven Benex-Extraktionssystem** *Hinweis: Einbringen der Zugschraube/Seilzugkraft und Material inklusive*	3,5	1	53,15
24	ggf. 0110	Zuschlag für die Anwendung eines Operationsmikroskops bei den Leistungen nach den Nummern 2195, 2330, 2340, 2360, 2410, 2440, 3020, 3030, 3040, 3045, 3060, 3110, 3120, 3190, 3200, 4090, 4100, 4130, 4133, 9100, 9110, 9120, 9130 und 9170	1,0	1	22,50
		Material zur Förderung der Blutgerinnung und/ oder der Geweberegeneration usw.			
24	ggf. § 6 Abs.1	Auffüllen der Alveole mit Knochenersatzmaterial	2,3	1	xxx
		Material § 4 Abs. 3 GOZ: Knochenersatzmaterial			

Zahn/ Region	Pos.	Leistungsbeschreibung/ Auslagen	Faktor	Anz.	EUR
26	3000	Entfernung eines einwurzeligen Zahnes oder eines enossalen Implantats **Begr.: Überdurchschnittliche Schwierigkeiten, aufgrund erschwerter Explantation des Implantates wegen minimalinvasiver / atraumatischen Extraktion wegen Gefährdung anatomischer Nachbarstrukturen und zur Erhaltung der Schleimhautstrukturen**	3,1	1	12,20
		Material zur Förderung der Blutgerinnung und/oder der Geweberegeneration usw.			
ggf. § 6 Abs. 1		Anwendung von wachstumsfaktorenreichem Plasma zur Regeneration	2,3	1	XXX
27	3030	Entfernung eines Zahnes oder eines enossalen Implantats durch Osteotomie **Begr.: Überdurchschnittlicher Zeitaufwand und Schwierigkeit, aufgrund abnorm distaler geformter Wurzel und extremen, untypischen Wurzelkrümmung im unteren Wurzeldrittel und mehrfachen Frakturen des Zahnes mit schwierigem Entfernen der Wurzelreste**	3,3	1	64,96
27	0090	Intraorale Infiltrationsanästhesie *Hinweis auf der Rechnung: Lange Dauer*	2,3	1	7,76
		Material §4 Abs. 3 GOZ: Anästhetikum			

Zahn/ Region	Pos.	Leistungsbeschreibung/ Auslagen	Faktor	Anz.	EUR
27	3090	Plastischer Verschluss einer eröffneten Kieferhöhle **Begr.: Überdurchschnittlicher Zeitaufwand und Schwierigkeit, aufgrund umfangreiche Mobilisation des Schleimhautlappens bei Wundversorgung bis in den Wangen-/ Gaumenbereich**	3,0	1	62,43
		Material: atraumatisches Nahtmaterial *Material: zur Förderung der Blutgerinnung und/oder der Geweberegeneration usw.*			xx
	0500	Zuschlag bei nichtstationärer Durchführung von zahnärztlich-chirurgischen Leistungen, die mit Punktzahlen von 250 bis 499 Punkten bewertet sind	1,0	1	22,50
	Ä70	Kurze Bescheinigung oder kurzes Zeugnis, Arbeitsunfähigkeitsbescheinigung	2,3	1	5,36
		Neue Sitzung – Wundkontrolle/Wundbehandlung			
24, 26, 27	3290	Kontrolle nach chirurgischem Eingriff, als selbstständige Leistung, je Kieferhälfte oder Frontzahnbereich	2,3	1	7,11

Zahn/ Region	Pos.	Leistungsbeschreibung/ Auslagen	Faktor	Anz.	EUR
24, 26	3300	Nachbehandlung nach chirurgischem Eingriff (z. B. Tamponieren), als selbstständige Leistung, je Operationsgebiet (Raum einer zusammenhängenden Schnittführung) **Begr.:** **Überdurchschnittliche Schwierigkeit, aufgrund besonders aufwendiger Wundversorgung wegen akuten Wundheilungsstörungen infolge Allgemeinmedikation – Bisphosphonattherapie**	3,1	1	9,59
		ggf. zzgl. Material: z.B. zur Förderung der Geweberegeneration und / oder Leukase			
27	3050	Stillung einer übermäßigen Blutung im Mund- und/oder Kieferbereich, als selbstständige Leistung **Begr.:** **Überdurchschnittlicher Zeitaufwand und Schwierigkeit, aufgrund entzündlich, veränderter Wunde und dadurch erhöhte operativer Sensibilität und langer Dauer der Sitzung wegen besonders starker Blutung einschließlich zusätzlicher Nachkontrollen während der Sitzung**	2,9	1	17,94
		Material: zur Förderung der Blutgerinnung und/ oder zum Verschluss von oberflächlichen Blutungen bei hämorrhagischen Diathesenusw.			

Zahn/ Region	Pos.	Leistungsbeschreibung/ Auslagen	Faktor	Anz.	EUR
		Neue Sitzung – Wundkontrolle/Wundbehandlung – Wundrevision 24			
24, 26, 27	3290	Kontrolle nach chirurgischem Eingriff, als selbstständige Leistung, je Kieferhälfte oder Frontzahnbereich	2,3	1	7,11
24	3310	Chirurgische Wundrevision (z. B. Glätten des Knochens, Auskratzen, Naht), je Operationsgebiet (Raum einer zusammenhängenden Schnittführung) **Begr.: Überdurchschnittlicher Zeitaufwand, aufgrund besonders vorsichtigen Vorgehens wegen Infektion mit einhergehender Schmerzsensation im Wundgebiet**	3,3	1	18,56
		ggf. zzgl. Material: z.B. zur Förderung der Geweberegeneration und / oder Nahtmaterial / Leukase			
26, 27	**3300**	Nachbehandlung nach chirurgischem Eingriff (z. B. Tamponieren), als selbstständige Leistung, je Operationsgebiet (Raum einer zusammenhängenden Schnittführung)	2,3	2	16,82
		Neue Sitzung – Wundkontrolle/Wundbehandlung – Nahtentfernung			

Zahn/ Region	Pos.	Leistungsbeschreibung/ Auslagen	Faktor	Anz.	EUR
24, 26, 27	3300	Nachbehandlung nach chirurgischem Eingriff (z. B. Tamponieren), als selbstständige Leistung, je Operationsgebiet (Raum einer zusammenhängenden Schnittführung) **Begr.:** **Überdurchschnittlicher Zeitaufwand, aufgrund mehrerer Maßnahmen im OP-Gebiet (26, 27 Nahtentfernung, 27 Reinigen der Wunde, 24, 26 Leukasekegel eingelegt)**	3,5	1	25,60
		ggf. zzgl. Material: Leukase			
		Neue Sitzung			
	Ä1	Beratung – auch mittels Fernsprecher **Begr.:** **Überdurchschnittlicher Zeitaufwand, aufgrund Beratung mittels Einsatz visueller Medien, zur Erläuterung der nachfolgenden Therapie. Neuer Krankheitsfall**	3,1	1	14,45
		Zwischensumme Honorar:			xxx
		Materialkosten:			xxx
		Laborkosten:			xxx
		Rechnungsbetrag:			**xxx**

12.4.4 Fahrradunfall (Sturz aufs Gesicht) am Samstag mit schmerzhafter Mundöffnung und vollständiger Luxation von 11– Reimplantation mit Schienung und Erstversorgung der Wunde

Beim aufgeführten Behandlungsfall handelt es sich um ein Fallbeispiel.

Die Faktoren sind fakultativ.

Im Rahmen der Behandlung sind die Gebühren vom Behandler nach § 5 Abs. 2 unter Berücksichtigung der Schwierigkeit und des Zeitaufwandes der einzelnen Leistung sowie der Umstände bei der Ausführung nach billigem Ermessen, für jede Leistung, zu bestimmen.

In diesem Abrechnungsbeispiel wird folgender Behandlungsfall dargestellt:

symptombezogene Untersuchung, Beratung, röntgenologische Diagnostik vom Frontzahnbereich und Kiefergelenk- zum Ausschließen einer Fraktur und Auswertung, Wurzelkanalbehandlung des Zahnes, Reimplantation und Schienung der Front und Erstversorgung der Wunde an der Lippe

weiteren Behandlungssitzungen: Nachkontrolle und Nachbehandlung, Kontrolle der Schienung, Entfernung der Schienung und Vitalitätskontrollen, Schneidekantenaufbau an 11

Zahn/ Region	Pos.	Leistungsbeschreibung/ Auslagen	Faktor	Anz.	EUR
		Untersuchung, Beratung			
	Ä5	Symptombezogene Untersuchung **Begr.: Überdurchschnittlicher Zeitaufwand aufgrund schwieriger Situation bei der Untersuchung wegen eingeschränkter Sicht bei starker präoperativer Schwellung des Weichgewebes und Verletzung an der Lippe**	3,5	1	16,32
	D	Zuschlag für an Samstagen, Sonn- oder Feiertagen erbrachte Leistungen	1,0	1	12,82

Zahn/ Region	Pos.	Leistungsbeschreibung/ Auslagen	Faktor	Anz.	EUR
	Ä1	Beratung auch mittels Fernsprecher **Begr.:** **Überdurchschnittlicher Zeitaufwand aufgrund ausgedehnter Erörterungen nach vorhergehender Röntgendiagnostik und ausführlicher Beratung mittels Einsatz visueller Medien, zur Erläuterung der nachfolgenden Therapie und Behandlungsalternativen**	3,5	1	16,32
21–23, 12, 13	0070	Vitalitätsprüfung eines Zahnes oder mehrerer Zähne einschließlich Vergleichstest, je Sitzung	2,3	1	6,47
12, 21	Ä5000	Zähne, je Projektion **Begr.:** **Überdurchschnittlicher Zeitaufwand aufgrund besonders aufwendigen Bildbearbeitungsverfahrens mittels einer Kontraständerung und Bildvergrößerung für eine besonders umfangreiche diagnostische Auswertung, bei digitaler Radiographie**	2,0	2	11,66
OK, UK	Ä5095	Schädelteile in Spezialprojektionen, je Teil *Hinweis: Kiefergelenksaufnahme zum Ausschließen einer Fraktur bei schmerzhafter Mundöffnung*	1,8	1	20,98
ggf.	Ä5298	Zuschlag zu den Leistungen nach den Nummern 5010 bis 5290 bei Anwendung digitaler Radiographie (Bildverstärker-Radiographie)	1,0	1	2,92
11	2390	Trepanation eines Zahnes, als selbstständige Leistung	2,3	1	8,41

Zahn/ Region	Pos.	Leistungsbeschreibung/ Auslagen	Faktor	Anz.	EUR
11	2410	Aufbereitung eines Wurzelkanals auch retrograd, je Kanal, gegebenenfalls in mehreren Sitzungen	2,3	1	50,71
ggf.	0110	Zuschlag für die Anwendung eines Operationsmikroskops bei den Leistungen nach den Nummern 2195, 2330, 2340, 2360, 2410, 2440, 3020, 3030, 3040, 3045, 3060, 3110, 3120, 3190, 3200, 4090, 4100, 4130, 4133, 9100, 9110, 9120, 9130 und 9170	1,0	1	22,50
ggf.	0120	Zuschlag für die Anwendung eines Lasers bei den Leistungen nach den Nummern 2410, 3070, 3080, 3210, 3240, 4080, 4090, 4100, 4130, 4133 und 9160	1,0	1	22,50
ggf.	§ 6 Abs. 1	Entfernung nekrotischen Pulpengewebes vor der Aufbereitung des Wurzelkanals	2,3	1	xxxx
ggf.	–	GOZ Teil C, Allgemeine Bestimmungen: Einmal verwendbare Nickel-Titan-Instrumente	–	–	–
11	2440	Füllung eines Wurzelkanals	2,3	1	33,37
11	2060	Präparieren einer Kavität und Restauration mit Kompositmaterialien, in Adhäsivtechnik (Konditionieren), einflächig, ggf. einschließlich Mehrschichttechnik, einschließlich Polieren, ggf. einschließlich Verwendung von Inserts	2,3	1	68,17
12–22	0080	Intraorale Oberflächenanästhesie, je Kieferhälfte oder Frontzahnbereich	2,3	1	3,88

Zahn/ Region	Pos.	Leistungsbeschreibung/ Auslagen	Faktor	Anz.	EUR
12, 21, 22	0090	Intraorale Infiltrationsanästhesie **Begr.:** **Überdurchschnittlicher Zeitaufwand aufgrund langsamen, druckkontrollierten Indizierens, wegen erhöhter Sensibilität** **im frischen Wundgebiet** *Hinweis auf der Rechnung: Infiltrationsanästhesie an der Lippe*	3,0	3	30,36
		Material §4 Abs. 3 GOZ: Anästhetikum			xxx
Lippe	Ä2001	Versorgung einer kleinen Wunde einschließlich Naht **Begr.:** **Überdurchschnittliche Schwierigkeiten aufgrund mikrochirurgischer Nahttechnik**	2,9	1	21,97
		Material: Naht			
ggf.	§ 6 Abs. 1	Wundflächenentkeimung mittels Laser	2,3	1	xxx
12–21	0090	Intraorale Infiltrationsanästhesie **Begr.:** **Überdurchschnittlicher Zeitaufwand aufgrund aufwendiger fraktionierter Anästhesie und Depotsetzung**	2,8	3	28,35
11, 21	0100	Intraorale Leitungsanästhesie *Hinweis auf der Rechnung: für palatinalen Nervenast Nervus palatinus*	2,3	2	18,10
		Material §4 Abs. 3 GOZ: Anästhetikum			xxx
ggf. regio 11	§ 6 Abs. 1	Anwendung von wachstumsfaktorenreichem Plasma zur Regeneration	2,3	1	xxx

Zahn/ Region	Pos.	Leistungsbeschreibung/ Auslagen	Faktor	Anz.	EUR
11	3140	Reimplantation eines Zahnes einschließlich einfacher Fixation **Begr.: Überdurchschnittlicher Aufwand aufgrund gewebeschonender Lappenbildungstechnik, atraumatisches Vorgehen mit besondere Schnitt- und Nahttechnik zur Erhaltung eines optimalen ästhetischen Ergebnisses**	3,5	1	53,15
11	0510	Zuschlag bei nichtstationärer Durchführung von zahnärztlich-chirurgischen Leistungen, die mit Punktzahlen von 500 bis 799 Punkten bewertet sind	1,0	1	42,18
		Material zur Förderung der Blutgerinnung und/ oder der Geweberegeneration / Nahtmaterial usw.			xxx
13–22	Ä2697	Anlegen von Drahtligaturen, Drahthäkchen oder dergleichen, je Kieferhälfte oder Frontzahnbereich, als selbständige Leistung **Begr.: Überdurchschnittlicher Zeitaufwand aufgrund besonderen Aufwands bei erschwerter Anpassung an gelockerten Zähnen und aufwendiger Verstärkungsmaßnahmen durch stabilisierende Materialien**	3,1	1	63,24
		§ 10 Abs. 1 GOÄ: Glasfaserband für Schienung			xxx
13–22	2197	Adhäsive Befestigung (plastischer Aufbau, Stift, Inlay, Krone, Teilkrone, Veneer, etc.)	2,3	5	84,10

Zahn/ Region	Pos.	Leistungsbeschreibung/ Auslagen	Faktor	Anz.	EUR
		Neue Sitzung – Nachkontrolle Sonntag			
	Ä5	Symptombezogene Untersuchung *Hinweis auf der Rechnung: Verlaufskontrolle Schiene*	2,3	1	10,72
	D	Zuschlag für an Samstagen, Sonn- oder Feiertagen erbrachte Leistungen	1,0	1	12,82
Lippe, 11	3290	Kontrolle nach chirurgischem Eingriff, als selbstständige Leistung, je Kieferhälfte oder Frontzahnbereich	2,3	2	14,22
Lippe	3300	Nachbehandlung nach chirurgischem Eingriff (z. B. Tamponieren), als selbstständige Leistung, je Operationsgebiet (Raum einer zusammenhängenden Schnittführung) **Begr.:** **Überdurchschnittlicher Zeitaufwand aufgrund behutsamer Nachbehandlung bei extremer postoperativer Empfindlichkeit und besonders intensive Aufklärung mit Erläuterung der Verhaltensmaßregeln wegen der großen Wundfläche**	3,0	1	10,97
		Neue Sitzung – Nachkontrolle			
11, Lippe	3290	Kontrolle nach chirurgischem Eingriff, als selbstständige Leistung, je Kieferhälfte oder Frontzahnbereich	2,3	2	14,22
13, 12, 21–23	0070	Vitalitätsprüfung eines Zahnes oder mehrerer Zähne einschließlich Vergleichstest, je Sitzung	2,0	1	5,62

Zahn/ Region	Pos.	Leistungsbeschreibung/ Auslagen	Faktor	Anz.	EUR
	Ä70	Kurze Bescheinigung oder kurzes Zeugnis, Arbeitsunfähigkeitsbescheinigung	2,3	1	5,36
		Neue Sitzung – Wundkontrolle/Wundbehandlung Wiederbefestigung der Schienung regio 13			
11, Lippe	3290	Kontrolle nach chirurgischem Eingriff, als selbstständige Leistung, je Kieferhälfte oder Frontzahnbereich	2,3	1	7,11
11, Lippe	3300	Nachbehandlung nach chirurgischem Eingriff (z. B. Tamponieren), als selbstständige Leistung, je Operationsgebiet (Raum einer zusammenhängenden Schnittführung) **Begr.: Überdurchschnittliche Schwierigkeit aufgrund besonders aufwendiger Wundversorgung wegen mehrerer unterschiedlicher Nachbehandlungsmaßnahmen**	3,1	2	22,66
		ggf. zzgl. Material: z.B. zur Förderung der Geweberegeneration			
13	Ä2702	Wiederanbringung einer gelösten Apparatur oder kleine Änderungen, teilweise Erneuerung von Schienen oder Stützapparaten – auch Entfernung von Schienen oder Stützapparaten –, je Kiefer	2,3	1	40,22
13	2197	Adhäsive Befestigung (plastischer Aufbau, Stift, Inlay, Krone, Teilkrone, Veneer, etc.)	2,3	1	16,82

Zahn/ Region	Pos.	Leistungsbeschreibung/ Auslagen	Faktor	Anz.	EUR
		Neue Sitzung – Kontrolle der Schienung Wundkontrolle/Wundbehandlung – Nahtentfernung Lippe			
11, Lippe	3290	Kontrolle nach chirurgischem Eingriff, als selbstständige Leistung, je Kieferhälfte oder Frontzahnbereich	2,3	2	14,22
Lippe	3300	Nachbehandlung nach chirurgischem Eingriff (z. B. Tamponieren), als selbstständige Leistung, je Operationsgebiet (Raum einer zusammenhängenden Schnittführung)	2,3	1	8,41
13, 12, 21, 22	0070	Vitalitätsprüfung eines Zahnes oder mehrerer Zähne einschließlich Vergleichstest, je Sitzung	2,0	1	5,62
		Neue Sitzung – Wundkontrolle/Wundbehandlung – Nahtentfernung			
11	3290	Kontrolle nach chirurgischem Eingriff, als selbstständige Leistung, je Kieferhälfte oder Frontzahnbereich	2,3	1	7,11
11	3300	Nachbehandlung nach chirurgischem Eingriff (z. B. Tamponieren), als selbstständige Leistung, je Operationsgebiet (Raum einer zusammenhängenden Schnittführung) **Begr.: Überdurchschnittlicher Zeitaufwand aufgrund mehrerer Maßnahmen im OP-Gebiet (Nahtentfernung, Reinigen der Wunde, Aufbringen Dontisolon)**	3,5	1	12,80

Zahn/ Region	Pos.	Leistungsbeschreibung/ Auslagen	Faktor	Anz.	EUR
		Neue Sitzung – Entfernung der Schienung Schneidekantenaufbau			
	Ä1	Beratung – auch mittels Fernsprecher	2,3	1	10,72
13, 12, 21, 22	0070	Kontrolle nach chirurgischem Eingriff, als selbstständige Leistung, je Kieferhälfte oder Frontzahnbereich	2,3	1	6,47
13–22	Ä2702	Wiederanbringung einer gelösten Apparatur oder kleine Änderungen, teilweise Erneuerung von Schienen oder Stützapparaten – auch Entfernung von Schienen oder Stützapparaten –, je Kiefer *Hinweis: Entfernung der Schienung* **Begr.:** **Überdurchschnittlicher Zeitaufwand aufgrund minimalinvasibler Vorgehensweise**	2,9	1	50,71
13–22	4050	Entfernung harter und weicher Zahnbeläge gegebenenfalls einschließlich Polieren an einem einwurzeligen Zahn oder Implantat, auch Brückenglied **Begr.:** **Überdurchschnittlicher Zeitaufwand aufgrund erschwertes Entfernen von festanhaftenden Belägen und zeitaufwändige Politur zur Wiederherstellung der Schmelzmorphologie**	3,5	3	5,91

Zahn/ Region	Pos.	Leistungsbeschreibung/ Auslagen	Faktor	Anz.	EUR
11	2030	Besondere Maßnahmen beim Präparieren oder Füllen von Kavitäten (z. B. Separieren, Beseitigen störenden Zahnfleisches, Stillung einer übermäßigen Papillenblutung), je Kieferhälfte oder Frontzahnbereich	2,3	1	8,41
11	2120	Präparieren einer Kavität und Restauration mit Kompositmaterialien, in Adhäsivtechnik (Konditionieren), mehr als dreiflächig, ggf. einschließlich Mehrschichttechnik, einschließlich Polieren, ggf. einschließlich Verwendung von Inserts **Begr.: Überdurchschnittliche Schwierigkeiten aufgrund erhöhter Retensionsgewinnung bei erschwerten Ecken-/Kantenaufbau und erheblicher Mehraufwand an Zeit durch substanzschonende Präparation und wegen schwieriger Farb- und Formgestaltung unter Anwendung Mehrfarbentechnik mit schwieriger spezieller Farbanpassung**	3,5	1	151,57
Ok	1020	Lokale Fluoridierung zur Verbesserung der Zahnhartsubstanz, zur Kariesvorbeugung und -behandlung, mit Lack oder Gel, je Sitzung	2,3	1	6,47
		Zwischensumme Honorar:			xxx
		Materialkosten:			xxx
		Laborkosten:			xxx
		Rechnungsbetrag:			**xxx**

12.5 Fallbeispiele zu parodontologischen Leistungen

12.5.1 PAR-Behandlung im Ober- und Unterkiefer

Die Leistungen der hier aufgeführten PAR-Behandlung umfassen: Untersuchung und Aufnahme des Parodontalstatus, Vorbehandlungen, PAR-Therapie, Nachbehandlung und Recall.

Zahn/ Region	Pos.	Leistungsbeschreibung/ Auslagen	Faktor	Anz.	EUR
		Untersuchung, Aufnahme PAR-Status			
	0010	Eingehende Untersuchung	2,3	1	12,94
	Ä1	Beratung	2,3	1	10,72
OK, UK	Ä5004	Panoramaschichtaufnahme der Kiefer	1,8	1	41,96
OK, UK	4005	Erhebung mindestens eines Gingivalindex (z.B. PSI)	2,3	1	10,35
OK, UK	4000	Erstellen und Dokumentieren eines Parodontalstatus	2,3	1	20,70
		1. PAR-Vorbehandlung			
	1000	Erstellung eines Mundhygienestatus, Dauer mindestens 25 Minuten	2,3	1	25,87
OK, UK	1040	Professionelle Zahnreinigung	2,3	28	101,36
17, 16, 26, 36, 37, 47	4025	Subgingivale medikamentöse antibakterielle Lokalapplikation	2,3	6	11,64
		Material: Antibakterielles Medikament			
OK, UK	2010	Behandlung überempfindlicher Zahnflächen, je Kiefer	2,3	2	12,94
		2. PAR-Vorbehandlung			
	1010	Kontrolle des Übungserfolges, Dauer mindestens 15 Minuten	2,3	1	12,94

Zahn/ Region	Pos.	Leistungsbeschreibung/ Auslagen	Faktor	Anz.	EUR
OK, UK	4060	Kontrolle nach Entfernung harter und weicher Zahnbeläge oder professioneller Zahnreinigung	2,3	28	25,48
OK, UK	4020	Behandlung von Mundschleimhauterkrankungen	2,3	1	5,82
		PAR-Behandlung I. + IV. Quadrant			
21–27, 31–37	4060	Kontrolle nach Entfernung harter und weicher Zahnbeläge oder professioneller Zahnreinigung	2,3	14	12,74
17–11, 41–47	0080	Intraorale Oberflächenanästhesie, je Kieferhälfte oder Frontzahnbereich	2,3	2	7,76
17–11, 41–47	0090	Intraorale Infiltrationsanästhesie	2,3	14	108,64
		Material: Anästhetikum			
17, 16, 14, 46, 47	4075	Parodontalchirurgische Therapie an einem mehrwurzeligen Zahn, geschlossenes Vorgehen	2,3	5	84,10
15, 13–11, 41–45	4070	Parodontalchirurgische Therapie an einem einwurzeligen Zahn, geschlossenes Vorgehen	2,3	9	116,46
		PAR-Behandlung II. + III. Quadrant			
17–11, 41–47	4060	Kontrolle nach Entfernung harter und weicher Zahnbeläge oder professioneller Zahnreinigung	2,3	14	12,74
21–27, 31–37	0080	Intraorale Oberflächenanästhesie, je Kieferhälfte oder Frontzahnbereich	2,3	2	7,76
21–27, 31–37	0090	Intraorale Infiltrationsanästhesie	2,3	14	108,64
		Material: Anästhetikum			

Zahn/ Region	Pos.	Leistungsbeschreibung/ Auslagen	Faktor	Anz.	EUR
27, 26, 24, 36, 37	4075	Parodontalchirurgische Therapie an einem mehrwurzeligen Zahn, geschlossenes Vorgehen	2,3	5	84,10
21–23, 25, 31–35	4070	Parodontalchirurgische Therapie an einem einwurzeligen Zahn, geschlossenes Vorgehen	2,3	9	116,46
		Separate Sitzung: antimikrobielle photodynamische Therapie (aPDT/PACT)			
OK, UK	0080	Intraorale Oberflächenanästhesie, je Kieferhälfte oder Frontzahnbereich	2,3	4	13,44
		Material: Oberflächenanästhetikum z. B. Oraqix –Unzumutbarkeitsgrenze			
OK, UK	*XXXXa**	*Antimikrobielle photodynamischen Therapie (aPDT/PACT), je Zahn gemäß § 6 Abs. 1 GOZ, entsprechend GOZ-Nr. XXXX*	2,3	28	
		Kontrollbehandlung			
OK, UK	4150	Kontrolle/Nachbehandlung nach parodontalchirurgischen Maßnahmen	2,3	28	25,48
		Recall nach 4 Monaten			
	0010	Eingehende Untersuchung	2,3	1	12,94
	Ä1	Beratung	2,3	1	10,72
OK, UK	4005	Erhebung mindestens eines Gingivalindex (z. B. PSI)	2,3	1	10,35

* Die entsprechende Analogposition wird mit „a" gekennzeichnet. Der Leistungstext sollte in verständlicher Form die jeweilige Analogleistung beschreiben. Es muss daraus hervorgehen, dass es sich um eine Leistung handelt, die nicht in der GOZ beschrieben wird, und somit eine selbstständige Leistung darstellt. Die Auswahl der entsprechenden Position bleibt dem Zahnarzt überlassen.

Zahn/ Region	Pos.	Leistungsbeschreibung/ Auslagen	Faktor	Anz.	EUR
OK, UK	4000	Erstellen und Dokumentieren eines Parodontalstatus	2,3	1	20,70
		Zwischensumme Honorar:			1.045,75
		Materialkosten:			
		Rechnungsbetrag:			**1.045,75**

12.5.2 Vorsorgebehandlung – Professionelle Zahnreinigung – PAR-Behandlung offenes Vorgehen an den Zähnen 24, 36, 45 und Auffüllen parodontaler Knochendefekte mit Emdogain

Beim aufgeführten Behandlungsfall handelt es sich um ein Fallbeispiel.

Die Faktoren sind fakultativ.

Im Rahmen der Behandlung sind die Gebühren vom Behandler nach § 5 Abs. 2 unter Berücksichtigung der Schwierigkeit und des Zeitaufwandes der einzelnen Leistung sowie der Umstände bei der Ausführung nach billigem Ermessen, für jede Leistung, zu bestimmen.

In diesem Abrechnungsbeispiel wird folgender Fall dargestellt:

Eingehende Untersuchung, Beratung, Begleitleistungen im Rahmen der Untersuchung.

Weitere Behandlungssitzungen: Professionelle Zahnreinigung und Erstellen eines Parodontalstatus, Parodontitisbehandlung offenes Vorgehen (Zähne 24, 36, 45) und geschlossenes Vorgehen (Zähne 23, 25, 35, 37, 44 und 46) und Kontrollbehandlung

Zahn/ Region	Pos.	Leistungsbeschreibung/ Auslagen	Faktor	Anz.	EUR
		Untersuchung			
	0010	Eingehende Untersuchung zur Feststellung von Zahn-, Mund- und Kiefererkrankungen einschließlich Erhebung des Parodontalbefundes sowie Aufzeichnung des Befundes **Begr.: Überdurchschnittlicher Zeitaufwand, aufgrund besonders umfangreicher Anamneseerhebung/Befunderhebung bei Verdacht auf eine parodontale Erkrankung; Erörterung alternativer Befundmöglichkeiten.**	3,0	1	16,87
	Ä1	Beratung auch mittels Fernsprecher	2,3	1	10,72

Zahn/ Region	Pos.	Leistungsbeschreibung/ Auslagen	Faktor	Anz.	EUR
	4005	Erhebung mindestens eines Gingivalindex und/oder eines Parodontalindex (z. B. des Parodontalen Screening-Index PSI)	2,3	1	10,35
	4005	Erhebung mindestens eines Gingivalindex und/oder eines Parodontalindex (z. B. des Parodontalen Screening-Index PSI)	2,3	1	10,35
23–25, 35–37, 44–46	Ä5000	Röntgen Zähne, je Projektion **Begr.: Überdurchschnittlicher Zeitaufwand aufgrund schwieriger Diagnostik wegen der Einbeziehung und dem Vergleich alter Befunde und Segmentanalyse.**	2,5	3	21,84
		Individualprophylaxe/PAR-Vorbehandlung (neue Sitzung)			
	1000	Erstellung eines Mundhygienestatus und eingehende Unterweisung zur Vorbeugung gegen Karies und parodontale Erkrankungen, Dauer mindestens 25 Minuten	2,3	1	25,87
17–14, 24–27, 34–37, 44–47	1040	Professionelle Zahnreinigung, je Zahn **Begr.: Überdurchschnittlicher Zeitaufwand, aufgrund erhöhter Schwierigkeiten im parodontal geschädigten Gebiss mit zusätzlicher Spülung des Mundraumes und der Zahnfleischtaschen zur Reduzierung der Keimbelastung.**	3,2	16	88,16
13–23, 33–43	1040	Professionelle Zahnreinigung, je Zahn	2,3	12	43,44

Zahn/ Region	Pos.	Leistungsbeschreibung/ Auslagen	Faktor	Anz.	EUR
23–25, 35–37, 44–46	4025	Subgingivale medikamentöse antibakterielle Lokalapplikation, je Zahn *Material: CHX-Gel – je 1 ml*	2,3	9	17,46
Ggf.	§ 6 Abs. 1 GOZ	Full-Mouth-Therapie (FMT) gemäß § 6 Abs. 1 GOZ entsprechend: GOZ-Nr. XXX	2,3	1	xxxx
		Nachkontrolle nach PZR, Erstellung Par-Status (neue Sitzung)			
23–25, 35–37, 44–46	4060	Kontrolle nach Entfernung harter und weicher Zahnbeläge oder professioneller Zahnreinigung nach der Nummer 1040 mit Nachreinigung einschließlich Polieren, je Zahn, oder Implantat, auch Brückenglied	2,3	9	8,19
OK, UK	4020	Lokalbehandlung von Mundschleimhauterkrankungen gegebenenfalls einschließlich Taschenspülungen, je Sitzung	2,3	1	5,82
		Behandlerwechsel			
	4000	Erstellen und Dokumentieren eines Parodontalstatus **Begr.: Überdurchschnittlicher Zeitaufwand, aufgrund tiefreichender Knochentaschen einschließlich Lockerungen, Erfordernis multipler Parameter.**	3,5	1	31,50
37, 36, 46, 26	2010	Behandlung überempfindlicher Zahnflächen, je Kiefer	2,3	2	12,94

Zahn/ Region	Pos.	Leistungsbeschreibung/ Auslagen	Faktor	Anz.	EUR
	Ä1	Beratung auch mittels Fernsprecher **Begr.: Überdurchschnittlicher Zeitaufwand, aufgrund sehr umfangreichen Gespräches, Dauer ca. 20 Minuten, über die PAR-Behandlung, Behandlungsalternativen, die Umstellung im Alltag, Rauchverhalten, Hygienemaßnahmen, Verschlimmerung allgemeiner Erkrankungen bei Unterlassung usw.**	3,5	1	16,32
	0030	Aufstellung eines schriftlichen Heil- und Kostenplans nach Befundaufnahme und gegebenenfalls Auswertung von Modellen	2,3	1	25,87
		PAR-Behandlung (neue Sitzung)			
	Ä5	Symptombezogene Untersuchung	2,3	1	10,72
23–25, 35–37, 46–44	0080	Intraorale Oberflächenanästhesie, je Kieferhälfte oder Frontzahnbereich	2,3	3	11,64
23–25	0090	Intraorale Infiltrationsanästhesie *Material: Anästhetikum – Anzahl Ampullen/ml*	2,3	3	23,28
36	0100	Intraorale Leitungsanästhesie *Material: Anästhetikum – Anzahl Ampullen/ml*	2,3	1	9,05
44–46	0090	Intraorale Infiltrationsanästhesie *Material: Anästhetikum – Anzahl Ampullen/ml*	2,3	3	23,28

Zahn/ Region	Pos.	Leistungsbeschreibung/ Auslagen	Faktor	Anz.	EUR
37, 46	4075	Parodontalchirurgische Therapie (insbesondere Entfernung subgingivaler Konkremente und Wurzelglättung) an einem mehrwurzeligen Zahn, geschlossenes Vorgehen, je Zahn **Begr.: Überdurchschnittliche Schwierigkeiten, aufgrund schwieriger Entfernung von extrem fest anhaftenden Konkrementen in tiefreichender Knochentasche.**	3,5	2	51,18
23, 25, 35, 44	4070	Parodontalchirurgische Therapie (insbesondere Entfernung subgingivaler Konkremente und Wurzelglättung) an einem einwurzeligen Zahn oder Implantat, geschlossenes Vorgehen **Begr.: Überdurchschnittlicher Zeitaufwand, aufgrund anhaltender und schwer zu stillender Sulcusblutung.**	2,6	4	58,48
24	4100	Lappenoperation, offene Kürettage, einschließlich Osteoplastik an einem Seitenzahn, je Parodontium **Begr.: Überdurchschnittlicher Zeitaufwand, aufgrund Furkationsbeteiligung sowie Tunnelierung bei starker Blutung in schwer zu erreichender Zahnregion, horizontalen und vertikalen Knochenabbaus und erschwerter Lappenbildung aufgrund hoch angesetzter Mukogingivalgrenze.** *Material: atraumatisches Nahtmaterial*	3,3	1	51,04

Zahn/ Region	Pos.	Leistungsbeschreibung/ Auslagen	Faktor	Anz.	EUR
Ggf.	0120	Zuschlag für die Anwendung eines Lasers bei den Leistungen nach den Nummern 2410, 3070, 3080, 3210, 3240, 4080, 4090, 4100, 4130, 4133 und 9160	1,0	1	15,47
Ggf.	0110	Zuschlag für die Anwendung eines Operationsmikroskops bei den Leistungen nach den Nummern 2195, 2330, 2340, 2360, 2410, 2440, 3020, 3030, 3040, 3045, 3060, 3110, 3120, 3190, 3200, 4090, 4100, 4130, 4133, 9100, 9110, 9120, 9130 und 9170	1,0	1	22,50
0500		Zuschlag bei nichtstationärer Durchführung von zahnärztlich-chirurgischen Leistungen, die mit Punktzahlen von 250 bis 499 Punkten bewertet sind, oder zu den Leistungen nach den Nummern 4090 oder 4130	1,0	1	22,50
36, 45	4100	Lappenoperation, offene Kürettage, einschließlich Osteoplastik an einem Seitenzahn, je Parodontium **Begr.: Überdurchschnittlicher Zeitaufwand, aufgrund des Eingriffs im entzündlich veränderten Gebiet und tiefreichender Knochentasche.** *Material: atraumatisches Nahtmaterial*	3,5	2	108,26
Ggf.	§ 6 Abs. 1 GOZ	Dekontamination der Zahnfleischtaschen mittels Laser gemäß § 6 Abs. 1 GOZ entsprechend: GOZ-Nr. XX	2,3	9	xxx

Zahn/ Region	Pos.	Leistungsbeschreibung/ Auslagen	Faktor	Anz.	EUR
24, 36, 45	4110	Auffüllen von parodontalen Knochendefekten mit Aufbaumaterial (Knochen- und/oder Knochenersatzmaterial), auch Einbringen von Proteinen, zur regenerativen Behandlung parodontaler Defekte, ggf. einschließlich Materialentnahme im Aufbaugebiet, je Zahn oder Parodontium oder Implantat **Begr.: Besondere Umstände, aufgrund Einbringung eines Gemischs verschiedener Augmentate aufgrund umfangreicher intraossärer Knochendefekte.**	3,5	3	106,29
24	4133a	Odontoplastik, je Parodontium gemäß § 6 Abs. 1 GOZ, entsprechend GOZ Nr. XXX	2,3	2	227,66
		Kontrollbehandlung/Nachbehandlung (neue Sitzung)			
23–25, 35–37, 44–46	4150	Kontrolle/Nachbehandlung nach parodontalchirurgischen Maßnahmen, je Zahn, je Implantat oder Parodontium	2,3	9	8,19
	6190	Beratendes und belehrendes Gespräch mit Anweisungen zur Beseitigung von schädlichen Gewohnheiten und Dysfunktionen	2,3	1	18,11
		2. Kontrollbehandlung/Nachbehandlung (neue Sitzung)			
23–25, 35–37, 44–46	4150	Kontrolle/Nachbehandlung nach parodontalchirurgischen Maßnahmen, je Zahn, je Implantat oder Parodontium **Begr.: Überdurchschnittlicher Zeitaufwand, aufgrund Nahtentfernung und zusätzlicher Maßnahmen zur Wundheilung.**	3,5	9	12,42

Zahn/ Region	Pos.	Leistungsbeschreibung/ Auslagen	Faktor	Anz.	EUR
		Recall nach 3 Monaten			
	0010	Eingehende Untersuchung zur Feststellung von Zahn-, Mund- und Kiefererkrankungen einschließlich Erhebung des Parodontalbefundes sowie Aufzeichnung des Befundes	2,3	1	12,94
	4000	Erstellen und Dokumentieren eines Parodontalstatus	2,3	1	20,70
	Ä1	Beratung auch mittels Fernsprecher	2,3	1	10,72
		Behandlerwechsel			
	1010	Kontrolle des Übungserfolges einschließlich weiterer Unterweisung, Dauer mindestens 15 Minuten **Hinweis auf der Rechnung: separate Behandlungseinheit, zwei Termine von zwei Behandlern zusammen gelegt, Erstellung Mundhygienestatus und Prophylaxe-Unterweisung/Motivation anhand der Indexwerte.**	2,3	1	12,94
17–11, 21–27, 31–37, 41–47	1040	Professionelle Zahnreinigung, je Zahn	2,3	28	101,36
		Zwischensumme Honorar:			xxx
		Materialkosten:			*xxx*
		Rechnungsbetrag:			**xxx**

12.6 Fallbeispiele zu prothetischen Leistungen

12.6.1 Vollkeramikkrone an Zahn 11 mit Aufbaufüllung in Adhäsiv- und Mehrschichttechnik

Dieses Rechnungsbeispiel enthält die Untersuchung, Beratung, röntgenologische Untersuchung und Planung des Zahnersatzes an Zahn 11. Nach Entfernung des vorhandenen Zahnersatzes erfolgt das Legen einer Aufbaufüllung in Mehrschichttechnik. Die Exzision von Schleimhaut wird mittels Laser durchgeführt und die Abformung mit dem individualisierten Abformlöffel. Die Vollkeramikkrone wird adhäsiv befestigt.

Zahn/ Region	Pos.	Leistungsbeschreibung/ Auslagen	Faktor	Anz.	EUR
		Untersuchung/Erstellen eines Heil- und Kostenplans			
	0010	Eingehende Untersuchung	2,3	1	12,94
	Ä1	Beratung	2,3	1	10,72
11	Ä5000	Röntgen der Zähne, je Projektion	1,8	1	5,24
	0030	Aufstellung eines schriftlichen Heil- und Kostenplans	2,3	1	25,87
		Präparation/Abformungen			
11	0080	Intraorale Oberflächenanästhesie, je Kieferhälfte oder Frontzahnbereich	2,3	1	3,88
11	0090	Intraorale Infiltrationsanästhesie	2,3	1	7,76
		Material: Anästhetikum			
11	2290	Entfernung einer Einlagefüllung, einer Krone, eines Brückenankers, Abtrennen eines Brückengliedes oder Steges oder Ähnliches	2,3	1	23,28
11	4050	Entfernung harter und weicher Zahnbeläge, einwurzeliger Zahn	2,3	1	1,29

Zahn/ Region	Pos.	Leistungsbeschreibung/ Auslagen	Faktor	Anz.	EUR
11	*XXXXa**	*Aufbaufüllung in Mehrschichttechnik, je Zahn gemäß § 6 Abs. 1 GOZ, entsprechend GOZ-Nr. XXXX*	2,3	1	
11	3070	Exzision von Schleimhaut oder Granulationsgewebe	2,3	1	5,82
11	0120	Zuschlag für die Anwendung eines Lasers	2,3	1	2,53
11	2030	Besondere Maßnahmen beim Präparieren oder Füllen von Kavitäten	2,3	1	8,41
OK	5170	Anatomische Abformung des Kiefers mit individuellem Löffel	2,3	1	32,34
		Material: Abformmaterialien			
	4040	Beseitigung grober Vorkontakte der Okklusion und Artikulation	2,3	1	5,82
11	2270	Provisorium im direkten Verfahren mit Abformung, je Zahn oder Implantat, einschließlich Entfernung	2,3	1	34,93
		Eingliederung der Vollkeramikkrone an Zahn 11			
11	4060	Kontrolle nach Entfernung harter und weicher Zahnbeläge oder professioneller Zahnreinigung	2,3	1	0,91
11	0080	Intraorale Oberflächenanästhesie, je Kieferhälfte oder Frontzahnbereich	2,3	1	3,88
11	2197	Adhäsive Befestigung	2,3	1	16,82

* Die entsprechende Analogposition wird mit „a" gekennzeichnet. Der Leistungstext sollte in verständlicher Form die jeweilige Analogleistung beschreiben. Es muss daraus hervorgehen, dass es sich um eine Leistung handelt, die nicht in der GOZ beschrieben wird, und somit eine selbstständige Leistung darstellt. Die Auswahl der entsprechenden Position bleibt dem Zahnarzt überlassen.

Zahn/ Region	Pos.	Leistungsbeschreibung/ Auslagen	Faktor	Anz.	EUR
11	2210	Versorgung eines Zahnes durch eine Vollkrone	2,3	1	217,06
		Laborkosten: Eigenlabor- und/oder Fremdlaborkosten			
		Kontrollbehandlung			
		Kontrolle nach Eingliederung der Krone			
		Zwischensumme Honorar:			419,50
		Materialkosten:			
		Laborkosten:			
		Rechnungsbetrag:			**419,50**

12.6.2 Schmerzpatient – Umfangreiche Diagnostik – Füllungstherapie mit anschließender Teilkronenversorgung im Cerec-Verfahren

Beim aufgeführten Behandlungsfall handelt es sich um ein Fallbeispiel.

Die Faktoren sind fakultativ.

Im Rahmen der Behandlung sind die Gebühren vom Behandler nach § 5 Abs. 2 unter Berücksichtigung der Schwierigkeit und des Zeitaufwandes der einzelnen Leistung sowie der Umstände bei der Ausführung nach billigem Ermessen, für jede Leistung, zu bestimmen.

Behandlungsfall:

Patient stellt sich mit Füllungsfraktur in der Praxis vor.

Symptombezogene Untersuchung, Beratung, röntgenologische Diagnostik und Auswertung zur allgemeinen Diagnostik und Kariesdiagnostik, Vitalitätsprüfung, Füllungstherapie an den Zähnen 26, 27, 36 und Planung des Zahnersatzes an Zahn 27.

Weitere Behandlungssitzungen: Füllungstherapie, Präparation und Herstellung der Teilkrone im Cerec-Verfahren mit adhäsiven Befestigung, Kontrollbehandlung

Zahn/ Region	Pos.	Leistungsbeschreibung/ Auslagen	Faktor	Anz.	EUR
		Untersuchung			
	Ä5	Symptombezogene Untersuchung *Füllungsfrakturen an den Zähnen 26, 27, 36*	2,3	1	10,72
	Ä1	Beratung auch mittels Fernsprecher **Begr.:** **Überdurchschnittlicher Zeitaufwand, aufgrund eingehender Aufklärung zu alternativen Füllungstherapien unter Einsatz visueller Medien, zur Erläuterung der nachfolgenden Therapie**	3,5	1	16,31

Zahn/ Region	Pos.	Leistungsbeschreibung/ Auslagen	Faktor	Anz.	EUR
	Ä5004	Panoramaschichtaufnahme der Kiefer **Begr.: Überdurchschnittlicher Zeitaufwand, aufgrund umfangreicher Diagnostik mit Detailvergrößerungen, Farb- und plastischer Darstellung bei radiographischer Auswertung**	2,5	1	58,28
34–37, 23–27	0070	Vitalitätsprüfung eines Zahnes oder mehrerer Zähne einschließlich Vergleichstest, je Sitzung **Begr.: Überdurchschnittliche Schwierigkeit und Zeitaufwand, aufgrund höherer Anzahl der zu überprüfenden Zähne**	2,8	1	7,87
36	0080	Intraorale Oberflächenanästhesie, je Kieferhälfte oder Frontzahnbereich	2,3	1	3,88
36	Ä5000	Röntgen Zähne, je Projektion	1,8	1	5,24
36	0100	Intraorale Leitungsanästhesie *Material: Anästhetikum*	2,3	1	9,05
36	2030	Besondere Maßnahmen beim Präparieren oder Füllen von Kavitäten (z.B. Separieren, Beseitigen störenden Zahnfleisches, Stillung einer übermäßigen Papillenblutung), je Kieferhälfte oder Frontzahnbereich **Hinweis auf Rechnung: Präparationsschutz**	2,3	1	8,41

Zahn/ Region	Pos.	Leistungsbeschreibung/ Auslagen	Faktor	Anz.	EUR
36	2030	Besondere Maßnahmen beim Präparieren oder Füllen von Kavitäten (z. B. Separieren, Beseitigen störenden Zahnfleisches, Stillung einer übermäßigen Papillenblutung), je Kieferhälfte oder Frontzahnbereich **Hinweis auf Rechnung:** **Anlegen einer Matrize**	2,3	1	8,41
36	2330	Maßnahmen zur Erhaltung der vitalen Pulpa bei Caries profunda (Exkavieren, indirekte Überkappung), je Kavität **Begr.:** **Überdurchschnittlicher Zeitaufwand, aufgrund des besonders vorsichtigen Exkavierens zur Vermeidung eines Vitalitätsverlustes**	3,0	1	18,56
36	2120	Präparieren einer Kavität und Restauration mit Kompositmaterialien, in Adhäsivtechnik (Konditionieren), mehr als dreiflächig, ggf. einschließlich Mehrschichttechnik, einschließlich Polieren, ggf. einschließlich Verwendung von Inserts **Begr.:** **Überdurchschnittlicher Zeitaufwand, aufgrund besonders schwieriger Füllungsgestaltung im Kontaktbereich zum Nachbarzahn sowie erschwerter Restauration durch extrem ausgedehnte Kavitätenpräparation und dadurch voluminöse Restauration in komplexer Mehrfarbschichttechnik**	3,5	1	151,57

Zahn/ Region	Pos.	Leistungsbeschreibung/ Auslagen	Faktor	Anz.	EUR
36	2197	Adhäsive Befestigung (plastischer Aufbau, Stift, Inlay, Krone, Teilkrone, Veneer, etc.) **ggf. Hinweis auf der Rechnung: AG Bonn (Az. 116 C 148/13), 28.07.2014 AG Düsseldorf (Az. 27 C 3179/14), 21.01.2016**	2,2	1	16,09
Wichtig: Zur Berechnung der Geb.-Nr. 2197 neben den Geb.-Nrn. 2060 ff. gibt es gegenteilige Auffassungen, entsprechende Kommentierungen finden sich u. a. im Kommentar der BZÄK und weiteren Urteilen.					
	0030	Aufstellung eines schriftlichen Heil- und Kostenplanes nach Befundaufnahme und gegebenenfalls Auswertung von Modellen	2,0	1	22,50
		Füllungstherapie, Präparation und Herstellung der Teilkrone im Cerec-Verfahren mit adhäsiven Befestigung (neue Sitzung)			
26, 27, 36	0070	Vitalitätsprüfung eines oder mehrerer Zähne einschließlich Vergleichstest, je Sitzung	2,3	1	6,47
26, 27	0080	Intraorale Oberflächenanästhesie, je Kieferhälfte oder Frontzahnbereich	2,3	1	3,88
26, 27	0090	Intraorale Infiltrationsanästhesie *Material: Anästhetikum*	2,3	2	15,52

Zahn/ Region	Pos.	Leistungsbeschreibung/ Auslagen	Faktor	Anz.	EUR
27	2030	Besondere Maßnahmen beim Präparieren oder Füllen von Kavitäten (z. B. Separieren, Beseitigen störenden Zahnfleisches, Stillung einer übermäßigen Papillenblutung), je Kieferhälfte oder Frontzahnbereich **Hinweis auf Rechnung: Beseitigen störenden Zahnfleisches zur Darstellung der Präparationsgrenze (präparationsbedingt)**	2,3	1	8,41
27	2180	Vorbereitung eines zerstörten Zahnes mit plastischem Aufbaumaterial zur Aufnahme einer Krone **Begr.: Überdurchschnittlicher Zeitaufwand, aufgrund umfangreicher Restauration mit erschwerter Trockenlegung bei vermehrter Salivation und zeitintensiver Lichtaushärtung aufgrund tief unter die Gingiva reichender Kavität**	3,5	1	29,53
27	2197	Adhäsive Befestigung (plastischer Aufbau, Stift, Inlay, Krone, Teilkrone, Veneer, etc.) **Begr.: Überdurchschnittliche Schwierigkeit, aufgrund tiefreichender Kavität und Unterminierungen**	3,5	1	25,59

Zahn/ Region	Pos.	Leistungsbeschreibung/ Auslagen	Faktor	Anz.	EUR
26	2030	Besondere Maßnahmen beim Präparieren oder Füllen von Kavitäten (z.B. Separieren, Beseitigen störenden Zahnfleisches, Stillung einer übermäßigen Papillenblutung), je Kieferhälfte oder Frontzahnbereich **Hinweis auf der Rechnung: Stillen einer übermäßigen Papillenblutung bei der Füllungstherapie**	2,3	1	8,41
26	2100	Präparieren einer Kavität und Restauration mit Kompositmaterialien, in Adhäsivtechnik (Konditionieren), dreiflächig, ggf. einschließlich Mehrschichttechnik, einschließlich Polieren, ggf. einschließlich Verwendung von Inserts **Begr.: Überdurchschnittlicher Zeitaufwand, aufgrund umfangreicher Restauration und zeitintensiver Lichtaushärtung aufgrund einer tiefreichenden Kavität**	3,2	1	115,55
26	2197	Adhäsive Befestigung (plastischer Aufbau, Stift, Inlay, Krone, Teilkrone, Veneer, etc.) **ggf. Hinweis auf der Rechnung: AG Bonn (Az. 116 C 148/13), 28.07.2014 AG Düsseldorf (Az. 27 C 3179/14), 21.01.2016**	2,3	1	16,82

Wichtig: Zur Berechnung der Geb.-Nr. 2197 neben den Geb.-Nrn. 2060 ff. gibt es gegenteilige Auffassungen, entsprechende Kommentierungen finden sich u. a. im Kommentar der BZÄK und weiteren Urteilen.

Zahn/ Region	Pos.	Leistungsbeschreibung/ Auslagen	Faktor	Anz.	EUR
25–27	2040	Anlegen von Spanngummi, je Kieferhälfte oder Frontzahnbereich	2,3	1	8,41
27	0065	Optisch-elektronische Abformung einschließlich vorbereitender Maßnahmen, einfache digitale Bissregistrierung und Archivierung, je Kieferhälfte oder Frontzahnbereich	2,3	1	10,35
27	0090	Intraorale Infiltrationsanästhesie **Hinweis auf der Rechnung: aufgrund langandauernde Behandlung** *Material: Anästhetikum*	2,3	1	7,76
27	2200	Versorgung eines Zahnes durch eine Teilkrone mit Retentionsrillen oder -kästen oder mit Pinledges einschließlich Rekonstruktion der gesamten Kaufläche, auch Versorgung eines Zahnes durch ein Veneer **Begr.:** **Überdurchschnittliche Schwierigkeiten, aufgrund besonders schwieriger Gestaltung im Kontaktbereich zum Nachbarzahn und außergewöhnlich hohen Aufwands zur Gewinnung retentiver Areale bei hohem Substanzverlust**	3,5	1	406,88
27	2197	Adhäsive Befestigung (plastischer Aufbau, Stift, Inlay, Krone, Teilkrone, Veneer, etc.) **Begr.:** **Überdurchschnittlicher Zeitaufwand, aufgrund Anwendung eines besonderen Verfahrens (Mehr-Flaschen-Adhäsivsystem)**	3,5	1	25,59

Zahn/ Region	Pos.	Leistungsbeschreibung/ Auslagen	Faktor	Anz.	EUR
		Materialkosten: Adhäsiver Befestigungszement ggf. Hinweis auf der Rechnung Unzumutbarkeitsregelung - BGH-Urteil vom 27. Mai 2004 (Az.: III ZR 264/03)		1	xxxx
Materialkosten sind bei Faktor 2,3 abrechenbar, wenn mehr als 75 % der Honorargebühr von den Materialkosten aufgezehrt werden					
		Laborkosten: Eigenlabor			
		Kontrolle (neue Sitzung)			
26, 36	2130	Kontrolle, Finieren/Polieren einer Restauration in separater Sitzung, auch Nachpolieren einer vorhandenen Restauration	2,3	2	26,90
		Zwischensumme Honorar:			xxx
		Materialkosten:			*xx*
		Laborkosten:			*xx*
		Rechnungsbetrag:			**xx**

12.6 Fallbeispiele zu prothetischen Leistungen

12.6.3 Vollkeramik-Marylandbrücke zum Ersatz von Zahn 12 (bei einer 16-jährigen Patientin)

Beim aufgeführten Behandlungsfall handelt es sich um ein Fallbeispiel.

Die Faktoren sind fakultativ.

Im Rahmen der Behandlung sind die Gebühren vom Behandler nach § 5 Abs. 2 unter Berücksichtigung der Schwierigkeit und des Zeitaufwandes der einzelnen Leistung sowie der Umstände bei der Ausführung nach billigem Ermessen, für jede Leistung, zu bestimmen.

In diesem Abrechnungsbeispiel wird folgender Fall dargestellt:

Patient stellt sich zur Untersuchung in der Praxis vor.

Eingehende Untersuchung, Beratung, röntgenologische Diagnostik und Auswertung zur allgemeinen Diagnostik, Vitalitätsprüfung und Planung des Zahnersatzes regio Zahn 12.

Weitere Behandlungssitzungen: Präparation und einsetzen der Marylandbrücke mit adhäsiven Befestigung, Kontrollbehandlung

Zahn/ Region	Pos.	Leistungsbeschreibung/ Auslagen	Fak-tor	Anz.	EUR
		Untersuchung			
	0010	Eingehende Untersuchung zur Feststellung von Zahn-, Mund- und Kiefererkrankungen einschließlich Erhebung des Parodontalbefundes sowie Aufzeichnung des Befundes *Nichtanlage Zahn 12*	2,3	1	12,94
11, 13	Ä5000	Röntgen Zähne, je Projektion	1,8	2	10,48

Zahn/ Region	Pos.	Leistungsbeschreibung/ Auslagen	Fak-tor	Anz.	EUR
	Ä1	Beratung auch mittels Fernsprecher **Begr.: Überdurchschnittlicher Zeitaufwand, aufgrund umfangreicher Beratung des Kindes und des Erziehungsberechtigten nach ausführlicher Anamnesebesprechung und Beratung mittels Einsatz visueller Medien, zur Erläuterung der nachfolgenden Therapie.**	3,5	1	16,31
	Ä5004	Panoramaschichtaufnahme der Kiefer **Begr.: Überdurchschnittlicher Zeitaufwand, aufgrund besonders aufwendigen Bildbearbeitungsverfahrens mittels einer Kontraständerung und Bildvergrößerung für besonders umfangreiche diagnostische Auswertung, bei digitaler Radiographie.**	2,0	1	46,62
11, 13–15, 21–27	0070	Vitalitätsprüfung eines Zahnes oder mehrerer Zähne einschließlich Vergleichstest, je Sitzung **Begr.: Überdurchschnittliche Schwierigkeit und Zeitaufwand, aufgrund höherer Anzahl der zu überprüfenden Zähne.**	2,8	1	7,87
	0030	Aufstellung eines schriftlichen Heil- und Kostenplanes nach Befundaufnahme und gegebenenfalls Auswertung von Modellen	2,0	1	22,50

Zahn/ Region	Pos.	Leistungsbeschreibung/ Auslagen	Fak- tor	Anz.	EUR
		Präparationssitzung (neue Sitzung)			
11, 13	0080	Intraorale Oberflächenanästhesie, je Kieferhälfte oder Frontzahnbereich **Hinweis auf der Rechnung: für das Vorbetäuben der Einstichstelle zur Ausschalten des Injektionsschmerzes**	2,3	1	3,88
11, 13	0090	Intraorale Infiltrationsanästhesie **Begr.: Überdurchschnittlicher Zeitaufwand, aufgrund fraktionierter Anästhesie und druckkontrollierter Abgabe der Injektionslösung zur Gewebeschonung.** *Material: Anästhetikum – Anzahl Ampullen/ml*	3,0	2	20,24
11, 13	4050	Entfernung harter und weicher Zahnbeläge gegebenenfalls einschließlich Polieren an einem einwurzeligen Zahn oder Implantat, auch Brückenglied	2,3	2	2,58
11, 13		Präparation der Retentionen an den Zähnen 13 und 11 (Leistungsinhalt der Position 5150)			
43–31	4040	Beseitigung grober Vorkontakte der Okklusion und Artikulation durch Einschleifen des natürlichen Gebisses oder bereits vorhandenen Zahnersatzes, je Sitzung	2,3	1	5,82

Zahn/ Region	Pos.	Leistungsbeschreibung/ Auslagen	Fak- tor	Anz.	EUR
17–14 (13–11) 21–27	0080	Intraorale Oberflächenanästhesie, je Kieferhälfte oder Frontzahnbereich **Hinweis auf der Rechnung : für die Beseitigung des Würgereflexes bei der Durchführung der Abformung** **Hinweis:** für den Bereich von 13, 11 bereits vor der Infiltration berechnet	2,3	1	3,88
		Material: Abformmaterial, §9 GOZ zum Beispiel: Desinfektion der Abformung Individuelle Zahnfarbbestimmung Bissregistrierung			
11, 13	2010	Behandlung überempfindlicher Zahnflächen, je Kiefer	2,3	1	6,47
		Eingliederung der Marylandbrücke mit adhäsiven Befestigung (neue Sitzung)			
	Ä5	Symptombezogene Untersuchung **Hinweis auf der Rechnung: Verlaufskontrolle**	2,3	1	10,72
11, 13	0080	Intraorale Oberflächenanästhesie, je Kieferhälfte oder Frontzahnbereich	2,3	1	3,88
11, 13	0090	Intraorale Infiltrationsanästhesie **Begr.: Überdurchschnittlicher Zeitaufwand aufgrund besonders vorsichtigen, äußerst langsamen Injizierens zur Schmerzreduktion** *Material: Anästhetikum – Anzahl Ampullen/ml*	2,8	2	18,90

Zahn/ Region	Pos.	Leistungsbeschreibung/ Auslagen	Fak- tor	Anz.	EUR
11,13	4060	Kontrolle nach Entfernung harter und weicher Zahnbeläge oder professioneller Zahnreinigung nach der Nummer 1040 mit Nachreinigung einschließlich Polieren, je Zahn, oder Implantat, auch Brückenglied	2,3	2	1,82
15-22	2040	Anlegen von Spanngummi, je Kieferhälfte oder Frontzahnbereich	2,3	2	16,82
12	5150	Versorgung eines Lückengebisses mit Hilfe einer durch Adhäsivtechnik befestigten Brücke, für die erste zu überbrückende Spanne **Begr.: Überdurchschnittlicher Zeitaufwand aufgrund der palatinalen Präparation für die Retentionen an den Ankerzähnen und aufgrund des individuellen Mehraufwands an die Ästhetik, durch die schwierige Form- und Farbgestaltung bei der Maryland-Versorgungen und zeitaufwendigen Einsetzverfahren durch individueller Farbanpassung des Befestigungskomposits.**	3,5	1	143,70
11,13	2010	Behandlung überempfindlicher Zahnflächen, je Kiefer	2,3	1	6,47

Zahn/ Region	Pos.	Leistungsbeschreibung/ Auslagen	Fak- tor	Anz.	EUR
		Kontrolle (neue Sitzung)			
	Ä1	Beratung auch mittels Fernsprecher Kontrolle nach Eingliederung der Krone **Hinweis auf der Rechnung: Besprechung weiterer Behandlungssitzungen – professionelle Zahnreinigung/ Recall etc.**	2,3	1	10,72
	Ä5	Symptombezogene Untersuchung	2,3	1	10,72
		Zwischensumme Honorar:			xxx
		Materialkosten:			xx
		Laborkosten: Eigenlabor			xxx
		Laborkosten:			xxx
		Rechnungsbetrag:			**xxx**

12.6.4 Erneuerung der Kronen an 11 und 21 nach Langzeitprovisoriums

Beim aufgeführten Behandlungsfall handelt es sich um ein Fallbeispiel.

Die Faktoren sind fakultativ.

Im Rahmen der Behandlung sind die Gebühren vom Behandler nach § 5 Abs. 2 unter Berücksichtigung der Schwierigkeit und des Zeitaufwandes der einzelnen Leistung sowie der Umstände bei der Ausführung nach billigem Ermessen, für jede Leistung, zu bestimmen.

Behandlungsfall:

Patient stellt sich zur Untersuchung in der Praxis vor.

Eingehende Untersuchung, Beratung, röntgenologische Diagnostik und Auswertung, Vitalitätsprüfung und Planung des neuen Zahnersatzes an den Zähnen 11,21 nach Kronenrandkaries.

Weitere Behandlungssitzungen: Entfernung der alten Restauration und Vorpräparation inkl. der Aufbaufüllung in Mehrschichttechnik und Versorgung der Zähne mit Langzeitprovisorium (mittels CAD- Technik) aufgrund Caries Profunda (Tragezeit 2 Monate) mit Optisch-elektronische Abformung; Kontrollsitzungen; Nachpräparationssitzung; Eingliederung der Vollkeramikkronen mit adhäsiver Befestigung, Kontrollbehandlung

Zahn/ Region	Pos.	Leistungsbeschreibung/ Auslagen	Faktor	Anz.	EUR
		Untersuchung			
	0010	Eingehende Untersuchung zur Feststellung von Zahn-, Mund- und Kiefererkrankungen einschließlich Erhebung des Parodontalbefundes sowie Aufzeichnung des Befundes	2,3	1	12,94

Zahn/ Region	Pos.	Leistungsbeschreibung/ Auslagen	Faktor	Anz.	EUR
11, 21	Ä5000	Röntgen Zähne, je Projektion **Begr.: Überdurchschnittlicher Zeitaufwand aufgrund besonders aufwendigen Bildbearbeitungsverfahrens mittels einer Kontraständerung und Bildvergrößerung für eine besonders umfangreiche diagnostische Auswertung, bei digitaler Radiographie.**	2,1	1	6,21
	Ä1	Beratung auch mittels Fernsprecher **Begr.: Überdurchschnittlicher Zeitaufwand aufgrund ausgedehnter Erörterung nach vorhergehender Röntgenbefundung mit Fotos der nachfolgenden Behandlungsalternativen.**	3,5	1	16,31
11–15, 21–25	0070	Vitalitätsprüfung eines Zahnes oder mehrerer Zähne einschließlich Vergleichstest, je Sitzung **Begr.: Überdurchschnittliche Schwierigkeit und Zeitaufwand, aufgrund höherer Anzahl der zu überprüfenden Zähne**	2,8	1	7,87
	0030	Aufstellung eines schriftlichen Heil- und Kostenplanes nach Befundaufnahme und gegebenenfalls Auswertung von Modellen	2,0	1	22,50
		Präparationssitzung			
	Ä5	Symptombezogene Untersuchung ***Hinweis auf der Rechnung: Verlaufskontrolle***	2,3	1	10,72

Zahn/ Region	Pos.	Leistungsbeschreibung/ Auslagen	Faktor	Anz.	EUR
11, 21	0080	Intraorale Oberflächenanästhesie, je Kieferhälfte oder Frontzahnbereich ***Hinweis auf der Rechnung: wegen Würgereizes***	2,3	1	3,88
11, 21	0090	Intraorale Infiltrationsanästhesie **Begr.:** **Besondere Umstände aufgrund fraktionierter Anästhesie und druckkontrollierter Abgabe der Injektionslösung zur Gewebeschonung.** *Material: Anästhetikum – Anzahl Ampullen/ml*	3,0	2	20,24
13–23	2040	Anlegen von Spanngummi, je Kieferhälfte oder Frontzahnbereich	2,3	1	8,41
21, 11	2290	Entfernung einer Einlagefüllung, einer Krone, eines Brückenankers, Abtrennen eines Brückengliedes oder Steges oder Ähnliches **Begr.:** **Überdurchschnittlicher Zeitaufwand aufgrund minimalinvasiver Entfernung der Rekonstruktion zur Schonung der Zahnhartsubstanz und zur Vermeidung einer Fraktur der dünnen geschwächten und grazilen Kavitätenwände.**	3,5	2	70,86
11, 21	4050	Entfernung harter und weicher Zahnbeläge gegebenenfalls einschließlich Polieren an einem einwurzeligen Zahn oder Implantat, auch Brückenglied	2,3	2	2,58

Zahn/ Region	Pos.	Leistungsbeschreibung/ Auslagen	Faktor	Anz.	EUR
12, 22	2030	Besondere Maßnahmen beim Präparieren oder Füllen von Kavitäten (z.B. Separieren, Beseitigen störenden Zahnfleisches, Stillung einer übermäßigen Papillenblutung), je Kieferhälfte oder Frontzahnbereich ***Hinweis auf der Rechnung: Präparationsschutz***	2,3	1	8,41
21	3070	Exzision von Schleimhaut oder Granulationsgewebe, als selbstständige Leistung **Begr.: Überdurchschnittliche Schwierigkeit aufgrund stark gewucherten Granulationsgewebes bei tief subgingivalem Kariesdefekts.**	3,5	1	8,86
ggf.	0120	Zuschlag für die Anwendung eines Lasers bei den Leistungen nach den Nummern 2410, 3070, 3080, 3210, 3240, 4080, 4090, 4100, 4130, 4133 und 9160	1,0	1	22,05
11	4070	Parodontalchirurgische Therapie (insbesondere Entfernung subgingivaler Konkremente und Wurzelglättung) an einem einwurzeligen Zahn oder Implantat, geschlossenes Vorgehen **Begr.: Überdurchschnittlicher Schwierigkeitsgrad aufgrund erschwerter Einsicht in das Behandlungsgebiet wegen den ausgeprägten stark infiziertes Behandlungsgebiet mit starker Blutungsneigung und dadurch schwieriger Konkremententfernung**	2,9	1	16,31

Zahn/ Region	Pos.	Leistungsbeschreibung/ Auslagen	Faktor	Anz.	EUR
11, 21	2030	Besondere Maßnahmen beim Präparieren oder Füllen von Kavitäten (z.B. Separieren, Beseitigen störenden Zahnfleisches, Stillung einer übermäßigen Papillenblutung), je Kieferhälfte oder Frontzahnbereich ***Hinweis auf der Rechnung: Stillen einer Übermäßigen Papillenblutung mit … (z. B. H_2O_2)***	2,3	1	8,41
21	2330	Maßnahmen zur Erhaltung der vitalen Pulpa bei Caries profunda (Exkavieren, indirekte Überkappung), je Kavität **Begr.: Überdurchschnittliche Schwierigkeiten aufgrund ausgedehnter, unterminierender Karies profunda, mehrfaches Unterbrechen der Maßnahme zur Darstellung erforderlich.**	3,2	1	19,80
21	ggf. 0110	Zuschlag für die Anwendung eines Operationsmikroskops	1,0	1	22,50
11, 21	§6 Abs.1 GOZ	Mehrschichtiger Aufbau verlorengegangener Zahnhartsubstanz mit Kompositmaterial in Adhäsivtechnik einschließlich Lichthärtung als Vorbereitung zur Aufnahme einer Krone Je Zahn gemäß §6 Abs. 1 GOZ, entsprechend GOZ- Nr. xxx	2,3	2	xxx
11, 21, 43–33	0065	Optisch-elektronische Abformung einschließlich vorbereitender Maßnahmen, einfache digitale Bissregistrierung und Archivierung, je Kieferhälfte oder Frontzahnbereich	2,3	2	20,70

Zahn/ Region	Pos.	Leistungsbeschreibung/ Auslagen	Faktor	Anz.	EUR
11, 21	2270	Provisorium im direkten Verfahren mit Abformung, je Zahn oder Implantat, einschließlich Entfernung *Hinweis: laborgefertigte provisorische Krone bei einer Tragedauer unter 3 Monaten* **Begr.:** **Überdurchschnittlicher Zeitaufwand aufgrund erschwerten Vorgehens da Präparationsgrenze unterhalb der Gingiva, starke Blutung und eingeschränkte Sicht. Überdurchschnittlicher Schwierigkeitsgrad aufgrund der Ausformung des Emergenzprofils mit dem Provisorium zum Erhalt und zum Stützen der Papillen und gingivalen Strukturen wegen sehr langer Tragezeit (8 Wochen).**	3,5	2	53,15

Zahn/ Region	Pos.	Leistungsbeschreibung/ Auslagen	Faktor	Anz.	EUR
		CAD + Chairside Leistungen + Material: - CAD-Modellsegmentierung - CAD-Präparationsgrenze bearbeiten - CAD-Konstruktion - CAD-Schneidekante konstruieren - CAD-Modellmontage im virtuellen Artikulator - Provisorische Krone (beb97 1401) - Zahnfarbbestimmung 1 (beb97 0732) - CAD-Kristallisationsbrand und Mal- / Glanzbrand in einem Vorgang - Fräsblock usw.			
		Neue Sitzung – Nachkontrolle			
	Ä5	Symptombezogene Untersuchung ***Hinweis auf der Rechnung: Verlaufskontrolle***	2,3	1	10,72
21	0070	Vitalitätsprüfung eines Zahnes oder mehrerer Zähne einschließlich Vergleichstest, je Sitzung	2,0	1	5,62
11	4150	Kontrolle/Nachbehandlung nach parodontalchirurgischen Maßnahmen, je Zahn, je Implantat oder Parodontium	2,3	1	0,91
11, 21	4025	Subgingivale medikamentöse antibakterielle Lokalapplikation *zzgl. Material: z.B. Chlorhexamed*	2,3	2	3,88

Zahn/ Region	Pos.	Leistungsbeschreibung/ Auslagen	Faktor	Anz.	EUR
		Neue Sitzung – Kontrolle nach 2 Wochen			
	Ä5	Symptombezogene Untersuchung ***Hinweis auf der Rechnung: Verlaufskontrolle***	2,3	1	10,72
21	0070	Vitalitätsprüfung eines Zahnes oder mehrerer Zähne einschließlich Vergleichstest, je Sitzung	2,0	1	5,62
		Neue Sitzung – Kontrolle nach 4 Wochen und Nachpräparation			
	Ä5	Symptombezogene Untersuchung ***Hinweis auf der Rechnung: Verlaufskontrolle***	2,3	1	10,72
11, 21	0070	Vitalitätsprüfung eines Zahnes oder mehrerer Zähne einschließlich Vergleichstest, je Sitzung	2,3	1	6,47
	Ä1	Beratung auch mittels Fernsprecher *Hinweis auf der Rechnung: Beratung positiven Behandlungsverlauf von 21 und Möglichkeit der heutigen Nachpräparation* ***Begr.:*** ***Besondere Umstände aufgrund sehr zeitaufwendiger Erläuterung der Behandlung und umfangreicher Beratung über alternative ZE-Versorgungsmöglichkeiten – insgesamt 12 Minuten – Entscheidung für Vollkeramikkronen.***	3,0	1	13,99
17–27	0080	Intraorale Oberflächenanästhesie, je Kieferhälfte oder Frontzahnbereich ***Hinweis auf der Rechnung: wegen Würgereizes***	2,3	2	7,76

Zahn/ Region	Pos.	Leistungsbeschreibung/ Auslagen	Faktor	Anz.	EUR
11, 21	0090	Intraorale Infiltrationsanästhesie ***Begr.:*** ***Besondere Umstände aufgrund fraktionierter Anästhesie und druckkontrollierter Abgabe der Injektionslösung zur Gewebeschonung.*** *Material: Anästhetikum – Anzahl Ampullen/ml*	3,2	2	21,60
11, 21	4050	Entfernung harter und weicher Zahnbeläge gegebenenfalls einschließlich Polieren an einem einwurzeligen Zahn oder Implantat, auch Brückenglied	2,3	2	2,58
11, 21	2030	Besondere Maßnahmen beim Präparieren oder Füllen von Kavitäten (z.B. Separieren, Beseitigen störenden Zahnfleisches, Stillung einer übermäßigen Papillenblutung), je Kieferhälfte oder Frontzahnbereich ***Hinweis auf der Rechnung: Retraktionsfäden gelegt zur Darstellung der subgingivalen Präparationsgrenze***	2,3	1	8,41
OK	5170	Anatomische Abformung des Kiefers mit individuellem Löffel bei ungünstigen Zahnbogen- und Kieferformen und/oder tief ansetzenden Bändern oder spezielle Abformung zur Remontage, je Kiefer ***Hinweis auf der Rechnung: Abformlöffel individualisiert aufgrund tief ansetzendes Lippenbändchens***	2,3	1	32,34
	§9 GOZ	*Umarbeiten eines konfektionierten Löffels zum individuellen Löffel*		1	xxx

Zahn/ Region	Pos.	Leistungsbeschreibung/ Auslagen	Faktor	Anz.	EUR
11, 21	2270	Provisorium im direkten Verfahren mit Abformung, je Zahn oder Implantat, einschließlich Entfernung ***Hinweis auf der Rechnung: Umarbeitung der Langzeitprovisorien*** **Begr.:** **Überdurchschnittliche Schwierigkeiten aufgrund erneuter Ausformung des Emergenzprofils mit den Provisorien zum Erhalt und zum Stützen der Papillen und gingivalen Strukturen und aufwendiger Anpassung des Provisoriums mit Ausarbeitung der Ränder bedingt durch die subgingivaler Ausdehnung der Präparationsgrenze, erforderlichen individuellen Mehraufwand zur Anpassung der Provisorien.**	3,1	2	94,14
		Material: Abformaterial, *§9 GOZ zum Beispiel:* *Desinfektion der Abformung* *Individuelle Zahnfarbbestimmung* *Bißregistrierung ….*			
		Neue Sitzung – Eingliederung der Vollkeramikkronen mit adhäsiver Befestigung			
	Ä5	Symptombezogene Untersuchung ***Hinweis auf der Rechnung: Verlaufskontrolle***	2,3	1	10,72
11, 21	0070	Vitalitätsprüfung eines oder mehrerer Zähne einschließlich	2,0	1	5,64

Zahn/ Region	Pos.	Leistungsbeschreibung/ Auslagen	Faktor	Anz.	EUR
11, 21	0080	Intraorale Oberflächenanästhesie, je Kieferhälfte oder Frontzahnbereich	2,3	1	3,88
11, 21	0090	Intraorale Infiltrationsanästhesie **Begr.:** **Besondere Umstände aufgrund fraktionierter Anästhesie und druckkontrollierter Abgabe der Injektionslösung zur Gewebeschonung** *Material: Anästhetikum – Anzahl Ampullen/ml*	3,0	2	20,24
11, 21	4060	Kontrolle nach Entfernung harter und weicher Zahnbeläge oder professioneller Zahnreinigung nach der Nummer 1040 mit Nachreinigung einschließlich Polieren, je Zahn, oder Implantat, auch Brückenglied	2,3	2	1,82
11, 21	2210	Versorgung eines Zahnes durch eine Vollkrone (Hohlkehl- oder Stufenpräparation) **Begr.:** **Überdurchschnittlicher Zeitaufwand aufgrund schwieriger subgingivaler Präparation und Darstellung der Präparationsgrenze, bei erhöhter Blutungsneigung und umfangreichem und zeitaufwendigem Einsetzverfahrens durch individueller Farbanpassung des Befestigungskomposits.**	3,5	2	660,62
	ggf.	Chaiside Leistungen § 9 Ätzen und/oder Silanisieren des Werkstückes			

Zahn/ Region	Pos.	Leistungsbeschreibung/ Auslagen	Faktor	Anz.	EUR
11, 21	2197	Adhäsive Befestigung (plastischer Aufbau, Stift, Inlay, Krone, Teilkrone, Veneer, etc.) **Begr.:** **Überdurchschnittlicher Zeitaufwand aufgrund Anwendung besonderer Verfahren (Mehrflaschen-Adhäsivsystem).**	3,5	2	25,59
	ggf.	*Materialkosten: Adhäsiver Befestigungszement* *ggf. Hinweis auf der Rechnung Unzumutbarkeitsregelung – BGH-Urteil vom 27. Mai 2004 (Az.: III ZR 264/03)*		1	xxxx
Materialkosten sind bei Faktor 2,3 abrechenbar, wenn mehr als 75 % der Honorargebühr von den Materialkosten aufgezehrt werden					
		Neue Sitzung – Kontrolle			
	Ä5	Symptombezogene Untersuchung	2,3	1	10,72
	Ä1	Beratung auch mittels Fernsprecher Kontrolle nach Eingliederung der Krone ***Hinweis auf der Rechnung: Besprechung weiterer Behandlungssitzungen – professionelle Zahnreinigung/ Recall etc.***	2,3	1	10,72
21	0070	Vitalitätsprüfung eines Zahnes oder mehrerer Zähne einschließlich Vergleichstest, je Sitzung	2,0	1	5,62
		Zwischensumme Honorar:			xxx
		Materialkosten:			xxx
		Laborkosten: Eigenlabor			xxx
		Laborkosten:			xxx
		Rechnungsbetrag:			**xxx**

12.6.5 Fraktur der alten Brückenversorgung 32-43, Zahn 32 Extraktion und Erweiterung, 43 Wurzelkanalbehandlung nach Kronenfraktur und anschließend neue Unterkiefer Versorgung mit Wurzelstiftkappe 43 und Teleskopen 33, 34 und 44

Beim aufgeführten Behandlungsfall handelt es sich um ein Fallbeispiel.

Die Faktoren sind fakultativ.

Im Rahmen der Behandlung sind die Gebühren vom Behandler nach § 5 Abs. 2 unter Berücksichtigung der Schwierigkeit und des Zeitaufwandes der einzelnen Leistung sowie der Umstände bei der Ausführung nach billigem Ermessen, für jede Leistung, zu bestimmen.

In diesem Abrechnungsbeispiel wird folgender Fall dargestellt:

Symptombezogene Untersuchung, Beratung, Röntgenaufnahmen für die Behandlung, Entfernung des tieffrakturierten Zahnes 32 und Abformung für Erweiterung 32

Weitere Behandlungssitzungen:

Einsetzen der Erweiterung Regio 32–42 und Wurzelkanalbehandlung des frakturierten Zahnes 43

Wurzelfüllung 43 und eingehende Untersuchung sowie Röntgenstaus für die neue Zahnersatzversorgung und Beratung

Neue Zahnersatzversorgung

Zahn/ Region	Pos.	Leistungsbeschreibung/ Auslagen	Faktor	Anz.	EUR
		Untersuchung			
	Ä5	Symptombezogene Untersuchung	2,3	1	10,72
43, 32	0080	Intraorale Oberflächenanästhesie, je Kieferhälfte oder Frontzahnbereich	2,3	1	3,88

Zahn/ Region	Pos.	Leistungsbeschreibung/ Auslagen	Faktor	Anz.	EUR
43, 32	Ä5000	Röntgen Zähne, je Projektion **Begr.: Überdurchschnittlicher Zeitaufwand aufgrund besonders schwieriger Einstellung und Fixierung der Röntgenaufnahme aufgrund eines hohen Mundbodens**	2,5	2	14,56
	Ä1	Beratung auch mittels Fernsprecher **Begr.: Überdurchschnittlicher Zeitaufwand aufgrund Beratung vielschichtiger Behandlungsalternativen (Kons./Chir./ZE)**	3,0	1	13,99
32	0090	Intraorale Infiltrationsanästhesie **Begr.: Überdurchschnittlicher Zeitaufwand aufgrund aufwendiger fraktionierter Anästhesie und Depotsetzung und zusätzlicher intraligamentärer Anästhesie (Injektion des Anästhetikums direkt in den Wurzelhautspalt)**	3,5	1	11,81
		Material: Anästhetikum			
32	3020	Entfernung eines tief frakturierten oder tief zerstörten Zahnes **Begr.: Überdurchschnittlicher Zeitaufwand aufgrund mehrfacher Frakturen des Zahnes bis in das apikale Wurzeldrittel, schwieriges Entfernen des Wurzelrestes**	3,5	1	53,15

Zahn/ Region	Pos.	Leistungsbeschreibung/ Auslagen	Faktor	Anz.	EUR
32	ggf. 0110	Zuschlag für die Anwendung eines Operationsmikroskops bei den Leistungen nach den Nummern 2195, 2330, 2340, 2360, 2410, 2440, 3020, 3030…	1,0	1	22,50
32	0500	Zuschlag bei nichtstationärer Durchführung von zahnärztlich-chirurgischen Leistungen, die mit Punktzahlen von 250 bis 499 Punkten bewertet sind, oder zu den Leistungen nach den Nummern 4090 oder 4130 *Material: atraumatisches Nahtmaterial, Material zur Förderung der Blutgerinnung und/oder der Geweberegeneration usw.*	1,0	1	22,50
	0030	Aufstellung eines schriftlichen Heil- und Kostenplans nach Befundaufnahme und gegebenenfalls Auswertung von Modellen *Hinweis auf der Rechnung: Erweiterung 42-32 am vorhandenen Modellguss, 43 Provisorium*	2,3	1	25,87
43	2290	Entfernung einer Einlagefüllung, einer Krone, eines Brückenankers, Abtrennen eines Brückengliedes oder Steges oder Ähnliches *Hinweis auf der Rechnung: Abtrennen der Krone von der restlichen Brücke*	2,3	1	23,28
43	2270	Provisorium im direkten Verfahren mit Abformung, je Zahn oder Implantat, einschließlich Entfernung *Hinweis: Umarbeitung der vorhandenen Krone als provisorische Krone*	2,3	1	34,93

Zahn/ Region	Pos.	Leistungsbeschreibung/ Auslagen	Faktor	Anz.	EUR
		Material: Abformungen für Erweiterung, *§ 9 GOZ z.B. Bissregistrierung* *Desinfektion der Abformungen*			
		Neue Behandlungssitzung – Erweiterung einsetzen und Vitalexstirpation 43			
43	0070	Vitalitätsprüfung eines Zahnes oder mehrerer Zähne einschließlich Vergleichstest, je Sitzung	2,3	1	6,47
43	0080	Intraorale Oberflächenanästhesie, je Kieferhälfte oder Frontzahnbereich	2,0	1	3,37
43	0100	Intraorale Leitungsanästhesie **Begr.:** **Überdurchschnittlicher Zeitaufwand aufgrund aufwendiger fraktionierter Anästhesie und Depotsetzung und zusätzlicher intraligamentärer Anästhesie (Injektion des Anästhetikums direkt in den Wurzelhautspalt)**	3,5	1	13,78
		Material: Anästhetikum			
43	2040	Anlegen von Spanngummi	2,3	1	8,41
43	2360	Exstirpation der vitalen Pulpa einschließlich Exkavieren, je Kanal **Begr.:** **Überdurchschnittlicher Zeitaufwand aufgrund schwieriger Vitalexstirpation wegen starker Blutung aus dem Pulpengewebe des Wurzelkanals**	3,4	3	21,03

Zahn/ Region	Pos.	Leistungsbeschreibung/ Auslagen	Faktor	Anz.	EUR
ggf.	0110	Zuschlag für die Anwendung eines Operationsmikroskops bei den Leistungen nach den Nummern 2195, 2330, 2340, 2360, 2410, 2440 …	1,0	1	22,50
43	2410	Aufbereitung eines Wurzelkanals auch retrograd, je Kanal, gegebenenfalls in mehreren Sitzungen **Begr.: Überdurchschnittlicher Zeitaufwand aufgrund schwieriger Aufbereitung aufgrund starker Wurzelkanalkrümmung und erhöhten instrumentellen Aufwands** *Material: Nickel-Titan-Instrumente zur Wurzelkanalaufbereitung – einmalige Anwendung*	3,5	1	77,16
ggf.	0120	Zuschlag für die Anwendung eines Lasers bei den Leistungen nach den Nummern 2410 …	1,0	1	22,05
43	2400	Elektrometrische Längenbestimmung eines Wurzelkanals	2,3	1	9,05
43	2430	Medikamentöse Einlage in Verbindung mit Maßnahmen nach den Nummern 2360, 2380 und 2410, je Zahn und Sitzung	2,3	1	26,39
43	2020	Temporärer speicheldichter Verschluss einer Kavität	2,3	1	12,68
32	3290	Kontrolle nach chirurgischem Eingriff, als selbstständige Leistung, je Kieferhälfte oder Frontzahnbereich	2,3	1	7,11

Zahn/ Region	Pos.	Leistungsbeschreibung/ Auslagen	Faktor	Anz.	EUR
32–42	5260	Maßnahmen zur Wiederherstellung der Funktion oder zur Erweiterung einer abnehmbaren Prothese (mit Abformung) einschließlich Halte- und Stützvorrichtungen **Begr.:** **Überdurchschnittliche Schwierigkeiten aufgrund schwieriger Formangleichung bei der Erweiterung wegen sehr stark abweichender Zahnstellung bei erschwertem Ausgleich der Mittellinie**	3,1	1	47,07
		Neue Behandlungssitzung – 43 Wurzelkanalfüllung, eingehende Untersuchung, Röntgen und Beratung neue Versorgung			
43	2040	Anlegen von Spanngummi	3,5	1	12,80
43	2400	Elektrometrische Längenbestimmung eines Wurzelkanals	2,3	1	9,05
43	2420	Zusätzliche Anwendung elektrophysikalisch-chemischer Methoden, je Kanal	2,3	1	9,05
43	0080	Intraorale Oberflächenanästhesie, je Kieferhälfte oder Frontzahnbereich *Hinweis:* *Wegen Schmerzempfindlichkeit beim Röntgen durch hochansetzenden Mundboden*	2,3	1	3,88
43	Ä5000	Zähne, je Projektion **Begr.:** **Überdurchschnittliche Schwierigkeiten aufgrund Einbringens eines Kontrastmittels aus Guttapercha zur Darstellung des Kanals**	2,2	1	6,41

Zahn/ Region	Pos.	Leistungsbeschreibung/ Auslagen	Faktor	Anz.	EUR
43	2440	Füllung eines Wurzelkanals **Begr.: Überdurchschnittlicher Zeitaufwand aufgrund Auskleidung des Wurzelkanals mit AH26 zum Verschluss der Lateralkanälchen und Wurzelfüllung mit aufwendigen thermoplastischen Methoden**	3,5	1	50,79
ggf.	0110	Zuschlag für die Anwendung eines Operationsmikroskops bei den Leistungen nach den Nummern 2195, 2330, 2340, 2360, 2410, 2440 …	1,0	1	22,50
43	Ä5000	Zähne, je Projektion	1,8	1	5,24
43	2020	Temporärer speicheldichter Verschluss einer Kavität	2,3	1	12,68
32	3290	Kontrolle nach chirurgischem Eingriff, als selbstständige Leistung, je Kieferhälfte oder Frontzahnbereich	2,3	1	7,11
32	3300	Nachbehandlung nach chirurgischem Eingriff (z. B. Tamponieren), als selbstständige Leistung, je Operationsgebiet (Raum einer zusammenhängenden Schnittführung) *Hinweis:* Nahtentfernung	2,3	1	8,41
	0010	Eingehende Untersuchung zur Feststellung von Zahn-, Mund- und Kiefererkrankungen einschließlich Erhebung des Parodontalbefundes sowie Aufzeichnung des Befundes	2,3	1	12,94
44, 33–35	Ä5000	Zähne, je Projektion *Hinweis:* für ZE	1,8	3	15,75

Zahn/ Region	Pos.	Leistungsbeschreibung/ Auslagen	Faktor	Anz.	EUR
	Ä1	Beratung auch mittels Fernsprecher **Begr.:** **Überdurchschnittlicher Zeitaufwand aufgrund intensiver Aufklärung und umfangreicher Beratung zu verschiedenen Therapie- und Versorgungsmöglichkeiten**	3,2	1	14,92
44, 43, 33–35, 15, 13–23, 25	4050	Entfernung harter und weicher Zahnbeläge gegebenenfalls einschließlich Polieren an einem einwurzeligen Zahn oder Implantat, auch Brückenglied	2,3	13	16,77
	0030	Aufstellung eines schriftlichen Heil- und Kostenplans nach Befundaufnahme und gegebenenfalls Auswertung von Modellen *Hinweis:* *UK ZE Versorgung mit 43 Wurzelstiftkappe, 44, 33, 34 Teleskopkronen und Modellgußersatz für 42-32,36,37,45-47*	2,3	1	25,87
		Neue Behandlungssitzung – Präparation			
	Ä5	Symptombezogene Untersuchung *Hinweis auf der Rechnung: Verlaufskontrolle*	2,3	1	10,72
44, 34	0080	Intraorale Oberflächenanästhesie, je Kieferhälfte oder Frontzahnbereich	2,3	2	7,76

Zahn/ Region	Pos.	Leistungsbeschreibung/ Auslagen	Faktor	Anz.	EUR
44, 34	0100	Intraorale Leitungsanästhesie **Begr.:** **Überdurchschnittlicher Zeitaufwand aufgrund gewebeschonender Abgabe des Anästhetikums und langsamen, druckkontrollierten Injizierens aufgrund Kreislauflabilität.** *Material: Anästhetikum*	3,0	2	11,81
44	2030	Besondere Maßnahmen beim Präparieren oder Füllen von Kavitäten (z. B. Separieren, Beseitigen störenden Zahnfleisches, Stillung einer übermäßigen Papillenblutung), je Kieferhälfte oder Frontzahnbereich *Hinweis auf der Rechnung: Stillung einer übermäßigen Papillenblutung bei der Aufbaufüllung*	2,3	1	8,41
44, 33	2180	Vorbereitung eines zerstörten Zahnes mit plastischem Aufbaumaterial zur Aufnahme einer Krone **Begr.:** **Überdurchschnittliche Schwierigkeiten aufgrund umfangreicher Restauration und zeitintensiver Lichtaushärtung aufgrund tiefreichender Kavität**	3,5	2	59,06

Zahn/ Region	Pos.	Leistungsbeschreibung/ Auslagen	Faktor	Anz.	EUR
44, 33	2197	Adhäsive Befestigung (plastischer Aufbau, Stift, Inlay, Krone, Teilkrone, Veneer, etc.) **Begr.:´** **Überdurchschnittliche Schwierigkeiten aufgrund tiefreichender Kavität und Unterminierungen mit verlängerter Lichtaushärtungszeit** *Hinweis: Befestigung plastische Aufbaufüllung*	3,4	2	49,72
43	3070	Exzision von Schleimhaut oder Granulationsgewebe, als selbstständige Leistung	2,3	1	5,82
43, 44, 33, 34, 35	2030	Besondere Maßnahmen beim Präparieren oder Füllen von Kavitäten (z. B. Separieren, Beseitigen störenden Zahnfleisches, Stillung einer übermäßigen Papillenblutung), je Kieferhälfte oder Frontzahnbereich **Begr.:** **Überdurchschnittliche Schwierigkeiten aufgrund erschwerten Verdrängens der Gingiva mittels Retraktionsringe zur Darstellung der Präparationsgrenzen und zusätzlichen Anlegens eines Präparationsschutzes am Nachbarzahn** 35	3,3	2	24,12

Zahn/ Region	Pos.	Leistungsbeschreibung/ Auslagen	Faktor	Anz.	EUR
44, 33, 34	2270	Provisorium im direkten Verfahren mit Abformung, je Zahn oder Implantat, einschließlich Entfernung **Begr.:** **Überdurchschnittlicher Zeitaufwand aufgrund Ausformung des Emergenzprofils mit den Provisorien zum Erhalt und zum Stützen der Papillen und gingivalen Strukturen und die Form des Provisoriums musste mehrfach angepasst und überarbeitet werden**	3,0	3	136,68
43	§ 6 Abs.1	Stiftkrone als provisorische Versorgung im direkten Verfahren mit Abformung *Material: Abformaterial,* *§9 GOZ z.B.:* *Desinfektion der Abformung* *Individuelle Zahnfarbbestimmung* *Bißregistrierung* *individualisierung Provisorium nach Herstellung z.B. Hochglanzpolitur etc.…* **Neue Behandlungssitzung – Einprobe der Primärteleskope und Wurzelstiftkappe mit individueller Abformung**	2,3	1	xy
UK	5170	Anatomische Abformung des Kiefers mit individuellem Löffel bei ungünstigen Zahnbogen- und Kieferformen und/oder tief ansetzenden Bändern oder spezielle Abformung zur Remontage, je Kiefer	2,3	1	32,34

Zahn/ Region	Pos.	Leistungsbeschreibung/ Auslagen	Faktor	Anz.	EUR
		Material: Abformung *§9 GOZ z.B.:* *Desinfektion der Abformung,erneute Überarbeitung der Ränder des Provisoriums und Hochglanzpolitur*			
		Neue Behandlungssitzung – Eingliederung			
	Ä5	Symptombezogene Untersuchung *Hinweis auf Rechnung: Verlaufskontrolle*	2,3	1	10,72
44, 43 33, 34	4060	Kontrolle nach Entfernung harter und weicher Zahnbeläge oder professioneller Zahnreinigung nach der Nummer 1040 mit Nachreinigung einschließlich Polieren, je Zahn, oder Implantat, auch Brückenglied	2,3	4	3,64
43	5030	Versorgung eines Lückengebisses durch eine Brücke oder Prothese: je Pfeilerzahn oder Implantat als Brücken- oder Prothesenanker mit einer Wurzelkappe mit Stift, gegebenenfalls zur Aufnahme einer Verbindungsvorrichtung oder anderer Verbindungselemente **Begr.:** **Überdurchschnittliche Schwierigkeiten aufgrund schwieriger Retensionsfindung bei maximaler Substanzschonung mit sehr geringer Restzahnsubstanz und aufwendiger Adaptation der Wurzelstiftkappe wegen abnormer anatomischer Form des Wurzelkanals**	3,0	1	250,22

Zahn/ Region	Pos.	Leistungsbeschreibung/ Auslagen	Faktor	Anz.	EUR
43	2197	Adhäsive Befestigung (plastischer Aufbau, Stift, Inlay, Krone, Teilkrone, Veneer, etc.)	2,3	1	16,82
43	5080	Versorgung eines Lückengebisses durch eine zusammengesetzte Brücke oder Prothese, je Verbindungselement	2,3	1	29,75
34, 33, 44	5040	Versorgung eines Lückengebisses durch eine Brücke oder Prothese: je Pfeilerzahn oder Implantat als Brücken- oder Prothesenanker mit einer Teleskopkrone, auch Konuskrone **Begr.:** **Besondere Umstände aufgrund zeitaufwendiger indirekter Spiegelpräparation unter Lupeneinsicht zum Definieren der approximal tief subgingivalen exakten Präparationsgrenze mit schwieriger Beherrschung der Papillenblutung mittels zeitaufwendiger Maßnahme um intermittierend zu präparieren**	3,5	3	1538,37
36, 37, 45–47, 42–32	5210	Versorgung eines teilbezahnten Kiefers durch eine Modellgussprothese mit gegossenen Halte- und Stützelementen einschließlich Einschleifen der Auflagen **Begr.:** **Überdurchschnittlicher Zeitaufwand aufgrund schwierigen Eingliederns, viel Nachkorrekturen wegen ungünstiger Kieferform, vermehrte Druckstellenbeseitigung**	2,5	1	196,85
		Neue Behandlungssitzung – Kontrolle 3 Wochen später			

Zahn/ Region	Pos.	Leistungsbeschreibung/ Auslagen	Faktor	Anz.	EUR
	Ä5	Symptombezogene Untersuchung	2,3	1	10,72
	Ä1	Eingehende, das gewöhnliche Maß übersteigende Beratung *Hinweis: weitere Kontrolluntersuchung in 3 Monaten mit ggf. Unterfütterung*	2,3	1	10,72
		Zwischensumme Honorar:			xxx
		Material+ Laborkosten			xxx
		Rechnungsbetrag:			**xxx**

12.7 Fallbeispiele zu kieferorthopädischen Leistungen

12.7.1 Unsichtbare Zahnkorrektur/Aligner-Therapie bei einem Erwachsenen Patienten

Beim aufgeführten Behandlungsfall handelt es sich um ein Fallbeispiel.

Die Faktoren sind fakultativ.

Im Rahmen der Behandlung sind die Gebühren vom Behandler nach § 5 Abs. 2 unter Berücksichtigung der Schwierigkeit und des Zeitaufwandes der einzelnen Leistung sowie der Umstände bei der Ausführung nach billigem Ermessen, für jede Leistung, zu bestimmen.

In diesem Abrechnungsbeispiel wird folgender Fall dargestellt:

Eingehende Untersuchung, Beratung, Begleitleistungen im Rahmen der Untersuchung,

Weitere Behandlungssitzungen: ausführliche Beratung; Planungsmodelle für eine KFO Behandlung und Begleitleistungen; Maßnahmen zur Zahnkorrektur (Aligner-Therapie), Retensionsmaßnahme

Zahn/ Region	Pos.	Leistungsbeschreibung/ Auslagen	Faktor	Anz.	EUR
		Untersuchung			
	0010	Eingehende Untersuchung zur Feststellung von Zahn-, Mund- und Kiefererkrankungen einschließlich Erhebung des Parodontalbefundes sowie Aufzeichnung des Befundes	2,3	1	12,94
	Ä1	Beratung auch mittels Fernsprecher **Begr.:** **Überdurchschnittlicher Zeitaufwand, aufgrund umfangreichen Beratungsaufwands, wegen ausgedehnter Erstberatung zu verschiedenen Therapiemöglichkeiten**	3,5	1	16,31

Zahn/ Region	Pos.	Leistungsbeschreibung/ Auslagen	Faktor	Anz.	EUR
	4005	Erhebung mindestens eines Gingivalindex und/oder eines Parodontalindex (z. B. des Parodontalen Screening-Index PSI)	2,3	1	10,35
13–17, 23–27	0070	Vitalitätsprüfung eines Zahnes oder mehrerer Zähne einschließlich Vergleichstest, je Sitzung	2,3	1	6,47
	Ä5004	Panoramaschichtaufnahme der Kiefer	1,8	1	41,96
	0040	Aufstellung eines schriftlichen Heil- und Kostenplans bei kieferorthopädischer Behandlung oder bei funktionsanalytischen und funktionstherapeutischen Maßnahmen nach Befundaufnahme und Ausarbeitung einer Behandlungsplanung *Hinweis: für die KFO Leistungen der Planung*	2,3	1	32,34
		neue Sitzung			
	Ä3	Eingehende, das gewöhnliche Maß übersteigende Beratung auch mittels Fernsprecher *Hinweis: Patient entscheidet sich für die Aligner-Therapie (Dauer 25 Minuten)* **Begr.: Überdurchschnittlicher Zeitaufwand, aufgrund besonders eingehender Aufklärung zu alternativen Therapien und Beratung mittels Einsatz visueller Medien, zur Erläuterung der nachfolgenden Therapie**	3,0	1	26,22

Zahn/ Region	Pos.	Leistungsbeschreibung/ Auslagen	Faktor	Anz.	EUR
		neue Behandlungssitzung			
15, 13–23, 25, 45–35	4050	Entfernung harter und weicher Zahnbeläge gegebenenfalls einschließlich Polieren an einem einwurzeligen Zahn oder Implantat, auch Brückenglied **Begr.: Überdurchschnittlicher Zeitaufwand, aufgrund erschwerten Entfernens von festanhaftenden Belägen und Verfärbungen und zeitaufwändige Politur zur Wiederherstellung der Schmelzmorphologie**	3,5	18	35,46
14, 16, 17, 24, 26, 27, 36, 37, 46, 47	4055	Entfernung harter und weicher Zahnbeläge gegebenenfalls einschließlich Polieren an einem mehrwurzeligen Zahn **Begr.: Überdurchschnittlicher Zeitaufwand, aufgrund starken Wangendrucks bei den Zähnen 16, 17, 26 sowie 27 und aktiver Zungenmuskulatur im Unterkieferseitenzahnbereich und dadurch aufwendiger Freistellung des Behandlungsfeldes sowie notwendiger häufiger Behandlungspausen zur Entlastung/Entspannung der Muskulatur**	3,0	10	21,90

Zahn/ Region	Pos.	Leistungsbeschreibung/ Auslagen	Faktor	Anz.	EUR
	0060	Abformung beider Kiefer für Situationsmodelle und einfache Bissfixierung einschließlich Auswertung zur Diagnose oder Planung *Material: Abformmaterial* *§ 9 GOZ zum Beispiel:* *Desinfektion der Abformung* *Bissegistrierung*	2,3	1	33,63
OK	6000	Profil- oder Enfacefotografie einschließlich kieferorthopädischer Auswertung **Begr.:** **Besondere Umstände, aufgrund umfangreicher computergestützter Auswertung wegen mehrerer Verfahren**	2,8	2	25,20
	6010	Anwendung von Methoden zur Analyse von Kiefermodellen (dreidimensionale, graphische oder metrische Analysen, Diagramme), je Leistung nach der Nummer 0060	2,3	1	23,28
	0040	Aufstellung eines schriftlichen Heil- und Kostenplans bei kieferorthopädischer Behandlung oder bei funktionsanalytischen und funktionstherapeutischen Maßnahmen nach Befundaufnahme und Ausarbeitung einer Behandlungsplanung *Hinweis: für die KFO-Aligner Therapie*	2,3	1	32,34
		neue Sitzung			

Zahn/ Region	Pos.	Leistungsbeschreibung/ Auslagen	Faktor	Anz.	EUR
	Ä1	Beratung auch mittels Fernsprecher *Hinweis: Erneute Beratung des Patienten mit Erläuterung der Auswertung von den diagnostischen Unterlagen*	2,3	1	10,72
ggf.	§ 6 Abs. 1	computergestützte Vorschau des Behandlungsergebnisses gemäß §6 Abs. 1 GOZ, entsprechend GOZ – Nr. XXX	2,3	1	xxx
		Abformung für die Aligner-Schienen (neue Sitzung)			
OK	5170	Anatomische Abformung des Kiefers mit individuellem Löffel bei ungünstigen Zahnbogen- und Kieferformen und/oder tief ansetzenden Bändern oder spezielle Abformung zur Remontage, je Kiefer *Hinweis: für die Herstellung der Aligner-Schienen-Indikation: ungünstige Zahnbogenform* *Material: Abformmaterial* *§9 GOZ zum Beispiel: Umarbeiten eines konf. Löffels zum individuellen Löffel* *Desinfektion der Abformung* *Bissregistrierung*	2,3	1	32,34
		Einsetzen der 1.Aligner Schiene (neue Sitzung)			

Zahn/ Region	Pos.	Leistungsbeschreibung/ Auslagen	Faktor	Anz.	EUR
14, 12, 22, 24	0090	Intraorale Infiltrationsanästhesie **Begr.: Überdurchschnittlicher Zeitaufwand, aufgrund fraktionierter Anästhesie und druckkontrollierter Abgabe der Injektionslösung zur Gewebeschonung im Frontzahngebiet**	3,1	4	41,84
15,14, 12–22, 24, 25	§ 6 Abs. 1	Ameloplastik-Approximale Schmelzreduktion durch interdentales Slicen/Strippen entsprechend GOZ-Nr. XXX	2,3	5	xxx
	1020	Lokale Fluoridierung zur Verbesserung der Zahnhartsubstanz, zur Kariesvorbeugung und -behandlung, mit Lack oder Gel, je Sitzung	2,3	1	6,47
OK	6040	Maßnahmen zur Umformung eines Kiefers einschließlich Retention, mittlerer Umfang **Begr.: Überdurchschnittliche Schwierigkeit, aufgrund ungünstiger skelettaler Ausgangsbedingungen und starker Knochenapposition verbunden mit individuellem Mehraufwand an die Ästhetik bei hoher kosmetischer Anforderung**	3,4	1	401,57
UK	6090	Maßnahmen zur Einstellung der Okklusion durch alveolären Ausgleich bei abgeschlossener Wachstumsphase einschließlich Retention, je Kiefer	2,3	1	90,55
		Schienenwechsel (neue Sitzung)			

Zahn/ Region	Pos.	Leistungsbeschreibung/ Auslagen	Faktor	Anz.	EUR
13, 15, 23, 25	4060	Kontrolle nach Entfernung harter und weicher Zahnbeläge oder professioneller Zahnreinigung nach der Nummer 1040 mit Nachreinigung einschließlich Polieren, je Zahn, oder Implantat, auch Brückenglied *Hinweis: Klebeflächenreinigung vor Eingliederung der Attachments*	2,3	4	3,64
13, 15, 23, 25	6100	Eingliederung eines Klebebrackets zur Aufnahme orthodontischer Hilfsmittel *Hinweis: Eingliederung der Attachments*	2,3	4	85,36
13, 15, 23, 25	2197	Adhäsive Befestigung (plastischer Aufbau, Stift, Inlay, Krone, Teilkrone, Veneer, etc.)	2,3	4	67,28
OK		Eingliederung der 2. Aligner-Schiene			
		Schienenwechsel (neue Sitzung)			
13–23	§ 6 Abs.1	Ameloplastik-Approximale Schmelzreduktion durch interdentales Slicen/Strippen entsprechend GOZ-Nr. XXX	2,3	5	xxx
	1020	Lokale Fluoridierung zur Verbesserung der Zahnhartsubstanz, zur Kariesvorbeugung und -behandlung, mit Lack oder Gel, je Sitzung	2,3	1	6,47
OK		Eingliederung der 3. Aligner-Schiene			
		Schienenwechsel (neue Sitzung)			

Zahn/ Region	Pos.	Leistungsbeschreibung/ Auslagen	Faktor	Anz.	EUR
13, 15, 23, 25	6110	Entfernung eines Klebebrackets einschließlich Polieren und gegebenenfalls Versiegelung des Zahnes *Hinweis: Abnehmen der Attachments* **Begr.:** **Überdurchschnittlichen Zeitaufwand, aufgrund umfangreichen und zeitaufwendigen Entfernens des speziellen farblich angepassten Komposits vom Attachment**	2,8	4	36,20
OK		Eingliederung der 4. Aligner-Schiene			
		letzter Schienenwechsel (neue Sitzung)			
	Ä1	Beratung - auch mittels Fernsprecher *Hinweis: Besprechung weiteren Behandlungsverlaufs – Retensionsmaßnahmen-Kleberetainer, alternativ Retensionsschiene*	2,3	1	10,72
OK		Eingliederung der letzten Aligner- Schiene			
		Abschlussmodelle und Eingliederung Kleberetainer (neue Sitzung)			
	0060	Abformung beider Kiefer für Situationsmodelle und einfache Bissfixierung einschließlich Auswertung zur Diagnose oder Planung *Material: Abformmaterial* *§9 GOZ zum Beispiel:* *Desinfektion der Abformung* *Bißregistrierung*	2,3	1	33, 63

Zahn/ Region	Pos.	Leistungsbeschreibung/ Auslagen	Faktor	Anz.	EUR
13–23	4050	Entfernung harter und weicher Zahnbeläge gegebenenfalls einschließlich Polieren an einem einwurzeligen Zahn oder Implantat, auch Brückenglied *Hinweis: Klebeflächenreinigung vor Eingliederung des Retainers*	2,3	6	7,74
13–23	6100	Eingliederung eines Klebebrackets zur Aufnahme orthodontischer Hilfsmittel **Begr.: Überdurchschnittliche Schwierigkeiten, aufgrund Einschränkung des Sichtbereiches, verursacht durch begrenzte Lagerfähigkeit des Patienten wegen Wirbelsäulenerkrankung bei der palatinalen Anbringung eines Retainers und schwieriger Platzierung/Positionierung an der Oberkiefer-Frontzahninnenseite**	3,5	6	194,88
13–23	2197	Adhäsive Befestigung (plastischer Aufbau, Stift, Inlay, Krone, Teilkrone, Veneer, etc.)	2,3	6	100,92
OK	6140	Eingliederung eines Teilbogens	2,3	1	27,16
	6000	Profil- oder Enfacefotografie einschließlich kieferorthopädischer Auswertung	2,3	1	10,35
		Kontrolle (neue Sitzung)			
	0010	Eingehende Untersuchung zur Feststellung von Zahn-, Mund- und Kiefererkrankungen einschließlich Erhebung des Parodontalbefundes sowie Aufzeichnung des Befundes	2,3	1	12,94

Zahn/ Region	Pos.	Leistungsbeschreibung/ Auslagen	Faktor	Anz.	EUR
	Ä1	Beratung – auch mittels Fern- sprecher	2,3	1	10,72
17–27, 37–47	1040	Professionelle Zahnreinigung	2,3	28	101,36
		Zwischensumme Honorar:			xxx
		Laborkosten			xxx
		Laborkosten/Eigenlabor			xxx
		Materialkosten			xxx
		Rechnungsbetrag:			**xxx**

12.7.2 Sanierung eines fünfjährigen Kindes und Versorgung/ Eingliederung eines herausnehmbaren Platzhalters

Beim aufgeführten Behandlungsfall handelt es sich um ein Fallbeispiel.

Die Faktoren sind fakultativ.

Im Rahmen der Behandlung sind die Gebühren vom Behandler nach § 5 Abs. 2 unter Berücksichtigung der Schwierigkeit und des Zeitaufwandes der einzelnen Leistung sowie der Umstände bei der Ausführung nach billigem Ermessen, für jede Leistung, zu bestimmen.

In diesem Abrechnungsbeispiel wird folgender Fall dargestellt:

Eingehende Untersuchung, Beratung, Begleitleistungen im Rahmen der Untersuchung,

Weitere Behandlungssitzungen: Prophylaxesitzung; Füllungstherapie; Extraktion, Abdrucknahme und Eingliederung eines herausnehmbaren Platzhalters, KFO- Kontrolltermin- Kontrolle des Behandlungsverlaufs

Zahn/ Region	Pos.	Leistungsbeschreibung/ Auslagen	Faktor	Anz.	EUR
		Untersuchung			
	0010	Eingehende Untersuchung zur Feststellung von Zahn-, Mund- und Kiefererkrankungen einschließlich Erhebung des Parodontalbefundes sowie Aufzeichnung des Befundes **Begr.: Überdurchschnittlicher Zeitaufwand, aufgrund umfassender und aufwendiger eingehender Untersuchung des Kindes und Kariesdiagnostik bei zusätzlichem instrumentellem Aufwand z. B. Kaltlichtdiagnosesonde**	3,0	1	16,87

Zahn/ Region	Pos.	Leistungsbeschreibung/ Auslagen	Faktor	Anz.	EUR
	Ä1	Beratung auch mittels Fernsprecher **Begr.:** **Überdurchschnittlicher Zeitaufwand, aufgrund umfangreicher Beratung des Kindes und des Erziehungsberechtigten über oralen Zustand nach ausführlicher Anamnesebesprechung**	3,2	1	14,91
53–55, 63–65, 74, 75, 84, 85	0070	Vitalitätsprüfung eines Zahnes oder mehrerer Zähne einschließlich Vergleichstest, je Sitzung	2,3	1	6,47
55, 65	0080	Intraorale Oberflächenanästhesie, je Kieferhälfte oder Frontzahnbereich	1,8	2	6,08
55, 65, 75, 85	Ä5000	Röntgen Zähne, je Projektion *Hinweis: Bissflügelaufnahmen* **Begr.:** **Überdurchschnittlicher Zeitaufwand, aufgrund besonders aufwendigen Bildbearbeitungsverfahrens mittels einer Kontraständerung und Bildvergrößerung für eine besonders umfangreiche diagnostische Auswertung, bei digitaler Radiographie**	2,5	2	14,56
		Prophylaxe (neue Sitzung)			

Zahn/ Region	Pos.	Leistungsbeschreibung/ Auslagen	Faktor	Anz.	EUR
	1010	Kontrolle des Übungserfolges einschließlich weiterer Unterweisung, Dauer mindestens 15 Minuten **Bgr.:** **Überdurchschnittlicher Zeitaufwand, aufgrund zusätzlicher Ernährungsberatung mit besonderem Hinweis auf kariogene Nahrung und/oder säureerosive Getränke**	3,0	1	16,87
53–63, 73–83	4050	Entfernung harter und weicher Zahnbeläge gegebenenfalls einschließlich Polieren an einem einwurzeligen Zahn oder Implantat, auch Brückenglied	2,3	12	15,48
54, 55, 64, 65, 74, 75, 85, 84	4055	Entfernung harter und weicher Zahnbeläge gegebenenfalls einschließlich Polieren an einem mehrwurzeligen Zahn	2,3	8	13,44
OK, UK	1020	Lokale Fluoridierung zur Verbesserung der Zahnhartsubstanz, zur Kariesvorbeugung und -behandlung, mit Lack oder Gel, je Sitzung **Begr.:** **Überdurchschnittlicher Zeitaufwand, aufgrund extrem umfangreicher Fluoridierungsmaßnahmen, gesondert appliziert an allen Zahnflächen aller Zähne im Ober- und Unterkiefer**	3,1	1	8,72
		Füllungstherapie (neue Sitzung)			
55, 64 ,74	0080	Intraorale Oberflächenanästhesie, je Kieferhälfte oder Frontzahnbereich	2,3	3	11,64

Zahn/ Region	Pos.	Leistungsbeschreibung/ Auslagen	Faktor	Anz.	EUR
55, 64, 74	0090	Intraorale Infiltrationsanästhesie **Begr.:** **Besondere Umstände, aufgrund fraktionierter Anästhesie und langsame, druckkontrollierte Abgabe der Injektionslösung zur Schmerzreduktion**	2,5	3	25,32
		Material: Anästhetikum			
55, 64, 74	2030	Besondere Maßnahmen beim Präparieren oder Füllen von Kavitäten (z. B. Separieren, Beseitigen störenden Zahnfleisches, Stillung einer übermäßigen Papillenblutung), je Kieferhälfte oder Frontzahnbereich **Begr.:** **Überdurchschnittlicher Zeitaufwand, aufgrund motorischer Unruhe des Patienten, verbunden mit wiederholt erforderlicher neuer Separation und Neupositionierung von Hilfsmitteln zur Formgebung und mehrfach notwendigen Behandlungspausen verbunden mit Stillung einer übermäßigen Papillenblutung am Zahn 64**	2,4	3	26,31
Ggf.	§ 6 Abs. 1 GOZ	Anwendung eines Kariesdetektors, je Zahn gemäß §6 Abs. 1 GOZ, entsprechend GOZ – Nr. XXX	2,3	1	xxxx
55	2350	Amputation und Versorgung der vitalen Pulpa einschließlich Exkavieren	2,3	1	37,51

Zahn/ Region	Pos.	Leistungsbeschreibung/ Auslagen	Faktor	Anz.	EUR
55	2120	Präparieren einer Kavität und Restauration mit Kompositmaterialien, in Adhäsivtechnik (Konditionieren), mehr als dreiflächig, ggf. einschließlich Mehrschichttechnik, einschließlich Polieren, ggf. einschließlich Verwendung von Inserts **Begr.: Überdurchschnittliche Schwierigkeiten, aufgrund umfangreicher Restauration und zeitintensiver Lichtaushärtung aufgrund tiefreichender Kavität**	3,0	1	129,92
64	2080	Präparieren einer Kavität und Restauration mit Kompositmaterialien, in Adhäsivtechnik (Konditionieren), zweiflächig, ggf. einschließlich Mehrschichttechnik, einschließlich Polieren, ggf. einschließlich Verwendung von Inserts **Begr.: Überdurchschnittliche Schwierigkeiten, aufgrund außergewöhnlich hohen Aufwands zur Gewinnung retentiver Areale bei keilförmigen Defekten und besonders schwieriger Füllungsgestaltung zum Gingivalrand**	2,8	1	87,56

Zahn/ Region	Pos.	Leistungsbeschreibung/ Auslagen	Faktor	Anz.	EUR
74	2100	Präparieren einer Kavität und Restauration mit Kompositmaterialien, in Adhäsivtechnik (Konditionieren), dreiflächig, ggf. einschließlich Mehrschichttechnik, einschließlich Polieren, ggf. einschließlich Verwendung von Inserts **Begr.: Überdurchschnittliche Schwierigkeiten, aufgrund reflektorischer Übererregbarkeit z. B. starkem Husten-, Schluckreizneigung mit häufigen Behandlungspausen und notwendiger wiederholt erforderlicher Trockenlegung/ Neuaufbringen der Konditionierung**	2,9	1	104,71
		neue Sitzung			
	Ä5	Symptombezogene Untersuchung *Hinweis auf der Rechnung: Verlaufskontrolle* 55	2,3	1	10,72
55	0070	Vitalitätsprüfung eines Zahnes oder mehrerer Zähne einschließlich Vergleichstest, je Sitzung	2,0	1	5,62
		Extraktion (neue Sitzung)			
	Ä1	Beratung auch mittels Fernsprecher *Hinweis auf der Rechnung: Verlaufskontrolle, erneute Besprechung der Alternativen Zahn 85, Entscheidung zur Extraktion*	2,3	1	10,72

Zahn/ Region	Pos.	Leistungsbeschreibung/ Auslagen	Faktor	Anz.	EUR
85	0080	Intraorale Oberflächenanästhesie, je Kieferhälfte oder Frontzahnbereich	2,0	1	3,37
85	0090	Intraorale Infiltrationsanästhesie	2,3	1	7,76
		Material: Anästhetikum			
		Material: Anästhetikum			
85	3020	Entfernung eines tief frakturierten oder tief zerstörten Zahnes **Begr.: Überdurchschnittlicher Zeitaufwand, aufgrund mehrfacher Frakturen des Zahnes, schwieriges Entfernen des mesialen Wurzelrestes und minimalinvasiver/atraumatischer Extraktion wegen naheliegender Gefährdung anatomischer Nachbarstrukturen/ vorhandener Zahnkeim vom 45**	3,5	1	53,15
		Material: Atraumatisches Nahtmaterial, Material zur Förderung der Blutgerinnung und/ oder der Geweberegeneration usw.			
	0500	Zuschlag bei nichtstationärer Durchführung von zahnärztlich-chirurgischen Leistungen, die mit Punktzahlen von 250 bis 499 Punkten bewertet sind, oder zu den Leistungen nach den Nummern 4090 oder 4130	1,0	1	22,50
Ggf.	0110	Zuschlag für die Anwendung eines Operationsmikroskops	1,0	1	22,50
		Kontrolle/Nachbehandlung (neue Sitzung)			

Zahn/ Region	Pos.	Leistungsbeschreibung/ Auslagen	Faktor	Anz.	EUR
73–83	4060	Kontrolle nach Entfernung harter und weicher Zahnbeläge oder professioneller Zahnreinigung nach der Nummer 1040 mit Nachreinigung einschließlich Polieren, je Zahn, oder Implantat, auch Brückenglied	2,3	6	5,46
85	3290	Kontrolle nach chirurgischem Eingriff, als selbstständige Leistung, je Kieferhälfte oder Frontzahnbereich	2,3	1	7,11
		Nachbehandlung/Abformung Platzhalter			
85	3300	Nachbehandlung nach chirurgischem Eingriff (z. B. Tamponieren), als selbstständige Leistung, je Operationsgebiet (Raum einer zusammenhängenden Schnittführung) *Hinweis: Reinigung der Wunde*	2,3	1	8,41
	6190	Beratendes und belehrendes Gespräch mit Anweisungen zur Beseitigung von schädlichen Gewohnheiten und Dysfunktionen *Hinweis auf der Rechnung: Fingernägelkauen*	2,3	1	18,11
		Abformung für Platzhalter 85 *Material: Abformmaterial*			xxx
		Eingliederung Platzhalter (neue Sitzung)			

Zahn/ Region	Pos.	Leistungsbeschreibung/ Auslagen	Faktor	Anz.	EUR
85, 75	6240	Maßnahmen zur Verhütung von Folgen vorzeitigen Zahnverlustes (Offenhalten einer Lücke) **Begr.:** **Überdurchschnittlicher Zeitaufwand, aufgrund umfangreicher Aufklärung/Einbeziehung der Bezugsperson bei sich wiederholender Eingliederungs-/Ausgliederungsübungen und Aktivierungsübung des eingesetzten Lückenhalters und umfangreiches Aufklärungsgespräch über weitere Behandlung**	3,0	2	91,12
		Kontrolle des Behandlungsverlaufs (neue Sitzung)			
85, 75	6210	Kontrolle des Behandlungsverlaufs oder Weiterführung der Retention einschließlich kleiner Änderungen der Behandlungs- oder Retentionsgeräte, Therapiekontrolle der gesteuerten Extraktion, je Sitzung **Begr.:** **Überdurchschnittliche Schwierigkeiten, aufgrund schwieriger Aktivierung von den H-/A-Elementen des Platzhalters**	2,4	1	12,15
		Neue Vorsorge/Kontrolle und Kontrolle des Platzhalters			
	0010	Eingehende Untersuchung zur Feststellung von Zahn-, Mund- und Kiefererkrankungen einschließlich Erhebung des Parodontalbefundes sowie Aufzeichnung des Befundes	2,3	1	12,94

Zahn/ Region	Pos.	Leistungsbeschreibung/ Auslagen	Faktor	Anz.	EUR
85, 75	6210	Kontrolle des Behandlungsverlaufs oder Weiterführung der Retention einschließlich kleiner Änderungen der Behandlungs- oder Retentionsgeräte, Therapiekontrolle der gesteuerten Extraktion, je Sitzung	2,3	1	11,64
		Zwischensumme Honorar:			xxx
		Materialkosten:			xxx
		Rechnungsbetrag:			**xxx**

12.8 Fallbeispiele zur Eingliederung von Aufbissbehelfen und Schienen

12.8.1 Schienentherapie im Oberkiefer bei Kiefergelenksbeschwerden

Beim aufgeführten Behandlungsfall handelt es sich um ein Fallbeispiel.

Die Faktoren sind fakultativ.

Im Rahmen der Behandlung sind die Gebühren vom Behandler nach § 5 Abs. 2 unter Berücksichtigung der Schwierigkeit und des Zeitaufwandes der einzelnen Leistung sowie der Umstände bei der Ausführung nach billigem Ermessen, für jede Leistung, zu bestimmen.

In diesem Abrechnungsbeispiel wird folgender Fall dargestellt:

Eingehende Untersuchung, Beratung, röntgenologische Untersuchung und Planung einer Schienentherapie aufgrund von akuter Kiefergelenksbeschwerden.

Weitere Behandlungssitzungen: Abformung mit einem individualisierten Abformlöffel und die Verwendung eines Gesichtsbogens. Vor Eingliederung der Schiene werden diagnostische Maßnahmen am Modell durchgeführt. Es folgt die Eingliederung der Schiene mit späteren Nachkontrollen.

Zahn/ Region	Pos.	Leistungsbeschreibung/ Auslagen	Faktor	Anz.	EUR
		Untersuchung, Abformung für Situationsmodelle, Funktionsstatus			
	0010	Eingehende Untersuchung zur Feststellung von Zahn-, Mund- und Kiefererkrankungen einschließlich Erhebung des Parodontalbefundes sowie Aufzeichnung des Befundes **Begr.:** **Überdurchschnittlicher Zeitaufwand, aufgrund der aufwendigen Untersuchung bei vorhandenen keilförmigen Defekten, vorhandenen Rezessionen und Abrasionen. Überdurchschnittliche Schwierigkeiten, aufgrund von akuten Kiefergelenksbeschwerden.**	3,5	1	19,68

Zahn/ Region	Pos.	Leistungsbeschreibung/ Auslagen	Faktor	Anz.	EUR
	Ä1	Beratung auch mittels Fernsprecher **Begr.:** **Besondere Umstände, aufgrund der umfangreichen Erstberatung zu verschiedenen Therapiemöglichkeiten und überdurchschnittlicher Zeitaufwand, aufgrund der Beschaffenheit des Krankheitsfalles: Schmerzen und daraus resultierende Verhaltensmaßregeln.**	3,2	1	14,91
OK, UK	Ä5004	Panoramaschichtaufnahme der Kiefer	1,8	1	41,96
OK, UK	0060	Abformung beider Kiefer für Situationsmodelle und einfache Bissfixierung einschließlich Auswertung zur Diagnose oder Planung	2,3	1	33,63
		Material: Abformmaterial			xxx
		Laborkosten: Eigenlabor und/oder Fremdlaborkosten			xxx
	8000	Klinische Funktionsanalyse einschließlich Dokumentation **Begr.:** **Überdurchschnittliche Schwierigkeiten, aufgrund der erschwerten Differentialdiagnostik und Untersuchung bei anhaltender Schmerzsymptomatik wegen akuter Arthropathie**	3,1	1	87,18

Zahn/ Region	Pos.	Leistungsbeschreibung/ Auslagen	Faktor	Anz.	EUR
	0040	Aufstellung eines schriftlichen Heil- und Kostenplans bei kieferorthopädischer Behandlung oder bei funktionsanalytischen und funktionstherapeutischen Maßnahmen nach Befundaufnahme und Ausarbeitung einer Behandlungsplanung	2,0	1	28,12
		Neue Behandlungssitzung (Abformung und funktionsanalytische Maßnahmen)			
OK	5170	Anatomische Abformung des Kiefers mit individuellem Löffel bei ungünstigen Zahnbogen- und Kieferformen und/oder tief ansetzenden Bändern oder spezielle Abformung zur Remontage, je Kiefer *Hinweis auf der Rechnung: Abformlöffel individualisiert aufgrund tief ansetzender Bänder*	2,3	1	32,34
		Laborkosten § 9 GOZ – Umarbeiten eines konfektionierten Löffels zum individuellen Löffel			xxx
		Material: Abformmaterial			
OK, UK	8010	Registrieren der gelenkbezüglichen Zentrallage des Unterkiefers, auch Stützstiftregistrierung, je Registrat **Begr.:** **Überdurchschnittliche Schwierigkeiten, aufgrund besonders schwierigem Registrat bei Gelenksblockaden mit atypische Gelenkbahnneigung und unter anhaltender Schmerzsymptomatik/ Schmerzsensation.**	3,5	2	70,86

Zahn/ Region	Pos.	Leistungsbeschreibung/ Auslagen	Faktor	Anz.	EUR
		Laborkosten: Eigenlabor und/oder Fremdlaborkosten			
OK, UK	8020	Registrieren der gelenkbezüglichen Zentrallage des Unterkiefers, auch Stützstiftregistrierung, je Registrat **Begr.: Überdurchschnittliche Schwierigkeiten, aufgrund erschwerter Bissregistrierung und Übertragung bei atypischer, von der Norm abweichender Gelenkführungsbahnen.**	3,1	1	52,32
	4040	Beseitigung grober Vorkontakte der Okklusion und Artikulation durch Einschleifen des natürlichen Gebisses oder bereits vorhandenen Zahnersatzes, je Sitzung	2,3	1	5,82
	8080	Diagnostische Maßnahmen an Modellen im Artikulator einschließlich subtraktiver oder additiver Korrekturen, Befundauswertung und Behandlungsplanung, je Sitzung **Begr.: Überdurchschnittlicher Zeitaufwand, aufgrund der aufwendigen und umfangreichen additiven Maßnahmen mit mehrfachen Überprüfungen bei nicht konzeptionsgerechter Okklusion.**	2,8	1	39,37
		Neue Behandlungssitzung (Eingliederung der Oberkiefer-Schiene)			

Zahn/ Region	Pos.	Leistungsbeschreibung/ Auslagen	Faktor	Anz.	EUR
OK	7010	Eingliederung eines Aufbissbehelfs mit adjustierter Oberfläche **Begr.: Überdurchschnittlicher Zeitaufwand, aufgrund der erschwerten Adaptation und Adjustierung der Aufbissschiene wegen zahlreicher Frühkontakte mit mehrfachem Einproben und Änderungen/ Anpassungen.**	3,5	1	157,48
		Laborkosten: Eigenlabor- und/ oder Fremdlaborkosten			xxx
	6190	Beratendes und belehrendes Gespräch mit Anweisungen zur Beseitigung von schädlichen Gewohnheiten und Dysfunktionen *Hinweis auf der Rechnung: Besprechung von kognitiven und übenden Verfahren zur Unterbrechung von Bruxismus, Erklärung von Eigenübungen zur Therapie von Funktionsstörungen des Kausystems*	2,3	1	18,11
		Neue Behandlungssitzung (Schienenkontrolle)			
OK	7040	Kontrolle eines Aufbissbehelfs **Begr.: Überdurchschnittliche Schwierigkeiten, aufgrund mehrfacher Überprüfung nach funktionellen Kriterien, unterschiedlicher Kieferpositionen.**	2,8	1	10,24
		Neue Behandlungssitzung (Schienenkontrolle)			

Zahn/ Region	Pos.	Leistungsbeschreibung/ Auslagen	Faktor	Anz.	EUR
OK	7050	Kontrolle eines Aufbissbehelfs mit adjustierter Oberfläche: subtraktive Maßnahmen, je Sitzung **Begr.: Überdurchschnittlicher Zeitaufwand, aufgrund vermehrter Behandlungspausen beim okklusalen Einschleifen nach gnathologischen Kriterien durch muskuläre Verspannung.**	3,0	1	30,37
		Neue Behandlungssitzung (Schienenkontrolle)			
OK Regio 16	7050	Kontrolle eines Aufbissbehelfs mit adjustierter Oberfläche: subtraktive Maßnahmen, je Sitzung	2,3	1	23,28
OK 14, 23–27	7060	Kontrolle eines Aufbissbehelfs mit adjustierter Oberfläche: additive Maßnahmen, je Sitzung **Begr.: Überdurchschnittliche Schwierigkeiten, aufgrund dem okklusalen Nachjustierens und okklusalen Feineinschleifens nach gnathologischen Kriterien zur optimalen Belastung des Kauorgans bei vorliegender Okklusopathie.**	3,5	1	80,71
		Material: Abformmaterial Laborkosten § 9 GOZ – für subtraktive oder additive Maßnahmen extraoral im Artikulator			
		Neue Vorsorge-Kontrolle und Kontrolle der Schiene			

Zahn/ Region	Pos.	Leistungsbeschreibung/ Auslagen	Faktor	Anz.	EUR
	0010	Eingehende Untersuchung zur Feststellung von Zahn-, Mund- und Kiefererkrankungen einschließlich Erhebung des Parodontalbefundes sowie Aufzeichnung des Befundes	2,3	1	12,94
	7040	Kontrolle eines Aufbissbehelfs	2,3	1	8,41
	Ä1	Beratung auch mittels Fernsprecher Hinweis auf der Rechnung: Beratung weiterführende Maßnahmen- Zahnersatzversorgung	2,3	1	10,72
		Zwischensumme Honorar:			xxx
		Materialkosten			xxx
		Laborkosten			xxx
		Rechnungsbetrag:			**xxx**

12.8.2 Notfallbehandlung eines Kindes am Samstagmorgen nach Sturz- 11, 21 teilluxiert und 11 leicht retrudiert sowie Schneidekantenfrakturen an 11 und 21

Beim aufgeführten Behandlungsfall handelt es sich um ein Fallbeispiel.

Die Faktoren sind fakultativ.

Im Rahmen der Behandlung sind die Gebühren vom Behandler nach § 5 Abs. 2 unter Berücksichtigung der Schwierigkeit und des Zeitaufwandes der einzelnen Leistung sowie der Umstände bei der Ausführung nach billigem Ermessen, für jede Leistung, zu bestimmen.

In diesem Abrechnungsbeispiel wird folgender Fall dargestellt:

Notfallbehandlung- Symptombezogene Untersuchung, Beratung, röntgenologische Untersuchung und Reposition des Zahnes 11 mit semipermanenter Schienung 12–22 und Erstversorgung der Wunde an der Lippe mit Naht.

Die Behandlung erfolgte im Notdienst an einem Samstag um 7:30 Uhr.

Weitere Behandlungssitzungen: Kontrolle, Nachbehandlung, Aufbau der Schneidekanten spätere Entfernung der Schienung

Zahn/ Region	Pos.	Leistungsbeschreibung/ Auslagen	Faktor	Anz.	EUR
		Untersuchung, Reposition des Zahnes, semipermanente Schienung, Erstversorgung der Wunde			
	Ä5	Symptombezogene Untersuchung **Begr.: Besondere Umstände, aufgrund der eingeschränkten Mundöffnung wegen starker Schwellung des Weichgewebes und besonders vorsichtigen Vorgehens wegen einhergehender Schmerzsensation im Wundgebiet.**	3,5	1	16,31

Zahn/ Region	Pos.	Leistungsbeschreibung/ Auslagen	Faktor	Anz.	EUR
	ÄD	Zuschlag für an Samstagen, Sonn- oder Feiertagen erbrachte Leistungen	1,0	1	12,82
	ÄB	Zuschlag für in der Zeit zwischen 20 und 22 Uhr oder 6 und 8 Uhr außerhalb der Sprechstunde erbrachte Leistungen *Hinweis: 7:30 Uhr*	1,0	1	10,49
	Ä1	Beratung auch mittels Fernsprecher **Begr.:Überdurchschnittlicher Zeitaufwand, aufgrund der umfangreichen Beratung des Kindes und des Erziehungsberechtigten über oralen Zustand nach ausführlicher Anamnesebesprechung.**	3,2	1	14,91
OK, UK	Ä5004	Panoramaschichtaufnahme der Kiefer *Verdacht auf Kieferfraktur*	1,8	1	41,96
13–23	0080	Intraorale Oberflächenanästhesie, je Kieferhälfte oder Frontzahnbereich	2,3	1	3,88
11, 21	Ä5000	Röntgenaufnahme Zähne, je Projektion **Begr.: Überdurchschnittlicher Zeitaufwand, aufgrund anschließender digitaler Bildbearbeitung (z. B. Detailvergrößerung, Kontrast, Vergrößerung, Helligkeit usw.) zur erweiterten Diagnostik der Anatomie bei Verdacht auf Wurzelfraktur.**	2,2	1	12,80

Zahn/ Region	Pos.	Leistungsbeschreibung/ Auslagen	Faktor	Anz.	EUR
13–23	0070	Vitalitätsprüfung eines Zahnes oder mehrerer Zähne einschließlich Vergleichstest, je Sitzung	2,3	1	6,47
11, 21	0090	Intraorale Infiltrationsanästhesie **Begr.:** **Überdurchschnittlicher Zeitaufwand, aufgrund langsamen, druckkontrollierten Injizierens zur Gewebeschonung.**	2,5	2	16,88
		Material: Anästhetikum			xxx
11	Ä2685	Reposition eines Zahnes	2,3	1	26,82
Regio 11, 21	Ä2001	Versorgung einer kleinen Wunde einschließlich Naht **Begr.:** **Überdurchschnittlicher Zeitaufwand, aufgrund mehrerer unterschiedlicher Maßnahmen bei der Versorgung der Wunde (z.B. Reinigung, Blutstillung, Naht).** *Hinweis: Lippe regio 11, 21*	3,0	1	22,74
12–22	7070	Semipermanente Schiene unter Anwendung der Ätztechnik, je Interdentalraum **Begr.:** **Überdurchschnittliche Schwierigkeiten, aufgrund der schwierigen Adaptation bei den gelockerten Zähnen 11, 21 und wegen starker Schmerzempfindlichkeit besonders vorsichtigen Vorgehens mit häufigen Behandlungspausen und notwendig wiederholt erforderlicher Trockenlegung bei der Schienung.**	3,5	3	53,16

Zahn/ Region	Pos.	Leistungsbeschreibung/ Auslagen	Faktor	Anz.	EUR
12–22	2197	Adhäsive Befestigung (plastischer Aufbau, Stift, Inlay, Krone, Teilkrone, Veneer, etc.) *Hinweis auf der Rechnung: Zusätzlicher adhäsiver Arbeitsschritt- Bonden-Lichthärten*	2,3	3	50,46
		Neue Behandlungssitzung (Kontrolle am Sonntag)			
11, 21	Ä5	Symptombezogene Untersuchung *Hinweis auf der Rechnung: Verlaufskontrolle*	2,3	1	10,72
	ÄD	Zuschlag für an Samstagen, Sonn- oder Feiertagen erbrachte Leistungen	1,0	1	12,82
Regio 11, 21	3290	Kontrolle nach chirurgischem Eingriff, als selbstständige Leistung, je Kieferhälfte oder Frontzahnbereich	2,3	1	7,11
12–22	4050	Entfernung harter und weicher Zahnbeläge gegebenenfalls einschließlich Polieren an einem einwurzeligen Zahn oder Implantat, auch Brückenglied	2,3	4	5,16
		Neue Behandlungssitzung (Kontrolle)			
12–22	7040	Kontrolle eines Aufbissbehelfs *Hinweis: Kontrolle der semipermanenten Schienung*	2,3	1	8,41
Regio 11, 21	3290	Kontrolle nach chirurgischem Eingriff, als selbstständige Leistung, je Kieferhälfte oder Frontzahnbereich	2,3	1	8,41

Zahn/ Region	Pos.	Leistungsbeschreibung/ Auslagen	Faktor	Anz.	EUR
Regio 11, 21	3300	Nachbehandlung nach chirurgischem Eingriff (z. B. Tamponieren), als selbstständige Leistung, je Operationsgebiet (Raum einer zusammenhängenden Schnittführung) *Hinweis auf der Rechnung: Nahtentfernung an der Lippe*	2,3	1	8,41
		Neue Behandlungssitzung (Aufbau der Schneidekanten, Erneuerung der Schienung)			
	Ä5	Symptombezogene Untersuchung *Hinweis auf der Rechnung: Verlaufskontrolle*	2,3	1	10,72
12–22	Ä2702	Wiederanbringung einer gelösten Apparatur oder kleine Änderungen, teilweise Erneuerung von Schienen oder Stützapparaten – auch Entfernung von Schienen oder Stützapparaten –, je Kiefer *Hinweis: Entfernung der semipermanenten Schienung*	2,3	1	40,23
12–22	0070	Vitalitätsprüfung eines Zahnes oder mehrerer Zähne einschließlich Vergleichstest, je Sitzung	2,0	1	5,62
12–22	0080	Intraorale Oberflächenanästhesie, je Kieferhälfte oder Frontzahnbereich	2,0	1	3,37
11, 21	0090	Intraorale Infiltrationsanästhesie **Begr.: Überdurchschnittlicher Zeitaufwand, aufgrund fraktionierter Anästhesie und druckkontrollierter Abgabe der Injektionslösung zur Gewebeschonung.**	3,0	2	20,24

Zahn/ Region	Pos.	Leistungsbeschreibung/ Auslagen	Faktor	Anz.	EUR
		Material: Anästhetikum			
12–22	4060	Kontrolle nach Entfernung harter und weicher Zahnbeläge oder professioneller Zahnreinigung nach der Nummer 1040 mit Nachreinigung einschließlich Polieren, je Zahn, oder Implantat, auch Brückenglied	2,3	4	3,64
11, 21	2030	Besondere Maßnahmen beim Präparieren oder Füllen von Kavitäten (z. B. Separieren, Beseitigen störenden Zahnfleisches, Stillung einer übermäßigen Papillenblutung), je Kieferhälfte oder Frontzahnbereich **Begr.: Überdurchschnittliche Schwierigkeiten, aufgrund sehr aufwendigem Vorgehens wegen hoher Schmerzempfindlichkeit, trotz Anästhesie.**	3,0	1	10,97
11, 21	2120	Präparieren einer Kavität und Restauration mit Kompositmaterialien, in Adhäsivtechnik (Konditionieren), mehr als dreiflächig, ggf. einschließlich Mehrschichttechnik, einschließlich Polieren, ggf. einschließlich Verwendung von Inserts **Begr.: Überdurchschnittlicher Zeitaufwand, aufgrund Versorgung mit Schichtung in mehreren Farben entsprechend des natürlichen Farb- und Lichtspiels, struktureller und anatomischer Restauration der Oberfläche.**	3,5	2	303,14

Zahn/ Region	Pos.	Leistungsbeschreibung/ Auslagen	Faktor	Anz.	EUR
12–22	1020	Lokale Fluoridierung zur Verbesserung der Zahnhartsubstanz, zur Kariesvorbeugung und -behandlung, mit Lack oder Gel, je Sitzung	2,3	1	6,47
11, 21	7070	Semipermanente Schiene unter Anwendung der Ätztechnik, je Interdentalraum **Begr.: Überdurchschnittliche Schwierigkeiten, aufgrund dem umfangreichen und zeitaufwendigem Verfahren durch individueller Farbanpassung des Befestigungskomposits.**	2,8	1	14,17
11, 21	2197	Adhäsive Befestigung (plastischer Aufbau, Stift, Inlay, Krone, Teilkrone, Veneer, etc.) *Hinweis auf der Rechnung: Zusätzlicher adhäsiver Arbeitsschritt- Bonden-Lichthärten*	2,3	1	16,82
		Neue Behandlungssitzung (Entfernung der Schiene)			
	Ä5	Symptombezogene Untersuchung *Hinweis auf der Rechnung: Verlaufskontrolle*	2,3	1	10,72
11, 21	Ä2702	Wiederanbringung einer gelösten Apparatur oder kleine Änderungen, teilweise Erneuerung von Schienen oder Stützapparaten – auch Entfernung von Schienen oder Stützapparaten –, je Kiefer *Hinweis: Entfernung der semipermanenten Schiene*	2,3	1	40,23

Zahn/ Region	Pos.	Leistungsbeschreibung/ Auslagen	Faktor	Anz.	EUR
11, 21	0070	Vitalitätsprüfung eines Zahnes oder mehrerer Zähne einschließlich Vergleichstest, je Sitzung	2,0	1	5,62
		Neue Vorsorge-Kontrolle			
	0010	Eingehende Untersuchung zur Feststellung von Zahn-, Mund- und Kiefererkrankungen einschließlich Erhebung des Parodontalbefundes sowie Aufzeichnung des Befundes	2,3	1	12,94
	Ä1	Beratung auch mittels Fernsprecher *Hinweis auf der Rechnung: Beratung weiterführende Maßnahmen- Zahnersatzversorgung*	2,3	1	10,72
11, 21	0070	Vitalitätsprüfung eines Zahnes oder mehrerer Zähne einschließlich Vergleichstest, je Sitzung	2,0	1	5,62
		Zwischensumme Honorar:			xxx
		Materialkosten			xxx
		Laborkosten			xxx
		Rechnungsbetrag:			**xxx**

12.8.3 Anfertigung und Eingliederung einer Repositionierungsschiene nach Farrar

Beim aufgeführten Behandlungsfall handelt es sich um ein Fallbeispiel.

Die Faktoren sind fakultativ.

Im Rahmen der Behandlung sind die Gebühren vom Behandler nach § 5 Abs. 2 unter Berücksichtigung der Schwierigkeit und des Zeitaufwandes der einzelnen Leistung sowie der Umstände bei der Ausführung nach billigem Ermessen, für jede Leistung, zu bestimmen.

In diesem Abrechnungsbeispiel wird folgender Fall dargestellt:

Befunderhebung des stomatognathen Systems, Beratung, röntgenologische Untersuchung und Planung einer Schienentherapie

Weitere Behandlungssitzungen: OK, UK-Abformung zur diagnostischen Auswertung, Funktionsanalyse Befunderhebung

Registrieren der Zentrallage und Unterkieferbewegungen, Arbiträre Schanierachsenbestimmung

Eingliederung Repositionierungsschiene

Kontrolle Repositionierungsschiene

Zahn/ Region	Pos.	Leistungsbeschreibung/ Auslagen	Faktor	Anz.	EUR
		Untersuchung, Abformung für Situationsmodelle, Funktionsstatus			
	Ä6	Vollständige körperliche Untersuchung mindestens eines der folgenden Organsysteme: alle Augenabschnitte, der gesamte HNO-Bereich, das stomatognathe System, die Nieren und ableitenden Harnwege (bei Männern auch gegebenenfalls einschließlich der männlichen Geschlechtsorgane) oder Untersuchung zur Erhebung eines vollständigen Gefäßstatus – gegebenenfalls einschließlich Dokumentation	3,0	1	17,49

Zahn/ Region	Pos.	Leistungsbeschreibung/ Auslagen	Faktor	Anz.	EUR
		Hinweis auf der Rechnung: Inspektion beider Kiefergelenke **Begr.:** **Überdurchschnittlicher Zeitaufwand aufgrund umfassender und aufwendiger Untersuchung des stomatognathen Systems und Bewegungseinschränkung des Kiefergelenkes.**			
	Ä1	Beratung auch mittels Fernsprecher **Begr.:** **Besondere Umstände aufgrund umfangreicher Erstberatung zu verschiedenen Therapiemöglichkeiten, Dauer 15 min**	3,2	1	14,91
Rechts/Links	Ä5095	Schädelteile in Spezialprojektionen, je Teil *Hinweis auf der Rechnung: 1x bei geschlossenem Mund und 1x bei geöffnetem Mund je Kiefergelenk* **Begr.:** **Überdurchschnittlicher Zeitaufwand wegen anschließender digitaler Bildbearbeitung (z. B. Detailvergrößerung, Kontrast, Vergrößerung, Helligkeit usw.) zur erweiterten Diagnostik der Anatomie.**	1,8	4	83,96
Zuschlag	Ä5298	Zuschlag zu den Leistungen nach den Nummern 5010 bis 5290 bei Anwendung digitaler Radiographie (Bildverstärker-Radiographie)		1	2,92

Zahn/ Region	Pos.	Leistungsbeschreibung/ Auslagen	Faktor	Anz.	EUR
	0040	Aufstellung eines schriftlichen Heil- und Kostenplans bei kieferorthopädischer Behandlung oder bei funktionsanalytischen und funktionstherapeutischen Maßnahmen nach Befundaufnahme und Ausarbeitung einer Behandlungsplanung	2,3	1	32,34
		Neue Behandlungssitzung – Abformung und funktionsanalytische Maßnahmen			
OK, UK	0060	Abformung beider Kiefer für Situationsmodelle und einfache Bissfixierung einschließlich Auswertung zur Diagnose oder Planung	2,3	1	33,63
		Material: Abformmaterial			xxx
		Laborkosten: Eigenlabor und/oder Fremdlaborkosten			xxx
	8000	Klinische Funktionsanalyse einschließlich Dokumentation **Begr.: Überdurchschnittliche Schwierigkeiten aufgrund besonders schwieriger Analyse bei zeitweiligen Gelenksblockaden und atypischer Gelenkbahnneigung.**	3,3	1	92,80
UK	8010	Registrieren der gelenkbezüglichen Zentrallage des Unterkiefers, auch Stützstiftregistrierung, je Registrat Begr.: **Überdurchschnittliche Schwierigkeiten aufgrund erschwerter Bissregistrierung wegen bänderbedingter Kiefergelenksstörungen bei Überdehnung oder atypischer Gelenkbahnneigung**	3,4	2	68,84

Zahn/ Region	Pos.	Leistungsbeschreibung/ Auslagen	Faktor	Anz.	EUR
		Laborkosten: Eigenlabor und/oder Fremdlaborkosten			
OK, UK	8020	Registrieren der gelenkbezüglichen Zentrallage des Unterkiefers, auch Stützstiftregistrierung, je Registrat **Begr.: Überdurchschnittliche Schwierigkeiten aufgrund erschwerter Bissregistrierung und Übertragung bei atypischer, von der Norm abweichender Gelenkführungsbahnen**	3,1	1	52,31
UK	8050	Registrieren von Unterkieferbewegungen zur Einstellung halbindividueller Artikulatoren und Einstellung nach den gemessenen Werten, je Sitzung	2,3	1	64,68
		Neue Behandlungssitzung – Eingliederung der Repositionierungsschiene			
OK	7010	Eingliederung eines Aufbissbehelfs mit adjustierter Oberfläche **Begr.: Überdurchschnittliche Schwierigkeiten aufgrund erschwerter Bissregistrierung und Eingliederung wegen bänderbedingter Kiefergelenksstörungen bei Überdehnung und atypischer Gelenkbahnneigung.**	3,5	1	157,48
		Laborkosten: Eigenlabor- und / oder Fremdlaborkosten			xxx

Zahn/ Region	Pos.	Leistungsbeschreibung/ Auslagen	Faktor	Anz.	EUR
	6190	Beratendes und belehrendes Gespräch mit Anweisungen zur Beseitigung von schädlichen Gewohnheiten und Dysfunktionen *Hinweis auf der Rechnung: Besprechung von kognitiven und übenden Verfahren zur Stabilisierung des Konylus-Diskus-Komplexes, Erklärung von Eigenübungen zur Therapie von Funktionsstörungen des Kausystems*	2,3	1	18,11
		Neue Behandlungssitzung-Schienenkontrolle			
OK	7040	Kontrolle eines Aufbissbehelfs **Begr.:** **Überdurchschnittliche Schwierigkeiten aufgrund mehrfacher Überprüfung nach funktionellen Kriterien, unterschiedlicher Kieferpositionen**	3,0	1	10,97
		Neue Behandlungssitzung – Schienenkontrolle mit Einschleifen			
OK	7050	Kontrolle eines Aufbissbehelfs mit adjustierter Oberfläche: subtraktive Maßnahmen, je Sitzung **Begr.:** **Überdurchschnittlicher Zeitaufwand aufgrund vermehrter Behandlungspausen beim okklusalen Einschleifens nach gnathologischen Kriterien durch muskuläre Verspannung**	3,2	1	32,40
		Neue Behandlungssitzung – Schienenkontrolle + Kontrolle mit additiven Maßnahmen			

Zahn/ Region	Pos.	Leistungsbeschreibung/ Auslagen	Faktor	Anz.	EUR
OK regio 14–17	7050	Kontrolle eines Aufbissbehelfs mit adjustierter Oberfläche: subtraktive Maßnahmen, je Sitzung	2,3	1	23,28
OK 24–27	7060	Kontrolle eines Aufbissbehelfs mit adjustierter Oberfläche: additive Maßnahmen, je Sitzung **Begr.: Überdurchschnittliche Schwierigkeiten aufgrund besonders schwieriger Relationsbestimmung zur Neuadjustierung im 2. Quadranten**	3,5	1	80,71
		Material: Aufbaumaterial Laborkosten § 9 GOZ – für additive Maßnahmen			
		Neue Sitzung: Vorsorge, Kontrolle und Reparatur der Schiene			
	0010	Eingehende Untersuchung zur Feststellung von Zahn-, Mund- und Kiefererkrankungen einschließlich Erhebung des Parodontalbefundes sowie Aufzeichnung des Befundes	2,3	1	12,94
OK	7030	Wiederherstellung der Funktion eines Aufbissbehelfs, *Hinweis: Sprungreparatur*	2,3	1	47,86
		Material: Aufbaumaterial Laborkosten § 9 GOZ			xxxx
		Neue Sitzung – Schienenkontrolle			
OK	7050	Kontrolle eines Aufbissbehelfs mit adjustierter Oberfläche: subtraktive Maßnahmen, je Sitzung	2,3	1	23,28

Zahn/ Region	**Pos.**	**Leistungsbeschreibung/ Auslagen**	**Faktor**	**Anz.**	**EUR**
	Ä1	Beratung auch mittels Fernsprecher *Hinweis auf der Rechnung: Beratung weiterführende Maßnahmen – Zahnersatzversorgung*	2,3	1	10,72
		Zwischensumme Honorar:			xxx
		Materialkosten:			xxx
		Laborkosten:			xxx
		Rechnungsbetrag:			**xxx**

12.9 Fallbeispiele zu funktionsanalytischen und funktionstherapeutischen Leistungen

12.9.1 Neupatient – Umfangreiche Diagnostik – Funktionsstatus

Beim aufgeführten Behandlungsfall handelt es sich um ein Fallbeispiel.

Die Faktoren sind fakultativ.

Im Rahmen der Behandlung sind die Gebühren vom Behandler nach § 5 Abs. 2 unter Berücksichtigung der Schwierigkeit und des Zeitaufwandes der einzelnen Leistung sowie der Umstände bei der Ausführung nach billigem Ermessen, für jede Leistung, zu bestimmen.

Behandlungsfall:

Eingehende Untersuchung, Beratung, röntgenologische Diagnostik und Auswertung zur allgemeinen Diagnostik und Kariesdiagnostik, Vitalitätsprüfung, Erstellen eines Funktionsstatus, Herstellung von Situationsmodellen mit der Erfordernis der Individualisierung der konfektionierten Löffel aufgrund der tief ansetzenden Bänder, Registrieren der gelenksbezüglichen Zentrallage.

Diagnostische Maßnahmen an Modellen.

Die Unterlagen werden ausgewertet und der Patient erhält nachfolgend einen Besprechungstermin zur weiteren Behandlungsplanung

Zahn/ Region	Pos.	Leistungsbeschreibung/ Auslagen	Faktor	Anz.	EUR
		Untersuchung			
	0010	Eingehende Untersuchung zur Feststellung von Zahn-, Mund- und Kiefererkrankungen einschließlich Erhebung des Parodontalbefundes sowie Aufzeichnung des Befundes **Begr.: Überdurchschnittlicher Zeitaufwand, aufgrund aufwendiger Diagnostik durch Differenzialdiagnose im Rahmen der Befundung**	3,0	1	16,87
	Ä1	Beratung auch mittels Fernsprecher **Begr.: Überdurchschnittlicher Zeitaufwand, aufgrund Beratung mittels Einsatz visueller Medien, zur Erläuterung der nachfolgender nachfolgenden Therapie**	3,5	1	16,32
	8000	Klinische Funktionsanalyse einschließlich Dokumentation **Begr.: Überdurchschnittliche Schwierigkeit aufgrund langer Behandlungsvorgeschichte, starkes Abrasionsgebiss**	3,0	1	84,36
11–17, 21–27, 31–37, 41–47	0070	Vitalitätsprüfung eines Zahnes oder mehrerer Zähne einschließlich Vergleichstest, je Sitzung **Begr.: Überdurchschnittliche Schwierigkeit und Zeitaufwand, aufgrund höherer Anzahl der zu prüfenden Zähne**	3,2	1	9,00

Zahn/ Region	Pos.	Leistungsbeschreibung/ Auslagen	Faktor	Anz.	EUR
	4005	Erhebung mindestens eines Gingivalindex und/oder eines Parodontalindex (z. B. des Parodontalen Screening-Index PSI)	2,3	1	10,35
	Ä5004	Panoramaschichtaufnahme der Kiefer **Begr.: Überdurchschnittlicher Zeitaufwand, aufgrund aufwendiger Auswertungen und umfangreiche Diagnostik im Rahmen des digitalen Röntgen**	2,5	1	58,29
16, 26	0080	Intraorale Oberflächenanästhesie, je Kieferhälfte oder Frontzahnbereich	2,0	2	6,74
16, 26	Ä5000	Röntgen Zähne, je Projektion	1,8	2	10,50
		Abformungen und funktionsanalytische Maßnahmen			
OK	5170	Anatomische Abformung des Kiefers mit individuellem Löffel bei ungünstigen Zahnbogen- und Kieferformen und/oder tief ansetzenden Bändern oder spezielle Abformung zur Remontage, je Kiefer	1,0	1	14,06
		Laborkosten: Eigenlabor Material: Abformmaterial			
UK	5170	Anatomische Abformung des Kiefers mit individuellem Löffel bei ungünstigen Zahnbogen- und Kieferformen und/oder tief ansetzenden Bändern oder spezielle Abformung zur Remontage, je Kiefer	1,0	1	14,06
		Laborkosten: Eigenlabor Material: Abformmaterial			

Zahn/ Region	Pos.	Leistungsbeschreibung/ Auslagen	Faktor	Anz.	EUR
	8010	Registrieren der gelenkbezüglichen Zentrallage des Unterkiefers, auch Stützstiftregistrierung, je Registrat	2,3	1	23,28
	0060	Abformung beider Kiefer für Situationsmodelle und einfache Bissfixierung einschließlich Auswertung zur Diagnose oder Planung	2,3	1	33,63
		Laborkosten: Eigenlabor *Material: Abformmaterial*			
		Neue Sitzung			
	8080	Diagnostische Maßnahmen an Modellen im Artikulator einschließlich subtraktiver oder additiver Korrekturen, Befundauswertung und Behandlungsplanung, je Sitzung	2,0	1	28,12
		Neue Sitzung			
	Ä3	Eingehende, das gewöhnliche Maß übersteigende Beratung auch mittels Fernsprecher **Begr.:** **Überdurchschnittlicher Zeitaufwand aufgrund ausgedehnter Erörterung nach vorhergehender Röntgenbefundung mit Fotos der nachfolgenden Behandlungsalternativen. Dauer 30 min**	3,5	1	30,60
		Zwischensumme Honorar:			356,18
		Materialkosten:			xx
		Laborkosten:			xx
		Rechnungsbetrag:			xx

12.9.2 Funktionsanalytische Leistungen – Wax-up

Beim aufgeführten Behandlungsfall handelt es sich um ein Fallbeispiel.

Die Faktoren sind fakultativ.

Im Rahmen der Behandlung sind die Gebühren vom Behandler nach § 5 Abs. 2 unter Berücksichtigung der Schwierigkeit und des Zeitaufwandes der einzelnen Leistung sowie der Umstände bei der Ausführung nach billigem Ermessen, für jede Leistung, zu bestimmen.

In diesem Abrechnungsbeispiel wird folgender Fall dargestellt:

Situationsmodelle Ober- und Unterkiefer für die Planung mittels Wax-up geplanter Eckzahnaufbau mit Table-Tops

Generalisierte Untersuchung, Parodontaler Screening Index, Fotostatus zur Diagnose/ Therapie, Funktionsanalyse (Grundlage Klinischer Funktionsstatus DGZMK), Zentrikregistrat nebst Kontrollregistrat, arbiträre Schanierachsenbestimmung (Gesichtsbogen), Registrieren der Unterkieferbewegungen, Abdrücke für Situationsmodelle, Aufklärung – Vorgehen, Risiken, Behandlungsablauf, Folgen der Unterlassung, Alternativen, Klärung Kostenübernahme

Gesonderte Sitzung nach erfolgtem Wax-up, vorab diagnostische Maßnahmen an Modellen, Beratung über weitere Maßnahmen, Erstellung Heil- und Kostenplan

Zahn/ Region	Pos.	Leistungsbeschreibung/ Auslagen	Faktor	Anz.	EUR
		Generalisierte Untersuchung, Parodontaler Screening Index, Funktionsanalyse (Grundlage Klinischer Funktionsstatus DGZMK), Zentrikregistrat nebst Kontrollregistrat, arbiträre Scharnierachsenbestimmung (Gesichtsbogen), Registrieren der Unterkieferbewegungen, Abdrücke für Situationsmodelle, Aufklärung – Vorgehen, Risiken, Behandlungsablauf, Folgen der Unterlassung, Alternativen, Klärung Kostenübernahme			

Zahn/ Region	Pos.	Leistungsbeschreibung/ Auslagen	Faktor	Anz.	EUR
	0010	Eingehende Untersuchung einschl. Erhebung des Parodontalbefundes **Begr.:** **Besondere Umstände aufgrund, besonders umfangreicher Anamneseerhebung/ Befunderhebung bei Verdacht auf eine CMD Erkrankung; Erörterung alternativer Befundmöglichkeiten und besonders vorsichtigen Vorgehens wegen einhergehender Schmerzsensation.**	3,5	1	19,68
	Ä1	Beratung auch mittels Fernsprecher **Begr.:** **Überdurchschnittlicher Zeitaufwand, aufgrund dem umfangreichen Beratungsaufwand, bei erforderlicher zusätzlicher funktionsanalytischer Anamnese.**	3,2	1	14,91
	4005	Gingival- und/oder Parodontalindex (PSI) **Begr:** **Überdurchschnittlicher Zeitaufwand, aufgrund Erhebung mehrerer Indizes.**	2,8	1	12,60
	8000	Klinische Funktionsanalyse **Begr.:** **Überdurchschnittliche Schwierigkeiten, aufgrund der nicht konzeptionsgerechten Okklusion.** *(Klinischer Funktionsstatus Formblatt 1+2 in der Doku hinterlegt)*	3,3	1	92,80

Zahn/ Region	Pos.	Leistungsbeschreibung/ Auslagen	Faktor	Anz.	EUR
	8010	Registrieren der gelenkbezüglichen Zentrallage des Unterkiefers	2,3	2	46,56
	8020	Arbiträre Scharnierachsenbestimmung	2,3	1	38,81
	8050	Registrierung von Unterkieferbewegungen zur Einstellung halbindividueller adjustierbarer Artikulatoren **Begr.: Überdurchschnittliche Schwierigkeiten, aufgrund dem erschwerten Bissregistrat bei eingeschränkter Rotationsbewegung des Unterkiefers.**	3,1	1	87,18
OK/UK	5170	Anatomische Abformung mit individuellem Löffel *Abformlöffel individualisiert*	1,0	2	28,12
		Laborkosten §9 GOZ Umarbeiten eines konfektionierten Löffels zum individuelle			
OK/UK	0060	Abformung beider Kiefer für Situationsmodelle	2,3	1	33,63
		Material: Abdruckmaterial			
OK/UK	xxxxa	Fotos für therapeutische oder diagnostische Zwecke entsprechend Geb.Nr. xxxxx (Kurzbezeichnung)	2,3	1	xxxx
		Neue Behandlungssitzung			
	8080	Diagnostische Maßnahmen an Modellen im Artikulator	2,3	1	32,34

Zahn/ Region	Pos.	Leistungsbeschreibung/ Auslagen	Faktor	Anz.	EUR
	Ä1	Beratung auch mittels Fernsprecher *Hinweis auf der Rechnung: Neuer Krankheitsfall* **Begr.:** **Überdurchschnittlicher Zeitaufwand, aufgrund der Beratung mittels Einsatz zusätzlicher Medien, zur Erläuterung der nachfolgenden Therapie.**	3,5	1	16,31
		Zwischensumme Honorar:			xxxx
		Materialkosten:			xxxx
		Laborkosten:			xxxx
		Rechnungsbetrag:			**xxx**

Vorschlag Laborleistungen zu diesem Behandlungsfall – erstellt nach beb 97

regio	ZT-Leistungen	Anzahl	beb-97-Nr.
OK/UK	Modell aus Superhartgips	2	0002
OK/UK	Dublieren eines Modells	2	0241
OK/UK	Modell aus Superhartgips	2	0002
OK/UK	Split-Cast Sockel an Modell	2	0253
OK/UK	Wachsplatte f. Bissregistrierung in indiv. Artikulator vorbereitet	2	1122
OK	Modellmontage in individuellen Artikulator II	1	0405
UK	Modellmontage eines Gegenkiefermodells	1	0408
OK	Übertragungslehre für Zweitmontage	1	0501
OK	Auswerten eines Registrats	2	0521
OK	Mehraufwand für Einstellen nach Zentrik-registrat	1	0511
13, 23, 33, 43	Diagnostisches Modellieren oder Aufwachsen	4	0832
regio	**Zusätzliche/alternativ berechnungs-fähige Leistungen**	**Anzahl**	**beb-97-Nr.**
13, 23, 33, 43	Zahn diagnostisch beschleifen oder radieren	4	0831
OK/UK	Formteil für provisorische Versorgung (falls ein Mock-Uup gemacht wird)		
	usw.		

12.10 Fallbeispiele zu implantologischen Leistungen

12.10.1 Implantation Regio 16 mit Knochenaufbaumaßnahmen und externem Sinuslift

Dieses Rechnungsbeispiel enthält folgende Leistungen: Untersuchung, Beratung, röntgenologische Untersuchung und Planung einer Implantation Regio 16. Während der OP-Sitzung wird ein externer Sinuslift durchgeführt, ein Implantat inseriert und der Alveolarfortsatz aufgebaut. Achtung: In Verbindung mit einem externen Sinuslift wird ein Drittel der Gebühr in Ansatz gebracht. Die Behandlung findet unter Anwendung des OP-Mikroskops statt. Die Freilegung erfolgt nach Osseointegration mit einer zusätzlichen Vestibulumplastik.

Zahn/ Region	Pos.	Leistungsbeschreibung/ Auslagen	Faktor	Anz.	EUR
		Untersuchung, implantatbezogene Analyse			
	Ä6	Untersuchung, stomatognathes Organsystem	2,3	1	13,41
	Ä1	Beratung	2,3	1	10,72
OK, UK	Ä5004	Panoramaschichtaufnahme der Kiefer	1,8	1	41,96
16	9000	Implantatbezogene Analyse und Vermessung des Alveolarfortsatzes	2,3	1	114,35
	0030	Aufstellung eines schriftlichen Heil- und Kostenplans	2,3	1	25,87
		Externer Sinuslift und Implantation Regio 16			
16	0080	Intraorale Oberflächenanästhesie, je Kieferhälfte oder Frontzahnbereich	2,3	1	3,88
15–17	0090	Intraorale Infiltrationsanästhesie	2,3	3	23,28
		Material: Anästhetikum			
16	9120	Sinusbodenelevation durch externe Knochenfensterung	2,3	1	388,07

Zahn/ Region	Pos.	Leistungsbeschreibung/ Auslagen	Faktor	Anz.	EUR
15–17	9100	Aufbau des Alveolarfortsatzes durch Augmentation – 1/3 Gebühr	2,3	1	116,16
		Material: Knochenaufbaumaterial, Knochenkollektor			
16	9010	Implantatinsertion	2,3	1	199,86
		Material: Implantat, Einmalinstrumente, atraumatisches Nahtmaterial			
	0530	Zuschlag bei nichtstationärer Durchführung von zahnärztlich-chirurgischen Leistungen	1,0	1	123,73
	0110	Zuschlag für die Anwendung eines Operationsmikroskops	1,0	1	22,50
OK, UK	Ä5004	Panoramaschichtaufnahme der Kiefer	1,8	1	41,96
		Nachbehandlungen			
15–17	3290	Kontrolle nach chirurgischem Eingriff	2,3	1	7,11
15–17	3300	Nachbehandlung nach chirurgischem Eingriff	2,3	1	8,41
		Freilegung des Implantats			
	Ä5	Symptombezogene Untersuchung	2,3	1	10,72
	Ä1	Beratung	2,3	1	10,72
OK, UK	Ä5004	Panoramaschichtaufnahme der Kiefer	1,8	1	41,96
16	0080	Intraorale Oberflächenanästhesie, je Kieferhälfte oder Frontzahnbereich	2,3	1	3,88
15–17	0090	Intraorale Infiltrationsanästhesie	2,3	3	23,28
		Material: Anästhetikum			
16	9040	Freilegen eines Implantats (zweiphasig)	2,3	1	80,98

Zahn/ Region	Pos.	Leistungsbeschreibung/ Auslagen	Faktor	Anz.	EUR
		Material: Gingivaformer, atraumatisches Nahtmaterial			
15–17	Ä2675	Partielle Vestibulum- oder Mundbodenplastik	2,3	1	113,94
	Ä440	Zuschlag für die Anwendung eines Operationsmikroskops	1,0	1	23,31
	Ä444	Zuschlag bei ambulanter Durchführung von operativen Leistungen	1,0	1	75,77
		Nachbehandlungen			
15–17	3290	Kontrolle nach chirurgischem Eingriff	2,3	1	7,11
15–17	3300	Nachbehandlung nach chirurgischem Eingriff	2,3	1	8,41
		Zwischensumme Honorar:			1.541,35
		Materialkosten:			
		Rechnungsbetrag:			**1.541,35**

12.10.2 Regio 21 Implantatfreilegung – vestibuläre Schnittführung 21–22 mesial

Beim aufgeführten Behandlungsfall handelt es sich um ein Fallbeispiel.

Die Faktoren sind fakultativ.

Im Rahmen der Behandlung sind die Gebühren vom Behandler nach § 5 Abs. 2 unter Berücksichtigung der Schwierigkeit und des Zeitaufwandes der einzelnen Leistung sowie der Umstände bei der Ausführung nach billigem Ermessen, für jede Leistung, zu bestimmen.

Behandlungsfall:

regio 21 Implantatfreilegung, vestibuläre Schnittführung 21–22 mesial, Entfernen einer Verschlussschraube, Spülen des Implantatinnenraums (Material), Einfügen eines Gingivaformers (Material), Rolllappen, Naht (Material), Kontrollaufnahme zur Überprüfung der Osseointegration

Zahn/ Region	Pos.	Leistungsbeschreibung/ Auslagen	Faktor	Anz.	EUR
		Beratung über Behandlungsablauf, Implantatfreilegung			
	Ä1	Beratung auch mittels Fernsprecher **Begr.:** **Überdurchschnittlicher Zeitaufwand, aufgrund der Beschaffenheit des Krankheitsfalles: Operations-Verlauf/Verhaltensmaßregeln**	2,9	1	13,52
	Ä5	Symptombezogene Untersuchung	2,3	1	10,72
21–22	0080	Intraorale Oberflächenanästhesie, je Kieferhälfte oder Frontzahnbereich	2,3	1	3,88

Zahn/ Region	Pos.	Leistungsbeschreibung/ Auslagen	Faktor	Anz.	EUR
21–22	0090	Intraorale Infiltrationsanästhesie **Begr.:** **Überdurchschnittliche Schwierigkeiten, aufgrund des langsamen, druckkontrollierten Injizierens zur Gewebeschonung** *Material: Anästhetikum*	2,6	2	17,54
21	9040	Freilegen eines Implantats und Einfügen eines oder mehrerer Aufbauelemente (z. B. eines Gingivaformers) bei einem zweiphasigen Implantatsystem **Begr.:** **Überdurchschnittlicher Zeitaufwand, aufgrund einer besonders fragilen Schleimhaut und zusätzlicher Anwendung eines Lasers**	3,0	1	105,62
	Ä2382	Schwierige Hautlappenplastik oder Spalthauttransplantation **Hinweis auf der Rechnung: Rolllappentechnik** *Material: Nahtmaterial*	2,3	1	99,07
	Ä443	Zuschlag bei ambulanter Durchführung von operativen Leistungen, die mit Punktzahlen von 500 bis 799 Punkten bewertet sind	1,0	1	43,72
21	Ä5095	Schädelteile in Spezialprojektionen, je Teil	1,2	1	13,99
	Ä5298	Zuschlag zu den Leistungen nach den Nummern 5010 bis 5290 bei Anwendung digitaler Radiographie (Bildverstärker-Radiographie)	1,0	1	2,92

Zahn/ Region	Pos.	Leistungsbeschreibung/ Auslagen	Faktor	Anz.	EUR
		Kontrolle (neue Sitzung)			
21–22	3290	Kontrolle nach chirurgischem Eingriff, als selbstständige Leistung, je Kieferhälfte oder Frontzahnbereich	2,3	1	7,11
		Nachbehandlung (neue Sitzung)			
21–22	0080	Intraorale Oberflächenanästhesie, je Kieferhälfte oder Frontzahnbereich	2,0	1	3,37
21	3290	Kontrolle nach chirurgischem Eingriff, als selbstständige Leistung, je Kieferhälfte oder Frontzahnbereich	2,3	1	7,11
21–22	3300	Nachbehandlung nach chirurgischem Eingriff (z. B. Tamponieren), als selbstständige Leistung, je Operationsgebiet (Raum einer zusammenhängenden Schnittführung) **Begr.: Überdurchschnittliche Schwierigkeiten, aufgrund mehrerer unterschiedlicher Nachbehandlungsmaßnahmen im Gebiet von 21–22, Reinigen der Wunde, Nahtentfernung, Spülung der Operationsgebietes mit CHX Lösung und Auftragen von CHX-Gel 1ml**	2,8	1	10,24
		Zwischensumme Honorar:			xx
		Materialkosten: Verbrauchsmaterial Anästhetika, atraumatisches Nahtmaterial			*xx*
		Materialkosten: Gingivaformer			*xx*
		Materialkosten: Steriles OP-Set gemäß § 10 GOÄ			*xx*

Zahn/ Region	Pos.	Leistungsbeschreibung/ Auslagen	Faktor	Anz.	EUR
					xx
		Rechnungsbetrag:			xx

12.10.3 35–38 ausgedehnte Freiendsituation bei fortgeschrittener Alveolarfortsatzatrophie Inseration von Implantaten mit Bone Splitting und autogener Spongiosaosteoplastik

Beim aufgeführten Behandlungsfall handelt es sich um ein Fallbeispiel.

Die Faktoren sind fakultativ.

Im Rahmen der Behandlung sind die Gebühren vom Behandler nach § 5 Abs. 2 unter Berücksichtigung der Schwierigkeit und des Zeitaufwandes der einzelnen Leistung sowie der Umstände bei der Ausführung nach billigem Ermessen, für jede Leistung, zu bestimmen.

In diesem Abrechnungsbeispiel wird folgender Fall dargestellt:

Eingehende Untersuchung, röntgenologische Untersuchung und Beratung aufgrund der ausgedehnte Freiendsituation bei fortgeschrittener Alveolarfortsatzatrophie

Weitere Behandlungssitzungen: 35,37 Inseration von zwei Implantaten mit Bone Splitting und autogener Spongiosaosteoplastik, Kontrolle, Nachbehandlung

Zahn/ Region	Pos.	Leistungsbeschreibung/ Auslagen	Faktor	Anz.	EUR
		Eingehende Untersuchung, röntgenologische Untersuchung und Beratung			
	0010	Eingehende Untersuchung zur Feststellung von Zahn-, Mund- und Kiefererkrankungen einschließlich Erhebung des Parodontalbefundes sowie Aufzeichnung des Befundes **Begr.: Überdurchschnittlicher Zeitaufwand, aufgrund aufwendiger Untersuchung bei generalisiert umfangreichen Restaurationen/Zahnersatz.**	3,2	1	18,00

Zahn/ Region	Pos.	Leistungsbeschreibung/ Auslagen	Faktor	Anz.	EUR
OK, UK	Ä5004	Panoramaschichtaufnahme der Kiefer **Begr.: Überdurchschnittlicher Zeitaufwand, aufgrund anschließender digitaler Bildbearbeitung Detailvergrößerung und Kontrast zur erweiterten Diagnostik der Anatomie.**	2,5	1	58,28
	Ä1	Beratung auch mittels Fernsprecher **Begr.: Überdurchschnittlicher Zeitaufwand, aufgrund umfangreicher Beratung und Aufklärung über verschiedene konventionelle und neue Versorgungsmethoden.**	3,5	1	16,31
	4005	Erhebung mindestens eines Gingivalindex und/oder eines Parodontalindex (z. B. des Parodontalen Screening-Index PSI)	2,3	1	10,35
32-34, Zunge	0080	Intraorale Oberflächenanästhesie, je Kieferhälfte oder Frontzahnbereich *Hinweis auf der Rechnung: Würgereiz*	2,3	1	3,88
33,34 35-37	Ä5000	Röntgenaufnahme Zähne, je Projektion **Begr.: Überdurchschnittliche Schwierigkeiten und aufwendige Erstellung der Röntgenaufnahmen, aufgrund erschwerter Positionierung des Sensors und besonders schwieriger Einstellung aufgrund eines hohen Mundbodens.**	2,2	2	12,80

Zahn/ Region	Pos.	Leistungsbeschreibung/ Auslagen	Faktor	Anz.	EUR
43-34	0070	Vitalitätsprüfung eines Zahnes oder mehrerer Zähne einschließlich Vergleichstest, je Sitzung	2,3	1	6,47
OK, UK	0060	Abformung beider Kiefer für Situationsmodelle und einfache Bissfixierung einschließlich Auswertung zur Diagnose oder Planung	2,3	1	33,63
		Material: Abformaterial Ggf. Eigenlabor Leistungen-Modelle			xxx
	0030	Aufstellung eines schriftlichen Heil- und Kostenplans nach Befundaufnahme und gegebenenfalls Auswertung von Modellen *Hinweis auf der Rechnung: 1. Herausnehmbarer Zahnersatz mit Teleskopverankerung*	2,3	1	25,87
		Neue Behandlungssitzung (Beratung)			
	Ä3	Eingehende, das gewöhnliche Maß übersteigende Beratung auch mittels Fernsprecher *Hinweis auf der Rechnung: 35 Minuten* **Begr.: Überdurchschnittlicher Zeitaufwand, aufgrund umfangreicher Beratung über diesen komplexen Behandlungsfall durch verschiedene Fachbereiche und intensiver Aufklärung zum operativen Eingriff.**	3,5	1	30,59
		Neue Behandlungssitzung (Patient hat sich für die Implantation entschieden)			

Zahn/ Region	Pos.	Leistungsbeschreibung/ Auslagen	Faktor	Anz.	EUR
35-37	9000	Implantatbezogene Analyse und Vermessung des Alveolarfortsatzes, des Kieferkörpers und der angrenzenden knöchernen Strukturen sowie der Schleimhaut, einschließlich metrischer Auswertung von radiologischen Befundunterlagen, Modellen und Fotos zur Feststellung der Implantatposition, ggf. mit Hilfe einer individuellen Schablone zur Diagnostik, einschließlich Implantatauswahl, je Kiefer	2,3	1	114,35
		Material: Abformmaterial Laborleistungen/Eigenlabor: z.B. Modell (0001), Modellanalyse für Implantologie (0814) Implantatachse und -ort festlegen (0815), Basis tiefgezogen (1002), Röntgenkugel positionieren (1311); usw.			
ggf.	§6 Abs.1	Zahnärztlicher Aufwand im Zusammenhang mit der Herstellung einer Schablone	2,0	1	xxx
UK	Ä5002	Panoramaaufnahme(n) eines Kiefers	1,8	1	26,23
	0030	Aufstellung eines schriftlichen Heil- und Kostenplans nach Befundaufnahme und gegebenenfalls Auswertung von Modellen *Hinweis auf der Rechnung: Implantatversorgung*	2,3	1	25,87
		Neue Behandlungssitzung (Implantation)			
32-34	4050	Entfernung harter und weicher Zahnbeläge gegebenenfalls einschließlich Polieren an einem einwurzeligen Zahn oder Implantat, auch Brückenglied	2,3	3	3,87

Zahn/ Region	Pos.	Leistungsbeschreibung/ Auslagen	Faktor	Anz.	EUR
37	0100	Intraorale Leitungsanästhesie **Begr.: Überdurchschnittlicher Schwierigkeitsgrad und Zeitaufwand, aufgrund des stark verzögerten Wirkungseintritts der Anästhesie mit mehrfachen Nachanästhesierens um ausreichende Anästhesietiefe zu erreichen.** *Material: Anästhetikum*	3,0	1	9,05
34	0090	Intraorale Infiltrationsanästhesie Hinweis auf der Rechnung: zur Ausschaltung von Anastomosen *Material: Anästhetikum*	2,3	1	7,76
35, 37	9010	Implantatinsertion, je Implantate **Begr.: Überdurchschnittliche Schwierigkeit, aufgrund besonders schwer herzustellender Parallelität zur vorhandenen asymetrischen Zahnachse und abweichender Achsenneigung des Alveolarfortsatzes.** *Material: Implantate, Implantatteile usw.*	3,3	2	573,50
	0530	Zuschlag (1200 und mehr Punkte)	1,0	1	123,73
ggf.	§ 6 Abs.1	Wundflächenentkeimung mittels Laser	2,0	1	xxx
35, 37	9003	Verwenden einer Orientierungsschablone / Positionierungsschablone zur Implantation, je Kiefer *Laborkosten/ Eigenlabor: z.B. Modell (0001); Basis tiefgezogen (1002); Bohrschablone für Implantat (1223); Positionierung von Bohrhülsen (1313); usw*	2,3	1	12,94

Zahn/ Region	Pos.	Leistungsbeschreibung/ Auslagen	Faktor	Anz.	EUR
35-37	9090	Knochengewinnung (z. B. Knochenkollektor oder Knochenschaber), Knochenaufbereitung und -implantation, auch zur Weichteilunterfütterung **Begr.: Besonderer Umstände, aufgrund aufwendiger Knochengewinnung und Implantation mit eingeschränkter Sicht wegen anhaltender Blutungen durch Einnahme gerinnungshemmender Medikamente** *Material: z.B. Einmal-Knochenkollektor/-schaber*	2,8	1	62,99
ggf.	§ 6 Abs.1	Anwendung von wachstumsfaktorenreichem Plasma zur Regeneration	2,3	1	xxx
35, 37	9130	Spaltung und Spreizung von Knochensegmenten (Bone Splitting), ggf. mit Auffüllung der Spalträume mittels Knochen oder Knochenersatzmaterial, ggf. einschließlich zusätzlicher Osteosynthesemaßnahmen, ggf. einschließlich Einbringung resorbierbarer oder nicht resorbierbarer Barrieren und deren Fixierung **Begr.: Überdurchschnittlicher Schwierigskeitgrad, aufgrund extrem starker und fester Knochenstruktur mit schwieriger Glättung des Alveolarfortsatzes und der Knochenkanten mit schwieriger Lagerbildung.**	3,2	1	277,16
ggf.	0110	Zuschlag Operationsmikroskop	1,0	1	22,50

Zahn/ Region	Pos.	Leistungsbeschreibung/ Auslagen	Faktor	Anz.	EUR
35, 37	3100	Plastische Deckung im Rahmen einer Wundversorgung einschließlich einer Periostschlitzung, je Operationsgebiet (Raum einer zusammenhängenden Schnittführung) **Begr.: Überdurchschnittlicher Zeitaufwand, aufgrund besonders komplizierter Lappenbildung wegen fragiler Schleimhaut und/oder Schleimhautlazerationen.**	2,9	1	44,04
zzgl.		*Materialkosten: atraumatisches Nahtmaterial usw.*			xxx
OK, UK	5004	Panoramaschichtaufnahme der Kiefer	1,8	1	41,96
	Ä70	Kurze Bescheinigung oder kurzes Zeugnis, Arbeitsunfähigkeitsbescheinigung	2,3	1	5,36
		Neue Behandlungssitzung (Kontrolle)			
35-37	3290	Kontrolle nach chirurgischem Eingriff, als selbstständige Leistung, je Kieferhälfte oder Frontzahnbereich	2,3	1	7,11
35-37	3300	Nachbehandlung nach chirurgischem Eingriff (z. B. Tamponieren), als selbstständige Leistung, je Operationsgebiet (Raum einer zusammenhängenden Schnittführung) *Hinweis: Wundsäuberung*	2,3	1	8,41
		Neue Behandlungssitzung (Entfernung der Nähte)			

Zahn/ Region	Pos.	Leistungsbeschreibung/ Auslagen	Faktor	Anz.	EUR
35-37	3290	Kontrolle nach chirurgischem Eingriff, als selbstständige Leistung, je Kieferhälfte oder Frontzahnbereich	2,3	1	7,11
35-37	3300	Nachbehandlung nach chirurgischem Eingriff (z. B. Tamponieren), als selbstständige Leistung, je Operationsgebiet (Raum einer zusammenhängenden Schnittführung) **Begr.: Überdurchschnittlicher Zeitaufwand, aufgrund aufwendiger Entfernung der Nähte wegen erhöhter postoperativer Sensibilität.**	3,2	1	11,70
	Ä1	Beratung, auch mittels Fernsprecher *Hinweis: Besprechung weiteren Heilungsverlauf und Behandlungsablauf- Freilegung*	2,3	1	10,72
		Neue Vorsorge-Kontrolle			
	0010	Eingehende Untersuchung zur Feststellung von Zahn-, Mund- und Kiefererkrankungen einschließlich Erhebung des Parodontalbefundes sowie Aufzeichnung des Befundes	2,3	1	12,94
	Ä1	Beratung, auch mittels Fernsprecher *Hinweis auf der Rechnung: Beratung weiterführende Maßnahmen - Zahnersatzversorgung*	2,3	1	10,72

Zahn/ Region	Pos.	Leistungsbeschreibung/ Auslagen	Faktor	Anz.	EUR
34	0070	Vitalitätsprüfung eines Zahnes oder mehrerer Zähne einschließlich Vergleichstest, je Sitzung	2,0	1	5,62
		Zwischensumme Honorar:			xxxx
		Materialkosten:			*xxxx*
		Laborkosten:			xxxx
		Rechnungsbetrag:			**xxx**

12.11 Fallbeispiele zu zahntechnischen Leistungen

12.11.1 Brückenversorgung der Zähne 12–22

Beim aufgeführten Behandlungsfall handelt es sich um ein Fallbeispiel.

Die Faktoren sind fakultativ.

Im Rahmen der Behandlung sind die Gebühren vom Behandler nach § 5 Abs. 2 unter Berücksichtigung der Schwierigkeit und des Zeitaufwandes der einzelnen Leistung sowie der Umstände bei der Ausführung nach billigem Ermessen, für jede Leistung, zu bestimmen.

In diesem Abrechnungsbeispiel wird folgender Fall dargestellt:

Eingehende Untersuchung, Beratung, Begleitleistungen im Rahmen der Untersuchung, Parodontaler Screening Index, Entfernen von harten und weichen Belägen in der Unterkiefer-Front, Orthopantomogram.

Weitere Behandlungssitzungen: Heil- und Kostenplan; Präparationssitzung ; optisch–elektronische Abformung; Eingliederung Zahnersatz; Kontrolle Zahnersatz

Zahn/ Region	Pos.	Leistungsbeschreibung/ Auslagen	Faktor	Anz.	EUR
		Untersuchung			
	0010	Eingehende Untersuchung zur Feststellung von Zahn-, Mund- und Kiefererkrankungen einschließlich Erhebung des Parodontalbefundes sowie Aufzeichnung des Befundes	2,3	1	12,94
	Ä1	Beratung auch mittels Fernsprecher **Begr.: Überdurchschnittlicher Zeitaufwand, aufgrund Beratung über vielschichtige Behandlungsalternativen (Kons./Chir./ZE)**	3,5	1	16,31

Zahn/ Region	Pos.	Leistungsbeschreibung/ Auslagen	Faktor	Anz.	EUR
	4005	Erhebung mindestens eines Gingivalindex und/oder eines Parodontalindex (z. B. des Parodontalen Screening-Index PSI)	2,3	1	10,35
12, 22	0070	Vitalitätsprüfung eines Zahnes oder mehrerer Zähne einschließlich Vergleichstest, je Sitzung	2,0	1	5,62
	Ä5004	Panoramaschichtaufnahme der Kiefer **Begr.: Überdurchschnittliche Schwierigkeiten, aufgrund besonders aufwendigen Bildbearbeitungsverfahrens mittels einer Kontraständerung und Bildvergrößerung für besonders umfangreiche diagnostische Auswertung, bei digitaler Radiographie**	2,2	1	51,28
33–43	4050	Entfernung harter und weicher Zahnbeläge gegebenenfalls einschließlich Polieren an einem einwurzeligen Zahn oder Implantat, auch Brückenglied	2,3	6	7,74
	8000	Klinische Funktionsanalyse	1,0	1	28,12
		Heil- und Kostenplan (neue Sitzung)			
	0040	Heil- und Kostenplan für KFO oder FAL/FTL	2,3	1	32,34
		Präparationssitzung (neue Sitzung)			
	Ä1	Beratung auch mittels Fernsprecher	2,3	1	10,72
	Ä5	Symptombezogene Untersuchung **Hinweis auf der Rechnung: Verlaufskontrolle**	2,3	1	10,72

Zahn/ Region	Pos.	Leistungsbeschreibung/ Auslagen	Faktor	Anz.	EUR
17–27, 37–47	0065	Optisch-elektronische Abformung einschließlich vorbereitender Maßnahmen, einfache digitale Bissregistrierung und Archivierung, je Kieferhälfte oder Frontzahnbereich **Hinweis auf der Rechnung: Situationsmodelle**	2,3	4	41,40
	§6 Abs. 1 GOZ	Computergestützte Auswertung zur Diagnose und Planung bei optisch-elektronischer Abformung gemäß § 6 Abs. 1 GOZ entsprechend der Geb. Nr. xxxx	2,3	1	xxxx
12, 22	0070	Vitalitätsprüfung eines Zahnes oder mehrerer Zähne einschließlich Vergleichstest, je Sitzung	2,0	1	5,62
12, 22	0080	Intraorale Oberflächenanästhesie	2,3	1	3,88
12, 22	0090	Intraorale Infiltrationsanästhesie	2,3	2	15,52
		Material: Anästhetikum			
12, 22	2290	Entfernung einer Einlagefüllung, einer Krone, eines Brückenankers, Abtrennen eines Brückengliedes oder Steges oder Ähnliches	2,3	2	46,56
12, 22	3070	Exzision von Schleimhaut/Granulationsgewebe **Begr.: Überdurchschnittliche Schwierigkeiten, aufgrund sehr umfangreicher Granulationen**	3,5	2	17,72
ggf.	0120	Zuschlag für die Anwendung eines Lasers bei den Leistungen nach den Nummern 2410, 3070, 3080, 3210, 3240, 4080, 4090, 4100, 4130, 4133 und 9160	1,0	1	2,53

Zahn/ Region	Pos.	Leistungsbeschreibung/ Auslagen	Faktor	Anz.	EUR
12, 22	2030	Besondere Maßnahmen beim Präparieren oder Füllen von Kavitäten (z.B. Separieren, Beseitigen störenden Zahnfleisches, Stillung einer übermäßigen Papillenblutung), je Kieferhälfte oder Frontzahnbereich **Begr.: Überdurchschnittliche Schwierigkeiten, aufgrund erschwerter Zahnfleischverdrängung durch besonders schwierige Schleimhautverhältnisse**	2,9	1	10,60
17–27, 37–47	0065	Optisch-elektronische Abformung einschließlich vorbereitender Maßnahmen, einfache digitale Bissregistrierung und Archivierung, je Kieferhälfte oder Frontzahnbereich **Begr.: Überdurchschnittliche Schwierigkeiten, aufgrund erschwerten Scanvorgangs bei starkem Schluckreiz und schwierigen Scans bei erschwerter Darstellung der Präparationsgrenzen**	3,5	4	63,00
12, 22	5120	Provisorische Brücke im direkten Verfahren mit Abformung, je Zahn/Implantat **Begr.: Überdurchschnittliche Schwierigkeiten, aufgrund individueller Form- und Oberflächengestaltung des Frontzahnprovisoriums und Ausformung der Ränder mit fließfähigem Kunststoff**	3,1	2	83,86

Zahn/ Region	Pos.	Leistungsbeschreibung/ Auslagen	Faktor	Anz.	EUR
11, 21	5140	Provisorische Brücke im direkten Verfahren mit Abformung, je Brückenspanne/Freiendsattel **Begr.: Überdurchschnittliche Schwierigkeiten aufgrund aufwendiger Ausarbeitung zur Schaffung einer optimal hygienefähigen Brückenspanne zum Schutz des Weichgewebes**	3,5	1	15,75
ggf.		*§ 9 GOZ – Individualisierung Provisorium nach Herstellung (z. B. Hochglanzpolitur, Lackieren und Lichthärten etc.)*			
		Eingliederung Zahnersatz (neue Sitzung)			
	Ä5	Symptombezogene Untersuchung **Hinweis auf der Rechnung: Verlaufskontrolle**	2,3	1	10,72
12, 22	3290	Kontrolle nach chirurgischem Eingriff	2,3	1	7,11
12, 22	0070	Vitalitätsprüfung eines Zahnes oder mehrerer Zähne einschließlich Vergleichstest, je Sitzung	2,0	1	5,62
12, 22	0080	Intraorale Oberflächenanästhesie	2,3	1	3,88
12, 22	0090	Intraorale Infiltrationsanästhesie	2,3	2	15,52
		Material: Anästhetikum			

Zahn/ Region	Pos.	Leistungsbeschreibung/ Auslagen	Faktor	Anz.	EUR
12, 22	5010	Ankerkrone mit Hohlkehl- und Stufenpräparation **Begr.: Überdurchschnittlicher Zeitaufwand, aufgrund metallfreier Keramikschulter, erhöhter Zeitaufwand bei der Präparation und langwierigen Einpassens zur Überprüfung der Gingivadurchblutung (druckloses Einbetten/ Korrekturen)bei der Eingliederung**	3,3	2	550,48
12, 22	2197	Adhäsive Befestigung	2,3	2	33,64
11, 21	5070	Versorgung eines Lückengebisses durch eine Brücke oder Prothese: Verbindung von Kronen oder Einlagefüllungen durch Brückenglieder, Prothesenspannen oder Stege, je zu überbrückende Spanne oder Freiendsattel **Begr.: Überdurchschnittliche Schwierigkeiten, aufgrund schwieriger Gestaltung des Brückengliedes basal (z. B. bei Papillenformung)**	3,4	1	76,49
32–42	4040	Beseitigung grober Vorkontakte der Okklusions und Artikulation	2,3	1	5,82
		§ 9 Material-und Laborkosten – Zahnersatz Ätzen – Konditionieren Keramik vor Eingliederung			
		Kontrolle Zahnersatz (neue Sitzung)			
	Ä1	Beratung - auch mittels Fernsprecher	2,3	1	10,72
	Ä5	Symptombezogene Untersuchung	2,3	1	10,72

Zahn/ Region	Pos.	Leistungsbeschreibung/ Auslagen	Faktor	Anz.	EUR
		Zwischensumme Honorar:			xxx
		Materialkosten:			xxx
		Rechnungsbetrag:			**xxx**

13

13
GOÄ-Leistungen

GOÄ 1–5377

13.1 GOÄ-Leistungen – Inhalt

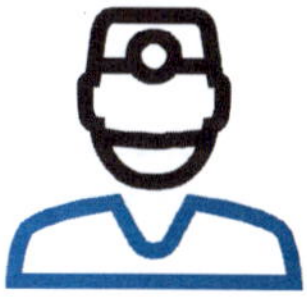

13.2

Grundleistungen und allgemeine Leistungen

GOÄ 1–75

GOÄ-Position Ä1

Leistungsbeschreibung	Faktor
Beratung – auch mittels Fernsprecher	1,0-fach: 4,66 € 2,3-fach: 10,72 € 2,8-fach: 13,05 € 3,1-fach: 14,45 € 3,5-fach: 16,31 €

Abrechnungsbestimmung

--

! Anmerkung

- berechnungsfähig:
  - als alleinige Leistung, auch mehrfach je Behandlungsfall
  - einmal je Behandlungsfall (= Zeitraum eines Monats) < ein neuer Behandlungsfall beginnt nach einen Monat und einen Tag derselben Erkrankung
  - je Beratung des Patienten durch den Zahnarzt
  - erneut innerhalb eines Monats bei neuer Erkrankung (mit Hinweis auf der Rechnung)
  - auch für die Beratung einer Bezugsperson(en)/Erziehungsberechtigten des Patienten
  - auch für Beratung durch den Zahnarzt am Telefon oder anderes elektronisches Kommunikationsmittel
  - für das Ausstellen einer Überweisung oder Rezeptes mit vorangegangener Beratung vom Zahnarzt
  - bei wiederholter Berechnung an einem Tag muss auf der Rechnung die Uhrzeit angegeben werden, bei Verlangen muss die wiederholte Berechnung begründet werden
  - neben eingehende Untersuchung (GOZ Nr. 0010)
  - ggf. neben GOZ Nr. 1000 und 1010 (auf der Rechnung vermerken das Beratungsinhalt anderen Zweck dient [separate Behandlungseinheit/ getrennten Handlungsabschnitten vom Zahnarzt und Prophylaxehelferin])
  - auch für eine Beratung mittels Videosprechstunde
  - für eine Befundmitteilung oder einen einfachen Befundbericht mit Therapiebesprechnung
  - ggf. Zuschläge:
    - A (außerhalb der Sprechstunde)
    - B (zwischen 20-22 Uhr oder 6-8 Uhr)
    - C (zwischen 22-6 Uhr)

Ä1

Anmerkung

  - D (an Samstagen, Sonn- und Feiertagen)
  - B/C neben D möglich
- nicht berechnungsfähig:
  - für eine Beratung per Chat- Dienst, E- Mail oder SMS
  - nicht für Terminabsprachen
  - für eine Beratung durch eine/einen Praxismitarbeiter
  - neben (zeitgleich) oder anstelle von Visiten, Besuchen (GOÄ-Nr. Ä45, Ä46 oder Ä48, Ä50, Ä51)
  - neben Erörterung der Auswirkungen einer Krankheit auf die Lebensgestaltung in unmittelbarem Zusammenhang mit der Feststellung oder erheblichen Verschlimmerung einer nachhaltig lebensverändernden oder lebensbedrohenden Erkrankung (GOÄ Nr. Ä34)
  - neben und für die Ausstellung eines Rezeptes oder einer Überweisung ohne Beratung durch den Zahnarzt (GOÄ-Nr. Ä2)
  - neben Ausstellung von Wiederholungsrezepten und/oder Überweisungen (GOÄ-Nr. Ä2)
  - neben Homöopathische Anamnese (GOÄ-Nrn. Ä30, Ä31)
  - für eine eingehende, das gewöhnliche Maß übersteigende Beratung (Mindestdauer 10 Minuten) (GOÄ-Nr. Ä3
  - für eine Unterweisung und Führung der Bezugsperson(en) eines Kranken (GOÄ-Nr. Ä4)
  - im Zusammenhang mit den GOZ-Nrn. 1000 / 1010 (wenn die Beratung denselben Zwecken dient)
  - für eine ausführliche schriftliche Beratung/schriftliches Gutachten auf Verlangen des Patienten (GOÄ-Nr. Ä80)

Hinweis bei Rechnungsstellung bei erneuter Berechnung in einer Folgesitzung:

- neuer Krankheitsfall
- neuer klinischer Befund

BZÄK – Kommentar zu der GOÄ Nr. Ä1 (Stand September 2023)

Die GOÄ Nr. 0001 kann je Behandlungsfall neben den Leistungen nach Abschnitt C. bis O. für die Behandlung derselben Erkrankung im Zeitraum eines Monats nach der jeweils ersten Inanspruchnahme des Arztes berechnet werden. Die GOÄ-Nr. 0001 ist neben Leistungen der Abschnitte C. bis O.GOÄ oder einer Leistung des Gebührenverzeichnisses für Zahnärzte in einer Sitzung anlässlich derselben Erkrankung erneut berechnungsfähig, wenn sich Tages- und Monatszahl um jeweils 1 erhöht haben (§ 187 Abs. 1, § 188 Abs. 2BGB). Als alleinige Leistung oder neben der GOÄ-Nr. 0005 in einer Sitzung ist die GOÄ-Nr. 0001 im Behandlungsfall mehrfach berechnungsfähig.

Anmerkung

Die Leistung kann an demselben Tag nur dann mehr als einmal berechnet werden, wenn dies durch die Beschaffenheit des Krankheitsfalls geboten war. Bei mehrmaliger Berechnung ist die jeweilige Uhrzeit der Leistungserbringung in der Rechnung anzugeben. Eine Berechnung ist auch dann möglich, wenn sie gegenüber einer Bezugsperson des Kranken erfolgt, sofern nicht der Leistungsinhalt der GOÄ-Nr. 0004 erbracht wird.

Wenn aufgrund der Ausschlussbestimmungen zur GOÄ Nr. 0003 (nur berechnungsfähig als einzige Leistung oder im Zusammenhang mit einer Untersuchung nach den Nummern 0005, 0006, ...) selbst bei einer Überschreitung der 10 Minuten nur die GOÄ Nr. 0001 berechenbar ist, so kann nur nach § 5 Abs. 2 GOÄ der Steigerungssatz z. B. mit entsprechender Angabe der Beratungszeit gesteigert werden.

Gemäß den Bestimmungen zur GOÄ Nr. 0045 und 0046 ist die 0001 neben oder anstelle dieser Leistungen nicht berechnungsfähig. Werden zu einem anderen Zeitpunkt an demselben Tag andere Leistungen des Abschnitts B erbracht, so können diese mit Angabe der Uhrzeit für die Visite und die anderen Leistungen aus Abschnitt B berechnet werden. Die Leistung nach GOÄ-Nr. 0001 kann auch per Fernsprecher erbracht werden. Der Originaltext umfasst nicht die Beschlüsse des Beratungsforums zur Telemedizin.

Sofern es sich bei der Beratung von Patienten und Bezugsperson um identische Beratungsinhalte handelt, ist die GOÄ-Nr. 0001 neben der GOÄ-Nr. 0004 nicht berechnungsfähig. Unterscheiden sich die Beratungsinhalte jedoch z.B. dahingehend, dass der Bezugsperson Kenntnisse vermittelt werden, zu deren Anwendung und Umsetzung der Patient ohne Unterstützung und Instruktion durch die Bezugsperson nicht befähigt ist, sind die Nummern nebeneinander berechnungsfähig.

Eine ausführliche schriftliche Beratung auf Wunsch des Patienten kann ggf. den Leistungsinhalt der GOÄ Nr. 0080 erfüllen.

Ä1

Begründungen

Überdurchschnittlicher Zeitaufwand aufgrund …	Überdurchschnittliche Schwierigkeiten aufgrund …	Besondere Umstände aufgrund …

- schwieriger Kommunikation wegen einer geistiger/physischer Behinderung des Patienten
- sehr zeitaufwendiger Erläuterung der Behandlungsplanung (Dauer….Minuten)
- umfangreicher und aufwendiger Erstberatung zu verschiedenen konventionellen und neuen Therapiemethoden
- erhöhten Beratungsaufwands wegen einer zusätzlich erforderlichen kieferorthopädischen Anamnese
- zusätzlicher Ernährungsberatung mit besonderem Hinweis auf kariogene Nahrungsmittel und/oder säureerosive Getränke
- der Beschaffenheit des Krankheitsfalles: Schmerzen/Verhaltensmaßregeln
- besonders umfangreicher Anamnese- und Befunderhebung bei Verdacht auf Parodontitis sowie Diskussion alternativer Befundmöglichkeiten
- besonders eingehender Aufklärung zu alternativen Füllungstherapien
- ausführlicher Beratung zu vielschichtigen Behandlungsalternativen (konservativ, chirurgisch, parodontal)
- ausgedehnte Erörterung nach vorhergehender Röntgendiagnostik/ Fotos der nachfolgenden Behandlungsalternativen
- aufwendiger Patientenberatung unter zusätzlicher Diskussion möglicher Therapieoptionen (Dauer: … Minuten)
- ausführlicher Beratung unter Einsatz visueller Medien zur Erläuterung der nachfolgenden Therapie
- individueller Beratung über verschiedene Behandlungsalternativen bei Angstzuständen oder einer Zahnarztphobie
- individueller Beratung zu Leistungen außerhalb der GOZ/GOÄ sowie zu Verlangensleistungen und deren Erstattung
- ausführlicher Beratung bei komplexem Behandlungsfall mit fachübergreifender Therapie und Erläuterung alternativer Vorgehensweisen
- umfangreicher Beratung/Aufklärung über alternative Zahnersatz Versorgungsmöglichkeiten
- umfangreicher Beratung des Kindes wie des Erziehungsberechtigen über oralen Zustand nach ausführlicher Anamnesebesprechung
- langer Dauer durch die Schwere des Krankheitsfalles, bei komplizierter Diagnose und damit einhergehender Schwierigkeit der Differentialtherapie
- besonders umfangreicher/zeitaufwendiger Beratung/ Aufklärung eines diffizilen chirurgischen Eingriffs
- umfangreicher Erläuterung der vielschichtigen parodontal- chirurgischen Operation/ Behandlung
- besonders eingehender Beratung durch reduzierte Aufnahmefähigkeit des Patienten wegen seines Alters/ Allgemeinerkrankungen

Begründungen

Überdurchschnittlicher Zeitaufwand aufgrund … | Überdurchschnittliche Schwierigkeiten aufgrund … | Besondere Umstände aufgrund …

- häufiger Unterbrechung und lange Dauer der Beratung bedingt durch häufiges Nachfragen/Logorrhoe des Patienten
- sehr zeitaufwendiger Beratung durch erschwerte Compliance des Patienten
- umfangreicher Beratung des Patienten über oralen Zustand mit ausführlicher Anamnesebesprechung, bei dringend indizierter Behandlungsnotwendigkeit
- umsichtiger und besonders einfühlsamer Beratung wegen z.B. Abwehrhaltung des Kindes / Depressionen/ Anfallsleiden/ ausgeprägte Überängstlichkeit
- besonders aufwendiger Beratung wegen ausgeprägter Behandlungsresistenz des Patienten
- ausführlicher Beratung und Therapieabsprachen wegen besonderer Schutzmaßnahmen infolge akuter Erkrankung
- umfangreicher Beratung mit zusätzlicher Aufklärung über Wechselwirkungen durch Drogen-, Nikotin- oder Alkoholkonsum im Rahmen der geplanten Therapie

Ä2

GOÄ-Position Ä2

Leistungsbeschreibung	Faktor
Ausstellen von Wiederholungsrezepten und/oder Überweisungen, Übermittlung von Befunden oder ärztlichen Anordnungen – auch mittels Fernsprecher – durch die Helferin und/oder Messungen von Körperzuständen (Blutdruck, Temperatur) ohne Beratung, bei Inanspruchnahme des Arztes	1,0-fach: 1,75 € 1,5-fach: 2,63 € 1,8-fach: 3,15 € 2,3-fach: 4,02 € 2,5-fach: 4,37 € *

Abrechnungsbestimmung

Die Leistung darf anlässlich einer Inanspruchnahme des Arztes nicht zusammen mit anderen Gebühren berechnet werden.

! Anmerkung

- berechnungsfähig:
  - für das Ausstellen von Wiederholungsrezepten und/oder Überweisungen,
  - für die Messung von Körperzuständen (z. B. Blutdruck, Temparatur)
  - für Übermittlung von Befunden oder ärztlichen Anordnungen durch das Fachpersonal
  - als alleinige Leistung
  - auch mehrfach im Behandlungsfall (30 Tage)
  - mehrfach an einem Tag bei getrennten Sitzungen von Praxismitarbeitern (z. B. morgens Befundübermittlung und nachmittags Ausstellung einer Überweisung)
  - die Leistung gehört zum eingeschränkten Gebührenrahmen und darf nur bis zum 2,5fachen Satz berechnet werden
- nicht berechnungsfähig:
  - nicht für Terminabsprachen
  - neben weiteren GOÄ- oder GOZ-Nummern in derselben Sitzung
  - neben GOÄ-Zuschlägen A, B, C, D, K1, auch nicht im Notdienst
  - für die Ausstellung einer kurzen Bescheinigung (GOÄ-Nr. Ä70)
  - für die Ausstellung eines Rezeptes oder einer Überweisung mit Beratung durch den Zahnarzt (GOÄ-Nr. Ä1)

* Gemäß Abschnitt „A" dürfen Gebühren nur bis zum Zweieinhalbfachen des Vergütungssatzes bei den Nummern 2 und 56 in Abschnitt B bemessen werden.

Anmerkung

BZÄK-Kommentar zu der GOÄ-Nr. Ä2 (Stand September 2023)

Die Gebühr ist gedacht für die Tätigkeit der Praxismitarbeiterin, ohne dass der Arzt bzw. Zahnarzt gegenüber dem Patienten tätig wird. Sollte jedoch für die Befundmitteilung der Arzt bzw. Zahnarzt direkt im Gespräch tätig werden müssen, kann die Nr. 0001 (Ä1) berechnet werden. Es gilt der eingeschränkte Gebührenrahmen.

Nach der Leistungslegende ist die Gebühr für eine Terminvereinbarung nicht berechnungsfähig.

Die Ausstellung von Bescheinigungen oder einer Arbeitsunfähigkeitsbescheinigung ist nach der Nr. 0070 (Ä70) zu berechnen.

Beschluss des Gebührenausschusses der BÄK vom 12.09.1996:

"Die „Inanspruchnahme des Arztes" in der Legende der Nr. 0002 (Ä2) ist zu verstehen als „Inanspruchnahme der Praxis", da die Praxismitarbeiterin auf Anweisung des Arztes tätig wird. GOÄ-Nr. 0002 (Ä2) ist deshalb nur als alleinige Leistung berechenbar."

Beschluss des Beratungsforums Nr. 38

Begründungen

Überdurchschnittlicher Zeitaufwand aufgrund … | Überdurchschnittliche Schwierigkeiten aufgrund … | Besondere Umstände aufgrund …

- sehr zeitintensiver Befundübermittlung durch ausführliche Erörterung der ärztlichen Anordnung in allen Einzelheiten
- sehr aufwendiger Argumentation wegen einer erschwerten Compliance
- langer Dauer durch die Schwere des Krankheitsfalles und umfangreicher ärztlicher Anordnungen
- stark eingeschränkten Allgemeinzustands des Patienten beim Blutdruckmessen
- erneuter Erörterung möglicher Medikamentennebenwirkungen
- ausführlicher Wiederholung des Behandlungsablaufs bedingt durch die verminderte Aufnahmefähigkeit des Patienten
- erhöhtem Erklärungsbedarf des Patienten hinsichtlich konventioneller und neuer Restaurationsmethoden sowie erneuter Erörterung der Behandlungsplanung

Ä3

GOÄ-Position Ä3

Leistungsbeschreibung	Faktor
Eingehende, das gewöhnliche Maß übersteigende Beratung – auch mittels Fernsprecher	1,0-fach: 8,74 € 2,3-fach: 20,10 € 2,8-fach: 24,47 € 3,1-fach: 27,09 € 3,5-fach: 30,59 €

Abrechnungsbestimmung

Die Leistung nach Nummer 3 (Dauer mindestens 10 Minuten) ist nur berechnungsfähig als einzige Leistung oder im Zusammenhang mit einer Untersuchung nach den Nummern 5, 6, 7, 8, 800 oder 801.
Eine mehr als einmalige Berechnung im Behandlungsfall bedarf einer besonderen Begründung.

Anmerkung

- berechnungsfähig:
  - je eingehende, das gewöhnliche Maß übersteigende auch telefonische Beratung, mindestens 10 Minuten oder länger dauernd (Dauer auf der Rechnung angeben)
  - auch für die Beratung einer Bezugsperson(en)/Erziehungsberechtigten des Patienten
  - auch für Beratung durch den Zahnarzt am Telefon oder anderes elektronisches Kommunikationsmittel
  - als einzige Leistung ohne "besondere Begründung" je Behandlungsfall (binnen Monatsfrist)
  - erneut innerhalb eines Monats bei neuer Erkrankung als einzige Leistung (mit medizinischer Begründung auf der Rechnung)
  - als einzige Leistung neben Untersuchungen nach GOÄ Nrn. Ä5, Ä6 oder der GOZ-Nr. 0010 ohne „besondere Begründung“ einmal im Behandlungsfall (binnen Monatsfrist)
  - bei wiederholter Berechnung an einem Tag muss auf der Rechnung die Uhrzeit und Begründung angegeben werden
  - auch für das kindgerechte Heranführen an die Behandlung (Tell-Show-Do)
  - auch für ein Beratungsgespräch zum Angstabbau einer Zahnarztphobie
  - ggf. Berechnung der GOÄ-Nr. Ä3 bei getrennten Handlungsabschnitten durch Zahnarzt und zahnmedizinische Fachangestellte (AG Aurich (Az. 12 C 711/15), 20.10.2016)

! Anmerkung

- ggf. zzgl. Zuschläge:
    - A (außerhalb der Sprechstunde)
    - B (zwischen 20-22 Uhr oder 6-8 Uhr)
    - C (zwischen 22-6 Uhr)
    - D (an Samstagen, Sonn- und Feiertagen)
    - B/C neben D möglich)
- nicht berechnungsfähig:
  - für eine Beratung mit einer Dauer unter 10 Minuten (GOÄ-Nr. Ä1)
  - für eine Beratung neben anderen, weiteren Leistungen ohne getrennte Handlungsabschnitte (GOÄ-Nr. Ä1)
  - für und neben einer Unterweisung und Führung der Bezugsperson(en) eines Kranken (GOÄ-Nr. Ä4)
  - neben anderen GOÄ- oder GOZ-Leistungen außer der GOÄ-Nr. Ä5, Ä6 oder GOZ-Nr. 0010 GOÄ-Nr. Ä1
  - für alleinige Terminvereinbarung
  - für eine Beratung durch Praxismitarbeiter
  - neben (zeitgleich) oder anstelle von Visiten, Besuchen (GOÄ-Nr. Ä45, Ä46 oder Ä48, Ä50, Ä51)

BZÄK-Kommentar zu der GOÄ-Nr. Ä3 (Stand September 2023)

Die Beratung muss mindestens 10 Minuten dauern. Die Dokumentation der Zeitdauer ist empfehlenswert, jedoch auch unter Berücksichtigung des genauen Wortlauts von § 12 Abs. 2 Nr. 2 in der Liquidation nicht zwingend erforderlich.

Die mehrmalige Berechnung der GOÄ-Nr. 0003 im Behandlungsfall und/oder am selben Tag ist in der Rechnung zu begründen. Bei Berechnung am selben Behandlungstag sind die jeweiligen Uhrzeiten anzugeben.

Nebeneinanderberechnung

Die GOÄ Nr. 0003 ist neben den GOÄ Nrn. 0005 und 0006 berechnungsfähig. Ggf. können die entsprechenden Zuschläge A, B, C, D sowie ggf. K1 berechnet werden.

Berechnungseinschränkungen für Zahnärzte gemäß den allgemeinen Bestimmungen zum Abschnitt A. der GOZ:

Eine Beratungsgebühr nach der GOÄ-Nummer 0003 des Gebührenverzeichnisses für ärztliche Leistungen ist für Zahnärzte nur berechnungsfähig als einzige Leistung oder im Zusammenhang mit einer Untersuchung nach der Nummer 0010 der GOZ oder einer Untersuchung nach den Nummern 0005 oder 0006 des Gebührenverzeichnisses für ärztliche Leistungen. Andere weitere Leistungen dürfen neben der Leistung nach der Nummer 0003 nicht berechnet werden.

Beschluss des Beratungsforums Nr. 38, 58

Ä3

Begründungen

Überdurchschnittlicher Zeitaufwand aufgrund ...	Überdurchschnittliche Schwierigkeiten aufgrund ...	Besondere Umstände aufgrund ...

- schwieriger Kommunikation wegen geistiger/physischer Behinderung des Patienten
- sehr zeitaufwendiger Erläuterung der Behandlungsplanung (Dauer: ... Minuten)
- der Beschaffenheit des Krankheitsfalles: Schmerzen/Verhaltensmaßregeln
- ausgedehnter Erörterung von Behandlungsalternativen nach vorangegangener Röntgendiagnostik und Fotoanalyse
- eingehender ausführlicher Erläuterung des vorliegenden Befundes und nachfolgender Therapiemaßnahmen und vielschichtiger Behandlungsalternativen
- intensiver Beratung bei komplexem Behandlungsfall mit fachübergreifenden Therapieaspekten sowie Diskussion alternativer Vorgehensweisen
- aufwendiger Beratung und umfangreicher Darstellung der Behandlungsalternativen in Verbindung mit visuellen Medien (z.B. Röntgen/ Fotos/ Präsentationen etc.)
- besonders eingehender Beratung durch reduzierte Aufnahmefähigkeit des Patienten wegen seines Alters/ Allgemeinerkrankungen
- häufiger Unterbrechung und langer Dauer der Beratung bedingt durch häufiges Nachfragen/Logorrhoe des Patienten
- sehr zeitaufwendiger Beratung durch erschwerte Compliance des Patienten
- umfassender Erläuterung der vorliegenden Befunde
- umfangreicher und aufwendiger Erstberatung über verschiedene konventionelle und neue Therapiemethoden
- individueller und ausführlicher Beratung über verschiedene Behandlungsalternativen/-methoden bei Angstzuständen oder einer Zahnarztphobie
- individueller und ausführlicher Beratung über Leistungen die nicht in der GOZ/GOÄ enthalten sind/ über Verlangensleistungen und deren Erstattung
- erhöhtem Beratungsaufwand wegen erforderlicher zusätzlicher kieferorthopädischer Anamnese
- zusätzlicher Ernährungsberatung mit besonderem Hinweis auf kariogene Nahrung und / oder säureerosive Getränke
- besonders eingehender Aufklärung/ Beratung zu alternativen Füllungstherapien
- besonders zeitaufwendiger Beratung und Aufklärung des umfangreichen und diffizilen chirurgischen Eingriffs
- umfangreicher Erläuterung der vielschichtigen parodontalen- chirurgischen Operation/ Behandlung
- Beratung über vielschichtiger Behandlungsalternativen (konservativ, chirurgisch, parodontal)
- umfangreiche Beratung/Aufklärung über alternative Zahnersatz- Versorgungsmöglichkeiten

Begründungen

Überdurchschnittlicher Zeitaufwand aufgrund …	Überdurchschnittliche Schwierigkeiten aufgrund …	Besondere Umstände aufgrund …

- umfangreicher Beratung des Patienten über oralen Zustand mit ausführlicher Anamnesebesprechung, bei dringend indizierter Behandlungsnotwendigkeit
- langer Dauer der Besprechung durch die Schwere des Krankheitsfalles, bei komplizierter Diagnose und damit einhergehender Schwierigkeit der Differentialtherapie
- besonders umfangreicher Befunderläuterung bei Verdacht auf eine parodontale Erkrankung, Erörterung alternativer Befund- und Therapiemöglichkeiten
- aufwendiger Auswertung und Bezugnahme auf Fremdbefunde bzw. -aufnahmen im Rahmen der Diagnostik und Therapie
- aufwändiger Beratung des Patienten unter Einbeziehung und zusätzlicher Diskussion von möglichen Behandlungsalternativen (Dauer: … Minuten)
- ausführlicher Beratung mithilfe visueller Medien zur Erläuterung der geplanten Therapie
- ausführlicher Beratung über den komplexen Behandlungsfall mit fachübergreifender Problematik und Darstellung alternativer Therapiewege
- umsichtiger und besonders einfühlsamer Beratung wegen z.B. Abwehrhaltung des Kindes / Depressionen/ Anfallsleiden/ ausgeprägte Überängstlichkeit
- besonders aufwendiger Beratung wegen ausgeprägter Behandlungsresistenz des Patienten
- ausführlicher Beratung und Therapieabstimmung wegen besonderer Schutzmaßnahmen infolge akuter Erkrankung
- umfassender Aufklärung über mögliche Wechselwirkungen von Drogen-, Nikotin- oder Alkoholkonsum im Rahmen der geplanten Behandlung

Ä4

GOÄ-Position Ä4

Leistungsbeschreibung	Faktor
Erhebung der Fremdanamnese über einen Kranken und/oder Unterweisung und Führung der Bezugsperson(en) – im Zusammenhang mit der Behandlung eines Kranken	1,0-fach: 12,82 € 2,3-fach: 29,49 € 2,8-fach: 35,90 € 3,1-fach: 39,74 € 3,5-fach: 44,87 €

Abrechnungsbestimmung

Die Leistung nach Nummer 4 ist im Behandlungsfall nur einmal berechnungsfähig.

Die Leistung nach Nummer 4 ist neben den Leistungen nach den Nummern 30, 34, 801, 806, 807, 816, 817 und/oder 835 nicht berechnungsfähig.

Teil B, Allgemeine Bestimmungen (Auszug):
1. Als Behandlungsfall gilt für die Behandlung derselben Erkrankung der Zeitraum eines Monats nach der jeweils ersten Inanspruchnahme des Arztes.

...

5. Anstelle oder neben der Visite im Krankenhaus sind die Leistungen nach den Nummern 1, 3, 4, 5, 6, 7, 8 und/oder 15 nicht berechnungsfähig.

Anm.: 2.–4., 6.–8. betrifft nicht die GOÄ-Nr. 4

Anmerkung

- berechnungsfähig:
  - für die Erhebung der Fremdanamnese über einen Kranken
  - für eine Unterweisung und Führung der Bezugsperson(en) eines Kranken
  - auch telefonisch oder wenn der Patient abwesend ist
  - für eine Fremdanamnese, wenn ein stark verängstigtes Kind sich nicht gegenüber dem Behandler äußert
  - einmal je Behandlungsfall (= Zeitraum eines Monats) < ein neuer Behandlungsfall beginnt nach einen Monat und einen Tag derselben Erkrankung
  - bei unterschiedlichen Erkrankungen (Behandlungsfällen) innerhalb eines Monats ggf. wiederholt berechenbar – auf der Rechnung Dokumentation mit aufführen
  - auch für die Erhebung einer Fremdanamnese über einen Dolmetscher oder für die Unterweisung/Führung von Pflegepersonal (Bezugsperson)
  - Erhebung der Fremdanamnese: Notwendig, wenn Bezugspersonen zur Anamneseerhebung befragt werden müssen, z. B. bei Patienten, die sich nicht verbal äußern können und/ oder mangelnde Sprachkenntnisse, Gehörlosigkeit etc.

! Anmerkung

- Unterweisung und Führung der Bezugsperson z. B. bei kleinen Kindern, Pflegebedürftige, Demenzerkrankte
- neben Eingehende Untersuchung (GOZ Nr. 0010), Vollständige Untersuchung des stomatognathen Systems (GOÄ Nr. Ä6), Symptombezogene Untersuchung (GOÄ Nr. Ä5)
- neben Besuchen (GOÄ-Nr. Ä48, Ä50, Ä51)
- ggf. zzgl. Zuschläge:
  - A (außerhalb der Sprechstunde)
  - B (zwischen 20-22 Uhr oder 6-8 Uhr)
  - C (zwischen 22-6 Uhr)
  - D (an Samstagen, Sonn- und Feiertagen) (B/C neben D möglich)

- nicht berechnungsfähig:
  - für kurze Therapieanweisungen der Begleit-/Bezugsperson
  - für eine kurze Befragung der Begleit-/Bezugsperson
  - für die Erhebung der Fremdanamnese über einen Kranken als Videofallkonferenz (§ 6 Abs. 1 GOZ)
  - für eine Beratung der Bezugsperson(en) eines Kranken ohne Unterweisung und Führung (GOÄ-Nr. Ä1)
  - neben der Eingehende Beratung (GOÄ-Nr. Ä3)
  - neben der Einleitung/Koordination flankierender/sozialer Maßnahmen (GOÄ-Nr. Ä15)
  - neben der Homöopathische Erstanamnese (GOÄ-Nr. Ä30)
  - neben der Erörterung der Auswirkungen einer Krankheit (GOÄ-Nr. Ä34)
  - neben den Visiten (GOÄ-Nrn. Ä45 und Ä46)

Empfehlung:

Hinweis auf der Rechnung bzgl. der Krankheit, in welcher die Bezugsperson unterwiesen bzw. geführt wird, z. B. Krankheit: Karies/Zahnfehlstellung/Gingivitis/Parodontitis etc.

BZÄK-Kommentar zu der GOÄ-Nr. Ä4 (Stand September 2023)

Die Leistung kann auch telefonisch erbracht werden. Für den Zeitraum des Behandlungsfalls gelten die gleichen Bestimmungen wie bei den Geb.-Nrn. 0001 und 0003. Die Leistung kann auch erbracht werden, wenn der Patient abwesend ist. Sofern es sich bei der Beratung von Patienten und Bezugsperson um identische Beratungsinhalte handelt, ist die GOÄ-Nr. 0001 neben der GOÄ-Nr. 0004 nicht berechnungsfähig.

Unterscheiden sich die Beratungsinhalte jedoch z.B. dahingehend, dass der Bezugsperson andere Kenntnisse vermittelt werden, zu deren Anwendung und Umsetzung der Patient ohne Unterstützung und Instruktion der Bezugsperson nicht befähigt ist, sind die Nummern nebeneinander berechnungsfähig.

Beschluss des Beratungsforums Nr. 38

Ä4

Begründungen

Überdurchschnittlicher Zeitaufwand aufgrund …	Überdurchschnittliche Schwierigkeiten aufgrund …	Besondere Umstände aufgrund …

- besonders ausführlicher Fremdanamnese infolge komplizierter Diagnose und erschwerter Differenzialtherapie
- besonders eingehender Unterweisung und/oder Führung der Bezugsperson/des Pflegepersonals durch eine reduzierte Aufnahmefähigkeit des Patienten wegen seines Alters/Allgemeinerkrankungen
- häufiger Unterbrechung und langer Dauer der Unterweisung/Führung bedingt durch häufiges Nachfragen/Logorrhoe des Patienten/der Bezugsperson(en)
- sehr zeitaufwendiger Unterweisung/Führung durch erschwerte Compliance der Bezugsperson(en)
- umfassender Erläuterung der vorliegenden Befunde
- schwieriger Kommunikation wegen einer geistigen Behinderung des Patienten und umfangreicher Einbeziehung der Bezugsperson(en) bei einer geplanten Behandlung unter Sedierung/ Führung/ Verhaltensmaßregeln
- zusätzlicher Unterweisung zur Ernährung mit besonderem Hinweis auf kariogene Nahrung und/oder säureerosive Getränke; der Beschaffenheit des Krankheitsfalles: Schmerzen/Verhaltensmaßregeln
- besonders umfangreicher Anamneseerhebung und/oder besonders umfangreicher Befunderhebung bei Verdacht auf Parodontitis sowie Diskussion alternativer Befundmöglichkeiten mit Dolmetscher/Pflegepersonal/Bezugsperson(en)
- langer Dauer der Unterweisung durch die Schwere des Krankheitsfalles, bei komplizierter Diagnose und damit einhergehender Schwierigkeit der Differenzialtherapie
- eingehender Fremdanamneseerhebung zum Ausschluss von Grunderkrankungen

GOÄ-Position Ä5

Leistungsbeschreibung	Faktor	
Symptombezogene Untersuchung	1,0-fach:	4,66 €
	2,3-fach:	10,72 €
	2,8-fach:	13,05 €
	3,1-fach:	14,45 €
	3,5-fach:	16,31 €

Abrechnungsbestimmung

Die Leistung nach GOÄ-Nummer 5 ist neben Leistungen nach den GOÄ-Nummern 6 bis 8 nicht berechnungsfähig.

! Anmerkung

- berechnungsfähig:
  - je symptombezogener Untersuchung einer Region (z. B. Zahn, Parodontium)
  - auch wenn der Patient ohne von ihm selbst wahrgenommene erkennbare Symptome in die Praxis kommt
  - je Behandlungsfall (= Zeitraum eines Monats - 30 Tage)
  - bei unterschiedlichen Erkrankungen (Behandlungsfällen) innerhalb eines Monats ggf. wiederholt berechenbar - auf der Rechnung Dokumentation mit aufführen
  - bei Verlaufskontrollen - wenn keine zusätzlichen Leistungen aus den Abschnitten C bis O der GOÄ erbracht werden
  - als alleinige Leistung
  - bei wiederholter Berechnung an einem Tag muss auf der Rechnung die Uhrzeit angegeben werden, bei Verlangen muss die wiederholte Berechnung begründet werden
  - auch neben GOZ Nr. 1000 und 1010 (auf der Rechnung vermerken das Beratungsinhalt anderen Zweck dient [separate Behandlungseinheit Prophylaxehelferin])
  - auch ggf. neben Beratungsleistungen nach GOÄ Nr. Ä1, Ä3 oder Ä34
  - ggf. neben Erhebung der Fremdanamnese und Unterweisung und Führung der Bezugsperson(en) eines Kranken (GOÄ-Nr. Ä4)
- ggf. Zuschläge:
  - A (außerhalb der Sprechstunde)
  - B (zwischen 20-22 Uhr oder 6-8 Uhr)
  - C (zwischen 22-6 Uhr)

Ä5

Anmerkung

- D (an Samstagen, Sonn- und Feiertagen)
- B/C neben D möglich
- K1 für Untersuchungen nach den Nummern 5, 6 bei Kindern bis zum vollendeten 4. Lebensjahr;
  Empfehlung:
  Hinweis auf der Rechnung bzgl. der Krankheit Verlaufskontrolle etc.

- nicht berechnungsfähig:
  - neben GOÄ Nr. Ä6 (Vollständige Untersuchung des stomatognathen Systems)
  - neben GOÄ Nr. Ä2 (Wiederholungs-Rezept, Übermittlung von Befunden)
  - neben GOZ-Nr. 0010 (eingehenden Untersuchung)
  - neben (zeitgleich) oder anstelle von Visiten, Besuchen - GOÄ-Nrn. Ä45, Ä46 oder Ä48, Ä50, Ä51
  - für eine Verlaufskontrolle im demselben Operationsgebiet neben den GOZ-Nrn. 3290/3300/3310/ 4060/4150
  - für eine Verlaufskontrolle im Zusammenhang einer KFO- Behandlung neben GOZ Nrn. 6030/6060/6090/6200/6210
  - für eine Verlaufskontrolle im Zusammenhang einer Schienentherapie neben den GOZ Nrn. 7040/7050/7060

BZÄK-Kommentar zu der GOÄ-Nr. Ä5 (Stand September 2023)

Die Leistung nach der GOÄ Nr. 0005 ist neben Leistungen nach den Abschnitten C. bis O. der GOÄ im Behandlungsfall nur einmal berechnungsfähig. Als Behandlungsfall gilt für die Behandlung derselben Erkrankung der Zeitraum eines Monats nach der jeweils ersten Inanspruchnahme des Arztes. Eine neue, andere Erkrankung oder eine wesentliche Veränderung der ursprünglichen Erkrankung begründet einen neuen Behandlungsfall und berechtigt zur erneuten Berechnung der GOÄ Nr. 0005 neben Leistungen der Abschnitte C. bis O. der GOÄ. Eine entsprechende Dokumentation ist erforderlich und eine Nennung der Diagnose und Angabe „neuer Behandlungsfall" in der Liquidation zur Vermeidung von Rückfragen sinnvoll. Eine derartige Beschränkung zur Berechnung der GOÄ Nr. 0005 neben Leistungen der GOZ existiert im Unterschied zur Beschränkung bei der Anwendung der GOÄ Nr. 0003 nicht. Daher ist eine mehrfache Berechnung auch innerhalb desselben Behandlungsfalles dann möglich, wenn keine zusätzlichen Leistungen aus den Abschnitten C. bis O. der GOÄ erbracht werden, z. B. bei einer Verlaufskontrolle.

Zu beachten ist allerdings, dass die GOÄ Nr. 0005 aufgrund § 4 Abs. 2 GOZ/§ 4 Abs. 2a GOÄ nicht den Leistungsinhalt oder einen Leistungsbestandteil einer sitzungsgleich berechneten Gebührennummer der GOZ abbilden darf. Eine entsprechende Dokumentation des Gegenstands undder Art der symptombezogenen Untersuchung ist dringend zu empfehlen.

Anmerkung

Nebeneinanderberechnung

Die Leistung ist neben den Geb.-Nrn. 0001, 0003 berechenbar.

Wenn die Leistung bei einem Kind bis zum vollendeten 4. Lebensjahr erbracht wird, ist der Zuschlag K1 berechenbar.

Begründungen

Überdurchschnittlicher Zeitaufwand aufgrund …   Überdurchschnittliche Schwierigkeiten aufgrund …   Besondere Umstände aufgrund …

- sehr aufwendiger Untersuchung/ Anamnese durch fehlender Compliance des Kindes/des Patienten
- schwieriger Untersuchung durch die von der Norm abweichenden Anatomie/ ungünstige Zahnbogenform/ ungünstige Kieferform/ Lippen-Kiefer-Gaumen-spalte
- häufiger Unterbrechung und lange Dauer der Untersuchung bedingt durch häufiges Nachfragen/Logorrhoe des Patienten
- besonders vorsichtigen Vorgehens wegen mangelnder Behandlungsbereitschaft eines Angstpatienten
- erschwerter Untersuchung bei übermäßig starker Plaqueablagerung und Sichtbehinderung durch vermehrte Blutungen
- schwieriger Situation bei der Untersuchung wegen eingeschränkter Sicht bei starker präoperativer Schwellung des Weichgewebes
- erschwerter Untersuchung durch eingeschränkte Mundöffnung wegen einer Verletzung an der Lippe und/oder des Mundwinkels
- schwieriger Untersuchung im entzündlich veränderten Gebiet und dadurch erhöhte Sensibilität
- zusätzlichem CMD-Screening und Kurzbefundung zur Abklärung einer craniomandibulären Dysfunktion (wenn keine GOZ-Nr. 8000 berechnet wird)
- erhöhter Toxizitätsschwelle (z. B. bei Alkoholabhängigkeit, Hepatitis, Drogenkonsum, HIV etc.)
- Berücksichtigung und Beurteilung von Fremdbefunden in Diagnostik und Therapie
- bei der Ausführung der Untersuchung wegen akuter allergischer Reaktion
- extrem schwieriger Befunderhebung wegen der Schwere des komplexen Krankheitsfalles mit schwieriger und zeitintensiver Diagnostik
- umfangreicher symptombezogender Befundung und Untersuchung wegen starken Lockerungsgrad der Zähne und aufwendiger Sondierung der Taschen / Vorliegen extremer Furkationen
- aufwendiger Untersuchung bei Hypersalivation oder Xerostomie

Ä5

Begründungen

Überdurchschnittlicher Zeitaufwand aufgrund … | Überdurchschnittliche Schwierigkeiten aufgrund … | Besondere Umstände aufgrund …

- umfassender und aufwendiger Untersuchung eines Kindes/ des Patienten und Kariesdiagnostik bei zusätzlicher Anwendung spezieller instrumenteller Untersuchungsmethoden z.B. Kaltlichtdiagnosesonde
- schwieriger Untersuchung bei eingeschränkter Mundöffnung bedingt durch Myoathropathie/ Mobilitätseinschränkung des Kiefergelenkes/ hochgradigen akuten Kiefergelenksbeschwerden etc.
- eingeschränkter Mundöffnung (Schneidekantendistanz = xx mm) und/oder erschwertem Mundzugang infolge von Mundsperre, Kieferklemme, Herpes, Rhagaden, Adipositas etc.
- aufwendiger Diagnostik durch Differenzialdiagnose im Rahmen der Befundung
- aufwendiger Untersuchung bei generalisiert umfangreichen Restaurationen /Zahnersatz
- aufwendiger Untersuchung bei vorhandenen keilförmigen Defekten / Rezessionen /Abrasionen /Erosionen/ Attritionen/ extremer Furkation
- zusätzlicher Erhebung spezieller Indices (z. B. Kariesrisikobestimmung)
- Einschränkung des Sichtbereiches, verursacht durch eingeschränkte Lagerfähigkeit bei Klaustrophobie
- schwieriger Differenzialdiagnostik nach umfangreicher Anamneseerhebung / Untersuchung z.B. wegen Bisphosphonattherapie
- häufiger Behandlungsunterbrechungen wegen des reduzierten Allgemeinzustandes und verminderter Belastbarkeit (z. B. bei Down-Syndrom, kardialer Symptomatik, Morbus Parkinson etc.)
- erhöhtem Muskeltonus/Wangentonus/Zungentonus, dadurch erschwerte Untersuchung
- motorischer Instabilität der Zunge/Makroglossie, dadurch erschwerte Untersuchung
- Einschränkung des Sichtbereiches, verursacht durch eingeschränkte Lagerfähigkeit des Patienten bei Wirbelsäulenerkrankung/Muskelerkrankung/Herz-Kreislauferkrankung/Schwangerschaft mit schwierigen Bedingungen für den Behandler und Assistenz
- motorischer Unruhe des Patienten, verbunden mit mehrfach notwendigen Behandlungspausen
- erschwerter Erreichbarkeit/Freistellung des Behandlungsfeldes durch eine extrem eingeschränkte Mundöffnung (Schneidekantendistanz = xx mm)
- erschwerter Befunderhebung wegen extremer Hypermobilität, psychosoziale Blockade/ psychogene Beteiligung

Begründungen

Überdurchschnittlicher Zeitaufwand aufgrund … | Überdurchschnittliche Schwierigkeiten aufgrund … | Besondere Umstände aufgrund …

- erhöhtem Wangendruck bzw. aktiver Zungenmuskulatur und dadurch aufwendiger Freistellung des Untersuchungsbereiches Behandlungsfeldes sowie notwendiger häufiger Behandlungspausen zur Entlastung/ Entspannung der Muskulatur
- reflektorischer Übererregbarkeit z. B. starkem Husten-, Schluck-, oder/und Brechreizneigung mit häufigem Abbruch der Befundung und nach Behandlungspausen Neueinstellung des Untersuchungsbereiches
- erhöhtem Aufwand bei der Untersuchung wegen extremen Zahnengstands und/oder vorhandene Restaurationen/ Apparaturen und/oder sehr engen Approximalräume und/oder elongierten/ gelockerten/ protrudierten Zähnen
- aufwendiger Befunderhebung bei Verdacht auf eine parodontale Erkrankung; Erörterung alternativer Befundmöglichkeiten
- erschwerter Untersuchung bei stark parodontal vorgeschädigten Gebiss mit besonders vorsichtigem Vorgehen durch Hypersensibilität

Ä6

GOÄ-Position Ä6

Leistungsbeschreibung	Faktor	
Untersuchung, stomatognathes Organsystem	1,0-fach:	5,83 €
	2,3-fach:	13,41 €
	2,8-fach:	16,32 €
	3,1-fach:	18,07 €
	3,5-fach:	20,41 €

Abrechnungsbestimmung

Die vollständige körperliche Untersuchung eines Organsystems nach der Leistung nach Nummer 6 beinhaltet insbesondere:

- bei den Augen: beidseitige Inspektion des äußeren Auges, beidseitige Untersuchung der vorderen und mittleren Augenabschnitte sowie des Augenhintergrunds;
- bei dem HNO-Bereich: Inspektion der Nase, des Naseninnern, des Rachens, beider Ohren, beider äußerer Gehörgänge und beider Trommelfelle, Spiegelung des Kehlkopfs;
- bei dem stomatognathen System: Inspektion der Mundhöhle, Inspektion und Palpation der Zunge und beider Kiefergelenke sowie vollständiger Zahnstatus;
- bei den Nieren und ableitenden Harnwegen: Palpation der Nierenlager und des Unterbauchs, Inspektion der äußeren Genitale sowie Digitaluntersuchung des Enddarms, bei Männern zusätzlich Digitaluntersuchung der Prostata, Prüfung der Bauchpforten sowie Inspektion und Palpation der Hoden und Nebenhoden;
- bei den Gefäßstatus: Palpation und gegebenenfalls Auskultation der Arterien an beiden Handgelenken, Ellenbogen, Achseln, Fußrücken, Sprunggelenken, Kniekehlen, Leisten sowie der tastbaren Arterien an Hals und Kopf, Inspektion und gegebenenfalls Palpation der oberflächlichen Bein- und Halsvenen.

Die Leistung nach Nummer 6 ist neben den Leistungen nach den Nummern 5, 7 und/oder 8 nicht berechnungsfähig.

Anmerkung

- berechnungsfähig:
- je Untersuchung eines Organsystems
- für die Untersuchung bei dem stomatognathen System:
  - Inspektion der Mundhöhle
  - Inspektion und Palpation der Zunge
  - Inspektion und Palpation beider Kiefergelenke
  - vollständiger Zahnstatus
  - Systematische Schleimhautuntersuchung
  - Inspektion der Lippen (z. B. zum Ausschluss eines Karzinoms)
  - bei wiederholter Berechnung an einem Tag muss auf der Rechnung die Uhrzeit angegeben werden, bei Verlangen muss die wiederholte Berechnung begründet werden
  - auch neben den GOZ-Nrn. 1000 oder 1010, wenn der Beratungsinhalt anderen Zwecken dient (auf der Rechnung vermerken! [Behandlungseinheit Prophylaxehelferin])
  - berechenbar, wenn medizinisch notwendig, keine zeitliche Einschränkung Berechnungsfähigkeit/Fristen
  - auch neben GOZ Nr. 6190 (Beratendes, belehrendes Gespräch zur Beseitigung von schädlichen Gewohnheiten und Dysfunktionen)
  - ggf. neben Besuch GOÄ Nr. Ä50/Ä51
  - ggf. zzgl. Zuschläge:
    - A (außerhalb der Sprechstunde)
    - B (zwischen 20-22 Uhr oder 6-8 Uhr)
    - C (zwischen 22-6 Uhr)
    - D (an Samstagen, Sonn- und Feiertagen)
    - B/C neben D möglich)
    - K1 für Untersuchungen nach den Nummern 5, 6 bei Kindern bis zum vollendeten 4. Lebensjahr

  Empfehlung:
  Hinweis auf der Rechnung bzgl. der Untersuchung mit Kontrolle der Kiefergelenke, Weichgewebe, Zunge etc.

- nicht berechnungsfähig:
  - neben GOÄ Nr. Ä5 (Symptombezogene Untersuchung)
  - neben GOÄ Nr. Ä2 (Wiederholungs-Rezept, Übermittlung von Befunden)
  - neben GOZ-Nr. 0010 (Eingehende Untersuchung)
  - neben GOZ-Nr. 8000 (Klinische Funktionsanalyse) - gleicher Leistungsinhalt
  - neben (zeitgleich) oder anstelle von Visiten GOÄ-Nrn. Ä45, Ä46

Ä6

Anmerkung

BZÄK-Kommentar zu der GOÄ-Nr. Ä6 (Stand September 2023)

Die Geb.-Nr. 0006 hat einen anderen Leistungsinhalt als die Geb.-Nr. 0010 GOZ. Die Leistung ist jedoch für Zahnärzte geöffnet. Je nach Schwerpunkt und Umfang der Untersuchung kann die Geb.-Nr. 0006 auch durch einen Zahnarzt berechnet werden.

Nebeneinanderberechnung

Die Leistung ist neben den Geb. Nrn. 0001, 0003 berechenbar.

Wenn die Leistung bei einem Kind bis zum vollendeten 4. Lebensjahr erbracht wird, ist der Zuschlag K1 berechenbar.

Begründungen

Überdurchschnittlicher Zeitaufwand aufgrund … | Überdurchschnittliche Schwierigkeiten aufgrund … | Besondere Umstände aufgrund …

- sehr aufwendiger Untersuchung durch fehlender Compliance des Kindes/des Patienten
- schwieriger Untersuchung durch die von der Norm abweichenden Anatomie/ ungünstige Zahnbogenform/ ungünstige Kieferform/ Lippen-Kiefer-Gaumen-spalte
- häufiger Unterbrechung und lange Dauer der Untersuchung bedingt durch häufiges Nachfragen/Logorrhoe des Patienten
- besonders vorsichtigem Vorgehen infolge mangelnder Behandlungsbereitschaft eines Angstpatienten
- erschwerter Untersuchung bei übermäßig starker Plaqueablagerung und Sichtbehinderung durch vermehrte Blutungen
- schwieriger Situation bei der Untersuchung wegen eingeschränkter Sicht bei einer Verletzung an der Lippe und/oder des Mundwinkels
- schwieriger Situation bei der Untersuchung wegen eingeschränkter Sicht bei starker präoperativer Schwellung des Weichgewebes
- schwierige Untersuchung im entzündlich veränderten Gebiet und dadurch erhöhte Sensibilität
- erhöhter Toxizitätsschwelle (z. B. bei Alkoholabhängigkeit, Hepatitis, Drogenabhängigkeit, HIV etc.)
- zusätzlicher Berücksichtigung und Beurteilung von Fremdbefunden in Diagnostik und Therapie
- bei der Ausführung der Untersuchung wegen akuter allergischer Reaktion
- extrem schwieriger Befunderhebung wegen der Schwere des komplexen Krankheitsfalles mit schwieriger und zeitintensiver Diagnostik

Begründungen

Überdurchschnittlicher Zeitaufwand aufgrund … | Überdurchschnittliche Schwierigkeiten aufgrund … | Besondere Umstände aufgrund …

- umfangreicher /umfassende Befundung und Untersuchung wegen starker Lockerungsgrade der Zähne und aufwendiger Sondierung der Taschen
- umfangreicher und aufwendiger Untersuchung des stomatognathen Systems bei Hypersalivation oder Xerostomie
- zusätzlicher kieferorthopädischer Anamnese und Untersuchung
- aufwendiger Untersuchung des stomatognathen Systems eines Kindes/ des Patienten und Kariesdiagnostik bei zusätzlicher Anwendung spezieller instrumenteller Untersuchungsmethoden (z. B. Kaltlichtsonde)
- besonders aufwendiger Befunderhebung bei Verdacht auf eine parodontale Erkrankung; Erörterung alternativer Befundmöglichkeiten
- der Berücksichtigung und Beurteilung von umfangreichen Befundunterlagen/Fremdbefunden in Diagnostik und Therapie
- schwieriger Untersuchung bei eingeschränkter Mundöffnung bedingt durch Myoathropathie/ Mobilitätseinschränkung des Kiefergelenkes/ hochgradigen akuten Kiefergelenksbeschwerden etc.
- eingeschränkter Mundöffnung (Schneidekantendistanz = xx mm) und/oder erschwerter Mundzugang wegen Mundsperre / Kieferklemme/ Herpes / Rhagaden/Adipositas etc.
- aufwendiger Diagnostik durch Differenzialdiagnose im Rahmen der Befundung
- aufwendiger Untersuchung bei generalisiert umfangreichen Restaurationen / Zahnersatz
- aufwendiger Untersuchung bei vorhandenen keilförmigen Defekten / Rezessionen /Abrasionen /Erosionen/ Attritionen/ extremer Furkation
- zusätzlicher Indicies z. B. Kariesrisikobestimmung
- Einschränkung des Sichtbereiches, verursacht durch eingeschränkte Lagerfähigkeit bei Klaustrophobie
- schwieriger Differenzialdiagnostik nach umfangreicher Anamneseerhebung / Untersuchung z.B. wegen Bisphosphonattherapie
- häufiger Behandlungsunterbrechungen wegen des reduzierten Allgemeinzustandes und verminderter Belastbarkeit (z. B. Down-Syndrom, kardiale Symptomatik, Morbus Parkinson etc.)
- erhöhtem Muskeltonus/Wangentonus/Zungentonus, dadurch erschwerter Untersuchung des stomatologischen Systems
- motorischer Instabilität der Zunge/Makroglossie, dadurch erschwerte Untersuchung
- Einschränkung des Sichtbereiches, verursacht durch eingeschränkte Lagerfähigkeit des Patienten bei Wirbelsäulenerkrankung/Muskelerkrankung/Herz-Kreislauferkrankung/Schwangerschaft mit schwierigen Bedingungen für den Behandler und Assistenz

Ä6

Begründungen

Überdurchschnittlicher Zeitaufwand aufgrund …	Überdurchschnittliche Schwierigkeiten aufgrund …	Besondere Umstände aufgrund …

- motorischer Unruhe des Patienten, verbunden mit mehrfach notwendigen Behandlungspausen
- erschwerter Erreichbarkeit/Freistellung des Untersuchungsfeldes durch eine extrem eingeschränkte Mundöffnung (Schneidekantendistanz = xx mm)
- erschwerter Befunderhebung wegen extremer Hypermobilität, psychosoziale Blockade/ psychogene Beteiligung
- starkem Wangendruck und /oder aktiver Zungenmuskulatur und dadurch aufwendiger Freistellung des Untersuchungsbereiches sowie notwendiger häufiger Behandlungspausen zur Entlastung/ Entspannung der Muskulatur
- reflektorischer Übererregbarkeit z. B. starkem Husten-, Schluck-, oder/und Brechreizneigung mit häufigem Abbruch der Untersuchung/ Befundung und nach Behandlungspausen Neueinstellung des Untersuchungsbereiches
- besonderen Aufwands bei der Untersuchung wegen extremen Zahnengstands und/oder vorhandene Restaurationen/ Apparaturen und/oder sehr engen Approximalräume und/oder elongierten/ gelockerten/ protrudierten Zähnen
- erschwerter Untersuchung bei stark parodontal vorgeschädigten Gebiss mit besonders vorsichtigem Vorgehen durch Hypersensibilität

GOÄ-Position Ä34

Leistungsbeschreibung	Faktor
Erörterung (Dauer mindestens 20 Minuten) der Auswirkung einer Krankheit auf die Lebensgestaltung in unmittelbarem Zusammenhang mit der Feststellung oder erheblichen Verschlimmerung einer nachhaltig lebensverändernden oder lebensbedrohenden Erkrankung – gegebenenfalls einschließlich Planung eines operativen Eingriffs und Abwägung seiner Konsequenzen und Risiken –, einschließlich Beratung – gegebenenfalls unter Einbeziehung von Bezugspersonen	1,0-fach: 17,49 € 2,3-fach: 40,23 € 2,8-fach: 48,97 € 3,1-fach: 54,22 € 3,5-fach: 61,22 €

Abrechnungsbestimmung

Die Leistung nach Nummer 34 ist innerhalb von sechs Monaten höchstens zweimal berechnungsfähig.

Neben der Leistung nach Nummer 34 sind die Leistungen nach den Nummern 1, 3, 4, 15 und/oder 30 nicht berechnungsfähig.

! Anmerkung

- berechnungsfähig:
  - für eine Erörterung der Auswirkungen einer Krankheit
  - bei nachhaltig lebensverändernden Erkrankungen z. B.: Craniomandibuläre Dysfunktion (CMD), Verlust von allen bzw. den meisten Zähnen beider Kiefer. sehr schwere Parodontitis, Krebserkrankung im Mund-, Kiefer-, Gesichtsbereich, obstruktive Schlafapnoe
  - einschl. unter Einbeziehung von Bezugspersonen (Angehörige / Betreuer/ Eltern)
  - einschl. Beratung
  - Dauer mindestens 20 min (Zeit auf der Rechnung angeben)
  - ggf. einschließlich Planung eines operativen Eingriffs und Abwägung seiner Konsequenzen und Risiken
  - höchstens zweimal innerhalb von 6 Monaten
  - ggf. neben Untersuchungen (GOZ Nr. 0010, GOÄ Nr. Ä5, Ä6)
- nicht berechnungsfähig:
  - neben eingehende Beratung (GOÄ Nr. Ä1 und Ä3)
  - neben Ausstellung von Wiederholungsrezepten und/oder Überweisungen (GOÄ Nr. Ä2)

Ä34

! Anmerkung

- neben Erhebung Fremdanamnese (GOÄ Nr. Ä4)
- für Erörterungen im Zusammenhang mit prothetischen, kiefer-/chirurgischen und implantologischen Behandlungen, die nachhaltig nicht lebensverändernd sind

BZÄK-Kommentar zu der GOÄ-Nr. Ä34 (Stand September 2023)

Für die Berechnungsfähigkeit der GOÄ Nr. 0034 hat der Verordnungsgeber eine Reihe von Voraussetzungen geschaffen, die zwingend beachtet werden müssen. Die Erörterung der Auswirkung einer Krankheit auf die Lebensgestaltung muss in unmittelbarem Zusammenhang mit der Feststellung der Krankheit oder mit der Feststellung der erheblichen Verschlimmerung einer Krankheit erfolgen, von der wiederum gebührenrechtlich gefordert wird, dass sie entweder nachhaltig lebensverändernd oder gar lebensbedrohend sein muss. Weiterhin schreibt der Verordnungsgeber vor, dass diese Erörterung mindestens 20 Minuten zu dauern hat. Für andere Erkrankungen gilt die GOÄ–Nr. 0034 nicht. Es muss sich also um sehr schwere Erkrankungen handeln, da sie nicht nur lebensverändernd, sondern nachhaltig lebensverändernd oder lebensbedrohend sein müssen.

Fakultativ sind in die Leistung nach GOÄ Nr. 0034 mit eingeschlossen die Planung eines operativen Eingriffs, das Abwägen der Konsequenzen und Risiken eines solchen operativen Eingriffs und auch eine entsprechende Beratung, die auch – ebenfalls fakultativ – unter Einbeziehung von Bezugspersonen erfolgen kann.

Es kommt bei der Abrechnung der GOÄ Nr. 0034 entscheidend auf den unmittelbaren zeitlichen Zusammenhang mit der erstmaligen Feststellung einer Diagnose oder mit dem Zeitpunkt der Feststellung einer erheblichen Verschlimmerung an.

Hinsichtlich des Ansatzes der GOÄ Nr. 0034 als „Aufklärungsgespräch" muss darauf aufmerksam gemacht werden, dass die Formulierung „– ggf. einschließlich Planung eines operativen Eingriffs und Abwägen seiner Konsequenzen und Risiken –" kein alternativer Leistungsinhalt der Nr. 34 ist, sondern lediglich ohne besondere Berechnung zu der Beratungsleistung hinzu tritt, die die Auswirkung einer Krankheit auf die Lebensgestaltung in unmittelbarem Zusammenhang mit der Feststellung oder mit der Feststellung einer erheblichen Verschlimmerung einer nachhaltig lebensverändernden oder lebensbedrohenden Erkrankung zum Inhalt hat.

Begründungen

Überdurchschnittlicher Zeitaufwand aufgrund …	Überdurchschnittliche Schwierigkeiten aufgrund …	Besondere Umstände aufgrund …

- umfangreichen Beratungsaufwands, wegen erforderlicher zusätzlicher Anamnese bei craniomandibulärer Dysfunktion/funktionellen Störungen und der daraus resultierenden Therapieplanung
- ausführlicher Erörterung über den komplexen Behandlungsfall mit ineinandergreifenden, verschiedenen Fachgebieten sowie Erläuterung alternativer Behandlungsmöglichkeiten
- häufiger Unterbrechung und lange Dauer der Erörterung und Beratung bedingt durch häufiges Nachfragen/Logorrhoe des Patienten
- sehr zeitaufwendiger Erörterung durch erschwerte Compliance des Patienten individueller und ausführlicher Beratung über verschiedene Behandlungsalternativen/-methoden bei Angstzuständen oder einer Zahnarztphobie
- der Beschaffenheit des Krankheitsfalls: wegen der vorliegenden Krankengeschichte und der daraus erforderlichen Therapieplanung und Verhaltensmaßregeln
- besonders umfangreicher Anamneseerhebung nach umfangreicher Befunderhebung bei Verdacht auf eine schwere parodontale Erkrankung sowie Besprechung alternativer Befundmöglichkeiten und daraus resultierende Therapieplanung und Verhaltensmaßnahmen
- Beratung vielschichtiger Behandlungsalternativen, aufeinander aufbauend im Rahmen der Erstellung der Therapieplanung (z. B. umfangreiche augmentative Maßnahmen und Implantatchirurgie mit nachfolgender Zahnersatzversorgung)
- Erörterung des Krankheitsfalls einschließlich eines operativen Eingriffs unter Einsatz visueller Medien zur Veranschaulichung der nachfolgenden Therapie
- langer Dauer durch die Schwere des Krankheitsfalles, bei komplizierter Diagnose und damit einhergehender Schwierigkeit der Differenzialtherapie
- erschwerter Kommunikation wegen einer geistigen Behinderung des Patienten und umfangreicher Einbeziehung der Bezugsperson(en) bei einer geplanten Behandlung unter Sedierung
- sehr zeitaufwendiger Erläuterung der Behandlungsplanung und Auswirkung auf die Lebensgestaltung (Dauer: … Minuten)
- umsichtiger und besonders einfühlsamer Erörterung/Beratung, z. B. bei Abwehrhaltung des Kindes, Depressionen, Anfallsleiden oder ausgeprägter Überängstlichkeit
- zusätzlicher Ernährungsberatung sowie Hinweisen zu Verhaltensregeln und möglichen Wechselwirkungen bei Drogen-, Nikotin- oder Alkoholkonsum im Rahmen einer sehr schweren Parodontitis

Ä48

GOÄ-Position Ä48

Leistungsbeschreibung	Faktor
Besuch eines Patienten auf einer Pflegestation (z. B. in Alten- oder Pflegeheimen) – bei regelmäßiger Tätigkeit des Arztes auf der Pflegestation zu vorher vereinbarten Zeiten	1,0-fach: 6,99 € 2,3-fach: 16,08 € 2,8-fach: 19,57 € 3,1-fach: 21,67 € 3,5-fach: 24,47 €

Abrechnungsbestimmung

Die Leistung nach Nummer 48 ist neben den Leistungen nach den Nummern 1, 50, 51 und/oder 52 nicht berechnungsfähig.

Teil B, Allgemeine Bestimmungen (Auszug):

1. Als Behandlungsfall gilt für die Behandlung derselben Erkrankung der Zeitraum eines Monats nach der jeweils ersten Inanspruchnahme des Arztes.

...

6. Besuchsgebühren nach den Nummern 48, 50 und/oder 51 sind für Besuche von Krankenhaus und Belegärzten im Krankenhaus nicht berechnungsfähig.

Anm.: 2.–5., 7.–8. betrifft nicht die GOÄ-Nr. Ä48

Anmerkung

- berechnungsfähig:
  - Besuch eines Patienten in einer stationären Pflegeeinrichtung
  - neben der Eingehende Untersuchung (GOZ Nr. 0010)
  - neben der Vollständige Untersuchung des stomatognathen Systems (GOÄ Nr. 6)
  - neben Erhebung der Fremdanamnese (GOÄ Nr. Ä4)
  - für jeden besuchten Patienten
  - zzgl. ggf. Wegegeld nach § 8 Abs. 2 GOZ
  - zzgl. ggf. Zuschläge:
    - E (Dringend angeforderte und unverzüglich erfolgte Ausführung)
    - K2 (Bei Kindern bis zum vollendeten 4. Lebensjahr)
- nicht berechnungsfähig:
  - neben Beratung, auch mittels Fernsprecher (GOÄ Nr. Ä1)
  - neben Besuchen (GOÄ Nr. Ä50/Ä51)
  - neben Aufsuchen eines Patienten durch nichtärztliches Personal (GOÄ Nr. Ä52)

! Anmerkung

BZÄK-Kommentar zu der GOÄ-Nr. Ä48 (Stand September 2023)

Wegegeld oder Reiseentschädigung können gemäß § 8 GOZ berechnet werden. Zuschläge nach Abschnitt B II der GOÄ sind ggf. berechenbar.

Begründungen

Überdurchschnittlicher Zeitaufwand aufgrund … | Überdurchschnittliche Schwierigkeiten aufgrund … | Besondere Umstände aufgrund …

- besonders hohen Aufwands bei der Untersuchung und Beurteilung der Befundung durch eine stark eingeschränkte Kommunikation, z. B. bei Sprachstörungen nach Apoplex
- schwieriger Kommunikation wegen einer geistiger/physischer Behinderung des Patienten
- häufiger Unterbrechung und lange Dauer der Untersuchung bedingt durch häufiges Nachfragen/Logorrhoe des Patienten
- aufwendiger Untersuchung bei Hypersalivation oder Xerostomie
- erschwerter Untersuchung aufgrund stark eingeschränkten Allgemeinbefindens (Pflegegrad 1–5)
- besonderen Aufwands wegen eingeschränkter Untersuchungsmöglichkeiten wegen einer akinetischen Halswirbelsäule
- der langen Dauer wegen der Schwere des allgemeinen Krankheitsbildes (z. B. Anfallsleiden, Unruhe des Patienten) und der damit verbundenen Schwierigkeit der Diagnosestellung und Therapie
- erschwerter Kommunikation wegen einer geistigen Behinderung des Patienten und umfangreicher Einbeziehung der Bezugsperson(en)
- Einschränkung des Sichtbereiches, verursacht durch eingeschränkte Lagerfähigkeit bei Klaustrophobie/ wegen des Allgemeinzustandes und/oder der akinetischen Halswirbelsäule
- sehr aufwendiger Untersuchung/ Anamnese und Beratung/Argumentation durch erschwerter/fehlender Compliance des Kindes/des Patienten
- eingeschränkter Mundöffnung (Schneidekantendistanz: … mm) und/oder erschwertem Mundzugang infolge von Mundsperre, Kieferklemme, Herpes, Rhagaden, Adipositas etc.
- schwieriger Untersuchung bei eingeschränkter Mundöffnung bedingt durch Myoathropathie/Mobilitätseinschränkung des Kiefergelenkes/ hochgradigen akuten Kiefergelenksbeschwerden etc.
- häufiger Behandlungsunterbrechungen aufgrund reduzierten Allgemeinzustands und verminderter Belastbarkeit (z. B. bei Down-Syndrom, kardialer Symptomatik, Morbus Parkinson)

Ä48

Begründungen

Überdurchschnittlicher Zeitaufwand aufgrund …	Überdurchschnittliche Schwierigkeiten aufgrund …	Besondere Umstände aufgrund …

- erschwerter Aufnahmefähigkeit, im Rahmen der Beratung/Aufklärung, wegen des fortgeschrittenen Alters des Patienten
- stark eingeschränkter Einsatzmöglichkeit von instrumentellen Hilfsmitteln und Materialien
- erschwerter Befunderhebung wegen extremer Hypermobilität, psychosoziale Blockade/ psychogene Beteiligung
- starken Wangendrucks und /oder aktiver Zungenmuskulatur und dadurch aufwendiger Freistellung des Untersuchungsbereiches Behandlungsfeldes sowie notwendiger häufiger Behandlungspausen zur Entlastung/ Entspannung der Muskulatur
- reflektorischer Übererregbarkeit z. B. starkem Husten-, Schluck-, oder/und Brechreizneigung mit häufigem Abbruch der Befundung und nach Behandlungspausen Neueinstellung des Untersuchungsbereiches

GOÄ-Position Ä50

Leistungsbeschreibung	Faktor
Besuch, einschließlich Beratung und symptombezogene Untersuchung	1,0-fach: 18,65 € 2,3-fach: 42,90 € 2,8-fach: 52,22 € 3,1-fach: 57,82 € 3,5-fach: 65,28 €

Abrechnungsbestimmung

Die Leistung nach Nummer 50 darf anstelle oder neben einer Leistung nach den Nummern 45 oder 46 nicht berechnet werden.
Neben der Leistung nach Nummer 50 sind die Leistungen nach den Nummern 1, 5, 48 und/oder 52 nicht berechnungsfähig.

! Anmerkung

- berechnungsfähig:
  - für jeden Besuch eines Erkrankten in seiner Wohnung mit ambulanter Pflege
  - für jeden Besuch eines Erkrankten im Pflege- und Altenheim (häusliche Gemeinschaft)
  - neben der Eingehende Untersuchung (GOZ Nr. 0010)
  - neben der Vollständige Untersuchung des stomatognathen Systems (GOÄ Nr. 6)
  - ggf. Zuschläge:
    - E (dringend angeforderte und unverzüglich erfolgte Ausführung)
    - F (zwischen 20-22 Uhr oder 6-8 Uhr)
    - G (zwischen 22-6 Uhr)
    - H (an Samstagen, Sonn- und Feiertagen)
    - K2 (bei Kindern bis zum vollendeten 4. Lebensjahr)
  - zzgl. Wegegeld § 8 Abs. 2 GOZ
- nicht berechnungsfähig:
  - neben Beratung, auch mittels Fernsprecher (GOÄ Nr. Ä1)
  - neben Aufsuchen eines Patienten durch nichtärztliches Personal (GOÄ Nr. Ä52)
  - neben oder für einen Besuch eines Patienten auf einer Pflegestation (GOÄ Nr. Ä48)
  - für einen Besuch von Krankenhaus- und Belegärzten im Krankenhaus (GOÄ-Nr. Ä45 bzw. Ä46)

Ä50

Anmerkung

BZÄK-Kommentar zu der GOÄ-Nr. Ä50 (Stand September 2023)

Findet ein Besuch eines Patienten im Krankenhaus statt, ohne dass der Zahnarzt Krankenhausarzt oder Belegarzt ist, z. B. weil ein niedergelassener Arzt oder Zahnarzt konsiliarisch hinzugezogen wird, kann die GOÄ 0050 berechnet werden. Die Geb.-Nr. 0010 GOZ oder die GOÄ 0006 sowie weitere therapeutische Leistungen können neben der GOÄ 0050 berechnet werden. Wegegeld oder Reiseentschädigung können gemäß § 8 GOZ berechnet werden. Zuschläge nach Abschnitt B II der GOÄ sind ggf. berechenbar.

Die GOÄ 0050 ist nicht berechenbar im Rahmen der Behandlung eines Patienten in einem OP-Zentrum außerhalb der eigenen Praxis, z. B. für eine Behandlung in Narkose, weil das OP-Zentrum in diesem Fall als Arbeitsstelle des Arztes bzw. Zahnarztes gilt.

Findet ein Besuch eines Patienten z. B. im Krankenhaus statt, ohne dass der Zahnarzt Krankenhaus(zahn)arzt oder Beleg(zahn)arzt ist, z. B. weil ein niedergelassener Arzt oder Zahnarzt konsiliarisch hinzugezogen wird, kann die GOÄ 0050 jedoch berechnet werden. Die Geb.-Nr. 0010 GOZ oder die GOÄ 0006 sowie weitere therapeutische Leistungen können neben der GOÄ 0050 berechnet werden. Bei Behandlungen im Krankenhaus sind allerdings die Minderungspflichten nach § 7 GOZ oder § 6a GOÄ zu beachten.

Begründungen

Überdurchschnittlicher Zeitaufwand aufgrund …	Überdurchschnittliche Schwierigkeiten aufgrund …	Besondere Umstände aufgrund …

- besonders hohen Aufwands bei der Untersuchung und Beurteilung der Befundung durch eine stark eingeschränkte Kommunikation, z. B. bei Sprachstörungen nach Apoplex
- schwieriger Kommunikation wegen einer geistiger/physischer Behinderung des Patienten
- häufiger Unterbrechung und lange Dauer der Untersuchung bedingt durch häufiges Nachfragen/Logorrhoe des Patienten
- aufwendiger Untersuchung bei Hypersalivation oder Xerostomie
- erschwerter Untersuchung wegen des stark eingeschränkten Allgemeinzustands (Pflegegrad 1–5)
- besonderen Aufwandes wegen eingeschränkter Untersuchungsmöglichkeiten durch einer akinetischen Halswirbelsäule

Begründungen

Überdurchschnittlicher Zeitaufwand aufgrund …	Überdurchschnittliche Schwierigkeiten aufgrund …	Besondere Umstände aufgrund …

- langer Dauer infolge der Schwere des allgemeinen Krankheitsbildes (z. B. Anfallsleiden, Unruhe), bei erschwerter Diagnosestellung und Therapieplanung
- erschwerter Kommunikation wegen einer geistigen Behinderung des Patienten und umfangreicher Einbeziehung der Bezugsperson(en)
- eingeschränkter Sichtverhältnisse durch reduzierte Lagerfähigkeit (z. B. bei Klaustrophobie oder akinetischer Halswirbelsäule)
- sehr aufwendiger Untersuchung/ Anamnese und Beratung/Argumentation durch erschwerter/fehlender Compliance des Kindes/des Patienten
- eingeschränkter Mundöffnung (Schneidekantendistanz: … mm) und/oder erschwertem Mundzugang, z. B. durch Mundsperre, Kieferklemme, Herpes, Rhagaden, Adipositas etc.
- schwieriger Untersuchung bei eingeschränkter Mundöffnung bedingt durch Myoathropathie/ Mobilitätseinschränkung des Kiefergelenkes/ hochgradigen akuten Kiefergelenksbeschwerden etc.
- häufiger Behandlungsunterbrechungen infolge reduzierten Allgemeinzustands und verminderter Belastbarkeit (z. B. bei Down-Syndrom, kardialer Symptomatik, Morbus Parkinson)
- erschwerter Aufnahmefähigkeit, im Rahmen der Beratung/Aufklärung, wegen des fortgeschrittenen Alters des Patienten
- stark eingeschränkter Einsatzmöglichkeit von instrumentellen Hilfsmitteln und Materialien
- erschwerter Befunderhebung wegen extremer Hypermobilität, psychosoziale Blockade/ psychogene Beteiligung
- starken Wangendrucks und /oder aktiver Zungenmuskulatur und dadurch aufwendiger Freistellung des Untersuchungsbereiches Behandlungsfeldes sowie notwendiger häufiger Behandlungspausen zur Entlastung/ Entspannung der Muskulatur
- reflektorischer Übererregbarkeit (z. B. starker Husten-, Schluck- oder Brechreiz) mit häufigem Abbruch der Untersuchung und erneuter Neueinstellung des Untersuchungsfelds
- besonders vorsichtigen Vorgehens wegen mangelnder Behandlungsbereitschaft eines Angstpatienten
- erschwerter Untersuchung bei übermäßig starker Plaqueablagerung und Sichtbehinderung durch vermehrte Blutungen
- schwieriger Situation bei der Untersuchung wegen eingeschränkter Sicht bei einer Verletzung an der Lippe und/oder des Mundwinkels
- schwieriger Situation bei der Untersuchung wegen eingeschränkter Sicht bei starker Schwellung des Weichgewebes

Ä50

Begründungen

Überdurchschnittlicher Zeitaufwand aufgrund …	Überdurchschnittliche Schwierigkeiten aufgrund …	Besondere Umstände aufgrund …

- schwieriger Untersuchung im entzündlich veränderten Gebiet und dadurch erhöhte Sensibilität
- erschwerter Befunderhebung wegen extremer Hypermobilität, psychosoziale Blockade/ psychogene Beteiligung
- extrem eingeschränkter Mundöffnung (Schneidekantendistanz: … mm) mit erschwerter Erreichbarkeit des Untersuchungsfeldes
- notwendiger atypischer Lagerung infolge einer ausgeprägten Mobilitätseinschränkung der Halswirbelsäule – Untersuchung und Behandlung unter stark erschwerten Bedingungen für das Behandlungsteam

GOÄ-Position Ä51

Leistungsbeschreibung	Faktor	
Besuch eines weiteren Kranken in derselben häuslichen Gemeinschaft in unmittelbarem zeitlichen Zusammenhang mit der Leistung nach Nummer 50 – einschließlich Beratung und symptombezogener Untersuchung	1,0-fach:	14,57 €
	2,3-fach:	33,51 €
	2,8-fach:	40,80 €
	3,1-fach:	45,17 €
	3,5-fach:	51,00 €

Abrechnungsbestimmung

Die Leistung nach Nummer 51 darf anstelle oder neben einer Leistung nach den Nummern 45 oder 46 nicht berechnet werden.
Neben der Leistung nach Nummer 51 sind die Leistungen nach den Nummern 1, 5, 48 und/oder 52 nicht berechnungsfähig.
Neben der Leistung nach Nummer 51 sind die Zuschläge E bis H nur mit dem halben Gebührensatz berechnungsfähig

! Anmerkung

- berechnungsfähig:
  - neben der Eingehende Untersuchung (GOZ Nr. 0010)
  - neben der Vollständige Untersuchung des stomatognathen Systems (GOÄ Nr. 6)
  - für jeden weiteren besuchten Kranken in gleicher häuslicher Gemeinschaft (Wohnung oder Alten- und Pflegeheim)
  - ggf. Zuschläge: (halber Gebührensatz)
    - E (dringend angeforderte und unverzüglich erfolgte Ausführung)
    - F (zwischen 20-22 Uhr oder 6-8 Uhr)
    - G (zwischen 22-6 Uhr)
    - H (an Samstagen, Sonn- und Feiertagen)
    - K2 (bei Kindern bis zum vollendeten 4. Lebensjahr)
  - zzgl. Wegegeld § 8 Abs. 2 GOZ (aufgeteilt auf die Patienten)
- nicht berechnungsfähig:
  - neben Beratung, auch mittels Fernsprecher (GOÄ Nr. Ä1)
  - neben Aufsuchen eines Patienten durch nichtärztliches Personal (GOÄ Nr. Ä52)
  - neben oder für einen Besuch eines Patienten auf einer Pflegestation (GOÄ Nr. Ä48)
  - für einen Besuch von Krankenhaus- und Belegärzten im Krankenhaus (GOÄ-Nr. Ä45 bzw. Ä46)

Ä51

! Anmerkung

BZÄK-Kommentar zu der GOÄ-Nr. Ä51 (Stand September 2023)

Wohnen Patienten zwar im gleichen Haus, jedoch in räumlich und wirtschaftlich getrennten Wohneinheiten, besteht nicht dieselbe häusliche Gemeinschaft. In diesem Fall wäre die Geb.-Nr. 0050 für verschiedene Patienten berechenbar.

Findet ein Besuch eines Patienten im Krankenhaus statt, ohne dass der Zahnarzt Krankenhausarzt oder Belegarzt ist, z. B. weil ein niedergelassener Arzt oder Zahnarzt konsiliarisch hinzugezogen wird, kann die GOÄ 0050 berechnet werden.

Begründungen

Überdurchschnittlicher Zeitaufwand aufgrund …	Überdurchschnittliche Schwierigkeiten aufgrund …	Besondere Umstände aufgrund …

- besonders hohen Aufwandes bei der Untersuchung und Beurteilung der Befundung durch eine stark eingeschränkte Kommunikation, z. B. bei Sprachstörungen nach Apoplex
- schwieriger Kommunikation wegen einer geistiger/physischer Behinderung des Patienten
- häufiger Unterbrechung und lange Dauer der Untersuchung bedingt durch häufiges Nachfragen/Logorrhoe des Patienten
- aufwendiger Untersuchung bei Hypersalivation oder Xerostomie
- erschwerter Untersuchung wegen des deutlich eingeschränkten Allgemeinzustands (Pflegegrad 1–5)
- besonderen Aufwandes wegen eingeschränkter Untersuchungsmöglichkeiten durch einer akinetischen Halswirbelsäule
- langer Dauer durch die Schwere des allgemeinen Krankheitsfalles (z. B. Anfallsleiden, Unruhe des Patienten), bei einer komplizierten Diagnose und damit einhergehender Schwierigkeit der Therapie
- erschwerter Kommunikation wegen einer geistigen Behinderung des Patienten und umfangreicher Einbeziehung der Bezugsperson(en)
- eingeschränkter Sichtverhältnisse durch verminderte Lagerfähigkeit (z. B. bei Klaustrophobie oder durch akinetische Halswirbelsäule)
- sehr aufwendiger Untersuchung/ Anamnese und Beratung/Argumentation durch erschwerter/fehlender Compliance des Kindes/des Patienten
- erschwerter Mundöffnung (Schneidekantendistanz: … mm) und/oder begrenztem Mundzugang, z. B. durch Mundsperre, Kieferklemme, Herpes, Rhagaden, Adipositas
- schwieriger Untersuchung bei eingeschränkter Mundöffnung bedingt durch Myoathropathie/ Mobilitätseinschränkung des Kiefergelenkes/ hochgradigen akuten Kiefergelenksbeschwerden etc.

Begründungen

Überdurchschnittlicher Zeitaufwand aufgrund …	Überdurchschnittliche Schwierigkeiten aufgrund …	Besondere Umstände aufgrund …

- häufiger Unterbrechungen der Behandlung infolge reduzierter Belastbarkeit, z. B. bei Down-Syndrom, kardialen Beschwerden, Morbus Parkinson
- erschwerter Aufnahmefähigkeit, im Rahmen der Beratung/Aufklärung, wegen des fortgeschrittenen Alters des Patienten
- stark eingeschränkter Einsatzmöglichkeit von instrumentellen Hilfsmitteln und Materialien
- erschwerter Befunderhebung wegen extremer Hypermobilität, psychosoziale Blockade/ psychogene Beteiligung
- starken Wangendrucks und /oder aktiver Zungenmuskulatur und dadurch aufwendiger Freistellung des Untersuchungsbereiches Behandlungsfeldes sowie notwendiger häufiger Behandlungspausen zur Entlastung/ Entspannung der Muskulatur
- reflektorischer Übererregbarkeit z. B. starkem Husten-, Schluck-, oder/und Brechreizneigung mit häufigem Abbruch der Befundung und nach Behandlungspausen Neueinstellung des Untersuchungsbereiches
- besonders vorsichtigen Vorgehens wegen mangelnder Behandlungsbereitschaft eines Angstpatienten
- erschwerter Untersuchung bei übermäßig starker Plaqueablagerung und Sichtbehinderung durch vermehrte Blutungen
- schwieriger Situation bei der Untersuchung wegen eingeschränkter Sicht bei einer Verletzung an der Lippe und/oder des Mundwinkels
- schwieriger Situation bei der Untersuchung wegen eingeschränkter Sicht bei starker Schwellung des Weichgewebes
- schwierige Untersuchung im entzündlich veränderten Gebiet und dadurch erhöhte Sensibilität
- erschwerter Befunderhebung wegen extremer Hypermobilität, psychosoziale Blockade/ psychogene Beteiligung
- erschwerter Freistellung des Untersuchungsfelds bei extremer Mundöffnungseinschränkung (Schneidekantendistanz: … mm)
- notwendiger atypischer Lagerung infolge einer ausgeprägten Mobilitätseinschränkung der Halswirbelsäule – Untersuchung und Behandlung unter stark erschwerten Bedingungen für das Behandlungsteam

Ä52

GOÄ-Position Ä52

Leistungsbeschreibung	Faktor
Aufsuchen eines Patienten außerhalb der Praxisräume oder des Krankenhauses durch nichtärztliches Personal im Auftrag des niedergelassenen Arztes (z. B. Wundbehandlungen, Verbandswechsel)	1,0-fach: 5,83 €

Abrechnungsbestimmung

Die Pauschalgebühr nach Nummer 52 ist nur mit dem einfachen Gebührensatz berechnungsfähig. Sie ist nicht berechnungsfähig, wenn das nichtärztliche Personal den Arzt begleitet. Wegegeld ist daneben nicht berechnungsfähig.

! Anmerkung

- berechnungsfähig:
  - für einen Besuch durch nichtärztliches Personal im Auftrag des Arztes
  - nur mit dem einfachen Gebührensatz berechenbar
- nicht berechnungsfähig:
  - neben den GOÄ-Zuschläge E, F, G, H, J und K2
  - kein Wegegeld oder Reiseentschädigung möglich
  - nicht für Begleitung eines Arztes durch Fachpersonal
  - neben Besuch (GOÄ Nr. Ä48, Ä50, Ä51)

Begründungen

Überdurchschnittlicher Zeitaufwand aufgrund … | Überdurchschnittliche Schwierigkeiten aufgrund … | Besondere Umstände aufgrund …

- besonders hohen Aufwandes bei der Behandlung durch eine stark eingeschränkte Kommunikation, z. B. bei Sprachstörungen (z. B. nach Apoplex)
- schwieriger Kommunikation wegen einer geistiger/physischer Behinderung des Patienten
- häufiger Unterbrechung und lange Dauer der Behandlung bedingt durch häufiges Nachfragen/Logorrhoe des Patienten
- aufwendiger Behandlung bei Hypersalivation oder Xerostomie
- erschwerter Behandlung durch eingeschränktes Allgemeinbefinden (Pflegegrad 1–5)
- besonderen Aufwandes bei eingeschränkten Behandlungsmöglichkeiten wegen einer akinetischen Halswirbelsäule

Begründungen

Überdurchschnittlicher Zeitaufwand aufgrund …	Überdurchschnittliche Schwierigkeiten aufgrund …	Besondere Umstände aufgrund …

- verlängerter Behandlungsdauer bei schwerem Krankheitsverlauf (z. B. Anfallsleiden, Unruhe) und erschwerter Therapiesteuerung
- erschwerter Kommunikation wegen einer geistigen Behinderung des Patienten und umfangreicher Einbeziehung der Bezugsperson(en)
- eingeschränkter Sichtverhältnisse durch mangelnde Lagerfähigkeit (z. B. bei Klaustrophobie oder aufgrund des Allgemeinzustands/der Halswirbelsäule)
- sehr aufwendiger Behandlung und Beratung/Argumentation durch erschwerter/fehlender Compliance des Kindes/des Patienten
- stark eingeschränkter Mundöffnung (Schneidekantendistanz: … mm) und/oder erschwertem Mundzugang, z. B. bei Mundsperre, Kieferklemme, Herpes, Rhagaden, Adipositas
- schwieriger Behandlung bei eingeschränkter Mundöffnung bedingt durch Myoathropathie/ Mobilitätseinschränkung des Kiefergelenkes/ hochgradigen akuten Kiefergelenksbeschwerden etc.
- häufiger Behandlungsunterbrechungen wegen des reduzierten Allgemeinzustandes und verminderter Belastbarkeit, z. B. bei Down-Syndrom, kardialen Erkrankungen oder Morbus Parkinson
- erschwerter Aufnahmefähigkeit, im Rahmen der Behandlung und Aufklärung, wegen des fortgeschrittenen Alters des Patienten
- stark eingeschränkter Einsatzmöglichkeit von instrumentellen Hilfsmitteln und Materialien
- erschwerter Behandlung wegen extremer Hypermobilität, psychosoziale Blockade / psychogene Beteiligung
- starken Wangendrucks und /oder aktiver Zungenmuskulatur und dadurch aufwendiger Freistellung des Untersuchungsbereiches Behandlungsfeldes sowie notwendiger häufiger Behandlungspausen zur Entlastung/ Entspannung der Muskulatur
- starker reflektorischer Übererregbarkeit (z. B. Husten-, Schluck- oder Brechreiz), mit wiederholtem Abbruch und Neueinstellung des Behandlungsbereichs
- notwendiger atypischer Patientenlagerung infolge eingeschränkter Mobilität der Halswirbelsäule, wodurch die Behandlung unter besonders erschwerten Bedingungen für Behandler und Assistenz erfolgt

Ä56

GOÄ-Position Ä56

Leistungsbeschreibung	Faktor
Verweilen, ohne Unterbrechung und ohne Erbringung anderer ärztlicher Leistungen – wegen Erkrankung erforderlich –, je angefangene halbe Stunde	1,0-fach: 10,49 € 1,5-fach: 15,74 € 1,8-fach: 18,88 € 2,3-fach: 24,13 € 2,5-fach: 26,23 € *

Abrechnungsbestimmung

Die Verweilgebühr darf nur berechnet werden, wenn der Arzt nach der Beschaffenheit des Krankheitsfalls mindestens eine halbe Stunde verweilen muß und während dieser Zeit keine ärztliche(n) Leistung(en) erbringt. Im Zusammenhang mit dem Beistand bei einer Geburt darf die Verweilgebühr nur für ein nach Ablauf von zwei Stunden notwendiges weiteres Verweilen berechnet werden.

! Anmerkung

- berechnungsfähig:
  - Behandler muss mindestens 30 Minuten „ohne" Tätigkeit am Patienten verweilen
    - nach einen (größeren) chirurgischen Eingriff (z. B. übermäßige Nachblutung)
    - aufgrund von Kreislaufproblemen des Patienten (z. B. nach einer Lokalanästhesie)
    - erhöhter psychischer Belastung bei Angstpatienten
    - aufgrund einer allergischen Reaktion, epileptischer Anfall etc.
  - je angefangene halbe Stunde- Dokumentation der Dauer erforderlich
  - erneut nach Ablauf der Zeitspanne von 30 Minuten
  - neben Beratung (GOÄ-Nr. Ä1), sofern die Beratung vor oder nach dem Zeitraum des Verweilens stattgefunden hat
  - gemäß § 2 Abs. 3 GOÄ ist eine Überschreitung des 2,5-fachen Höchstsatzes nicht möglich!
  - ggf. zzgl. Zuschläge:
    - E (dringend angeforderte und unverzüglich erfolgte Ausführung)
    - F (in der Zeit von 20 und 22 Uhr oder 6 und 8 Uhr)

* Gemäß Abschnitt „A" dürfen Gebühren nur bis zum Zweieinhalbfachen des Vergütungssatzes bei den Nummern 2 und 56 in Abschnitt B bemessen werden.

Anmerkung

- G (in der Zeit zwischen 22 und 6 Uhr)
- H (an Samstagen, Sonn- und Feiertagen)
- K2 (bei Kindern bis zum vollendeten 4. Lebensjahr)

- nicht berechnungsfähig:
  - wenn während des Verweilens andere (zahn-)ärztliche Leistungen erbracht werden
  - für das Verweilen eines Praxismitarbeiters
  - für das Verweilen bei einem behandlungsunwilligen Kind
  - neben den GOÄ-Nrn. Ä448 oder Ä449 - Aufwachzuschläge bei ambulanter OP und Anästhesie
  - neben Beistand bei der ärztlichen Leistung eines anderen Arztes (GOÄ-Nr. Ä61)
  - neben der Zuziehung eines Assistenten bei operativen Leistungen (GOÄ-Nr. Ä62)

Begründungen

Überdurchschnittlicher Zeitaufwand aufgrund … | Überdurchschnittliche Schwierigkeiten aufgrund … | Besondere Umstände aufgrund …

- besonders umfangreicher Hilfestellung und Betreuung des Patienten
- zusätzlicher Maßnahmen zur Stabilisierung von Herz-Kreislauf-Funktionen bei akuten Erkrankungen (z. B. mit Herzschrittmacher, Hyper-/Hypotonie, Stoffwechselentgleisung, Anfallsleiden)
- Messung und wiederholter Kontrolle der Vitalfunktionen (da stark schwankend)
- kontinuierlicher Kreislaufüberwachung mittels Diagnostikgeräten (z. B. Blutdruckmanschette, Pulsoximeter)
- erforderlicher zusätzlicher Medikation (z. B. Injektionen, Infusionen) zur Stabilisierung des Kreislaufs/Allgemeinzustands
- schwieriger Überwachung wegen einer erschwerten Compliance oder durch eine stark eingeschränkte Kommunikation wegen Sprachstörungen (z. B. Apoplex) / sprachlicher Verständigungsschwierigkeiten (anderssprachiger Patient)
- erhöhten Aufwands bei der Überwachung wegen akuter allergischer Reaktion
- fehlender verbalen Kommunikationsmöglichkeiten wegen einer geistiger/physischer Behinderung des Patienten
- erhöhten Aufwands bei schwieriger Stoffwechselsituation
- besonderen Umfangs der Überwachung bei ausgeprägter Behandlungsresistenz des Patienten
- Blutgerinnungsstörung mit starker und lang dauernder Blutung – hierdurch bedingt wiederholte Blutstillungsmaßnahmen erforderlich bei der Überwachung

Ä60

GOÄ-Position Ä60

Leistungsbeschreibung	Faktor
Konsiliarische Erörterung zwischen zwei oder mehr liquidationsberechtigten Ärzten, für jeden Arzt	1,0-fach: 6,99 € 2,3-fach: 16,08 € 2,8-fach: 19,57 € 3,1-fach: 21,67 € 3,5-fach: 24,47 €

Abrechnungsbestimmung

Die Leistung nach Nummer 60 darf nur berechnet werden, wenn sich der liquidierende Arzt zuvor oder in unmittelbarem zeitlichen Zusammenhang mit der konsiliarischen Erörterung persönlich mit dem Patienten und dessen Erkrankung befaßt hat.

Die Leistung nach Nummer 60 darf auch dann berechnet werden, wenn die Erörterung zwischen einem liquidationsberechtigten Arzt und dem ständigen persönlichen ärztlichen Vertreter eines anderen liquidationsberechtigten Arztes erfolgt.

Die Leistung nach Nummer 60 ist nicht berechnungsfähig, wenn die Ärzte Mitglieder derselben Krankenhausabteilung oder derselben Gemeinschaftspraxis oder einer Praxisgemeinschaft von Ärzten gleicher oder ähnlicher Fachrichtung (z. B. praktischer Arzt und Allgemeinarzt, Internist und praktischer Arzt) sind. Sie ist nicht berechnungsfähig für routinemäßige Besprechungen (z. B. Röntgenbesprechung, Klinik- oder Abteilungskonferenz, Team- oder Mitarbeiterbesprechung, Patientenübergabe).

! Anmerkung

- berechnungsfähig:
  - für ein persönliches, telefonisches oder schriftliches Konsil, je Konsil
  - für eine konsiliarische Erörterung z. B. zwischen Zahnarzt und Hausarzt / Kieferorthopäde / Internist
  - auch für Verwendung digitaler Medien (Telekonsil/ Videokonsil, E-Mailkonsil)
  - kann von jedem Zahnarzt/Arzt berechnet werden, der sich nach persönlichem Kontakt mit der Erkrankung des Patienten befasst hat
  - ggf. zzgl. Auslagen nach § 3 GOZ (Telefonkosten)
  - ggf. zzgl. Zuschläge:
    - E (dringend, sofort)
    - H (an Samstagen, Sonn- und Feiertagen)
    - F (zwischen 20-22 Uhr oder 6-8 Uhr)

! Anmerkung

  - G (zwischen 22-6 Uhr)
  - H (an Samstagen, Sonn- und Feiertagen)
- nicht berechnungsfähig:
  - für routinemäßige Besprechungen (z. B. Röntgenbesprechung, Team- oder Mitarbeiterbesprechung, Patientenübergabe o. Ä.)
  - für ein Konsil zwischen Ärzten/Zahnärzten die Mitglieder derselben Gemeinschaftspraxis /Praxisgemeinschaft sind
  - für ein Konsil mit einem Heilhilfsberufler (Physiotherapeut / Logopäde/ Krankengymnast/ Heilpraktiker)
  - für ein Konsil mit Pflege- und Unterstützungspersonen eines Patienten (Videofallkonferenz) (§ 6 Abs. 1 GOZ)
  - für einen schriftlichen Arztbrief zur Information / Weiterbehandlung an einen anderen Arzt/Zahnarzt (ohne Dialog) GOÄ-Nr. Ä70/Ä75
  - neben oder für das Erstellen und Versenden desselben Konsils (GOÄ-Nr. Ä70/Ä75)

BZÄK-Kommentar zu der GOÄ-Nr. Ä60 (Stand September 2023)

Die Leistung kann von jedem der beteiligten Ärzte/Zahnärzte (z. B. mehrere Zahnärzte, Chirurgen, Kieferorthopäden) berechnet werden, sofern sie nicht in der gleichen Einrichtung tätig sind. Eine zeitliche Einschränkung der Berechnungsfrequenz besteht nicht. Die Leistung kann telefonisch erbracht werden.

Die Form der Erbringung ist nicht vorgeschrieben, so dass ggf. statt der Geb.-Nr. 0060 auch für ein schriftliches Konsil die Geb.-Nr. 0075 berechnet werden kann, wenn der Leistungsinhalt erfüllt wird.

Beschluss des Beratungsforums Nr. 38:

GOÄ-Nr. 60 originär Vorstellung eines Patienten und/oder Beratung über einen Patienten in einer interdisziplinären und/oder multiprofessionellen Videokonferenz, zur Diagnosefindung und/oder Festlegung eines fachübergreifenden Behandlungskonzepts.

Die Abrechnungsbestimmung setzt die persönliche Befassung des Arztes mit dem Patienten und dessen Erkrankung voraus, aber nicht die persönliche Befassung des Arztes mit dem Patienten persönlich. Eine persönliche Befassung des Arztes ist bereits durch ein Studium der Patientenakte gegeben.

Die GOÄ Nr. 0060 darf neben der 0075 für das gleiche Konsil (mit dem gleichen Ansprechpartner) nicht berechnet werden.

Ä60

Begründungen

Überdurchschnittlicher Zeitaufwand aufgrund …	Überdurchschnittliche Schwierigkeiten aufgrund …	Besondere Umstände aufgrund …

- umfangreicher und lang andauernder konsiliarischer Gespräche zwischen Zahnarzt und Internist/Hausarzt im Hinblick auf geplante Behandlungsmaßnahmen (z. B. bei Risikopatienten, reduziertem Allgemeinzustand, Sedierung, Intubationsnarkose)
- ausgedehnter Erörterung beim vorliegenden Befund mit dem Kieferchirurgen zur Abklärung der nachfolgenden Therapie
- umfangreichen Konsils mit dem Kieferchirurgen zur geplanten Implantatpositionierung, sowie des Implantatsystemes und der nachfolgenden Suprakonstruktion
- lang andauernder Erörterung mit dem Kieferorthopäden bei vorliegendem komplexen Behandlungsfall und damit einhergehender Schwierigkeit der Differenzialtherapie
- lang andauernden Konsils mit dem Hauszahnarzt, bzgl. der geplanten Maßnahme, bei vorliegendem Befund der erforderlichen Therapie
- konsiliarischen Austauschs unter Einbeziehung und Diskussion möglicher Behandlungs- und Therapiealternativen (Gesprächsdauer: … Minuten)

GOÄ-Position Ä70

Leistungsbeschreibung	Faktor	
Kurze Bescheinigung oder kurzes Zeugnis, Arbeitsunfähigkeitsbescheinigung	1,0-fach:	2,33 €
	2,3-fach:	5,36 €
	2,8-fach:	6,52 €
	3,1-fach:	7,22 €
	3,5-fach:	8,16 €

Abrechnungsbestimmung

– keine –

! Anmerkung

- berechnungsfähig:
  - je kurze Bescheinigung oder Zeugnis
  - einfacher schriftlicher Befundbericht und/oder Befundmitteilung
  - kurze Bescheinigung (z. B. nach Notdienst)
  - für Arbeitsunfähigkeitsbescheinigungen
  - für das Ausstellen oder Eintragen eines/in Implantat- oder Röntgenpasses
  - für das Ausstellen von Heilmittelverordnung oder Krankentransport
  - für das Ausstellen oder Eintragen ins Bonusheft
  - für eine Abschlussbescheinigung für die KFO-Therapie
  - für eine Bescheinigung über den Arztbesuch für den Arbeitgeber / die Schule
  - für eine Schul-, Kindergarten- oder Sportbefreiung
  - für schriftliche Information vom Ergebniss des Parodontalen Screening Index (Vordruck 11)
  - auch für Befundmitteilungen die elektronisch übermittelt werden (KIM)
  - ggf. zzgl. Auslagen nach § 3 GOZ (Porto) für postalischen Weg
- nicht berechnungsfähig:
  - für ein Auskunftsbegehren/ Befundbogen der privaten Krankenversicherung (PKV)
  - für das Ausstellen von Wiederholungsrezepten und/oder Überweisungen durch Arzthelfer/in (GOÄ-Nr. Ä2)
  - für das Weitergeben eines durch den Hersteller individuell hergestellen Implantatpasses
  - für ein schriftliches Konsil, auch per E-Mail (GOÄ-Nr. Ä60)
  - neben der GOÄ-Nr. Ä60 für das Erstellen und Versenden desselben Konsils

Ä70

Anmerkung

BZÄK-Kommentar zu der GOÄ-Nr. Ä70 (Stand September 2023)

Die Gebühr ist auch für andere kurze Bescheinigungen wie die Ausstellung eines neuen Impfausweises, Eintragungen im Allergiepass, Schulbefreiung, Sportbefreiung, Befreiung vom Kindergarten, Personenbeförderungsschein etc. berechnungsfähig. Im Rahmen einer S3-leitlinienbasierten Parodontitistherapie erfüllt auch die schriftliche Information des Zahlungspflichtigen (vergleichbar Vordruck 11 der Anlage 14a des BMV-Z) über das Ergebnis des Parodontalen Screening Index, den möglichen Behandlungsbedarf und die Notwendigkeit, einen klinischen und röntgenologischen Befund zwecks Diagnose zu erheben, den Leistungsinhalt der Nummer 0070.

Unter Beachtung der Strahlenschutzverordnung (StrlSchV) vom 31.12.2018 berechtigen das Ausstellen eines Röntgenpasses und Eintragungen in diesen zur Berechnung der Nummer.

Begründungen

Überdurchschnittlicher Zeitaufwand aufgrund …	Überdurchschnittliche Schwierigkeiten aufgrund …	Besondere Umstände aufgrund …

- umfangreicher Befunderhebung im Zusammenhang mit der durchgeführten Maßnahme (z. B. Notfallvorstellung im zahnärztlichen Notdienst)
- mehrfacher Ausfertigung des Befundberichtes zur Weiterbehandlung, da interdisziplinärer Behandlungsfall
- mehrfache Ausfertigung der Arbeitsunfähigkeitsbescheinigung, da mehrere Arbeitgeber
- zweifacher Ausstellung einer Besuchsbescheinigung – jeweils für den Arbeitgeber des Elternteils und für die Schule des Kindes

GOÄ-Position Ä75

Leistungsbeschreibung	Faktor
Ausführlicher schriftlicher Krankheits- und Befundbericht (einschließlich Angaben zur Anamnese, zu dem(n) Befund(en), zur epikritischen Bewertung und gegebenenfalls zur Therapie	1,0-fach: 7,58 € 2,3-fach: 17,43 € 2,8-fach: 21,22 € 3,1-fach: 23,50 € 3,5-fach: 26,53 €

Abrechnungsbestimmung

Die Befundmitteilung oder der ausführliche Krankheits- und Befundbericht ist mit der Gebühr für die zugrundeliegende Leistung abgegolten

Anmerkung

- berechnungsfähig:
  - je ausführlichen und schriftlichen Krankheits- und Befundbericht
  - der Bericht sollte enthalten:
    - Anamnese
    - Krankheitsverlauf
    - Diagnose
    - Therapie und/oder Therapieempfehlung
    - Epikrise
  - auch für die Ausstellung des „Beiblatt zum klinischen Funktionsstatus" (Formblatt 3)
  - auch für die Ausstellung einer Bescheinigung im Rahmen der kieferorthopädischen Behandlung
  - für einen schriftlichen Arztbrief zur Information / Weiterbehandlung an einen anderen Arzt/Zahnarzt (ohne Dialog)
  - auch mehrfach, wenn ein Befundbericht an mehrere Ärzte oder Zahnärzte weitergegeben wird
  - auch für ausführliche Befundberichte die elektronisch übermittelt werden (KIM)
  - ggf. zzgl. Auslagen nach § 3 GOZ (Porto) für postalischen Weg
- nicht berechnungsfähig:
  - für einen einfachen Befundbericht (GOÄ-Nr. Ä70)
  - für ein Auskunftsbegehren der PKV (Berechnung nach § 612 und § 670 BGB)
  - für ein schriftliches Konsil, auch per E-Mail (GOÄ-Nr. Ä60)
  - neben der GOÄ-Nr. Ä60 für das Erstellen und Versenden desselben Konsils

Ä75

Anmerkung

BZÄK-Kommentar zu der GOÄ-Nr. Ä75 (Stand September 2023)

Eine Mehrfachberechnung für die Berechnung für mehrere Befundberichte an verschiedene Adressaten ist möglich.

Die Befundmitteilung oder der einfache Befundbericht mit Angaben zu Befund(en) und zur Diagnose ist Bestandteil der Leistungen im Abschnitt O. und nicht gesondert mit der GOÄ. Nr. 0075 berechnungsfähig.

In der gleichen Angelegenheit, für die die Nr. 0060 berechnet wird, ist die Berechnung der Geb. Nr. 0075 für die schriftliche Mitteilung an den gleichen Konsilpartner nicht berechnungsfähig.

Die GOÄ 0075 ist nicht berechnungsfähig für Auskünfte, die der Erstattung oder Feststellung des Versicherungsfalls dienen.

Diese Leistung ist nach den Bestimmungen des BGB zu berechnen. (vgl. Positions-Papier der Bundeszahnärztekammer) „Honorierung der Auskunftserteilung an Private Krankenversicherungsunternehmen"

Begründungen

Überdurchschnittlicher Zeitaufwand aufgrund …	Überdurchschnittliche Schwierigkeiten aufgrund …	Besondere Umstände aufgrund …

- außergewöhnlich schwierigen Krankheitsfalles mit daraus resultierender Differenzialdiagnostik und dadurch erforderlichem umfangreichen Therapiebericht
- besonders umfangreichen Befundberichtes bei vorliegender umfassender Anamnese – unter Berücksichtigung von Fremdbefunden und Erläuterung vielschichtiger Behandlungsalternativen
- extrem umfassenden Befundberichtes, wegen der Schwere des Krankheitsfalles und der daraus resultierenden erforderlichen Notwendigkeit der nachfolgenden Therapie
- einer umfangreichen Befunderhebung der durchgeführten Maßnahme (z. B. im Rahmen einer notdienstlichen Vorstellung)
- mehrfacher Ausfertigung des Befundberichtes zur Weiterbehandlung, da interdisziplinärer Behandlungsfall
- sehr umfangreiche Epikrise wegen mehrerer aufeinander folgenden Therapieschritten

GOÄ-Position Ä80

Leistungsbeschreibung	Faktor
Schriftliche gutachterliche Äußerung	1,0-fach: 17,49 € 2,3-fach: 40,23 € 2,8-fach: 49,97 € 3,1-fach: 54,22 € 3,5-fach: 61,20 €

Abrechnungsbestimmung

Die Schreibgebühren nach den Nummern 95 und 96 sind nur neben den Leistungen nach den Nummern 80, 85 und 90 und nur mit dem einfachen Gebührensatz berechnungsfähig.

Anmerkung

- berechnungsfähig:
  - für eine schriftliche gutachterliche Äußerung
  - für eine ausführliche schriftliche Beratung auf Verlangen des Patienten
  - neben Schreibgebühren, je angefangene DIN-A4-Seite (GOÄ-Nr. Ä95)
  - neben Schreibgebühren, je Kopie (GOÄ-Nr. Ä96)
  - auch für schriftliche gutachterliche Äußerung unter Verwendung elektronischer Komunikationsmittel
- nicht berechnungsfähig:
  - für einen einfachen Befundbericht (GOÄ-Nr. Ä70)
  - für einen ausführlichen Krankheits- und Befundbericht (GOÄ-Nr. Ä75)
  - für ein schriftliches Gutachten mit einem das gewöhntliche Maß übersteigenden Aufwand (GOÄ-Nr. Ä85)
  - für ein Auskunftsbegehren der PKV (Berechnung nach §§ 612 und 670 BGB)

BZÄK-Kommentar zu der GOÄ-Nr. Ä80 (Stand September 2023)

Die GOÄ Nr. 0080 beschreibt einfache schriftliche Gutachten z. B. zu Erkrankungen oder Verletzungen.

Ggf. ist die GOÄ Nr. 0080 dann berechenbar, wenn der Umfang einer schriftlichen Stellungnahme über das Ausmaß eines Befund- und Krankheitsberichts nach GOÄ Nr. 0075 hinausgeht. Dies kann auch bei umfangreicheren Stellungnahmen oder schriftlichen gutachterlichen Äußerungen auf Wunsch des Patienten der Fall sein. Dazu ist eine ausgiebigere Befassung mit den festgestellten Erkrankungen und deren

Ä80

! Anmerkung

anamnestischen und diagnostischen Daten und dem Krankheitsverlauf ggf. unter Hinzuziehung weiterführender Literatur bzw. wissenschaftlicher Publikationen erforderlich. Umfangreichere Gutachten sind nach GOÄ Nr. 0085 berechenbar.

Porto und Versandkosten sind nach § 10 berechnungsfähig

Begründungen

Überdurchschnittlicher Zeitaufwand aufgrund …	Überdurchschnittliche Schwierigkeiten aufgrund …	Besondere Umstände aufgrund …

- außergewöhnlich schwierigen Krankheitsfalles mit daraus resultierender Differenzialdiagnostik und dadurch erforderlichem umfangreichen Therapiebericht
- besonders umfangreichen gutachterlichen Befundberichtes bei vorliegender umfassender Anamnese – unter Berücksichtigung von Fremdbefunden und Erläuterung vielschichtiger Behandlungsalternativen
- extrem umfassenden gutachterlichen Befundberichtes, wegen der Schwere des Krankheitsfalles und der daraus resultierenden erforderlichen Notwendigkeit der nachfolgenden Therapie

13.3
Nichtgebietsbezogene Sonderleistungen

GOÄ 200–303

GOÄ-Position Ä200

Leistungsbeschreibung	Faktor	
Verband – ausgenommen Schnell- und Sprühverbände, Augen-, Ohrenklappen oder Dreiecktücher	1,0-fach:	2,62 €
	2,3-fach:	6,03 €
	2,8-fach:	7,33 €
	3,1-fach:	8,12 €
	3,5-fach:	9,17 €

Abrechnungsbestimmung

Teil C I, Allgemeine Bestimmungen:
Wundverbände nach Nummer 200, die im Zusammenhang mit einer operativen Leistung (auch Ätzung, Fremdkörperentfernung), Punktion, Infusion, Transfusion oder Injektion durchgeführt werden, sind Bestandteil dieser Leistung.

Anmerkung

- berechnungsfähig:
  - je postoperativen Verbandswechsel
  - je Verband, unabhängig von der Größe
  - bei Verbänden in unterschiedlichen Regionen auch mehrfach
  - auch extraoral
  - Nach:
    - Fremdkörperentfernung
    - parodontalchirurgischen Leistungen
    - Infusionen
    - chirurgischen Leistungen
  - neben Wundkontrolle (GOZ Nr. 3290)
  - neben Nachbehandlung nach chirurgischem Eingriff (GOZ Nr. 3300)
  - neben chirurgische Wundrevision (GOZ Nr. 3310)
  - neben Kontrolle/Nachbehandlung nach parodontalchirurgischen Maßnahmen (GOZ Nr. 4150)
- nicht berechnungsfähig:
  - für Sprühverbände / Schnellverbände
  - für Klebepflaster
  - für einen Wundverband im Zusammenhang mit einer parodontal-/chirurgischen Leistung
  - neben Entfernung eines oberflächlichen Fremdkörpers (GOÄ-Nr. Ä2009)
  - neben Erst-/Versorgung einer Wunde (GOÄ-Nrn. Ä2000 ff.)

Ä200

Begründungen

Überdurchschnittlicher Zeitaufwand aufgrund …	Überdurchschnittliche Schwierigkeiten aufgrund …	Besondere Umstände aufgrund …

- eingeschränkter Mundöffnung wegen starker postoperativer Schwellung des Weichgewebes
- ausgedehnter Ödembildung im Operationsgebiet
- sehr umfangreichen Operationsgebietes, da ausgedehnte Schnittführung
- ungünstig gelegener, schwierig zu erreichender Zahnregion im weit distalen Bereich
- aufwendiger Entfernung des Verbands und /oder Wechsel des Verbands im akut entzündetem Gebiet/akuter Schmerzzustand
- behutsamer Verbandswechsel bei extremer postoperativer Empfindlichkeit/ bei hoher postoperativer Sensibilität
- erschwerter Einsicht in das Wundgebiet wegen erschwerter Isolation und Trockenlegung bei vermehrter Nachblutung/Salivation /Sulcusblutung
- besonderen Aufwandes wegen extremen Zahnengstandes, erschwerter Anpassung an vorhandene Restaurationen/Apparaturen, sehr engen Approximalräumen
- motorischer Unruhe des Patienten, verbunden mit wiederholt erforderlicher Trockenlegung und mehrfach notwendigen Behandlungspausen
- einer Einschränkung des Sichtbereiches, verursacht durch die eingeschränkte Lagerfähigkeit des Patienten wegen Wirbelsäulenerkrankung/Muskelerkrankung/Herz-Kreislauferkrankung
- erhöhten Muskeltonus/Wangentonus/Zungentonus, dadurch eine erschwerte Freistellung des Behandlungsfeldes
- motorischer Instabilität der Zunge/Makroglossie, dadurch eine erschwerte Freistellung des Behandlungsfeldes
- reflektorischer Übererregbarkeit z.B. starkem Husten-, Schluck-, oder/und Brechreizneigung mit häufigen Behandlungspausen und notwendiger wiederholt erforderlicher Trockenlegung bei dem Verbandswechsel
- entzündlich veränderten Gebiets und dadurch eine erhöhte postoperative Sensibilität
- häufiger Behandlungsunterbrechungen wegen des reduzierten Allgemeinzustandes/verminderter Belastbarkeit oder schwieriger Kreislaufverhältnisse/ Ohnmachtsneigung
- aufwendiger und schwieriger Verbandswechsel mit eingeschränkter Sicht wegen erhöhter Blutungsneigung /anhaltender Blutungen durch Einnahme gerinnungshemmender Medikamente
- stark eingeschränkter Sicht durch andauernde Sickerblutung in Verbindung mit starker Schwellung des Weichgewebes
- erschwerter Erreichbarkeit/Freistellung des Wundgebietes wegen einer extrem eingeschränkten Mundöffnung bedingt durch eine Verletzung im Bereich des Mundwinkels/Verletzung an der Lippe

GOÄ-Position Ä204

Leistungsbeschreibung	Faktor
Zirkulärer Verband des Kopfes oder des Rumpfes (auch als Wundverband); stabilisierender Verband des Halses, des Schulter- oder Hüftgelenks oder einer Extremität über mindestens zwei große Gelenke; Schanz´scher Halskrawattenverband; Kompressionsverband	1,0-fach: 5,54 € 2,3-fach: 12,74 € 2,8-fach: 15,51 € 3,1-fach: 17,17 € 3,5-fach: 19,39 €

Abrechnungsbestimmung

Teil C I, Allgemeine Bestimmungen:
Wundverbände nach Nummer 204 die im Zusammenhang mit einer operativen Leistung (auch Ätzung, Fremdkörperentfernung), Punktion, Infusion, Transfusion oder Injektion durchgeführt werden, sind Bestandteil dieser Leistung.

Anmerkung

- berechnungsfähig:
  - je Verband
  - je postoperativer Verbandwechsel
  - auch für Verbandswechsel am gleichen Tag (Zeit-Dokumentation auf der Rechnung)
- nicht berechnungsfähig:
  - für Schnellverbände
  - neben chirurgischen Eingriff
  - neben Erst-/Versorgung einer Wunde (GOÄ-Nrn. Ä2000 ff.)

Ä204

Begründungen

Überdurchschnittlicher Zeitaufwand aufgrund …	Überdurchschnittliche Schwierigkeiten aufgrund …	Besondere Umstände aufgrund …

- starker postoperativer Schwellung des Weichgewebes
- ausgedehnter Ödembildung im Operationsgebiet
- sehr umfangreichen Operationsgebietes, da ausgedehnte Schnittführung
- aufwendiger Entfernung und/oder Wechsel des Verbands im akut entzündeten Gebiet oder bei akutem Schmerzzustand
- behutsamen Verbandswechsels bei extremer postoperativer Empfindlichkeit/bei hoher postoperativer Sensibilität
- erschwertem Verbandswechsels durch schwierige Isolation und Trockenlegung bei vermehrter Nachblutung
- besonderen Aufwands bei der Anpassung an vorhandene kieferchirurgische Apparaturen
- motorischer Unruhe des Patienten und mehrfach notwendiger Behandlungspausen
- reflektorischer Übererregbarkeit z.B. starkem Husten-, Schluckneigung mit häufigen Behandlungspausen und notwendiger wiederholt erforderlicher Trockenlegung bei dem Verbandswechsel
- entzündlich veränderten Gebiets und dadurch eine erhöhte postoperative Sensibilität
- häufiger Behandlungsunterbrechungen wegen des reduzierten Allgemeinzustandes/verminderter Belastbarkeit oder schwieriger Kreislaufverhältnisse/Ohnmachtsneigung
- aufwendigem und schwierigem Verbandswechsels wegen erhöhter Blutungsneigung bzw. anhaltender Blutungen durch gerinnungshemmende Medikamente

GOÄ-Position Ä267

Leistungsbeschreibung	Faktor
Medikamentöse Infiltrationsbehandlung im Bereich einer Körperregion, auch paravertebrale oder perineurale oder perikapsuläre oder retrobulbäre Injektion und/oder Infiltration, je Sitzung	1,0-fach: 4,66 € 2,3-fach: 10,72 € 2,8-fach: 13,05 € 3,1-fach: 14,45 € 3,5-fach: 16,31 €

Abrechnungsbestimmung

--

Anmerkung

- berechnungsfähig:
  - für eine medikamentöse Infiltrationsbehandlung
  - einmal je Sitzung
  - im Bereich einer Körperregion (Kieferhälfte)
  - für die Aufhebung/Verkürzung der intraoralen Lokalanästhesiewirkung wegen störender Funktionseinschränkung (Taubheitsgefühl) zur Vermeidung von Bissverletzungen
  - postoperativen Schwellungs-/Schmerzprophylaxe
  - für Heilinjektionen
  - das verwendete Material kann gemäß § 10 Abs. 1 GOÄ berechnet werden oder per Privatrezept verordnet
- nicht berechnungsfähig:
  - für eine Injektion, subkutan, submukös, intrakutan oder intramuskulär (GOÄ-Nr. Ä252)
  - für eine Infiltrationsbehandlung in mehreren Körperregionen (GOÄ-Nr. Ä268)

Ä267

Begründungen

Überdurchschnittlicher Zeitaufwand aufgrund …	Überdurchschnittliche Schwierigkeiten aufgrund …	Besondere Umstände aufgrund …

- besonders vorsichtigen, äußerst langsamen Injizierens (z. B. zur Schmerzreduktion oder bei Kreislaufproblemen)
- schwieriger und zeitintensiver Applikation wegen reduziertem, ungünstigem Allgemeinzustand (problematische Kreislaufverhältnisse, schwierige Stoffwechselsituation)
- erschwerten Zugangs, bei stark eingeschränkter/wegen sehr enger und kleiner Mundöffnung durch eine extrem geringe Schneidekantendifferenz von … mm
- mehrfach zirkulären Anästhesierens im selben Gebiet
- langsamer, druckkontrollierter Abgabe des Medikaments zur Gewebeschonung
- verzögertem Wirkungseintritt durch hochakuten Zustand bei ausgedehntem starkem Schmerz
- langsamen, druckkontrolliertem Indizierens, wegen erhöhter Sensibilität im entzündlich veränderten Gebiet
- besonders eingehender Erläuterung/Aufklärung/Demonstration des Ablaufes bei Abwehrhaltung vom Kind wegen seines Alters/Allgemeinerkrankungen
- besonders eingehender Erläuterung/Aufklärung des Ablaufes bei einem ängstlichen Patienten wegen reduzierter Aufnahmefähigkeit
- starken Würgereizes und Brechreizneigung bei der Infiltration
- eingeschränkter Mundöffnung wegen Schwellung des Weichgewebes/Mundsperre/Kieferklemme/Adipositas/Herpes/Rhagaden etc.
- reflektorischer Übererregbarkeit z. B. starkem Husten-, Schluckreizneigung mit häufiger Unterbrechung der Infiltration
- eingeschränkter Mundöffnung/Sicht wegen starker postoperativer Schwellung des Weichgewebes und schwieriger Situation bei der Infiltration
- häufigen Infiltrationsunterbrechungen wegen reduziertem Allgemeinzustand und verminderter Belastbarkeit

GOÄ-Position Ä268

Leistungsbeschreibung	Faktor
Medikamentöse Infiltrationsbehandlung im Bereich mehrerer Körperregionen, (auch eine Körperregion beidseitig), je Sitzung	1,0-fach: 7,58 € 2,3-fach: 17,43 € 2,8-fach: 21,22 € 3,1-fach: 23,50 € 3,5-fach: 26,53 €

Abrechnungsbestimmung

--

Anmerkung

- berechnungsfähig:
  - für medikamentöse Infiltrationsbehandlung
  - im Bereich mehrerer Körperregionen (mindestens zwei Kieferhälften)
  - einmal je Sitzung
  - zum Beispiel für die Aufhebung/Verkürzung der intraoralen Lokalanästhesiewirkung wegen störender Funktionseinschränkung (Taubheitsgefühl) zur Vermeidung von Bissverletzungen
  - Heilinjektionen
  - postoperativen Schwellungs-/Schmerzprophylaxe
  - das verwendete Medikament kann gemäß § 10 Abs. 1 GOÄ berechnet werden
- nicht berechnungsfähig:
  - für eine Injektion, subkutan, submukös, intrakutan oder intramuskulär (GOÄ-Nr. Ä252)
  - für eine Infiltrationsbehandlung in einer Körperregionen (GOÄ-Nr. Ä267)

Ä268

Begründungen

Überdurchschnittlicher Zeitaufwand aufgrund …	Überdurchschnittliche Schwierigkeiten aufgrund …	Besondere Umstände aufgrund …

- besonders vorsichtigen, äußerst langsamen Injizierens (z. B. zur Schmerzreduktion, bei Kreislaufproblemen etc.)
- schwieriger und zeitintensiver Applikation wegen reduziertem, ungünstigem Allgemeinzustand (problematische Kreislaufverhältnisse/schwierige Stoffwechselsituation)
- erschwerten Zugangs, bei stark eingeschränkter/wegen sehr enger und kleiner Mundöffnung durch eine extrem geringe Schneidekantendifferenz von … mm
- mehrfach zirkulären Anästhesierens im selben Gebiet
- langsamer, druckkontrollierter Abgabe des Medikaments zur Gewebeschonung
- verzögertem Wirkungseintritt durch hochakuten Zustand bei ausgedehntem starkem Schmerz
- langsamen, druckkontrolliertem Indizierens, wegen erhöhter Sensibilität im entzündlich veränderten Gebiet
- besonders eingehender Erläuterung/Aufklärung/Demonstration des Ablaufes bei Abwehrhaltung vom Kind wegen seines Alters/Allgemeinerkrankungen
- besonders eingehender Erläuterung/Aufklärung des Ablaufes bei einem ängstlichen Patienten wegen reduzierter Aufnahmefähigkeit
- starken Würgereizes und Brechreizneigung bei der Infiltration
- eingeschränkter Mundöffnung wegen Schwellung des Weichgewebes/Mundsperre/Kieferklemme/Adipositas/Herpes/Rhagaden etc.
- reflektorischer Übererregbarkeit z. B. starkem Husten-, Schluckreizneigung mit häufiger Unterbrechung der Infiltration
- eingeschränkter Mundöffnung/Sicht wegen starker postoperativer Schwellung des Weichgewebes und schwieriger Situation bei der Infiltration
- häufiger Infiltrationsunterbrechungen wegen des reduzierten Allgemeinzustandes und verminderter Belastbarkeit

GOÄ-Position Ä303

Leistungsbeschreibung	Faktor
Punktion einer Drüse, eines Schleimbeutels, Ganglions, Seroms, Hygroms, Hämatoms oder Abszesses oder oberflächlicher Körperteile	1,0-fach: 4,66 € 2,3-fach: 10,72 € 2,8-fach: 13,05 € 3,1-fach: 14,45 € 3,5-fach: 16,31 €

Abrechnungsbestimmung

Teil C III, Allgemeine Bestimmungen
Zum Inhalt der Leistungen für Punktionen gehören die damit im Zusammenhang stehenden Injektionen, Instillationen, Spülungen sowie Entnahmen z. B. von Blut, Liquor, Gewebe.

! Anmerkung

- berechnungsfähig:
  - je Punktion einer Drüse, eines Schleimbeutels, eines Ganglions, eines Seroms, eines Hygroms, eines Abszesses oder oberflächlicher Körperteile
  - je Organ oder klar abgegrenzte Krankheitsherde
  - je Punktion aus therapeutischen oder diagnostischen Gründen
  - für das Eröffnen einer Speicheldrüse ohne Entnahme von Flüssigkeiten oder Gewebe
  - Verbrauchsmaterialien werden entsprechend nach § 10 GOÄ berechnet
- nicht berechnungsfähig:
  - für die Operation einer Zyste durch Zystektomie als selbstständige Leistung (GOZ-Nr. 3200)
  - für die Operation einer Zyste durch Zystostomie (§6 Abs.1 GOZ)
  - für die Eröffnung eines Zungenabszesses (GOÄ-Nr. Ä1511)
  - für eine Wund- oder Fistelspaltung (GOÄ-Nr. Ä2008)
  - für die Eröffnung eines oberflächlich unter der Haut oder Schleimhaut liegenden Abszesses oder eines Furunkels (GOÄ Nr. Ä2428)

Ä303

Begründungen

Überdurchschnittlicher Zeitaufwand aufgrund …	Überdurchschnittliche Schwierigkeiten aufgrund …	Besondere Umstände aufgrund …

- Eingriffs im akut entzündeten Gebiet
- erschwerter Einsicht in das Operationsgebiet wegen ausgeprägter Entzündung und dadurch vorhandener Sensibilität des Weichgewebes
- eingeschränkter Mundöffnung/erschwerten Zugangs wegen starker präoperativer Schwellung des Weichgewebes
- häufiger Behandlungsunterbrechungen wegen des reduzierten Allgemeinzustandes und verminderter Belastbarkeit
- minimalinvasiver Behandlung wegen einer naheliegenden Nervenaustrittstelle
- chronischer Entzündung wegen der vorhandenen Vernarbungen
- erschwerter Einsicht in das Operationsgebiet wegen ausgedehnter Ödembildung
- erhöhter Blutungsneigung und erschwerte primären Wundversorgung, bei starker Nachblutungsgefahr durch Einnahme gerinnungshemmender Medikamente
- erschwerten Eingriffs wegen erheblich vortraumatisiertem Gewebe
- besonderen Vorgehens bei entzündlich, chronisch veränderten Gebietes und dadurch erhöhte operativer Sensibilität
- erschwerter Einsicht in das Operationsgebiet wegen erschwerter Isolation und Trockenlegung bei vermehrter Nachblutung/arterieller Blutung/Knochenblutung/Salivation
- Einschränkung des Sichtbereiches, verursacht durch eingeschränkte Lagerfähigkeit des Patienten wegen Wirbelsäulenerkrankung/Muskelerkrankung/Herz-Kreislauferkrankung
- eingeschränkter Mundöffnung/erschwerter Mundzugang wegen Mundsperre/Kieferklemme/Adipositas/Herpes/Rhagaden etc.
- reflektorischer Übererregbarkeit z. B. starkem Husten-, Schluck-, oder/und Brechreizneigung mit häufigen Behandlungspausen
- besonders aufwendiger primärer Wundversorgung zur Vermeidung von Wundheilungsstörungen infolge Allgemeinmedikation z. B. Bisphosphonattherapie, Diabetes
- erschwerter primärer Wundversorgung im Rahmen des chirurgischen Eingriffs bei anhaltender Sickerblutung wegen der Einnahme von Antikoagulanzien
- erschwerter Erreichbarkeit/Freistellung des Behandlungsgebietes wegen einer extrem eingeschränkten Mundöffnung bedingt durch eine Verletzung im Bereich des Mundwinkels/Verletzung an der Lippe
- erschwerter Erreichbarkeit und Freistellung des Behandlungsgebietes wegen stark eingeschränkter Mundöffnung durch eine extrem geringe Schneidekantendifferenz von … mm

13.8
Hals-, Nasen-, Ohrenheilkunde

GOÄ 1467–1479

GOÄ-Position Ä1467

Leistungsbeschreibung	Faktor	
Operative Eröffnung einer Kieferhöhle vom Mundvorhof aus – einschließlich Fensterung	1,0-fach:	23,72 €
	2,3-fach:	54,56 €
	2,8-fach:	66,42 €
	3,1-fach:	73,53 €
	3,5-fach:	83,02 €

Abrechnungsbestimmung

--

Anmerkung

- berechnungsfähig:
  - als selbstständige Leistung
  - für die operative Eröffnung einer Kieferhöhle vom Mundvorhof aus
  - für eine Fensterung
  - ggf. zzgl. Zuschläge:
    - Ä440 (Operationsmikroskop)
    - Ä441 (Laser)
    - Ä442 (250 bis 499 Punkte)
  - ggf. zzgl. Plastischer Verschluss einer retroaurikulären Öffnung oder einer Kieferhöhlenfistel (GOÄ-Nr. Ä1628)
  - ggf. zzgl. Ausspülung der Kieferhöhle (GOÄ Nr. Ä1479)
- nicht berechnungsfähig:
  - neben Plastischer Verschluss einer eröffneten Kieferhöhle (GOZ-Nr. 3090)
  - neben Verband (GOÄ-Nr. Ä200)
  - neben Punktion einer Kieferhöhle (GOÄ-Nr. Ä1465)
  - neben Endoskopische Untersuchung der Kieferhöhle (Antroskopie) (GOÄ-Nr. Ä1466)
  - neben Operative Eröffnung und Ausräumung der Kieferhöhle von außen (GOÄ-Nr. Ä1485)
  - neben Radikaloperation der Kieferhöhle (GOÄ-Nr. Ä1486)

Ä1467

Begründungen

Überdurchschnittlicher Zeitaufwand aufgrund …	Überdurchschnittliche Schwierigkeiten aufgrund …	Besondere Umstände aufgrund …

- Eingriffs unter akut entzündlich verändertem Prozess und/oder akutem Schmerzzustand
- entzündlich, chronisch veränderten Gebiets/Wunde und dadurch erhöhte operativer Sensibilität
- Eingriff im entzündlich veränderten Gebiet und dadurch bedingten schwierigen Schleimhautverhältnissen
- erschwerter Einsicht in das Operationsgebiet wegen ausgeprägter Entzündung und starker Blutungsneigung
- eingeschränkter Mundöffnung wegen einer präoperativen Schwellung des Weichgewebes/Mundsperre/Kieferklemme/Adipositas/Herpes/Rhagaden etc.
- Behandlung eines Risikopatienten (z. B. Einnahme von Antikoagulanzien, Bisphosphonaten etc.)
- besonders schwieriger Lappenbildung wegen Vernarbungen nach Voroperationen
- minimalinvasiven Eingriffs wegen gefährdeter anatomischer Nachbarstrukturen/einer naheliegenden Nervenaustrittstelle
- der Bildung eines besonders großen Lappens
- erschwerten Zugangs wegen muskulärer Verspannungen
- besonders schwierigen Fixierens des Lappens bei ungünstiger Perioststruktur
- erschwerter Mobilisation der Schleimhaut zur Abdeckung der eröffneten Kieferhöhle
- sehr umfangreichen Operationsgebiets – großflächig zu eröffnender Kieferhöhle
- besonders engen, schwer zugänglichen bukkalen Zugangskorridors
- anhaltender Sickerblutung und erschwerte primären Wundversorgung, bei verbleibender starker Nachblutungsgefahr durch Einnahme von Antikoagulanzien
- mikrochirurgischer/besonders aufwendiger minimalinvasiver Nahttechnik
- schwieriger Lappenbildung und/oder erschwerter Wundversorgung wegen ungünstiger Schleimhautverhältnisse/fragiler Schleimhaut und/oder Schleimhautlazerationen
- erschwerten Zugangs wegen extremer Muskelverspannung/akuter Kiefergelenksbeschwerden bei eingeschränkter Mundöffnung
- erschwerter Isolation und Trockenlegung des Operationsgebietes bei anhaltender Blutung durch ausgeprägter Ödembildung im Operationsgebiet
- aufwendiger Operation mit eingeschränkter Sicht wegen erhöhter Blutungsneigung (hämorrhagischer Diathese) bzw. anhaltender Blutungen durch Einnahme gerinnungshemmender Medikamente

Ä1467

Begründungen

Überdurchschnittlicher Zeitaufwand aufgrund … | Überdurchschnittliche Schwierigkeiten aufgrund … | Besondere Umstände aufgrund …

- erschwerter Erreichbarkeit/Freistellung des Behandlungsgebietes wegen einer extrem eingeschränkten Mundöffnung bedingt durch eine Verletzung im Bereich des Mundwinkels/Verletzung an der Lippe
- erschwerter Erreichbarkeit/Freistellung und Sicht des Operationsgebietes durch andauernde Blutung verbunden mit stark eingeschränkter Mundöffnung durch eine extrem geringe Schneidekantendifferenz von …. mm
- umfangreichem Verschluss der Kieferhöhle während einer Behandlung unter Sedierung; erhöhter Aufwand durch eingeschränktes und erschwertes Offenhalten des Behandlungsfeldes
- häufiger Behandlungsunterbrechungen wegen reduziertem Allgemeinzustand, verminderter Belastbarkeit oder schwieriger Kreislaufverhältnisse (Ohnmachtsneigung)
- minimalinvasivem, atraumatischem Verschluss der Kieferhöhle wegen naher Nervenaustrittsstelle und Vermeidung von Gefäßschädigungen, Gefährdung anatomischer Nachbarstrukturen sowie zur Erhaltung der Schleimhautstrukturen

Ä1479

GOÄ-Position Ä1479

Leistungsbeschreibung	Faktor
Ausspülung der Kiefer-, Keilbein-, Stirnhöhle von der natürlichen oder künstlichen Öffnung aus – auch Spülung mehrerer dieser Höhlen, auch einschließlich Instillation von Arzneimitteln –	1,0-fach: 3,44 € 2,3-fach: 7,91 € 2,8-fach: 9,63 € 3,1-fach: 10,66 € 3,5-fach: 12,04 €

Abrechnungsbestimmung

--

Anmerkung

- berechnungsfähig:
  - Spülung der Kieferhöhle, Keilbein- oder Stirnhöhle
  - ggf. neben operative Eröffnung und Ausräumung der Stirnhöhle oder der Kieferhöhle oder der Siebbeinzellen von außen (GOÄ Nr. Ä1485)
  - ggf. neben Endoskopische Untersuchung der Kieferhöhle (Antroskopie) (GOÄ Nr.1466)
  - ggf. neben plastischen Verschluss einer eröffneten Kieferhöhle (GOZ Nr. 3090)
- nicht berechnungsfähig
  - neben Punktion einer Kieferhöhle (GOÄ Nr. Ä1465)
  - neben Absaugen der Nebenhöhlen (GOÄ Nr. Ä1480)

Begründungen

Überdurchschnittlicher Zeitaufwand aufgrund …	Überdurchschnittliche Schwierigkeiten aufgrund …	Besondere Umstände aufgrund …

- Eingriffs unter akut entzündlich verändertem Prozess und/oder akutem Schmerzzustand bzw. erhöhter Schmerzempfindlichkeit
- entzündlich, chronisch veränderten Gebiets/Wunde und dadurch erhöhte operativer Sensibilität
- erschwerter Einsicht in das Operationsgebiet wegen der ausgeprägten Entzündung und einer starken Blutungsneigung
- eingeschränkter Mundöffnung wegen starker Schwellung des umliegenden Weichgewebes
- Behandlung eines Risikopatienten (z. B. Einnahme von Antikoagulanzien, Bisphosphonaten etc.)
- langsamer, druckkontrollierter Spülung bei operativer Sensibilität (vorsichtiges Vorgehen zur Schonung intakter Strukturen erforderlich)
- erschwerten Zugangs wegen extremer Muskelverspannung/akuter Kiefergelenksbeschwerden bei eingeschränkter Mundöffnung
- sehr umfangreichen Operationsgebiets – großflächig eröffneter Kieferhöhle
- besonders engen, schwer zugänglichen bukkalen Zugangskorridors
- erschwerter Behandlung, bei starker Nachblutungsgefahr durch die Einnahme gerinnungshemmender Medikamente
- aufwendiger Spülung mit eingeschränkter Sicht wegen erhöhter Blutungsneigung/anhaltender Blutungen durch Einnahme gerinnungshemmender Medikamente
- häufiger Behandlungsunterbrechungen wegen reduziertem Allgemeinzustand, verminderter Belastbarkeit oder schwieriger Kreislaufverhältnisse/Kreislaufinstabilität (Ohnmachtsneigung)
- reflektorischer Übererregbarkeit, z. B. starkem Husten-, Schluck- oder/und Brechreiz, Besprechungsbedarf und häufigen Behandlungspausen

13.9

Chirurgie, Orthopädie

GOÄ 2000–2732

GOÄ-Position Ä2000

Leistungsbeschreibung	Faktor
Erstversorgung einer kleinen Wunde	1,0-fach: 4,08 € 2,3-fach: 9,38 € 2,8-fach: 11,42 € 3,1-fach: 12,65 € 3,5-fach: 14,28 €

Abrechnungsbestimmung

Neben den Leistungen nach den Nummern 2000 bis 2005 (Ä2000, Ä2001, Ä2002, Ä2003, Ä2004, Ä2005) ist die Leistung nach Nummer 2033 nicht berechnungsfähig, wenn die Extraktion des Nagels Bestandteil der Wundversorgung ist.

Teil L, Allgemeine Bestimmungen (Auszug):
Zur Erbringung der in Abschnitt L aufgeführten typischen operativen Leistungen sind in der Regel mehrere operative Einzelschritte erforderlich. Sind diese Einzelschritte methodisch notwendige Bestandteile der in der jeweiligen Leistungsbeschreibung genannten Zielleistung, so können sie nicht gesondert berechnet werden.

Anmerkung

- Abrechnung nur möglich, wenn keine chirurgische Maßnahme vorausgegangen ist.
- berechnungsfähig:
  - je Wunde
  - bei getrennten Wundgebieten auch mehrfach
  - intra- und/oder extraoral
  - Erstversorgung einer kleinen Wunde, wenn keine chirurgische Maßnahme vorausgegangen ist
  - Behandlung von frischen Verletzungen (Erstversorgung) der Lippe, Zunge, Schleimhaut oder auch Mundwinkel
  - Behandlung von frischen Wunden (Brandwunde am Gaumen), Unfallverletzungen
  - auch für die Behandlung iatrogener Verletzungen

Ä2000

Anmerkung

- nicht berechnungsfähig
  - für stark verunreinigter Wunden (GOÄ-Nr. Ä2003)
  - für Wundsäuberung und Blutstillung bei vorausgegangener chirurgischer Maßnahme
  - neben GOÄ-Nrn. Ä2001–Ä2005 – Wundversorgung einschl. Naht (für dasselbe Wundgebiet)
  - neben Behandlung einer Wunde, die nicht primär heilt (GOÄ-Nr. Ä2006) (für dasselbe Wundgebiet)
  - für die Nachbehandlung nach chirurgischem Eingriff (GOZ-Nr. 3300)
  - für die chirurgische Wundrevision (GOZ-Nr. 3310)
  - für die Behandlung von Mundschleimhauterkrankungen, Aphthen oder Herpes labialis (GOZ-Nr. 4020)
  - neben der GOÄ-Nr. Ä200 – Wundverband (für dieselbe Wunde)

Begründungen

Überdurchschnittlicher Zeitaufwand aufgrund … | Überdurchschnittliche Schwierigkeiten aufgrund … | Besondere Umstände aufgrund …

- mehrerer unterschiedlicher Maßnahmen bei der Versorgung der/einer Wunde
- eingeschränkter Mundöffnung wegen einer starken Schwellung des Weichgewebes
- ausgedehnter Ödembildung im Wundgebiet
- ungünstig gelegener, schwierig zu erreichender Region (z. B. unter der Zunge, Mundboden, Umschlagfalte etc.)
- aufwendiger Versorgung der Wunde mit eingeschränkter Sicht wegen erhöhter Blutungsneigung durch die Einnahme gerinnungshemmender Medikamente
- aufwendiger Versorgung der Wunde mit eingeschränkter Sicht wegen einer erhöhten Blutungsneigung durch die erschwerte Isolation und Trockenlegung bei vermehrter Nachblutung/Sulcusblutung/Salivation
- motorischer Unruhe des Patienten, verbunden mit mehrfach notwendigen Behandlungspausen
- erhöhten Muskeltonus/Wangentonus/Zungentonus, dadurch erschwerte Freistellung des Behandlungsfeldes
- motorischer Instabilität der Zunge/Makroglossie, dadurch erschwerte Freistellung des Behandlungsfeldes
- erhöhten Würgereizes
- entzündlich veränderten Gebiets und dadurch erhöhte Sensibilität
- der Einschränkung des Sichtbereiches, verursacht durch eine eingeschränkte Lagerfähigkeit des Patienten wegen einer Wirbelsäulenerkrankung/Muskelerkrankung/Herz-Kreislauferkrankung

Begründungen

Überdurchschnittlicher Zeitaufwand aufgrund …	Überdurchschnittliche Schwierigkeiten aufgrund …	Besondere Umstände aufgrund …

- reflektorischer Übererregbarkeit z.B. starkem Husten-, Schluck-, oder/und Brechreizneigung mit häufigen Behandlungspausen und notwendiger wiederholt erforderlicher Trockenlegung bei der Wundversorgung
- stark eingeschränkter Sicht durch andauernde Sickerblutung in Verbindung mit starker Schwellung des Weichgewebes
- behutsamer Wundversorgung bei extremer Empfindlichkeit
- besonderen Aufwands im akut entzündetem Gebiet/akuter Schmerzzustand
- häufiger Behandlungsunterbrechungen wegen des reduzierten Allgemeinzustandes/verminderter Belastbarkeit oder schwieriger Kreislaufverhältnisse/Ohnmachtsneigung
- besonders vorsichtigen Vorgehens wegen Infektion mit einhergehender Schmerzsensation im Wundgebiet
- besonders aufwendiger Wundversorgung wegen akuten Wundheilungsstörungen infolge Allgemeinmedikation z. B. Bisphosphonattherapie, Diabetes
- intensiver/ausführlicher Besprechung der weiteren Wundbetreuung/Heilungsverlauf
- langer Dauer inkl. Instruktion und Unterweisung zum Einsatz von Medikamenten/Spülungen zur häuslichen Anwendung

Ä2001

GOÄ-Position Ä2001

Leistungsbeschreibung	Faktor
Versorgung einer kleinen Wunde einschließlich Naht	1,0-fach: 7,58 € 2,3-fach: 17,43 € 2,8-fach: 21,22 € 3,1-fach: 23,50 € 3,5-fach: 26,53 €

Abrechnungsbestimmung

Neben den Leistungen nach den Nummern 2000 bis 2005 (Ä2000, Ä2001, Ä2002, Ä2003, Ä2004, Ä2005) ist die Leistung nach Nummer 2033 nicht berechnungsfähig, wenn die Extraktion des Nagels Bestandteil der Wundversorgung ist.

Teil L, Allgemeine Bestimmungen (Auszug):
Zur Erbringung der in Abschnitt L aufgeführten typischen operativen Leistungen sind in der Regel mehrere operative Einzelschritte erforderlich. Sind diese Einzelschritte methodisch notwendige Bestandteile der in der jeweiligen Leistungsbeschreibung genannten Zielleistung, so können sie nicht gesondert berechnet werden.

Anmerkung

- Abrechnung nur möglich, wenn keine chirurgische Maßnahme vorausgegangen ist.
- berechnungsfähig:
  - Versorgung einer Wunde, wenn keine chirurgische Maßnahme vorausgegangen ist, einschließlich Naht
  - Reinigen und Vernähen einer kleinen Wunde, auch als erste Adaptationsnaht
  - je Wunde
  - bei getrennten Wundgebieten auch mehrfach
  - intra- und/oder extraoral
  - Behandlung von Verletzungen der Lippe, Zunge, Schleimhaut oder auch eingerissene Mundwinkel
  - auch für die Behandlung iatrogener Verletzungen
  - auch nach vorausgegangener Erstversorgung
  - auch für Klammerungen
  - auch für Wundverschluss mittels Fibrinkleber
  - ggf. zzgl. Materialkosten gemäß § 10 Abs. 1 GOÄ z.B. atraumatisches Nahtmaterial

Ä2001

Anmerkung

- nicht berechnungsfähig:
  - für Wundsäuberung und Blutstillung bei vorausgegangener chirurgischer Maßnahme
  - neben Erstversorgung einer kleinen Wunde (GOÄ-Nr. Ä2000) (für dasselbe Wundgebiet)
  - neben GOÄ-Nrn. Ä2002–Ä2005 – Wundversorgung einschl. Naht (für dasselbe Wundgebiet)
  - neben Behandlung einer Wunde, die nicht primär heilt (GOÄ-Nr. Ä2006) (für dasselbe Wundgebiet)
  - für die Nachbehandlung nach chirurgischem Eingriff (GOZ-Nr. 3300)
  - für die chirurgische Wundrevision (GOZ-Nr. 3310)
  - für die Behandlung von Mundschleimhauterkrankungen, Aphthen oder Herpes labialis (GOZ-Nr. 4020)
  - neben der GOÄ-Nr. Ä200 – Wundverband (für dieselbe Wunde)

Begründungen

Überdurchschnittlicher Zeitaufwand aufgrund … | Überdurchschnittliche Schwierigkeiten aufgrund … | Besondere Umstände aufgrund …

- mehrerer unterschiedlicher Maßnahmen bei der Versorgung der Wunde
- eingeschränkter Mundöffnung wegen einer starken Schwellung des Weichgewebes
- ausgedehnter Ödembildung im Wundgebiet
- aufwendiger Versorgung der Wunde mit eingeschränkter Sicht wegen erhöhter Blutungsneigung durch die Einnahme gerinnungshemmender Medikamente
- aufwendiger Versorgung der Wunde mit eingeschränkter Sicht wegen einer erhöhten Blutungsneigung durch die erschwerte Isolation und Trockenlegung bei vermehrter Nachblutung/Sulcusblutung/Salivation
- motorischer Unruhe des Patienten, verbunden mit mehrfach notwendigen Behandlungspausen
- erhöhten Muskeltonus/Wangentonus/Zungentonus, dadurch erschwerte Freistellung des Behandlungsfeldes
- motorischer Instabilität der Zunge/Makroglossie, dadurch erschwerte Freistellung des Behandlungsfeldes
- reflektorischer Übererregbarkeit z. B. starkem Husten-, Schluck-, oder/und Brechreizneigung mit häufigen Behandlungspausen
- entzündlich veränderten Gebiets und dadurch erhöhte Sensibilität
- mikrochirurgischer Nahttechnik

Ä2001

Begründungen

Überdurchschnittlicher Zeitaufwand aufgrund …	Überdurchschnittliche Schwierigkeiten aufgrund …	Besondere Umstände aufgrund …

- der Einschränkung des Sichtbereiches, verursacht durch eine eingeschränkte Lagerfähigkeit des Patienten wegen einer Wirbelsäulenerkrankung/Muskelerkrankung/Herz-Kreislauferkrankung
- reflektorischer Übererregbarkeit z.B. starkem Husten-, Schluck-, oder/und Brechreizneigung mit häufigen Behandlungspausen und notwendiger wiederholt erforderlicher Trockenlegung bei der Wundversorgung
- stark eingeschränkter Sicht durch andauernde Sickerblutung in Verbindung mit starker Schwellung des Weichgewebes
- behutsamer Wundversorgung bei extremer Empfindlichkeit
- besonderen Aufwands im akut entzündetem Gebiet/akuter Schmerzzustand
- häufiger Behandlungsunterbrechungen wegen des reduzierten Allgemeinzustandes/verminderter Belastbarkeit oder schwieriger Kreislaufverhältnisse/Ohnmachtsneigung
- besonders vorsichtigen Vorgehens wegen Infektion mit einhergehender Schmerzsensation im Wundgebiet
- besonders aufwendiger Wundversorgung wegen akuten Wundheilungsstörungen infolge Allgemeinmedikation z. B. Bisphosphonattherapie, Diabetes
- intensiver/ausführlicher Besprechung der weiteren Wundbetreuung/Heilungsverlauf
- langer Dauer inkl. Instruktion und Unterweisung zum Einsatz von Medikamenten/Spülungen zur häuslichen Anwendung
- ungünstig gelegener, schwierig zu erreichender Region (z. B. unter der Zunge, Mundboden, Umschlagfalte etc.)
- besonders aufwendiger Wundversorgung, mehrteilig, in Schichten getrennt
- erschwerter Nahtversorgung wegen ungünstiger Schleimhautverhältnisse/wegen fragiler Schleimhaut und/oder Schleimhautlazerationen

GOÄ-Position Ä2002

Leistungsbeschreibung	Faktor
Versorgung einer kleinen Wunde einschließlich Umschneidung und Naht	1,0-fach: 9,33 € 2,3-fach: 21,46 € 2,8-fach: 26,12 € 3,1-fach: 28,92 € 3,5-fach: 32,66 €

Abrechnungsbestimmung

Neben den Leistungen nach den Nummern 2000 bis 2005 (Ä2000, Ä2001, Ä2002, Ä2003, Ä2004, Ä2005) ist die Leistung nach Nummer 2033 nicht berechnungsfähig, wenn die Extraktion des Nagels Bestandteil der Wundversorgung ist.

Teil L, Allgemeine Bestimmungen (Auszug):
Zur Erbringung der in Abschnitt L aufgeführten typischen operativen Leistungen sind in der Regel mehrere operative Einzelschritte erforderlich. Sind diese Einzelschritte methodisch notwendige Bestandteile der in der jeweiligen Leistungsbeschreibung genannten Zielleistung, so können sie nicht gesondert berechnet werden.

! Anmerkung

- Abrechnung nur möglich, wenn keine chirurgische Maßnahme vorausgegangen ist.
- berechnungsfähig:
  - Versorgung einer Wunde, wenn keine chirurgische Maßnahme vorausgegangen ist, einschließlich Umschneidung und Naht
  - Reinigen und Vernähen einer kleinen Wunde, auch als erste Adaptationsnaht
  - je Wunde
  - bei getrennten Wundgebieten auch mehrfach
  - intra- und/oder extraoral
  - Behandlung von Verletzungen der Lippe, Zunge, Schleimhaut oder auch eingerissene Mundwinkel
  - auch für die Behandlung iatrogener Verletzungen
  - auch nach vorausgegangener Erstversorgung
  - auch für Klammerungen
  - auch für Wundverschluss mittels Fibrinkleber
  - zzgl. das verwendete Nahtmaterial kann gemäß § 10 Abs. 1 GOÄ berechnet werden

Ä2002

Anmerkung

- nicht berechnungsfähig:
  - für Wundsäuberung und Blutstillung bei vorausgegangener chirurgischer Maßnahme
  - neben Erstversorgung einer kleinen Wunde (GOÄ-Nr. Ä2000) (für dasselbe Wundgebiet)
  - neben GOÄ-Nrn. Ä2001, Ä2003-Ä2005 – Wundversorgung einschl. Naht (für dasselbe Wundgebiet)
  - neben Behandlung einer Wunde, die primär nicht heilt (GOÄ-Nr. Ä2006) (für dasselbe Wundgebiet)
  - für die Nachbehandlung nach chirurgischem Eingriff (GOZ-Nr. 3300)
  - für die chirurgische Wundrevision (GOZ-Nr. 3310)
  - für die Behandlung von Mundschleimhauterkrankungen, Aphthen oder Herpes labialis (GOZ-Nr. 4020)
  - neben der GOÄ-Nr. Ä200 – Wundverband (für dieselbe Wunde)

Begründungen

Überdurchschnittlicher Zeitaufwand aufgrund … | Überdurchschnittliche Schwierigkeiten aufgrund … | Besondere Umstände aufgrund …

- mehrerer unterschiedlicher Maßnahmen bei der Versorgung der Wunde
- eingeschränkter Mundöffnung wegen einer starken Schwellung des Weichgewebes
- ungünstig gelegener, schwierig zu erreichender Region (z. B. unter der Zunge, Mundboden, Umschlagfalte etc.)
- ausgedehnter Ödembildung im Wundgebiet
- aufwendiger Versorgung der Wunde mit eingeschränkter Sicht wegen erhöhter Blutungsneigung durch die Einnahme gerinnungshemmender Medikamente
- aufwendiger Versorgung der Wunde mit eingeschränkter Sicht wegen einer erhöhten Blutungsneigung durch die erschwerte Isolation und Trockenlegung bei vermehrter Nachblutung/Sulcusblutung/Salivation
- motorischer Unruhe des Patienten, verbunden mit wiederholt mehrfach notwendigen Behandlungspausen
- erhöhten Muskeltonus/Wangentonus/Zungentonus, dadurch erschwerte Freistellung des Behandlungsfeldes
- motorischer Instabilität der Zunge/Makroglossie, dadurch erschwerte Freistellung des Behandlungsfeldes
- reflektorischer Übererregbarkeit z. B. starkem Husten-, Schluck-, oder/und Brechreizneigung mit häufigen Behandlungspausen
- entzündlich veränderten Gebietes und dadurch erhöhte Sensibilität

Ä2002

Begründungen

Überdurchschnittlicher Zeitaufwand aufgrund … | Überdurchschnittliche Schwierigkeiten aufgrund … | Besondere Umstände aufgrund …

- mikrochirurgischer Nahttechnik
- der Einschränkung des Sichtbereiches, verursacht durch eine eingeschränkte Lagerfähigkeit des Patienten wegen einer Wirbelsäulenerkrankung/Muskelerkrankung/Herz-Kreislauferkrankung
- besonders aufwendiger Wundversorgung, mehrteilig, in Schichten getrennt
- reflektorischer Übererregbarkeit z.B. starkem Husten-, Schluck-, oder/und Brechreizneigung mit häufigen Behandlungspausen und notwendiger wiederholt erforderlicher Trockenlegung bei der Wundversorgung
- stark eingeschränkter Sicht durch andauernde Sickerblutung in Verbindung mit starker Schwellung des Weichgewebes
- behutsamer Wundversorgung bei extremer Empfindlichkeit
- besonderen Aufwands im akut entzündetem Gebiet/akuter Schmerzzustand
- häufiger Behandlungsunterbrechungen wegen des reduzierten Allgemeinzustandes/verminderter Belastbarkeit oder schwieriger Kreislaufverhältnisse/ Ohnmachtsneigung
- besonders vorsichtigen Vorgehens wegen Infektion mit einhergehender Schmerzsensation im Wundgebiet
- besonders aufwendiger Wundversorgung wegen akuten Wundheilungsstörungen infolge Allgemeinmedikation z. B. Bisphosphonattherapie, Diabetes
- intensiver/ausführlicher Besprechung der weiteren Wundbetreuung/Heilungsverlauf
- langer Dauer inkl. Instruktion und Unterweisung zum Einsatz von Medikamenten/Spülungen zur häuslichen Anwendung
- besonders aufwendiger Wundversorgung, mehrteilig, in Schichten getrennt
- erschwerter Nahtversorgung wegen ungünstiger Schleimhautverhältnisse/wegen fragiler Schleimhaut und/oder Schleimhautlazerationen
- minimalinvasiver Behandlung wegen Vermeidung von Gefäßschädigungen/zur Erhaltung der Schleimhautstrukturen

Ä2003

GOÄ-Position Ä2003

Leistungsbeschreibung	Faktor	
Erstversorgung einer großen und/oder stark verunreinigten Wunde	1,0-fach:	7,58 €
	2,3-fach:	17,43 €
	2,8-fach:	21,22 €
	3,1-fach:	23,50 €
	3,5-fach:	26,53 €

Abrechnungsbestimmung

Neben den Leistungen nach den Nummern 2000 bis 2005 (Ä2000, Ä2001, Ä2002, Ä2003, Ä2004, Ä2005) ist die Leistung nach Nummer 2033 nicht berechnungsfähig, wenn die Extraktion des Nagels Bestandteil der Wundversorgung ist.

Teil L, Allgemeine Bestimmungen (Auszug):
Zur Erbringung der in Abschnitt L aufgeführten typischen operativen Leistungen sind in der Regel mehrere operative Einzelschritte erforderlich. Sind diese Einzelschritte methodisch notwendige Bestandteile der in der jeweiligen Leistungsbeschreibung genannten Zielleistung, so können sie nicht gesondert berechnet werden.

Anmerkung

- Abrechnung nur möglich, wenn keine chirurgische Maßnahme vorausgegangen ist
- berechnungsfähig:
  - Erstversorgung einer großen oder verunreinigten Wunde, wenn keine chirurgische Maßnahme vorausgegangen ist
  - für das Reinigen einer großen und/oder stark verschmutzten Wunde
  - für das Reinigen einer kleinen, stark verschmutzten Wunde
  - je Wunde (bei mehreren Wundgebieten mehrmals)
  - als Erstversorgung frischer Wunden, Traumata bzw. Unfallverletzungen
  - intra- und/oder extraoral
  - Behandlung von Verletzungen der Lippe, Zunge, Schleimhaut oder auch eingerissene Mundwinkel

Anmerkung

- nicht berechnungsfähig:
  - für Wundsäuberung und Blutstillung bei vorausgegangener chirurgischer Maßnahme
  - neben Erstversorgung einer kleinen Wunde (GOÄ-Nr. Ä2000) (für dasselbe Wundgebiet)
  - neben GOÄ-Nrn. Ä2001, Ä2002, Ä2004, Ä2005 – Wundversorgung einschl. Naht (für dasselbe Wundgebiet)
  - neben Behandlung einer Wunde, die nicht primär heilt (GOÄ Ä2006) (für dasselbe Wundgebiet)
  - für die Nachbehandlung nach chirurgischem Eingriff (GOZ-Nr. 3300)
  - für die chirurgische Wundrevision (GOZ-Nr. 3310)
  - für die Behandlung von Mundschleimhauterkrankungen, Aphthen oder Herpes labialis (GOZ-Nr. 4020)
  - neben der GOÄ-Nr. Ä200 – Wundverband (für dieselbe Wunde)

Begründungen

Überdurchschnittlicher Zeitaufwand aufgrund … | Überdurchschnittliche Schwierigkeiten aufgrund … | Besondere Umstände aufgrund …

- mehrerer unterschiedlicher Maßnahmen bei der Versorgung der Wunde
- mehrerer Behandlungsmaßnahmen wegen der extremen Verunreinigung und ausgedehnten Entzündung der Wunde
- ungünstig gelegener, schwierig zu erreichender Region (z. B. unter der Zunge, Mundboden, Umschlagfalte etc.)
- eingeschränkter Mundöffnung wegen einer starken Schwellung des Weichgewebes
- ausgedehnter Ödembildung im Wundgebiet
- aufwendiger Versorgung der Wunde mit eingeschränkter Sicht wegen einer erhöhten Blutungsneigung durch die Einnahme gerinnungshemmender Medikamente
- aufwendiger Versorgung der Wunde mit eingeschränkter Sicht wegen einer erhöhten Blutungsneigung durch die erschwerte Isolation und Trockenlegung bei vermehrter Nachblutung/Sulcusblutung/Salivation
- motorischer Unruhe des Patienten, verbunden mit mehrfach notwendigen Behandlungspausen
- erhöhten Muskeltonus/Wangentonus/Zungentonus, dadurch erschwerte Freistellung des Behandlungsfeldes
- motorischer Instabilität der Zunge/Makroglossie, dadurch erschwerte Freistellung des Behandlungsfeldes

Ä2003

Begründungen

Überdurchschnittlicher Zeitaufwand aufgrund …	Überdurchschnittliche Schwierigkeiten aufgrund …	Besondere Umstände aufgrund …

- stark entzündlich veränderten Gebiets und dadurch erhöhte Sensibilität
- mikrochirurgischer Nahttechnik
- erschwerter Einsicht in das Operationsgebiet wegen der ausgeprägten Entzündung bei einer starken Blutungsneigung
- häufiger Behandlungsunterbrechungen wegen des reduzierten Allgemeinzustandes
- der Einschränkung des Sichtbereiches, verursacht durch eine eingeschränkte Lagerfähigkeit des Patienten wegen einer Wirbelsäulenerkrankung/Muskelerkrankung/Herz-Kreislauferkrankung
- besonders aufwendiger Wundversorgung, mehrteilig, in Schichten getrennt
- reflektorischer Übererregbarkeit z.B. starkem Husten-, Schluck-, oder/und Brechreizneigung mit häufigen Behandlungspausen und notwendiger wiederholt erforderlicher Trockenlegung bei der Wundversorgung
- stark eingeschränkter Sicht durch andauernde Sickerblutung in Verbindung mit starker Schwellung des Weichgewebes
- behutsamer Wundversorgung bei extremer Empfindlichkeit
- besonderen Aufwands im akut entzündetem Gebiet/akuter Schmerzzustand
- häufiger Behandlungsunterbrechungen wegen des reduzierten Allgemeinzustandes/verminderter Belastbarkeit oder schwieriger Kreislaufverhältnisse/Ohnmachtsneigung
- besonders vorsichtigen Vorgehens wegen Infektion mit einhergehender Schmerzsensation im Wundgebiet
- besonders aufwendiger Wundversorgung wegen akuten Wundheilungsstörungen infolge Allgemeinmedikation z. B. Bisphosphonattherapie, Diabetes
- intensiver/ausführlicher Besprechung der weiteren Wundbetreuung/Heilungsverlauf
- langer Dauer inkl. Instruktion und Unterweisung zum Einsatz von Medikamenten/Spülungen zur häuslichen Anwendung
- besonders aufwendiger Wundversorgung, mehrteilig, in Schichten getrennt
- erschwerter Nahtversorgung wegen ungünstiger Schleimhautverhältnisse/wegen fragiler Schleimhaut und/oder Schleimhautlazerationen

GOÄ-Position Ä2004

Leistungsbeschreibung	Faktor
Versorgung einer großen Wunde einschließlich Naht	1,0-fach: 13,99 € 2,3-fach: 32,18 € 2,8-fach: 39,17 € 3,1-fach: 43,37 € 3,5-fach: 48,97 €

Abrechnungsbestimmung

Neben den Leistungen nach den Nummern 2000 bis 2005 (Ä2000, Ä2001, Ä2002, Ä2003, Ä2004, Ä2005) ist die Leistung nach Nummer 2033 nicht berechnungsfähig, wenn die Extraktion des Nagels Bestandteil der Wundversorgung ist.

Teil L, Allgemeine Bestimmungen (Auszug):
Zur Erbringung der in Abschnitt L aufgeführten typischen operativen Leistungen sind in der Regel mehrere operative Einzelschritte erforderlich. Sind diese Einzelschritte methodisch notwendige Bestandteile der in der jeweiligen Leistungsbeschreibung genannten Zielleistung, so können sie nicht gesondert berechnet werden.

Anmerkung

- Abrechnung nur möglich, wenn keine chirurgische Maßnahme vorausgegangen ist
- berechnungsfähig:
  - Versorgung einer großen Wunde, wenn keine chirurgische Maßnahme vorausgegangen ist, einschließlich Naht
  - Reinigen und Vernähen einer großen Wunde, auch als erste Adaptationsnaht
  - je Wunde
  - bei getrennten Wundgebieten auch mehrfach
  - intra- und/oder extraoral
  - Behandlung von Verletzungen der Lippe, Zunge, Schleimhaut oder auch eingerissene Mundwinkel
  - auch für die Behandlung iatrogener Verletzungen
  - nach vorausgegangener Erstversorgung
  - auch für Klammerungen
  - auch für Wundverschluss mittels Fibrinkleber
  - ggf. zzgl. Materialkosten gemäß § 10 Abs. 1 GOÄ z.B. atraumatisches Nahtmaterial

Ä2004

Anmerkung

- nicht berechnungsfähig:
  - für Wundsäuberung und Blutstillung bei vorausgegangener chirurgischer Maßnahme
  - neben Erstversorgung einer kleinen Wunde (GOÄ-Nr. Ä2000) (für dasselbe Wundgebiet)
  - neben GOÄ-Nr. Ä2001–Ä2003, Ä2005 – Wundversorgung einschl. Naht (für dasselbe Wundgebiet)
  - neben Behandlung einer Wunde, die nicht primär heilt (GOÄ-Nr. Ä2006) (für dasselbe Wundgebiet)
  - für die Nachbehandlung nach chirurgischem Eingriff (GOZ-Nr. 3300)
  - für die chirurgische Wundrevision (GOZ-Nr. 3310)
  - für die Behandlung von Mundschleimhauterkrankungen, Aphthen oder Herpes labialis (GOZ-Nr. 4020)
  - neben der GOÄ-Nr. Ä200 – Wundverband (für dieselbe Wunde)

Begründungen

Überdurchschnittlicher Zeitaufwand aufgrund …	Überdurchschnittliche Schwierigkeiten aufgrund …	Besondere Umstände aufgrund …

- mehrerer unterschiedlicher Behandlungsmaßnahmen bei der Versorgung der Wunde
- eingeschränkter Mundöffnung wegen einer starken Schwellung des Weichgewebes
- ausgedehnter Ödembildung im Wundgebiet
- aufwendiger Versorgung der Wunde mit eingeschränkter Sicht wegen einer erhöhten Blutungsneigung durch die Einnahme gerinnungshemmender Medikamente
- aufwendiger Versorgung der Wunde mit eingeschränkter Sicht wegen einer erhöhten Blutungsneigung durch die erschwerte Isolation und Trockenlegung bei vermehrter Nachblutung/Sulcusblutung/Salivation
- motorischer Unruhe des Patienten, verbunden mit mehrfach notwendigen Behandlungspausen
- erhöhten Muskeltonus/Wangentonus/Zungentonus, dadurch erschwerte Freistellung des Behandlungsfeldes
- motorischer Instabilität der Zunge/Makroglossie, dadurch erschwerte Freistellung des Behandlungsfeldes
- erhöhten Würgereizes
- entzündlich veränderten Gebiets und dadurch erhöhte Sensibilität
- mikrochirurgischer Nahttechnik

Begründungen

Überdurchschnittlicher Zeitaufwand aufgrund …	Überdurchschnittliche Schwierigkeiten aufgrund …	Besondere Umstände aufgrund …

- erschwerter Einsicht in das Wundgebiet durch Entzündungserscheinungen bei starker Blutungsneigung
- häufiger Behandlungsunterbrechungen wegen des reduzierten Allgemeinzustandes
- der Einschränkung des Sichtbereiches, verursacht durch eine eingeschränkte Lagerfähigkeit des Patienten wegen einer Wirbelsäulenerkrankung/Muskelerkrankung/Herz-Kreislauferkrankung
- ungünstig gelegener, schwierig zu erreichender Region (z. B. unter der Zunge, dem Mundboden, der Umschlagfalte etc.)
- besonders aufwendiger Wundversorgung, mehrteilig, in Schichten getrennt

Ä2005

GOÄ-Position Ä2005

Leistungsbeschreibung	Faktor	
Versorgung einer großen und/oder stark verunreinigten Wunde einschließlich Umschneidung und Naht	1,0-fach:	23,31 €
	2,3-fach:	53,61 €
	2,8-fach:	65,27 €
	3,1-fach:	72,26 €
	3,5-fach:	81,59 €

Abrechnungsbestimmung

Neben den Leistungen nach den Nummern 2000 bis 2005 (Ä2000, Ä2001, Ä2002, Ä2003, Ä2004, Ä2005) ist die Leistung nach Nummer 2033 nicht berechnungsfähig, wenn die Extraktion des Nagels Bestandteil der Wundversorgung ist.

Teil L, Allgemeine Bestimmungen (Auszug):
Zur Erbringung der in Abschnitt L aufgeführten typischen operativen Leistungen sind in der Regel mehrere operative Einzelschritte erforderlich. Sind diese Einzelschritte methodisch notwendige Bestandteile der in der jeweiligen Leistungsbeschreibung genannten Zielleistung, so können sie nicht gesondert berechnet werden.

Anmerkung

- Abrechnung nur möglich, wenn keine chirurgische Maßnahme vorausgegangen ist
- berechnungsfähig:
  - Versorgung einer großen oder verunreinigten Wunde, wenn keine chirurgische Maßnahme vorausgegangen ist, einschließlich Naht
  - Versorgung einer stark verunreinigten kleinen Wunde inklusive Umschneidung und Naht
  - für das Reinigen und Vernähen einer großen und/oder stark verschmutzten Wunde, auch als erste Adaptationsnaht
  - je Wunde
  - bei getrennten Wundgebieten auch mehrfach
  - intra- und/oder extraoral
  - Behandlung von Verletzungen der Lippe, Zunge, Schleimhaut oder auch eingerissene Mundwinkel
  - auch für die Behandlung iatrogener Verletzungen
  - nach vorausgegangener Erstversorgung
  - auch für Klammerungen
  - auch für Wundverschluss mittels Fibrinkleber

Ä2005

Anmerkung

- ggf. zzgl. Materialkosten gemäß § 10 Abs. 1 GOÄ z.B. atraumatisches Nahtmaterial
- ggf. neben Anästhesie (GOZ-Nr. 0080, 0090, 0100)

- nicht berechnungsfähig:
  - für Wundsäuberung und Blutstillung bei vorausgegangener chirurgischer Maßnahme
  - neben Erstversorgung einer kleinen Wunde (GOÄ-Nr. Ä2000) (für dasselbe Wundgebiet)
  - neben Wundversorgung einschl. Naht (für dasselbe Wundgebiet) (GOÄ-Nrn. Ä2000–Ä2004)
  - neben Behandlung einer Wunde, die nicht primär heilt (für dasselbe Wundgebiet) (GOÄ-Nr. Ä2006)
  - für die Nachbehandlung nach chirurgischem Eingriff (GOZ-Nr. 3300)
  - für die chirurgische Wundrevision (GOZ-Nr. 3310)
  - für die Behandlung von Mundschleimhauterkrankungen, Aphthen oder Herpes labialis (GOZ-Nr. 4020)
  - neben Wundverband (für dieselbe Wunde) (GOÄ-Nr. Ä200)

Begründungen

Überdurchschnittlicher Zeitaufwand aufgrund … | Überdurchschnittliche Schwierigkeiten aufgrund … | Besondere Umstände aufgrund …

- mehrerer unterschiedlicher Maßnahmen bei der Versorgung der Wunde
- mehrerer Behandlungsmaßnahmen wegen der extremen Verunreinigung und ausgedehnten Entzündung der Wunde
- eingeschränkter Mundöffnung wegen einer starken Schwellung des Weichgewebes
- ausgedehnter Ödembildung im Operations- oder Wundgebiet
- ungünstig gelegener, schwierig zu erreichender Region (z. B. unter der Zunge, dem Mundboden, der Umschlagfalte etc.)
- aufwendiger Versorgung der Wunde mit eingeschränkter Sicht wegen einer erhöhten Blutungsneigung durch die Einnahme gerinnungshemmender Medikamente
- aufwendiger Versorgung der Wunde mit eingeschränkter Sicht wegen einer erhöhten Blutungsneigung durch eine erschwerte Isolation und Trockenlegung bei vermehrter Nachblutung/Sulcusblutung/Salivation
- motorischer Unruhe des Patienten, verbunden mit mehrfach notwendigen Behandlungspausen
- erhöhten Muskeltonus/Wangentonus/Zungentonus, dadurch erschwerte Freistellung des Behandlungsfeldes

Ä2005

Begründungen

Überdurchschnittlicher Zeitaufwand aufgrund …	Überdurchschnittliche Schwierigkeiten aufgrund …	Besondere Umstände aufgrund …

- motorischer Instabilität der Zunge/Makroglossie, dadurch erschwerte Freistellung des Behandlungsfeldes
- reflektorischer Übererregbarkeit z. B. starkem Husten-, Schluck-, oder/und Brechreizneigung mit häufigen Behandlungspausen
- stark entzündlich veränderten Gebiets und dadurch erhöhte Sensibilität
- mikrochirurgischer Nahttechnik
- erschwerter Einsicht in das Wundgebiet wegen der ausgeprägten Entzündung und der starken Blutungsneigung
- stark eingeschränkter Sicht durch andauernde Sickerblutung in Verbindung mit starker Schwellung des Weichgewebes
- behutsamer Wundversorgung bei extremer Empfindlichkeit und akuten Angstzustand des Patienten
- besonderen Aufwands im akut entzündetem Gebiet/akuter Schmerzzustand
- häufiger Behandlungsunterbrechungen wegen des reduzierten Allgemeinzustandes/verminderter Belastbarkeit oder schwieriger Kreislaufverhältnisse/Ohnmachtsneigung
- der Einschränkung des Sichtbereiches, verursacht durch eine eingeschränkte Lagerfähigkeit des Patienten wegeneiner Wirbelsäulenerkrankung/Muskelerkrankung/Herz-Kreislauferkrankung
- besonders aufwendiger Wundversorgung, mehrteilig, in Schichten getrennt
- erschwerter Nahtversorgung wegen ungünstiger Schleimhautverhältnisse/wegen fragiler Schleimhaut und/oder Schleimhautlazerationen
- besonders vorsichtigen Vorgehens wegen Infektion mit einhergehender Schmerzsensation im Wundgebiet
- besonders aufwendiger Wundversorgung wegen akuten Wundheilungsstörungen infolge Allgemeinmedikation z. B. Bisphosphonattherapie, Diabetes
- intensiver/ausführlicher Besprechung der weiteren Wundbetreuung/Heilungsverlauf
- langer Dauer inkl. Instruktion und Unterweisung zum Einsatz von Medikamenten/Spülungen zur häuslichen Anwendung

GOÄ-Position 2006

Leistungsbeschreibung	Faktor
Behandlung einer Wunde, die nicht primär heilt oder Entzündungserscheinungen oder Eiterungen aufweist – auch Abtragung von Nekrosen an einer Wunde	1,0-fach: 3,67 € 2,3-fach: 8,44 € 2,8-fach: 10,28 € 3,1-fach: 11,38 € 3,5-fach: 12,85 €

Abrechnungsbestimmung

Teil L, Allgemeine Bestimmungen (Auszug):
Zur Erbringung der in Abschnitt L aufgeführten typischen operativen Leistungen sind in der Regel mehrere operative Einzelschritte erforderlich. Sind diese Einzelschritte methodisch notwendige Bestandteile der in der jeweiligen Leistungsbeschreibung genannten Zielleistung, so können sie nicht gesondert berechnet werden.

Anmerkung

- Abrechnung nur möglich, wenn keine chirurgische Maßnahme vorausgegangen ist
- berechnungsfähig:
  - für die Behandlung einer Wunde, wenn keine chirurgische Maßnahme vorausgegangen ist
  - für die Nachbehandlung einer traumatischen Wunde bei Naht-Dehiszenz und/oder Eiterung
  - für die Entfernen von entzündlichem oder abgestorbenem Gewebe bei Schürf- oder Brandwunden oder bei flächigen Wunden
  - je Wundgebiet
  - für die Nachbehandlungen nach den GOÄ-Nrn. Ä2000, Ä2001, Ä2002, Ä2003, Ä2004 bzw. Ä2005 – Wundversorgung bei Entzündungserscheinungen
  - ggf. zzgl. Entfernung eines unter der Oberfläche der Haut oder der Schleimhaut gelegenen fühlbaren Fremdkörpers (GOÄ-Nr. Ä2009)
  - ggf. zzgl. Entfernung eines tiefsitzenden Fremdkörpers (GOÄ-Nr. Ä2010)
- nicht berechnungsfähig:
  - für Wundsäuberung und Blutstillung bei vorausgegangener chirurgischer Maßnahme
  - neben Erstversorgung einer kleinen Wunde (GOÄ-Nr. Ä2000) (für dasselbe Wundgebiet)

Ä2006

Anmerkung

- neben Wundversorgung einschl. Naht (für dasselbe Wundgebiet) (GOÄ-Nrn. Ä2000–Ä2005)
- für die Nachbehandlung nach chirurgischem Eingriff (GOZ-Nr. 3300)
- für die chirurgische Wundrevision (GOZ-Nr. 3310)
- für die Behandlung von Mundschleimhauterkrankungen, Aphthen oder Herpes labialis (GOZ-Nr. 4020)
- neben Wundverband (für dieselbe Wunde) (GOÄ-Nr. Ä200)

Begründungen

Überdurchschnittlicher Zeitaufwand aufgrund … | Überdurchschnittliche Schwierigkeiten aufgrund … | Besondere Umstände aufgrund …

- chronischer Prozesse
- Nahtdehiszenz
- mehrerer Maßnahmen bei der Versorgung der infizierten trockenen Wunde/Alveole oder bei Knochendefekten
- mehrerer Behandlungsmaßnahmen wegen der extremen Verunreinigung und ausgedehnten Entzündung der Wunde
- eingeschränkter Mundöffnung wegen einer starken postoperativen Schwellung des Weichgewebes
- ausgedehnter Ödembildung im Operations- oder Wundgebiet
- ungünstig gelegener, schwierig zu erreichender Zahnregion im weit distalen Bereich
- aufwendiger Versorgung der Wunde mit eingeschränkter Sicht wegen einer erhöhten Blutungsneigung durch die Einnahme gerinnungshemmender Medikamente/wegen einer gestörten Blutgerinnung
- aufwendiger Versorgung der Wunde mit eingeschränkter Sicht wegen einer erhöhten Blutungsneigung durch die erschwerte Isolation und Trockenlegung bei vermehrter Nachblutung/Sulcusblutung/Salivation
- motorischer Unruhe des Patienten, verbunden mit wiederholt erforderlicher Trockenlegung und mehrfach notwendigen Behandlungspausen
- erhöhten Muskeltonus/Wangentonus/Zungentonus, dadurch erschwerte Freistellung des Behandlungsfeldes
- motorischer Instabilität der Zunge/Makroglossie, dadurch erschwerte Freistellung des Behandlungsfeldes
- reflektorischer Übererregbarkeit z. B. starkem Husten-, Schluck-, oder/und Brechreizneigung mit häufigen Behandlungspausen
- entzündlich veränderten Gebiets und dadurch erhöhter postoperativer Sensibilität

Begründungen

Überdurchschnittlicher Zeitaufwand aufgrund … | Überdurchschnittliche Schwierigkeiten aufgrund … | Besondere Umstände aufgrund …

- mikrochirurgischer Nahttechnik
- erschwerter Einsicht in das Operationsgebiet wegen der ausgeprägten Entzündung und der starken Blutungsneigung
- häufiger Behandlungsunterbrechungen wegen des reduzierten Allgemeinzustandes/verminderter Belastbarkeit oder schwieriger Kreislaufverhältnisse/Ohnmachtsneigung
- der Einschränkung des Sichtbereiches, verursacht durch eine eingeschränkte Lagerfähigkeit des Patienten wegen einer Wirbelsäulenerkrankung/Muskelerkrankung/Herz-Kreislauferkrankung
- sehr umfangreichen Operationsgebiets, da ausgedehnte Schnittführung
- mehrerer Behandlungsmaßnahmen im Operationsgebiet (z. B. Nahtentfernung, Spülen der Wunde, Streifen legen/entfernen etc.)
- stark eingeschränkter Sicht durch andauernde Sickerblutung in Verbindung mit starker Schwellung des Weichgewebes
- behutsamer Wundversorgung bei extremer Empfindlichkeit und akuten Angstzustand des Patienten
- besonderen Aufwands im akut entzündetem Gebiet/akuter Schmerzzustand
- erschwerter Nahtversorgung wegen ungünstiger Schleimhautverhältnisse/wegen fragiler Schleimhaut und/oder Schleimhautlazerationen
- besonders vorsichtigen Vorgehens wegen Infektion mit einhergehender Schmerzsensation im Wundgebiet
- besonders aufwendiger Wundversorgung wegen akuten Wundheilungsstörungen infolge Allgemeinmedikation z. B. Bisphosphonattherapie, Diabetes
- intensiver/ausführlicher Besprechung der weiteren Wundbetreuung/Heilungsverlauf
- langer Dauer inkl. Instruktion und Unterweisung zum Einsatz von Medikamenten/Spülungen zur häuslichen Anwendung

Ä2007

GOÄ-Position Ä2007

Leistungsbeschreibung	Faktor
Entfernung von Fäden oder Klammern	1,0-fach: 2,33 € 2,3-fach: 5,36 € 2,8-fach: 6,52 € 3,1-fach: 7,22 € 3,5-fach: 8,16 €

Abrechnungsbestimmung

Teil L, Allgemeine Bestimmungen (Auszug):
Zur Erbringung der in Abschnitt L aufgeführten typischen operativen Leistungen sind in der Regel mehrere operative Einzelschritte erforderlich. Sind diese Einzelschritte methodisch notwendige Bestandteile der in der jeweiligen Leistungsbeschreibung genannten Zielleistung, so können sie nicht gesondert berechnet werden.

! Anmerkung

- berechnungsfähig:
  - für die Entfernen von Fäden oder chirurg. Klammern
  - je Sitzung
  - je Wundgebiet (bei nicht zusammenhängenden Operationsgebieten auch mehrmals)
  - als selbstständige Leistung
  - ggf. neben Behandlung einer Wunde, die nicht primär heilt oder Entzündungserscheinungen oder Eiterungen aufweist (GOÄ-Nr. Ä2006)
  - ggf. neben Wund- oder Fistelspaltung (GOÄ-Nr. Ä2008)
  - ggf. neben Entfernung eines unter der Oberfläche der Haut oder der Schleimhaut gelegenen fühlbaren Fremdkörpers (GOÄ-Nr. Ä2009)
  - ggf. neben Verband/Verbandwechsel (GOÄ-Nr. Ä200)
- nicht berechnungsfähig
  - neben der Nachbehandlung nach chirurgischem Eingriff (GOZ-Nr. 3300) (im selben Wundgebiet)
  - neben der chirurgischen Wundrevision (GOZ-Nr. 3310) (im selben Wundgebiet)
  - neben der PAR-Nachbehandlung (GOZ-Nr. 4150) (im selben Wundgebiet)

Begründungen

Überdurchschnittlicher Zeitaufwand aufgrund …	Überdurchschnittliche Schwierigkeiten aufgrund …	Besondere Umstände aufgrund …

- eingeschränkter Mundöffnung wegen starker postoperativer Schwellung des Weichgewebes
- ausgedehnter Ödembildung im Operations- oder Wundgebiet
- ungünstig gelegener, schwierig zu erreichender Zahnregion in weit distalem Bereich
- aufwendiger Entfernung der Naht/Klammern mit eingeschränkter Sicht wegen erhöhter Blutungsneigung durch Einnahme gerinnungshemmender Medikamente/gestörter Blutgerinnung
- aufwendiger Entfernung der Naht/Klammern mit eingeschränkter Sicht wegen erschwerter Isolation und Trockenlegung bei vermehrter Nachblutung/Sulcusblutung/Salivation
- motorischer Unruhe des Patienten, verbunden mit wiederholt erforderlicher Trockenlegung und mehrfach notwendigen Behandlungspausen
- erhöhtem Muskeltonus/Wangentonus/Zungentonus, dadurch erschwerte Freistellung des Behandlungsfeldes
- motorischer Instabilität der Zunge/Makroglossie, dadurch erschwerte Freistellung des Behandlungsfeldes
- reflektorischer Übererregbarkeit z. B. starkem Husten-, Schluck-, oder/und ausgeprägten Brech- und Würgereizneigung mit häufigen Behandlungspausen
- aufwendiger Entfernung der Naht/Klammern wegen entzündlich verändertem Gebiet und dadurch erhöhter postoperativer Sensibilität
- erhöhten Aufwands bei der Entfernung der mikrochirurgischen Naht
- der ausgeprägten Entzündung starke Blutungsneigung und erschwerter Einsicht in das Operationsgebiet
- sehr umfangreichen Operationsgebietes, da sehr ausgedehnte Schnittführung
- häufiger Behandlungsunterbrechungen wegen des reduzierten Allgemeinzustandes/verminderter Belastbarkeit oder schwieriger Kreislaufverhältnisse/Ohnmachtsneigung
- der Einschränkung des Sichtbereiches, verursacht durch eingeschränkte Lagerfähigkeit des Patienten wegen Wirbelsäulenerkrankung/Muskelerkrankung/Herz-Kreislauferkrankung
- behutsamer Nachbehandlung bei extremer postoperativer Empfindlichkeit
- besonderen Aufwands bei der Klammer Entfernung wegen Wund- oder Nahtdehiszenz und akuter Schmerzzustand
- erschwerter Erreichbarkeit/Freistellung des Wundgebietes wegen einer extrem eingeschränkten Mundöffnung bedingt durch eine Verletzung im Bereich des Mundwinkels/Verletzung an der Lippe

Ä2007

Begründungen

Überdurchschnittlicher Zeitaufwand aufgrund …	Überdurchschnittliche Schwierigkeiten aufgrund …	Besondere Umstände aufgrund …

- schwieriger Nahtentfernung unter festsitzender Restauration
- schwieriger Klammer/Nahtentfernung durch sehr enge und kleine Mundöffnung
- eingeschränkter Mundöffnung/erschwerter Mundzugang wegen Mundsperre/Kieferklemme/Adipositas/Herpes/Rhagaden etc.

GOÄ-Position Ä2008

Leistungsbeschreibung	Faktor
Wund- oder Fistelspaltung	1,0-fach: 5,25 € 2,3-fach: 12,08 € 2,8-fach: 14,70 € 3,1-fach: 16,28 € 3,5-fach: 18,38 €

Abrechnungsbestimmung

Teil L, Allgemeine Bestimmungen (Auszug):
Zur Erbringung der in Abschnitt L aufgeführten typischen operativen Leistungen sind in der Regel mehrere operative Einzelschritte erforderlich. Sind diese Einzelschritte methodisch notwendige Bestandteile der in der jeweiligen Leistungsbeschreibung genannten Zielleistung, so können sie nicht gesondert berechnet werden.

Anmerkung

- berechnungsfähig:
  - für die Wund- und Fistelspaltung/Spreizung oder Aufdehnung
  - für eine Fistelplastik
  - bei Eiterungen von vorwiegend traumatischen Wunden
  - bei Spätinfektionen von vorwiegend traumatischen Wunden mit Fistelbildung
  - vorwiegend im extraoralen Bereich
  - je Wunde/Fistel
  - inkl. der Entfernung von Fäden oder Klammern und primärer Wundversorgung
- nicht berechnungsfähig:
  - neben Verband (in demselben OP-Gebiet) (GOÄ-Nr. Ä200)
  - neben Entfernung eines Fremdkörpers (GOÄ-Nr. Ä2009)
  - neben Entfernung von Fäden oder Klammern (in demselben OP-Gebiet) (GOÄ-Nr. Ä2007)
  - neben Operative Entfernung eines tiefsitzenden Fremdkörpers (GOÄ-Nr. Ä2010)
  - neben Kontrolle nach chirurgischem Eingriff (in demselben OP-Gebiet) (GOZ-Nr. 3290)
  - neben Nachbehandlung nach chirurgischem Eingriff (in demselben OP-Gebiet) (GOZ-Nr. 3300)
  - neben chirurgischer Wundrevision (in demselben OP-Gebiet) (GOZ-Nr. 3310)

Ä2008

Begründungen

Überdurchschnittlicher Zeitaufwand aufgrund … | Überdurchschnittliche Schwierigkeiten aufgrund … | Besondere Umstände aufgrund …

- des chronischen Prozesses und dadurch erhöhter Sensibilität
- mehrerer Maßnahmen bei der Wund- oder Fistelspaltung der infizierten Wunde/Alveole oder Knochendefekte
- mehrerer Behandlungsmaßnahmen wegen der extremen Verunreinigung und ausgedehnter Entzündung der Wunde
- eingeschränkter Mundöffnung wegen starker postoperativer Schwellung des Weichgewebes
- ausgedehnter Ödembildung im Operations- oder Wundgebiet
- ungünstig gelegener, schwierig zu erreichender Wundregion in weit distalem Bereich
- aufwendiger Versorgung der Wunde mit eingeschränkter Sicht wegen erhöhter Blutungsneigung durch Einnahme gerinnungshemmender Medikamente/ gestörter Blutgerinnung
- aufwendiger Versorgung der Wunde mit eingeschränkter Sicht wegen erschwerter Isolation und Trockenlegung bei vermehrter Nachblutung/ Sulcusblutung/Salivation
- motorischer Unruhe des Patienten, verbunden mit wiederholt erforderlicher Trockenlegung/Blutstillung und mehrfach notwendigen Behandlungspausen
- erhöhtem Muskeltonus/Wangentonus/Zungentonus, dadurch erschwerte Freistellung des Behandlungsfeldes
- motorischer Instabilität der Zunge/Makroglossie, dadurch erschwerte Freistellung des Behandlungsfeldes
- erhöhten Würgereizes
- entzündlich veränderten Gebietes und dadurch erhöhter postoperativer Sensibilität
- mikrochirurgischer Nahttechnik
- erschwerter Einsicht in das Operationsgebiet wegen der ausgeprägten Entzündung und daher starker Blutungsneigung
- minimalinvasiver Behandlung wegen naheliegender Nervenaustrittstelle
- chronischer Entzündung wegen vorhandener Vernarbung
- häufiger Behandlungsunterbrechungen wegen des reduzierten Allgemeinzustandes/verminderter Belastbarkeit oder schwieriger Kreislaufverhältnisse – Ohnmachtsneigung
- der Einschränkung des Sichtbereiches, verursacht durch eingeschränkte Lagerfähigkeit des Patienten wegen Wirbelsäulenerkrankung/Muskelerkrankung/Herz-Kreislauferkrankung

Begründungen

Überdurchschnittlicher Zeitaufwand aufgrund … | Überdurchschnittliche Schwierigkeiten aufgrund … | Besondere Umstände aufgrund …

- besonders vorsichtigen Vorgehens im akut entzündetem Gebiet mit einhergehender Schmerzsensation
- umfangreicher Wundspaltung wegen ausgedehnter Entzündung/infizierten Knochen
- besonderen Aufwands bei der Wundspaltung bei vorliegender Wund-/Nahtdehizenz
- erschwerter Durchführung wegen entzündlich veränderten Gebiets und dadurch erhöhter postoperativer Sensibilität
- eingeschränkter Mundöffnung/erschwerter Mundzugang wegen Mundsperre/Kieferklemme/Adipositas/Herpes/Rhagaden etc.
- besonders aufwendiger Wundversorgung wegen akuten Wundheilungsstörungen infolge Allgemeinmedikation z. B. Bisphosphonattherapie, Diabetes

Ä2009

GOÄ-Position Ä2009

Leistungsbeschreibung	Faktor
Entfernung eines unter der Oberfläche der Haut oder der Schleimhaut gelegenen fühlbaren Fremdkörpers	1,0-fach: 5,83 € 2,3-fach: 13,41 € 2,8-fach: 16,32 € 3,1-fach: 18,07 € 3,5-fach: 20,41 €

Abrechnungsbestimmung

Teil L, Allgemeine Bestimmungen (Auszug):
Zur Erbringung der in Abschnitt L aufgeführten typischen operativen Leistungen sind in der Regel mehrere operative Einzelschritte erforderlich. Sind diese Einzelschritte methodisch notwendige Bestandteile der in der jeweiligen Leistungsbeschreibung genannten Zielleistung, so können sie nicht gesondert berechnet werden.

Anmerkung

- berechnungsfähig:
  - für sicht- oder tastbaren, eingespießten Fremdkörpern
  - je Fremdkörper
  - für die Entfernung einer abgebrochenen/frakturierten Schmelzscherbe
  - für die Entfernung von Füllungsresten, Abdruckmaterialpartikeln, Teile eines abgebrochenen Zahnstochers, abgerissene Zahnseidereste etc.
- nicht berechnungsfähig:
  - für die Entfernung von Abdruckmaterialpartikeln nach Abformung
  - neben oder für die Entfernung eines tiefsitzenden Fremdkörpers (GOÄ-Nr. Ä2010)
  - für die Entfernung eines vorhandenen Wurzelstiftes (GOZ-Nr. 2300)
  - für die Entfernung vorhandenen alten Wurzelfüllmaterials bei Revision
  - für die Entfernung von eingespießten Fremdkörpern aus dem Rachen oder Mund (GOÄ-Nr. Ä1508)
  - für die Entfernung von unter der Schleimhaut liegenden Materialien (z. B. Barrieren, Osteosynthesematerial) (GOZ-Nr. 9160)
  - neben den GOZ-Nrn. 2050 ff. oder 2180 in gleicher Sitzung, selbe Stelle
  - neben Verband (GOÄ-Nr. Ä200)
  - neben Wund- oder Fistelspaltung (GOÄ-Nr. Ä2008)

Anmerkung

BZÄK-Kommentar zu der GOÄ-Nr. Ä2009 (Stand September 2023)
Die Leistung kann nicht berechnet werden für die Entfernung von Materialien, die zu therapeutischen Zwecken unter die Körperoberfläche eingebracht wurden, sondern nur für die Entfernung von echten Fremdkörpern, z. B. im zahnärztlichen Bereich Füllungsreste, Abdruckmaterialpartikel etc. Die Leistung kann grundsätzlich für mehrere separat entfernte Fremdkörper je Fremdkörper berechnet werden, sofern ein weiterer Zugang geschaffen werden muss oder kein direkter räumlicher Zusammenhang besteht. Die Berechnung eines OP-Zuschlags ist nicht möglich.

Begründungen

Überdurchschnittlicher Zeitaufwand aufgrund … | Überdurchschnittliche Schwierigkeiten aufgrund … | Besondere Umstände aufgrund …

- häufiger Behandlungsunterbrechungen wegen des reduzierten Allgemeinzustandes/verminderter Belastbarkeit oder schwieriger Kreislaufverhältnisse – Ohnmachtsneigung
- der Einschränkung des Sichtbereiches, verursacht durch eingeschränkte Lagerfähigkeit des Patienten wegen Wirbelsäulenerkrankung/Muskelerkrankung/Herz-Kreislauferkrankung
- eingeschränkter Mundöffnung wegen starker Schwellung des Weichgewebes
- ausgedehnter Ödembildung im Behandlungsbereich
- ungünstig gelegener, schwierig zu erreichender Region in weit distalem Bereich
- aufwendiger Entfernung des Fremdkörpers mit eingeschränkter Sicht wegen erhöhter Blutungsneigung durch Einnahme gerinnungshemmender Medikamente
- erschwerter Isolation und aufwendiger Trockenlegung des Behandlungsgebietes bei vermehrter Salivation/Hypersalivation
- motorischer Unruhe des Patienten, verbunden mit wiederholt erforderlicher Trockenlegung und mehrfach notwendigen Behandlungspausen
- starken Wangendrucks und/oder aktiver Zungenmuskulatur oder erhöhtem Muskeltonus/Wangentonus/Zungentonus und dadurch aufwendiger Freistellung des Behandlungsfeldes sowie notwendiger häufiger Behandlungspausen zur Entlastung/Entspannung der Muskulatur
- motorischer Instabilität der Zunge/Makroglossie, dadurch erschwerte Freistellung des Behandlungsfeldes
- reflektorischer Übererregbarkeit z. B. starkem Husten-, Schluck-, oder/und Brechreizneigung, Besprechungsbedarf, mit häufigen Behandlungspausen und notwendiger wiederholt erforderlicher Trockenlegung zur Entfernung

Ä2009

Begründungen

Überdurchschnittlicher Zeitaufwand aufgrund … | Überdurchschnittliche Schwierigkeiten aufgrund … | Besondere Umstände aufgrund …

- besonderen Aufwands im akut entzündetem Gebiet/akuter Schmerzzustand/ erhöhter Schmerzempfindlichkeit
- erschwerter Einsicht in das Behandlungsgebiet wegen der ausgeprägten Entzündung und daher starker Blutungsneigung
- schwierigen Entfernens des Fremdkörpers an mehrwurzeligen Zähnen/ Zahnengstand/in die Bifurkation/Trifurkation
- besonderen Aufwands wegen vorhandener Restaurationen/Apparaturen und/oder Zahnfehlstellungen und dadurch erschwerte Entfernung
- stark eingeschränkter Sicht durch andauernde Papillenblutung und erforderlicher Trockenlegung zur Fremdkörperentfernung
- besonders vorsichtigen Vorgehens wegen Infektion mit einhergehender Schmerzsensation im Behandlungsgebiet
- erschwerter Erreichbarkeit/Freistellung des Wund- Behandlungsgebietes wegen einer extrem eingeschränkten Mundöffnung bedingt durch eine Verletzung im Bereich des Mundwinkels/Verletzung an der Lippe
- besonderen Aufwands bei erschwerter Einsicht und schlechter Zugänglichkeit, da Behandlungsgebiet im schwer einsehbaren Gebiet (z. B. distalmolarer Bereich oder im Tuberbereich)
- besonders aufwendiger Behandlung wegen akuter Entzündung infolge Allgemeinmedikation z. B. Bisphosphonattherapie, Diabetes
- eingeschränkter Mundöffnung/erschwertem Mundzugangs wegen Mundsperre/Kieferklemme/Adipositas/Herpes/Rhagaden etc.
- minimalinvasiver Behandlung/minimalinvasiven Vorgehens bei fragiler, zarter Gingiva

GOÄ-Position Ä2010

Leistungsbeschreibung	Faktor
Entfernung eines tiefsitzenden Fremdkörpers auf operativem Wege aus Weichteilen und/oder Knochen	1,0-fach: 22,09 € 2,3-fach: 50,81 € 2,8-fach: 61,85 € 3,1-fach: 68,48 € 3,5-fach: 77,32 €

Abrechnungsbestimmung

Teil L, Allgemeine Bestimmungen (Auszug):
Zur Erbringung der in Abschnitt L aufgeführten typischen operativen Leistungen sind in der Regel mehrere operative Einzelschritte erforderlich. Sind diese Einzelschritte methodisch notwendige Bestandteile der in der jeweiligen Leistungsbeschreibung genannten Zielleistung, so können sie nicht gesondert berechnet werden.

! Anmerkung

- berechnungsfähig:
  - bei tief in den Weichteilen oder auf dem Kieferknochen gelegenen Fremdkörpern
  - je Fremdkörper
  - für die Entfernung einer abgebrochenen/frakturierten Schmelzscherbe, wenn diese operativ entfernt werden muss
  - für die operative Entfernung von Füllungsresten, Abdruckmaterialpartikeln, Teile eines abgebrochenen Zahnstochers, alio loco frakturierte Instrumente
  - für die Entfernung von Amalgamtätowierungen
  - Entfernung von Wurzelfüllmaterial aus dem umliegenden Knochen bei abgegrenztem operativem Aufwand
  - neben chirurgischen Leistungen, wenn abgegrenzter operativer Aufwand vorliegt
  - neben operative Eröffnung einer Kieferhöhle vom Mundvorhof aus (GOÄ-Nr. Ä1467)
  - neben operative Eröffnung einer Kieferhöhle von der Nase aus (GOÄ-Nr. Ä1468)
  - ggf. zzgl. Zuschläge:
    - für die Anwendung eines Operationsmikroskops (GOÄ-Nr. Ä440)
    - für die Anwendung eines Lasers (GOÄ-Nr. Ä441)
    - OP-Zuschlag mit Punktzahlen von 250 bis 499 Punkten (GOÄ-Nr. Ä442)

Ä2010

! Anmerkung

- nicht berechnungsfähig:
  - neben und für die Entfernung eines oberflächlichen Fremdkörpers unter der Schleimhaut (GOÄ-Nr. Ä2009)
  - für die Entfernung eines vorhandenen Wurzelstiftes (GOZ-Nr. 2300)
  - für die Entfernung von eingespießten Fremdkörpern aus dem Rachen oder Mund (GOÄ-Nr. Ä1508)für die Entfernung von im Knochen liegender Materialien durch Osteotomie (GOZ-Nr. 9170)
  - neben den GOZ-Nrn. 2050 ff. und 2180 in derselben Sitzung und selbe Stelle
  - neben Verband (GOÄ-Nr. Ä200)
  - neben Wund- oder Fistelspaltung (GOÄ-Nr. Ä2008)
  - für die Entfernung frakturierter Wurzelkanalinstrumente aus dem Wurzelkanalsystem (§ 6 Abs. 1 GOZ)
  - für die operative Entfernung tiefliegender Fremdkörper aus dem Kiefer (GOÄ-Nr. Ä2651)
  - für die Entfernung von Osteosynthesematerial aus einem Kiefer- oder Gesichtsknochen (GOÄ-Nr. Ä2694)
  - ggf. zzgl. Zuschläge:
    - für die Anwendung eines Operationsmikroskops (GOÄ-Nr. Ä440)
    - für die Anwendung eines Lasers (GOÄ-Nr. Ä441)
    - OP-Zuschlag mit Punktzahlen von 250 bis 499 Punkten (GOÄ-Nr. Ä442)

BZÄK-Kommentar zu der GOÄ-Nr. Ä2010 (Stand September 2023)

Die Leistung kann nicht berechnet werden für die Entfernung von Materialien, die zu therapeutischen Zwecken unter die Körperoberfläche eingebracht wurden, sondern nur für die Entfernung von echten tiefliegenden Fremdkörpern auf operativem Wege, z. B. im zahnärztlichen Bereich Füllungsreste, Abdruckmaterialpartikel, oder auch alio loco frakturierten Instrumenten oder auch Wurzelfüllungsmaterial im Knochen. Sofern in Zusammenhang mit einer Zahnentfernung die Entfernung von Wurzelfüllmaterial aus dem umliegenden Knochen erfolgt, ist die GOÄ-Nr. 2010 (Ä2010) dann berechenbar, wenn durch die Entfernung ein zusätzlicher, abgrenzbarer operativer Aufwand erforderlich ist. Für die bloße Exkochleation der Alveole ist die GOÄ-Nr. 2010 (Ä2010) nicht berechenbar.

Sofern in Zusammenhang mit Gebührennummern der GOZ kein OP-Zuschlag nach Abschnitt L. der GOZ anfällt, kann der OP-Zuschlag nach GOÄ-Nr. 0442 (Ä442) berechnet werden.

Der OP-Zuschlag nach der GOÄ-Nr. 0442 (Ä442) beinhaltet eine Vergütung für die Bereitstellung von Operationseinrichtungen und Einrichtungen zur Vor- und Nachsorge (z. B. Kosten für Operations- und Aufwachräume oder Gebühren für wiederverwendbare Operationsmaterialien bzw. -geräte). Dies schließt im Gegensatz zur Anwendung der GOZ-Nrn. 0500 bis 0530 nicht die Berechnung von Materialien aus, welche nach der einmaligen Anwendung verbraucht sind. Dabei sind jedoch die in § 10 Abs. 2 genannten Materialien nicht berechnungsfähig. Die Berechnung von atraumatischem Nahtmaterial ist möglich.

Begründungen

Überdurchschnittlicher Zeitaufwand aufgrund … | Überdurchschnittliche Schwierigkeiten aufgrund … | Besondere Umstände aufgrund …

- häufiger Behandlungsunterbrechungen wegen des reduzierten Allgemeinzustandes/verminderter Belastbarkeit oder schwieriger Kreislaufverhältnisse – Ohnmachtsneigung
- der Einschränkung des Sichtbereiches, verursacht durch eingeschränkte Lagerfähigkeit des Patienten wegen Wirbelsäulenerkrankung/Muskelerkrankung/Herz-Kreislauferkrankung
- der extremen Verunreinigung mit massiven Fremdkörpern und ausgedehnter Entzündung der Wunde/Alveole/Knochendefekte etc.
- eingeschränkter Mundöffnung wegen starker Schwellung des Weichgewebes
- ausgedehnter Ödembildung im Behandlungs-/Operationsgebiet
- ungünstig gelegener, schwierig zu erreichender Region in weit distalem Bereich
- aufwendiger Entfernung des Fremdkörpers mit eingeschränkter Sicht wegen erhöhter Blutungsneigung durch Einnahme gerinnungshemmender Medikamente
- aufwendiger Entfernung des Fremdkörpers mit eingeschränkter Sicht wegen erschwerter Isolation und Trockenlegung bei vermehrter Nachblutung/Sulcusblutung/Salivation/Hypersalivation
- motorischer Unruhe des Patienten, verbunden mit wiederholt erforderlicher Blutstillung und mehrfach notwendigen Behandlungspausen
- starken Wangendrucks und/oder aktiver Zungenmuskulatur oder erhöhtem Muskeltonus/Wangentonus/Zungentonus und dadurch aufwendiger Freistellung des Behandlungsfeldes sowie notwendiger häufiger Behandlungspausen zur Entlastung/Entspannung der Muskulatur
- motorischer Instabilität der Zunge/Makroglossie, dadurch erschwerte Freistellung des Behandlungsfeldes
- reflektorischer Übererregbarkeit z. B. starkem Husten-, Schluck-, oder/und Brechreizneigung, Besprechungsbedarf, mit häufigen Behandlungspausen und notwendiger wiederholt erforderlicher Trockenlegung/Blutstillung zur Entfernung
- besonderen Aufwands im akut entzündetem Gebiet/akuter Schmerzzustand mit erhöhter Schmerzempfindlichkeit
- erschwerter Einsicht in das Operationsgebiet wegen der ausgeprägten Entzündung und daher starker Blutungsneigung
- chronischem Prozess und dadurch erhöhter Sensibilität
- mikrochirurgischer Nahttechnik
- minimalinvasiver Behandlung wegen naheliegender Nervenaustrittstelle
- chronischer Entzündung wegen vorhandener Vernarbung und starker Blutungsneigung

Ä2010

Begründungen

Überdurchschnittlicher Zeitaufwand aufgrund …	Überdurchschnittliche Schwierigkeiten aufgrund …	Besondere Umstände aufgrund …

- vorsichtigen Vorgehens wegen anatomisch gefährdeter Nachbarstrukturen (z. B. Nerven/Kieferhöhle/Wurzeln der Nachbarzähne etc.)
- erschwerter Erreichbarkeit/Freistellung des Wund- Behandlungsgebietes wegen einer extrem eingeschränkten Mundöffnung bedingt durch eine Verletzung im Bereich des Mundwinkels/Verletzung an der Lippe
- besonderen Aufwands bei erschwerter Einsicht und schlechter Zugänglichkeit, da Behandlungsgebiet im schwer einsehbaren Gebiet (z. B. distalmolarer Bereich oder im Tuberbereich)
- besonders aufwendiger Behandlung sowie Wundversorgung wegen akuter Entzündung infolge Allgemeinmedikation z. B. Bisphosphonattherapie, Diabetes
- eingeschränkter Mundöffnung/erschwertem Mundzugangs wegen Mundsperre/Kieferklemme/Adipositas/Herpes/Rhagaden etc.
- besonderen Aufwands wegen vorhandener Restaurationen/Apparaturen und/oder elongierten/protrudierten Zähnen und/oder Zahnfehlstellungen (nach buccal/palatinal/lingual gekippte, asymmetrischer Zahnrotationen usw.) und dadurch erschwerte Entfernung
- schwierigen Entfernens des tiefsitzenden Fremdkörpers aus der Bifurkation/Trifurkation bei minimalinvasivem Vorgehen

GOÄ-Position Ä2118

Leistungsbeschreibung	Faktor
Operative Fremdkörperentfernung aus einem Kiefer-, Finger-, Hand-, Zehen- oder Fußgelenk	1,0-fach: 26,99 € 2,3-fach: 62,08 € 2,8-fach: 75,57 € 3,1-fach: 83,67 € 3,5-fach: 94,47 €

Abrechnungsbestimmung

Teil L, Allgemeine Bestimmungen (Auszug):
Zur Erbringung der in Abschnitt L aufgeführten typischen operativen Leistungen sind in der Regel mehrere operative Einzelschritte erforderlich. Sind diese Einzelschritte methodisch notwendige Bestandteile der in der jeweiligen Leistungsbeschreibung genannten Zielleistung, so können sie nicht gesondert berechnet werden.

Anmerkung

- berechnungsfähig:
  - für jeden im Kiefergelenk gelegenen Fremdkörper, sofern ohne zusätzliche Osteotomie entfernbar
  - je Fremdkörper
  - wenn zusätzliche Osteotomie erforderlich, dann Ä2651
  - ggf. zzgl. Zuschläge:
    - für die Anwendung eines Operationsmikroskops (GOÄ-Nr. Ä440)
    - für die Anwendung eines Lasers (GOÄ-Nr. Ä441)
    - bei ambulanter Durchführung von operativen Leistungen, die mit Punktzahlen von 250 bis 499 Punkten (GOÄ-Nr. Ä442)
- nicht berechnungsfähig:
  - für Entfernung eines tiefsitzenden Fremdkörpers auf operativem Wege aus Weichteilen und/oder Knochen (GOÄ-Nr. Ä2010)
  - für die operative Entfernung eines Fremdkörpers aus der Kieferhöhle
  - für die operative Entfernung tiefliegender Fremdkörper aus dem Kiefer (GOÄ-Nr. Ä2651)
  - für die Entfernung von Osteosynthesematerial aus einem Kiefer- oder Gesichtsknochen (GOÄ-Nr. Ä2694)

Ä2118

Begründungen

Überdurchschnittlicher Zeitaufwand aufgrund …	Überdurchschnittliche Schwierigkeiten aufgrund …	Besondere Umstände aufgrund …

- häufiger Behandlungsunterbrechungen wegen des reduzierten Allgemeinzustandes/verminderter Belastbarkeit oder schwieriger Kreislaufverhältnisse – Ohnmachtsneigung
- der Einschränkung des Sichtbereiches, verursacht durch eingeschränkte Lagerfähigkeit des Patienten wegen Wirbelsäulenerkrankung/Muskelerkrankung/Herz-Kreislauferkrankung
- Gefährdung der anatomischen Nachbarstrukturen und ausgedehnter Entzündung des Kiefergelenks/Region etc.
- eingeschränkter Sicht wegen starker prä-/postoperativer Schwellung des Weichgewebes
- ausgedehnter Ödembildung im Operationsgebiet
- ungünstig gelegener, schwierig zu erreichender Region des Fremdkörpers
- aufwendiger Entfernung des Fremdkörpers mit eingeschränkter Sicht wegen erhöhter Blutungsneigung durch Einnahme gerinnungshemmender Medikamente
- erschwerter Isolation und Trockenlegung bei vermehrter Nachblutung
- motorischer Unruhe des Patienten, verbunden mit wiederholt erforderlicher Trockenlegung/Blutstillung und mehrfach notwendigen Behandlungspausen
- entzündlich veränderten Gebiets und dadurch erhöhter post-/präoperativer Sensibilität
- erschwerter Einsicht in das Operationsgebiet wegen der ausgeprägten Entzündung und daher starker Blutungsneigung
- chronischer Prozess dadurch erhöhter post-/präoperativer Sensibilität
- mikrochirurgischer Nahttechnik
- minimalinvasiver Behandlung wegen naheliegender Nervenaustrittstelle
- chronischer Entzündung wegen vorhandener Vernarbung
- der Lage des Fremdkörpers im schwer zugänglichen Bereich
- reflektorischer Übererregbarkeit z. B. starkem Husten-, Schluckreizneigung, Besprechungsbedarf, mit häufigen Behandlungspausen und notwendiger wiederholt erforderlicher Trockenlegung/Blutstillung zur Entfernung
- vorsichtigen Vorgehens wegen anatomisch gefährdeter Nachbarstrukturen (z. B. Nerven/Kieferhöhl etc.)

GOÄ-Position Ä2381

Leistungsbeschreibung	Faktor
Einfache Hautlappenplastik	1,0-fach: 21,57 € 2,3-fach: 49,61 € 2,8-fach: 60,40 € 3,1-fach: 66,87 € 3,5-fach: 75,50 €

Abrechnungsbestimmung

Teil L, Allgemeine Bestimmungen (Auszug):
Zur Erbringung der in Abschnitt L aufgeführten typischen operativen Leistungen sind in der Regel mehrere operative Einzelschritte erforderlich. Sind diese Einzelschritte methodisch notwendige Bestandteile der in der jeweiligen Leistungsbeschreibung genannten Zielleistung, so können sie nicht gesondert berechnet werden.

Anmerkung

- berechnungsfähig:
  - für einen Wundverschluss ohne zusätzliche Lappenbildung, wenn die chirurgische Hauptleistung der GOÄ unterliegt (ansonsten Leistungsbestandteil der primären Wundversorgung gemäß den Allgemeinen Bestimmungen GOZ Teil D)
  - für eine einfache Hautlappenplastik
  - für ein apikaler Verschiebelappen oder (Tür-) Flügellappen
  - für eine Unterminierungsplastik
  - je Hautlappenplastik
  - zusätzliche Hautlappenplastik bei Patienten essenziell z.B. die dialysepflichtig sind, im Kieferbereich bestrahlt werden, Voroperationen im Kieferbereich aufweisen, Schleimhautlazerationen aufweisen, größere Kieferdefekte aufweisen, mit Antikoagulantien (z. B. Vitamin-K-Antagonisten, Heparine, Thrombozytenaggregationshemmung) behandelt werden
  - ggf. neben chirurgischen Leistungen (GOZ-Nrn. 3000 ff.)
  - ggf. neben implantologische Leistungen (GOZ-Nrn. 9000 ff.)
  - ggf. neben parodontologischer Leistungen (GOZ-Nrn. 4000 ff.)
  - ggf. neben Entfernung eines extrem verlagerten Zahnes durch Osteotomie bei gefährdeten anatomischen Nachbarstrukturen (GOÄ-Nr. Ä2650)
  - ggf. neben operative Entfernung von Osteosynthesematerial aus einem Kiefer- oder Gesichtsknochen (GOÄ-Nr. Ä2694)

Ä2381

! Anmerkung

- ggf. zzgl. Anlegen von Stütz-, Halte- oder Hilfsvorrichtungen (z. B. Verbandsplatte, Pelotte) am Ober- oder Unterkiefer oder bei Kieferklemme (GOÄ-Nr. Ä2700)
- ggf. zzgl. Zuschläge
  - für die Anwendung eines Operationsmikroskops (GOÄ-Nr. Ä440)
  - für die Anwendung eines Lasers (GOÄ-Nr. Ä441)
  - OP- Zuschlag mit Punktzahlen von 250 bis 499 Punkten (GOÄ-Nr. Ä442)

- nicht berechnungsfähig:
  - für einen Wundverschluss im selben Operationsgebiet neben einer chirurgischen Leistung nach GOZ (siehe allgemeine Bestimmungen Teil D)
  - für eine plastische Deckung mit zusätzlicher Lappenbildung (GOÄ-Nr. Ä2382)
  - für eine plastische Deckung einschließlich Periostschlitzung (GOZ-Nr. 3100)
  - für eine einseitige Tuberplastik (GOZ-Nr. 3250)
  - für eine Bindegewebstransplantation in einen zahnlosen Bereich, auch an einem Implantat (§ 6 Abs. 1 GOZ)
  - neben Aufbau des Alveolarfortsatzes durch Augmentation (GOZ-Nr. 9100)
    Hinweis auf der Rechnung bezüglich der zusätzlichen Lappenbildung ist zu empfehlen.

BZÄK-Kommentar zu der GOÄ-Nr. Ä2381 (Stand September 2023)
Bei der Mundschleimhaut handelt es sich um Körperoberfläche. Die GOÄ-Nr. 2381 (Ä2381) ist für Zahnärzte gemäß § 6 Abs. 2 GOZ geöffnet. Die weichteilchirurgische Abdeckung eines aufgebauten Kieferkamms im Rahmen der GOZ-Nr. 9100 löst nicht die GOÄ-Nr. 2381 (Ä2381) aus, da der Wundverschluss mit vollständiger Schleimhautabdeckung Bestandteil der Leistung ist. Sofern in Zusammenhang mit Gebührennummern der GOZ kein OP-Zuschlag nach Abschnitt L. der GOZ anfällt, kann der OP-Zuschlag nach GOÄ-Nr. 0442 (Ä442) berechnet werden.
Der OP-Zuschlag nach der GOÄ-Nr. 0442 (Ä442) beinhaltet eine Vergütung für die Bereitstellung von Operationseinrichtungen und Einrichtungen zur Vor- und Nachsorge (z. B. Kosten für Operations- und Aufwachräume oder Gebühren für wiederverwendbare Operationsmaterialien bzw. -geräte). Dies schließt im Gegensatz zur Anwendung der GOZ-Nrn. 0500 bis 0530 nicht die Berechnung von Materialien aus, welche nach der einmaligen Anwendung verbraucht sind. Dabei sind jedoch die in § 10 Abs. 2 genannten Materialien nicht berechnungsfähig. Materialien, welche erkennbar einer anderen Leistung in der GOZ zugeordnet werden können (z. B. Implantations-OP-Set, Kühlmittelschläuche o. Ä.), sind mit dem dann anzuwendenden OP-Zuschlag der GOZ abgegolten. Die Berechnung von atraumatischem Nahtmaterial ist möglich.

Anmerkung

Positionspapier des Ausschusses für Gebührenrecht der Bundeszahnärztekammer (04/2014), https://www.bzaek.de/service/positionen-statements/einzelansicht/lappenbildung-in-zusammenhang-mit-den-goz-nrn-9010-9120-9130-9140-9160-9170.html

„Die Geb.-Ziff. 2381 (Ä2381) GOÄ beschreibt die einfache Hautlappenplastik. Unter Maßnahmen, die diese Leistungslegende erfüllen, sind alle einfachen plastischen, eindirektionalen Maßnahmen zur Verlängerung oder Verschiebung von Weichgewebe zu verstehen.

Durch die Aufnahme der Geb.-Nr. 3100 in die GOZ 2012 ist die Geb.-Ziff. 2381 (Ä2381) GOÄ für den plastischen Wundverschluss mit Periostschlitzung nicht mehr darstellbar. Maßnahmen nach der Geb.-Ziff. 2381 (Ä2381) GOÄ sind was den Aufwand angeht denen der Geb.-Nr. 3100 GOZ vergleichbar.

Maßnahmen zur plastischen Deckung augmentierter Knochenareale nach Art einer einfachen Hautlappenplastik, die den Umfang eines primären Wundverschlusses übersteigen und nicht dem Leistungsinhalt der Geb.-Nr. 3100 GOZ unterfallen, sind nach der Geb.-Ziff. 2381 (Ä2381) GOÄ berechnungsfähig (siehe LG Köln vom 04.11.2009, Az. 23 O 236/06).

Plastische Modifikationen der Schleimhaut zum Wundverschluss, die vom Leistungsinhalt der Geb.-Ziff. 2381 (Ä2381) GOÄ umfasst sind, können z. B. sein:

- Mobilisationsplastik (Unterminierungsplastik)
- apikaler Verschiebelappen
- (Tür-)Flügellappen

Die GOÄ-Nrn. 2381 (Ä2381) und 2382 (Ä2382) sind hinsichtlich ihrer Abrechnungshäufigkeit nicht eingeschränkt, sondern können je erfolgter Lappenbildung einmal berechnet werden."

Ä2381

Begründungen

Überdurchschnittlicher Zeitaufwand aufgrund …	Überdurchschnittliche Schwierigkeiten aufgrund …	Besondere Umstände aufgrund …

- erschwerter Lappenbildung bei tief ansetzenden, einstrahlenden Bändern
- besonders schwieriger Lappentechnik wegen in Kieferkammnähe ansetzender Bänder/hoch ansetzende Bänder/Inseration ins Operationsgebiet
- minimalinvasiver Behandlung wegen der Nähe zu gefährdeten Nachbarstrukturen (z. B. Nebenhöhlen, Gefäße etc.)
- eingeschränkter Mundöffnung wegen starker prä-/postoperativer Schwellung des Weichgewebes
- ausgedehnter Ödembildung im Operationsgebiet
- ungünstig gelegener, schwierig zu erreichender Zahnregion in weit distalem Bereich
- aufwendiger Operation mit eingeschränkter Sicht wegen erhöhter Blutungsneigung (hämorragischer Diathese)/anhaltender Blutungen durch Einnahme gerinnungshemmender Medikamente
- erschwerter Isolation und Trockenlegung bei vermehrter Nachblutung/Sulcusblutung/Salivation
- motorischer Unruhe des Patienten, verbunden mit wiederholt erforderlicher Trockenlegung und mehrfach notwendigen Behandlungspausen
- erhöhtem Muskeltonus/Wangentonus/Zungentonus, dadurch erschwerte Freistellung des Behandlungsfeldes
- motorischer Instabilität der Zunge/Makroglossie, dadurch erschwerte Freistellung des Behandlungsfeldes
- reflektorischer Übererregbarkeit z. B. starkem Husten-, Schluck-, oder/und erhöhter Brechreizneigung mit häufigen Behandlungspausen
- entzündlich veränderten Gebiets und dadurch erhöhter prä-/postoperativer Sensibilität
- mikrochirurgischer Nahttechnik
- erschwerter Einsicht in das Operationsgebiet wegen der ausgeprägten Entzündung und daher starker Blutungsneigung
- häufiger Behandlungsunterbrechungen wegen des reduzierten Allgemeinzustandes und verminderter Belastbarkeit oder schwieriger Kreislaufverhältnisse – Ohnmachtsneigung
- der Einschränkung des Sichtbereiches, verursacht durch eingeschränkte Lagerfähigkeit des Patienten wegen Wirbelsäulenerkrankung/Muskelerkrankung/Herz-Kreislauferkrankung
- minimalinvasiver Behandlung wegen flachliegender/hochliegender Nervenaustrittstelle
- chronischer Entzündung wegen vorhandener Vernarbung
- besonders aufwendiger Nahttechnik (mehrfach, in Schichtengetrennt, mikrochirurgisch etc.)

Begründungen

Überdurchschnittlicher Zeitaufwand aufgrund … | Überdurchschnittliche Schwierigkeiten aufgrund … | Besondere Umstände aufgrund …

- erhöhter Blutungsneigung wegen hochliegender Gefäßbündel
- erschwerter Erreichbarkeit/Freistellung des Behandlungsgebietes wegen einer extrem eingeschränkten Mundöffnung bedingt durch eine Verletzung im Bereich des Mundwinkels/Verletzung an der Lippe
- schwieriger Lappenbildung und erschwerter Wundversorgung wegen ungünstiger Schleimhautverhältnisse/fragiler Schleimhaut und/oder Schleimhautlazerationen
- erschwerter Erreichbarkeit/Freistellung und Sicht des Operationsgebietes durch andauernde Blutung verbunden mit stark eingeschränkter Mundöffnung durch eine extrem geringe Schneidekantendifferenz von …. mm
- umfangreicher Operation während einer Behandlung unter Sedierung, erhöhter Aufwand durch eingeschränktes und erschwertes Offenhalten des Behandlungsfeldes
- anhaltender Sickerblutung und erschwerter primären Wundversorgung, bei verbleibender starker Nachblutungsgefahr durch Einnahme von Antikoagulanzien
- stark eingeschränkter Sicht durch andauernde Sickerblutung in Verbindung mit starker Zungenmotorik/mit eingeschränkter Mundöffnung/mit starker Aktivität des M. masseter
- aufwendiger Wundversorgung wegen Wunddehiszenzen bedingt durch umfangreicher Voroperationen
- komplizierter Lappenplastik bei ausgedehnter Vernarbung nach Voroperationen
- besonderen Aufwands bei der Lappenplastik durch extrem flacher vestibulärer Lippen-/Umschlagfalte
- erschwerter Lappenbildung bedingt durch sehr dünne Mukosa
- minimalinvasiven/atraumatischen Operation/Verschlusses der Wunde wegen naheliegender Nervenaustrittstelle und Vermeidung von Gefäßschädigungen/ Gefährdung anatomischer Nachbarstrukturen/zur Erhaltung der Schleimhautstrukturen
- besonders umfangreicher Wundversorgung des Operationsgebietes zur Vermeidung von Keloidose
- gewebeschonender Lappenbildungstechnik/atraumatischen Vorgehens mit besondere Schnitt- und Nahttechnik zur Erhaltung eines optimalen ästhetischen Ergebnisses

Ä2382

GOÄ-Position Ä2382

Leistungsbeschreibung	Faktor
Schwierige Hautlappenplastik oder Spalthauttransplantation	1,0-fach: 43,07 € 2,3-fach: 99,06 € 2,8-fach: 120,60 € 3,1-fach: 133,52 € 3,5-fach: 150,75 €

Abrechnungsbestimmung

Teil L, Allgemeine Bestimmungen (Auszug):
Zur Erbringung der in Abschnitt L aufgeführten typischen operativen Leistungen sind in der Regel mehrere operative Einzelschritte erforderlich. Sind diese Einzelschritte methodisch notwendige Bestandteile der in der jeweiligen Leistungsbeschreibung genannten Zielleistung, so können sie nicht gesondert berechnet werden.

Anmerkung

- berechnungsfähig:
  - je schwierige Hautlappenplastik
  - für ein lateraler Verschiebelappen, Rotationslappen, Schwenklappen, Semilunarlappen, Spaltlappen
  - für ein Papillenrekonstruktionslappen/Papillenaufbauplastik
  - für eine V-Y-Plastik, Z-Plastik
  - je Spalthauttransplantation (Split-Flap-Lappen)
  - plastische Deckung im Rahmen einer Wundversorgung mit zusätzlicher Lappenbildung und schwenken, drehen oder verschieben von Schleimhautteilen etc.
  - neben der GOZ-Nr. 9100 nur für ein Spalthauttransplantat
  - zur Rezessionsdeckung, je Operationsgebiet
  - auch für Verschiebelappen + Membrantechnik (GTR) + subepithel. Bindegewebstransplantat (SBT) oder freies Schleimhauttransplantat (FST)
  - zusätzliche Hautlappenplastik bei Patienten essenziell z.B. die dialysepflichtig sind, im Kieferbereich bestrahlt werden, Voroperationen im Kieferbereich aufweisen, Schleimhautlazerationen aufweisen, größere Kieferdefekte aufweisen, mit Antikoagulantien (z. B. Vitamin-K-Antagonisten, Heparine, Thrombozytenaggregationshemmung) behandelt werden
  - ggf. neben Implantation alloplastischen Materials zur Weichteilunterfütterung als selbstständige Leistung (GOÄ-Nr. Ä2442)
  - ggf. neben Entfernung eines extrem verlagerten Zahnes durch Osteotomie bei gefährdeten anatomischen Nachbarstrukturen (GOÄ-Nr. Ä2650)

Anmerkung

- ggf. neben operative Entfernung von Osteosynthesematerial aus einem Kiefer- oder Gesichtsknochen (GOÄ-Nr. Ä2694)
- ggf. neben Partielle Vestibulum-, Mundboden- oder große Tuberplastik (GOÄ-Nr. Ä2675) oder Totale Mundboden- oder Vestibulumplastik (GOÄ-Nr. Ä2676)
- ggf. zzgl. Anlegen von Stütz-, Halte- oder Hilfsvorrichtungen (z. B. Verbandsplatte, Pelotte) am Ober- oder Unterkiefer oder bei Kieferklemme (GOÄ-Nr. Ä2700)
- ggf. zzgl. Zuschläge:
  - für die Anwendung eines Operationsmikroskops (GOÄ-Nr. Ä440)
  - für die Anwendung eines Lasers (GOÄ-Nr. Ä441)
  - OP- Zuschlag mit Punktzahlen von 500 bis 799 (GOÄ-Nr. 443)

- nicht berechnungsfähig:
  - für und neben einer plastischen Deckung im Rahmen einer Wundversorgung einschließlich einer Periostschlitzung (GOZ-Nr. 3100) im selben OP-Gebiet
  - für eine einseitige Tuberplastik (GOZ-Nr. 3250)
  - für eine Bindegewebstransplantation in einen zahnlosen Bereich, auch an einem Implantat (§ 6 Abs. 1 GOZ)
  - neben Aufbau des Alveolarfortsatzes durch Augmentation zur vollständigen Schleimhautabdeckung mittels schwieriger Hautlappenplastik (GOZ-Nr. 9100)
  - für eine einfache Hautlappenplastik ohne zusätzliche Lappenbildung, der über die primäre Wundversorgung hinausgeht (z. B. Unterminierungsplastik) (GOÄ-Nr. Ä2381)
    Hinweis auf der Rechnung bezüglich der zusätzlichen Lappenbildung ist zu empfehlen.

BZÄK-Kommentar zu der GOÄ-Nr. Ä2382 (Stand September 2023)

Bei der Mundschleimhaut handelt es sich um Körperoberfläche. Die GOÄ-Nr. 2382 (Ä2382) ist für Zahnärzte gemäß § 6 Abs. 2 GOZ geöffnet. Die weichteilchirurgische Abdeckung eines aufgebauten Kieferkamms im Rahmen der GOZ-Nr. 9100 löst nicht die GOÄ-Nr. 2382 (Ä2382) aus, da der Wundverschluss mit vollständiger Schleimhautabdeckung Bestandteil der Leistung ist. Sofern in Zusammenhang mit Gebührennummern der GOZ kein OP-Zuschlag nach Abschnitt L. der GOZ anfällt, kann der OP-Zuschlag nach GOÄ-Nr. 0443 (Ä443) berechnet werden.
Der OP-Zuschlag nach der GOÄ-Nr. 0443 (Ä443) beinhaltet eine Vergütung für die Bereitstellung von Operationseinrichtungen und Einrichtungen zur Vor- und Nachsorge (z. B. Kosten für Operations- und Aufwachräume oder Gebühren für wiederverwendbare Operationsmaterialien bzw. -geräte). Dies schließt im Gegensatz zur Anwendung der GOZ-Nrn. 0500 bis 0530 nicht die Berechnung von Materialien aus, welche nach der einmaligen Anwendung verbraucht sind. Dabei sind jedoch die in § 10 Abs. 2 genannten Materialien nicht berechnungsfähig. Materialien, wel-

Ä2382

! Anmerkung

che erkennbar einer anderen Leistung in der GOZ zugeordnet werden können (z. B. Implantations-OP-Set, Kühlmittelschläuche o. Ä.), sind mit dem dann anzuwendenden OP-Zuschlag der GOZ abgegolten. Die Berechnung von atraumatischem Nahtmaterial ist möglich.
Positionspapier des Ausschusses für Gebührenrecht der Bundeszahnärztekammer (04/2014), https://www.bzaek.de/service/positionen-statements/einzelansicht/lappenbildung-in-zusammenhang-mit-den-goz-nrn-9010-9120-9130-9140-9160-9170.html
„Unter der Geb.-Ziff. 2382 (Ä2382) GOÄ ist die schwierige Hautlappenplastik oder Spalthauttransplantation verzeichnet. In der Medizin sind von diesen Maßnahmen auch große Areale betroffen, in der Zahnmedizin sind die Eingriffe in der Mundhöhle durch die eingeschränkte Zugänglichkeit auch bei geringer Ausdehnung oft sehr zeitaufwändig und schwierig durchzuführen. Bei der intraoralen Anwendung dieser modernen und meist komplizierten Verfahren zur Weichgewebsrekonstruktion muss besonders berücksichtigt werden, dass diese plastischen Maßnahmen in der Regel mit einer deutlichen Steigerung hinsichtlich ihres operativen Aufwandes einhergehen und große Anforderungen an die operativen Fähigkeiten und auch den hierzu notwendigen technischen Aufwand zur mehrdimensionalen Lappenpositionierung stellen.
Schwierige Hautlappenplastiken bei eigenständiger, über den reinen Wundverschluss hinausgehender Indikation, die nach der Geb.-Ziff. 2382 (Ä2382) GOÄ zu berechnen sind, können z. B. sein:

- Spaltlappen (Split-Flap-Lappen)
- Lateraler Verschiebelappen
- Schwenklappen
- Rotationslappen
- Papillenrekonstruktionslappen
- Semilunarlappen
- V-Y-Plastik
- Z-Plastik
- Verschiebelappen + Membrantechnik (GTR)
- Verschiebelappen + freies Schleimhauttransplantat (FST) + GTR
- Verschiebelappen + Subepithel. Bindegewebstranspl. (SBT)
- Verschiebelappen + SBT + GTR
- Papillenaufbauplastik + SBT

Bei gegebener eingenständiger Indikation ist die Geb.-Ziff. 2382 (Ä2382) GOÄ als selbständige Leistung, auch neben der Einbringung enossaler Implantate berechnungsfähig (siehe AG Hannover vom 31.01.2008, Az. 427 C 16678/06).
Die GOÄ-Nrn. 2381 (Ä2381) und 2382 (Ä2382) sind hinsichtlich ihrer Abrechnungshäufigkeit nicht eingeschränkt, sondern können je erfolgter Lappenbildung einmal berechnet werden.

Ä2382

Begründungen

Überdurchschnittlicher Zeitaufwand aufgrund … | Überdurchschnittliche Schwierigkeiten aufgrund … | Besondere Umstände aufgrund …

- erschwerter Lappenbildung bei tief ansetzenden, einstrahlenden Bändern
- besonders schwieriger Lappentechnik wegen in Kieferkammnähe ansetzender Bänder/hoch ansetzende Bänder/Inseration ins Operationsgebiet
- minimalinvasiver Behandlung wegen der Nähe zu gefährdeten Nachbarstrukturen (z. B. Nebenhöhlen, Gefäße etc.)
- eingeschränkter Mundöffnung wegen starker prä-/postoperativer Schwellung des Weichgewebes
- ausgedehnter Ödembildung im Operationsgebiet
- ungünstig gelegener, schwierig zu erreichender Zahnregion in weit distalem Bereich/Umschlagfalte
- aufwendiger Operation mit eingeschränkter Sicht wegen erhöhter Blutungsneigung (hämorragischer Diathese)/anhaltender Blutungen durch Einnahme gerinnungshemmender Medikamente
- erschwerter Isolation und Trockenlegung bei vermehrter Nachblutung/Sulcusblutung/Salivation
- motorischer Unruhe des Patienten, verbunden mit wiederholt erforderlicher Trockenlegung und mehrfach notwendigen Behandlungspausen
- erhöhtem Muskeltonus/Wangentonus/Zungentonus, dadurch erschwerte Freistellung des Behandlungsfeldes
- motorischer Instabilität der Zunge/Makroglossie, dadurch erschwerte Freistellung des Behandlungsfeldes
- reflektorischer Übererregbarkeit z. B. starkem Husten-, Schluck-, oder/und erhöhter Brechreizneigung mit häufigen Behandlungspausen
- entzündlich veränderten Gebiets und dadurch erhöhter prä-/postoperativer Sensibilität
- mikrochirurgischer Nahttechnik
- erschwerter Einsicht in das Operationsgebiet wegen der ausgeprägten Entzündung und daher starker Blutungsneigung
- häufiger Behandlungsunterbrechungen wegen des reduzierten Allgemeinzustandes und verminderter Belastbarkeit/geschwächter Konstitution des Patienten oder schwieriger Kreislaufverhältnisse – Ohnmachtsneigung
- der Einschränkung des Sichtbereiches, verursacht durch eingeschränkte Lagerfähigkeit des Patienten wegen Wirbelsäulenerkrankung/Muskelerkrankung/Herz-Kreislauferkrankung
- minimalinvasiver Behandlung wegen naheliegender/flachliegender/hochliegender Nervenaustrittstelle
- chronischer Entzündung wegen vorhandener Vernarbung
- besonders aufwendiger Nahttechnik (mehrfach, in Schichtengetrennt, mikrochirurgisch etc.)

Ä2382

Begründungen

Überdurchschnittlicher Zeitaufwand aufgrund …	Überdurchschnittliche Schwierigkeiten aufgrund …	Besondere Umstände aufgrund …

- erhöhter Blutungsneigung wegen hochliegender Gefäßbündel
- erschwerter Erreichbarkeit/Freistellung des Behandlungsgebietes wegen einer extrem eingeschränkten Mundöffnung bedingt durch eine Verletzung im Bereich des Mundwinkels/Verletzung an der Lippe
- schwieriger Lappenbildung und erschwerter Wundversorgung wegen ungünstiger Schleimhautverhältnisse/fragiler Schleimhaut und/oder Schleimhautlazerationen
- erschwerter Erreichbarkeit/Freistellung und Sicht des Operationsgebietes durch andauernde Blutung verbunden mit stark eingeschränkter Mundöffnung durch eine extrem geringe Schneidekantendifferenz von …. mm
- anhaltender Sickerblutung und erschwerter primären Wundversorgung, bei verbleibender starker Nachblutungsgefahr durch Einnahme von Antikoagulanzien
- stark eingeschränkter Sicht durch andauernde Sickerblutung in Verbindung mit starker Zungenmotorik/mit eingeschränkter Mundöffnung/mit starker Aktivität des M. masseter
- aufwendiger Wundversorgung wegen Wunddehiszenzen bedingt durch umfangreicher Voroperationen
- komplizierter Lappenplastik bei ausgedehnter Vernarbung nach Voroperationen
- besonderen Aufwands bei der Lappenplastik durch extrem flacher vestibulärer Lippen-/Umschlagfalte
- erschwerter Lappenbildung bedingt durch sehr dünne Mukosa
- aufwendiger mikrochirurgischer Operationstechnik und großen Umfangs des gestielten Lappens

GOÄ-Position Ä2386

Leistungsbeschreibung	Faktor
Schleimhauttransplantation – einschließlich operativer Unterminierung der Entnahmestelle und plastischer Deckung	1,0-fach: 40,10 € 2,3-fach: 92,23 € 2,8-fach: 112,28 € 3,1-fach: 124,31 € 3,5-fach: 140,35 €

Abrechnungsbestimmung

Teil L, Allgemeine Bestimmungen (Auszug):
Zur Erbringung der in Abschnitt L aufgeführten typischen operativen Leistungen sind in der Regel mehrere operative Einzelschritte erforderlich. Sind diese Einzelschritte methodisch notwendige Bestandteile der in der jeweiligen Leistungsbeschreibung genannten Zielleistung, so können sie nicht gesondert berechnet werden.

! Anmerkung

- berechnungsfähig:
  - für eine Schleimhauttransplantation einschließlich operativer Unterminierung der Entnahmestelle und plastischer Deckung
  - je selbständiges, separates Schleimhauttransplantationsgebiet
  - auch mehrfach je Entnahmestelle oder Empfängergebiet
  - ggf. zzgl. Anlegen von Stütz-, Halte- oder Hilfsvorrichtungen (z. B. Verbandsplatte, Pelotte) am Ober- oder Unterkiefer oder bei Kieferklemme (GOÄ-Nr. Ä2700)
  - ggf. zzgl. Wundflächenentkeimung mittels Laser (§ 6 Abs.1 GOZ)
  - ggf. zzgl. Anwendung von wachstumsfaktorenreichem Plasma zur Regeneration (§ 6 Abs. 1 GOZ)
  - ggf. zzgl. Zuschläge:
    - für die Anwendung eines Operationsmikroskops (GOÄ-Nr. Ä440)
    - für die Anwendung eines Lasers (GOÄ-Nr. Ä441)
    - OP-Zuschlag mit Punktzahlen von 500 bis 799 (GOÄ-Nr. 443)
- nicht berechnungsfähig:
  - für die Gewinnung und Transplantation von Schleimhaut ohne operative Unterminierung und ohne plastische Deckung (GOZ-Nr. 4130)
  - für eine Spalthauttransplantation (GOÄ-Nr. Ä2382)
  - für die Transplantation von Schleimhaut (GOZ-Nr. 4130)
  - für die Transplantation von Bindegewebe (GOZ-Nr. 4133)

Ä2386

Anmerkung

- neben einer einfachen Hautlappenplastik (GOÄ-Nr. Ä2381) oder schwierigen Hautlappenplastik (GOÄ-Nr. Ä2382)
- für eine Bindegewebstransplantation in einen zahnlosen Bereich, auch an einem Implantat (§6 Abs. 1 GOZ)

Begründungen

Überdurchschnittlicher Zeitaufwand aufgrund …	Überdurchschnittliche Schwierigkeiten aufgrund …	Besondere Umstände aufgrund …

- schwieriger Adaption des Schleimhauttransplantats im hinteren Drittel des cavum oris
- besonderen Aufwands da/extremer Zahnengstand/erschwerte Anpassung an vorhandene Restaurationen/Apparaturen/sehr enge Approximalräume/Furkationsbeteiligung/Tunnelierung und dadurch aufwendige, schwierige Adaption des Transplantats
- besonders umfangreicher Wundversorgung der Entnahmestelle
- umfangreichem Schleimhauttransplantats mit verschiedenen Rekonstruktionsverfahren und zusätzlichem instrumentellem Aufwand bei der Entnahme
- Gefährdung der Nachbarstrukturen (z. B. Blutgefäße) bei der Entnahme
- der primären Wundversorgung, bei starker Nachblutungsgefahr durch Einnahme gerinnungshemmender Medikamente
- erschwerter Lappenbildung, Rezessionsdeckung bei tief ansetzenden, einstrahlenden Bändern
- minimalinvasiver Behandlung wegen naheliegender Nasen-, Kieferhöhlen-, Gelenk-, oder Gefäßnähe
- eingeschränkter Mundöffnung wegen starker Schwellung des Weichgewebes
- ausgedehnter Ödembildung im Operationsgebiet
- aufwendiger Schleimhauttransplantation mit eingeschränkter Sicht wegen erhöhter Blutungsneigung (hämorragischer Diathese)/anhaltender Blutungen durch Einnahme gerinnungshemmender Medikamente
- erschwerter Isolation und Trockenlegung bei vermehrter Nachblutung/Sulcusblutung/Salivation
- motorischer Unruhe des Patienten, verbunden mit wiederholt erforderlicher Trockenlegung/Blutstillung und mehrfach notwendigen Behandlungspausen
- erhöhtem Muskeltonus/Wangentonus/Zungentonus, dadurch erschwerte Freistellung des Behandlungsfeldes
- motorischer Instabilität der Zunge/Makroglossie, dadurch erschwerte Freistellung des Behandlungsfeldes
- reflektorischer Übererregbarkeit z. B. starkem Husten-, Schluck-, oder/und erhöhter Brechreizneigung mit häufigen Behandlungspausen

Ä2386

Begründungen

Überdurchschnittlicher Zeitaufwand aufgrund … | Überdurchschnittliche Schwierigkeiten aufgrund … | Besondere Umstände aufgrund …

- entzündlich veränderten Gebiets und dadurch erhöhter postoperativer Sensibilität
- mikrochirurgischer Nahttechnik
- erschwerter Einsicht in das Operationsgebiet wegen der ausgeprägten Entzündung und daher starker Blutungsneigung
- häufiger Behandlungsunterbrechungen wegen des reduzierten Allgemeinzustandes und verminderter Belastbarkeit oder schwieriger Kreislaufverhältnisse – Ohnmachtsneigung
- reduziertem Allgemeinzustands bei langer Dauer des operativen Eingriffs
- der Einschränkung des Sichtbereiches, verursacht durch eingeschränkte Lagerfähigkeit des Patienten wegen Wirbelsäulenerkrankung/Muskelerkrankung/Herz-Kreislauferkrankung
- minimalinvasiver Behandlung wegen naheliegender/flachliegender/hochliegender Nervenaustrittstelle und Vermeidung von Gefäßschädigungen
- sehr umfangreichem Operationsgebiets mit großem gestieltem Lappen/Schleimhauttransplantats
- erschwerter Lappenbildung bedingt durch sehr dünne Mukosa
- erschwerter Erreichbarkeit/Freistellung des Behandlungsgebietes wegen einer extrem eingeschränkten Mundöffnung bedingt durch eine Verletzung im Bereich des Mundwinkels/Verletzung an der Lippe
- schwieriger Lappenbildung und erschwerter Wundversorgung wegen ungünstiger Schleimhautverhältnisse/fragiler Schleimhaut und/oder Schleimhautlazerationen
- erschwerter Erreichbarkeit/Freistellung und Sicht des Operationsgebietes durch andauernde Blutung verbunden mit stark eingeschränkter Mundöffnung durch eine extrem geringe Schneidekantendifferenz von …. mm
- umfangreicher Operation während einer Behandlung unter Sedierung, erhöhter Aufwand durch eingeschränktes und erschwertes Offenhalten des Behandlungsfeldes
- anhaltender Sickerblutung und erschwerter primären Wundversorgung, bei verbleibender starker Nachblutungsgefahr durch Einnahme von Antikoagulanzien
- stark eingeschränkter Sicht durch andauernde Sickerblutung in Verbindung mit starker Zungenmotorik/mit eingeschränkter Mundöffnung/mit starker Aktivität des M. masseter
- aufwendiger Wundversorgung wegen Wunddehiszenzen bedingt durch umfangreicher Voroperationen
- komplizierter plastischer Deckung bei ausgedehnter Vernarbung nach Voroperationen

Ä2386

Begründungen

Überdurchschnittlicher Zeitaufwand aufgrund …	Überdurchschnittliche Schwierigkeiten aufgrund …	Besondere Umstände aufgrund …

- besonderen Aufwands bei der plastischen Deckung durch extrem flacher vestibulärer Lippen-/Umschlagfalte
- besonderen Aufwands bei erschwerter Einsicht da OP- Bereich im schwer einsehbaren Gebiet (z. B. distalmolarer Bereich) wegen schwieriger Lage der Entnahmestelle/wegen schwer zugänglicher Empfängerregion
- erschwerter Schleimhautlappenbildung wegen hoch angesetzter Mukogingivalgrenze/fragiler Schleimhautverhältnisse
- aufwendiger Mobilisation und Fixierung des Schleimhautlappens wegen ungünstiger Perioststruktur
- häufiger Behandlungsunterbrechungen wegen erschwerter Nasenatmung
- besonders großem/umfangreichen Bindegewebstransplantats und dadurch aufwendiger Versorgung der Entnahmestelle
- sehr aufwendiger plastischer Schnittführung an der Entnahmestelle und mikrochirurgischer/besonders aufwendiger Nahttechnik
- besonders aufwendiger primärer Wundversorgung der Entnahmestelle zur Vermeidung von Wundheilungsstörungen infolge Allgemeinmedikation z.B. Bisphosphonattherapie, Diabetes
- aufwendiger Wundversorgung wegen Wunddehiszenzen bedingt durch umfangreicher Voroperationen
- gewebeschonender Lappentechnik/atraumatisches Vorgehen mit besondere Schnitt- und Nahttechnik zur Erhaltung eines optimalen ästhetischen Ergebnisses
- häufiger Unterbrechung und lange Dauer der Gewinnung und Verlegung des Transplantates bedingt durch sensorische/reflektorischer Übererregbarkeit des Patienten
- erschwerten Zugangs zum palatinalen/lingualen Zahnbereich wegen starken Brech-/Würgereizes
- erschwerter Erreichbarkeit/Freistellung des Behandlungsgebietes wegen einer extrem eingeschränkten Mundöffnung bedingt durch eine Verletzung im Bereich des Mundwinkels/Verletzung an der Lippe
- erschwerter Erreichbarkeit/Freistellung und Sicht des Operationsgebietes durch andauernde Blutung verbunden mit stark eingeschränkter Mundöffnung durch eine extrem geringe Schneidekantendifferenz von …. mm
- umfangreicher Operation während einer Behandlung unter Sedierung, erhöhter Aufwand durch eingeschränktes und erschwertes Offenhalten des Behandlungsfeldes
- anhaltender Sickerblutung und erschwerte primären Wundversorgung, bei verbleibender starker Nachblutungsgefahr durch Einnahme von Antikoagulanzien

GOÄ-Position Ä2401

Leistungsbeschreibung	Faktor
Probeexzision aus oberflächlich gelegenem Körpergewebe (z. B. Haut, Schleimhaut, Lippe)	1,0-fach: 7,75 € 2,3-fach: 17,83 € 2,8-fach: 21,70 € 3,1-fach: 24,03 € 3,5-fach: 27,13 €

Abrechnungsbestimmung

Teil L, Allgemeine Bestimmungen (Auszug):
Zur Erbringung der in Abschnitt L aufgeführten typischen operativen Leistungen sind in der Regel mehrere operative Einzelschritte erforderlich. Sind diese Einzelschritte methodisch notwendige Bestandteile der in der jeweiligen Leistungsbeschreibung genannten Zielleistung, so können sie nicht gesondert berechnet werden.

Anmerkung

- berechnungsfähig:
  - für eine Probeausschneidung zur Gewinnung von Gewebsmaterial für eine (patho)-histologische Untersuchung
  - aus der oberflächlichen, auch der sichtbaren perioralen Haut oder Mundschleimhaut oder aus dem Lippenrot
  - je Probeexzision
  - auch mehrmals bei getrennten Gebieten
  - abermals, wenn eine Durchtrennung der Haut durch einen separaten Zugang erfolgt
  - neben chirurgischen Leistungen (bei gesonderter Schnittführung)
  - ggf. neben Hautlappenplastik (Ä2382/Ä2381)
  - ggf. zzgl. Anlegen von Stütz-, Halte- oder Hilfsvorrichtungen (z. B. Verbandsplatte) (GOÄ-Nr. Ä2700)
  - ggf. neben Stillung einer übermäßigen Blutung im Mund- und/oder Kieferbereich (GOZ-Nr. 3050)
- nicht berechnungsfähig:
  - neben Verband (GOÄ-Nr. Ä200)
  - neben Probeexzision aus tiefliegendem Körpergewebe (GOÄ-Nr. Ä2402)
  - für Randschnitte bei Tumoroperationen

Ä2401

Begründungen

Überdurchschnittlicher Zeitaufwand aufgrund …	Überdurchschnittliche Schwierigkeiten aufgrund …	Besondere Umstände aufgrund …

- besonderen Aufwands bei erschwerter Einsicht da Entnahmebereich in schwer einsehbarem Gebiet (z. B. retromolarer Bereich, lingual, Umschlagfalte)
- besonders umfangreicher Wundversorgung der Entnahmestelle zur Vermeidung von Keloidose
- Gefährdung der Nachbarstrukturen (z. B. Blutgefäße) bei der Entnahme
- primärer Wundversorgung, bei starker Nachblutungsgefahr durch Einnahme gerinnungshemmender Medikamente
- minimalinvasiver Behandlung wegen gefährdeter anatomischer Nachbarstrukturen (z. B. Nerven/Kieferhöhle/Wurzeln Nachbarzähne etc.)
- eingeschränkter Mundöffnung/erschwerter Zugang wegen starker Schwellung des Weichgewebes
- ausgedehnter Ödembildung/Keloidbildung im Operationsgebiet
- aufwendiger Operation mit eingeschränkter Sicht wegen erhöhter Blutungsneigung (hämorragischer Diathese)/anhaltender Blutungen durch Einnahme gerinnungshemmender Medikamente
- notwendiger Einsatz eines OP-Mikroskops
- erschwerter Isolation und Trockenlegung bei vermehrter Nachblutung/Sulcusblutung/Salivation
- motorischer Unruhe des Patienten, verbunden mit wiederholt erforderlicher Trockenlegung/Blutstillung und mehrfach notwendigen Behandlungspausen
- erhöhtem Muskeltonus/Wangentonus/Zungentonus, dadurch erschwerte Freistellung des Behandlungsfeldes
- motorischer Instabilität der Zunge/Makroglossie, dadurch erschwerte Freistellung des Behandlungsfeldes
- reflektorischer Übererregbarkeit z. B. starkem Husten-, Schluck-, oder/und Brechreizneigung mit häufigen Behandlungspausen
- entzündlich, chronisch veränderten Gebiets und dadurch erhöhter postoperativer Sensibilität
- mikrochirurgischer Nahttechnik
- erschwerter Einsicht in das Operationsgebiet wegen der ausgeprägten Entzündung und daher starker Blutungsneigung
- häufiger Behandlungsunterbrechungen wegen des reduzierten Allgemeinzustandes
- der Einschränkung des Sichtbereiches, verursacht durch eingeschränkte Lagerfähigkeit des Patienten wegen Wirbelsäulenerkrankung/Muskelerkrankung/Herz-Kreislauferkrankung

Ä2401

Begründungen

Überdurchschnittlicher Zeitaufwand aufgrund … | Überdurchschnittliche Schwierigkeiten aufgrund … | Besondere Umstände aufgrund …

- minimalinvasiver Behandlung wegen naheliegender Nervenaustrittstelle und Vermeidung von Gefäßschädigungen
- erschwerter Wundversorgung wegen ungünstiger Schleimhautverhältnisse/ fragiler Schleimhaut und/oder Schleimhautlazerationen
- minimalinvasiver/atraumatischen Probeexzision wegen naheliegender Nervenaustrittstelle und Vermeidung von Gefäßschädigungen/zur Erhaltung der Schleimhautstrukturen
- erschwerter Erreichbarkeit/Freistellung des Behandlungsgebietes wegen einer extrem eingeschränkten Mundöffnung bedingt durch eine Verletzung im Bereich des Mundwinkels/Verletzung an der Lippe
- erschwerter Erreichbarkeit/Freistellung und Sicht des Behandlungsgebietes durch andauernde Blutung verbunden mit stark eingeschränkter Mundöffnung durch eine extrem geringe Schneidekantendifferenz von …. mm
- häufiger Behandlungsunterbrechungen wegen des reduzierten Allgemeinzustandes und verminderter Belastbarkeit oder schwieriger Kreislaufverhältnisse – Ohnmachtsneigung
- erschwerter Wundversorgung bedingt durch sehr dünne Mukosa
- anhaltender Sickerblutung und erschwerter primären Wundversorgung, bei verbleibender starker Nachblutungsgefahr durch Einnahme von Antikoagulanzien

Ä2402

GOÄ-Position Ä2402

Leistungsbeschreibung	Faktor
Probeexzision aus tiefliegendem Körpergewebe (z. B. Fettgewebe, Faszie, Muskulatur) oder aus einem Organ ohne Eröffnung einer Körperhöhle (z. B. Zunge)	1,0-fach: 21,57 € 2,3-fach: 49,61 € 2,8-fach: 60,40 € 3,1-fach: 66,87 € 3,5-fach: 75,50 €

Abrechnungsbestimmung

Teil L, Allgemeine Bestimmungen (Auszug):
Zur Erbringung der in Abschnitt L aufgeführten typischen operativen Leistungen sind in der Regel mehrere operative Einzelschritte erforderlich. Sind diese Einzelschritte methodisch notwendige Bestandteile der in der jeweiligen Leistungsbeschreibung genannten Zielleistung, so können sie nicht gesondert berechnet werden.

Anmerkung

- berechnungsfähig:
  - Probeausschneidung aus tiefliegendem Körpergewebe (z. B. Fettgewebe, Faszie, Muskulatur) oder unter der Schleimhaut gelegenen Gewebeteilen
  - Probeausschneidung aus der Zunge, Rachen, Mundhöhle
  - jeweils auch mit der bedeckenden Haut oder Schleimhaut
  - je Probeexzision
  - auch mehrmals bei getrennten OP- Gebieten
  - ggf. zzgl. Anlegen von Stütz-, Halte- oder Hilfsvorrichtungen (z. B. Verbandsplatte) (GOÄ-Nr. Ä2700)
  - ggf. neben Stillung einer übermäßigen Blutung im Mund- und/oder Kieferbereich (GOZ-Nr. 3050)
  - ggf. neben Stillung einer Blutung durch Abbinden oder Umstechen des Gefäßes oder durch Knochenbolzung (GOZ-Nr. 3060)
  - neben chirurgischen Leistungen (bei gesonderter Schnittführung)
  - ggf. neben Hautlappenplastik (Ä2382/Ä2381)
  - ggf. zzgl. Zuschläge:
    - für die Anwendung eines Operationsmikroskops (GOÄ-Nr. Ä440)
    - für die Anwendung eines Lasers (GOÄ-Nr. Ä441)
    - OP- Zuschlag mit Punktzahlen von 250 bis 499 Punkten (GOÄ-Nr. Ä442)

! Anmerkung

- nicht berechnungsfähig:
  - für Randschnitte bei Tumoroperationen
  - für die vollständige Entfernung von pathologischen Gewebeveränderungen
  - neben Verband (GOÄ-Nr. Ä200)
  - neben Probeexzision aus oberflächlich gelegenem Körpergewebe (GOÄ-Nr. Ä2401)

Ä2402

Begründungen

Überdurchschnittlicher Zeitaufwand aufgrund …	Überdurchschnittliche Schwierigkeiten aufgrund …	Besondere Umstände aufgrund …

- besonders umfangreicher Wundversorgung der Entnahmestelle zur Vermeidung von Keloidose
- besonderen Aufwands bei erschwerter Einsicht da Entnahmebereich in schwer einsehbarem Gebiet (z. B. retromolarer Bereich, lingual, Umschlagfalte)
- Gefährdung der Nachbarstrukturen (z. B. Blutgefäße) bei der Entnahme
- primärer Wundversorgung, bei starker Nachblutungsgefahr durch Einnahme gerinnungshemmender Medikamente
- minimalinvasiver Behandlung wegen der Nähe zu gefährdeten Nachbarstrukturen (z. B. Nebenhöhlen, Gefäße etc.)
- eingeschränkter Mundöffnung/erschwerter Zugang wegen starker Schwellung des Weichgewebes
- ausgedehnter Ödembildung/Keloidbildung im Operationsgebiet
- aufwendiger Operation mit eingeschränkter Sicht wegen erhöhter Blutungsneigung (hämorragischer Diathese)/anhaltender Blutungen durch Einnahme gerinnungshemmender Medikamente
- erschwerter Isolation und Trockenlegung bei vermehrter Nachblutung/Sulcusblutung/Salivation
- motorischer Unruhe des Patienten, verbunden mit wiederholt erforderlicher Trockenlegung/Blutstillung und mehrfach notwendigen Behandlungspausen
- erhöhtem Muskeltonus/Wangentonus/Zungentonus, dadurch erschwerte Freistellung des Behandlungsfeldes
- motorischer Instabilität der Zunge/Makroglossie, dadurch erschwerte Freistellung des Behandlungsfeldes
- reflektorischer Übererregbarkeit z. B. starkem Husten-, Schluck-, oder/und Brechreizneigung mit häufigen Behandlungspausen
- entzündlich, chronisch veränderten Gebiets und dadurch erhöhter postoperativer Sensibilität
- mikrochirurgischer Nahttechnik
- erschwerter Einsicht in das Operationsgebiet wegen der ausgeprägten Entzündung und deshalb starker Blutungsneigung
- häufiger Behandlungsunterbrechungen wegen reduziertem Allgemeinzustand
- der Einschränkung des Sichtbereiches, verursacht durch eingeschränkte Lagerfähigkeit des Patienten wegen Wirbelsäulenerkrankung/Muskelerkrankung/Herz-Kreislauferkrankung
- minimalinvasiver/atraumatischen Probeexzision wegen naheliegender Nervenaustrittstelle und Vermeidung von Gefäßschädigungen/zur Erhaltung der Schleimhautstrukturen

Begründungen

Überdurchschnittlicher Zeitaufwand aufgrund … | Überdurchschnittliche Schwierigkeiten aufgrund … | Besondere Umstände aufgrund …

- erschwerter Erreichbarkeit/Freistellung des Behandlungsgebietes wegen einer extrem eingeschränkten Mundöffnung bedingt durch eine Verletzung im Bereich des Mundwinkels/Verletzung an der Lippe
- erschwerter Erreichbarkeit/Freistellung und Sicht des Behandlungsgebietes durch andauernde Blutung verbunden mit stark eingeschränkter Mundöffnung durch eine extrem geringe Schneidekantendifferenz von …. mm
- häufiger Behandlungsunterbrechungen wegen des reduzierten Allgemeinzustandes und verminderter Belastbarkeit oder schwieriger Kreislaufverhältnisse – Ohnmachtsneigung
- erschwerter Wundversorgung bedingt durch sehr dünne Mukosa
- anhaltender Sickerblutung und erschwerter primären Wundversorgung, bei verbleibender starker Nachblutungsgefahr durch Einnahme von Antikoagulanzien

Ä2403

GOÄ-Position Ä2403

Leistungsbeschreibung	Faktor
Exzision einer in oder unter der Haut oder Schleimhaut liegenden kleinen Geschwulst	1,0-fach: 7,75 € 2,3-fach: 17,83 € 2,8-fach: 21,70 € 3,1-fach: 24,03 € 3,5-fach: 27,13 €

Abrechnungsbestimmung

Teil L, Allgemeine Bestimmungen (Auszug):
Zur Erbringung der in Abschnitt L aufgeführten typischen operativen Leistungen sind in der Regel mehrere operative Einzelschritte erforderlich. Sind diese Einzelschritte methodisch notwendige Bestandteile der in der jeweiligen Leistungsbeschreibung genannten Zielleistung, so können sie nicht gesondert berechnet werden.

! Anmerkung

- berechnungsfähig:
  - je Exzision einer kleinen separaten Geschwulst/eines oberflächlichen Neoplasmas
  - je therapeutische Exzision
  - in oder unter der Schleimhaut/Haut gelegen
  - mehrfach bei mehreren Geschwülsten
  - für benigne und maligne Gewebewucherung
  - Entfernung per Kauterisation oder mittels Laser
  - ggf. zzgl. Hautlappenplastik (GOÄ-Nr. Ä2381, Ä2382) (wenn selbstständig erbracht)
  - ggf. neben Stillung einer übermäßigen Blutung im Mund- und/oder Kieferbereich (GOZ-Nr. 3050)
  - ggf. zzgl. Anlegen von Stütz-, Halte- oder Hilfsvorrichtungen (z. B. Verbandsplatte) (GOÄ-Nr. Ä2700)
- nicht berechnungsfähig:
  - neben Verband (GOÄ-Nr. Ä200)
  - neben weiteren chirurgischen Maßnahmen z. B. Extraktionen, Zystenoperationen, Exzisionen, Knochenresektionen oder Alveolotomien (in derselben Sitzung und am gleichen Zahn)

Ä2403

Begründungen

Überdurchschnittlicher Zeitaufwand aufgrund … | Überdurchschnittliche Schwierigkeiten aufgrund … | Besondere Umstände aufgrund …

- besonderen Aufwands bei erschwerter Einsicht da Entnahmebereich in schwer einsehbarem Gebiet (z. B. retromolarer Bereich, lingual, Umschlagfalte)
- besonders umfangreicher Wundversorgung der Entnahmestelle zur Vermeidung Keloidose
- Gefährdung der Nachbarstrukturen (z. B. Blutgefäße) bei der Entnahme
- primärer Wundversorgung, bei starker Nachblutungsgefahr durch Einnahme gerinnungshemmender Medikamente
- minimalinvasiver Behandlung wegen gefährdeter anatomischer Nachbarstrukturen (z. B. Nerven/Kieferhöhle/Wurzeln Nachbarzähne etc.
- eingeschränkter Mundöffnung wegen starker Schwellung des Weichgewebes
- ausgedehnter Ödembildung/Keloidbildung im Operationsgebiet
- aufwendiger Operation mit eingeschränkter Sicht wegen erhöhter Blutungsneigung (hämorragischer Diathese)/anhaltender Blutungen durch Einnahme gerinnungshemmender Medikamente
- erschwerter Isolation und Trockenlegung bei vermehrter Nachblutung/Sulcusblutung/Salivation
- motorischer Unruhe des Patienten, verbunden mit wiederholt erforderlicher Trockenlegung/Blutstillung und mehrfach notwendigen Behandlungspausen
- erhöhtem Muskeltonus/Wangentonus/Zungentonus, dadurch erschwerte Freistellung des Behandlungsfeldes
- motorischer Instabilität der Zunge/Makroglossie, dadurch erschwerte Freistellung des Behandlungsfeldes
- reflektorischer Übererregbarkeit z. B. starkem Husten-, Schluck-, oder/und Brechreizneigung mit häufigen Behandlungspausen
- entzündlich, chronisch veränderten Gebiets und dadurch erhöhte operativer Sensibilität
- mikrochirurgischer Nahttechnik
- erschwerter Einsicht in das Operationsgebiet wegen der ausgeprägten Entzündung und deshalb starker Blutungsneigung
- häufiger Behandlungsunterbrechungen durch reduziertem Allgemeinzustand
- der Einschränkung des Sichtbereiches, verursacht durch eingeschränkte Lagerfähigkeit des Patienten wegen Wirbelsäulenerkrankung/Muskelerkrankung/Herz-Kreislauferkrankung
- minimalinvasiver Behandlung wegen naheliegender Nervenaustrittstelle und Vermeidung von Gefäßschädigungen
- notwendiger Einsatz eines OP-Mikroskops

Ä2403

Begründungen

Überdurchschnittlicher Zeitaufwand aufgrund …	Überdurchschnittliche Schwierigkeiten aufgrund …	Besondere Umstände aufgrund …

- notwendiger Einsatz eines OP-Mikroskops
- erschwerter Wundversorgung wegen ungünstiger Schleimhautverhältnisse/fragiler Schleimhaut und/oder Schleimhautlazerationen
- minimalinvasiver/atraumatischen Exzision wegen naheliegender Nervenaustrittstelle und Vermeidung von Gefäßschädigungen/zur Erhaltung der Schleimhautstrukturen
- erschwerter Erreichbarkeit/Freistellung des Behandlungsgebietes wegen einer extrem eingeschränkten Mundöffnung bedingt durch eine Verletzung im Bereich des Mundwinkels/Verletzung an der Lippe
- erschwerter Erreichbarkeit/Freistellung und Sicht des Behandlungsgebietes durch andauernde Blutung verbunden mit stark eingeschränkter Mundöffnung durch eine extrem geringe Schneidekantendifferenz von …. mm
- häufiger Behandlungsunterbrechungen wegen des reduzierten Allgemeinzustandes und verminderter Belastbarkeit oder schwieriger Kreislaufverhältnisse – Ohnmachtsneigung
- erschwerter Wundversorgung bedingt durch sehr dünne Mukosa
- anhaltender Sickerblutung und erschwerter primären Wundversorgung, bei verbleibender starker Nachblutungsgefahr durch Einnahme von Antikoagulanzien

GOÄ-Position Ä2404

Leistungsbeschreibung	Faktor
Exzision einer größeren Geschwulst (z. B. Ganglion, Fasziengeschwulst, Fettgeschwulst, Lymphdrüse, Neurom)	1,0-fach: 32,29 € 2,3-fach: 74,27 € 2,8-fach: 90,41 € 3,1-fach: 100,10 € 3,5-fach: 113,02 €

Abrechnungsbestimmung

Teil L, Allgemeine Bestimmungen (Auszug):

Zur Erbringung der in Abschnitt L aufgeführten typischen operativen Leistungen sind in der Regel mehrere operative Einzelschritte erforderlich. Sind diese Einzelschritte methodisch notwendige Bestandteile der in der jeweiligen Leistungsbeschreibung genannten Zielleistung, so können sie nicht gesondert berechnet werden.

! Anmerkung

- berechnungsfähig:
  - je Exzision einer separaten größeren Geschwulst bzw. eines größeren Neoplasma
  - für die Exzision von Ganglion, Fasziengeschwulst, Fettgeschwulst, Lymphdrüse, Neurom
  - mehrfach bei mehreren Geschwülsten
  - je therapeutische Exzision
  - für benigne und maligne Gewebewucherung
  - Entfernung per Kauterisation oder mittels Laser
  - abermals, wenn eine Durchtrennung der Haut durch einen separaten Zugang erfolgt
  - ggf. zzgl. Hautlappenplastik (GOÄ-Nr. Ä2381, Ä2382) (wenn selbstständig erbracht)
  - ggf. zzgl. Anlegen von Stütz-, Halte- oder Hilfsvorrichtungen (z. B. Verbandsplatte) (GOÄ-Nr. Ä2700)
  - ggf. neben Stillung einer übermäßigen Blutung im Mund- und/oder Kieferbereich (GOZ-Nr. 3050)
  - ggf. neben Stillung einer Blutung durch Abbinden oder Umstechen des Gefäßes oder durch Knochenbolzung (GOZ-Nr. 3060)
  - ggf. zzgl. Zuschläge:
    - für die Anwendung eines Operationsmikroskops (GOÄ-Nr. Ä440)
    - für die Anwendung eines Lasers (GOÄ-Nr. Ä441)
    - OP-Zuschlag mit Punktzahlen von 500 bis 799 Punkten (GOÄ-Nr. Ä443)

Ä2404

Anmerkung

- nicht berechnungsfähig:
  - neben Verband (GOÄ-Nr. Ä200)
  - für eine Probeexzision (GOÄ-Nr. Ä2401/Ä2402)
  - neben weiteren chirurgischen Maßnahmen z. B. Extraktionen, Zystenoperationen, Exzisionen, Knochenresektionen oder Alveolotomien (in derselben Sitzung und am gleichen Zahn)

Begründungen

Überdurchschnittlicher Zeitaufwand aufgrund … | Überdurchschnittliche Schwierigkeiten aufgrund … | Besondere Umstände aufgrund …

- besonders umfangreicher Wundversorgung der Entnahmestelle zur Vermeidung von Keloidose
- Gefährdung der Nachbarstrukturen (z. B. Blutgefäße) bei der Entnahme
- besonderen Aufwands bei erschwerter Einsicht da Entnahmebereich in schwer einsehbarem Gebiet (z. B. retromolarer Bereich, lingual, Umschlagfalte)
- der primären Wundversorgung, bei starker Nachblutungsgefahr durch Einnahme gerinnungshemmender Medikamente
- minimalinvasiver Behandlung wegen gefährdeter anatomischer Nachbarstrukturen (z. B. Nerven/Kieferhöhle/Wurzeln Nachbarzähne etc.)
- eingeschränkter Mundöffnung wegen starker Schwellung des Weichgewebes
- ausgedehnter Ödembildung/Keloidbildung im Operationsgebiet
- aufwendiger Operation mit eingeschränkter Sicht wegen erhöhter Blutungsneigung (hämorragischer Diathese)/anhaltender Blutungen durch Einnahme gerinnungshemmender Medikamente
- erschwerter Isolation und Trockenlegung bei vermehrter Nachblutung/Sulcusblutung/Salivation
- motorischer Unruhe des Patienten, verbunden mit wiederholt erforderlicher Trockenlegung/Blutstillung und mehrfach notwendigen Behandlungspausen
- erhöhtem Muskeltonus/Wangentonus/Zungentonus, dadurch erschwerte Freistellung des Behandlungsfeldes
- motorischer Instabilität der Zunge/Makroglossie, dadurch erschwerte Freistellung des Behandlungsfeldes
- reflektorischer Übererregbarkeit z. B. starkem Husten-, Schluck-, oder/und Brechreizneigung mit häufigen Behandlungspausen
- entzündlich, chronisch veränderten Gebiets und dadurch erhöhte operativer Sensibilität
- mikrochirurgischer Nahttechnik
- erschwerter Einsicht in das Operationsgebiet wegen der ausgeprägten Entzündung und deshalb starker Blutungsneigung

Begründungen

Überdurchschnittlicher Zeitaufwand aufgrund … | Überdurchschnittliche Schwierigkeiten aufgrund … | Besondere Umstände aufgrund …

- häufiger Behandlungsunterbrechungen durch reduziertem Allgemeinzustand
- der Einschränkung des Sichtbereiches, verursacht durch eingeschränkte Lagerfähigkeit des Patienten wegen Wirbelsäulenerkrankung/Muskelerkrankung/Herz-Kreislauferkrankung
- erschwerter Wundversorgung wegen ungünstiger Schleimhautverhältnisse/fragiler Schleimhaut und/oder Schleimhautlazerationen
- minimalinvasiver/atraumatischen Exzision wegen naheliegender Nervenaustrittstelle und Vermeidung von Gefäßschädigungen/zur Erhaltung der Schleimhautstrukturen
- erschwerter Erreichbarkeit/Freistellung des Behandlungsgebietes wegen einer extrem eingeschränkten Mundöffnung bedingt durch eine Verletzung im Bereich des Mundwinkels/Verletzung an der Lippe
- erschwerter Erreichbarkeit/Freistellung und Sicht des Behandlungsgebietes durch andauernde Blutung verbunden mit stark eingeschränkter Mundöffnung durch eine extrem geringe Schneidekantendifferenz von …. mm
- häufiger Behandlungsunterbrechungen wegen des reduzierten Allgemeinzustandes und verminderter Belastbarkeit oder schwieriger Kreislaufverhältnisse – Ohnmachtsneigung
- erschwerter Wundversorgung bedingt durch sehr dünne Mukosa
- anhaltender Sickerblutung und erschwerter primären Wundversorgung, bei verbleibender starker Nachblutungsgefahr durch Einnahme von Antikoagulanzien

Ä2442

GOÄ-Position Ä2442

Leistungsbeschreibung	Faktor
Implantation alloplastischen Materials zur Weichteilunterfütterung, als selbständige Leistung	1,0-fach: 52,46 € 2,3-fach: 120,66 € 2,8-fach: 146,89 € 3,1-fach: 162,63 € 3,5-fach: 183,61 €

Abrechnungsbestimmung

Teil L, Allgemeine Bestimmungen (Auszug):
Zur Erbringung der in Abschnitt L aufgeführten typischen operativen Leistungen sind in der Regel mehrere operative Einzelschritte erforderlich. Sind diese Einzelschritte methodisch notwendige Bestandteile der in der jeweiligen Leistungsbeschreibung genannten Zielleistung, so können sie nicht gesondert berechnet werden.

! Anmerkung

- berechnungsfähig:
  - für das selbständige Implantieren alloplastischen Materials zur Weichteilunterfütterung
  - je Operationsgebiet
  - auch für das Einbringen von collagen patchs
  - zur Weichteilunterfütterung bei Missbildungen, nach Tumorentfernungen usw.
  - zzgl. Materialkosten
  - ggf. zzgl. Hautlappenplastik (GOÄ-Nr. Ä2381, Ä2382) (wenn selbstständig erbracht)
  - ggf. zzgl. Anlegen von Stütz-, Halte- oder Hilfsvorrichtungen (z. B. Verbandsplatte) (GOÄ-Nr. Ä2700)
  - ggf. zzgl. operative Maßnahmen zur Lagerbildung (GOÄ-Nr. Ä2730)
  - ggf. zzgl. Operation zur Lagerbildung für Knochen/Knorpel bei ausgedehnten Kieferdefekten (GOÄ-Nr. Ä2732)
  - ggf. neben chirurgischen Leistungen (GOZ-Nrn. 3000 ff.)
  - ggf. neben implantologische Leistungen (GOZ-Nrn. 9000 ff.)
  - ggf. neben Auffüllen parodontaler Knochendefekte (GOZ-Nr. 4110)
  - ggf. neben Wurzelspitzenresektion (GOZ-Nr. 33110, 3120)
  - ggf. neben Zystektomie (GOZ-Nr. 3190, 3200)
  - ggf. neben Knochengewinnung, Knochenaufbereitung und -implantation (GOZ-Nr.9090), wenn Eigenknochen und alloplastisches Material zusammen benutzt werden

Anmerkung

- ggf. zzgl. Zuschläge:
  - für die Anwendung eines Operationsmikroskops (GOÄ-Nr. Ä440)
  - für die Anwendung eines Lasers (GOÄ-Nr. Ä441)
  - OP- Zuschlag mit Punktzahlen von 800 bis 1199 Punkten (GOÄ-Nr. Ä444)
- nicht berechnungsfähig:
  - für eine Weichteilunterfütterung mit Eigenknochen (GOZ-Nr. 9090)
  - für das Auffüllen der Alveole mit Knochenersatzmaterial (§ 6 Abs.1 GOZ)
  - bei Infiltration gewebehärtender Mittel (GOÄ-Nr. Ä290)
  - neben Knochenspanentnahme (GOÄ-Nr. Ä2253)
  - neben Implantation von Knochen (GOÄ-Nr. Ä2254)
  - neben Freie Verpflanzung von Knochen oder Knochenteilen (Knochenspäne) (GOÄ-Nr. Ä2255)
  - neben Gewinnung und Transplantation von Schleimhaut (GOZ-Nr. 4130)
  - neben Gewinnung und Transplantation von Bindegewebe (GOZ-Nr. 4133)

Begründungen

Überdurchschnittlicher Zeitaufwand aufgrund … | Überdurchschnittliche Schwierigkeiten aufgrund … | Besondere Umstände aufgrund …

- schwieriger Implantation und Fixierung des alloplastischen Materials, wegen sehr flacher vestibulärer Lippen-/Umschlagfalte
- besonders aufwendiger Verdichtungsmaßnahmen bei stark zerklüftetem/spröden/kalzifizierter Knochensubstanz/schwacher, sehr dünner Knochenkompakta
- des aufwendigen Wundverschlusses durch sehr flacher vestibulärer Lippen-/Umschlagsfalte und/oder schwieriger (fragile) Schleimhautverhältnisse
- umfangreichem Operationsgebiets und besonderen Umfangs beim Implantieren wegen Kombination verschiedener Aufbaumaterialien
- besonderen Aufwands beim Implantieren eines Gemisches verschiedener Augmentate wegen umfangreicher tiefer und breiter intraossärer Defekte
- minimalinvasiver Behandlung wegen der Nähe zu gefährdeten Nachbarstrukturen (z. B. Nebenhöhlen, Gefäße etc.)
- aufwendigen Einbringens mit eingeschränkter Sicht und erschwerter Trockenlegung wegen erhöhter Blutungsneigung (hämorragischer Diathese) durch Einnahme gerinnungshemmender Medikamente/Antikoagulanzien
- erschwerter Implantation in Verbindung mit weiteren augmentativen Verfahren
- aufwendiger Anlagerung des alloplastischen Materials bei umfangreichem teilweise unterminierendem Defekt
- motorischer Unruhe des Patienten, verbunden mit wiederholt erforderlicher Trockenlegung und mehrfach notwendigen Behandlungspausen

Ä2442

Begründungen

Überdurchschnittlicher Zeitaufwand aufgrund …	Überdurchschnittliche Schwierigkeiten aufgrund …	Besondere Umstände aufgrund …

- erhöhtem Muskeltonus/Wangentonus/Zungentonus, dadurch erschwerte Freistellung des Behandlungsfeldes
- motorischer Instabilität der Zunge/Makroglossie, dadurch erschwerte Freistellung des Behandlungsfeldes zum palatinalen/lingualen Zahnbereich
- erschwerten Zugangs zum palatinalen/lingualen Zahnbereich wegen starken Brech-/Würgereizes
- entzündlich veränderten Gebiets und dadurch erhöhter operativer Sensibilität/ starke Schmerzempfindlichkeit
- mikrochirurgischer Nahttechnik
- erschwerter Einsicht in das Operationsgebiet wegen der ausgeprägten Entzündung und deshalb starker Blutungsneigung
- häufiger Behandlungsunterbrechungen wegen des reduzierten Allgemeinzustandes und verminderte Belastbarkeit
- häufiger Unterbrechung und lange Dauer des Vorgehens bedingt durch sensorische/reflektorischer Übererregbarkeit des Patienten
- der Einschränkung des Sichtbereiches, verursacht durch eingeschränkte Lagerfähigkeit des Patienten wegen Wirbelsäulenerkrankung/Muskelerkrankung/Herz-Kreislauferkrankung
- minimalinvasiver Implantation wegen z.B. naheliegender abnormer Nervenaustrittstelle oder Vermeidung von Gefäßschädigungen bei hochliegendem Gefäßbündel/abnormer Gefäßverhältnisse
- schwierigen Wundverschlusses mit Periostschlitzung bei fehlender attached Gingiva wegen vorhandener Vernarbung
- erschwerter primärer Wundversorgung im Rahmen des chirurgischen Eingriffs bei anhaltender Sickerblutung/starker Nachblutungsgefahr wegen der Einnahme von Antikoagulanzien
- besonders umfangreicher Wundversorgung zur Vermeidung von Keloidose
- besonders aufwendiger primärer Wundversorgung zur Vermeidung von Wundheilungsstörungen infolge Allgemeinmedikation z. B. Bisphosphonattherapie, Diabetes
- umfangreichen Vorgehens bei der Implantation unter Narkose/Sedierung mit eingeschränkte Lagerfähigkeit, erschwerte Freistellung des Behandlungsfeldes, schwer zu erreichender Kieferregion
- der erschwerten Lappenextension wegen der Größe des Operationsgebietes mit besonderer Schnitt- und Nahttechnik zur Erhaltung eines optimalen ästhetischen Ergebnisses

Begründungen

Überdurchschnittlicher Zeitaufwand aufgrund … | Überdurchschnittliche Schwierigkeiten aufgrund … | Besondere Umstände aufgrund …

- besonders schwieriger Lappenbildung wegen fragiler Schleimhaut und/oder Schleimhautlazerationen und/oder äußerst geringer Dicke des Weichgewebes/bei fragiler Mukosa
- gewebeschonender Freilegung des Behandlungsfeldes/atraumatisches Vorgehen mit besondere Schnitt- und Nahttechnik zur Erhaltung eines optimalen ästhetischen Ergebnisses
- minimalinvasiver Behandlung wegen enger Platzverhältnisse zu den gefährdeter anatomischer Nachbarstrukturen (z. B. Wurzeln der Nachbarzähne etc.)

Ä2651

GOZ-Position Ä2651

Leistungsbeschreibung	Faktor
Entfernung tiefliegender Fremdkörper oder Sequestrotomie durch Osteotomie aus dem Kiefer	1,0-fach: 32,06 € 2,3-fach: 73,74 € 3,5-fach: 112,21 €

Abrechnungsbestimmung

Teil L, Allgemeine Bestimmungen (Auszug)
Zur Erbringung der in Abschnitt L aufgeführten typischen operativen Leistungen sind in der Regel mehrere operative Einzelschritte erforderlich. Sind diese Einzelschritte methodisch notwendige Bestandteile der in der jeweiligen Leistungsbeschreibung genannten Zielleistung, so können sie nicht gesondert berechnet werden.

! Anmerkung

- berechnungsfähig:
  - für eine Entfernung tiefliegender Fremdkörper durch Osteotomie aus dem Kiefer
  - für eine Sequestrotomie aus dem Kiefer durch Osteotomie
  - je Fremdkörper oder je OP-Gebiet
  - ggf. zzgl. Hautlappenplastik (GOÄ-Nr. Ä2381, Ä2382) (wenn selbstständig erbracht)
  - ggf. zzgl. Anlegen von Stütz-, Halte- oder Hilfsvorrichtungen (z. B. Verbandsplatte) (GOÄ-Nr. Ä2700)
  - ggf. zzgl. Verwendung einer Membran (GOZ-Nr. 4138)
  - ggf. neben Plastischer Verschluss einer eröffneten Kieferhöhle (GOZ-Nr. 3090)
  - ggf. neben Stillung einer übermäßigen Blutung im Mund- und/oder Kieferbereich (GOZ-Nr. 3050)
  - ggf. neben Stillung einer Blutung durch Abbinden oder Umstechen des Gefäßes oder durch Knochenbolzung (GOZ-Nr. 3060)
  - ggf. zzgl. Zuschläge:
    - Operationsmikroskop (GOÄ-Nr. Ä440)
    - Laser (GOÄ-Nr. Ä441)
    - OP-Zuschlag mit Punktzahlen von 500 bis 799 (GOÄ-Nr. Ä443)
- nicht berechnungsfähig:
  - für die Entfernung von Osteosynthesematerial aus einem Kiefer- oder Gesichtsknochen (GOÄ-Nr. Ä2694)
  - für die Entfernung unter der Schleimhaut liegender Materialien ohne Osteotomie (GOZ-Nr. 9160)

! Anmerkung

- für die Entfernung von im Knochen liegender Materialien durch Osteotomie (GOZ-Nr. 9170)
- für die Entfernung eines tiefsitzenden Fremdkörpers auf operativem Wege aus Weichteilen und/oder Knochen (GOÄ-Nr. Ä2010)

Begründungen

Überdurchschnittlicher Zeitaufwand aufgrund … | Überdurchschnittliche Schwierigkeiten aufgrund … | Besondere Umstände aufgrund …

- häufiger Behandlungsunterbrechungen wegen des reduzierten Allgemeinzustandes/verminderter Belastbarkeit oder schwieriger Kreislaufverhältnisse – Ohnmachtsneigung
- der extremen Verunreinigung mit massiven Fremdkörpern und ausgedehnten Entzündung der Wunde/Alveole/Knochendefekte/Kiefer etc.
- eingeschränkter Mundöffnung wegen einer starken Schwellung des Weichgewebes
- ausgedehnter Ödembildung/Keloidbildung im Operationsgebiet
- aufwendiger Entfernung des Fremdkörpers mit eingeschränkter Sicht wegen einer erhöhten Blutungsneigung durch die Einnahme gerinnungshemmender Medikamente
- erschwerter Isolation und Trockenlegung bei vermehrter Nachblutung/Sulcusblutung/Salivation/Hypersalivation
- motorischer Unruhe des Patienten, verbunden mit wiederholt erforderlicher Blutstillung und mehrfach notwendigen Behandlungspausen
- erhöhten Muskeltonus/Wangentonus/Zungentonus, dadurch erschwerte Freistellung des Behandlungsfeldes
- motorischer Instabilität der Zunge/Makroglossie, dadurch erschwerte Freistellung des Behandlungsfeldes
- reflektorischer Übererregbarkeit z. B. starkem Husten-, Schluck-, oder/und Brechreizneigung, Besprechungsbedarf, mit häufigen Behandlungspausen und notwendiger wiederholt erforderlicher Trockenlegung/Blutstillung zur Entfernung
- besonderen Aufwands im akut entzündetem Gebiet/akuter Schmerzzustand/chronischen Prozesses und dadurch erhöhte operative Sensibilität
- erschwerter Einsicht in das Operationsgebiet wegen der ausgeprägten Entzündung und daher starken Blutungsneigung
- mikrochirurgischer Nahttechnik

Ä2651

Begründungen

Überdurchschnittlicher Zeitaufwand aufgrund …	Überdurchschnittliche Schwierigkeiten aufgrund …	Besondere Umstände aufgrund …

- minimalinvasiver Behandlung wegen z.B. naheliegender abnormer Nervenaustrittstelle oder Vermeidung von Gefäßschädigungen bei hochliegendem Gefäßbündel/abnormer Gefäßverhältnisse
- chronischer Entzündung wegen einer vorhandenen Vernarbung und starker Blutungsneigung
- vorsichtigen Vorgehens bei der Entfernung wegen anatomisch gefährdeten Nachbarstrukturen (z. B. Nerven/Kieferhöhlen/Wurzeln, Nachbarzähne etc.)
- der Einschränkung des Sichtbereiches, verursacht durch eine eingeschränkte Lagerfähigkeit des Patienten wegen einer Wirbelsäulenerkrankung/Muskelerkrankung/Herz-Kreislauferkrankung
- besonders umfangreicher Wundversorgung des Operationsgebietes zur Vermeidung von Keloidose
- erschwerter Darstellung des Behandlungsfeldes (z. B. retromolarer Bereich/Umschlagfalte/sublingual etc.)
- erschwerter Erreichbarkeit/Freistellung des Behandlungsgebietes wegen einer extrem eingeschränkten Mundöffnung bedingt durch eine Verletzung im Bereich des Mundwinkels/Verletzung an der Lippe
- besonders aufwendiger Behandlung sowie Wundversorgung wegen akuter Entzündung infolge Allgemeinmedikation z. B. Bisphosphonattherapie, Diabetes
- eingeschränkter Mundöffnung/erschwertem Mundzugangs wegen Mundsperre/Kieferklemme/Adipositas/Herpes/Rhagaden etc.
- umfangreicher Entfernung der Fremdkörper wegen der hohen Anzahl
- Sichtbehinderung durch vermehrte Blutung mit aufwendiger intraoperativer Blutstillung
- schwieriger Entfernung des Fremdkörpers wegen eines erheblich vortraumatisierten Knochens/schmaler/kleiner Knochenform/schwacher und sehr dünner Knochenkompakta und/oder stark geschwundenen (atrophierten) Knochens
- gewebeschonender Freilegung des Behandlungsfeldes/atraumatisches Vorgehen mit besondere Schnitt- und Nahttechnik zur Erhaltung eines optimalen ästhetischen Ergebnisses
- minimalinvasiver Behandlung wegen enger Platzverhältnisse zu den gefährdeter anatomischer Nachbarstrukturen (z. B. Wurzeln der Nachbarzähne etc.)
- besonders schwieriger Lappenbildung wegen fragiler Schleimhaut und/oder Schleimhautlazerationen und/oder äußerst geringer Dicke des Weichgewebes/bei fragiler Mukosa
- erschwerter primärer Wundversorgung im Rahmen des chirurgischen Eingriffs bei anhaltender Sickerblutung/starker Nachblutungsgefahr wegen der Einnahme von Antikoagulanzien

Ä2651

Begründungen

Überdurchschnittlicher Zeitaufwand aufgrund … | Überdurchschnittliche Schwierigkeiten aufgrund … | Besondere Umstände aufgrund …

- besonders aufwendiger primärer Wundversorgung zur Vermeidung von Wundheilungsstörungen infolge Allgemeinmedikation z. B. Bisphosphonattherapie, Diabetes
- der erschwerten Lappenextension wegen der Größe des Operationsgebietes mit besonderer Schnitt- und Nahttechnik zur Erhaltung eines optimalen ästhetischen Ergebnisses
- umfangreichen, schwierigen Vorgehens bei der Entfernung durch von Voroperationen geschädigten Operationsgebiet (Wunddehiszenzen, starke Vernarbungen)

Ä2655

GOZ-Position Ä2655

Leistungsbeschreibung	Faktor
Operation einer ausgedehnten Kieferzyste – über mehr als drei Zähne oder vergleichbarer Größe im unbezahnten Bereich – durch Zystektomie	1,0-fach: 55,37 € 2,3-fach: 127,35 € 3,5-fach: 193,80 €

Abrechnungsbestimmung

Teil L, Allgemeine Bestimmungen (Auszug)
Zur Erbringung der in Abschnitt L aufgeführten typischen operativen Leistungen sind in der Regel mehrere operative Einzelschritte erforderlich. Sind diese Einzelschritte methodisch notwendige Bestandteile der in der jeweiligen Leistungsbeschreibung genannten Zielleistung, so können sie nicht gesondert berechnet werden.

! Anmerkung

- berechnungsfähig z. B.:
  - operativ entfernte Kieferzyste (Zystektomie), über ein Gebiet von mehr als drei Zähnen
  - oder unbezahnter Region von mehr als 3 Zähnen
  - je Zyste
  - als selbständige Leistung
  - ggf. zzgl. Anlegen von Stütz-, Halte- oder Hilfsvorrichtungen (z. B. Verbandsplatte) (GOÄ-Nr. Ä2700)
  - ggf. zzgl. Hautlappenplastik (GOÄ-Nr. Ä2381, Ä2382) (wenn selbstständig erbracht)
  - ggf. neben Aufbau des Alveolarfortsatzes durch Augmentation (GOZ-Nr. 9100)
  - ggf. neben Verwendung einer Membran (GOZ-Nr. 4138)
  - ggf. neben Extraktionen (GOZ-Nr. 3000, 3010, 3020, 3030)
  - ggf. neben Plastischer Verschluss einer eröffneten Kieferhöhle (GOZ-Nr. 3090)
  - ggf. zzgl. Auffüllen eines Knochendefektes (§ 6 Abs.1 GOZ)
  - ggf. zzgl. Zuschläge:
    - Operationsmikroskop (GOÄ-Nr. Ä440)
    - Laser (GOÄ-Nr. Ä441)
    - OP-Zuschlag mit Punktezahlen von 800 bis 1199 (GOÄ-Nr. Ä444)
- nicht berechnungsfähig:
  - neben Entfernung eines extrem verlagerten Zahnes durch umfangreiche Osteotomie bei gefährdeten anatomischen Nachbarstrukturen (GOÄ-Nr. 2650)
  - neben Entfernung eines retinierten/impaktierten/verlagerten Zahnes durch Osteotomie (GOZ-Nr. 3040)

Anmerkung

- neben Entfernen eines extrem verlagerten/extrem retinierten Zahnes durch umfangreiche Osteotomie (GOZ-Nr. 3045)
- neben Wurzelspitzenresektionen (GOZ-Nr. 3110,3120)
- neben Germektomie (GOZ-Nr. 3270)
- neben Ä2656 (für dieselbe Zyste)
- neben oder für Operation einer Zyste durch Zystektomie in Verbindung mit einer Osteotomie oder Wurzelspitzenresektion (GOZ-Nr. 3190) (für dieselbe Zyste)
- neben oder für Operation einer Zyste durch Zystektomie, als selbstständige Leistung (GOZ-Nr. 3200) (für dieselbe Zyste)

Begründungen

Überdurchschnittlicher Zeitaufwand aufgrund … | Überdurchschnittliche Schwierigkeiten aufgrund … | Besondere Umstände aufgrund …

- besonders aufwendiger Operationsmaßnahmen bei einer stark zerklüfteten/spröden/kalzifizierten Knochensubstanz/einer schwachen, sehr dünnen Knochenkompakta bei erhöhter Gefahr einer Kieferfraktur/Knochenperforation
- umfangreicher extrem schwierig zu entfernender Zyste(n) mit zahlreichen Nebenbuchten, zzgl. Abpräparation des umliegenden Gewebes
- häufiger Behandlungsunterbrechungen wegen des reduzierten Allgemeinzustandes/verminderter Belastbarkeit oder schwieriger Kreislaufverhältnisse – Ohnmachtsneigung
- eingeschränkter Mundöffnung wegen einer starken Schwellung des Weichgewebes
- ausgedehnter Ödembildung/Keloidbildung im Operationsgebiet
- motorischer Unruhe des Patienten, verbunden mit wiederholt erforderlicher Blutstillung und mehrfach notwendigen Behandlungspausen
- erhöhten Muskeltonus/Wangentonus/Zungentonus, dadurch erschwerte Freistellung des Behandlungsfeldes
- motorischer Instabilität der Zunge/Makroglossie, dadurch erschwerte Freistellung des Behandlungsfeldes
- reflektorischer Übererregbarkeit z. B. starkem Husten-, Schluck-, oder/und Brechreizneigung, Besprechungsbedarf, mit häufigen Behandlungspausen und notwendiger wiederholt erforderlicher Trockenlegung/Blutstillung
- entzündlich veränderten Gebiets/chronischen Prozesses/akuter Schmerzzustand und dadurch erhöhte operative Sensibilität

Ä2655

Begründungen

Überdurchschnittlicher Zeitaufwand aufgrund …	Überdurchschnittliche Schwierigkeiten aufgrund …	Besondere Umstände aufgrund …

- erschwerter Einsicht in das Operationsgebiet wegen der ausgeprägten Entzündung und der starken Blutungsneigung
- erschwerter Einsicht in das Operationsgebiet wegen erschwerter Isolation und Trockenlegung bei vermehrter Nachblutung/arterieller Blutung/Knochenblutung/Salivation
- aufwendiger Operation mit eingeschränkter Sicht und erschwerter Trockenlegung wegen einer erhöhten Blutungsneigung (hämorrhagischer Diathese)/anhaltender Blutung durch die Einnahme gerinnungshemmender Medikamente
- mikrochirurgischer Nahttechnik
- minimalinvasiver Behandlung wegen z.B. naheliegender abnormer Nervenaustrittstelle oder Vermeidung von Gefäßschädigungen bei hochliegendem Gefäßbündel/abnormer Gefäßverhältnisse
- vorsichtigen Vorgehens bei der Zystektomie wegen anatomisch gefährdeten Nachbarstrukturen (z. B. Nerven/Kieferhöhle/Wurzeln und Nachbarzähne etc.)
- des Operationsgebietes in Nasennebenhöhlennähe/Kieferhöhlennähe mit besonderen Schutzmaßnahmen wegen Gefahr der Eröffnung
- extrem zeitaufwendigen Vorgehens bei minimalinvasiver Zystektomie wegen extrem dünner Kieferhöhlenknochenbedeckung und stark aufgelockerter Knochenspongiosa
- der Nervnähe z. B. des Nervus mentalis/Nervus alveolaris inferior/Nervus buccalis/Nervus infraorbitalis und umfangreiche Schutzmaßnahmen
- der Einschränkung des Sichtbereiches, verursacht durch eine eingeschränkte Lagerfähigkeit des Patienten wegen einer Wirbelsäulenerkrankung/Muskelerkrankung/Herz-Kreislauferkrankung
- besonders umfangreicher Wundversorgung des Operationsgebietes zur Vermeidung von Keloidose
- erschwerter Darstellung des Behandlungsfeldes (z. B. retromolarer Bereich/Umschlagfalte/sublingual etc.)
- erschwerter Erreichbarkeit/Freistellung des Behandlungsgebietes wegen einer extrem eingeschränkten Mundöffnung bedingt durch eine Verletzung im Bereich des Mundwinkels/Verletzung an der Lippe
- besonders aufwendiger Behandlung sowie Wundversorgung wegen akuter Entzündung infolge Allgemeinmedikation z. B. Bisphosphonattherapie, Diabetes
- eingeschränkter Mundöffnung/erschwertem Mundzugangs wegen Mundsperre/Kieferklemme/Adipositas/Herpes/Rhagaden etc.
- Sichtbehinderung durch vermehrte Blutung mit aufwendiger intraoperativer Blutstillung

Ä2655

Begründungen

Überdurchschnittlicher Zeitaufwand aufgrund … | Überdurchschnittliche Schwierigkeiten aufgrund … | Besondere Umstände aufgrund …

- gewebeschonender Lappenbildungstechnik/atraumatisches Vorgehen mit besondere Schnitt- und Nahttechnik zur Erhaltung eines optimalen ästhetischen Ergebnisses
- aufwendiger, sehr umfangreicher Entfernung der Zyste durch ankylotischer Verbindung zwischen Knochen und Zyste
- minimalinvasiver Behandlung wegen enger Platzverhältnisse zu den gefährdeter anatomischer Nachbarstrukturen (z. B. Wurzeln der Nachbarzähne etc.)
- besonders schwieriger Lappenbildung und erschwerter Nahtversorgung wegen fragiler Schleimhaut und/oder Schleimhautlazerationen und/oder äußerst geringer Dicke des Weichgewebes/bei fragiler Mukosa
- erschwerter primärer Wundversorgung im Rahmen des chirurgischen Eingriffs bei anhaltender Sickerblutung/starker Nachblutungsgefahr wegen der Einnahme von Antikoagulanzien
- besonders aufwendiger primärer Wundversorgung zur Vermeidung von Wundheilungsstörungen
- umfangreicher Zystektomie während einer Behandlung unter Sedierung, erhöhter Aufwand durch eingeschränktes und erschwertes Offenhalten des Behandlungsfeldes

Ä2656

GOZ-Position Ä2656

Leistungsbeschreibung	Faktor
Operation einer ausgedehnten Kieferzyste – über mehr als drei Zähne oder vergleichbarer Größe im unbezahnten Bereich – durch Zystektomie in Verbindung mit der Entfernung retinierter oder verlagerter Zähne und/oder Wurzelspitzenresektion	1,0-fach: 36,14 € 2,3-fach: 83,12 € 3,5-fach: 126,49 €

Abrechnungsbestimmung

Teil L, Allgemeine Bestimmungen (Auszug)
Zur Erbringung der in Abschnitt L aufgeführten typischen operativen Leistungen sind in der Regel mehrere operative Einzelschritte erforderlich. Sind diese Einzelschritte methodisch notwendige Bestandteile der in der jeweiligen Leistungsbeschreibung genannten Zielleistung, so können sie nicht gesondert berechnet werden.

Anmerkung

- berechnungsfähig z. B.:
  - operativ entfernte Kieferzyste (Zystektomie), über ein Gebiet von mehr als drei Zähnen oder unbezahnter Region von mehr als 3 Zähnen
  - bei simultant durchgeführte Osteotomie oder Wurzelspitzenresektion
  - je ausgedehnte Zyste – auch ggf. derselben Kieferhälfte in derselben Sitzung
  - ggf. zzgl. Anlegen von Stütz-, Halte- oder Hilfsvorrichtungen (z. B. Verbandsplatte) (GOÄ-Nr. Ä2700)
  - ggf. zzgl. Hautlappenplastik (GOÄ-Nr. Ä2381, Ä2382) (wenn selbstständig erbracht)
  - ggf. neben Aufbau des Alveolarfortsatzes durch Augmentation (GOZ-Nr. 9100)
  - ggf. neben Verwendung einer Membran (GOZ-Nr. 4138)
  - ggf. neben Entfernung eines extrem verlagerten oder retinierten Zahnes durch Osteotomie bei gefährdeten anatomischen Nachbarstrukturen (GOÄ-Nr. 2650)
  - ggf. neben Entfernung eines retinierten/impaktierten/verlagerten Zahnes durch Osteotomie (GOZ-Nr. 3040)
  - ggf. neben Entfernen eines extrem verlagerten/extrem retinierten Zahnes durch umfangreiche Osteotomie (GOZ-Nr. 3045)
  - ggf. neben Wurzelspitzenresektionen (GOZ-Nr. 3110,3120)
  - ggf. neben Germektomie (GOZ-Nr. 3270)
  - ggf. neben Stillung einer übermäßigen Blutung im Mund- und/oder Kieferbereich (GOZ-Nr. 3050)

! Anmerkung

- ggf. neben Stillung einer Blutung durch Abbinden oder Umstechen des Gefäßes oder durch Knochenbolzung (GOZ-Nr. 3060)
- ggf. neben Plastischer Verschluss einer eröffneten Kieferhöhle (GOZ-Nr. 3090)
- ggf. zzgl. Zuschläge:
  - Operationsmikroskop (GOÄ-Nr. Ä440)
  - Laser (GOÄ-Nr. Ä441)
  - OP-Zuschlag mit Punktzahlen von 500 bis 799 (GOÄ-Nr. Ä443)

• nicht berechnungsfähig:
  - neben oder für Operation einer Zyste durch Zystektomie in Verbindung mit einer Osteotomie oder Wurzelspitzenresektion (GOZ-Nr. 3190) (für dieselbe Zyste)
  - neben Extraktionen (GOZ-Nr. 3000, 3010, 3020)

Begründungen

Überdurchschnittlicher Zeitaufwand aufgrund … | Überdurchschnittliche Schwierigkeiten aufgrund … | Besondere Umstände aufgrund …

- besonders aufwendiger Operationsmaßnahmen bei einer stark zerklüfteten/spröden/kalzifizierten Knochensubstanz/einer schwachen, sehr dünnen Knochenkompakta bei erhöhter Gefahr einer Kieferfraktur/Knochenperforation
- umfangreicher extrem schwierig zu entfernender Zyste(n) mit zahlreichen Nebenbuchten, zzgl. Abpräparation des umliegenden Gewebes
- häufiger Behandlungsunterbrechungen wegen des reduzierten Allgemeinzustandes/verminderter Belastbarkeit oder schwieriger Kreislaufverhältnisse – Ohnmachtsneigung
- eingeschränkter Mundöffnung wegen einer starken Schwellung des Weichgewebes
- ausgedehnter Ödembildung/Keloidbildung im Operationsgebiet
- motorischer Unruhe des Patienten, verbunden mit wiederholt erforderlicher Blutstillung und mehrfach notwendigen Behandlungspausen
- erhöhten Muskeltonus/Wangentonus/Zungentonus, dadurch erschwerte Freistellung des Behandlungsfeldes
- motorischer Instabilität der Zunge/Makroglossie, dadurch erschwerte Freistellung des Behandlungsfeldes
- reflektorischer Übererregbarkeit z. B. starkem Husten-, Schluck-, oder/und Brechreizneigung, Besprechungsbedarf, mit häufigen Behandlungspausen und notwendiger wiederholt erforderlicher Trockenlegung/Blutstillung
- entzündlich veränderten Gebiets/chronischen Prozesses/akuter Schmerzzustand und dadurch erhöhte operative Sensibilität

Ä2656

Begründungen

Überdurchschnittlicher Zeitaufwand aufgrund …	Überdurchschnittliche Schwierigkeiten aufgrund …	Besondere Umstände aufgrund …

- erschwerter Einsicht in das Operationsgebiet wegen der ausgeprägten Entzündung und der starken Blutungsneigung
- erschwerter Einsicht in das Operationsgebiet wegen erschwerter Isolation und Trockenlegung bei vermehrter Nachblutung/arterieller Blutung/Knochenblutung/Salivation
- aufwendiger Operation mit eingeschränkter Sicht und erschwerter Trockenlegung wegen einer erhöhten Blutungsneigung (hämorrhagischer Diathese)/anhaltender Blutung durch die Einnahme gerinnungshemmender Medikamente
- mikrochirurgischer Nahttechnik
- minimalinvasiver Behandlung wegen z.B. naheliegender abnormer Nervenaustrittstelle oder Vermeidung von Gefäßschädigungen bei hochliegendem Gefäßbündel/abnormer Gefäßverhältnisse
- vorsichtigen Vorgehens bei der Zystektomie wegen anatomisch gefährdeten Nachbarstrukturen (z. B. Nerven/Kieferhöhle/Wurzeln und Nachbarzähne etc.)
- des Operationsgebietes in Nasennebenhöhlennähe/Kieferhöhlennähe mit besonderen Schutzmaßnahmen wegen Gefahr der Eröffnung
- extrem zeitaufwendigen Vorgehens bei minimalinvasiver Zystektomie wegen extrem dünner Kieferhöhlenknochenbedeckung und stark aufgelockerter Knochenspongiosa
- der Nervnähe z. B. des Nervus mentalis/Nervus alveolaris inferior/Nervus buccalis/Nervus infraorbitalis und umfangreiche Schutzmaßnahmen
- der Einschränkung des Sichtbereiches, verursacht durch eine eingeschränkte Lagerfähigkeit des Patienten wegen einer Wirbelsäulenerkrankung/Muskelerkrankung/Herz-Kreislauferkrankung
- besonders umfangreicher Wundversorgung des Operationsgebietes zur Vermeidung von Keloidose
- erschwerter Darstellung des Behandlungsfeldes (z. B. retromolarer Bereich/Umschlagfalte/sublingual etc.)
- erschwerter Erreichbarkeit/Freistellung des Behandlungsgebietes wegen einer extrem eingeschränkten Mundöffnung bedingt durch eine Verletzung im Bereich des Mundwinkels/Verletzung an der Lippe
- besonders aufwendiger Behandlung sowie Wundversorgung wegen akuter Entzündung infolge Allgemeinmedikation z. B. Bisphosphonattherapie, Diabetes
- eingeschränkter Mundöffnung/erschwertem Mundzugangs wegen Mundsperre/Kieferklemme/Adipositas/Herpes/Rhagaden etc.
- Sichtbehinderung durch vermehrte Blutung mit aufwendiger intraoperativer Blutstillung

Ä2656

Begründungen

Überdurchschnittlicher Zeitaufwand aufgrund … | Überdurchschnittliche Schwierigkeiten aufgrund … | Besondere Umstände aufgrund …

- gewebeschonender Lappenbildungstechnik/atraumatisches Vorgehen mit besondere Schnitt- und Nahttechnik zur Erhaltung eines optimalen ästhetischen Ergebnisses
- aufwendiger, sehr umfangreicher Entfernung der Zyste durch ankylotischer Verbindung zwischen Knochen und Zyste
- minimalinvasiver Behandlung wegen enger Platzverhältnisse zu den gefährdeter anatomischer Nachbarstrukturen (z. B. Wurzeln der Nachbarzähne etc.)
- besonders schwieriger Lappenbildung und erschwerter Nahtversorgung wegen fragiler Schleimhaut und/oder Schleimhautlazerationen und/oder äußerst geringer Dicke des Weichgewebes/bei fragiler Mukosa
- erschwerter primärer Wundversorgung im Rahmen des chirurgischen Eingriffs bei anhaltender Sickerblutung/starker Nachblutungsgefahr wegen der Einnahme von Antikoagulanzien
- besonders aufwendiger primärer Wundversorgung zur Vermeidung von Wundheilungsstörungen
- umfangreicher Zystektomie während einer Behandlung unter Sedierung, erhöhter Aufwand durch eingeschränktes und erschwertes Offenhalten des Behandlungsfeldes

Ä2657

GOZ-Position Ä2657

Leistungsbeschreibung	Faktor
Operation einer ausgedehnten Kieferzyste – über mehr als drei Zähne oder vergleichbarer Größe im unbezahnten Bereich – durch Zystostomie	1,0-fach: 44,30 € 2,3-fach: 101,89 € 3,5-fach: 155,05 €

Abrechnungsbestimmung

Teil L, Allgemeine Bestimmungen (Auszug)
Zur Erbringung der in Abschnitt L aufgeführten typischen operativen Leistungen sind in der Regel mehrere operative Einzelschritte erforderlich. Sind diese Einzelschritte methodisch notwendige Bestandteile der in der jeweiligen Leistungsbeschreibung genannten Zielleistung, so können sie nicht gesondert berechnet werden.

! Anmerkung

- berechnungsfähig:
  - für eine operativ eröffneten Kieferzyste (Zystostomie), über ein Gebiet von mehr als drei Zähnen oder unbezahnter Region von mehr als 3 Zähnen
  - je Zyste
  - als selbständige Leistung
  - ggf. zzgl. Hautlappenplastik (GOÄ-Nr. Ä2381, Ä2382) (wenn selbstständig erbracht)
  - ggf. zzgl. Anlegen von Stütz-, Halte- oder Hilfsvorrichtungen (z. B. Verbandsplatte) (GOÄ-Nr. Ä2700)
  - ggf. zzgl. Verwendung einer Membran (GOZ-Nr. 4138)
  - ggf. neben Plastischer Verschluss einer eröffneten Kieferhöhle (GOZ-Nr. 3090)
  - ggf. neben Extraktionen (GOZ-Nr. 3000, 3010, 3020)
  - ggf. neben Aufbau des Alveolarfortsatzes durch Augmentation (GOZ-Nr. 9100)
  - ggf. zzgl. Zuschläge:
    - Operationsmikroskop (GOÄ-Nr. Ä440)
    - Laser (GOÄ-Nr. Ä441)
    - OP-Zuschlag mit Punktezahlen von 500 bis 799 (GOÄ-Nr. Ä443)
- nicht berechnungsfähig:
  - neben Zystostomie in Verbindung mit Entfernung verlagerter Zähne/WSR (GOÄ-Nr. Ä2658) (für dasselbe Gebiet)
  - neben Entfernung eines extrem verlagerten Zahnes durch Osteotomie bei gefährdeten anatomischen Nachbarstrukturen (GOÄ-Nr. Ä2650)
  - neben Operation einer ausgedehnten Kieferzyste durch Zystektomie (GOÄ-Nr. Ä2655)

Anmerkung

- neben Operation einer ausgedehnten Kieferzyste durch Zystektomie mit Entfernung retinierter Zähne/WSR (GOÄ-Nr. Ä2656)
- neben Entfernung eines extrem verlagerten Zahnes durch umfangreiche Osteotomie bei gefährdeten anatomischen Nachbarstrukturen (GOÄ-Nr. 2650)
- neben Entfernung Zahn/Implantat durch Osteotomie (GOZ-Nr. 3030)
- neben Entfernung eines retinierten/impaktierten/verlagerten Zahnes durch Osteotomie (GOZ-Nr. 3040)
- neben Entfernen eines extrem verlagerten/extrem retinierten Zahnes durch umfangreiche Osteotomie (GOZ-Nr. 3045)
- neben Wurzelspitzenresektionen (GOZ-Nr. 3110,3120)
- neben Germektomie (GOZ-Nr. 3270)
- neben oder für Operation einer Zyste durch Zystektomie in Verbindung mit einer Osteotomie oder Wurzelspitzenresektion (GOZ-Nr. 3190) (für dieselbe Zyste)
- neben oder für Operation einer Zyste durch Zystektomie, als selbstständige Leistung (GOZ-Nr. 3200) (für dieselbe Zyste)

Begründungen

Überdurchschnittlicher Zeitaufwand aufgrund … | Überdurchschnittliche Schwierigkeiten aufgrund … | Besondere Umstände aufgrund …

- besonders aufwendiger Operationsmaßnahmen bei einer stark zerklüfteten/spröden/kalzifizierten Knochensubstanz/einer schwachen, sehr dünnen Knochenkompakta bei einer erhöhten Gefahr einer Kieferfraktur/Knochenperforation
- umfangreicher extrem schwieriger Zystostomie mit zahlreichen Nebenbuchten
- häufiger Behandlungsunterbrechungen wegen des reduzierten Allgemeinzustandes/verminderter Belastbarkeit oder schwieriger Kreislaufverhältnisse – Ohnmachtsneigung
- eingeschränkter Mundöffnung wegen einer starken Schwellung des Weichgewebes
- ausgedehnter Ödembildung/Keloidbildung im Operationsgebiet
- motorischer Unruhe des Patienten, verbunden mit wiederholt erforderlicher Blutstillung und mehrfach notwendigen Behandlungspausen
- erhöhten Muskeltonus/Wangentonus/Zungentonus, dadurch erschwerte Freistellung des Behandlungsfeldes
- motorischer Instabilität der Zunge/Makroglossie, dadurch erschwerte Freistellung des Behandlungsfeldes

Ä2657

Begründungen

Überdurchschnittlicher Zeitaufwand aufgrund …	Überdurchschnittliche Schwierigkeiten aufgrund …	Besondere Umstände aufgrund …

- reflektorischer Übererregbarkeit z. B. starkem Husten-, Schluck-, oder/und Brechreizneigung, Besprechungsbedarf, mit häufigen Behandlungspausen und notwendiger wiederholt erforderlicher Trockenlegung/Blutstillung
- entzündlich veränderten Gebiets/chronischen Prozesses/akuter Schmerzustand und dadurch erhöhte operative Sensibilität
- erschwerter Einsicht in das Operationsgebiet wegen der ausgeprägten Entzündung und der starken Blutungsneigung
- erschwerter Einsicht in das Operationsgebiet wegen erschwerter Isolation und Trockenlegung bei vermehrter Nachblutung/arterieller Blutung/Knochenblutung/Salivation
- aufwendiger Operation mit eingeschränkter Sicht und erschwerter Trockenlegung wegen einer erhöhten Blutungsneigung (hämorrhagischer Diathese)/ anhaltender Blutung durch die Einnahme gerinnungshemmender Medikamente
- mikrochirurgischer Nahttechnik
- minimalinvasiver Behandlung wegen z.B. naheliegender abnormer Nervenaustrittstelle oder Vermeidung von Gefäßschädigungen bei hochliegendem Gefäßbündel/abnormer Gefäßverhältnisse
- vorsichtigen Vorgehens wegen anatomisch gefährdeter Nachbarstrukturen (z. B. Nerven/Kieferhöhle/Wurzeln und Nachbarzähne etc.)
- des Operationsgebietes in Nasennebenhöhlennähe/Kieferhöhlennähe mit besonderen Schutzmaßnahmen wegen Gefahr der Eröffnung
- extrem zeitaufwendigen Vorgehens bei minimalinvasiver Zystostomie wegen extrem dünner Kieferhöhlenknochenbedeckung und stark aufgelockerter Knochenspongiosa
- der Nervnähe z. B. des Nervus mentalis/Nervus alveolaris inferior/Nervus buccalis/ Nervus infraorbitalis und umfangreiche Schutzmaßnahmen
- der Einschränkung des Sichtbereiches, verursacht durch eine eingeschränkte Lagerfähigkeit des Patienten wegeneiner Wirbelsäulenerkrankung/Muskelerkrankung/Herz-Kreislauferkrankung
- besonders umfangreicher Wundversorgung des Operationsgebietes zur Vermeidung von Keloidose
- erschwerter Darstellung des Behandlungsfeldes (z. B. retromolarer Bereich/ Umschlagfalte/sublingual etc.)
- erschwerter Erreichbarkeit/Freistellung des Wund- Behandlungsgebietes wegen einer extrem eingeschränkten Mundöffnung bedingt durch eine Verletzung im Bereich des Mundwinkels/Verletzung an der Lippe

Ä2657

Begründungen

Überdurchschnittlicher Zeitaufwand aufgrund … | Überdurchschnittliche Schwierigkeiten aufgrund … | Besondere Umstände aufgrund …

- besonders aufwendiger Behandlung sowie Wundversorgung wegen akuter Entzündung infolge Allgemeinmedikation z. B. Bisphosphonattherapie, Diabetes
- eingeschränkter Mundöffnung/erschwertem Mundzugangs wegen Mundsperre/Kieferklemme/Adipositas/Herpes/Rhagaden etc.
- Sichtbehinderung durch vermehrte Blutung mit aufwendiger intraoperativer Blutstillung
- gewebeschonender Lappenbildungstechnik/atraumatisches Vorgehen mit besondere Schnitt- und Nahttechnik zur Erhaltung eines optimalen ästhetischen Ergebnisses
- minimalinvasiver Behandlung wegen enger Platzverhältnisse zu den gefährdeter anatomischer Nachbarstrukturen (z. B. Wurzeln der Nachbarzähne etc.)
- besonders schwieriger Lappenbildung und erschwerter Nahtversorgung wegen fragiler Schleimhaut und/oder Schleimhautlazerationen und/oder äußerst geringer Dicke des Weichgewebes/bei fragiler Mukosa
- erschwerter primärer Wundversorgung im Rahmen des chirurgischen Eingriffs bei anhaltender Sickerblutung/starker Nachblutungsgefahr wegen der Einnahme von Antikoagulanzien
- besonders aufwendiger primärer Wundversorgung zur Vermeidung von Wundheilungsstörungen
- umfangreicher Zystostomie während einer Behandlung unter Sedierung, erhöhter Aufwand durch eingeschränktes und erschwertes Offenhalten des Behandlungsfeldes

Ä2658

GOZ-Position Ä2658

Leistungsbeschreibung	Faktor
Operation einer ausgedehnten Kieferzyste – über mehr als drei Zähne oder vergleichbarer Größe im unbezahnten Bereich – durch Zystostomie in Verbindung mit der Entfernung retinierter oder verlagerter Zähne und/oder Wurzelspitzenresektion	1,0-fach: 29,14 € 2,3-fach: 67,02 € 3,5-fach: 101,99 €

Abrechnungsbestimmung

Teil L, Allgemeine Bestimmungen (Auszug)
Zur Erbringung der in Abschnitt L aufgeführten typischen operativen Leistungen sind in der Regel mehrere operative Einzelschritte erforderlich. Sind diese Einzelschritte methodisch notwendige Bestandteile der in der jeweiligen Leistungsbeschreibung genannten Zielleistung, so können sie nicht gesondert berechnet werden.

Anmerkung

- berechnungsfähig:
  - für eine operativ eröffneten Kieferzyste (Zystostomie), über ein Gebiet von mehr als drei Zähnen
  - bei simultant durchgeführte Wurzelspitzenresektion oder Entfernung verlagerter/retinierter Zähne
  - je Zyste
  - ggf. zzgl. Hautlappenplastik (GOÄ-Nr. Ä2381, Ä2382) (wenn selbstständig erbracht)
  - ggf. zzgl. Anlegen von Stütz-, Halte- oder Hilfsvorrichtungen (z. B. Verbandsplatte) (GOÄ-Nr. Ä2700)
  - ggf. neben Entfernung eines extrem verlagerten oder retinierten Zahnes durch Osteotomie bei gefährdeten anatomischen Nachbarstrukturen (GOÄ-Nr. 2650)
  - ggf. neben Entfernung eines retinierten/impaktierten/verlagerten Zahnes durch Osteotomie (GOZ-Nr. 3040)
  - ggf. neben Entfernen eines extrem verlagerten/extrem retinierten Zahnes durch umfangreiche Osteotomie (GOZ-Nr. 3045)
  - ggf. neben Wurzelspitzenresektionen (GOZ-Nr. 3110,3120)
  - ggf. neben Germektomie (GOZ-Nr. 3270)
  - ggf. neben Stillung einer übermäßigen Blutung im Mund- und/oder Kieferbereich (GOZ-Nr. 3050)
  - ggf. neben Stillung einer Blutung durch Abbinden oder Umstechen des Gefäßes oder durch Knochenbolzung (GOZ-Nr. 3060)

Anmerkung

- ggf. neben Plastischer Verschluss einer eröffneten Kieferhöhle (GOZ-Nr. 3090)
- ggf. neben Verwendung einer Membran (GOZ-Nr. 4138)
- ggf. neben Aufbau des Alveolarfortsatzes durch Augmentation (GOZ-Nr. 9100)
- ggf. zzgl. Zuschläge:
  - Operationsmikroskop (GOÄ-Nr. Ä440)
  - Laser (GOÄ-Nr. Ä441)
  - OP-Zuschlag mit Punktezahlen von 500 bis 799 (GOÄ-Nr. Ä443)

- nicht berechnungsfähig:
  - neben Operation einer ausgedehnten Zyste durch Zystostomie (GOÄ-Nr. Ä2657) (für dasselbe Gebiet)
  - neben Operation einer ausgedehnten Kieferzyste durch Zystektomie (GOÄ-Nr. Ä2655)
  - neben Operation einer ausgedehnten Kieferzyste durch Zystektomie mit Entfernung retinierter Zähne/WSR (GOÄ-Nr. Ä2656)
  - neben Extraktionen (GOZ-Nr. 3000, 3010, 3020, 3030)
  - neben Germektomie (GOZ-Nr. 3270)

Begründungen

Überdurchschnittlicher Zeitaufwand aufgrund … | Überdurchschnittliche Schwierigkeiten aufgrund … | Besondere Umstände aufgrund …

- besonders aufwendiger Operationsmaßnahmen bei einer stark zerklüfteten/spröden/kalzifizierten Knochensubstanz/einer schwachen, sehr dünnen Knochenkompakta bei erhöhter Gefahr einer Kieferfraktur/Knochenperforation
- umfangreicher extrem schwieriger Zystostomie mit zahlreichen Nebenbuchten
- häufiger Behandlungsunterbrechungen wegen des reduzierten Allgemeinzustandes/verminderter Belastbarkeit oder schwieriger Kreislaufverhältnisse – Ohnmachtsneigung
- eingeschränkter Mundöffnung wegen einer starken Schwellung des Weichgewebes
- ausgedehnter Ödembildung/Keloidbildung im Operationsgebiet
- motorischer Unruhe des Patienten, verbunden mit wiederholt erforderlicher Blutstillung und mehrfach notwendigen Behandlungspausen
- erhöhten Muskeltonus/Wangentonus/Zungentonus, dadurch erschwerte Freistellung des Behandlungsfeldes
- motorischer Instabilität der Zunge/Makroglossie, dadurch erschwerte Freistellung des Behandlungsfeldes

Ä2658

Begründungen

Überdurchschnittlicher Zeitaufwand aufgrund …	Überdurchschnittliche Schwierigkeiten aufgrund …	Besondere Umstände aufgrund …

- reflektorischer Übererregbarkeit z. B. starkem Husten-, Schluck-, oder/und Brechreizneigung, Besprechungsbedarf, mit häufigen Behandlungspausen und notwendiger wiederholt erforderlicher Trockenlegung/Blutstillung
- entzündlich veränderten Gebiets/chronischen Prozesses/akuter Schmerzzustand und dadurch erhöhte operative Sensibilität
- erschwerter Einsicht in das Operationsgebiet wegen der ausgeprägten Entzündung und der starken Blutungsneigung
- aufwendiger Operation mit eingeschränkter Sicht und erschwerter Trockenlegung wegen einer erhöhten Blutungsneigung (hämorrhagischer Diathese)/anhaltenden Blutungen durch die Einnahme gerinnungshemmender Medikamente
- mikrochirurgischer Nahttechnik
- minimalinvasiver Behandlung wegen z.B. naheliegender abnormer Nervenaustrittstelle oder Vermeidung von Gefäßschädigungen bei hochliegendem Gefäßbündel/abnormer Gefäßverhältnisse
- vorsichtigen Vorgehens wegen anatomisch gefährdeten Nachbarstrukturen (z. B. Nerven/Kieferhöhle/Wurzeln und Nachbarzähne etc.)
- der Einschränkung des Sichtbereiches, verursacht durch eine eingeschränkte Lagerfähigkeit des Patienten wegen einer Wirbelsäulenerkrankung/Muskelerkrankung/Herz-Kreislauferkrankung
- besonders umfangreicher Wundversorgung des Operationsgebietes zur Vermeidung von Keloidose
- erschwerter Darstellung des Behandlungsfeldes (z. B. retromolarer Bereich/Umschlagfalte/sublingual etc.)
- erschwerter Einsicht in das Operationsgebiet wegen erschwerter Isolation und Trockenlegung bei vermehrter Nachblutung/arterieller Blutung/Knochenblutung/Salivation
- des Operationsgebietes in Nasennebenhöhlennähe/Kieferhöhlennähe mit esonderen Schutzmaßnahmen wegen Gefahr der Eröffnung
- extrem zeitaufwendigen Vorgehens bei minimalinvasiver Zystostomie wegen extrem dünner Kieferhöhlenknochenbedeckung und stark aufgelockerter Knochenspongiosa
- der Nervnähe z. B. des Nervus mentalis/Nervus alveolaris inferior/Nervus buccalis/Nervus infraorbitalis und umfangreiche Schutzmaßnahmen
- erschwerter Darstellung des Behandlungsfeldes (z. B. retromolarer Bereich/Umschlagfalte/sublingual etc.)

GOZ-Position Ä2675

Leistungsbeschreibung	Faktor
Partielle Vestibulum- oder Mundbodenplastik oder große Tuberplastik, je Kieferhälfte oder Frontzahnbereich	1,0-fach: 49,54 € 2,3-fach: 113,94 € 3,5-fach: 173,39 €

Abrechnungsbestimmung

Teil L, Allgemeine Bestimmungen (Auszug)
Zur Erbringung der in Abschnitt L aufgeführten typischen operativen Leistungen sind in der Regel mehrere operative Einzelschritte erforderlich. Sind diese Einzelschritte methodisch notwendige Bestandteile der in der jeweiligen Leistungsbeschreibung genannten Zielleistung, so können sie nicht gesondert berechnet werden.

Anmerkung

- berechnungsfähig:
  - für eine partielle Vestibulumplastik und/oder Mundbodenplastik
  - für eine große Tuberplastik
  - je Plastik in Bereich von mindestens 3 nebeneinanderliegende Zähnen oder den zahnlosen Kieferbereich
  - je Frontzahnbereich oder Kieferhälfte
  - für eine totale Vestibulumplastik im Oberkiefer (2x Ä2675)
  - ggf. neben implantologische Leistungen (GOZ-Nrn. 9000 ff.)
  - ggf. zzgl. Anlegen von Stütz-, Halte- oder Hilfsvorrichtungen (z. B. Verbandsplatte, Pelotte) am Ober- oder Unterkiefer oder bei Kieferklemme (GOÄ-Nr. Ä2700)
  - ggf. zzgl. Stillung einer übermäßigen Blutung (GOZ-Nr. 3050) oder Stillung einer Blutung durch Abbinden, Umstechen oder Knochenbolzung (GOZ-Nr. 3060)
  - ggf. zzgl. Knochenresektion am Alveolarfortsatz (GOZ-Nr. 3230)
  - ggf. neben operative Entfernung eines Schlotterkammes oder einer Fibromatose in Verbindung mit GOÄ-Nrn. Ä2675 (GOÄ-Nr. Ä2671)
  - ggf. zzgl. Spalthauttransplantation (GOÄ-Nr. Ä2382)
  - ggf. zzgl. Gewinnung/Transplantation von Schleimhaut (GOZ-Nr. 4130) oder von Bindegewebe (GOZ-Nr. 4133)
  - ggf. neben Verwendung einer Membran (GOZ-Nr. 4138)
  - ggf. zzgl. Zuschläge:
    - Operationsmikroskop (GOÄ-Nr. Ä440)
    - Laser (GOÄ-Nr. Ä441)
    - OP-Zuschlag mit Punktezahlen von 800 bis 1199 Punkten (GOÄ-Nr. Ä444)

Ä2675

Anmerkung

- nicht berechnungsfähig:
  - für und neben eine Vestibulumplastik oder Mundbodenplastik kleineren Umfangs (weniger als Bereich von 3 Zähnen) (GOZ-Nr. 3240)
  - für und neben eine Gingivaextensionsplastik (GOZ-Nr. 3240)
  - für und neben eine totale Mundboden- oder Vestibulumplastik (GOÄ-Nr. Ä2676)
  - für und neben eine submuköse Vestibulumplastik (GOÄ-Nr. Ä2677)
  - neben Verband (GOÄ-Nr. Ä200)
  - neben plastischen Verschluss einer Kieferhöhle (im selben OP-Gebiet) (GOZ-Nr. 3090)
  - neben Plastische Deckung im Rahmen einer Wundversorgung einschließlich Periostschlitzung (im selben OP-Gebiet) (GOZ-Nr. 3100)
  - neben und für eine kleine Tuberplastik (ohne Volumenvermehrung) (im selben OP-Gebiet) (GOZ-Nr. 3250)

Begründungen

Überdurchschnittlicher Zeitaufwand aufgrund … | Überdurchschnittliche Schwierigkeiten aufgrund … | Besondere Umstände aufgrund …

- erschwerter Vestibulum-/Mundbodenplastik bei tief ansetzenden, einstrahlenden Bändern und/oder sehr flacher vestibulärer Lippen-/Umschlagsfalte
- minimalinvasiver Behandlung wegen der Nähe zu gefährdeten Nachbarstrukturen (z. B. Nebenhöhlen, Gefäße etc.)
- eingeschränkter Mundöffnung wegen einer starken Schwellung des Weichgewebes
- ausgedehnter Ödembildung/Keloidbildung im Operationsgebiet
- ungünstig gelegener, schwierig zu erreichender Zahnregion im weit distalen Bereich/Umschlagfalte
- aufwendiger Operation mit eingeschränkter Sicht wegen einer erhöhten Blutungsneigung (hämorrhagischer Diathese)/anhaltender Blutung durch die Einnahme gerinnungshemmender Medikamente
- motorischer Unruhe des Patienten, verbunden mit wiederholt erforderlicher Blutstillung und mehrfach notwendigen Behandlungspausen
- erhöhten Muskeltonus/Wangentonus/Zungentonus, dadurch erschwerte Freistellung des Behandlungsfeldes
- motorischer Instabilität der Zunge/Makroglossie, dadurch erschwerte Freistellung des Behandlungsfeldes
- reflektorischer Übererregbarkeit z. B. starkem Husten-, Schluck-, oder/und Brechreizneigung, Besprechungsbedarf, mit häufigen Behandlungspausen und notwendiger wiederholt erforderlicher Trockenlegung/Blutstillung

Ä2675

Begründungen

Überdurchschnittlicher Zeitaufwand aufgrund … | Überdurchschnittliche Schwierigkeiten aufgrund … | Besondere Umstände aufgrund …

- erschwerter Einsicht in das Operationsgebiet wegen erschwerter Isolation und Trockenlegung des Operationsgebietes bei vermehrter Nachblutung/arterieller Blutung/Knochenblutung/Salivation
- entzündlich veränderten Gebiets/chronischen Prozesses/akuter Schmerzzustand und dadurch erhöhte operative Sensibilität
- mikrochirurgischer Nahttechnik
- erschwerter Einsicht in das Operationsgebiet wegen der ausgeprägten Entzündung und der starken Blutungsneigung
- entzündlich veränderten Gebiets und dadurch erhöhter prä-/postoperativer Sensibilität
- der Einschränkung des Sichtbereiches, verursacht durch eine eingeschränkte Lagerfähigkeit des Patienten wegen einer Wirbelsäulenerkrankung/Muskelerkrankung/Herz-Kreislauferkrankung
- minimalinvasiver Behandlung wegen z.B. naheliegender abnormer Nervenaustrittstelle oder Vermeidung von Gefäßschädigungen bei hochliegendem Gefäßbündel/abnormer Gefäßverhältnisse
- chronischer Entzündung wegen einer vorhandenen Vernarbung
- sehr umfangreichen Operationsgebiets mit komplizierter Bildung eines großen Schleimhautlappens
- erschwerter Mobilisierung eines Schleimhautlappens bedingt durch sehr dünne Mukosa
- besonders aufwendiger Nahttechniken (mehrfach, in Schichten getrennt, mikrochirurgisch etc.)
- besonders umfangreicher Lappenbildung einschließlich Periostschlitzung bei zusätzlich notwendiger indirekter Alveolarkammerhöhung im Rahmen der Augmentation
- besonders schwieriger Lappenbildung wegen fragiler Schleimhaut und/oder Schleimhautlazerationen und/oder schwieriger Schleimhautverhältnisse (z. B. Pergamentschleimhaut, vernarbte Schleimhaut)
- gewebeschonender Lappenbildungstechnik/atraumatischen Vorgehens mit besondere Schnitt- und Nahttechnik zur Erhaltung eines optimalen Ergebnisses für das Prothesenlager/ästhetischen Ergebnisses
- besonderen Umfangs durch zusätzliches Lösen der Muskelzüge und Verschiebung sowie Repositionierung
- umfangreicher partieller Vestibulum- oder Mundbodenplastik während einer Behandlung unter Sedierung, erhöhter Aufwand durch eingeschränktes und erschwertes Offenhalten des Behandlungsfeldes
- komplizierter Plastik wegen erschwerender anatomischer Besonderheiten im Operationsbereich

Ä2675

Begründungen

Überdurchschnittlicher Zeitaufwand aufgrund … | Überdurchschnittliche Schwierigkeiten aufgrund … | Besondere Umstände aufgrund …

- komplizierter Plastik bei fragiler/sehr dünner Mukosa und sehr massiver Corticalisschicht
- umfangreicher Plastik wegen Arrangement weiterer Weichgewebs- und/oder augmentativer Chirurgie
- aufwendiger Wundversorgung wegen Wunddehiszenzen bedingt durch umfangreicher Voroperationen
- besonders aufwendiger primärer Wundversorgung zur Vermeidung von Wundheilungsstörungen infolge Allgemeinmedikation z.B. Bisphosphonattherapie, Diabetes
- häufiger Behandlungsunterbrechungen wegen des reduzierten Allgemeinzustandes/verminderter Belastbarkeit/geschwächter Konstitution des Patienten oder schwieriger Kreislaufverhältnisse – Ohnmachtsneigung
- erschwerter Erreichbarkeit/Freistellung des Behandlungsgebietes wegen einer extrem eingeschränkten Mundöffnung bedingt durch eine Verletzung im Bereich des Mundwinkels/Verletzung an der Lippe
- erschwerter Erreichbarkeit/Freistellung und Sicht des Operationsgebietes durch andauernde Blutung verbunden mit stark eingeschränkter Mundöffnung durch eine extrem geringe Schneidekantendifferenz von …. mm
- anhaltender Sickerblutung und erschwerter primären Wundversorgung, bei verbleibender starker Nachblutungsgefahr durch Einnahme von Antikoagulanzien

GOZ-Position Ä2676

Leistungsbeschreibung	Faktor
Totale Mundboden- oder Vestibulumplastik zur Formung des Prothesenlagers mit partieller Ablösung der Mundbodenmuskulatur, je Kiefer	1,0-fach: 128,23 € 2,3-fach: 294,93 € 3,5-fach: 448,81 €

Abrechnungsbestimmung

Teil L, Allgemeine Bestimmungen (Auszug)
Zur Erbringung der in Abschnitt L aufgeführten typischen operativen Leistungen sind in der Regel mehrere operative Einzelschritte erforderlich. Sind diese Einzelschritte methodisch notwendige Bestandteile der in der jeweiligen Leistungsbeschreibung genannten Zielleistung, so können sie nicht gesondert berechnet werden.

! Anmerkung

- berechnungsfähig:
  – für eine totale Mundbodenplastik
  – für eine totale Vestibulumplastik mit partieller Ablösung der Mundbodenmuskulatur
  – zur Formung des Prothesenlagers mit partieller Ablösung der Mundbodenmuskulatur
  – einmal je Kiefer
  – ggf. zzgl. Anlegen von Stütz-, Halte- oder Hilfsvorrichtungen (z. B. Verbandsplatte, Pelotte) am Ober- oder Unterkiefer oder bei Kieferklemme (GOÄ-Nr. Ä2700)
  – ggf. neben operative Entfernung eines Schlotterkammes oder einer Fibromatose in Verbindung mit GOÄ-Nrn. Ä2676 (GOÄ-Nr. Ä2671)
  – ggf. zzgl. Spalthauttransplantation (GOÄ-Nr. Ä2382)
  – ggf. zzgl. Stillung einer übermäßigen Blutung (GOZ-Nr. 3050) oder Stillung einer Blutung durch Abbinden, Umstechen oder Knochenbolzung (GOZ-Nr. 3060)
  – ggf. zzgl. Tuberplastik (GOZ-Nr. 3250)
  – ggf. zzgl. Aufbau des Alveolarfortsatzes durch Augmentation ohne zusätzliche Stabilisierungsmaßnahmen (GOZ-Nr. 9100)
  – ggf. zzgl. Gewinnung/Transplantation von Schleimhaut (GOZ-Nr. 4130) oder von Bindegewebe (GOZ-Nr. 4133)
  – ggf. neben Verwendung einer Membran (GOZ-Nr. 4138)
  – ggf. zzgl. Zuschläge:
    - Operationsmikroskop (GOÄ-Nr. Ä440)
    - Laser (GOÄ-Nr. Ä441)
    - OP-Zuschlag mit Punktezahlen von 1200 und mehr Punkten (GOÄ-Nr. Ä445)

Ä2676

! Anmerkung

- nicht berechnungsfähig:
  - für eine Gingivaextensionsplastik (GOZ-Nr. 3240)
  - für und neben partielle Vestibulum- oder Mundbodenplastik (Ä2675 und/oder GOZ-Nr. 3240)
  - für und neben submuköse Vestibulumplastik (GOÄ-Nr. Ä2677)
  - für totale Vestibulumplastik im Oberkiefer (2x GOÄ-Nr. Ä2675)
  - im Unterkiefer ohne partielle Ablösung der Mundbodenmuskulatur (2x GOÄ-Nr. Ä2675)
  - neben Verband (GOÄ-Nr. Ä200)

Begründungen

Überdurchschnittlicher Zeitaufwand aufgrund …	Überdurchschnittliche Schwierigkeiten aufgrund …	Besondere Umstände aufgrund …

- erschwerter Vestibulum-/Mundbodenplastik bei tief ansetzenden, einstrahlenden Bändern und/oder sehr flacher vestibulärer Lippen-/Umschlagsfalte
- minimalinvasiver Behandlung wegen der Nähe zu gefährdeten Nachbarstrukturen (z. B. Nebenhöhlen, Gefäße etc.)
- eingeschränkter Mundöffnung wegen starker Schwellung des Weichgewebes
- ausgedehnter Ödembildung/Keloidbildung im Operationsgebiet
- ungünstig gelegener, schwierig zu erreichender Zahnregion im weit distalen Bereich
- aufwendiger Operation mit eingeschränkter Sicht wegen einer erhöhten Blutungsneigung (hämorrhagischer Diathese)/anhaltender Blutung durch die Einnahme gerinnungshemmender Medikamente
- motorischer Unruhe des Patienten, verbunden mit wiederholt erforderlicher Blutstillung und mehrfach notwendigen Behandlungspausen
- erhöhten Muskeltonus/Wangentonus/Zungentonus, dadurch erschwerte Freistellung des Behandlungsfeldes
- motorischer Instabilität der Zunge/Makroglossie, dadurch erschwerte Freistellung des Behandlungsfeldes
- reflektorischer Übererregbarkeit z. B. starkem Husten-, Schluck-, oder/und Brechreizneigung, Besprechungsbedarf, mit häufigen Behandlungspausen und notwendiger wiederholt erforderlicher Trockenlegung/Blutstillung
- entzündlich veränderten Gebiets/chronischen Prozesses/akuter Schmerzzustand und dadurch erhöhte operative Sensibilität
- besonders aufwendiger mikrochirurgischer/mehrfach in Schichten getrennter Nahttechnik
- erschwerter Einsicht in das Operationsgebiet wegen der ausgeprägten Entzündung und der starken Blutungsneigung

Begründungen

Überdurchschnittlicher Zeitaufwand aufgrund … | Überdurchschnittliche Schwierigkeiten aufgrund … | Besondere Umstände aufgrund …

- der Einschränkung des Sichtbereiches, verursacht durch eine eingeschränkte Lagerfähigkeit des Patienten wegen einer Wirbelsäulenerkrankung/Muskelerkrankung/Herz-Kreislauferkrankung
- minimalinvasiver Behandlung wegen z.B. naheliegender abnormer Nervenaustrittstelle oder Vermeidung von Gefäßschädigungen bei hochliegendem Gefäßbündel/abnormer Gefäßverhältnisse
- chronischer Entzündung wegen einer vorhandenen Vernarbung
- sehr umfangreichen Operationsgebiets mit komplizierter Bildung eines großen Schleimhautlappens
- erschwerter Mobilisierung eines Schleimhautlappens bedingt durch eine sehr dünne Mukosa
- besonders aufwendiger Nahttechniken (mehrfach, in Schichten getrennt, mikrochirurgisch etc.)
- besonders umfangreicher Lappenbildung einschließlich Periostschlitzung bei zusätzlich notwendiger indirekter Alveolarkammerhöhung im Rahmen der Augmentation
- besonders schwieriger Lappenbildung wegen fragiler Schleimhaut und/oder Schleimhautlazerationen und/oder schwieriger Schleimhautverhältnisse (z. B. Pergamentschleimhaut, vernarbte Schleimhaut)
- gewebeschonender Lappenbildungstechnik/atraumatischen Vorgehens mit besondere Schnitt- und Nahttechnik zur Erhaltung eines optimalen Ergebnisses für das Prothesenlager/ästhetischen Ergebnisses
- besonderen Umfangs durch zusätzliches Lösen der Muskelzüge und Verschiebung sowie Repositionierung
- umfangreicher partielle Vestibulum- oder Mundbodenplastik während einer Behandlung unter Sedierung, erhöhter Aufwand durch eingeschränktes und erschwertes Offenhalten des Behandlungsfeldes
- komplizierter Plastik wegen erschwerender anatomischer Besonderheiten im Operationsbereich
- komplizierter Plastik bei fragiler/sehr dünner Mukosa und sehr massiver Corticalisschicht
- umfangreicher Plastik wegen Arrangement weiterer Weichgewebs- und/oder augmentativer Chirurgie
- aufwendiger Wundversorgung wegen Wunddehiszenzen bedingt durch umfangreicher Voroperationen
- besonders aufwendiger primärer Wundversorgung zur Vermeidung von Wundheilungsstörungen infolge Allgemeinmedikation z.B. Bisphosphonattherapie, Diabetes

Ä2676

Begründungen

Überdurchschnittlicher Zeitaufwand aufgrund …	Überdurchschnittliche Schwierigkeiten aufgrund …	Besondere Umstände aufgrund …

- häufiger Behandlungsunterbrechungen wegen des reduzierten Allgemeinzustandes/verminderter Belastbarkeit/geschwächter Konstitution des Patienten oder schwieriger Kreislaufverhältnisse – Ohnmachtsneigung
- erschwerter Erreichbarkeit/Freistellung des Behandlungsgebietes wegen einer extrem eingeschränkten Mundöffnung bedingt durch eine Verletzung im Bereich des Mundwinkels/Verletzung an der Lippe
- erschwerter Erreichbarkeit/Freistellung und Sicht des Operationsgebietes durch andauernde Blutung verbunden mit stark eingeschränkter Mundöffnung durch eine extrem geringe Schneidekantendifferenz von …. mm
- anhaltender Sickerblutung und erschwerter primären Wundversorgung, bei verbleibender starker Nachblutungsgefahr durch Einnahme von Antikoagulanzien

GOZ-Position Ä2697

Leistungsbeschreibung	Faktor	
Anlegen von Drahtligaturen, Drahthäkchen oder dergleichen, je Kieferhälfte oder Frontzahnbereich, als selbständige Leistung	1,0-fach:	20,40 €
	2,3-fach:	46,92 €
	3,5-fach:	71,40 €

Abrechnungsbestimmung

Teil L, Allgemeine Bestimmungen (Auszug)
Zur Erbringung der in Abschnitt L aufgeführten typischen operativen Leistungen sind in der Regel mehrere operative Einzelschritte erforderlich. Sind diese Einzelschritte methodisch notwendige Bestandteile der in der jeweiligen Leistungsbeschreibung genannten Zielleistung, so können sie nicht gesondert berechnet werden.

! Anmerkung

- berechnungsfähig:
  - für das Anlegen bei intermaxillären Drahtligaturen, Drahthäkchen oder Gummizügen
  - bei Ernst'sche Häkchen oder Ottenhaken
  - für Einzelzahnligatur
  - für Repositionsligatur
  - für die Befestigung einer aufwändigen Retention bei operativer Freilegung eines Zahnes zur Einstellung
  - für eine TTS- Schienung mittels Komposit und Draht an den Glattflächen zzgl. 2197 GOZ
  - je Kieferhälfte oder Frontzahnbereich
  - zuzüglich Material- und Laborkosten gemäß § 10 GOÄ
  - für Schienungen/Stabilisierungen von traumatischen, gelockerten, reimplantierten oder subluxierten Zähnen auch durch Gewalteinwirkungen
  - auch für vollständige Erneuerung der festsitzenden Schienung
  - neben Entfernung einer festsitzenden Schienung (GOÄ-Nr. 2702) bei vollständiger Erneuerung
  - neben Anlegen und Fixation einer Schiene am unverletzten Ober- oder Unterkiefer (bei zusätzlicher mandibulo-maxillärer Fixation mit Ernst'schen Ligaturen oder mit Ottenhaken) (GOÄ-Nr. Ä2698)
  - Anlegen und Fixation einer Schiene am gebrochenen Ober- oder Unterkiefer (bei zusätzlicher mandibulo-maxillärer Fixation mit Ernst'schen Ligaturen oder mit Ottenhaken) (GOÄ-Nr. Ä2699)
  - neben adhäsive Befestigung (GOZ-Nr. 2197)

Ä2697

Anmerkung

  - neben Reimplantation eines Zahnes (GOZ-Nr. 3140)
  - neben Transplantation eines Zahnes (GOZ-Nr. 3160)
  - neben Freilegen eines retinierten oder verlagerten Zahnes zur orthopädischen Einstellung (GOZ-Nr. 3260)
  - neben Einordnung eines verlagerten Zahnes (GOZ-Nr. 6260)
  - neben Wurzelspitzenresektionen (GOZ-Nr. 3120,3110)
- nicht berechnungsfähig:
  - für die Eingliederung eines Klebebrackets (GOZ-Nr. 6100)
  - für die Eingliederung eines Teilbogens (GOZ-Nr. 6140)
  - für die Eingliederung eines ungeteilten Bogens (GOZ-Nr. 6150)
  - für die semipermanente Schienung unter Anwendung der Ätztechnik (GOZ-Nr. 7070)
  - für Wiederanbringung, kleine Änderung, teilweise Erneuerung oder Entfernung von Drahtligaturen (GOÄ-Nr. Ä2702)

Begründungen

Überdurchschnittlicher Zeitaufwand aufgrund … | Überdurchschnittliche Schwierigkeiten aufgrund … | Besondere Umstände aufgrund …

- ungünstig gelegener, schwierig zu erreichender Zahnregion im weit distalen Bereich
- erschwerter Isolation und Trockenlegung bei vermehrter Nachblutung/Sulcusblutung/Salivation/Hypersalivation
- besonderen Aufwands wegen vorhandener Restaurationen/Apparaturen und/oder elongierten/protrudierten Zähnen und/oder Zahnfehlstellungen (nach buccal/palatinal/lingual gekippte, asymmetrischer Zahnrotationen usw.) und dadurch erschwerte Schienung
- motorischer Unruhe des Patienten, verbunden mit wiederholt erforderlicher Trockenlegung und mehrfach notwendigen Behandlungspausen
- erhöhten Muskeltonus/Wangentonus/Zungentonus, dadurch erschwerte Freistellung des Behandlungsfeldes
- motorischer Instabilität der Zunge/Makroglossie, Zungenhypermobiltät, dadurch erschwerte Freistellung des Behandlungsfeldes
- erhöhten Würgereizes dadurch erschwertes Anlegen einer Drahtligatur etc.
- häufiger Behandlungsunterbrechungen wegen des reduzierten Allgemeinzustandes
- der Einschränkung des Sichtbereiches, verursacht durch eine eingeschränkte Lagerfähigkeit des Patienten wegen einer Wirbelsäulenerkrankung/Muskelerkrankung/Herz-Kreislauferkrankung

Begründungen

Überdurchschnittlicher Zeitaufwand aufgrund … | Überdurchschnittliche Schwierigkeiten aufgrund … | Besondere Umstände aufgrund …

- schwierigen Anlegens der Drahtligatur etc. durch eine geringe Mundöffnung bedingt durch Kieferklemme/Myoarthropathie/Mobilitätseinschränkung des Kiefergelenks etc.
- aufwendiger Fixierung und Retentionsgewinnung wegen eines exzessiven Bruxismus/starken Abrasionen oder protrudierter/gelockerter Zähne
- aufwendiger Verstärkungsmaßnahmen durch stabilisierende Materialien
- eingeschränkter Mundöffnung/erschwerter Mundzugang wegen Mundsperre/Kieferklemme/Adipositas/Herpes/Rhagaden etc.
- okklusalen Feineinschleifens des geschienten Bereiches nach gnathologischen Kriterien zur optimalen Belastung des Kauorgans bei Bruxismus (nur wenn nicht GOZ-Nr.8100 dafür berechnet wird)
- starken Wangendrucks und/oder aktiver Zungenmuskulatur und dadurch aufwendigem Vorbereiten der Zähne zur Fixierung, sowie notwendiger häufiger Behandlungspausen zur Entlastung/Entspannung der Muskulatur
- umfangreichen und zeitaufwendigen Verfahrens durch individueller Farbanpassung des Befestigungskomposits
- reflektorischer Übererregbarkeit z.B. starkem Husten-, Schluck-, oder/und Brechreizneigung mit häufigen Behandlungspausen und notwendiger wiederholt erforderlicher Trockenlegung bei der Adaptation
- schwieriger postoperativer/posttraumatischer Adaptation der Drahtligatur bei erhöhter operativer Sensibilität/starke Schmerzempfindlichkeit
- erschwerter Erreichbarkeit/Freistellung des Behandlungsfeldes durch eine extrem eingeschränkte Mundöffnung (Schneidekantendifferenz = xx mm)
- palatinaler/lingualer Eingliederung der Drahtligatur mit erschwertem Einschub und Klebetechnik
- extrem asymmetrischer Zahnrotation, Kippung vom Zahn/von Zähnen, Lingual/Palatinalstand der Zähne und damit verbunden die atypische Einschubrichtung und schwierige Anpassung und Befestigung des Drahtes
- Fehlinklination des Zahnes … xy und damit verbunden die atypische Einschubrichtung und schwierige Anpassung und Befestigung des Drahtes
- erhöhten Aufwands wegen patientenbedingten zahlreichen Unterbrechungen der Behandlung durch enormen Erklärungsbedarfs bei extremer Angst des Patienten/altersbedingt besonders unruhigen Patienten

Ä2698

GOZ-Position Ä2698

Leistungsbeschreibung	Faktor
Anlegen und Fixation einer Schiene am unverletzten Ober- oder Unterkiefer	1,0-fach: 87,43 € 2,3-fach: 201,09 € 3,5-fach: 306,01 €

Abrechnungsbestimmung

Teil L, Allgemeine Bestimmungen (Auszug)
Zur Erbringung der in Abschnitt L aufgeführten typischen operativen Leistungen sind in der Regel mehrere operative Einzelschritte erforderlich. Sind diese Einzelschritte methodisch notwendige Bestandteile der in der jeweiligen Leistungsbeschreibung genannten Zielleistung, so können sie nicht gesondert berechnet werden.

! Anmerkung

- berechnungsfähig:
  - für das Anlegen und Fixieren der Schiene
  - unabhängig vom Schienungstyp z. B. Metallbügel mit Ligatur
  - je Kiefer
  - neben einer mandibulo-maxillären Fixation und Schienung des gebrochenen Gegenkiefers (GOÄ-Nr. Ä2699)
  - für eine semipermanente Schienung im Zusammenhang mit einem Zahntrauma
  - zur Verhinderung von iatrogenen Frakturen nach umfangreichen Kieferoperationen
  - Anlegen von Drahtligaturen, Drahthäkchen oder dergleichen (bei zusätzlicher mandibulo-maxillärer Fixation mit Ernst'schen Ligaturen oder mit Ottenhaken) (GOÄ-Nr. Ä2697)
  - neben Reposition eines traumatisch luxierten Zahnes (GOÄ-Nr. Ä2685)
  - neben Einrichtung und Fixation eines gebrochenen Kiefers außerhalb der Zahnreihen durch intra- und extraorale Schienenverbände und Stützapparate (GOÄ-Nr. Ä2695)
  - neben Reposition eines zahntragenden Bruchstücks des Alveolarfortsatzes (GOÄ-Nr. Ä2686)
  - neben allmähliche Reposition des gebrochenen Ober- oder Unterkiefers oder eines schwer einstellbaren oder verkeilten Bruchstücks des Alveolarfortsatzes (GOÄ-Nr. Ä2687)
  - ggf. zzgl. adhäsive Befestigung (GOZ-Nr. 2197)
  - zzgl. Material und Laborkosten

Anmerkung

- auch für die vollständige Erneuerung der festsitzenden Schienung
- ggf. zzgl. Zuschläge:
  - Operationsmikroskop (GOÄ-Nr. Ä440)
  - Laser (GOÄ-Nr. Ä441)
  - OP-Zuschlag mit Punktezahlen von 1200 und mehr Punkten (GOÄ-Nr. Ä445)
- nicht berechnungsfähig:
  - neben Anlegen von Stütz-, Halte- oder Hilfsvorrichtungen (z. B. Verbandsplatte, Pelotte) am Ober- oder Unterkiefer oder bei Kieferklemme (GOÄ-Nr. Ä2700)
  - neben Anlegen von extraoralen Stütz-, Halte- oder Hilfsvorrichtungen, einer Verbands- oder Verschlussplatte, Pelotte oder dergleichen – im Zusammenhang mit plastischen Operationen oder zur Verhütung oder Behandlung von Narbenkontrakturen (GOÖ Nr. Ä2701)
  - für die Wiederbefestigung gelöster Schienenanteile (GOÄ-Nr. Ä2702)
  - wenn nur ein Teil des Kiefers geschient wird (GOÄ-Nr. Ä2697)

Begründungen

Überdurchschnittlicher Zeitaufwand aufgrund … | Überdurchschnittliche Schwierigkeiten aufgrund … | Besondere Umstände aufgrund …

- eingeschränkter Mundöffnung wegen einer starken Schwellung des Weichgewebes/akuter Kiefergelenkbeschwerden
- erschwerter Isolation und Trockenlegung bei vermehrter Nachblutung/Sulcusblutung/Salivation/Hypersalivation
- besonderen Aufwands wegen vorhandener Restaurationen/Apparaturen und/oder elongierten/protrudierten Zähnen und/oder Zahnfehlstellungen (nach buccal/palatinal/lingual gekippte, asymmetrischer Zahnrotationen usw.) und dadurch erschwerte Schienung
- motorischer Unruhe des Patienten, verbunden mit wiederholt erforderlicher Trockenlegung und mehrfach notwendigen Behandlungspausen
- erhöhten Muskeltonus/Wangentonus/Zungentonus, dadurch erschwerte Freistellung des Behandlungsfeldes
- motorischer Instabilität der Zunge/Makroglossie, dadurch erschwerte Freistellung des Behandlungsfeldes
- erhöhten Würgereizes dadurch erschwertes Anlegen/Fixieren der Schiene
- häufiger Behandlungsunterbrechungen wegen des reduzierten Allgemeinzustandes
- der Einschränkung des Sichtbereiches, verursacht durch eine eingeschränkte Lagerfähigkeit des Patienten wegen einer Wirbelsäulenerkrankung/Muskelerkrankung/Herz-Kreislauferkrankung

Ä2698

Begründungen

Überdurchschnittlicher Zeitaufwand aufgrund …	Überdurchschnittliche Schwierigkeiten aufgrund …	Besondere Umstände aufgrund …

- schwierigen Anlegens der Schiene/Schienung durch eine geringe Mundöffnung wegen einer Kieferklemme/Myoarthropathie/Mobilitätseinschränkung des Kiefergelenks etc.
- besonders schwieriger Relationsbestimmung wegen einer nicht konzeptionsgerechten Okklusion
- aufwendiger manueller Reposition mit verbundener unfallbedingter Subluxation
- starken Wangendrucks und/oder aktiver Zungenmuskulatur und dadurch aufwendigem Vorbereiten der Zähne zur Fixierung, sowie notwendiger häufiger Behandlungspausen zur Entlastung/Entspannung der Muskulatur
- umfangreichen und zeitaufwendigen Verfahrens durch individueller Farbanpassung des Befestigungskomposits
- reflektorischer Übererregbarkeit z.B. starkem Husten-, Schluck-, oder/und Brechreizneigung mit häufigen Behandlungspausen und notwendiger wiederholt erforderlicher Trockenlegung bei der Adaptation und Schienung
- schwieriger postoperativer/posttraumatischer Schienung bei erhöhter operativer Sensibilität/starke Schmerzempfindlichkeit
- erschwerter Erreichbarkeit/Freistellung des Behandlungsfeldes durch eine extrem eingeschränkte Mundöffnung (Schneidekantendifferenz = xx mm)
- palatinaler/lingualer Eingliederung der Schienung mit erschwertem Einschub und Klebetechnik
- extrem asymmetrischer Zahnrotation, Kippung vom Zahn/von Zähnen, Lingual/Palatinalstand der Zähne und damit verbunden die atypische Einschubrichtung und schwierige Anpassung und Befestigung der Schienung

GOZ-Position Ä2700

Leistungsbeschreibung	Faktor	
Anlegen von Stütz-, Halte- oder Hilfsvorrichtungen (z. B. Verbandsplatte, Pelotte) am Ober- oder Unterkiefer oder bei Kieferklemme	1,0-fach:	20,40 €
	2,3-fach:	46,92 €
	3,5-fach:	71,40 €

Abrechnungsbestimmung

Teil L, Allgemeine Bestimmungen (Auszug)
Zur Erbringung der in Abschnitt L aufgeführten typischen operativen Leistungen sind in der Regel mehrere operative Einzelschritte erforderlich. Sind diese Einzelschritte methodisch notwendige Bestandteile der in der jeweiligen Leistungsbeschreibung genannten Zielleistung, so können sie nicht gesondert berechnet werden.

Anmerkung

- berechnungsfähig:
  - für das Anlegen von Stütz-, Halte- oder Hilfsvorrichtungen am Ober- oder Unterkiefer oder bei Kieferklemme
  - für das Anlegen von Schienen zur Stabilisierung von z. B. traumatisch gelockerten oder teilweise luxierten sowie parodontal geschädigten Zähnen
  - für das Eingliedern einer herausnehmbaren Verbandsplatte oder zur Verbandsplatte umgearbeiteten Prothese
  - für das Eingliedern einer Verbandsplatte mit Obturator nach Zystenoperationen zur halb-/offenen Wundabdeckung z. B. bei Zystostomien
  - für das Eingliedern einer Verbandsplatte zur Abdeckung eines Wundgebietes bei hämorrhagischen Diathesen und bei medikamenteninduzierter Blutungsneigung
  - für das Eingliedern einer tiefgezogenen Schiene zum Schutz eines wiederbefestigten Zahnfragments (z. B. nach einem Trauma/Unfall)
  - für das Eingliedern einer Trinkplatte bei Lippen-Kiefer-Gaumenspalte
  - interokklusaler Splint
  - ausgedehnter individuell hergestellter Zahnfleischdruckverband (über normalen Verband hinausgehend)
  - je Kiefer, unabhängig der tatsächlich durchgeführten Einzelmaßnahmen
  - neben Weichteilchirurgie z.B. Ä2380, Ä2381, Ä2382, Ä2670, Ä2675, Ä2677, 3240, 3250 usw.
  - neben chirurgischen Leistungen oder Repositionen z.B. Ä2685, ä2686, Ä2687, 3140, 3160, 3260 usw.
  - zzgl. Material- und Laborkosten

Ä2700

Anmerkung

- nicht berechenbar:
  - für das Entfernen einer herausnehmbaren Verbandsplatte
  - für eine Röntgenschablonen bei implantologischen Maßnahmen (GOZ-Nr. 9000)
  - für eine Orientierungs- und/oder Positionierungsschablone bei implantologischen Maßnahmen (GOZ-Nr. 9003)
  - für die Eingliederung einer bedingt herausnehmbaren, verschraubten Verbandsplatte (GOÄ-Nr. Ä2701)
  - für eine dreidimensionale Daten gestützten Navigationsschablone/chirurgischen Führungsschablone zur Implantation, ggf. einschließlich Fixierung (GOZ-Nr. 9005)
  - neben der Umarbeitung einer Prothese zum Aufbissbehelf (GOZ-Nr. 7020)

Begründungen

Überdurchschnittlicher Zeitaufwand aufgrund … | Überdurchschnittliche Schwierigkeiten aufgrund … | Besondere Umstände aufgrund …

- erschwerter Isolation und Trockenlegung bei vermehrter Nachblutung/Sulcusblutung/Salivation
- eingeschränkter Mundöffnung wegen einer starken postoperativen Schwellung des Weichgewebes
- ausgedehnter Ödembildung im Operationsgebiet
- sehr umfangreichen Operationsgebiets mit ausgedehnter Schnittführung und dadurch extrem ausgedehnte Verbandsplatte
- ungünstig gelegener, schwierig zu erreichender Zahnregion im weit distalen Bereich
- besonderen Aufwandes wegen extremen Zahnengstand und/oder erschwerter Anpassung an vorhandene Restaurationen/Apparaturen und/oder sehr engen Approximalräumen und/oder elongierten/gelockerten/protrudierten Zähnen
- motorischer Unruhe des Patienten
- erhöhten Muskeltonus/Wangentonus/Zungentonus, dadurch erschwerte Freistellung des Behandlungsfeldes
- motorischer Instabilität der Zunge/Makroglossie, dadurch erschwerte Freistellung des Behandlungsfeldes
- erhöhten Würgereizes dadurch erschwertes Anlegen der Verbandsplatte etc.
- der Einschränkung des Sichtbereiches, verursacht durch eine eingeschränkte Lagerfähigkeit des Patienten wegen einer Wirbelsäulenerkrankung/Muskelerkrankung/Herz-Kreislauferkrankung
- schwierigen Anlegens der Verbandsplatte etc. durch eine geringe Mundöffnung wegen einer Kieferklemme/Myoarthropathie

Ä2700

Begründungen

Überdurchschnittlicher Zeitaufwand aufgrund …	Überdurchschnittliche Schwierigkeiten aufgrund …	Besondere Umstände aufgrund …

- aufwendiger Fixierung wegen stark gelockerten Zähnen
- besonders schwieriger Relationsbestimmung wegen einer nicht konzeptionsgerechten Okklusion
- erhöhter Aufwand bei akuten Schmerzzustand und erhöhte postoperative Sensibilität bei der Adaptation der Verbandsplatte
- erschwerter Fixierung/Retention wegen des Lockerungsgrades des repositionierten Zahnes mit parodontal geschädigter Substanz
- erschwerte Adaptation der Schiene wegen schwieriger Verzahnung/fehlender Eckzahnführung/Kreuzbiss mit/bei ungünstigen antagonistischen Beziehungen
- erschwerter Abformung und Anpassung durch abnorme Kieferformen; extrem flachem Gaumendach; flachen/hohen Palatum; extrem flachem/hohem Kiefer; hochansetzender Mundbodenmuskulatur/Muskulatur
- erhöhter Blutungsneigung (hämorrhagischer Diathese)/anhaltender Blutungen durch Einnahme gerinnungshemmender Medikamente/Antikoagulanzien erschwerte Trockenlegung für die Abformung/Eingliederung nach chirurgischem Eingriff
- erhöhter operativer Sensibilität/starke Schmerzempfindlichkeit bei der Abformung und Eingliederung nach chirurgischem Eingriff (frische Extraktionswunden)
- aufwendiger Individualisierungsmaßnahmen- Anpassen an die anatomischen Gegebenheiten (Bänder/Zahnzwischenräume etc.)

Ä2701

GOÄ-Position Ä2701

Leistungsbeschreibung	Faktor
Anlegen von extraoralen Stütz-, Halte- oder Hilfsvorrichtungen, einer Verbands- oder Verschlussplatte, Pelotte oder dergleichen – im Zusammenhang mit plastischen Operationen oder zur Verhütung oder Behandlung von Narbenkontrakturen	1,0-fach: 104,92 € 2,3-fach: 241,31 € 3,5-fach: 367,22 €

Abrechnungsbestimmung

Teil L, Allgemeine Bestimmungen (Auszug)
Zur Erbringung der in Abschnitt L aufgeführten typischen operativen Leistungen sind in der Regel mehrere operative Einzelschritte erforderlich. Sind diese Einzelschritte methodisch notwendige Bestandteile der in der jeweiligen Leistungsbeschreibung genannten Zielleistung, so können sie nicht gesondert berechnet werden.

Anmerkung

- berechnungsfähig:
  - für das Anlegen von extraoralen Stütz-, Halte- oder Hilfsvorrichtungen, Pelotte oder dergleichen
  - für das Anlegen von extraoralen Stütz-, Halte- und Hilfsvorrichtungen (z. B. Fixateur extern)
  - für extra- oder intraorale Verbands- oder Verschlussplatten, Pelotte oder dergleichen, die über den Leistungsinhalt der GOÄ-Nr. Ä2700 hinausgehen
  - nur im Zusammenhang mit plastischen Operationen zur Verhütung und Behandlung von Narbenkontrakturen
  - für das temporäre Umarbeiten einer Prothese zur Verbandsplatte, wenn diese mit Schaube(n) fixiert wird
  - für eine intraorale Verbandsplatte mit mukogingival-präprothetischen Leistungen zur Abdeckung der Entnahmestelle mit oder ohne Schleimhauttransplantat, wenn diese mit Schraube(n) oder Ligaturen fixiert wird
  - je Kiefer, unabhängig der tatsächlich durchgeführten Einzelmaßnahmen
  - zzgl. Material und Laborkosten
  - ggf. zzgl. Zuschläge:
    - Operationsmikroskop (GOÄ-Nr. Ä440)
    - Laser (GOÄ-Nr. Ä441)
    - OP-Zuschlag mit Punktzahlen von 1200 und mehr Punkten (GOÄ-Nr. Ä445)
  - neben Weichteilchirurgie z.B. Ä2380, Ä2381, Ä2382, Ä2670, Ä2675, Ä2677, 3240, 3250 usw.

! Anmerkung

- neben chirurgischen Leistungen oder Repositionen z.B. Ä2685, ä2686, Ä2687, 3090, 3140, 3160, 3260, 3270 usw.
- neben das Anlegen und Fixation einer Schiene am gebrochenen Ober- oder Unterkiefer (GOÄ-Nr. Ä2699)
- neben der operativen Reposition und Fixation durch Osteosynthese bei Unterkieferbruch (GOÄ-Nr. Ä2690)

- nicht berechnungsfähig:
  - neben der Umarbeitung einer Prothese zum Aufbissbehelf (GOZ-Nr. 7020)
  - für einfache Verbandsplatten und Pelotten (GOÄ-Nr. Ä2700)
  - in Verbindung mit prä- oder perichirurgischen Leistungen im Rahmen von implantologischen Maßnahmen (GOÄ-Nr. Ä2700)
  - für eine Röntgenschablonen bei implantologischen Maßnahmen (GOZ-Nr. 9000)
  - für eine Orientierungs- und/oder Positionierungsschablone bei implantologischen Maßnahmen (GOZ-Nr. 9003)
  - für eine dreidimensionale Daten gestützten Navigationsschablone/chirurgischen Führungsschablone zur Implantation, ggf. einschließlich Fixierung (GOZ-Nr. 9005)
  - in Verbindung mit prä- oder perichirurgischen Leistungen im Rahmen von implantologischen Maßnahmen (GOÄ-Nr. Ä2700)

Begründungen

Überdurchschnittlicher Zeitaufwand aufgrund … | Überdurchschnittliche Schwierigkeiten aufgrund … | Besondere Umstände aufgrund …

- erschwerter Isolation und Trockenlegung bei vermehrter Nachblutung/Sulcusblutung/Salivation
- eingeschränkter Mundöffnung wegen einer starken postoperativen Schwellung des Weichgewebes
- ausgedehnter Ödembildung im Operationsgebiet
- sehr umfangreichen Operationsgebiets mit ausgedehnter Schnittführung und dadurch extrem ausgedehnte Verbandsplatte
- ungünstig gelegener, schwierig zu erreichender Zahnregion im weit distalen Bereich
- besonderen Aufwandes wegen extremen Zahnengstand und/oder erschwerter Anpassung an vorhandene Restaurationen/Apparaturen und/oder sehr engen Approximalräumen und/oder elongierten/gelockerten/protrudierten Zähnen
- motorischer Unruhe des Patienten
- erhöhten Muskeltonus/Wangentonus/Zungentonus, dadurch erschwerte Freistellung des Behandlungsfeldes

Ä2701

Begründungen

Überdurchschnittlicher Zeitaufwand aufgrund …	Überdurchschnittliche Schwierigkeiten aufgrund …	Besondere Umstände aufgrund …

- motorischer Instabilität der Zunge/Makroglossie, dadurch erschwerte Freistellung des Behandlungsfeldes
- erhöhten Würgereizes dadurch erschwertes Anlegen der Verbandsplatte etc.
- der Einschränkung des Sichtbereiches, verursacht durch eine eingeschränkte Lagerfähigkeit des Patienten wegen einer Wirbelsäulenerkrankung/Muskelerkrankung/Herz-Kreislauferkrankung
- schwierigen Anlegens der Verbandsplatte etc. durch eine geringe Mundöffnung wegen einer Kieferklemme/Myoarthropathie
- aufwendiger Fixierung wegen stark gelockerten Zähnen
- besonders schwieriger Relationsbestimmung wegen einer nicht konzeptionsgerechten Okklusion
- erhöhter Aufwand bei akuten Schmerzzustand und erhöhte postoperative Sensibilität bei der Adaptation der Verbandsplatte
- erschwerter Fixierung/Retention wegen des Lockerungsgrades des repositionierten Zahnes mit parodontal geschädigter Substanz
- erschwerte Adaptation der Schiene wegen schwieriger Verzahnung/fehlender Eckzahnführung/Kreuzbiss mit/bei ungünstigen antagonistischen Beziehungen
- erschwerter Abformung und Anpassung durch abnorme Kieferformen; extrem flachem Gaumendach; flachen/hohen Palatum; extrem flachem/hohem Kiefer; hochansetzender Mundbodenmuskulatur/Muskulatur
- erhöhter Blutungsneigung (hämorrhagischer Diathese)/anhaltender Blutungen durch Einnahme gerinnungshemmender Medikamente/Antikoagulanzien erschwerte Trockenlegung für die Abformung/Eingliederung nach chirurgischem Eingriff
- erhöhter operativer Sensibilität/starke Schmerzempfindlichkeit bei der Abformung und Eingliederung nach chirurgischem Eingriff (frische Extraktionswunden)
- aufwendiger Individualisierungsmaßnahmen- Anpassen an die anatomischen Gegebenheiten (Bänder/Zahnzwischenräume etc.)

GOÄ-Position Ä2702

Leistungsbeschreibung	Faktor	
Wiederanbringung einer gelösten Apparatur oder kleine Änderungen, teilweise Erneuerung von Schienen oder Stützapparaten – auch Entfernung von Schienen oder Stützapparaten –, je Kiefer	1,0-fach: 2,3-fach: 3,5-fach:	17,49 € 40,22 € 61,22 €

Abrechnungsbestimmung

Teil L, Allgemeine Bestimmungen (Auszug)
Zur Erbringung der in Abschnitt L aufgeführten typischen operativen Leistungen sind in der Regel mehrere operative Einzelschritte erforderlich. Sind diese Einzelschritte methodisch notwendige Bestandteile der in der jeweiligen Leistungsbeschreibung genannten Zielleistung, so können sie nicht gesondert berechnet werden.

! Anmerkung

- berechnungsfähig:
  - für das Wiederanbringen gelöster Apparaturen
  - kleine Änderung oder teilweise Erneuerung von Schienen/Stützapparaten
  - für das Entfernen von Schienen/Stützapparaten
  - für die Entfernung einer semipermamenten Schienung
  - für das Entfernen eines Teil- oder Vollbogens im Rahmen einer KFO-Behandlung
  - Ausgliederung einer intra-/extraoralen Verankerung
  - für das Wiederanbringen oder Entfernen eines festsitzenden Retainers
  - für die Ausgliederung einer intra-/extraoralen Verankerung
  - je Kiefer
  - auch für das Entfernen von Kleberesten nach einer semipermanenten Schienung oder gelösten Retainers
- nicht berechnungsfähig:
  - für das Entfernen einer herausnehmbaren Verbandsplatte

Ä2702

Begründungen

Überdurchschnittlicher Zeitaufwand aufgrund …	Überdurchschnittliche Schwierigkeiten aufgrund …	Besondere Umstände aufgrund …

- umfangreichen und zeitaufwendigen Entfernens des speziellen farblich angepassten Befestigungskomposits der semipermanenten Schienung und/oder unklarer Schmelz- Klebegrenze
- umfangreichen und zeitaufwendigen Entfernens des speziellen anorganischen Befestigungsmaterials durch extrem festen Verbund mit dem Zahnschmelz/Zahnhartsubstanz
- schwieriger Entfernung bei palatinaler/lingualer Stellung der Schienung
- erschwerter Isolation und aufwendiger Trockenlegung der Zahnreihe/Behandlungsgebiet bei der Wiederbefestigung durch vermehrte Salivation/Hypersalivation/hyperaktiver Speicheldrüsen
- geringer Mundöffnung und erhöhten Muskeltonus der Wangenmuskulatur
- motorischer Instabilität der Zunge/Makroglossie, dadurch erschwerter Freistellung des Behandlungsfeldes
- erhöhtem Muskeltonus/Wangentonus/Zungentonus, dadurch erschwerter Freistellung des Behandlungsfeldes
- extrem asymmetrischer Zahnrotation, Kippung vom Zahn/von Zähnen, Lingual-/Palatinalstand der Zähne und damit verbunden die schwierige Entfernung oder Wiederbefestigung der Apparatur
- erschwerter Erreichbarkeit/Freistellung des Behandlungsfeldes durch eine extrem eingeschränkte Mundöffnung
- reflektorischer Übererregbarkeit z.B. starkem Husten-, Schluck-, oder/und Brechreizneigung mit häufigen Behandlungspausen
- starken Wangendrucks und/oder aktiver Zungenmuskulatur und dadurch aufwendiger Fixierung der verwendeten Hilfsmittel sowie notwendiger häufiger Behandlungspausen zur Entlastung/Entspannung der Muskulatur
- motorischer Unruhe des Patienten, verbunden mit mehrfach notwendigen Behandlungspausen beim Debonding
- Einschränkung des Sichtbereiches, verursacht durch eingeschränkte Lagerfähigkeit des Patienten wegen Wirbelsäulenerkrankung/Muskelerkrankung/Herz-Kreislauferkrankung beim Entfernen des Retainers/Schienung in der Unterkiefer-Frontzahninnenseite
- eingeschränkter Mundöffnung/erschwerter Mundzugang wegen Mundsperre/Kieferklemme/Adipositas/Herpes/Rhagaden etc.
- behutsamen Entfernens der Drahtligatur wegen der anatomischen Gegebenheiten der Zähne z.B. Schmelzrissgefahr/Zahndysplasien/Zahnhypoplasien
- behutsamen Entfernens der Schienung wegen gefährdeter Zahnschmelzstrukturen/White Spots

Begründungen

Überdurchschnittlicher Zeitaufwand aufgrund … | Überdurchschnittliche Schwierigkeiten aufgrund … | Besondere Umstände aufgrund …

- behutsamen und schwierigen Entfernens der Schienung an vorhandener Restauration/Rekonstruktion
- intensiven Entfernens von festanhaftenden Verfärbungen nach Entfernung des Stützapparates und zeitaufwändige Politur zur Wiederherstellung der Schmelzmorphologie
- aufwendiger Behandlung mit Handinstrumenten wegen extremen Dentinhypersensibilitäten
- erschwerter Durchführung wegen entzündlich veränderter Gingivahypertrophie und dadurch erhöhter Sensibilität und stark eingeschränkter Sicht durch andauernde Sickerblutung
- sehr hohen instrumentellen und zeitlichen Mehraufwands bei Entfernung der gelösten Apparatur, Entfernung von Zahnverfärbungen und zusätzlicher Entfernung der Glattflächenversiegelung
- minimalinvasiver/atraumatischen Entfernens von Kleberesten unter Erhaltung der Mikrostruktur der Zahnoberfläche
- geringer Mundöffnung (Schneidekantendifferenz = xx mm) und erhöhtem Muskeltonus der Wangen- Zungenmuskulatur
- hohen instrumentellen Aufwands wegen Verwendung oszillierender, ultraschallgetriebener oder lasergestützter Instrumente
- erhöhten Aufwands wegen patientenbedingten zahlreichen Unterbrechungen der Behandlung durch enormen Erklärungsbedarfs bei extremer Angst des Patienten/altersbedingt besonders unruhigen Patienten

Ä2730

GOZ-Position Ä2730

Leistungsbeschreibung	Faktor
Operative Maßnahmen zur Lagerbildung beim Aufbau des Alveolarfortsatzes, je Kieferhälfte oder Frontzahnbereich	1,0-fach: 29,14 € 2,3-fach: 67,02 € 3,5-fach: 101,99 €

Abrechnungsbestimmung

Teil L, Allgemeine Bestimmungen (Auszug):
Zur Erbringung der in Abschnitt L aufgeführten typischen operativen Leistungen sind in der Regel mehrere operative Einzelschritte erforderlich. Sind diese Einzelschritte methodisch notwendige Bestandteile der in der jeweiligen Leistungsbeschreibung genannten Zielleistung, so können sie nicht gesondert berechnet werden.

Anmerkung

- berechnungsfähig:
  - für Maßnahmen zur Vorbereitung der Einpflanzungsstelle für Knochen oder Knochenteile durch Anfrischen des Knochens oder durch Kortikalisbohrungen (Beck'sche Bohrungen), bei rein präprothetisch bedingtem Aufbau den Kieferkamms
  - operative Lagerbildung für Aufbau des Alveolarfortsatzes
  - im Hart- und oder Weichgewebe
  - je Kieferhälfte oder Frontzahnbereich
  - als selbständige Leistung
  - neben Implantation alloplastischen Materials zur Weichteilunterfütterung (GOÄ-Nr. Ä2442)
  - neben Partielle Vestibulum- oder Mundbodenplastik (GOÄ-Nr. Ä2675)
  - neben Totale Mundboden- oder Vestibulumplastik (GOÄ-Nr. Ä2676) oder Vestibulum- oder Mundbodenplastik, kleineren Umfangs (GOZ-Nr. 3240)
  - neben Tuberplastik (GOZ-Nr. 3250)
  - ggf. zzgl. Zuschläge:
    - Operationsmikroskop (GOÄ-Nr. Ä440)
    - Laser (GOÄ-Nr. Ä441)
    - OP-Zuschlag mit Punktezahlen von 500 bis 799 Punkten (GOÄ-Nr. Ä443)
- nicht berechnungsfähig:
  - neben Aufbau des Alveolarfortsatzes durch Augmentation ohne zusätzliche Stabilisierungsmaßnahmen (GOZ-Nr. 9100)
  - neben externer Sinuslift (GOZ-Nr. 9120)

! Anmerkung

- neben Spaltung und Spreizung von Knochensegmenten (Bone Splitting) (GOZ-Nr. 9130)
- neben intraorale Entnahme von Knochen außerhalb des Aufbaugebietes (GOZ-Nr. 9140)
- neben Fixation des Augmentates durch Osteosynthesemaßnahmen (GOZ-Nr. 9150)

Begründungen

Überdurchschnittlicher Zeitaufwand aufgrund … | Überdurchschnittliche Schwierigkeiten aufgrund … | Besondere Umstände aufgrund …

- minimalinvasiver Behandlung wegen der Nähe zu gefährdeten Nachbarstrukturen (z. B. Nebenhöhlen, Gefäße etc.)
- eingeschränkter Mundöffnung wegen einer starken Schwellung des Weichgewebes
- schwieriger Lagerbildung für die Fixierung des alloplastischen Materials/Bindegewebstransplantats durch eine massive Atrophie des Kieferkamms
- besonders aufwendiger Lagebildung und/oder Glättung bei einer stark zerklüfteten/spröden/kalzifizierten Knochensubstanz/einer schwachen, sehr dünnen Knochenkompakta
- schwieriger Glättung und/oder Lagerbildung des Alveolarfortsatzes wegen der äußerst starken und dichten/festen Knochenkompakta
- aufwendigen Wundverschlusses durch eine sehr flache vestibuläre Lippen-/Umschlagsfalte und/oder schwieriger (fragil) Schleimhautverhältnisse und/oder sehr tief ansetzenden, einstrahlenden Bändern
- sehr umfangreichen Operationsgebietes wegen stark aufgelockerter und vacuoliger Knochenspongiosa
- schwierigen Wundverschlusses mit Periostschlitzung bei fehlender „attached Gingiva" wegen vorhandener Vernarbung
- ausgedehnter Ödembildung/Keloidbildung im Operationsgebiet
- aufwendiger Operation mit eingeschränkter Sicht wegen einer erhöhten Blutungsneigung (hämorrhagischer Diathese)/anhaltender Blutung durch die Einnahme gerinnungshemmender Medikamente
- motorischer Unruhe des Patienten, verbunden mit wiederholt erforderlicher Blutstillung und mehrfach notwendigen Behandlungspausen
- erhöhten Muskeltonus/Wangentonus/Zungentonus, dadurch erschwerte Freistellung des Behandlungsfeldes
- motorischer Instabilität der Zunge/Makroglossie, dadurch erschwerte Freistellung des Behandlungsfeldes

Ä2730

Begründungen

Überdurchschnittlicher Zeitaufwand aufgrund …	Überdurchschnittliche Schwierigkeiten aufgrund …	Besondere Umstände aufgrund …

- reflektorischer Übererregbarkeit z. B. starkem Husten-, Schluck-, oder/und erhöhter Brechreizneigung mit häufigen Behandlungspausen
- entzündlich veränderten Gebiets und dadurch erhöhte prä-/postoperativer Sensibilität
- besonders aufwendiger mikrochirurgische/mehrfach in Schichten getrennter Nahttechnik(en)
- erschwerter Einsicht in das Operationsgebiet wegen der ausgeprägten Entzündung und der starken Blutungsneigung
- häufiger Behandlungsunterbrechungen wegen des reduzierten Allgemeinzustandes und verminderter Belastbarkeit/geschwächter Konstitution des Patienten oder schwieriger Kreislaufverhältnisse – Ohnmachtsneigung
- der Einschränkung des Sichtbereiches, verursacht durch eine eingeschränkte Lagerfähigkeit des Patienten wegen einer Wirbelsäulenerkrankung/Muskelerkrankung/Herz-Kreislauferkrankung
- minimalinvasiver Behandlung wegen naheliegender/flachliegender/hochliegender Nervenaustrittstelle
- chronischer Entzündung wegen einer vorhandenen Vernarbung
- sehr umfangreichen Operationsgebiets mit komplizierter Bildung eines großen Schleimhautlappens
- erschwerter Mobilisierung eines Schleimhautlappens bedingt durch eine sehr dünne Mukosa
- erschwerter Darstellung des Behandlungsfeldes (z. B. retromolarer Bereich/Umschlagfalte, etc.)
- schwieriger Lappenbildung und erschwerter Wundversorgung wegen ungünstiger Schleimhautverhältnisse/fragiler Schleimhaut und/oder Schleimhautlazerationen

GOZ-Position Ä2732

Leistungsbeschreibung	Faktor
Operation zur Lagerbildung für Knochen oder Knorpel bei ausgedehnten Kieferdefekten	1,0-fach: 116,57 € 2,3-fach: 268,11 € 3,5-fach: 408,00 €

Abrechnungsbestimmung

Teil L, Allgemeine Bestimmungen (Auszug)
Zur Erbringung der in Abschnitt L aufgeführten typischen operativen Leistungen sind in der Regel mehrere operative Einzelschritte erforderlich. Sind diese Einzelschritte methodisch notwendige Bestandteile der in der jeweiligen Leistungsbeschreibung genannten Zielleistung, so können sie nicht gesondert berechnet werden.

Anmerkung

- berechnungsfähig z. B.:
  - operative Lagerbildung bei ausgedehnten Kieferdefekten bei Fehlbildungen oder Knochenarrosion
  - zur Konditionierung des Transplantatlagers
  - Lagerbildung beim Aufbau des Kiefers bei ausgedehnten traumatisch, tumorös oder sonstige pathologisch entstandenen inneren oder äußeren Kieferdefekten wie hochgradigen Atrophien in horizontaler und/oder vertikaler Ausdehnung
  - auch nach Kiefer-Teilresektionen, Osteomylitis, ausgedehnten zystisch bedingten Defekten
  - ggf. zzgl. Zuschläge:
    - Operationsmikroskop (GOÄ-Nr. Ä440)
    - Laser (GOÄ-Nr. Ä441)
    - OP-Zuschlag mit Punktzahlen von 1200 und mehr Punkten (GOÄ-Nr. Ä445)

Ä2732

Begründungen

Überdurchschnittlicher Zeitaufwand aufgrund …	Überdurchschnittliche Schwierigkeiten aufgrund …	Besondere Umstände aufgrund …

- minimalinvasiver Behandlung wegen der Nähe zu gefährdeten Nachbarstrukturen (z. B. Nebenhöhlen, Gefäße etc.)
- eingeschränkter Mundöffnung wegen einer starken Schwellung des Weichgewebes
- schwieriger Lagerbildung für die Fixierung des alloplastischen Materials durch eine massive Atrophie des Kieferkamms
- besonders aufwendiger Lagebildung und/oder Glättung bei einer stark zerklüfteten/spröden/kalzifizierten Knochensubstanz/einer schwachen, sehr dünnen Knochenkompakta
- schwieriger Glättung und/oder Lagerbildung wegen der äußerst starken und dichten/festen Knochenkompakta
- aufwendigen Wundverschlusses durch eine sehr flache vestibuläre Lippen-/Umschlagsfalte und/oder schwieriger (fragil) Schleimhautverhältnisse und/oder sehr tief ansetzenden, einstrahlenden Bändern
- sehr umfangreichen Operationsgebiets wegen einer stark aufgelockerter und vacuoliger Knochenspongiosa
- schwierigen Wundverschlusses mit Periostschlitzung bei fehlender „attached Gingiva" wegen vorhandener Vernarbung
- aufwendiger Operation mit eingeschränkter Sicht wegen einer erhöhten Blutungsneigung (hämorrhagischer Diathese) durch die Einnahme gerinnungshemmender Medikamente
- motorischer Unruhe des Patienten, verbunden mit wiederholter erforderlicher Blutstillung und mehrfach notwendigen Behandlungspausen
- erhöhten Muskeltonus/Wangentonus/Zungentonus, dadurch erschwerte Freistellung des Behandlungsfeldes
- motorischer Instabilität der Zunge/Makroglossie, dadurch erschwerte Freistellung des Behandlungsfeldes
- reflektorischer Übererregbarkeit z. B. starkem Husten-, Schluck-, oder/und erhöhter Brechreizneigung mit häufigen Behandlungspausen
- entzündlich veränderten Gebiets und dadurch erhöhte operative Sensibilität
- besonders aufwendiger mikrochirurgischer/mehrfach in Schichten getrennter Nahttechnik(en)
- erschwerter Einsicht in das Operationsgebiet wegen der ausgeprägten Entzündung und der starken Blutungsneigung
- häufiger Behandlungsunterbrechungen wegen des reduzierten Allgemeinzustandes und verminderter Belastbarkeit/geschwächter Konstitution des Patienten oder schwieriger Kreislaufverhältnisse – Ohnmachtsneigung

Ä2732

Begründungen

Überdurchschnittlicher Zeitaufwand aufgrund …	Überdurchschnittliche Schwierigkeiten aufgrund …	Besondere Umstände aufgrund …

- der Einschränkung des Sichtbereiches, verursacht durch eine eingeschränkte Lagerfähigkeit des Patienten wegen einer Wirbelsäulenerkrankung/Muskelerkrankung/Herz-Kreislauferkrankung
- minimalinvasiver Behandlung wegen naheliegender/flachliegender/hochliegender Nervenaustrittstelle
- sehr umfangreichen Kieferdefektes mit erschwerter Mobilisierung eines Schleimhautlappens bedingt durch eine sehr dünne Mukosa
- erschwerter Darstellung des Behandlungsfeldes (z. B. retromolarer Bereich/ Umschlagfalte, etc.)
- schwieriger Lappenbildung und erschwerter Wundversorgung wegen ungünstiger Schleimhautverhältnisse/fragiler Schleimhaut und/oder Schleimhautlazerationen

13.12

Strahlendiagnostik, Nuklearmedizin, Magnetresonanztomographie und Strahlentherapie

GOÄ 5000–5377

GOÄ-Position Ä5000

Leistungsbeschreibung	Faktor	
Zähne, je Projektion	1,0-fach:	2,91 €
	1,8-fach:	5,24 €
	2,0-fach:	5,82 €
	2,5-fach:	7,28 €

Abrechnungsbestimmung

Werden mehrere Zähne mittels einer Röntgenaufnahme erfasst, so darf die Leistung nach Nummer 5000 nur einmal und nicht je aufgenommenem Zahn berechnet werden. Neben der Geb. Nr. 5000 ist die Geb. Nr. 5035 für den gleichen Bereich nicht berechnungsfähig. Ein Digitalzuschlag nach der Geb. Nr. 5298 ist neben der Geb. Nr. 5000 nicht berechnungsfähig.

Teil O, Allgemeine Bestimmungen (Auszug)

1. Mit den Gebühren sind alle Kosten (auch für Dokumentation und Aufbewahrung der Datenträger) abgegolten.
2. Die Leistungen für Strahlendiagnostik mit Ausnahme der Durchleuchtung(en) (Nummer 5295) sind nur bei Bilddokumentation auf einem Röntgenfilm oder einem anderen Langzeitdatenträger berechnungsfähig.
3. Die Befundmitteilung oder der einfache Befundbericht mit Angaben zu Befund(en) und zur Diagnose ist Bestandteil der Leistungen und nicht gesondert berechnungsfähig.
4. Die Beurteilung von Röntgenaufnahmen (auch Fremdaufnahmen) als selbständige Leistung ist nicht berechnungsfähig.
5. Die nach der Strahlenschutzverordnung bzw. Röntgenverordnung notwendige ärztliche Überprüfung der Indikation und des Untersuchungsumfangs ist auch im Überweisungsfall Bestandteil der Leistungen des Abschnitts O und mit den Gebühren abgegolten.

! Anmerkung

- berechnungsfähig:
  - je röntgenologischer Darstellung von Zähnen/Zahn, Implantaten und/oder zahnlosen Kieferabschnitten
  - je Projektion/ je Aufnahme
  - bei veränderter klinischer Situation während endodontischer oder chirurgischer Behandlungen, auch mehrfach pro Sitzung (an derselben Stelle)
  - auch je Aufnahme aufgrund individueller anatomischer Verhältnisse, z. B. orthoradial, mesial-exzentrisch und distal-exzentrisch

Ä5000

Anmerkung

- auch für Bissflügelaufnahmen
- auch für radiologische Längenbestimmung während endodontischer Behandlung (RÖ-Mess)
- neben elektrometrische Längenbestimmung eines Wurzelkanals (GOZ-Nr. 2400)

- nicht berechnungsfähig:
  - für die elektrometrische Längenbestimmung eines Wurzelkanals (GOZ-Nr. 2400)
  - für eine Schädelteilaufnahme (GOÄ-Nr. Ä5095)
  - für eine Halbseitenaufnahme (GOÄ-Nr. Ä5004)
  - neben der Einbringung von Kontrastmittel in krankhafte Gänge/Hohlräume/Fistel (GOÄ-Nr. Ä370)
  - neben der Röntgenuntersuchung krankhafte Gänge/Hohlräume/Fistel (GOÄ-Nr. Ä5260)
  - neben dem Zuschlag bei Anwendung digitaler Radiographie (GOÄ-Zuschlag Ä5298)

BZÄK-Kommentar zu der GOÄ-Nr. Ä5000 (Stand September 2023)
Von der GOÄ-Nr. 5000 ist die Aufnahme eines Zahns, Implantats oder zahnlosen Kieferabschnitts je Projektion umfasst. Die Abrechnungsbestimmung nach der GOÄ-Nr. 5000 ist zu beachten.

Beschluss des Beratungsforums Nr. 13:
Im Zusammenhang mit den in der zahnärztlichen Therapie gängigen Röntgenaufnahmen (GOÄ-Nrn. 5000, 5002, 5004) ist eine Berechnung der GOÄ-Nr. 5298 nicht zulässig.

Beschluss des Beratungsforums Nr. 26:
Von der GOÄ-Nr. 5000 ist die Aufnahme eines Zahns, Implantats oder zahnlosen Kieferabschnitts je Projektion umfasst. Die Abrechnungsbestimmung nach der GOÄ-Nr. 5000 ist zu beachten.

Begründungen

Überdurchschnittlicher Zeitaufwand aufgrund … | Überdurchschnittliche Schwierigkeiten aufgrund … | Besondere Umstände aufgrund …

- schwieriger Film-/Sensorplatzierung zur Vermeidung von Schleimhautirritationen
- spezieller Projektionseinstellung zur Transversalschichtung
- besonders schwieriger Einstellung und Fixierung der Röntgenaufnahme wegen eines engen/hohen/kleinen/schmalen Kiefers und/oder einer retrudierten Front/Zahndrehung/Kippung und/oder eines hohen/flachen Gaumens und/oder eines hohen Mundbodens
- schlechter Fixierung des Röntgenfilmes/-sensors wegen eines erhöhten Brech-/Würgereizes
- umfangreicher Diagnostik mit Detailvergrößerungen, Farb- und plastischer Darstellung bei radiovisiographischer Auswertung
- wiederholter Messaufnahmen zur Tiefenjustierung mit mehreren Instrumenten
- aufwendiger Zentrierung und Einstellung wegen einer Abknickung der Krone/Wurzel
- komplizierter Darstellung der Schichtebene(n) mit erschwerter Auswertung wegen Überlagerungen
- aufwendiger Diagnostik unter Berücksichtigung differentialdiagnostischer Aspekte bei unklarem Befund (z. B. bei Kieferatypien)
- schwieriger Kariesdiagnostik bei Bissflügelaufnahmen wegen approximalen Überlagerungen
- schwieriger Diagnostik wegen der Einbeziehung und dem Vergleich alter Befunde und Segmentanalyse
- besonders aufwendigen Bildbearbeitungsverfahrens mittels einer Kontraständerung und Bildvergrößerung für eine besonders umfangreiche diagnostische Auswertung, bei digitaler Radiographie
- erschwerter Einstellung und Fixierung wegen erschwerter Nasenatmung
- erschwerte Fixierung bei motorischer Instabilität der Zunge/Makroglossie/Zungentonus
- schwieriger Projektionseinstellung wegen einer Mobilitätseinschränkung im Halswirbelbereich
- erhöhten Aufwands bei Einschränkungen der Kiefergelenksbeweglichkeit und stark eingeschränkter Mundöffnung (Schneidekantendifferenz: xx mm)
- erschwerter Kommunikation bei Sprachstörungen (z. B. Gehörlosigkeit) oder allgemeinen Verständigungsschwierigkeiten
- erhöhten Aufklärungsbedarfs des Patienten über Gefahren von Röntgenstrahlen
- besonderer Messaufnahmetechnik durch Einbringen eines Kontrastmittels (z. B. Metall, Guttapercha) zur Darstellung von Kanälen oder Fistelgängen
- starken Wangendrucks und/oder aktiver Zungenmuskulatur und dadurch aufwendiger Fixierung der verwendeten Hilfsmittel

Ä5000

Begründungen

Überdurchschnittlicher Zeitaufwand aufgrund …	Überdurchschnittliche Schwierigkeiten aufgrund …	Besondere Umstände aufgrund …

- eingeschränkter Mundöffnung (Schneidekantendifferenz: xx mm) in Kombination mit erhöhtem Muskeltonus der Wangen- bzw. Gesichtsmuskulatur
- reflektorischer Übererregbarkeit z. B. starkem Husten-, Schluck-, oder/und Brechreizneigung mit häufigen Behandlungspausen beim Röntgenstatus
- erhöhten Aufwands bei der Aufnahme nach dem chirurgischen Eingriff
- erschwerter Auswertung/Analyse der Aufnahme wegen Zahnstellungsatypien/Kieferatypien/Gesichtsatypien
- schwieriger Platzierung/Fixierung des Sensors/ Filmes bei laufender kieferorthopädischer Behandlung mit palatinal/lingual festsitzenden Apparaturen
- der schwierigen Kommunikation wegen geistiger Einschränkung/physischer Behinderung/eingeschränkter Hörfähigkeit/sprachlicher Verständigungsschwierigkeiten mit dem Patienten

GOÄ-Position Ä5002

Leistungsbeschreibung	Faktor
Panoramaaufnahme(n) eines Kiefers	1,0-fach: 14,57 € 1,8-fach: 26,23 € 2,0-fach: 29,14 € 2,5-fach: 36,43 €

Abrechnungsbestimmung

Bestimmungen zu der GOÄ-Nr. Ä5002

Neben der Geb. Nr. 5002 ist die Geb. Nr. 5035 für den gleichen Bereich nicht berechnungsfähig

Teil O, Allgemeine Bestimmungen (Auszug)

1. Mit den Gebühren sind alle Kosten (auch für Dokumentation und Aufbewahrung der Datenträger) abgegolten.
2. Die Leistungen für Strahlendiagnostik mit Ausnahme der Durchleuchtung(en) (Nummer 5295) sind nur bei Bilddokumentation auf einem Röntgenfilm oder einem anderen Langzeitdatenträger berechnungsfähig.
3. Die Befundmitteilung oder der einfache Befundbericht mit Angaben zu Befund(en) und zur Diagnose ist Bestandteil der Leistungen und nicht gesondert berechnungsfähig.
4. Die Beurteilung von Röntgenaufnahmen (auch Fremdaufnahmen) als selbständige Leistung ist nicht berechnungsfähig.
5. Die nach der Strahlenschutzverordnung bzw. Röntgenverordnung notwendige ärztliche Überprüfung der Indikation und des Untersuchungsumfangs ist auch im Überweisungsfall Bestandteil der Leistungen des Abschnitts O und mit den Gebühren abgegolten.

Anm.: 6.–7. betrifft nicht die zahnärztliche Abrechnung

Anmerkung

- berechnungsfähig:
  - je röntgenologischer Darstellung eines Kiefers (Ober- oder Unterkiefer) mittels Panoramaaufnahme(n)
  - Ober- und Unterkiefer einer Seite bei Aufnahme in Halbseitentechnik
  - auch mehrfach in gleicher Sitzung, sofern radiologische Verlaufskontrollen bei chirurgischen Maßnahmen erforderlich sind

Ä5002

Anmerkung

- nicht berechnungsfähig:
  - für Panoramaschichtaufnahmen beider Kiefer (GOÄ-Nr. Ä5004)
  - für eine Schädelteilaufnahme (GOÄ-Nr. Ä5095)
  - neben dem Zuschlag bei Anwendung digitaler Radiographie (GOÄ-Zuschlag Ä5298)

BZÄK-Kommentar zu der GOÄ-Nr. Ä5002 (Stand September 2023)
Die Formulierung der Leistungslegende lässt zu, dass sowohl eine einzige als ggf. auch mehrere Schichtaufnahmen eines Kiefers nur einmalig mit dieser Gebührennummer berechnet werden können (z. B. Status X).

Für eine Erstellung der Panoramaaufnahme des Kiefers aus dem Datensatz eines DVT ist die GOÄ Nr. 5002 nicht berechnungsfähig, wenn bereits die GOÄ Nr. 5370 berechnet wurde.

Nach der Röntgenverordnung ist aus Strahlenschutzgründen die Anfertigung eines dreidimensionalen Datensatzes mittels eines DVT-Gerätes nicht zulässig, wenn dieser ausschließlich der Anfertigung einer 2D-Panoramaschichtaufnahme (als Alternative zur Herstellung einer Panoramaschichtaufnahme mittels eines Panoramaschichtgerätes) dienen soll. (RdSchr.d. BMU v. 07.05.2010- RS II 3-11602/6).

Begründungen

Überdurchschnittlicher Zeitaufwand aufgrund …	Überdurchschnittliche Schwierigkeiten aufgrund …	Besondere Umstände aufgrund …

- schwieriger Positionierung des Patienten in das Panoramaröntgengerät wegen reduziertem Allgemeinzustand/einer Wirbelsäulenerkrankung/der Größe des Patienten
- eines Verfahrens mit spezieller Ausblendung der Wirbelsäule und zusätzlichem Strahlenschutz
- der Erstellung von Panoramaaufnahmen mit zeitaufwendiger metrischer Einstellung im Cephalostaten und besonderer Darstellung der Weichteilstrukturen
- spezieller Projektionseinstellung zur Transversalschichtung
- besonders schwieriger Einstellung und aufwendiger Zentrierung durch zahnlosen Ober- oder Unterkiefer
- umfangreicher Diagnostik mit Detailvergrößerungen, Farb- und plastischer Darstellung bei radiovisiographischer Auswertung
- komplizierter Darstellung der Schichtebene(n) mit erschwerter Auswertung wegen Überlagerungen

Begründungen

Überdurchschnittlicher Zeitaufwand aufgrund …	Überdurchschnittliche Schwierigkeiten aufgrund …	Besondere Umstände aufgrund …

- aufwendiger Diagnostik unter Berücksichtigung differentialdiagnostischer Aspekte bei unklarem Befund (z. B. bei Kieferatypien)
- schwieriger Diagnostik wegen der Einbeziehung und dem Vergleich alter Befunde und einer Segmentanalyse
- besonders aufwendigen Bildbearbeitungsverfahrens mittels einer Kontraständerung und Bildvergrößerung für eine besonders umfangreiche diagnostische Auswertung, bei digitaler Radiographie
- erschwerter Einstellung wegen erschwerter Nasenatmung und/oder motorischer Instabilität der Zunge/Makroglossie/Zungentonus
- schwieriger Einstellung wegen einer Mobilitätseinschränkung im Halswirbelbereich/Kiefergelenk
- erschwerter Kommunikation wegen Sprachstörungen (z. B. Gehörlosigkeit) oder allgemeinen Verständigungsschwierigkeiten
- erhöhten Aufklärungsbedarfs des Patienten über Gefahren von Röntgenstrahlen
- erhöhten Aufwands bei der Positionierung durch reflektorische Übererregbarkeit z. B. starkem Husten-, Schluck-, oder/und Brechreizneigung
- der schwierigen Kommunikation wegen geistiger Einschränkung/physischer Behinderung/eingeschränkter Hörfähigkeit/sprachlicher Verständigungsschwierigkeiten mit dem Patienten
- schwieriger Positionierung infolge einer stark retrudierten Front
- zeitintensiver Besprechung und Erläuterung der Röntgenbefunde (Dauer: … Minuten)
- schwieriger Positionierung und Fixierung wegen Klaustrophobie

Ä5004

GOÄ-Position Ä5004

Leistungsbeschreibung	Faktor
Panoramaschichtaufnahme der Kiefer	1,0-fach: 23,31 € 1,8-fach: 41,96 € 2,0-fach: 46,62 € 2,5-fach: 58,28 €

Abrechnungsbestimmung

Bestimmungen zu der GOÄ-Nr. Ä5004

Neben der Geb. Nr. 5004 ist die Geb. Nr. 5035 für den gleichen Bereich nicht berechnungsfähig.

Teil O, Allgemeine Bestimmungen (Auszug)

1. Mit den Gebühren sind alle Kosten (auch für Dokumentation und Aufbewahrung der Datenträger) abgegolten.
2. Die Leistungen für Strahlendiagnostik mit Ausnahme der Durchleuchtung(en) (Nummer 5295) sind nur bei Bilddokumentation auf einem Röntgenfilm oder einem anderen Langzeitdatenträger berechnungsfähig.
3. Die Befundmitteilung oder der einfache Befundbericht mit Angaben zu Befund(en) und zur Diagnose ist Bestandteil der Leistungen und nicht gesondert berechnungsfähig.
4. Die Beurteilung von Röntgenaufnahmen (auch Fremdaufnahmen) als selbständige Leistung ist nicht berechnungsfähig.
5. Die nach der Strahlenschutzverordnung bzw. Röntgenverordnung notwendige ärztliche Überprüfung der Indikation und des Untersuchungsumfangs ist auch im Überweisungsfall Bestandteil der Leistungen des Abschnitts O und mit den Gebühren abgegolten.

Anmerkung

- berechnungsfähig:
  - für die Darstellung aller Zähne beider Kiefer, mittels Orthopantomogramm/Panoramaschichtaufnahme
  - zweier Panoramaaufnahmen jeweils des Ober- und Unterkiefers in einer Sitzung
  - zweier Halbseitenaufnahmen rechts und links in einer Sitzung
  - je Panoramaschichtaufnahme

Ä5004

Anmerkung

- nicht berechnungsfähig:
  - für eine Panoramaaufnahme des Ober- oder Unterkiefers (GOÄ-Nr. Ä5002)
  - für eine Schädelteilaufnahme (GOÄ-Nr. Ä5095)
  - neben der GOÄ-Nr. Ä5370, wenn die Panoramaschichtaufnahme aus dem Datensatz des DVTs erstellt wird
  - neben dem Zuschlag bei Anwendung digitaler Radiographie (GOÄ-Nr. Ä5298)

BZÄK-Kommentar zu der GOÄ-Nr. Ä5004 (Stand September 2023)

Für eine Erstellung der Panoramaaufnahme des Kiefers aus dem Datensatz eines DVT ist die GOÄ Nr. 5004 nicht berechnungsfähig, wenn bereits die GOÄ Nr. 5370 berechnet wurde.

Eine halbseitige Panoramaschichtaufnahme der Kiefer ist nach dieser Geb.-Nr. unter Berücksichtigung von § 5 Abs. 2 GOÄ zu berechnen.

Nach der Röntgenverordnung ist aus Strahlenschutzgründen die Anfertigung eines dreidimensionalen Datensatzes mittels eines DVT-Gerätes nicht zulässig, wenn dieser ausschließlich der Anfertigung einer 2D-Panoramaschichtaufnahme (als Alternative zur Herstellung einer Panoramaschichtaufnahme mittels eines Panoramaschichtgerätes) dienen soll. (s. RdSchr.d. BMU v. 07.05.2010- RS II 3-11602/6).

Begründungen

Überdurchschnittlicher Zeitaufwand aufgrund … | Überdurchschnittliche Schwierigkeiten aufgrund … | Besondere Umstände aufgrund …

- schwieriger Positionierung des Patienten in das Panoramaröntgengerät, wegen reduzierten Allgemeinzustand /einer Wirbelsäulenerkrankung /der Größe des Patienten
- schwierige Positionierung und metrischer Einstellung des Patienten im Cephalostaten wegen einer Allgemeinerkrankung bzw. bei Rollstuhlabhängigkeit
- erschwerter Filmeinstellung wegen einer ausgeprägten Dysgnathie
- eines Verfahrens mit spezieller Ausblendung der Wirbelsäule und zusätzlichen stationären Strahlenschutzes
- der Erstellung von Panoramaaufnahmen mit zeitaufwendiger metrischer Einstellung im Cephalostaten und besonderer Darstellung der Weichteilstrukturen
- spezieller Projektionseinstellung zur Transversalschichtung
- besonders schwieriger Einstellung und aufwendiger Zentrierung durch zahnlosen Ober- und Unterkiefer
- umfangreicher Diagnostik mit Detailvergrößerungen, Farb- und plastischer Darstellung bei radiovisiographischer Auswertung

Ä5004

Begründungen

Überdurchschnittlicher Zeitaufwand aufgrund …	Überdurchschnittliche Schwierigkeiten aufgrund …	Besondere Umstände aufgrund …

- komplizierter Darstellung der Schichtebene(n) mit erschwerter Auswertung wegen Überlagerungen
- aufwendiger Diagnostik unter Berücksichtigung differentialdiagnostischer Aspekte bei unklarem Befund (z. B. bei Kieferatypien)
- schwieriger Diagnostik wegen der Einbeziehung und dem Vergleich alter Befunde und einer Segmentanalyse
- besonders aufwendigen Bildbearbeitungsverfahrens mittels einer Kontraständerung und Bildvergrößerung für besonders umfangreiche diagnostische Auswertung, bei digitaler Radiographie
- erschwerter Einstellung wegen erschwerter Nasenatmung und/oder motorischer Instabilität der Zunge/Makroglossie
- schwieriger Einstellung wegen einer Mobilitätseinschränkung im Halswirbelbereich/Kiefergelenk
- erschwerter Kommunikation wegen Sprachstörungen (z. B. Gehörlosigkeit) oder allgemeinen Verständigungsschwierigkeiten
- erhöhten Aufklärungsbedarfs des Patienten über Gefahren von Röntgenstrahlen
- erhöhten Aufwands bei der Positionierung durch reflektorische Übererregbarkeit z. B. starkem Husten-, Schluck-, oder/und Brechreizneigung
- der schwierigen Kommunikation wegen geistiger Einschränkung/physischer Behinderung/eingeschränkter Hörfähigkeit/sprachlicher Verständigungsschwierigkeiten mit dem Patienten
- schwieriger Positionierung infolge stark retrudierter Front
- zeitintensiver Besprechung und Erläuterung der Röntgenbefunde (Dauer: … Minuten)
- schwieriger Positionierung und Fixierung im Röntgengerät wegen Klaustrophobie

GOÄ-Position Ä5090

Leistungsbeschreibung	Faktor
Schädel-Übersicht, in zwei Ebenen	1,0-fach: 23,31 € 1,8-fach: 41,96 € 2,0-fach: 46,62 € 2,5-fach: 58,28 €

Abrechnungsbestimmung

Teil O, Allgemeine Bestimmungen (Auszug)

1. Mit den Gebühren sind alle Kosten (auch für Dokumentation und Aufbewahrung der Datenträger) abgegolten.
2. Die Leistungen für Strahlendiagnostik mit Ausnahme der Durchleuchtung(en) (Nummer 5295) sind nur bei Bilddokumentation auf einem Röntgenfilm oder einem anderen Langzeitdatenträger berechnungsfähig.
3. Die Befundmitteilung oder der einfache Befundbericht mit Angaben zu Befund(en) und zur Diagnose ist Bestandteil der Leistungen und nicht gesondert berechnungsfähig.
4. Die Beurteilung von Röntgenaufnahmen (auch Fremdaufnahmen) als selbständige Leistung ist nicht berechnungsfähig.
5. Die nach der Strahlenschutzverordnung bzw. Röntgenverordnung notwendige ärztliche Überprüfung der Indikation und des Untersuchungsumfangs ist auch im Überweisungsfall Bestandteil der Leistungen des Abschnitts O und mit den Gebühren abgegolten.

Anm.: 6.–7. betrifft nicht die zahnärztliche Abrechnung

Anmerkung

- berechnungsfähig:
  - Schädelübersichtsaufnahmen in zwei Ebenen, (z. B. axial, posterior-anterior, seitlich)
  - für Fernröntgenseitenaufnahme, auch wenn nur eine Projektionsebene erstellt wird
  - je Aufnahme
  - neben Anwendung von Methoden zur Untersuchung des Gesichtsschädels (GOZ Nr. 6020)
  - ggf. zzgl. Zuschläge:
    - Ä5298 (Anwendung digitale Radiographie – 25 % des einfachen Faktors = 5,82 €)
  - ggf. zzgl. digitale Auswertung einer Fernröntgenseitenaufnahme (FRS) (z. B. mittels KI-gestützter Bildanalyse)

Ä5090

Anmerkung

  - für NNH- oder Clementschitsch(KG) Aufnahme
- nicht berechnungsfähig:
  - für eine Panoramaschichtaufnahme der Kiefer (GOÄ-Nr. Ä5004)
  - für eine bzw. zwei Halbseitenaufnahme/n der Kiefer (GOÄ-Nr. Ä5004)

BZÄK-Kommentar zu der GOÄ-Nr. Ä5090 (Stand September 2023)
Ein Digitalzuschlag nach der Geb. Nr. 5298 ist neben der Geb. Nr. 5090 berechnungsfähig. Bei der GOÄ Nr. 5090 handelt es sich um die einzige Gebührennummer, welche eine Schädelübersichtsaufnahme als Summationsaufnahme darstellt. Die Berechnung der Gebührenposition ist bereits dann möglich, wenn nur eine Schädelübersichtsaufnahme angefertigt wird. Eine ggf. notwendige zweite, zeitgleich angefertigte Aufnahme ist mit der einmaligen Gebühr abgegolten. Die GOÄ Nr. 5090 ist auch einschlägig für NNH- oder Clementschitsch-Aufnahmen.

Begründungen

Überdurchschnittlicher Zeitaufwand aufgrund …	Überdurchschnittliche Schwierigkeiten aufgrund …	Besondere Umstände aufgrund …

- schwieriger Positionierung des Patienten ins Röntgengerät infolge eines reduzierten Allgemeinzustands, einer Wirbelsäulenerkrankung oder der Körpergröße
- schwieriger Positionierung und metrischer Einstellung des Patienten im Cephalostaten wegen einer vorliegenden Allgemeinerkrankung bzw. Rollstuhlabhängigkeit
- eines Verfahrens mit spezieller Ausblendung der Wirbelsäule und zusätzlichem stationärem Strahlenschutz
- der Erstellung von Fernröntgenaufnahmen mit zeitaufwendiger metrischer Einstellung im Cephalostaten
- spezieller Projektionseinstellung zur Transversalschichtung
- besonders schwieriger Einstellung und aufwendiger Zentrierung
- komplizierter Darstellung der Schichtebene(n) mit erschwerter Auswertung wegen Überlagerungen
- aufwendiger Diagnostik unter Einbeziehung differentialdiagnostischer Aspekte bei unklarem Befund (z. B. bei Kieferatypien)
- schwieriger Einstellung wegen einer Mobilitätseinschränkung im Halswirbelbereich/Kiefergelenk
- erschwerter Kommunikation wegen Sprachstörungen (z. B. Gehörlosigkeit) oder allgemeinen Verständigungsschwierigkeiten
- erhöhten Aufklärungsbedarfs des Patienten über Gefahren von Röntgenstrahlen

Ä5090

Begründungen

Überdurchschnittlicher Zeitaufwand aufgrund …	Überdurchschnittliche Schwierigkeiten aufgrund …	Besondere Umstände aufgrund …

- der schwierigen Kommunikation wegen geistiger Einschränkung/physischer Behinderung/eingeschränkter Hörfähigkeit/sprachlicher Verständigungsschwierigkeiten mit dem Patienten
- zeitintensiver Besprechung und Erläuterung der Röntgenbefunde (Dauer: … Minuten)
- schwieriger Positionierung und Fixierung im Cephalostaten wegen Klaustrophobie

Ä5095

GOÄ-Position Ä5095

Leistungsbeschreibung	Faktor
Schädelteile in Spezialprojektionen, je Teil	1,0-fach: 11,66 € 1,8-fach: 20,99 € 2,0-fach: 23,32 € 2,5-fach: 29,15 €

Abrechnungsbestimmung

Teil O, Allgemeine Bestimmungen (Auszug)

1. Mit den Gebühren sind alle Kosten (auch für Dokumentation und Aufbewahrung der Datenträger) abgegolten.
2. Die Leistungen für Strahlendiagnostik mit Ausnahme der Durchleuchtung(en) (Nummer 5295) sind nur bei Bilddokumentation auf einem Röntgenfilm oder einem anderen Langzeitdatenträger berechnungsfähig.
3. Die Befundmitteilung oder der einfache Befundbericht mit Angaben zu Befund(en) und zur Diagnose ist Bestandteil der Leistungen und nicht gesondert berechnungsfähig.
4. Die Beurteilung von Röntgenaufnahmen (auch Fremdaufnahmen) als selbständige Leistung ist nicht berechnungsfähig.
5. Die nach der Strahlenschutzverordnung bzw. Röntgenverordnung notwendige ärztliche Überprüfung der Indikation und des Untersuchungsumfangs ist auch im Überweisungsfall Bestandteil der Leistungen des Abschnitts O und mit den Gebühren abgegolten.

Anmerkung

- berechnungsfähig:
  - je Projektion
  - je Teil oder Bezirk des Schädels
  - für eine Halbseitenaufnahme aller Zähne einer Kieferhälfte
  - für Kiefergelenksaufnahmen (zweimal berechnungsfähig, wenn einmal mit geschlossenen und mit geöffnetem Mund geröntgt wird)
  - für eine Aufbissaufnahme des Ober- und Unterkiefers
  - für Unterkiefer-Teilaufnahme (Darstellung der Mandibula)
  - für eine Aufnahme des Jochbogens
  - ggf. zzgl. Zuschlag:
    - Ä5298 (Anwendung digitale Radiographie – 25 % des einfachen Faktors = 2,92 €)

Anmerkung

- nicht berechnungsfähig:
  - für eine Fernröntgenseitenaufnahme (FRS) (GOÄ-Nr. Ä5090)
  - für eine Panoramaschichtaufnahme der Kiefer (GOÄ-Nr. Ä5004)
  - für eine bzw. zwei Halbseitenaufnahme/n der Kiefer (GOÄ-Nr. Ä5004)

BZÄK-Kommentar zu der GOÄ-Nr. Ä5095 (Stand September 2023)
Ein Digitalzuschlag nach der Geb. Nr. 5298 ist neben der Geb. Nr. 5090 berechnungsfähig. Die GOÄ Nr. 5095 ist für Teilaufnahmen des Schädels je Aufnahme berechenbar, z. B. für Darstellung des Jochbogens, der Mandibula, des Warzenfortsatzes etc. Eine halbseitige Panoramaschichtaufnahme der Kiefer erfüllt nicht den Leistungsinhalt der GOÄ 5095, sondern ist nach der GOÄ 5004 zu berechnen.

Begründungen

Überdurchschnittlicher Zeitaufwand aufgrund … Überdurchschnittliche Schwierigkeiten aufgrund … Besondere Umstände aufgrund …

- schwieriger Positionierung des Patienten in das Panoramaröntgengerät wegen des reduzierten Allgemeinzustandes/einer Wirbelsäulenerkrankung/ der Größe des Patienten
- eines Verfahrens mit spezieller Ausblendung der Wirbelsäule und zusätzlichem stationärem Strahlenschutz
- der Erstellung von Panoramaaufnahmen mit zeitaufwendiger metrischer Einstellung im Cephalostaten
- erschwerter Positionierung und metrischer Einstellung des Patienten im Cephalostaten wegen einer vorliegenden Allgemeinerkrankung bzw. Rollstuhlabhängigkeit
- spezieller Projektionseinstellung zur Transversalschichtung
- besonders schwieriger Einstellung und aufwendiger Zentrierung
- erschwerter Filmeinstellung wegen einer ausgeprägten Dysgnathie
- komplizierter Darstellung der Schichtebene(n) mit erschwerter Auswertung wegen Überlagerungen
- aufwendiger Diagnostik unter Berücksichtigung differentialdiagnostischer Aspekte bei unklarem Befund (z. B. bei Kieferatypien)
- schwieriger Einstellung wegen einer Mobilitätseinschränkung im Halswirbelbereich/Kiefergelenk
- erschwerter Einstellung wegen erschwerter Nasenatmung und/oder motorischer Instabilität der Zunge/Makroglossie

Ä5095

Begründungen

Überdurchschnittlicher Zeitaufwand aufgrund …	Überdurchschnittliche Schwierigkeiten aufgrund …	Besondere Umstände aufgrund …

- erschwerter Kommunikation wegen Sprachstörungen (z. B. Gehörlosigkeit) oder allgemeinen Verständigungsschwierigkeiten
- erhöhten Aufklärungsbedarfs des Patienten über Gefahren von Röntgenstrahlen
- erhöhten Aufwands bei der Positionierung durch reflektorische Übererregbarkeit z. B. starkem Husten-, Schluck-, oder/und Brechreizneigung
- der schwierigen Kommunikation wegen geistiger Einschränkung/physischer Behinderung/eingeschränkter Hörfähigkeit/sprachlicher Verständigungsschwierigkeiten mit dem Patienten
- zeitintensiver Besprechung und Erläuterung der Röntgenbefunde (Dauer: … Minuten)
- schwierige Positionierung und Fixierung im Röntgengerät wegen Klaustrophobie
- schwieriger Film-/Sensorplatzierung durch Verwendung größerer Filmformate zur Vermeidung von Schleimhautirritationen

GOÄ-Position Ä5370

Leistungsbeschreibung	Faktor
Computergesteuerte Tomographie im Kopfbereich – gegebenenfalls einschließlich des kranio-zervikalen Übergangs –	1,0-fach: 116,57 € 1,8-fach: 209,83 € 2,0-fach: 233,14 € 2,5-fach: 291,43 €

Abrechnungsbestimmung

Teil O I 7, Allgemeine Bestimmungen

Die Leistungen nach den Nummern 5369 bis 5375 sind je Sitzung jeweils nur einmal berechnungsfähig. Die Nebeneinanderberechnungen von Leistungen nach den Nummern 5370 bis 5374 ist in der Rechnung gesondert zu begründen. Bei Nebeneinanderberechnungen von Leistungen nach den Nummern 5370 bis 5374 ist der Höchstwert nach Nummer 5369 zu beachten.

Teil O, Allgemeine Bestimmungen (Auszug)

1. Mit den Gebühren sind alle Kosten (auch für Dokumentation und Aufbewahrung der Datenträger) abgegolten.
2. Die Leistungen für Strahlendiagnostik mit Ausnahme der Durchleuchtung(en) (Nummer 5295) sind nur bei Bilddokumentation auf einem Röntgenfilm oder einem anderen Langzeitdatenträger berechnungsfähig.
3. Die Befundmitteilung oder der einfache Befundbericht mit Angaben zu Befund(en) und zur Diagnose ist Bestandteil der Leistungen und nicht gesondert berechnungsfähig.
4. Die Beurteilung von Röntgenaufnahmen (auch Fremdaufnahmen) als selbständige Leistung ist nicht berechnungsfähig.
5. Die nach der Strahlenschutzverordnung bzw. Röntgenverordnung notwendige ärztliche Überprüfung der Indikation und des Untersuchungsumfangs ist auch im Überweisungsfall Bestandteil der Leistungen des Abschnitts O und mit den Gebühren abgegolten.

Anmerkung

- berechnungsfähig:
  - einmal pro Sitzung
  - für digitale Volumentomografie (DVT)
  - für eine Computertomographie (CT)
  - ggf. neben der virtuellen Implantation (analog §6Abs.1)
  - ggf. zzgl. Zuschlag:
    - Ä5377 (Zuschlag für computergesteuerte Analyse)

Ä5370

Anmerkung

- nicht berechnungsfähig:
  - für mehrere Aufnahmen nach dieser Gebührenposition in einer Sitzung (GOÄ-Nr. Ä5369)

Empfehlung: Hinweis auf der Rechnung – medizinisch notwendig; z. B. Fremdkörperpositionierung (z. B. Implantate/Osteosynthesematerial), Kieferhöhlendiagnostik, Stellung/Anzahl der Wurzeln (Endodontie) etc.

BZÄK-Kommentar zu der GOÄ-Nr. Ä5370 (Stand September 2023)

Die Digitale Volumentomographie im Kopfbereich wird nach der GOÄ-Nr. 5370 berechnet.

Mit Berechnung der Nummer ist die Erstellung, Befundung, Dokumentation, Archivierung, Befundmitteilung und der einfache Befundbericht abgegolten. Nur der Zahnarzt mit entsprechender Fachkunde darf die rechtfertigende Indikation stellen, das Digitale Volumentomogramm anfertigen und befunden.

Die zusätzliche computergesteuerte Analyse einschließlich spezieller 3D-Rekonstruktion löst die GOÄ-Nr. 5377 aus. Die Befundung, auch nach der GOÄ-Nr. 5377, ist gebührenrechtlich untrennbar mit der Anfertigung des Digitalen Volumentomogramms verbunden. Somit besteht für den Zahnarzt mit Fachkunde bei Befundung eines alio loco angefertigten Digitalen Volumentomogramms keine direkte Berechnungsmöglichkeit nach Maßgabe der GOÄ, auch nicht im Wege der Analogie. Der die Befundung eines andernorts gefertigten Digitalen Volumentomogramms vornehmende Zahnarzt kann den durch die Auswertung entstehenden Aufwand mit einer Vereinbarung gemäß § 2 Abs. 1 GOZ über eine andere Leistung berücksichtigen, in die die Ergebnisse der Auswertung einfließen. Der Zahnarzt ohne DVT-Fachkunde-Nachweis darf weder eine rechtfertigende Indikation zur DVT-Aufnahme stellen, noch darf er eine solche Aufnahme befunden. Eine Berechnungsmöglichkeit ergibt sich somit nicht.

Bei mehrmaliger Leistungsvornahme der Geb.-Nr. 5370 GOÄ (2000 Punkte) in einer Sitzung ist diese in die einmalige Berechnung der Geb.-Nr. 5369 GOÄ (3000 Punkte) mit ebenfalls reduziertem Gebührenrahmen zu wandeln.

Bei mehrfacher Leistungserbringung reduziert sich somit die Punktzahl für die Geb.-Nr. 5370 GOÄ, bis in der Summe maximal 3000 Punkte erreicht werden.

Die mehrmalige Erbringung ist in der Rechnung zu begründen und die Geb.-Nr. 5370 GOÄ (nur mit erklärendem Charakter) in der Rechnung anzugeben.

Begründungen

Überdurchschnittlicher Zeitaufwand aufgrund … | Überdurchschnittliche Schwierigkeiten aufgrund … | Besondere Umstände aufgrund …

- schwieriger Positionierung des Patienten in den Tomographen wegen reduziertem Allgemeinzustand/einer Wirbelsäulenerkrankung/der Größe des Patienten
- eines Verfahrens mit spezieller Ausblendung der Wirbelsäule und zusätzlichem Strahlenschutz
- der Verwendung digitaler Volumentomografie mit zeitaufwendiger metrischer Einstellung im Cephalostaten und besonderer Darstellung der Weichteilstrukturen
- spezieller Projektionseinstellung zur Transversalschichtung
- besonders schwieriger Einstellung und aufwendiger Zentrierung durch zahnlosen Ober- und Unterkiefer
- umfangreicher Diagnostik mit Detailvergrößerungen, Farb- und plastischer Darstellung
- komplizierter Darstellung der Schichtebene(n) mit erschwerter Auswertung wegen Überlagerungen
- aufwendiger Diagnostik unter Berücksichtigung differentialdiagnostischer Aspekte bei unklarem Befund (z. B. bei Kieferatypie), insbesondere zur detaillierten Beurteilung der Kieferhöhle und/oder Knochenstruktur bei transversaler Neigung
- schwieriger Diagnostik wegen der Einbeziehung und dem Vergleich alter Befunde und einer Segmentanalyse
- erschwerter Einstellung wegen erschwerter Nasenatmung und/oder motorischer Instabilität der Zunge/Makroglossie/Zungentonus
- schwieriger Einstellung wegen einer Mobilitätseinschränkung im Halswirbelbereich/Kiefergelenk
- erschwerter Kommunikation wegen Sprachstörungen (z. B. Gehörlosigkeit) oder allgemeinen Verständigungsschwierigkeiten
- der schwierigen Kommunikation wegen geistiger Einschränkung/physischer Behinderung/eingeschränkter Hörfähigkeit/sprachlicher Verständigungsschwierigkeiten mit dem Patienten
- erhöhten Aufklärungsbedarfs des Patienten über Gefahren von Röntgenstrahlen
- besonders schwieriger Einstellung der CT-Region bei unklarer Lage- und Verlaufsbestimmung der Nerven oder Fremdkörperpositionierung
- eines großen Zielvolumens (FOV) mit daraus resultierendem erhöhtem Aufwand bei Analyse und Auswertung
- schwieriger Positionierung und Fixierung im Röntgengerät wegen Klaustrophobie

Ä5377

GOÄ-Position Ä5377

Leistungsbeschreibung	Faktor
Zuschlag für computergesteuerte Analyse – einschließlich speziell nachfolgender 3D-Rekonstruktion	1,0-fach: 46,63 €

Abrechnungsbestimmung

Der Zuschlag nach Nummer 5377 ist nur mit dem einfachen Gebührensatz berechnungsfähig.

Teil O, Allgemeine Bestimmungen (Auszug)

1. Mit den Gebühren sind alle Kosten (auch für Dokumentation und Aufbewahrung der Datenträger) abgegolten.
2. Die Leistungen für Strahlendiagnostik mit Ausnahme der Durchleuchtung(en) (Nummer 5295) sind nur bei Bilddokumentation auf einem Röntgenfilm oder einem anderen Langzeitdatenträger berechnungsfähig.
3. Die Befundmitteilung oder der einfache Befundbericht mit Angaben zu Befund(en) und zur Diagnose ist Bestandteil der Leistungen und nicht gesondert berechnungsfähig.
4. Die Beurteilung von Röntgenaufnahmen (auch Fremdaufnahmen) als selbständige Leistung ist nicht berechnungsfähig.
5. Die nach der Strahlenschutzverordnung bzw. Röntgenverordnung notwendige ärztliche Überprüfung der Indikation und des Untersuchungsumfangs ist auch im Überweisungsfall Bestandteil der Leistungen des Abschnitts O und mit den Gebühren abgegolten.

Anmerkung

- berechnungsfähig:
  - für jede Methode der computergesteuerten Analyse nach GOÄ Nr. Ä5370 und Ä5369
  - für die Erstellung spezieller Rekonstruktionen im 3-D-Verfahren
  - nur für den Arzt der die CT- bzw. DVT-Aufnahme selbst erstellt hat
  - je Aufnahme
- nicht berechnungsfähig:
  - für die Beurteilung von Fremdaufnahmen
  - neben anderen Röntgenaufnahmen

BZÄK-Kommentar zu der GOÄ-Nr. Ä5377 (Stand September 2023)

Die GOÄ Nr. 5377 kann nur von dem die DVT erstellenden Behandler berechnet werden. Eine Berechnung für die Analyse einer Fremdaufnahme ist nicht möglich, auch wenn eine DVT-Fachkunde vorliegt. Die reine Befundung der DVT nach der Nr. 5370 GOÄ ohne weitergehende Analyse entsprechend der Leistungsbeschreibung ist ein Leistungsbestandteil der Nr. 5370 GOÄ und löst nicht den Zuschlag nach der GOÄ 5377 aus.

Die GOÄ-Nr. 5377 wird von der Höchstwertregelung in GOÄ-Nr. 5369 GOÄ nicht erfasst. Das hat zur Folge, dass die Geb.-Nr. 5377 GOÄ entsprechend der Anzahl der in einer Sitzung tatsächlich erbrachten und computerassistiert ausgewerteten digitalen Volumentomogramme berechnungsfähig ist, auch wenn die GOÄ-Nr. 5370 nicht mehrfach angesetzt werden kann.

Begründungen

Überdurchschnittlicher Zeitaufwand aufgrund … | Überdurchschnittliche Schwierigkeiten aufgrund … | Besondere Umstände aufgrund …

Die GOÄ-Nr. Ä5377 ist nur mit dem einfachen Gebührensatz berechnungsfähig und darf nicht gesteigert werden.